Lüder Jachens | Dermatologie

*Dieses Buch ist gewidmet
den Begründern der Anthroposophischen Medizin
Dr. phil. Rudolf Steiner (1861–1925)
und
Dr. med. Ita Wegman (1876–1943)*

Dr. med. Lüder Jachens

Dermatologie

Grundlagen und therapeutische Konzepte
der Anthroposophischen Medizin

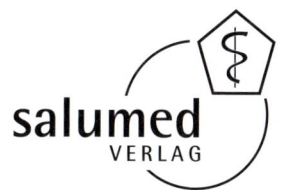

Bibliografische Information der Deutschen Nationalbibliothek

Die Deutsche Nationalbibliothek verzeichnet diese Publikation in der Deutschen Nationalbibliografie; detaillierte bibliografische Daten sind im Internet über http://dnb.d-nb.de abrufbar.

© **Salumed-Verlag GmbH**
  12161 Berlin, Rheinstraße 46
  www.salumed-verlag.de
  info@salumed-verlag.de

1. Auflage 2012
ISBN 978-3-928914-28-4

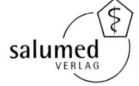

Autor:	Dr. med. Lüder Jachens
Beitragende Autoren:	Dr. rer. nat. Ute Edlund, Dr. med. Reinhard Ernst, Hermann Glaser, Dr. med. Brigitte Roesler, Dr. rer. nat. Armin Scheffler, Prof. Dr. med. Christoph Schempp, Dr. rer. nat. Ute Wölfle
Satz/Umbruch:	Ulrich Bogun, Satz- & Verlagsservice
Grafiken:	Anja Brunnert, www.mr-grafik.de
Umschlaggestaltung:	Michael Reichmuth, Berlin
Bildnachweis	U1: Foto: wildworx - Fotolia.com
Hintergrund-Grafik: ilusjessy - Fotolia.com
VII.7 Abb. 1: Copyright bei Novartis International AG; VII.7 Abb. 4-9, 11a-12b: B. Roesler; VII.7 Abb. 10a+b: D. Krahl;
VIII.7 Abb. 1: Copyright bei Verlag am Goetheanum, Dornach 1977;
VIII.9 Abb. 1, 2, 4, 7: A. Scheffler; VIII.9 Abb. 5: Arbeitsgruppe R. Daniels, Pharm. Technologie, Tübingen;
VIII.9 Abb. 8: Universitäts-Hautklinik Freiburg;
IX Abb. 2: WALA Heilmittel GmbH; Podophyllum peltatum: Derek Ramsey

Sämtliche Rechte vorbehalten.

Änderungen, Irrtum und Fortschreibung ausdrücklich vorbehalten.

Printed in Germany

Genannte Firmen- und Markennamen sowie Abbildungen und Warenzeichen in deren Zusammenhang sind Eigentum der jeweiligen Inhaber und dienen lediglich zur Identifikation und Beschreibung der Produkte und/oder Dienstleistungen.

Wichtiger Hinweis

Die Medizin ist in ständiger Entwicklung begriffen. Forschung und klinische Erfahrung erweitern unsere Erkenntnisse hinsichtlich eines umfassenden Verständnisses des Menschen, seiner Erkrankungen und ihrer geeigneten Therapien. Die Angaben in diesem Buch wurden mit Sorgfalt und in Übereinstimmung mit dem gegenwärtigen Wissensstand des Autors und Verlags erarbeitet, sind allerdings Änderungen durch neue Erkenntnisse unterworfen. Insofern ist jeder Benutzer angehalten, eigenverantwortlich Diagnose, Therapieindikation und Arzneimittelwahl zu prüfen, da hierfür weder Autor noch Verlag die Gewähr übernehmen können. Für eine Rückmeldung etwaiger Ungenauigkeiten ist der Autor dankbar. Die Nennung von Handelsnamen oder Warenbezeichnungen geschieht im Rahmen der allgemeinen Pressefreiheit ohne Rücksicht auf Erzeugerinteressen.

VORWORT

In diesem Buch sind die Grundlagen und therapeutischen Konzepte einer durch die anthroposophische Methode der Medizin ergänzten Dermatologie dargestellt. Die naturwissenschaftlich fundierte Medizin bedient sich in ihrer Forschung hauptsächlich der Analyse von Ursache-Wirkungsgefügen und der Reduktion komplexer Vorgänge auf einfache, besser überschaubare Phänomene. Dadurch kommt sie zu einer großen Wissensfülle wertvoller Einzeltatsachen. Die anthroposophische Menschenkunde hingegen stellt eine große Zahl an übergreifenden Ideen zum menschlichen Organismus und zum Zusammenhang zwischen Mensch und Natur zur Verfügung. Aus diesen Ideen ist es dem nach Erkenntnis suchenden Therapeuten möglich, die Einzeltatsachen in einer Synthese zu einem Bild zusammenzufügen. So vermag der anthroposophische Ansatz die Dermatologie und die gesamte Medizin in idealer Weise zu ergänzen.

Dieses Buch wendet sich an Ärztinnen und Ärzte, an Studierende der Medizin und alle anderen therapeutischen Berufsgruppen. Es enthält grundlegende Kapitel, in denen das Bild der Haut in der Anthroposophischen Medizin entworfen wird. Zudem werden das hautassoziierte Immunsystem, die Embryonalentwicklung der Haut, die Geschichte der Dermatologie und die Effloreszenzenlehre dargestellt. Im umfangreichsten Kapitel des Buches werden die einzelnen Dermatosen mit ihrem menschenkundlichen Bild und der Therapie behandelt. Es beginnt mit der Neurodermitis, die zu den häufigsten Dermatosen gehört, eine echte Zeitkrankheit ist und deren Wesensverständnis und Therapie einen wesentlichen Beitrag durch die Anthroposophische Medizin erfährt. Mit dem Kapitel über die Hautkrankheiten kann der Leser das vorliegende Buch als Nachschlagewerk nutzen, wenn er sich beispielsweise über die Therapie einer Dermatose informieren will. Vermisst der Leser die Darstellung einer bestimmten Dermatose, liegt dies in erster Linie daran, dass die gewaltige Fülle differenter dermatologischer Krankheitsbilder bisher nur zu einem Teil mit den Möglichkeiten der anthroposophischen Menschenkunde bearbeitet wurde.

Das Buch enthält zuletzt einige Kapitel, die sich ausschließlich mit der Therapie von Hautkrankheiten befassen. So werden wichtige Heilmittel der Anthroposophischen Medizin und die Bedeutung der Phytotherapie in der Dermatologie dargestellt. Auch Grundlagen der externen Dermatotherapie und der Wundbehandlung in der Anthroposophischen Medizin sind beschrieben.

Die Anschauung vom Menschen nach Leib, Seele und Geist, wie sie mit der anthroposophischen Menschenkunde gegeben ist, schafft die Möglichkeit, seine gesamte Existenz erkenntnismäßig zu erfassen. Dadurch werden die einzelnen Hautkrankheiten mit dieser Ganzheit und den verschiedenen Existenzebenen des Menschen in Verbindung gebracht. Es ergeben sich hieraus therapeutische Ratschläge auf dem Gebiet der Ernährung und der Lebensführung; zudem werden Hilfen für die Selbsterkenntnis des Patienten mit Hautkrankheiten möglich und Empfehlungen für seine innere Entwicklung.

Für dieses Buch schöpfe ich aus den Erfahrungen meiner 30-jährigen ärztlichen Tätigkeit, von denen ich 20 Jahre niedergelassen eine eigene Praxis geführt habe. Eine Basis für die Entwicklung eigener Therapiekonzepte bildete eine eineinhalbjährige Arbeit in der Klinik Öschelbronn, einer Klinik für integrative Medizin bei Pforzheim.

Kolleginnen und Kollegen, denen ich mich in Dankbarkeit verbunden weiß, weil ich viel von ihnen gelernt habe, sind Dr. Christa-Johanna Bub-Jachens (1951–2003), Dr. Olaf Titze, Bad Boll, Dr. Hans Werner, Niefern-Öschelbronn und Dr. Joop van Dam, Zeist/Holland. In der Literatur ging von dem Kapitel *Hautkrankheiten*, geschrieben von Dr. Kurt Magerstädt (1899–1964) und Dr. Georg Gräflin (1912–1998) (in Husemann, Wolff 1978), eine intensive Anregung aus. In neuester Zeit ist es das Vademecum anthroposophischer Arzneimittel, in dem 161 Ärzte aus 15 Ländern ihre therapeutischen Erfahrungen zusammengetragen haben, das reiche Impulse für die Therapie gibt.

Die gründliche menschenkundliche Durchdringung häufiger dermatologischer Krankheitsbilder ist für mich ohne die Zusammenarbeit im *anthroposophisch-dermatologischen Arbeitskreis* in der *Gesellschaft Anthroposophischer Ärzte in Deutschland* nicht denkbar. Der Arbeitskreis wurde 1993 begründet und trifft sich seitdem zweimal im Jahr für je ein Wochenende. Darin arbeiten kontinuierlich die folgenden Kolleginnen und Kollegen mit: die Dermatologinnen und Dermatologen Dr. Reinhard Ernst, Wertheim, Tanja Graf, Basel/Schweiz, Dr. Gunter Hayler, Isny, Dr. Udo Kamentz, Senden, Dr. Brigitte Roesler, Berlin, Prof. Dr. Christoph Schempp, Freiburg, Dr. Dorothea Schläpfer, Salzburg/Österreich und Dr. Christoph Stetter, Stuttgart; die Pharmazeutinnen und Pharmazeuten Elvira Baumann-Schenk, Achberg, Anette Greco, Eckwälden, Dr. Ulrich Meyer, Eckwälden, Dr. Peter Pedersen, Søborg/Dänemark, Dr. Roland Schaette, Bad Waldsee und Claudia Suhr, Schwäbisch Gmünd; die Chemiker Dr. Armin Scheffler, Niefern-Öschelbronn, und Dr. Leo Zängerle, Arlesheim/Schweiz; die Botanikerin Ruth Mandera, Neuwied; die Kosmetikerinnen Helma Prüssing, Rechberghausen, Helga Heller-Waltjen, Schwäbisch Gmünd, Doris Mühlherr, Eckwälden, Ute Schuldes, Eckwälden, und Ute Wyland, Aichelberg, sowie der Heileurythmist und Sprachgestalter Martin Ingbert Heigl, Ulm.

Für die Durchsicht des Manuskripts und wichtige Anregungen danke ich der Kollegin Katrin Jungermann (Neurodermitis), der Botanikerin Ruth Mandera (*Dermatodoron*, *Hepatodoron*, *Lac Taraxaci* D10/*Parmelia* D10, *Oenothera Argento culta*), dem Pharmazeuten Dr. Ulrich Meyer (Externe Dermatotherapie), dem Biologen Prof. Dr. Wolfgang Schad (Die Embryonalentwicklung der Haut) und der Heileurythmistin Emi Yoshida (heileurythmische Therapieanweisungen). Besonderer Dank gebührt meinem dermatologischen Kollegen Prof. Dr. Christoph Schempp, der das gesamte Manuskript durchgesehen hat. Frau Angelika Horn, Olching, danke ich herzlich für die zuverlässigen Schreibarbeiten am Manuskript. Sehr herzlich danke ich Frau Claudia Schulz vom Salumed Verlag für ihre gute Begleitung und Hilfsbereitschaft bei der Herausgabe dieses Buchs.

Stiefenhofen/Allgäu, im Januar 2012
Lüder Jachens

■ Literatur

Husemann, F., Wolff, O. (1978): Das Bild des Menschen als Grundlage der Heilkunst. Bd. 2, 2. Halbband. Stuttgart.

INHALTSVERZEICHNIS

Vorwort V

KAPITEL I – Einführung 1

KAPITEL II – Das Bild der Haut 3
1. Die vier Seinsebenen des Menschen.................................... 4
2. Ich und Astralleib zwischen innen und außen 7
3. Der dreigliedrige Organismus.. 9
   3.1 Epidermis 10
   3.2 Unteres Corium und Subkutis...................................... 11
   3.3 Oberes Corium... 12
   3.4 Drei Krankheitstendenzen der Haut 12
4. Die Polarität von Haut und Darm 13
5. Die Haut zwischen Verhärtung und Auflösung 14
   5.1 Zentripetale Verdichtung 14
   5.2 Zentrifugale Ausscheidung.. 14
   5.3 Verdichtung und Ausscheidung.................................... 14
6. Die Haut zwischen Stoff- und Formkräften 15
7. Die dreigliedrige Haut und die vier Seinsebenen 17
8. Die Haut als Atmungsorgan.. 18
   8.1 Wechselwarme Duschen 19
   8.2 Textilien.. 19
       8.2.1 Tierfaser: Schafwolle 20
       8.2.2 Tierfaser, belebte Substanz: Seide 20
       8.2.3 Pflanzenfaser: Baumwolle 21
       8.2.4 Synthetische Faser 21
9. Tag- und Nachtprozesse der Haut...................................... 22
   9.1 Tagesfunktionen.. 24
   9.2 Nachtfunktionen.. 24
10. Junge Haut und alte Haut 25
11. Warum ist der Mensch nackt?... 27
Literatur 30

KAPITEL III – Das hautassoziierte Immunsystem 31
1. Einleitung.. 31
2. Die Entwicklung des Immunsystems 31
3. Die Dreigliederung der menschlichen Haut............................. 33
   3.1 Die Epidermis.. 34
   3.2 Die Dermis 34
   3.3 Die retikuläre Dermis und Subkutis.............................. 35
4. Dreigliederung des hautassoziierten Immunsystems des Menschen... 35
   4.1 Wahrnehmung... 35
   4.2 Zirkulation und Proliferation................................... 36
Literatur 38

KAPITEL IV – Die Embryonalentwicklung der Haut — 39

1. Epidermis 39
2. Dermis 40
3. Subkutis 40
4. Hautanhangsgebilde 40
   Literatur 41

KAPITEL V – Zur Geschichte der Dermatologie — 43

Literatur 46

KAPITEL VI – Die Effloreszenzen — 47

1. Die Haut als Grenzorgan 47
   1.1 Physischer Leib 49
   1.2 Ätherleib 49
   1.3 Astralleib 50
   1.4 Ich-Organisation 50
   1.5 Zusammenfassung 51
2. Störungen der Grenzfunktion 52
   2.1 Übergriffe, die nicht von der Grenze selbst ausgehen ... 52
   2.2 Übergriffe von außen auf die Grenze 52
   2.3 Übergriffe von innen heraus auf die Grenze 52
   2.4 Störungen der Grenzbildung der vier Wesensglieder in der Haut 52
3. Die Primäreffloreszenzen 53
   3.1 Die Quaddel (Urtica) 53
   3.2 Die Papel 53
   3.3 Gegenüberstellung Quaddel und Papel 54
   3.4 Die Macula 54
   3.5 Die Squama oder Schuppe 54
   3.6 Gegenüberstellung Macula und Squama 54
   3.7 Die Blase (Vesica) und das Bläschen (Vesicula) 55
   3.8 Die Pustel 55
   3.9 Polarität Urtica-Papel und Macula-Squama 56
4. Zusammenfassung 57
   Literatur 57

KAPITEL VII – Die Hautkrankheiten — 59

1. Neurodermitis 59
   1.1 Die atopische Hautdiathese 59
   1.2 Eine vorläufige menschenkundliche Diagnose 62
   1.3 Erscheinungsbild der Neurodermitis 62
   1.4 Die neurogene Entzündung 63
       1.4.1 Einfluss von Stress auf Nervensystem und Haut 63
   1.5 Prädilektionsstellen und besondere Erscheinungsformen . 65
   1.6 Hauptsymptom Juckreiz 66
   1.7 Jahreszeitlicher Verlauf 67
   1.8 Neurodermitis und Bronchialasthma 67
   1.9 Besondere Lokalisationen neurodermitischer Erkankungen . 67
   1.10 Zusammenfassende menschenkundliche Diagnose der Neurodermitis ... 68
   1.11 Epiphänomene der Neurodermitis 69
        1.11.1 Verdauungsschwäche und Nahrungsmittelunverträglichkeiten ... 69
        1.11.2 Immunologische Phänomene 70
        1.11.3 Infektneigung 71

		1.11.4	Bestimmte Persönlichkeitsmerkmale	72
		1.11.5	Epitheliale Tumoren im Alter und geringere Melanominzidenz	73
	1.12		Krankheitsursachen	73
		1.12.1	Seelische Disposition	74
		1.12.2	Veranlagung	74
		1.12.3	Umwelteinflüsse	74
	1.13		Prophylaxe	76
	1.14		Therapie	77
		1.14.1	Interne medikamentöse Therapie	77
		1.14.2	Externe Therapie	86
	1.15		Ernährung	89
		1.15.1	Kuhmilch	90
		1.15.2	Weizen	91
		1.15.3	Hühnerei	92
		1.15.4	Möhre	92
	1.16		Klimatherapie	92
	1.17		Kunsttherapie, Heileurythmie, Pädagogik und Selbsterziehung	93
		1.17.1	Kunsttherapie	93
		1.17.2	Heileurhythmie	93
		1.17.3	Pädagogische Übungen und Selbsterziehung	94
	1.18		Minimalformen und spezielle Varianten der Neurodermitis	95
		1.18.1	Milchschorf	95
		1.18.2	Säuglingsekzem	95
		1.18.3	Lidekzem	97
		1.18.4	Handekzem	97
		1.18.5	Gehörgangsekzem	99
		1.18.6	Retroauriculäres Ekzem	99
		1.18.7	Brustwarzenekzem	99
		1.18.8	Vulvaekzem	100
		1.18.9	Neurodermitis circumscripta	100
		1.18.10	Nummuläre Form der Neurodermitis	100
Literatur				101
2.			**Psoriasis vulgaris**	**103**
	2.1		Disposition	103
	2.2		Provokationsfaktoren	105
	2.3		Makroskopisches und mikroskopisches Erscheinungsbild	106
	2.4		Vorläufige menschenkundliche Diagnose	108
	2.5		Prädilektionsstellen	108
	2.6		Assoziierte Stoffwechselerkrankungen	109
		2.6.1	Hyperurikämie	110
		2.6.2	Hyperglykämie	110
		2.6.3	Hyperlipidämie, Adipositas	110
		2.6.4	Malabsorptionssyndrome, enterale Candidose	111
	2.7		Assoziation mit Arteriosklerose	111
	2.8		Assoziierte Störungen innerer Organe	112
		2.8.1	Psoriatische Hepatopathie	113
		2.8.2	Psoriatische Enteropathie	113
		2.8.3	Psoriatische Nephropathie, Funktionsstörungen von Pankreas oder Milz	113
		2.8.4	Störungen des Stoffwechsels und innerer Organe	113
	2.9		Gelenkbeteiligung	114
	2.10		Psoriasis als systemische Erkrankung	117
	2.11		Persönlichkeit des Psoriatikers	117
		2.11.1	Mittleres Erkrankungsalter	120
	2.12		Menschenkundliche Diagnose der Psoriasis vulgaris und ihre Polarität zur Neurodermitis	122

		2.12.1	Störung des Lichtstoffwechsels	123
		2.12.2	Ich-Organisation und Eiweiß-, Kohlenhydrat- und Fettstoffwechsel.	124
		2.12.3	Bakterielle Superinfektion	126
		2.12.4	Persönlichkeit.	126
		2.12.5	Gemeinsames Auftreten von Psoriasis und Neurodermitis	127
	2.13	Therapie		127
		2.13.1	Interne Therapie	129
		2.13.2	Externe Therapie.	134
	2.14	Therapie unterschiedlicher Formen der Psoriasis		142
		2.14.1	Exanthematische Psoriasis.	142
		2.14.2	Psoriatischer Schub	143
		2.14.3	Seborrhiasis	143
		2.14.4	Palmoplantare Psoriasis	144
		2.14.5	Nagelpsoriasis.	144
		2.14.6	Psoriasis arthropathica.	144
		2.14.7	Intertriginöse Psoriasis.	145
		2.14.8	Psoriasis pustulosa	145
		2.14.9	Psoriasis beim alten, neurasthenischen Patienten mit Arteriosklerosezeichen.	146
		2.14.10	Psoriatischer Schub infolge eines Schocks.	147
		2.14.11	Zusammenfassung	147
	2.15	Therapie von Stoffwechselstörungen		148
		2.15.1	Fettstoffwechselstörungen (Hyperlipidämie, Hypercholesterinämie).	148
		2.15.2	Hyperurikämie	149
		2.15.3	Hyperglykämie	149
	2.16	Klimatherapie		150
	2.17	Kunsttherapie, Heileurythmie und Selbstschulung.		150
		2.17.1	Kunsttherapie	150
		2.17.2	Heileurythmie.	151
		2.17.3	Selbstschulung	151
Literatur				151
3.	**Rhinitis allergica, Heuschnupfen**.			154
3.1	Erscheinungsbild.			154
3.2	Persönlichkeitsmerkmale des Rhinitis-allergica-Patienten.			154
3.3	Menschenkundliche Diagnose			156
		3.3.1	Krankheitsbild im Kindesalter	156
		3.3.2	Krankheitsbild im Erwachsenenalter	157
3.4	Äußere Auslöser			158
3.5	Therapie			159
3.6	Polarität von Heuschnupfen und Neurodermitis			163
Literatur				164
4.	**Urtikaria**			165
4.1	Erscheinungsbild und Diagnose.			165
4.2	Gemeinsamkeiten von Urtikaria und Heuschnupfen.			167
4.3	Lockerung des Astralleibs.			169
4.4	Charakterisierung der Urtikaria			170
		4.4.1	Räumlicher Charakter und Morphologie	170
		4.4.2	Zeitlicher Charakter	170
		4.4.3	Auftreten im Säuglings- und Kindesalter	171
4.5	Ursachen.			171
		4.5.1	Auseinanderrücken der Wesensglieder.	172
		4.5.2	Stoffwechsel	172
		4.5.3	Seelische Ursachen	174

		4.5.4	Zusammenfassung	176
4.6		Therapie		176
		4.6.1	Heilmittel	176
		4.6.2	Förderung der Selbstheilung	182
Literatur				182

5. Leberdermatosen — 184

5.1	Menschenkunde von Leber und Haut	184
5.2	Definition der Leberdermatosen	187
5.3	Wie erkennt man den Heilbedarf im Leberbereich?	187
	5.3.1 Dunkle Komplexion	188
	5.3.2 Wechselnde Gesichtsfarbe	189
	5.3.3 Medikamenteneinnahme	189
	5.3.4 Allgemeine Anamnese mit Schwerpunkt Leber und Galle	190
5.4	Wie kommt es zu einer Beeinträchtigung der Leberfunktion?	190
	5.4.1 Lichtmangel	190
	5.4.2 Mangelhafte Nahrungsqualität	190
	5.4.3 Nahrungs-/Genussmittelüberfluss	191
	5.4.4 Leberschädigende Medikation	192
5.5	Heilmittel für Haut und Leber	192
	5.5.1 Hepatodoron® Tabletten (Weleda)	193
	5.5.2 Lac Taraxaci D10/Parmelia D10 aa Dilution, Ampullen (Weleda)	193
	5.5.3 Anagallis comp. Globuli velati und Ampullen (WALA),	193
	5.5.4 Choleodoron® Tropfen (Weleda) und Chelidonium Kapseln (WALA)	193
	5.5.5 Carduus marianus Kapseln (Weleda)	194
	5.5.6 Taraxacum Urtinktur Dilution (Weleda)	194
	5.5.7 Cichorium, ethanol. Decoctum Urtinktur Dilution (Weleda)	194
	5.5.8 Antimonit D6 Trituration (Weleda)	194
	5.5.9 Stannum metallicum praeparatum D8 Trituration (Weleda)	194
	5.5.10 Quarz D12–D20 Trituration (Weleda) oder Globuli velati (WALA)	195
	5.5.11 Sulfur	195
5.6	Dauer und Verlauf der Therapie	195
5.7	Zur Menschenkunde der Leberdermatosen	195
5.8	Behandlung einzelner Leberdermatosen	198
	5.8.1 Acne vulgaris	198
	5.8.2 Rosazea	199
	5.8.3 Follikulitiden	199
	5.8.4 Seborrhoisches Ekzem	200
	5.8.5 Pityriasis versicolor und Mykosen	201
	5.8.6 Analekzem	201
	5.8.7 Prurigo simplex subacuta	202
	5.8.8 Lichen ruber planus	203
	5.8.9 Rhinitis und Conjunctivitis allergica	203
	5.8.10 Polymorphe Lichtdermatose	205
	5.8.11 Trockene, verhärtende, juckende Hautveränderungen	205
	5.8.12 Varikosis und Hämorrhoiden	206
5.9	Zusammenfassung	207
Literatur		207

6. Acne vulgaris — 209

6.1	Zur Pathogenese	209
6.2	Erscheinungsbild	210
	6.2.1 Acne conglobata	210
	6.2.2 Acne fulminans	210
	6.2.3 Acne inversa – Pyodermia fistulans sinifica	210
	6.2.4 Acne excoriée des jeunes filles	210
6.3	Anamnesefragen und körperliche Befunderhebung	211

6.4		Menschenkunde der Pubertät	212
6.5		Die menschenkundliche Diagnose	212
6.6		Akne und Ernährung	214
6.7		Therapie	215
	6.7.1	Therapie der Leber	216
	6.7.2	Metalltherapie	216
	6.7.3	Heilpflanzentherapie	218
	6.7.4	Schwefeltherapie	218
	6.7.5	Phosphortherapie	219
	6.7.6	Arsentherapie	220
	6.7.7	Naturkosmetische Therapie	220
	6.7.8	Diätetische Therapie	220
	6.7.9	Therapie schwerer Akneformen	221
	Literatur		222

7. Rosazea — 223

7.1		Zusammenfassung	223
7.2		Einleitung	223
7.3		Pathogenese	224
7.4		Klinik	226
	7.4.1	Sonderformen	226
	7.4.2	Differentialdiagnose	227
7.5		Histologie	228
7.6		Menschenkundliche Diagnose	229
	7.6.1	Ich- und Wärmeorganisation	229
7.7		Assoziierte organische Erkrankungen	230
7.8		Therapeutische Empfehlungen	232
	7.8.1	Basisbehandlung	232
	7.8.2	Individuelle Behandlung	234
	7.8.3	Behandlung des Wärmeorganismus und Stärkung der Ich-Organisation	238
	7.8.4	Rezidivprophylaxe	240
	7.8.5	Lokalbehandlung	241
	7.8.6	Behandlung der okulären Rosazea	243
	7.8.7	Behandlung der Phyme	244
	7.8.8	Ernährungsempfehlungen	245
7.9		Ausblick	245
	Literatur		245

8. Malignes Melanom — 247

8.1		Zur Physiologie der epidermalen Symbionten	247
8.2		Abgrenzung durch Kreuzung	248
8.3		Charakteristika des malignen Melanoms	249
8.4		Melanomentstehung und Sonnenlicht	250
	8.4.1	Heller Hauttyp	250
	8.4.2	Erhöhte Sonnenexposition	251
	8.4.3	UV-Strahlung	251
	8.4.4	Weitere Risikofaktoren	254
	8.4.5	Genetische Disposition und Assoziation mit anderen Tumoren	255
	8.4.6	Auftreten und Metastasierung	255
8.5		Persönlichkeit des Melanompatienten	256
8.6		Wesensbild des malignen Melanoms	259
	8.6.1	Lichtstoffwechsel	260
	8.6.2	Lichtseelenprozess	261
	8.6.3	Melanombildung	263
	8.6.4	Vorgeschichte der Melanombildung	264
8.7		Prophylaxe	265

	8.7.1	Äußerer Lichtschutz	265
	8.7.2	Berücksichtigung des Vitamin-D-Stoffwechsels	265
	8.7.3	Innerer Lichtschutz	266
8.8	Therapie		266
	8.8.1	Operation	266
	8.8.2	Heilmittel	267
	8.8.3	Heileurythmie	269

Literatur 270

9. Weitere Dermatosen mit überschießender Nerven-Sinnes-Funktion .. 272

9.1	Lichen ruber planus (Knötchenflechte)		272
	9.1.1	Erscheinungsbild	272
	9.1.2	Menschenkundliche Diagnose	272
	9.1.3	Therapie	272
9.2	Lichen sclerosus et atrophicus		274
	9.2.1	Erscheinungsbild	274
	9.2.2	Menschenkundliche Diagnose	274
	9.2.3	Therapie	275
9.3	Zirkumskripte Sklerodermie, Morphaea		276
	9.3.1	Erscheinungsbild	276
	9.3.2	Menschenkundliche Diagnose	276
	9.3.3	Therapie	277
9.4	Alopecia areata (Kreisrunder Haarausfall)		278
	9.4.1	Erscheinungsbild	278
	9.4.2	Menschenkundliche Diagnose	278
	9.4.3	Therapie	279
9.5	Vitiligo		279
	9.5.1	Erscheinungsbild	280
	9.5.2	Menschenkundliche Diagnose	281
	9.5.3	Therapie	281
9.6	Raynaud-Phänomen		283
	9.6.1	Erscheinungsbild	283
	9.6.2	Menschenkundliche Diagnose	283
	9.6.3	Therapie	283
9.7	Necrobiosis lipoidica		284
	9.7.1	Erscheinungsbild	284
	9.7.2	Menschenkundliche Diagnose	284
	9.7.3	Therapie	284
9.8	Granuloma anulare		285
	9.8.1	Erscheinungsbild	285
	9.8.2	Menschenkundliche Diagnose	286
	9.8.3	Therapie	286
9.9	Ichthyosis vulgaris		286
	9.9.1	Erscheinungsbild	286
	9.9.2	Menschenkundliche Diagnose	287
	9.9.3	Therapie	287
9.10	Hyperhidrose		288
	9.10.1	Erscheinungsbild	288
	9.10.2	Menschenkundliche Diagnose	288
	9.10.3	Therapie	289

Literatur 290

10. Weitere Dermatosen mit überschießender Blut-Stoffwechsel-Funktion 291

10.1	Nummuläres Ekzem		291
	10.1.1	Erscheinungsbild	291
	10.1.2	Menschenkundliche Diagnose	291
	10.1.3	Therapie	292

10.2		Arzneimittelexanthem.	293
	10.2.1	Erscheinungsbild	293
	10.2.2	Menschenkundliche Diagnose	294
	10.2.3	Therapie	294
10.3		Pityriasis rosea (Röschenflechte).	295
	10.3.1	Erscheinungsbild	295
	10.3.2	Menschenkundliche Diagnose	295
	10.3.3	Therapie	295
10.4		Pityriasis lichenoides chronica	296
	10.4.1	Erscheinungsbild	296
	10.4.2	Menschenkundliche Diagnose	296
	10.4.3	Therapie	296
Literatur			296
11.		**Dermatosen mit autoimmunologischem Hintergrund**	297
11.1		Pemphigus vulgaris	297
	11.1.1	Erscheinungsbild	297
	11.1.2	Menschenkundliche Diagnose	297
	11.1.3	Therapie	298
11.2		Pyoderma gangraenosum, Dermatitis ulcerosa	298
	11.2.1	Erscheinungsbild	298
	11.2.2	Menschenkundliche Diagnose	299
	11.2.3	Therapie	299
11.3		Vaskulitis: Purpura Schönlein-Henoch	300
	11.3.1	Erscheinungsbild	300
	11.3.2	Menschenkundliche Diagnose	300
	11.3.3	Therapie	301
Literatur			302
12.		**Eitrige Dermatosen**	303
12.1		Furunkel, Abszess.	303
	12.1.1	Erscheinungsbild	303
	12.1.2	Menschenkundliche Diagnose	303
	12.1.3	Therapie	304
12.2		Paronychie	305
	12.2.1	Erscheinungsbild	305
	12.2.2	Menschenkundliche Diagnose	305
	12.2.3	Therapie	306
12.3		Pyodermia fistulans sinifica, Acne inversa.	306
	12.3.1	Erscheinungsbild	306
	12.3.2	Menschenkundliche Diagnose	307
	12.3.3	Therapie	307
Literatur			308
13.		**Dermatosen mit bestimmten Erregern**	309
13.1		Herpes simplex	309
	13.1.1	Erscheinungsbild	309
	13.1.2	Menschenkundliche Diagnose	309
	13.1.3	Therapie	309
13.2		Herpes Zoster (Gürtelrose)	310
	13.2.1	Erscheinungsbild	310
	13.2.2	Menschenkundliche Diagnose	311
	13.2.3	Therapie	311
13.3		Verruca vulgaris (Gewöhnliche Warze)	313
	13.3.1	Erscheinungsbild	313
	13.3.2	Menschenkundliche Diagnose	313
	13.3.3	Therapie	313

13.4	Molluscum contagiosum (Dellwarzen)		314
	13.4.1	Erscheinungsbild	314
	13.4.2	Menschenkundliche Diagnose	314
	13.4.3	Therapie	315
13.5	Condylomata acuminata (Feigwarzen)		315
	13.5.1	Erscheinungsbild	315
	13.5.2	Menschenkundliche Diagnose	316
	13.5.3	Therapie	316
13.6	Impetigo contagiosa (Schälblasen, Eiterflechte)		316
	13.6.1	Erscheinungsbild	316
	13.6.2	Menschenkundliche Diagnose	317
	13.6.3	Therapie	317
13.7	Erysipel (Wundrose)		317
	13.7.1	Erscheinungsbild	317
	13.7.2	Menschenkundliche Diagnose	318
	13.7.3	Therapie	318
13.8	Mykosen		319
	13.8.1	Erscheinungsbild	319
	13.8.2	Menschenkundliche Diagnose	320
	13.8.3	Therapie	320
13.9	Candidosen		321
	13.9.1	Enterale Candidose	321
	13.9.2	Vaginale Candidose	325
	13.9.3	Windeldermatitis mit Candidose	326
13.10	Pityriasis versicolor (Kleieflechte)		326
	13.10.1	Erscheinungsbild	326
	13.10.2	Menschenkundliche Diagnose	327
	13.10.3	Therapie	327
Literatur			328
14.	**Weitere entzündliche Dermatosen**		**329**
14.1	Periorale Dermatitis		329
	14.1.1	Erscheinungsbild und Ursachen	329
	14.1.2	Menschenkundliche Diagnose	329
	14.1.3	Therapie	329
14.2	Intertrigo		330
	14.2.1	Erscheinungsbild	330
	14.2.2	Menschenkundliche Diagnose	330
	14.2.3	Therapie	330
14.3	Perniones (Frostbeulen)		331
	14.3.1	Erscheinungsbild	331
	14.3.2	Menschenkundliche Diagnose	331
	14.3.3	Therapie	331
14.4	Aphthen		332
	14.4.1	Erscheinungsbild	332
	14.4.2	Menschenkundliche Diagnose	333
	14.4.3	Therapie	333
14.5	Parapsoriasis en plaque, kleinherdige Form		334
	14.5.1	Erscheinungsbild	334
	14.5.2	Menschenkundliche Diagnose	334
	14.5.3	Therapie	334
14.6	Erythema nodosum (Knotenrose)		335
	14.6.1	Erscheinungsbild	335
	14.6.2	Menschenkundliche Diagnose	335
	14.6.3	Therapie	336
Literatur			336

15.	**Schwangerschaftsdermatosen**		337
15.1	Herpes gestationis		337
	15.1.1	Therapie	337
15.2	Pruritische urtikarielle Papeln und Plaques		337
	15.2.1	Therapie	338
15.3	Prurigo gestationis		338
	15.3.1	Therapie	338
16.	**Altersdermatosen**		339
16.1	Exsikkationsekzem		339
	16.1.1	Therapie	339
16.2	Pruritus senilis		339
	16.2.1	Therapie	340
16.3	Altersekzem		340
	16.3.1	Therapie	341
	Literatur		341
17.	**Epitheliale Tumoren**		342
17.1	Aktinische Keratosen		342
	17.1.1	Therapie	342
17.2	Basaliom und Plattenepithelkarzinom		342
	17.2.1	Therapie	342
	Literatur		343

KAPITEL VIII – Heilmittel der Anthroposophischen Medizin — 345

	Literatur		346
1.	**Dermatodoron®**		347
1.1	Pfennigkraut		347
	1.1.1	Charakterisierung	347
	1.1.2	Inhaltsstoffe und Wirkung	348
1.2	Bittersüßer Nachtschatten		348
	1.2.1	Charakterisierung	348
	1.2.2	Inhaltsstoffe und Wirkung	349
1.3	Dermatodoron®: Die Verbindung der beiden Heilpflanzen		350
	1.3.1	Charakterisierung	350
	1.3.2	Indikation	353
	Literatur		354
2.	**Hepatodoron®**		355
2.1	Charakterisierung		355
2.2	Verwendung und Wirkung		356
2.3	Indikationen		357
	Literatur		359
3.	**Lac Taraxaci D10/Parmelia D10 aa**		360
3.1	Taraxacum officinale		360
	3.1.1	Charakterisierung	360
	3.1.2	Aufbau und Gestalt	361
	3.1.3	Der Milchsaft	361
3.2	Die Flechten		364
	3.2.1	Charakterisierung	364
	3.2.2	Aufbau und Gestalt	364
	3.2.3	Inhaltsstoffe	365
3.3	Zusammenfassung: Charakteristika Lac Taraxaci und Parmelia		365
3.4	Kräftedynamik von Löwenzahnmilch und Baumflechte im Menschen		366
	3.4.1	Indikationen und Wirkung	367

	Literatur	....	369
4.		**Dermatodoron®, Hepatodoron® und Lac Taraxaci D10/Parmelia D10 aa im Vergleich**...	370
4.1	Der pharmazeutische Prozess...		371
	4.1.1	Dermatodoron® Dilution (Weleda)	371
	4.1.2	Hepatodoron® Tabletten (Weleda).........................	372
	4.1.3	Lac Taraxaci D10/Parmelia D10 aa Dilution/Ampullen (Weleda)...	372
4.2	Typische Heilmittel und typische Krankheitsformen		373
	4.2.1	Indikationen	374
	Literatur	....	376
5.		**Antimon**..	377
5.1	Charakterisierung..		377
5.2	Antimon und menschlicher Organismus		378
5.3	Indikationen...		379
	5.3.1	Innere Anwendung.......................................	379
	5.3.2	Äußere Anwendung	383
	Literatur	....	385
6.		**Oenothera Argento culta**	386
6.1	Charakterisierung..		386
	6.1.1	Oenothera biennis: Botanik	387
	6.1.2	Oenothera biennis: Bildekräfte und Prozessualität	389
6.2	Die Brücke zwischen Naturprozess und Krankheitsprozess.................		390
6.3	Indikationen und praktische Anwendung.................................		390
	Literatur	....	391
7.		**Sanddornöl**...	392
7.1	Charakterisierung..		392
	7.1.1	Blätter, Wurzeln und Dornen	394
	7.1.2	Beeren...	395
7.2	Das Sanddornöl..		396
7.3	Wirkungen des Lichts am und im menschlichen Organismus...............		399
	7.3.1	Epidermale Lipide	400
7.4	Wirkungen des Lichts bei der Neurodermitis		402
	7.4.1	Biochemie der Haut des Atopikers	403
7.5	Indikation und externe Behandlung des Atopikers mit Sanddornkernöl		404
	Literatur	....	405
8.		**Cornu caprae ibecis**	406
8.1	Charakterisierung: Zoologische Beschreibung.............................		406
	8.1.1	Hornwachstum	407
	8.1.2	Ernährung...	408
	8.1.3	Verdauung...	409
	8.1.4	Lebensdauer...	410
	8.1.5	Lebensweise	410
	8.1.6	Skelett...	411
	8.1.7	Sozialverhalten...	411
	8.1.8	Lebensraum..	412
	8.1.9	Bestand..	413
8.2	Charakterisierung: Wesensbild		414
	8.2.1	Einfluss von Licht- und Wärmeäther	414
8.3	Der Steinbock im Tierkreis...		419
	8.3.1	Kosmische Wirkung	419
	8.3.2	Eurythmische Zuordnung................................	420
8.4	Heilmittelherstellung...		421
8.5	Indikationen...		422

	8.5.1	Neurodermitis mit neurasthenischer Konstitution.............	422
	8.5.2	Enterale Candidose mit hysterischer Konstitution............	423
	8.5.3	Paraneoplastische Syndrome...........................	424
Literatur		....	425

9.	**Betulin als Heilmittel für die Haut**..............................	426
9.1	Einführung: Betuline – wie man ihr therapeutisches Potenzial erkennt und die Erfindung einer Zubereitung...........................	426
9.2	Birkenrinde und Haut – die Bildung von Betulin in der Birkenrinde und von Keratin in der Oberhaut.......................................	427
	9.2.1 Betulinbildung..	427
	9.2.2 Betulinablagerung im Kork	429
	9.2.3 Keratinbildung.......................................	430
	9.2.4 Vergleich der Bildung von Betulin und der Keratinisierung	433
	9.2.5 Therapeutische Möglichkeiten.........................	435
9.3	Galenik: die Betulin-Emulsion – ein nahezu ideales Hautpflegemittel.......	435
9.4	Indikationen zur Anwendung auf der Haut: Stand der klinischen Forschung	437
	9.4.1 Wundheilende Wirkung	438
	9.4.2 Dermatosen, Kontaktallergien, Juckreiz	439
Literatur	....	440

KAPITEL IX – Bedeutung der Phytotherapie in der Dermatologie — 441

1.	**Einleitung**..	441
2.	**Krankheitsbilder und phytotherapeutische Behandlung**.............	443
2.1	Atopische Dermatitis (Neurodermitis)	443
2.2	Psoriasis..	448
2.3	Akne	450
2.4	Condylomata acuminata (Feigwarzen).........................	450
2.5	Herpes simplex	451
2.6	Photoprotektion und aktinische Keratosen.....................	451
	2.6.1 Photoprotektion	452
	2.6.2 Aktinische Keratosen.................................	453
2.7	Vitiligo	454
2.8	Alopecia areata und androgenetische Alopezie	454
2.9	Ästhetische Dermatologie...................................	455
Literatur	....	457

KAPITEL X – Externe Dermatotherapie — 461

1.	**Stellung innerhalb des therapeutischen Gesamtkonzepts**.............	461
2.	**Zur Qualität der Inhaltsstoffe**	462
2.1	Tote Substanz..	463
2.2	Belebte Substanz..	464
2.3	Beseelte Substanz...	465
2.4	Ich-begabte Substanz.....................................	465
3.	**Wirkprinzipien der externen Therapie**...........................	465
3.1	Metallsalben	465
3.2	Öldispersionsbäder..	466
3.3	Rosmarinöl...	466
3.4	Arnika...	466
3.5	Kiesel..	467
3.6	Schafgarbe (Achillea millefolium)	467
3.7	Sauerklee (Oxalis acetosella)	467
3.8	Formica..	468

4.	**Lokaltherapeutika: Inhaltsstoffe und Wirkungen**	468
4.1	Puder...	469
4.2	Flüssigkeiten...	469
4.3	Schüttelmixtur...	469
4.4	Salben und Fettcremes...	470
4.5	Cremes...	470
4.6	Pasten..	471
4.7	Verbände...	471
Literatur	....	472

KAPITEL XI – Anthroposophische Wundbehandlung   473

1.	**Systematik der Wundheilung**		473
1.1	Tria principia...		473
1.2	Wundheilungsphasen, therapeutische Intention und pflanzliche Heilmittel..		474
	1.2.1	Blütenqualität...	476
	1.2.2	Knospenqualität......................................	476
	1.2.3	Blattqualität...	476
	1.2.4	Stängelqualität..	476
	1.2.5	Wurzel-/Rindenqualität..............................	476
2.	**Wundreinigung und Milieusanierung**		477
2.1	Therapiebeispiel Ringelblume (Calendula officinalis)........		477
	2.1.1	Anwendung...	477
2.2	Therapiebeispiel Honig...		478
	2.2.1	Anwendung...	479
3.	**Die chronische Wunde**.......................................		480
4.	**Anregung des Gewebeaufbaus und Schutz des Wundterrains**		481
4.1	Therapiebeispiel Weißkohl (Brassica oleracea)...............		481
	4.1.1	Anwendung...	483
5.	**Der Epithelisierung den Weg bereiten**.....................		483
5.1	Therapiebeispiel Birkenkork (Betula alba)....................		484
5.2	Therapiebeispiel Olivenöl		484
6.	**Narbenpflege**..		485
6.1	Therapiebeispiel Eichenrinde (Quercus robur/petrea).......		485
7.	**Zusammenfassende Betrachtung: Das Spektrum komplementärer Lokaltherapeutika am Beispiel maligner Wunden**.......................		486
7.1	Pflege der Wundfläche..		487
	7.1.1	Reinigung...	487
	7.1.2	Geruchsminderung...................................	487
	7.1.3	Exsudatbindung......................................	487
	7.1.4	Blutstillung...	488
	7.1.5	Bedeckung	488
7.2	Pflege des Wundrands und der Wundumgebung		489
	7.2.1	Schmerzlinderung....................................	489
	7.2.2	Schutz vor Mazeration, Entzündung und Ekzembildung.........	489
	7.2.3	Entstauung..	490
8.	**Soziale und spirituelle Dimension**..........................		490
Literatur	....		492

Sachwortverzeichnis..	493
Über den Autor...	503
weitere Autoren..	503

I
EINFÜHRUNG

Die naturwissenschaftliche Durchdringung der Medizin hat zu großen Erfolgen geführt, auch in der Dermatologie: Wir verfügen über eine gewaltige Fülle an Wissen über die Pathogenese von Hautkrankheiten durch die Virologie, Bakteriologie, Mykologie, Parasitologie, Immunologie, Allergologie usw. Hierdurch ergab sich in der Dermatologie eine hochentwickelte Differentialdiagnostik. Auch wurde ein hochdifferenziertes, allgemein anerkanntes und unverzichtbares deskriptives System (Primär- und Sekundärefloreszenzen) erarbeitet.

Doch hat diese naturwissenschaftlich basierte Medizin auch Schattenseiten: Ihr fehlt der Blick für übergreifende Zusammenhänge im menschlichen Organismus. Das Erfassen der oft multifaktoriellen Entstehung von Hautkrankheiten ist dadurch erschwert. So kennt die Dermatologie für die häufigsten, in der Praxis des Dermatologen alltäglichen Dermatosen oft keine Zusammenhänge zwischen Haut und inneren Organen. Auch der Zusammenhang zwischen einer bestimmten Hautkrankheit und der Persönlichkeit des davon betroffenen Patienten ist nicht fassbar. Der Zusammenhang zwischen dem Zeitpunkt des ersten Auftretens einer Dermatose und der Biografie kann nicht wirklich rationell begriffen werden. Zuletzt ist es der Zusammenhang zwischen Dermatose und Ernährung, der schwer durchleuchtbar ist. Diese Situation der Medizin als Wissenschaft hat Goethe schon genau vor Augen gehabt, wenn er Mephisto am Anfang seines Faust, Teil 1, zu Faust im Studierzimmer sagen lässt:

Wer will was Lebendigs erkennen und beschreiben,
sucht erst den Geist herauszutreiben,
dann hat er die Teile in seiner Hand,
fehlt, leider! nur das geistige Band!

Die berechtigte Frage des vom gesunden Menschenverstand geleiteten Patienten: „Was hat diese Hauterscheinung mit mir zu tun? Warum habe ich gerade jetzt diesen Ausschlag?", kann der Arzt aus Mangel an Überschau nicht beantworten. Die Verlegenheitsauskunft „Jede Dermatose fängt irgendwann einmal an" ist unbefriedigend.

Hier hilft die Goethesche Forschungsmethode weiter, die er in den Zweizeiler gefasst hat:

Willst du dich am Ganzen erquicken,
so mußt du das Ganze im Kleinsten erblicken.
(Aus: Sprüche in Reimen: Gott, Gemüt und Welt)

„Das Ganze" ist der menschliche Gesamtorganismus, der durch die von Rudolf Steiner (1861–1925) begründete anthroposophische Menschenkunde anschaubar wird. Wenn wir nach den Ideen der anthroposophischen Menschenkunde die Kräfte des Gesamtorganismus im Hautorgan aufsuchen, haben wir „das Ganze im Kleinsten" gefunden und die Teile wieder zu einem Ganzen gefügt. So entsteht ein holistischer Ansatz in der Medizin, der die Dermatologie in eine Ganzheitsmedizin einbettet. Die oben benannten Einseitigkeiten einer naturwissenschaftlich ausgerichteten Medizin werden durch die anthroposophische Methode ausgeglichen. Die aus naturwissenschaftlicher

Sicht nicht zu beantwortenden Fragen finden eine Antwort. Der Organismus als Ganzes und die Kräfte im Hautorgan im Besonderen werden erkennbar und durchschaubar.

Um das Wesen einer Dermatose zu erkennen, bedient sich der anthroposophische Arzt zweier Quellen:
- der Wahrnehmung des dermatologischen Befundes und der Konstitution des Patienten, einschließlich seiner Persönlichkeit und biografischen Situation *und*
- einer Idee der anthroposophischen Menschenkunde.

So entsteht die Diagnose als Synthese aus Sinneswahrnehmung und Idee. Hierdurch wird der Arzt in die Lage versetzt, durch das äußere Erscheinungsbild auf das Wesen der Krankheit zu schauen (Dia-gnose = Hindurch-erkennen). Die positivistische Naturwissenschaft hat die starke Tendenz dazu, die Sinneswahrnehmung überzubewerten und die Idee des denkenden Menschen, dessen subjektiven Einfluss auf den Erkenntnisprozess sie nicht implementieren kann, zu missachten. Die anthroposophische Medizin stellt demgegenüber der „evidence-based medicine" eine „cognition-based medicine" an die Seite (Kiene 2000). Aber schon Albert Szent-Györgyi (1893–1986), Biochemiker und Nobelpreisträger für Medizin 1937, hat den Wert des Denkens mit dem Wort betont:

Entdecken heißt sehen, was jeder gesehen hat,
und dabei denken, was niemand gedacht hat.

Dasselbe drückte Arthur Schopenhauer (1788–1860) aus in dem Wort:

Es kommt weniger darauf an, etwas Neues zu sehen,
als bei dem, was alle sehen, etwas Neues zu denken.

Die anthroposophische Menschenkunde erweist sich als eine unerschöpfliche Ideenquelle, die es dem Therapeuten, der sich mit dem erkrankten Hautorgan des Menschen beschäftigt, ermöglicht, die Haut wieder mit dem ganzen Menschen in Verbindung zu bringen.

■ Literatur

Kiene, H. (2000): Komplementäre Methodenlehre der klinischen Forschung. Cognition-based Medicine. Berlin.

II
DAS BILD DER HAUT

Wenn man nach dem Wesen der Haut fragt und sich ein erstes Bild von der Bedeutung dieses großen und wichtigen Organs an der Peripherie des menschlichen Organismus machen will, kann man sich an den Genius der deutschen Sprache wenden. In welchem Zusammenhang verwenden wir die Haut im bildhaften Ausdruck und in sprichwörtlichen Redensarten? In den Grimmschen Märchen findet sich häufig die Wendung „mit Haut und Haar", was Leib und Leben, alles in allem, ganz und gar bedeutet. Man setzt seine Haut aufs Spiel, wenn man sein Leben riskiert. Von einem Menschen, dem immer wieder Missgeschicke passieren und der Schicksalsschläge hinnehmen muss, sagt man: „Er steckt in keiner guten Haut." Wenn ein Mensch wiederholt Fehler ähnlicher Art macht und schwierige Charakterzüge nicht abzustreifen vermag, sagt man: „Er kann nicht aus seiner Haut." Hat ein Mensch ein schweres Schicksal, sodass man mit ihm nicht tauschen möchte, heißt es: „Ich möchte nicht in seiner Haut stecken." Ist ein Mensch unversehrt aus einer schwierigen oder gefährlichen Situation herausgekommen, sagt er: „Ich bin mit heiler Haut davongekommen."

> In allen genannten Redewendungen steht die Haut als Bild für die Hüllennatur des Menschen.

Die Seele, von oben, von drüben, wohnt für dieses Leben in einem diesseitigen irdischen Leib. Die Seele mit ihrer Präexistenz – sie ist vorhanden schon vor der Konzeption – und mit der Postexistenz – sie besteht durch den Tod hindurch –, mit einer eigenen Geschichte und einem eigenen Schicksal nimmt sich für dieses Leben einen bestimmten Leib, das nächste Mal einen anderen. Sie schlüpft in eine Haut. Früher war man sich der Hüllennatur des menschlichen Leibes voll bewusst; heute muss man sich ein Wissen um diese Tatsache neu erringen, neu erarbeiten.

Ein schönes Beispiel für das alte und reiche Wissen um die Natur des Menschen ist das 1630 veröffentlichte erste Buch über Hautkrankheiten im deutschen Sprachraum: Es wurde verfasst von Samuel Hafenreffer (1587–1680), Professor der Medizin an der Universität Tübingen, der seinem Werk den Titel „Gasthaus zum bunten Fell" gab. 1660 erschien die 2. Auflage dieses Werks, dessen Titelkupfer das Motiv der abgezogenen Haut zeigt. Dieses Motiv ist seit der Renaissance bildlich nachweisbar und diente als Symbol für das Menschsein (Scholz et al. 2009).

Im Folgenden wird das Wesen des menschlichen Hautorgans beschrieben, wie es sich aus seiner Beziehung zum gesamten Organismus und den verschiedenen Seinsebenen des Menschen ergibt. Es werden Zustände der Haut im Zeitenstrom beschrieben, im Tageslauf und im Laufe des Lebens. Auch wird auf die besondere Stellung der nackten Haut des Menschen gegenüber der Haut in der Tierwelt eingegangen. Bei der Betrachtung der Bildetendenzen und Kräftegefüge, die dem Hautorgan im gesunden Zustand unbemerkt und verborgen innewohnen, können wir erleben, dass im kranken Zustand deutlich zutage tritt, was im gesunden Zustand nur indirekt beobachtbar ist. Die an Universitäten und Hautkliniken gelehrte Dermatologie kennt die Histologie und Physiologie der gesunden Haut und darauf aufbauend die Pathologie mit Primär- und Sekundäreffloreszenzen und die Beschreibung der verschiedenen Dermatosen. Dabei offenbart sich der genaueren Betrachtung ein deutliches Nebeneinander von Physiologie und Pathologie ohne organischen Zusammenhang! Die Krankheitstendenzen, die zum Entstehen einer Dermatose führen, sind in der gesunden Haut schon vorhanden. Nur sind sie dort kompensiert und treten daher nicht in Erscheinung. In der Hautkrankheit werden sie offenbar. Beschreibt man das Kräftegefüge, das den gesunden Organismus und die gesunde Haut konstituiert, dringt man also durch zu denjenigen Kräften, die in der Krankheit vereinseitigt und zu stark zu Tage treten. Damit ist die Kluft zwischen Physiologie und Pathologie überwunden; die Erkenntnis des kranken Organismus geht aus der Kenntnis vom gesunden Organismus hervor. Hierin liegt auch begründet, dass eine Beschreibung des Wesens der Haut vor dem Hintergrund der anthroposophischen Menschenkunde deren gesunde Zustände *und* Krankheitstendenzen gemeinsam umfassen muss.

■ 1. Die vier Seinsebenen des Menschen

Haut und Leiblichkeit des Menschen sind während des Lebens die Hülle für seine Seele. Wie verhält es sich mit der übrigen Existenz des Menschen, mit seinen übrigen Seinsebenen? Welches Verhältnis hat das Hautorgan zur physischen, vitalen, seelischen und geistigen Existenz des Menschen?

Die anthroposophische Menschenkunde spricht von den vier Wesensgliedern, wenn es um die verschiedenen Existenzebenen des Menschen geht. Der *physische Leib* umfasst die materielle Existenz; er ist stofflicher Natur wie die Mineralwelt in der irdischen Umgebung des Menschen. Ätherische Kräfte beleben die Physis; sie bilden ein differenziertes Ganzes, den *Ätherleib* eines Menschen. Die ätherische Existenz hat der Mensch mit der Pflanzenwelt gemeinsam. Wenn sich nach dem Tod der Ätherleib vom physischen Leib löst, zerfällt die Physis, für deren Organisation jetzt keine Kraft mehr zur Verfügung steht. Die Beseelung des Menschen erfolgt durch den *Astralleib*, der innerlich mit den kosmischen Kräften der Sternenwelt verwandt ist (astra = Sterne). Der Astralleib macht den Menschen wach, schafft Bewusstsein und verleiht ihm äußere Beweglichkeit. Den Astralleib hat der Mensch mit der Tierwelt gemeinsam. Eine weitere Existenzebene ist die geistige, die sich nur beim Menschen findet. Im Menschen als der Krone der Schöpfung ist ein Geistiges anwesend, sein *Ich*, seine Individualität. Man spricht von Geistesgegenwart, wenn ein Mensch hellwach ist und aus einer Überschau handelt. Aus dem Ich des Menschen ergeben sich sein Schicksal und seine Biografie. Schicksal und Biografie haben ihre Vorgeschichte; die Früchte eines Lebens werden durch das Ich in die Zukunft getragen und in zukünftigen Zeiten wirksam.

Mit dem Schlaf lösen sich Astralleib und Ich aus der belebten Physis. Diese regeneriert sich während der Nachtruhe; Astralleib und Ich verbinden sich mit ihren Urbildern in Seelenland und geistiger Welt, von wo für den nächsten Tag neue Ideen und Kräfte für die Aufgaben des Alltags mitgebracht werden. Im Tod lösen sich Ich und Astralleib für immer vom physischen Leib und vollziehen eine Wandlung und Läuterung bis zu einer nächsten Geburt.

Die vier Wesensglieder des Menschen lassen sich zusammenfassen wie folgt:

Seele	Ich (= Individualität)	Mensch
	Astralleib (= Seelenleib)	Tierwelt
Körper	Ätherleib (= Vitalität)	Pflanzenwelt
	physischer Leib (= Stoffesleib)	Mineralreich

Die Wesensglieder bilden ein unteres Paar und ein oberes Paar. Die Paare (physischer Leib/Ätherleib und Astralleib/Ich) haben eine größere Affinität zueinander, als z.B. Astralleib und Ätherleib. Das wird während des Schlafs deutlich, wenn die belebte Physis im Bett zurückbleibt, während Astralleib und Ich sich herauslösen.

> Man kann also vereinfachend sagen: Der Mensch mit Seele und Körper ist Bürger zweier Welten, einer physischen und einer geistigen.

Schon 1911 hat R. Steiner in einem Vortragszyklus in Prag, an dem viele Mediziner teilnahmen, die Tätigkeit der vier Wesensglieder im Hautorgan dezidert beschrieben (Steiner. GA 128, 26.3.1911). Jedes Wesensglied bildet ein „Kraftsystem", das sich in der Haut einen eigenen Abschluss gibt.

So lebt das Ich des Menschen im Blut. Das Blutsystem bildet in den Kapillaren im Stratum papillare des Coriums seinen Abschluss nach außen. Das Ich hat im Blut die Möglichkeit des unmittelbaren Zugriffs auf die Physis: Das Ich zieht sich im und mit dem Blut bei Furcht und Schreck vor der Welt zurück; wir werden blass. Scham lässt uns erröten; das Ich schiebt das Blut nach außen in die Haut und möchte sich dahinter verbergen. – Die Brücke zwischen dem Ich, das geistigen Wesens ist, und dem physischen Blut wird durch das Element der Wärme gebildet. Das Ich lebt in der Wärme des Blutes. Ist das Ich voll anwesend, also in gesunder Weise mit der Leiblichkeit verbunden, hat die Haut eine bestimmte frische, rosige Färbung; man spricht vom Inkarnat. Dieser Ausdruck bezieht sich also letztendlich auf das gut inkarnierte Ich, auf das die rosige Gesichtsfarbe hinweist.

Der Astralleib lebt im Nerv. Das Nervensystem bildet mit den freien Nervenendigungen der Epidermis den am weitesten nach außen vorgeschobenen Abschluss. Hierdurch wird der Mensch sich seiner Körpergrenze bewusst. Juckreiz bedeutet zu viel Nervenaktivität und zu viel Bewusstsein. Bei der sogenannten Gänsehaut führen bestimmte Gefühle (z.B. dumpfe Furcht, „Gruseln") zu einer Erregung der Hautnerven und in der Folge zu einer Kontraktion der Musculi arrectores pilorum, sodass sich die feinen Haare mitsamt der den Haarschaft umgebenden Oberhaut aufrichten. – Der Astralleib lebt in den Elementen Licht und Luft. Mit dem „ersten Atemzug" im Kreißsaal zieht die Seele für dieses Leben in den Körper ein; mit der ersten Inspiration erfolgt ein wichtiger Schritt der Inkarnation. Im Sterbezimmer zieht die Seele mit dem „letzten Atemzug" für immer aus dem Körper aus; mit der letzten Exspiration vollzieht sich die Exkarnation. Im Kreißsaal erblickt das Neugeborene „das Licht der Welt"; im Sterbezimmer schließt der Mensch die Augen für immer. Die Fortsetzung des von außen auf den Organismus zukommenden Lichts nach innen ist durch das Nerven-Sinnes-System gegeben. „Das ganze Nervensystem ist ja Ergebnis des Lichtes" (Steiner. GA 211: 98).

Der Ätherleib ist besonders im Sekretaufbau der Drüsen tätig und schafft sich mit den Schweiß- und Talgdrüsen seinen Abschluss in der Haut. Menschen mit viel Vitalität können meistens gut talgen und schwitzen. Beim Atopiker hingegen sind beide Drüsentätigkeiten vermindert. – Der Ätherleib lebt in dem Element Wasser; Wasser ist der Träger des Lebens. Jede Drüsentätigkeit mündet in die Sekretion von Flüssigkeit oder von kleinen Mengen von Substanzen, die in Flüssigkeiten gelöst sind.

Der physische Leib schließlich lebt in Ernährungsvorgängen durch Stofftransport. Bei der atopischen Hautdiathese und der Ichthyosis sind diese Ernährungsfunktionen im Hautorgan als physische Erbneigung mehr oder weniger reduziert und festgelegt.

Das Wirken der vier Wesensglieder im Hautorgan lässt sich folgendermaßen zusammenfassen:

Ich	–	Wärme	–	Blut	–	Gefäßsystem der Haut
Astralleib	–	Licht	–	Nerv	–	Nervenversorgung der Haut
Ätherleib	–	Wasser	–	Drüsen	–	Schweiß- und Talgdrüsen
physischer Leib	–	Festes	–	Ernährung	–	Stofftransport in die Haut

„Beim Menschen sind gerade die an der Peripherie liegenden Organe am allermeisten von dem Ich durchdrungen und von dem Ich gestaltet" (Steiner. GA 312: 270). Aus dieser richtungweisenden Aussage geht hervor, dass die Tätigkeit des Ich im Hautorgan sicher nicht nur im Blutsystem zu sehen ist, sondern auch der Tätigkeit des Astralleibs im Nerv, des Ätherleibs in den Drüsen und des physischen Leibs im Stofftransport seinen Stempel aufdrückt. Ein Beispiel hierfür ist die Talgdrüse, deren Talgzusammensetzung schon bei den Säugetieren bemerkenswert artspezifisch ist. Die Fettsäuren Sapiensäure und Octadecadiensäure darin kommen nur beim Menschen vor. Zudem zeigt die Sapiensäure eine antibakterielle Aktivität gegen grampositive Bakterien wie Propionibacterium acnes. Auch haben die Talgdrüsen als Bildungsort mehrerer Hormone, vor allem aktiver Androgene, ähnlich steuernde Funktionen wie das zentrale Nervensystem (Zouboulis 2010).

Ganz besonders gilt daher für das Hautorgan das Wort: „Es ist der Geist, der sich den Körper baut" (F. Schiller, Wallensteins Tod, III, 13). So gehen aus der Tätigkeit des Ich die typisch menschlichen Hautmerkmale hervor wie ihre Nacktheit, das im Vergleich zur Tierwelt gut ausgebildete subkutane Fettgewebe und der hohe Stellenwert, den der Mensch im Alltag der Befindlichkeit seiner Haut beimisst. Die Haut ist ein Bewusstseinsorgan, ein Organ der Ich-Organisation (Vogel 1996).

Die Viergliedrigkeit des Menschen und der vierfache Abschluss der Wesensglieder im Hautorgan machen den histologischen Aufbau der Haut so kompliziert und die Hautkrankheiten so vielfältig. Daher hat C.P. Möller Boeck (1845–1917), nach ihm wurde die Sarkoidose benannt), der 1896 zum ordentlichen Professor für Dermatologie an der Medizinischen Fakultät der Universität Christiania (später Oslo) ernannt wurde, zu seinen Studenten gesagt: „Die Haut, meine Herren, hat mehr Krankheiten als alle anderen Organe zusammen." (Löser, Plewig 2008: 105)

Dieser Sachverhalt bedingt, dass die Dermatohistologie aufgrund ihrer Komplexität ein eigenes Fach ist und eigene Institute besitzt. Der amerikanische Dermatologe M.B. Sulzberger (1895–1983) hat vor 50 Jahren gesagt: „Skin next to the human brain, is probably the most complex as well as the most uniquely human of all organs." (Löser, Plewig 2008: 979)

> Die Haut ist ein Individualorgan, mit dem sich der Mensch vollständig identifiziert. Dies bedingt den hohen Beratungsbedarf bei Hauterkrankungen, die nicht selten langen Gespräche bei vermeintlich geringfügigen Hautveränderungen. Auch die Notwendigkeit, eine vorgeschlagene externe Therapie in jedem Fall dem subjektiven Urteil des Patienten zu unterwerfen und durch ihn auf subjektive Verträglichkeit prüfen zu lassen, ist hierin begründet.

■ 2. Ich und Astralleib zwischen innen und außen

Es sind letztendlich die beiden oberen Wesensglieder, Ich und Astralleib, die im menschlichen Organismus zwischen den Prozessen innen und außen, zwischen den Vorgängen oben und unten vermitteln und den Organismus dadurch erst zu einer Ganzheit machen. Die Berechtigung, von einer Ganzheitsmedizin zu sprechen, ergibt sich eigentlich erst aus der Erkenntnis von Ich und Astralleib und ihrer Wirkungen im menschlichen Organismus. Entzündungserscheinungen der Haut gehen mit einer abnormen Tätigkeit von Ich-Organisation und astralischem Leib in der Haut einher (Steiner, Wegman. GA 27, Kap. 15). Mit dieser abnormen Tätigkeit ist eine über das normale Maß hinausgehende Aktivität der oberen Wesensglieder in der Haut gemeint. Dadurch sind diese im Bereich der inneren Organe vermindert tätig, sodass die Empfindlichkeit der Organe untereinander verringert ist. Als Beispiel sind abnorme Zustände in der Lebertätigkeit und Beeinflussung der Verdauung angeführt. Die vermehrt anzutreffende enterale Candidose bei vier häufigen Dermatosen (Neurodermitis, Urtikaria, Psoriasis vulgaris, seborrhoisches Ekzem) geht sicher auf diese Verschiebung des Engagements der oberen Wesensglieder von zentral nach peripher zurück. Dieselbe Verschiebung bewirkt beim Nerven-Sinnes-betonten Neurodermitiker, dass die Verdauungskräfte schwach sind und er den Eiweißabbau nicht leisten kann, denn dem Eiweiß haftet am meisten von den Fremdkräften aus dem pflanzlichen oder tierischen Organismus an, aus dem es stammt (Steiner, Wegman. GA 27, Kap. 9). Mit der Diagnose muss die „Richtung der Krankheitswirkungen" festgestellt werden. Das bedeutet für die beschriebene Verschiebung, dass der primäre Vorgang außen in der Hautentzündung („Ursache") und der sekundäre Vorgang innen in einer herabgestimmten Lebertätigkeit („Wirkung") erkannt werden muss. Polar hierzu verläuft die Richtung der Krankheitswirkungen, wenn eine funktionelle Organschwäche als Hindernis im physisch-ätherischen Bereich die Tätigkeit der oberen Wesensglieder in die Haut verdrängt, sodass diese durch ein Zuviel überlastet ist und Symptome zeigt. Der primäre Vorgang liegt jetzt innen („Ursache"); die daraus hervorgehende Dermatose ist sekundär („Wirkung"). Beispiele hierfür sind Acne adultorum und Rosazea, die auf eine Leberträgheit zurückgehen und sich unter Lebertherapie bessern (Tab. 1).

Primäres Krankheitsphänomen	Entzündungserscheinungen der Haut	Funktionelle Organschwächen
Wesensgliederdiagnose	Ich und Astralleib außen verstärkt und dadurch innen vermindert	Ich und Astralleib innen vermindert und dadurch außen verstärkt
Richtung der Krankheitswirkungen	Von außen (Ursache) nach innen (Wirkung)	Von innen (Ursache) nach außen (Wirkung)
Sekundäres Krankheitsphänomen	Schwächung von Leber und Verdauung mit z. B. enteraler Candidose	Überlastung der Haut mit ihr fremden Tätigkeiten, z. B. bei Rosazea, Acne adultorum

Die vermittelnde Tätigkeit der oberen Wesensglieder zwischen innen und außen bedingt, dass die menschliche Organisation für physiologische und pathologische Prozesse im Hautorgan Entsprechungen im Inneren auf physischer und seelisch-geistiger Ebene hat. Dieser Zusammenhang wird bei Krankheitserscheinungen am Hautorgan offenbar. Ein Beispiel für eine Entsprechung auf physischem Feld ist die Psoriasis vulgaris: Hier führen die über das Blut in das obere Corium und die Epidermis drängenden Stoffkräfte zur Entgleisung der Form. Die psoriasiform schuppenden Herde stehen im Vordergrund.

Gleichzeitig entwickelt sich die Stoffwechselentgleisung mit einer Neigung zu Diabetes mellitus, Hypercholesterinämie, Hyperlipidämie und Hyperurikämie. Was am Hautorgan morphologisch fassbar, als pathologische Form sichtbar ist, hat seine Entsprechung im Bereich der inneren Organe als stoffliche Anhäufung, dem Auge verborgen.

Diesen Zusammenhang hat Goethe in Gedankenlyrik gefasst:

> *Müsset im Naturbetrachten*
> *immer eins wie alles achten.*
> *Nichts ist drinnen,*
> *nichts ist draußen,*
> *denn was innen,*
> *das ist außen.*
> *So ergreifet ohne Säumnis*
> *heilig öffentlich Geheimnis.*
> (J. W. v. Goethe, Epirrhema aus: Gott und Welt)

Jedoch haben viele Dermatosen auch ihre seelischen Entsprechungen. Die Persönlichkeit des Neurodermitikers ist aufgrund der Präponderanz der Kräfte des Nerven-Sinnes-Systems in seiner Organisation kopfbetont. Dagegen ist es für die Persönlichkeit des Psoriatikers typisch, dass ihn seine unbändigen Willenskräfte zur Tat drängen. Die Persönlichkeit des Melanompatienten ist oft umweltoffen, feinfühlig und tief empfindend. Was also physisch außen an der Haut erscheint, hat seine Entsprechung seelisch innen.

Angesichts dieser Beobachtungen drängt sich grundsätzlich die Frage auf, wie es sein kann, dass beispielsweise die beiden Dermatosen Psoriasis und Neurodermitis, die beide auf einer konstitutionellen Neigung beruhen, mit so unterschiedlichen Persönlichkeitsbildern verbunden sind. Wie kommt es, dass sich gerade die körperlichen Gegebenheiten zweier Hautkrankheiten so ausgeprägt polar und relativ zuverlässig im Seelenleben der betreffenden Menschen wiederfinden? Die Antwort auf diese Frage liegt in der Tatsache begründet, dass das Hautorgan des Menschen stark durch das Nerven-Sinnes-System geprägt ist. Man kann auch sagen: Die Haut ist Sinnesorgan; sie gehört zum oberen Menschen. Wie sich das individuelle Seelisch-Geistige eines Menschen im Gesicht einen Abdruck schafft, sodass man einen Menschen am Antlitz wiedererkennt, so haben umgekehrt Psoriasis oder Neurodermitis ihren „Abdruck", ihre Folgen auf astraler Ebene mit einem je eigenen Persönlichkeitsbild.

Das Hautorgan steht dem Menschen seelisch und geistig sehr nahe. Das hat folgenden Grund: Schon Thomas von Aquin vertrat im Anschluss an Aristoteles die Ansicht, dass die Seele das „Seinsprinzip" und der „erste Lebensgrund" des Leibes sei, seine „gestaltende Form" und „Wirklichkeit". Aus dem Seelischen geht nach Thomas von Aquin Formkraft hervor, und „je edler eine Form ist, desto eher beherrscht sie den körperlichen Stoff" (T. von Aquin, zitiert nach Selg 2003). Von der edlen Form des menschlichen Hautorgans kann sich jeder Arzt überzeugen; wir können daraus schließen, dass es mit der Seele besonders eng verbunden ist. Rudolf Steiner hat detailliert beschrieben, wie in der Seele der Geist des Menschen, sein Ich lebt. Zum Hautorgan sagt er: „Beim Menschen sind gerade die an der Peripherie liegenden Organe am allermeisten von dem Ich durchdrungen und von dem Ich gestaltet." (Steiner. GA 312: 270)

> Wir können die Haut damit als ein Ich-Organ bezeichnen. Hierin liegt der Grund, warum pathologische Vorgänge der Haut in spezifischer Art und zuverlässiger Weise auf seelisch-geistiger Ebene wiederzufinden sind.

3. Der dreigliedrige Organismus

Die Idee von der Dreigliedrigkeit des menschlichen Organismus wurde 1917 von R. Steiner ausführlich beschrieben (Steiner. GA 21). Das Nerven-Sinnes-System ist hauptsächlich am oberen Pol der menschlichen Gestalt lokalisiert; es ermöglicht dem Menschen die Entfaltung seiner Denkkräfte bei wachem Bewusstsein. Organisch ist es an Abbauprozesse gebunden; es baut die Stoffe, die das Blut aus dem Stoffwechselgeschehen zur Verfügung stellt, ab. Der Abbau kann bis zum Zelltod führen; ein Nachwachsen von Nervenzellen im Gehirn ist nicht möglich. Mithilfe der Formkräfte, die das Nerven-Sinnes-System aus der Umgebung in den Organismus aufnimmt, gestaltet das Individuelle des Menschen (sein Ich) die Physis durch, sodass ein Mensch am Antlitz wiedererkannt werden kann. Am oberen Pol seiner Gestalt ist der Mensch also am meisten durchgeformt und differenziert. Die Formkräfte wirken jedoch auch im gesamten übrigen Organismus, hier mehr im Feinen und in der Richtung von oben nach unten, sodass z.B. das individuelle Leistenmuster der Fingerbeere außen und die Immunkompetenz des humoralen und zellulären Abwehrsystems innen entstehen. Dem Nerven-Sinnes-System polar gegenüber steht das Stoffwechsel-Gliedmaßen-System. Es gibt die Basis ab für die Entfaltung des Willens, der sich im Schlafbewusstsein vollzieht. (Deswegen sind uns impulsive Taten manchmal peinlich, eben dann, wenn sie uns, bei wachem Bewusstsein betrachtet, nicht mehr recht sind.) Der Stoffwechsel lebt organisch in Aufbauvorgängen. Toter Stoff wird ergriffen, belebt, durchseelt und zum Träger des Ich gemacht. Während das Geschehen im Nerven-Sinnes-Menschen weitgehend an Ruhe gebunden ist, herrscht hier der bewegte Stoffstrom (innere Bewegung) und die Bewegung des Muskels (äußere Bewegung) vor. Die organische Gestaltung des Stoffwechsel-Gliedmaßen-Systems bringt runde, konvexe Formen hervor mit geringer Durchformung.

Zusammengefasst ergibt sich folgende Polarität:

Nerven-Sinnes-System	Stoffwechsel-Gliedmaßen-System
Abbau	Aufbau
Formkraft: Gestaltbildung, Differenzierung	Stoffkraft: runde Form, Entdifferenzierung
Ruhe	Bewegung
Tod	Leben
Denken	Wollen
Wachbewusstsein	Schlafbewusstsein

Für die Möglichkeit der Koexistenz dieser Pole der menschlichen Organisation sorgt ein mittleres System mit einem Grundphänomen allen Lebens, dem Rhythmus. Indem die Impulse des Nervensystems mit denjenigen des Stoffwechsels miteinander rhythmisch in Puls und Atmung verschränkt werden, gleichen sich die Gegensätze aus. Gleichgewicht und Harmonie zwischen den Polen von oben und unten werden hergestellt. Auf das Rhythmische System gründet das Fühlen, das sich im Traumbewusstsein vollzieht.

Bezieht man diese Idee vom dreigliedrigen Organismus auf das Hautorgan, dann treten folgende Fragen auf:
- Wo hat das Nerven-Sinnes-System in der Haut seinen Schwerpunkt?
- Wo entfaltet sich vornehmlich der Stoffwechsel?
- Wo hat das Rhythmische System seinen hauptsächlichen Wirkort?

3.1 Epidermis

Einen ersten Blick auf die Haut unter dem Gesichtspunkt der Dreigiederung haben K. Magerstädt und G. Gräflin getan (Magerstädt 1950, Magerstädt, Gräflin 1978).

Um die obigen Fragen zu beantworten, soll zunächst die oberste Hautschicht, die Epidermis, betrachtet werden. In ihren basalen Zellschichten herrschen Zellteilung und Substanzaufbau vor. Diese haben in der Epidermis jedoch das alleinige Ziel, bei der Durchwanderung der Keratinozyten von unten nach oben (innen nach außen) in den Zelltod und in die Ausdifferenzierung von intrazellulärem Keratin und interzellulären Lipidlamellen zu führen. Der biochemische Substanzaufbau begegnet also Abbautendenzen, gepaart mit Absterbevorgängen, die den Stoffstrom ausdifferenzieren und die Stoffe als Keratin und Lipide festlegen und in eine nicht mehr wandelbare Form „gerinnen" lassen. Dieser Prozess entspricht dem Vorgang der Salzbildung, was die Alchemisten im Mittelalter als Salprinzip bezeichnet haben (Edlund 2005). Bei der Salzbildung fällt Salz aus einer Lösung in Wasser aus und verliert dadurch seine Beweglichkeit. Damit wird die Epidermis ihrer Barrierefunktion gerecht: Wasser, Säuren, Laugen, Salze und andere differente Verbindungen stoßen sowohl von innen als auch von außen an eine nur geringgradig durchlässige Grenze.

Die Epidermis ist durchsetzt von einer Fülle an freien Nervenendigungen, die bis in das Stratum granulosum reichen. In dieser Schicht der Oberhaut lösen sich die Zellkerne der Keratinozyten auf. Die weichende Vitalität in der Nachbarschaft freier Nervenendigungen legt eine innere Beziehung zwischen beidem nahe; sie lassen uns in der Epidermis den hauptsächlichen Ort der Nerven-Sinnes-Tätigkeit erkennen. Hier entsteht das Wachbewusstsein, das es uns beispielsweise ermöglicht, jede Stelle unserer Körperoberfläche in jedem Moment des wachen Tages bewusst zu lokalisieren. Leidet die Epidermis des Menschen mit atopischer Hautdiathese an einem Mangel an Vitalität und biochemischem Aufbau (vor allem im Bereich der interzellulären Lipidlamellen), bedeutet das gleichzeitig ein Mehr an Nervenaktivität. Juckreiz kann entstehen bis hin zur Überwachheit, zur Kopfbetontheit und zu den einseitig veranlagten Denkkräften des Neurodermitikers. Wird die Epidermis andererseits überschwemmt durch Stoffwechselimpulse der kapillären Durchblutung des oberen Coriums wie bei der Psoriasis vulgaris, „schießt" die Keratinozytopoese „ins Kraut" mit unvollständiger Zellreifung und Auftreten von Zellkernen in den Keratinozyten des Stratum corneum. In der Persönlichkeit des Psoriatikers sind die Kopfkräfte dementsprechend oft unterrepräsentiert.

Die freien Nervenendigungen dringen also bis in das Stratum granulosum vor, in die Schicht, in der die Keratinozyten vom Absterben erfasst werden. Hier wird sichtbar, „daß der Nerv das Leben innerlich aufhält, daß also da, wo der Nerv sich verästelt, das Leben erstirbt" (Steiner. GA 73: 175). Dieses wird gestützt durch die Beobachtung, dass sensorische Nerven nicht nur Reize von der Peripherie zum Zentralnervensystem leiten, sondern auch efferent sogenannte lokale Effektorfunktionen in der Peripherie ausüben. Diese Funktionen entstehen durch eine enge Assoziation in der menschlichen Haut mit Keratinozyten, Merkel-Zellen, Langerhans-Zellen, Melanozyten, Mastzellen und anderen mit den Nerven. Diese bilden Synapsen, die denen im Zentralnervensystem ähnlich sind, nämlich ohne prominente Strukturen und mit chemischen Transmittern. Hierdurch wird Entwicklung und Differenzierung induziert, wobei Ausreifung und Apoptose (= Zelltod) der Keratinozyten zusammengehören (Moll 2004). Zu diesen Transmittern gehört das L-Glutamat als der wichtigste Botenstoff im Nervensystem der Vertebraten. Glutamatrezeptoren finden sich in der gesamten vitalen Epidermis mit besonderer Häufung im Stratum granulosum. Das Glutamat kann aus intraepidermalen Axonen oder aus den Keratinozyten selber stammen. Diese

Erkenntnisse zeigen, dass vermeintlich exklusiv neurogene Transmitter wie das Glutamat auch in der Epidermis spezifische und funktionell bedeutsame Funktionen wie die Ausdifferenzierung von Keratinozyten haben. (Fischer 2007)

Im Zentralnervensystem sind Blut und Nerv durch die Blut-Hirn-Schranke getrennt. Analog sind im Hautorgan die Epidermis und das von Blutgefäßen intensiv versorgte Corium durch die Basalmembran getrennt. So wie die graue und weiße Substanz des Gehirns keine Blutgefäße hat, so hat auch die Epidermis selbst keine Blutversorgung.

3.2   Unteres Corium und Subkutis

Suchen wir nun nach den Orten des intensivsten Stoffwechselgeschehens in der Haut, finden wir diese im unteren Corium und in der Subkutis. Im unteren Corium sind Talg- und Schweißdrüsen, die Haarwurzeln in den Haarbälgen und das Nagelorgan lokalisiert. Alle vier Bildungen gehen aus der Epidermis hervor, die sich von der Hautoberfläche in die Tiefe stülpt und im Bereich des unteren Coriums das jeweilige Organ ausformt. Dort wird es dann vom aufbauenden Stoffwechsel ergriffen, sodass sich Talg, Schweiß, Haar oder Nägel bilden können. Die Bildungen des unteren Coriums empfangen also ihre Formkraft über die Epidermis, die aufbauende Stoffkraft aus den unteren Hautschichten. Sie haben Beziehungen zum Mikrokosmos der inneren Organe: Die Talgdrüse zur Leber, die Schweißdrüse zur Niere, Haare und Nägel zum Darm. Die Talgdrüse gibt Fett nach außen ab; die Leber gibt Galle nach innen in den Darm ab, um Fett zu verdauen. Schweiß und Primärharn sind stofflich sehr ähnlich. Haare und Nägel sind Bildungen des Epithels, die sehr fest werden; das Epithel am Darmlumen gehört zu den lebendigsten Geweben im menschlichen Organismus überhaupt. Haare und Nägel werden brüchig, wenn die Stoffentnahme aus dem Nahrungsstrom über den Darm mangelhaft ist. Die aufgezählten Zusammenhänge zwischen den Bildungen des unteren Coriums und den inneren Organen unterstreichen den Stoffwechselcharakter ihrer Tätigkeit. Zudem müssen Dermatosen, die vom unteren Corium ausgehen (z.B. Follikulitiden bei Akne und Rosazea, auch Hidradenitis und Paronychie), sämtlich in erster Linie über den Stoffwechsel behandelt werden.

Die Subkutis ist morphologisch extrem undifferenziert und monoton; sie besteht praktisch ausschließlich aus runden Fettzellen. Jedoch steht dieser morphologischen Eintönigkeit ein äußerst aktiver Stoffwechsel gegenüber: Das in den Fettzellen gespeicherte Fett wird laufend auf- und abgebaut, ist also einem permanenten Umbau unterworfen (Edlund 2005). Das Fett dient der Wärmebildung im gesamten Organismus und in den einzelnen Organen. Insofern ist die Subkutis über den Fettstoffwechsel mit dem Gesamtorganismus und allen inneren Organen verbunden. Aus den dargelegten Charakteristika von Subkutis und unterem Corium ergibt sich das Verhältnis der beiden Schichten zueinander: Das untere Corium ist Ort eines spezifischen Stoffwechselgeschehens, vergleichbar demjenigen in den inneren Organen; die Subkutis mit ihrem Fettstoffwechsel dagegen nimmt am allgemeinen, alles verbindenden Stoffwechsel teil.

Interessant ist die Lokalisation der fettarmen und der fettreichen Zonen der Subkutis an der menschlichen Gestalt: Die Subkutis der Augenlider, der Nase, der Ohren und der Lippen ist fettarm; hier verdrängt die abbauende Tätigkeit der großen Sinnesorgane den aufbauenden Stoffwechselpol in der Haut. Reich an subkutanem Fettgewebe sind dagegen Fußsohlen, Hüften, Gesäß, die Beugeseiten der Gliedmaßen, die Bauchwand und die weibliche Brust. In letzterer prägt die Subkutis geradezu ein eigenes Organ aus, die weibliche Brustdrüse. Dieses Organ unterstreicht den ernährenden Charakter der Subkutis (Vogel 1992).

3.3 Oberes Corium

Auf der Suche nach dem Ort intensiver Wirkungen des Rhythmischen Systems werden wir allein schon durch die sinnende Betrachtung eines histologischen Schnitts durch die Hautschichten fündig: Das rhythmische Auf und Ab der Basalmembran, welche die Papillen (Stratum papillare des Coriums) von den Reteleisten (Stratum germinativum der Epidermis zwischen den Papillen) trennt, ist in die Morphe „geronnener" Rhythmus. Wie die Dünung, der rhythmische Wellenschlag, auf dem Boden des Wattenmeers bei ablaufendem Wasser eine Riffelung hinterlässt, so prägt das rhythmisch pulsierende Blut in den Kapillaren des oberen Coriums deren Grenze zur Epidermis das Auf und Ab ein. Neben den Wirkungen des Blutkreislaufs, der sein Zentrum im Herz hat, findet sich auch die Atmung, die ihr Zentrum in der Lunge hat, in der Haut: Einerseits können wir von einer imponderablen Sinnesatmung sprechen, insofern als die Haut als Sinnesorgan unzählige Reize aufnimmt oder auch abweist. Andererseits findet die Atmung im Ponderablen statt: Ein ganz kleiner Bruchteil der äußeren Atmung findet sich genau wie im Großen in der Lunge auch in der Haut, indem etwas Sauerstoff aufgenommen und ein wenig Kohlendioxid abgegeben wird. Im Alltag haben wir daher an unsere Bekleidung die Anforderung, dass sie unsere Haut atmen können lassen muss in der Abgabe von Wärme, Schweiß, „Dunst", aber eben auch in der Aufnahme von Sauerstoff und Abgabe von Kohlendioxid.

Sind alle Vorgänge auf der Stoffwechselseite unserer Haut im unteren Corium und in der Subkutis in das Dunkel des Schlafbewusstseins gehüllt, ist uns z.B. die Entstehung eines strengen Schweißgeruchs bei Stress völlig unbewusst, so sind die Vorgänge im oberen Corium halb bewusst, im Traumbewusstsein. Beispielsweise bemerken wir unser leichtes Erröten in einem Gespräch mit einem Mitmenschen, wenn eine Gesprächswendung in uns Scham erregt, nur halbwegs, wie im Traum. Auch im Traumbewusstsein wird die bessere Befindlichkeit nach einer wechselwarmen Dusche wahrgenommen, die die Durchblutung im Stratum papillare der Lederhaut an unserem gesamten Hautorgan angeregt hat: Wir fühlen uns „irgendwie besser".

3.4 Drei Krankheitstendenzen der Haut

> Die Systeme in der dreigliedrigen Haut sind gegeneinander abgewogen und arbeiten harmonisch miteinander. Wird die Tätigkeit eines Systems zu stark, tritt dieses in den Vordergrund, führt dies zunächst zu einer funktionellen Störung, dann zu einer Hautkrankheit.

Wenn das Nerven-Sinnes-System im Hautorgan zu stark wird, hypertrophieren die abbauenden, bewusstseinsbildenden Kräfte der Epidermis, wie oben schon angedeutet wurde. Es entsteht die Neurodermitis. Dekompensiert die ausgleichende Funktion des Rhythmischen Systems, die in der Haut ihren Hauptsitz im oberen Corium hat, entsteht die Urtikaria. Wenn Stoffwechselvorgänge im Übermaß in die Haut drängen, so treiben diese die stoffaufbauende Tätigkeit der Talgdrüsen in die Entzündung, wie dieses bei der Acne vulgaris und bei der Rosazea zu beobachten ist. Dieses erklärt den Bezug dieser beiden Dermatosen zu Funktionsstörungen innerer Organe des Stoffwechselmenschen. Die pathogenetischen Vorgänge werden in den jeweiligen Abschnitten des Kapitels VII, Die Hautkrankheiten, eingehend beschrieben. Schon jetzt lässt sich zusammenfassend sagen:

System in Überfunktion →	Funktionelle Störung →	Dermatose
Nerven-Sinnes-System	Trockene Haut, atopische Hautdiathese	Neurodermitis
Rhythmisches System	Urticaria factitia	Urtikaria
Stoffwechselsystem	Seborrhoe Gesichtserythem	Acne vulgaris Rosazea

Somit lassen sich auch die Dermatosen bis zu einem gewissen Grade dreifach gliedern.

■ 4. Die Polarität von Haut und Darm

Die Gegensätzlichkeit von Nerven-Sinnes-System und Stoffwechsel-Gliedmaßen-System lässt sich gut darstellen, wenn man Kutis und Darmmukosa miteinander vergleicht (siehe auch Kapitel III, Das hautassoziierte Immunsystem). Das Hautorgan bildet einerseits eine weitgehend geschlossene Barriere gegenüber der Außenwelt; andererseits ist es auf die Aufnahme von Sinnesqualitäten eingerichtet (Tastsinn, Temperatursinn); auch Licht nimmt die Haut auf, indem sie es mit dem Aufbau von Melanin und Vitamin D beantwortet. Demgegenüber ist die Darmschleimhaut auf die Resorption von Flüssigem und in Flüssigkeit gelöstem Festem eingerichtet. Dieses ist jedoch beim gesunden Menschen mit starker Verdauungskraft erst möglich, nachdem die Nahrungsstoffe durch die abbauende Tätigkeit der Sekrete von Leber, Bauchspeicheldrüse und Magen-Darmschleimhaut ganz abgebaut sind. Sie müssen ihrer Eigenqualität, die sie aus dem sie hervorbringenden Organismus (Nahrungspflanze, Tier) mitgebracht haben, ganz entledigt sein. Damit ist das Hautorgan den Elementen Luft, Licht und Wärme und den darin lebenden Qualitäten gegenüber geöffnet und den Elementen Wasser und Erde gegenüber verschlossen. Beim Darm ist es genau umgekehrt: Er ist dem Festen und Flüssigen gegenüber geöffnet und den Qualitäten der übrigen Elemente gegenüber verschlossen. Das Hautorgan als Ganzes weist eine spiegelbildliche Symmetrie auf und ist damit von Formkräften gezeichnet. Der Darm dagegen wandert mit je nach Abschnitt unterschiedlichem Durchmesser, in seiner Peristaltik permanent beweglich und den Darminhalt befördernd durch den Bauchraum. Liegt das Hautorgan im hellen Tagesbewusstsein, so ist die Darmtätigkeit in das Dunkel des unbewussten Schlafbewusstseins getaucht. Dies lässt sich folgendermaßen zusammenfassen:

Hautorgan	Darmschleimhaut
Geschlossene Barriere gegenüber Stoffen der Außenwelt	Aufnahme von festen und flüssigen Stoffen
Aufnahme von Sinnesqualitäten und Licht	Abweisen von Fremdqualität durch abbauende Verdauung
Elemente Luft, Licht, Wärme	Elemente Erde, Wasser
Symmetrie und Formkraft	Asymmetrie und Stoffkraft
Repräsentant des Nerven-Sinnes-Systems	Repräsentant des Stoffwechselsystems

Das Hautorgan als Ganzes ist daher in erster Linie ein Sinnesorgan.

■ 5. Die Haut zwischen Verhärtung und Auflösung

Der menschliche Organismus steht im Bereich aller vier Elemente mit seiner Umgebung in Verbindung: Mit Wärme und Licht über die Sinnesorgane, mit der Luft über die Lunge, mit Wässrigem und Festem, Irdischem über den Magen-Darmtrakt. Wird ein Element in den Organismus aufgenommen, muss es zuvor verdaut werden: Fremdes muss in Eigenes verwandelt werden. Eine fremde Substanz kann erst in den körpereigenen Stoffaufbau überführt werden, nachdem sie ganz abgebaut wurde, nachdem alles Fremdätherische und Fremdastrale ganz von ihr abgestreift wurde. Geschieht der Abbau unvollständig, hat der Organismus Fremdstoffe und Fremdprozesse in sich, mit denen er auf zweierlei Art umgehen kann (Steiner. GA 221, 11.2.1923).

5.1 Zentripetale Verdichtung

Das Fremde wird von den Formkräften des Nerven-Sinnes-Systems ergriffen und zentripetal verdichtet. Fremdsubstanz wird eingelagert; so werden z.B. beim rheumatischen Geschehen Stoffwechselschlacken in die bradytrophen Gewebe von Gelenken eingelagert. Im Zuge der Verdichtung von Fremdem kann es zur Verhärtung in der Umgebung des Fremdstoffs und zur Kapselbildung kommen, wie z.B. beim eingekapselten Granatsplitter. Beispiele am Hautorgan sind die Lichenifikation bei der Neurodermitis oder das hyperkeratotisch-rhagadiforme Handekzem, beide entstehend durch hochchronische Entzündungsprozesse, die in die Verhärtung, Verhornung mit Juckreiz oder Schmerz übergehen.

5.2 Zentrifugale Ausscheidung

Das Fremde wird von den bewegten Stoffkräften des Stoffwechsel-Gliedmaßen-Systems ergriffen und zentrifugal über die Haut ausgeschieden. Dieser Auflösungsvorgang vollzieht sich oft unter Eiterbildung, so z.B. beim Abszess. Auch dem Ausschlag liegen Auflösung und Ausscheidung zugrunde: Das Fremde schlägt von innen nach außen. Die Exantheme der typischen Kinderkrankheiten, die Pityriasis rosea oder Arzneimittelexantheme sind Beispiele für Ausschläge in diesem Sinne.

5.3 Verdichtung und Ausscheidung

Kapselbildung und Eiterbildung zur Ausscheidung können sich im zeitlichen Verlauf eines Krankheitsgeschehens ablösen. Beispiele hierfür sind die Psoriasis vulgaris mit Gelenkbeteiligung und der Herpes zoster mit Neuralgie. Bei der Psoriasis kann sich der Hautzustand bessern bei gleichzeitig zunehmenden Gelenkbeschwerden und umgekehrt. Beim Herpes zoster zeigt akute, üppige Bläschenbildung eine Ausscheidung der Krankheitsursache über die Haut an; starke neuralgische Schmerzen bedeuten die Verlagerung des Krankheitsprozesses nach innen mit meist prolongiertem Verlauf über viele Monate. Treten nach dem ersten Schub später nochmals Bläschen auf, lässt der Nervenschmerz nach.

6. Die Haut zwischen Stoff- und Formkräften

Die Polarität zwischen Stoff und Form findet sich schon bei Aristoteles. R. Steiner hat die Wirkungen der Formkräfte und der Kräfte des bewegten Stoffs in dem bereits erwähnten Vortragszyklus in Prag 1911 ausführlich beschrieben (Steiner. GA 128, 24.3.1911). Die organismuseigenen Formkräfte schließen sich an den Grenzen der menschlichen Gestalt, im Hautorgan, ab und wirken nicht darüber hinaus. Auch die fremden Formkräfte aus der Umgebung des Menschen dürfen die Hautgrenze nicht überschreiten. Sie dürfen es nur dort, wo in der Peripherie dafür geeignete Sinnesorgane vorhanden sind. Das Sonnenlicht als Träger kosmischer Formkraft darf lediglich im Auge oder mit der durchlichteten Luft über die Lunge in den Organismus aufgenommen werden. An den übrigen Körpergrenzen wird die Sonnenstrahlung durch den Farbstoff der Melanozyten der basalen Epidermis absorbiert und damit äußerlich abgewiesen. Von innen nach außen und von außen nach innen bildet die Haut also einen kompletten Abschluss.

Den Formkräften stehen die Kräfte des bewegten Stoffs gegenüber, die im Hautorgan nicht vollständig abgeschlossen sind. Der in die Haut von innen nach außen gelangende Stoffstrom erfährt in den Organen der Haut (Talg-, Schweißdrüsen, Haare, Nägel, Keratinozytopoese) eine Umgestaltung, wird ausgeschieden oder strömt in das Körperinnere zurück (venöser Schenkel der Blutgefäße). Gegenüber Stoffen aus der Umgebung des Menschen ist die Haut zwar weitgehend geschlossen, stellt aber keine vollständige Barriere dar. Unter bestimmten Bedingungen (z.B. Okklusion) können geeignete Substanzen durch die Haut aufgenommen werden. Nimmt man die Schilderungen Steiners über die differenzierte Wirksamkeit der Ätherkräfte im menschlichen Organismus hinzu (Steiner. GA 313, 2.4.1921), wird deutlich, dass die Formkräfte vornehmlich durch den Licht- und Wärmeäther und die Stoffkräfte mit dem chemischen und Lebensäther wirken.

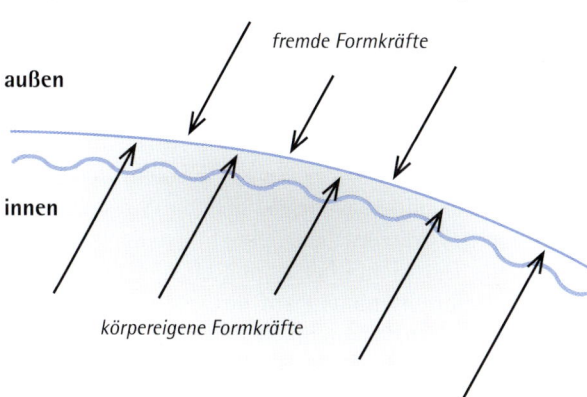

Abb. 1: Die Haut als Abschluss gegenüber den Formkräften

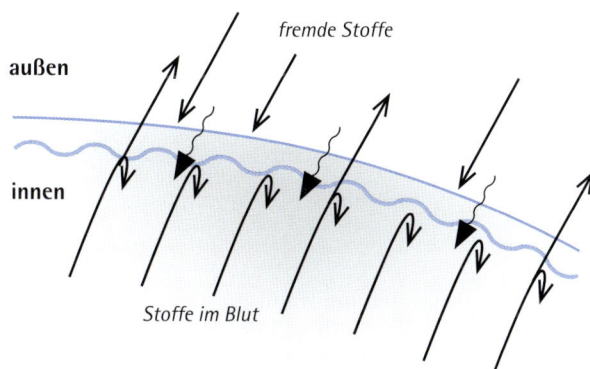

Abb. 2: Die partielle Durchlässigkeit der Haut für Stoffe

Licht- und Wärmeäther leben in Licht, Luft, Wärme und dringen aus der Umgebung, letztendlich aus dem Kosmos, an den Menschen heran. Diese Bewegung verläuft zentripetal auf den oberen Pol der menschlichen Gestalt zu. Ein äußeres Zeichen der zentripetal angreifenden Formkräfte sind die Falten in der lichtgeschädigten Haut: Das Sonnenlicht zeichnet Linien in die Haut. Durch die Sinnesorgane, durch die Lunge, auch durch die gesamte

Haut als Sinnesorgan werden Licht- und Wärmeäther in den Organismus aufgenommen und innen von oben nach unten geführt. Im unteren Menschen verbinden sie sich mit chemischem und Lebensäther. Diese beiden Ätherarten basieren auf den Elementen Wasser und Erde, die mit der aufgenommenen Nahrung in den Menschen gelangen. Chemischer und Lebensäther bewegen sich im menschlichen Organismus von unten nach oben und von innen nach außen. Aus dem Mikrokosmos der inneren Organe dringt der von chemischem und Lebensäther belebte Stoff über das Blut zentrifugal in die Haut.

So wie sich der physische Leib des Menschen in Organe gliedert, ist der Ätherleib in vier verschiedene Ätherkräfte differenziert. Lebensäther

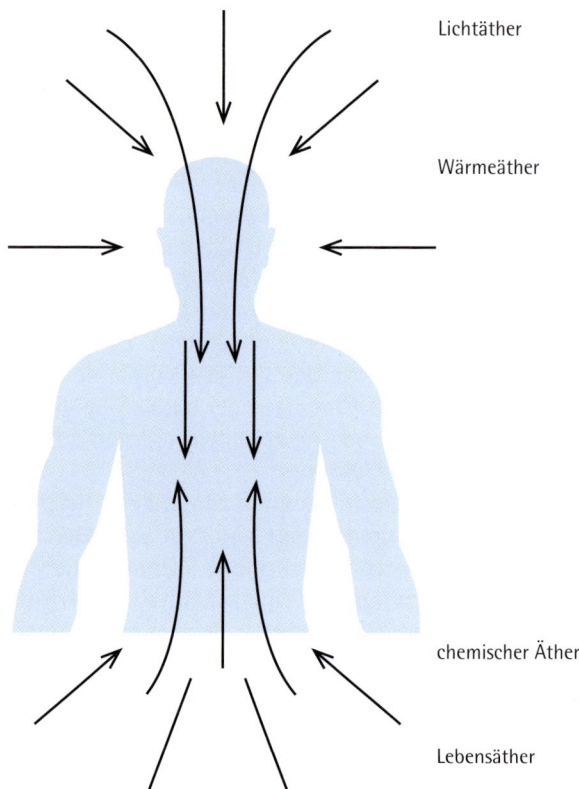

Abb. 3: Mensch und ätherische Kräfte

und chemischer Äther wenden sich dem Stoff zu, Lichtäther und Wärmeäther vermitteln dem Stoff die rechte Form. Der Lebensäther arbeitet am Element der festen Erde, die im Menschen den physischen Leib bildet; er belebt die tote Substanz. Der chemische Äther differenziert im Element des Wassers die belebte Substanz, vermittelt einen eigenen Klang, eine „Schwingung". Der Lichtäther vermittelt die Impulse des Astralleibes über das Element der Luft. Dadurch entsteht aus der lebendigen die beseelte Substanz. Der Wärmeäther, hinter dessen Wirksamkeit das Ich des Menschen steht, überführt die beseelte Substanz durch das Element der Wärme in die vergeistigte, Ich-begabte Substanz.

Wesensglieder	Physischer Leib	Ätherleib	Astralleib	Ich
Äther	Lebensäther	Chemischer Äther	Lichtäther	Wärmeäther
Element	Erde	Wasser	Luft	Wärme
Substanz	Tote Substanz	Lebende Substanz	Beseelte Substanz	Ich-begabte Substanz
		Belebung →	Beseelung →	Vergeistigung →

Die Auseinandersetzung von Stoff- und Formkräften am Hautorgan (und bei jeder organischen Bildung) kann man wie in einem äußeren Bild beim plastizierenden Künstler verfolgen: Die Formvorstellungen des Künstlers werden mittels der plastizierenden Hand zentripetal dem Ton eingeprägt; hierbei wirken Formkräfte. Der Ton dagegen ist Träger der Stoffkräfte; der Stoff muss herbeigeschafft und bereitet sein; er fordert Raum und hat Gewicht. Der Stoff erfährt seine Gestaltung durch die Formkräfte.

Den Zusammenhang zwischen Sonnenlicht und kosmischer Formkraft hatte Friedrich Schiller vor Augen bei dem Wort:

Aber fern von jeder Zeitgewalt,
die Gespielin seliger Naturen,
wandelt oben in des Lichtes Fluren,
göttlich unter Göttern, die Gestalt.
(Aus: Das Ideal und das Leben)

Das Dargestellte lässt sich wie folgt zusammenfassen:

	Formkraft	Stoffkraft
Wirksam in den Elementen	Luft, Licht, Wärme	Wasser und Erde
Verbunden mit	Licht- und Wärmeäther	Lebens- und chemischem Äther
Wirkrichtung am ganzen Menschen	Von der Peripherie zentripetal auf den oberen Pol zu, innen von oben nach unten	Vom unteren Menschen zentrifugal von innen nach außen
Wirkrichtung am Hautorgan	Von außen nach innen	Von innen nach außen

■ 7. Die dreigliedrige Haut und die vier Seinsebenen

Fragt man nach der unterschiedlichen Tätigkeit der Wesensglieder in den Nerven-Sinnes-Prozessen, im Stoffwechselgeschehen und in den rhythmischen Vorgängen der Haut, dann geben die Ausführungen R. Steiners und I. Wegmans über Blut und Nerv eine Antwort (Steiner, Wegman. GA 27, Kap. 6). In den unteren stoffwechselbetonten Hautschichten (unteres Corium, Subkutis) finden sich vegetative Nervenfasern, die Blutgefäße, Haarbälge, Talg-, Schweiß- und Duftdrüsen intensiv umspinnen. In diesen Nerven wirkt vorzugsweise der Ätherleib; sie haben die Aufgabe, die Stoffwechselvorgänge nicht an das Blut heranzulassen und damit die Eigenregsamkeit der Stoffe vom Bewusstsein des Menschen fernzuhalten (Steiner. GA 128, 24.3.1911). Im Blut im unteren Corium und in der Subkutis wirkt vornehmlich die Ich-Organisation. In den unteren Hautschichten wirken also Ich-Organisation vom Blut aus und Ätherleib vom Nerv aus zusammen.

Bei der Pubertätsakne als einer Dermatose, die von den Talgdrüsen im unteren Corium ausgeht, ist die Blutsubstanz (noch) nicht richtig vom Ich ergriffen. Die Formkräfte, die vom vegetativen Nerv ausgehen, der die Talgdrüse umspinnt, reichen nicht aus, um die ungelenken, überschießenden Bewegungskräfte des Blutes zurückzuhalten. Das Ergebnis ist die Besiedlung der Talgdrüse mit bakteriellem Fremdleben, die Entzündung der Umgebung in der Papel und die Einschmelzung der Talgdrüse in der Pustel.

In der mittleren Hautschicht (oberes Corium) wirken vom Astralleib durchdrungene Nerven zusammen mit Blutprozessen, die ebenfalls vom Astralleib und in ihren oberen Anteilen vom Ätherleib abhängig sind. Diese Erkenntnis macht die Urtikaria verständlich, deren Schübe oft durch emotionale Aufwallungen des Astralleibes ausgelöst werden. Der irritierte Astralleib lässt dann im Papillarkörper Blut und Nerv so zusammenwirken, dass die Blutgefäße das Serum nicht mehr halten können und die Quaddel entsteht.

In der obersten Hautschicht, der Epidermis, sind die Nerven von der „innerlich-organisierenden" Wirkung des Ich durchzogen. Die hier ankommenden Blutimpulse stehen unter der Wirkung des rein Physischen, indem sie „eine starke Neigung dazu haben, ins Leblose, Mineralische überzugehen" (Steiner, Wegman. GA 27: 42). Beispielhafte Dermatosen mit starker Beteiligung der Epidermis am pathologischen Geschehen sind die Neurodermitis und die Psoriasis vulgaris. Bei der Neurodermitis sind die Nervenimpulse zu stark, sodass die Neigung der Stoffe, aus dem Blut ins Leblose überzugehen, über das gesunde Maß hinausgeht. Bei der Psoriasis vulgaris dagegen ist die Neigung der Stoffe aus dem Blut zum Leblosen zu schwach; die stoffbewegenden Kräfte des Blutes sind zu stark: Die Epidermis wird mit Eiweißen und Leukozyten überschwemmt. Die Ich-Organisation im Nerv ist zu schwach tätig, sodass Formung und Differenzierung der Keratinozyten ungenügend erfolgen.

	Blut	Nerv
Nerven-Sinnes-System: Epidermis	Physischer Leib	Ich-Organisation
Rhythmisches System: oberes Corium = Papillarkörper	Oberer Teil: Ätherleib unterer Teil: Astralleib	Astralleib
Stoffwechselsystem: unteres Corium, Subkutis	Ich-Organisation	Ätherleib

■ 8. Die Haut als Atmungsorgan

Die Hautatmung im engeren Sinne beträgt nur einen Bruchteil der Lungenatmung. Denn die Aufnahme von Sauerstoff über die Haut beträgt nur 1,9 % und die Abgabe von Kohlensäure nur 2,7 % des Gesamtumsatzes dieser Gase im Organismus. Die Hautatmung im weiteren Sinne umfasst die Abgabe von Schweiß und seine Verdunstung von der Hautoberfläche sowie die Aufnahme von Sinnesreizen.

Man kann das Hautorgan jedoch auch als Atmungsorgan für die oberen Wesensglieder auffassen. Mal sind Astralleib und Ich im Inneren des Organismus und mit der belebten Physis verbunden, mal sind sie mehr außerhalb der Haut und von der physischen Bindung bis zu einem gewissen Grad befreit.

> Damit ist die Haut eine Art „Seelenreck": Wie ein Turner am Reck mal unten, mal oben ist, so ist die Seele des Menschen mal in, mal außerhalb der Haut. Tags und ganz besonders während körperlicher Arbeit oder hoher Konzentration („Geistesgegenwart") ist die Seele innerhalb der Hautgrenzen. Nachts ist sie außerhalb der Haut, und auch während der Meditation muss der Mensch seine Haut bis zu einem gewissen Grad verlassen.

Nach Novalis ist der Schlaf der kleine Bruder des Todes. Mit dem Tod verlässt die Seele für immer die Haut und streift die Leiblichkeit komplett ab.

8.1 Wechselwarme Duschen

Um das morgendliche Aufwachen zu beschleunigen, ist eine wechselwarme Dusche förderlich. Der Temperaturreiz und der die Haut massierende Wasserstrahl intensivieren die Hautdurchblutung. Es strömt mehr Blut zentrifugal in die Haut bis in die Papillenspitze des Stratum papillare, kehrt wieder um und fließt zentripetal zurück ins Innere. Hierdurch erlebt sich der Mensch stärker in seiner Haut, „denn erleben kann sich eine Wesenheit nur dadurch, daß sie mit ihrem Leben auf Widerstand stößt" (Steiner. GA 128: 99). Wir befördern also die Einatmung unserer Seele am Morgen durch ein Duschbad, kommen schneller „zu uns".

8.2 Textilien

Ein gutes Beispiel für die Aufnahme, die „Einatmung" von Sinnesreizen über die Haut sind unsere Textilien. Faserart, gesponnener Faden, Webart, Gewebedichte und Schnitt eines Kleidungsstücks sind entscheidend dafür, ob wir uns darin wohlfühlen, ob wir es gerne tragen. Mit der Sinnestätigkeit unserer Haut nehmen wir die Qualität eines Textils mehr oder weniger unbewusst in uns auf. Um eine Vorstellung vom Umfang und der Tiefe dessen zu bekommen, was der Mensch qualitativ über die Haut als Sinnesorgan aufnimmt, sollen beispielhaft die Faserarten der Textilien näher betrachtet werden.

Einen Überblick über die Textilfasern geben die unterschiedlichen Substanzstufen in der Natur:

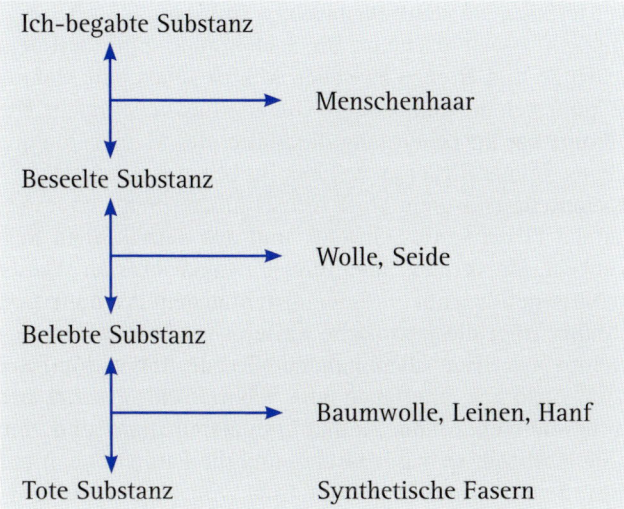

Das Menschenhaar als menschliche Substanz ist für Textilien ungeeignet. Wolle, Seide und andere Fasern von Tieren (Alpaka, Kaschmirziege, Angorakaninchen, Kamel) als beseelte Substanz und Pflanzenfasern als belebte Substanz entstammen der gemeinsamen Schöpfung von Mensch und Natur und sind daher für die Herstellung von Textilien besonders geeignet. Synthetische Fasern stehen als schlackenartige Materie gleichsam unterhalb der toten Substanz; sie sind für Textilien in gewissen Grenzen zu verwenden.

8.2.1 Tierfaser: Schafwolle

Stellvertretend für Tierfasern soll die Schafwolle näher betrachtet werden. Sie besteht aus schwefelreichem Keratin und ist benetzt mit Wollwachs. Im Wollhaar befinden sich Luftkanälchen, und es hat eine ausgeprägte Kräuselung. Dadurch bildet Wollgewebe luftige Zwischenräume, die die Isolation fördern. Einzelne Wollhaare ragen aus dem gesponnenen Wollfaden und führen auf der Haut eine Mikromassage aus, welche die Durchblutung und die Erwärmung fördert. Mit Wasser geht die Wolle auf zweierlei Art um: Tropfen perlen ab durch eine feine Haut auf dem Haar. Dagegen dringt Wasserdampf in das Haar ein, da das Keratin hygroskopisch ist. Dieses führt zur Aufquellung des Haars unter Wärmeentwicklung. So vermag die Wolle bis zu 34 % des Eigengewichts an Wasser aufzunehmen, ohne dass ein Nässegefühl auftritt. In der Medizin dient die nicht entfettete Schafwolle als „Heilwolle" bei Dekubitus, bei Neuralgien durch Kälte, bei Rheuma, Arthritis, Bronchitis, Otitis media, Migräne und Blasen- und Nierenentzündungen. Schafwoll-Textilien sind besonders geeignet für Säuglinge, Kleinkinder und alte Menschen. Die Schafwolle ist indiziert bei gefährdeter Wärmeorganisation, wie sie sich gerade heute häufig bei einer allgemeinen Tendenz zur Überaktivität des Nerven-Sinnes-Systems findet. Wolle auf der Haut des Menschen mit atopischer Hautdiathese ist problematisch, da die erwähnte Mikromassage hier nicht durch das Blut, sondern durch den überreagiblen Nerv mit Juckreiz beantwortet wird.

8.2.2 Tierfaser, belebte Substanz: Seide

Die Seide ist zwar auch eine Tierfaser, sie steht der belebten Substanz jedoch näher als die Schafwolle, die als gänzlich beseelt erscheint. Die Seidenraupe spinnt mit dem Seidenfaden einen Kokon als Hülle und Grenze zwischen Mikrokosmos und Makrokosmos. Unter seinem Schutz kann sich die Raupe zum Schmetterling verwandeln. Die den Seidenfaden spinnende Raupe hat ihr Leben lang die Blätter des Maulbeerbaums gefressen, um als kleines Röllchen immer dicker zu werden. Ihr Leben ist stark vegetativ-pflanzenähnlich; sie ist leidenschaftslos dem Stoffwechsel hingegeben.
Seide besteht aus Fibroin, einem Protein mit Schwefel, und aus Sericin, dem Seidenbast, einem leimartigen Eiweiß. Sie vermag 30 % ihres Eigengewichts an Wasser aufzunehmen, ohne dass ein Nässegefühl auftritt. Seide gleicht gegenüber Kälte und Wärme aus; sie schirmt ab. Daher trägt die japanische Kaiserin bei besonderen Anlässen traditionell zwölf Kimonos aus Seide übereinander. Die Eurythmistin auf der Bühne trägt Seidenschleier zum Ausdruck, aber auch zum Schutz. Seide ernährt und versorgt die Sinnesorgane in besonderem Maße: Sie hat besonderen Glanz und eine eigene Weichheit („seidig"). Sie lässt sich sehr gut färben, und die Farben haben auf ihr eine besondere Leuchtkraft. Seide vermittelt den Eindruck von Eleganz und edlem Charakter. Medizinisch finden Seidentücher Einsatz bei Neuralgien, Überreizung und Halsschmerzen. Seidenpuder in der Kosmetik nimmt Wasser auf, neutralisiert und beruhigt. So ist die Seide ganz besonders geeignet, durch das, was sie qualitativ durch Licht und Luft an den Menschen heranträgt, auf das Nerven-Sinnes-System zu wirken, den Menschen seelisch zu versorgen und die Wirksamkeit des Astralleibs im Organischen zu unterstützen.

8.2.3 Pflanzenfaser: Baumwolle

Stellvertretend für die Pflanzenfasern soll die Baumwolle näher betrachtet werden. Die Baumwolle gehört in den Alltag: Um 1850 wurden Baumwoll-Jeans von den Cowboys im mittleren Westen der Vereinigten Staaten getragen; noch heute sind Jeans „in Mode". Der hohe Reiß- und Scheuerwiderstand der Baumwollfaser macht sie geeignet für die Verwendung in Stoffen für den „Blaumann" des Handwerkers und den Moleskin-Anzug der Bundeswehr. Die gute Feuchtigkeitsaufnahme (25% des Eigengewichts ohne Nässegefühl), die Weichheit, die Koch- und Bügelfestigkeit der Baumwollfaser macht sie geeignet für die Nutzung zu Unterwäsche usw. Das geringe Wärmerückhaltevermögen lässt sie als Sommerkleidung Verwendung finden. Substanziell besteht die Baumwollfaser aus Zellulose; gestaltet sind die Fasern in Tagesringen aus einzelnen Fibrillen. Die Fasern haben einen röhrenförmigen Querschnitt mit einer korkenzieherartigen Drehung. Dadurch können sie sehr gut Wasser, Salze, Säuren, Laugen und Fett aus Sekreten aufnehmen und bis zur nächsten Wäsche im Textil halten. Damit ist die Baumwolle ganz besonders geeignet, dem Lebensleib des menschlichen Organismus zu dienen, der im Wässrigen der Drüsenabsonderungen lebt.

8.2.4 Synthetische Faser

Die synthetische Faser hat keine Möglichkeit, den menschlichen Organismus über die Sinnesorgane qualitativ zu ernähren. Sie wirkt glatt und dicht. Es stellt sich kein Wohlbehagen ein beim Tragen eines Kleidungsstücks aus synthetischen Fasern; man fühlt sich nicht aufgenommen. Sensible Menschen berichten sogar von einem saugenden Gefühl, empfinden, dass Kräfte abgezogen werden. Der Astralleib streckt testend seine empfindenden „Fühler" aus und erlebt die Leere des synthetischen Stoffes, das „Nichts" an Qualität. Dafür haben synthetische Fasern spezielle physikalische Eigenschaften, wie z.B. eine hohe Reißfestigkeit und Elastizität, die ihnen gegenüber den Naturfasern Vorteile geben. Die synthetische Faser ist prädestiniert für den speziellen Anwendungsbereich. Sie kann beispielsweise als Schutzkleidung beim Umgang mit der Kettensäge Verwendung finden und als Sportkleidung zum Ableiten extremer Schweißmengen. Damit dient die synthetische Faser ganz besonders dem rein Äußeren, Physischen, Festen und somit dem physischen Leib des Menschen. Die Notwendigkeit, dass die Haut Schutz bekommt gegenüber extremen Belastungen, ist die einzige Indikation für das „Allopathikum" Synthetics.

Textilien müssen dem Menschen dienen, denn: „Der Mensch ist das Maß aller Dinge" (Protagoras, um 485–415 v. Chr.). So müssen Textilfasern der atmenden Haut gerecht werden. In welcher Weise das die näher betrachteten Fasern tun, lässt sich wie folgt zusammenfassen:

Wesensglieder	Element	Organbereich der Haut	Faser
Ich-Organisation	Wärme	Blut im Corium	Schafwolle u. a. Tierhaare
Astralleib	Luft und Licht	Nerven der Haut	Seide
Ätherleib	Wasser	Drüsen im unteren Corium	Baumwolle u. a. Pflanzenfasern
Physischer Leib	Erde	Stofftransport, physische Ernährung	Synthetische Fasern

■ 9. Tag- und Nachtprozesse der Haut

Es ist aufschlussreich, das unterschiedliche Verhältnis der Wesensglieder zueinander im menschlichen Organismus und insbesondere in der Haut am Tag im Vergleich zur Nacht näher zu betrachten. Dementsprechend sind die physiologischen Funktionen der Haut am Tag und in der Nacht grundverschieden.

Am Tag ist die Seele mit dem Nerven-Sinnes-System intensiv verbunden, wodurch Wachbewusstsein entsteht. Parallel dazu ist sie eingetaucht in das Blut und das Stoffwechsel-Gliedmaßen-System. Die tagsüber beanspruchte Nervenfunktion bedingt Abbau. Daher ist der Mensch abends nervlich erschöpft und müde. Die Haut hat abends mehr Falten, man sieht älter aus, eventuell sogar etwas hässlich. In der Nacht dagegen ist die Seele aus der belebten Physis ausgezogen. Reste der Wirkungen der oberen Wesensglieder vom Tag sind vom Blut her zusammen mit Ätherleib und physischem Leib aufbauend, regenerierend, ernährend, vitalisierend tätig. Diese Vorgänge sind in Schlafbewusstsein getaucht und bewirken, dass morgens alles Physische etwas runder, gequollener ist und auch eventuell etwas entindividualisiert wirkt.

Sind die Tageskräfte zu stark, befindet sich das Nerven-Sinnes-System in einer Überfunktion. Es kommt zur Nervosität oder gar zum neurodermitischen Schub, zu dem immer auch eine Einschlafstörung und Juckreiz am Abend und in der Nacht gehören. Sind die Nachtkräfte zu stark, führt das Zuviel an Regeneration zum Hochschlagen des Stoffwechsels und bei entsprechender konstitutioneller Neigung zum Migräneanfall.

Beim Einschlafen lösen sich die oberen Wesensglieder aus der belebten Physis; das Hautorgan entlässt sie, atmet sie aus. Die Voraussetzungen sind seelische Entspannung und eine gewisse seelische Vorbereitung auf die Nacht. Die Einschlafstörung des Neurodermitikers resultiert aus einer krampfartigen Verbindung der oberen Wesensglieder mit dem Nerven-Sinnes-System und insbesondere mit der Haut.

Beim Aufwachen verbinden sich die oberen Wesensglieder wieder mit der belebten Physis. Der Mensch wacht auf, „weil er Begierde hat nach seinem physischen Körper. Wenn Sie abends einschlafen, so haben Sie keine Begierde mehr nach Ihrem physischen Körper. Der ist ganz angefüllt von Ermüdungsstoffen. Da drinnen ist nicht mehr gut sein. Die Seele, also das Ich und der astralische Leib, wollen sich außerhalb des physischen Leibes erholen. Morgens, wenn der physische Körper wieder hergestellt ist, was die außer dem physischen Körper befindliche Seele merkt an dem Zustand der Haut, weil sie in seiner Nähe ist, da geht die Seele wieder in den physischen Körper hinein, weil sie die Begierde hat, im physischen Körper drinnen zu sein, solange der physische Körper überhaupt imstande ist zu leben." (Steiner. GA 349: 201)

Tagsüber wirken die zentripetalen Kräfte von Luft, Licht und Wärme von außen auf die Haut. Darin leben die oberen Wesensglieder, die dem Menschen das Tagesgeschehen und -geschick aus der Sinneswelt, von vorn auf den Menschen zukommend, bringen. Die dadurch bedingte Anregung der Nerven-Sinnes-Funktion bewirkt, dass die Salprozesse in der Haut überwiegen. Die oberen Wesensglieder wirken jetzt direkt auf die Physis, ohne Vermittlung des Ätherischen. Die Haut trocknet aus, was durch Sonneneinstrahlung, Stress und Rauchen verstärkt wird. Fetthaltige Pflege unterstützt die Haut als schützende Grenze.

Nachts wirken die zentrifugalen Kräfte des Blutes mit den Elementen Wasser und Erde, die von den inneren Organen belebt, beseelt und durchgeistigt sind, auf die Haut. Dadurch überwiegen die Sulfurprozesse von Kutis und Subkutis in der Haut. Der Hautstoffwechsel wird aktiviert. Bindegewebsflüssigkeit reichert sich an und Regenerationsvorgänge finden statt. Diese Vorgänge werden gefördert durch äußere Be-

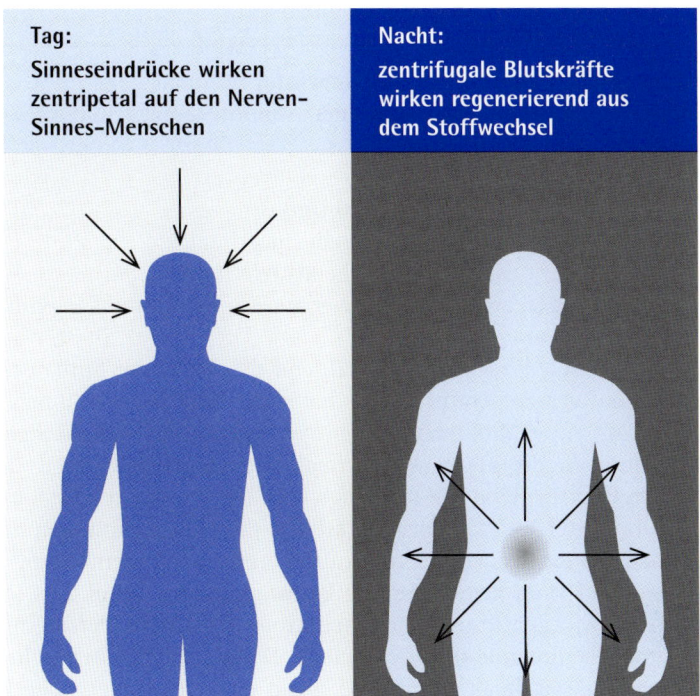

*Abb. 4: links: Zentripetale Kräfte und oberer Mensch;
rechts: Zentrifugale Kräfte und unterer Mensch*

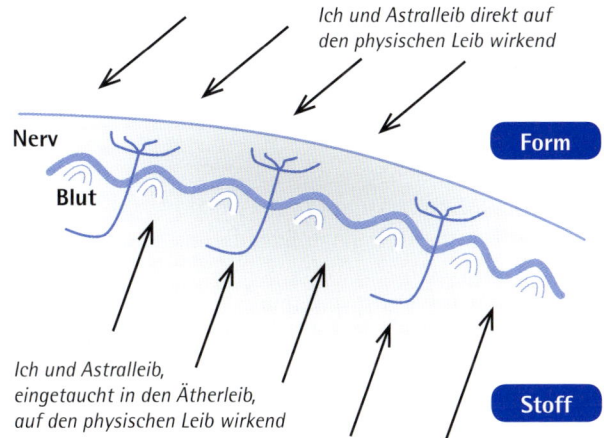

Abb. 5: Haut und Wesensglieder

wegung, regelmäßige Vollwertkost und ausreichend Schlaf. Wässrige, fettfreie Pflege unterstützt die regenerativen Vorgänge.

Im Folgenden sind wichtige Hautfunktionen mit Minima und Maxima im Tagesverlauf aufgeführt (Mehling, Poly 2006).

9.1 Tagesfunktionen

- Kerntemperatur maximal – Hauttemperatur minimal,
- Proliferation dermaler Zellen maximal – Mitoserate der Keratinozyten minimal (13:00 Uhr),
- Hautbarrierefunktion maximal,
- Talgdrüsenaktivität maximal (13:00 Uhr),
- Produktion von Hydrocortison morgens maximal,
- allergische Reaktionsbereitschaft abends maximal,
- Dermatosen aus Überfunktion des Nerven-Sinnes-Systems maximal.

Die Präsenz der oberen Wesensglieder während des Tages im Stoffwechsel bedingt das Maximum der Kerntemperatur. Dieses hat seine Wirkung von innen nach außen bis in die Haut mit einer Maximierung der Proliferation dermaler Zellen. Dem steht tagsüber eine minimale Proliferation epidermaler Zellen gegenüber, die zusammen mit einer minimalen Hauttemperatur durch das wache Nerven-Sinnes-System bedingt ist. Die ab 04:30 Uhr ansteigende Talgdrüsenaktivität mit einem Maximum um 13:00 Uhr wirkt zusammen mit einer maximalen Hautbarrierefunktion gleichsinnig in Richtung auf einen Schutz der Haut gegenüber den Belastungen des Tages. Das Maximum an Hydrocortison am Morgen bremst die trophotrope zugunsten der ergotropen Stoffwechsellage und die Entzündungsbereitschaft. Daher ist die allergische Reaktionsbereitschaft morgens minimal. Die gegen Abend eintretende nervliche Erschöpfung spiegelt sich in der gesteigerten allergischen Reaktionsbereitschaft, die durch Stress verstärkt wird.

9.2 Nachtfunktionen

- Hauttemperatur maximal – Kerntemperatur minimal,
- Mitoserate der Keratinozyten maximal (01:00 Uhr) – Proliferation dermaler Zellen minimal,
- Zellreparatur, z. B. DNA-Schäden durch UV-Strahlen, maximal,
- Hautdurchblutung (Mikrozirkulation) maximal (23:00 Uhr),
- Regeneration der Hautbarriere nach Schädigung maximal,
- Hautfeuchtigkeit maximal,
- transepidermaler Wasserverlust maximal,
- Aminosäuregehalt maximal,
- Penetrationsvermögen von lipophilen und hydrophilen Substanzen maximal (04:00 Uhr),
- Entzündungsneigung maximal,
- Proliferation dermaler und epidermaler Zellen bei Psoriatikern maximal,
- Dermatosen aus Überfunktion des Stoffwechselsystems maximal.

Die Anwesenheit der oberen Wesensglieder in der Umgebung der belebten Physis während der Nacht bedingt das Ansteigen der Hauttemperatur. Der Tonus des Nerven-Sinnes-Systems fällt nachts fort, und regenerative Vorgänge können zusammen mit einer Maximierung der Hautdurchblutung bis in die Epidermis vordringen. Ernährung und Hydratation der Haut sind gesteigert, was die Haut offener macht für das Eindringen von Substanzen von außen.

Als allgemeine Regel gilt, dass eine Dermatose, die sich tagsüber verschlechtert, eher stressbedingt ist, und eine Dermatose, die sich nachts verschlechtert, eher durch Stoffwechseltätigkeit bedingt ist.

Mit den Tages- und Nachtprozessen in der Epidermis wird in deutlicher Weise die Gegensätzlichkeit von Abbau und Aufbau anschaubar. Tagsüber verstärken die auf der bewussten Seite des Seins tätigen oberen Wesensglieder die abbauenden Prozesse im Stratum granulosum und Stratum spinosum. Dies bewirkt Vorgänge, die in der Natur in Herbst und Winter stattfinden. Das sprießende, sprossende Leben von Frühling und Sommer dagegen findet sich in Stratum basale und Stratum spinosum. Dies ist nachts betont, wenn Reste der Tätigkeit der oberen Wesensglieder vom Tag den Aufbau durch Ätherleib und physischen Leib bewirken (Steiner. GA 319, 24.7.1924).

Stratum corneum Stratum granulosum	Stratum „mortale"	– Winter – Herbst	↓	Abbau durch Astralleib und Ich
Stratum spinosum Stratum basale	Stratum germinativum	– Sommer – Frühling	↑	Aufbau durch physischen Leib und Ätherleib

■ 10. Junge Haut und alte Haut

Die Haut des kleinen Kindes und des alten Menschen bildet eine interessante Polarität, deren nähere Betrachtung lohnend ist. Die junge Haut hat eine Beziehung zu den Kräften der Nacht und die alte Haut zu denjenigen, die am Tag wirken.

Beim Säugling sind die Funktionen des Hautorgans erst am Ende des ersten Lebenshalbjahres voll vorhanden. Anschließend bleibt die Haut im Wesentlichen bis zum Beginn der Pubertät unverändert. Die Haut des Neugeborenen und Säuglings ist rosig und prallelastisch. Anfangs ist die mechanische Kohärenz der Hautschichten noch schwach mit Neigung zu Blasenbildung. Die Haut reagiert empfindlicher gegenüber irritierenden Stoffen von außen. Die transepidermale Abdunstung des Neugeborenen ist gering, weil der Schweiß fehlt. Die Melanozyten sind anfangs noch spärlich und weniger aktiv, weswegen auch Neugeborene von Afrikanern hellhäutig sind und nachdunkeln. (Die Bräunung zeigt an, dass das Kind irdisch wird.) Die Dermis, besonders das Stratum reticulare, ist dünn und zellreich. Die Behaarung besteht aus Lanugohaaren und die Talgdrüsen sind durch mütterliche Hormone hypertroph und aktiv. Die Fähigkeit zu schwitzen stellt sich erst nach und nach ein, zunächst im Gesicht und am Kopf, dann palmoplantar, dann am übrigen Körper. Die anfangs fehlende nervöse Kontrolle von Schweißdrüsen und Blutgefäßen sowie spärliches subkutanes Fettgewebe bewirken die labile Thermoregulation des Neugeborenen. Sowohl das humorale als auch das zelluläre Immunsystem sind noch nicht voll funktionsfähig, weswegen allergische Kontaktekzeme im Säuglingsalter nicht vorkommen (Fritsch 2004).

Im Folgenden ist eine Fülle an makroskopischen Merkmalen der Altershaut, die durch physiologische Alterung bedingt sind, ihrer jeweiligen zugrunde liegenden strukturellen und funktionellen Änderung gegenübergestellt (nach Fritsch 2004: 772, ergänzt):

Rau	Unregelmäßigkeiten in der Anordnung der Hornzellen
Trocken	Vermindertes Wasserspeicherungsvermögen der Hornschicht
Dünn	Atrophie *aller* Gewebsschichten, Stammzellpopulation und Mitoserate der Epidermis verringert, epidermaler Turnover verlangsamt von 28 auf 40 bis 60 Tage, daher länger anhaltende Bräunung
Gesteigerte mechanische Verletzlichkeit gegenüber Schertraumen Neigung zu Blasenbildung schlechtere Ernährungsverhältnisse der Epidermis	Abflachung oder Verschwinden der Retezapfen in der dermoepidermalen Junktionszone
Schlaff, faltig	Verminderter Gewebsturgor durch Abnahme an Mukopolysacchariden der Interzellularsubstanz, Reduktion elastischer Fasern besonders in der dermoepidermalen Junktionszone
Tiefe Furchen	Veränderungen der Bindegewebssepten im Fettgewebe
Weniger reißfest weniger dehnbar	Reduktion kollagener Fasern geringerer Verflechtungsgrad der Kollagenfaserbündel
Bleich	Reduktion der Melanozyten, in jeder Dekade 10 bis 20 % weniger
Graue Haare	Melanozyten der Haarzwiebeln machen mehr Teilungen durch, sind eher erschöpft
Verlust von Pigmentnävi	Durch Verschwinden der Melanozyten
Blass	Reduktion der Hautgefäße um bis zu 30 %
Irritabel	Barrieredefekt, verzögerter Abtransport von Substanzen aus dem Bindegewebe
Haare: weniger Haarfollikel, Wachstum langsamer, aus Lanugo- werden Vellushaare, Struppigkeit der Kopfhaare	
Schweiß- und Talgdrüsen: Zahl und Funktion reduziert, Schweiß bis zu 50 % weniger	
Nägel: wachsen 30 % bis 50 % langsamer, Nagelplatte ist dünner, weicher, weniger ebenmäßig, Anzahl der epidermalen Symbionten nimmt im Lauf des Alterns linear ab	
Weniger schmerzempfindlich	Nervenendigungen und Sinnesorganellen verringert, Brandverletzungen verlaufen schwerer
Entzündungsschwach	Reduktion von Blutgefäßen, Mastzellen (bis 30 %), Langerhans-Zellen (bis 50 %), Immunkompetenz, daher weniger Sonnenbrandneigung, allergologische Tests schwächer
Verzögerte Wundheilung	Proliferationsschwäche, langsamere Reepithelisierung

Hinzu kommt die durch Sonnenlicht bedingte Hautalterung (UVA, UVB, Infrarot). Betroffen sind Melanozyten, Keratinozyten und Fibroblasten in chronisch lichtexponierten Hautarealen, besonders bei hellhäutigen, lichtempfindlichen Menschen. Die lichtbedingte Hautalterung umfasst aktinische Keratosen, Plattenepithelkarzinome,

Basaliome, Lentigo-maligna-Melanome, fleckige Hyper- und Depigmentierung, Lentigines seniles und aktinische Elastose. Diese tritt in Erscheinung als Schädigung des corialen Bindegewebes, unter anderem durch Kollagenabbau und Elasticaschwund, und als Atrophie der Epidermis.

> Zeigt die Haut des kleinen Kindes alle Merkmale des quellenden Lebens, so überwiegen beim alten Menschen Vorgänge der Vertrocknung, die anzeigen, dass das Leben weicht und die Physis in den Vordergrund tritt. Ist das kleine Kind im Begriff, seine Seele zu inkarnieren, so exkarniert sich der alte Mensch zunehmend. Dies ist ein langsamer Prozess, der sich über Jahrzehnte vollzieht und erst mit dem Tod vollkommen wird. Am Hautorgan werden diese Vorgänge vollständig offenbar.

Die Gegensätzlichkeit der Haut des jungen und des alten Menschen offenbart sich zuverlässig und eindeutig an dem jeweils unterschiedlichen Verhalten der saugenden und stechenden Insektenwelt (Milben, Flöhe, Läuse, Mücken, Bremsen) ihr gegenüber. Die Mücke beispielsweise, deren Aussehen in etwa einer vergrößerten Gehirnzelle gleicht, wird angezogen durch gut durchblutete Haut. Indem sie ihren Rüssel in diese Haut versenkt und Blut saugt, neutralisiert sie die Einseitigkeiten ihrer Nerven-Sinnes-geprägten Organisation. Insekten werden daher meist wesentlich stärker von junger Haut angezogen als von der Haut des alten Menschen. Während das Kind oft zerstochen ist bis zum Strophulus infantum, wird der alte Mensch von Insekten deutlich weniger oder gar nicht behelligt.

Der Zeitgeist lehnt die Zeichen der alternden Körperlichkeit ab. Dem muss entgegengehalten werden, dass der physisch-ätherischen Alterung ein Jüngerwerden der Seele und des Geistes parallel gehen kann. „Je mehr man später fest und trocken geworden ist, desto mehr bleibt das, was im späteren Leben das Gemüt erlebt als Gemütsstimmungen, und bleiben die Willensimpulse, die sich nicht in Handlungen ausleben, mit den Gedanken verbunden. So sehen wir, *wie das Innenleben in dieser Beziehung reicher wird*, indem wir dem Tode zuschreiben. Wir sehen unsere Leiblichkeit nach und nach vertrocknen, nach und nach weniger fähig werden, um das in sich aufzusaugen, was wir in der Seele erleben. *Dagegen aber wird die Seele frischer und reifer*, wenn wir fortwährend an dem Leben als an einer Schule lernen können." (Steiner. GA 61: 467–468).

Dasselbe ist in komprimierter Form in einem chinesischen Sprichwort ausgedrückt:

Der Winter liegt auf meinem Haupt,
aber der ewige Frühling ist in meiner Seele.

■ 11. Warum ist der Mensch nackt?

Zu den hervorstechenden Eigenschaften der Haut des Menschen gehört ihre Nacktheit. Ein geschlossenes Haarkleid, Federn, Hornplatten, Stacheln, Hörner, Mähnen und Schwanzquasten, wie sie sich in der Tierwelt finden, fehlen beim Menschen. Die Hautanhangsorgane, die eine bestimmte Tierart für das Leben in einer bestimmten Umgebung mit einer spezialisierten Art der Nahrungsbeschaffung und einem eigenen Klima rüsten, sind nicht vorhanden. Die Hautanhangsorgane sind Bildungen der Oberhaut, die in der Tierwelt zu ihrem Hervorbringen ätherische Bildekräfte binden. Im menschlichen Organismus werden diese Bildekräfte jedoch dafür nicht benötigt und stehen als Denkkräfte auf seelisch-geistiger Ebene zur Verfügung.

Die Nacktheit des Menschen ermöglicht den Blick unmittelbar auf das Blut, in dem das Ich lebt. Das Blut in den Kapillaren des oberen Coriums, das die Haut mal blass, mal gerötet erscheinen lässt, ist für den Mitmenschen beobachtbar und damit auch, was im Inneren des Menschen vor sich geht. Das durchschimmernde Blut lässt einen ganz bestimmten Farbton entstehen, der die menschliche Haut charakterisiert und der Farbe der Pfirsichblüte am ähnlichsten ist. Dieser Farbton wird so als ein lebendiges Bild des menschlichen Ich erlebbar. Er wird vom Geist in der Lebensfülle des Blutes hervorgerufen. Man spricht auch vom menschlichen Inkarnat, das auf das sich im Leiblichen inkarnierende Geistige des Menschenwesens hinweist. Das Inkarnat offenbart damit etwas vom Innersten Wesen des Menschen.

Durch die Nacktheit der menschlichen Haut fällt die Möglichkeit für den Organismus fort, sich durch ein wärmendes Haar- oder Federkleid einen warmen Innenraum zu erhalten. Stattdessen verfügt der menschliche Organismus über eine stark variierbare Hautdurchblutung, durch die auch die Wärmeabgabe über die Haut in weiten Grenzen verändert werden kann (Rohen 2000: 300–302). Zudem ist das Unterhautfettgewebe beim Menschen besonders gut ausgebildet. Beides verschafft der menschlichen Wärmeorganisation einen hohen Grad an Freiheit und Unabhängigkeit; ein von der Haut umgrenzter eigener, gleich bleibender Wärmeraum kann bei den unterschiedlichsten Umgebungstemperaturen aufrechterhalten werden. Die damit gegebene Differenziertheit des Umgangs mit der Wärme ermöglicht es dem Ich, sich in feinster Weise impulsierend, steuernd und individualisierend den anderen Seinsebenen mitzuteilen und einzugliedern.

Exkurs: Hautanhangsorgane der Tierwelt

Ein Blick in das Tierreich macht deutlich, wie die menschliche Haut in Bezug auf mögliche Spezialisierungen in einem universellen Keimzustand verbleibt, der dem Menschenwesen entspricht und seine Freiheit bewahrt.

- *Vögel*

Die Vogelwelt lebt vornehmlich in Licht und Luft und hat das Nerven-Sinnes-System besonders spezialisiert. Auf ätherischer Ebene besteht der Vogel nur aus einem Kopf. „Der ganze Vogel ist eigentlich Kopf." (Steiner. GA 230: 13) Die ätherischen Kräfte des Sonnenlichts bilden das Federkleid des Vogels mit seiner Farbigkeit und besonderen Gestaltung. Die Vogelfeder ist dem Gedanken des Menschen innerlich verwandt. „Auf dem physischen Plan bewirken dieselben Kräfte die Federnbildung, die auf dem astralischen Plan die Gedankenbildung bewirken." (Steiner. GA 230: 14) In früheren Zeiten, als man noch zur Feder griff, um zu schreiben, tauchte man den angespitzten Federkiel in die Tinte und ließ den Gedanken in die Feder fließen. Damit ist ein ausdrucksstarkes Bild für die Verbindung zwischen dem Gedanken und der Feder gegeben.

Die Betonung des Nerven-Sinnes-Systems im Organismus der Vögel bewirkt eine extrem dünne, zarte Haut. Außer der Bürzeldrüse sind keine weiteren Drüsen vorhanden. Es gibt kein subkutanes Fettgewebe. Dagegen sind die Federn als Hautanhangsorgane vorhanden, also eigentlich als Bildungen der Epidermis. Sie sind gebildet aus den Imponderabilien des Sonnenlichts, aus den Ätherkräften, die in Licht und Luft enthalten sind.

- *Katzen*

In der Familie der Katzen ist das Rhythmische System betont. Atemrhythmus und Rhythmus der Blutzirkulation stehen in einem harmonischen Verhältnis. Dadurch ist die Katze zu einem direkten zeitlichen Nacheinander einerseits von größter Ruhe und Entspannung und andererseits höchster Wachheit und körperlicher Leistung bei der Jagd fähig. Dabei werden die Elemente Luft und Wasser harmonisiert. Die Katzen besitzen ein sehr weiches Fell, dessen Zeichnung (z. B. bei Leoparden, Pumas, Tigern) sehr artenspezifisch ist und eine große Faszination für den Menschen hat. Die Lederhaut ist dünn; ebenso ist das subkutane Fettgewebe schwach ausgebildet.

- *Wiederkäuer*

Der Wiederkäuer lebt in den Elementen Wasser und Erde, die er sich durch seinen in der gesamten Tierwelt am höchsten entwickelten Verdauungsapparat aneignet. Damit hat diese Familie das Stoffwechsel-Gliedmaßen-System besonders betont. Durch die stark ausgebildete Muskulatur eines Stiers kann man den Eindruck eines wahren Fleischbergs bekommen. Das Hautorgan der Wiederkäuer weist ein besonders dickes, reißfestes Corium auf. Auch ist ein dickes subkutanes Fettgewebe möglich. Panzerartig durch seine besondere Dicke wirken die Häute von Elefant, Nashorn und Nilpferd.

So lässt sich die Tierwelt dreigliedern mit jeweils in dreifacher Weise verschiedenen Häuten:

Tiergruppe	Vögel	Katzen	Wiederkäuer
Betontes System	Nerven-Sinnes-System	Rhythmisches System	Stoffwechsel-Gliedmaßen-System
Bevorzugtes Lebenselement	Licht und Luft	Luft	Erde und Wasser
Seelische Entsprechung im Menschen	Gedanke	Gefühl	Willensimpuls
Eigenschaften der Haut	Federn sehr dünnes Corium keine Drüsen kein subkutanes Fettgewebe	Fell sehr weich, mit besonderer Zeichnung dünnes Corium	Leder derbes Corium, dicke Subkutis

Beim Menschen befinden sich die drei Systeme seiner Organisation sowohl im Gesamtorganismus als auch im Hautorgan in einem harmonischen Verhältnis.

■ Literatur

Dieses Kapitel entwickelt die in dem Aufsatz von L. Jachens (2005): Das Wesensbild des Hautorgans aus anthroposophischer Sicht. Der Merkurstab 56, 352–357 dargelegten Inhalte weiter.

Edlund, U. (2005): Die Dreigliederung der Haut. In: Tycho de Brahe Jahrbuch für Goetheanismus 2005. Niefern-Öschelbronn, 80–132.

Fischer, M. (2007): Transmitterfunktionen in der menschlichen Epidermis am Beispiel keratinozytärer Glutamatrezeptoren. Akt Dermatol 33, 410–412.

Fritsch, P. (2004): Dermatologie, Venerologie. Heidelberg.

Löser, C., Plewig, G. (2008): Pantheon der Dermatologie. Heidelberg.

Magerstädt, K. (1950): Die Haut und die Dreigliederung. Beiträge zur Erweiterung der Heilkunst nach geisteswissenschaftlichen Erkenntnissen 3, 87–90.

Magerstädt, K., Gräflin, G. (1978): Die Haut und ihre Erkrankungen. In: Husemann, F., Wolff, O.: Das Bild des Menschen als Grundlage der Heilkunst. Bd. 2, 2. Halbband. Stuttgart, 965–983.

Mehling, R., Poly, W. (2006): Innere Uhr und Rhythmus der Haut. Pharm Ztg 30.11.2006, 34–36.

Moll, I. (2004): Die Haut als Außenposten des Nervensystems. In: Plewig, G., Kaudewitz, P., Sander GA. (Hrsg.): Fortschritte der praktischen Dermatologie und Venerologie. Berlin.

Rohen, JW. (2000): Morphologie des menschlichen Organismus. 2. Auflage. Stuttgart.

Rothschuh, KE. (1978): Konzepte der Medizin in Vergangenheit und Gegenwart. Stuttgart.

Scholz, A., Holubar, V., Burg, G. (Hrsg.), Burg, W. (Mithrsg.), Gollnick, H. (Koord. Hrsg.) (2009): Geschichte der deutschsprachigen Dermatologie. Weinheim.

Steiner, R. (1983): Von Seelenrätseln. GA 21. 5. Auflage. Dornach.

Steiner, R. (1983): Menschengeschichte im Lichte der Geistesforschung. GA 61. 2. Auflage. Dornach.

Steiner, R. (1987): Die Ergänzung heutiger Wissenschaften durch Anthroposophie. GA 73. 2. Auflage. Dornach.

Steiner, R. (1978): Eine okkulte Physiologie. GA 128. 4. Auflage. Dornach.

Steiner, R. (1986): Das Sonnenmysterium und das Mysterium von Tod und Auferstehung. GA 211. 2. Auflage. Dornach.

Steiner, R. (1981): Erdenwissen und Himmelserkenntnis. GA 221. 2. Auflage. Dornach.

Steiner, R. (1985): Der Mensch als Zusammenklang des schaffenden, bildenden und gestaltenden Weltenwortes. GA 230. 6. Auflage. Dornach.

Steiner, R. (1976): Geisteswissenschaft und Medizin. GA 312. 5. Auflage. Dornach.

Steiner, R. (1963): Geisteswissenschaftliche Gesichtspunkte zur Therapie. GA 313. 3. Auflage. Dornach.

Steiner, R. (1982): Anthroposophische Menschenerkenntnis und Medizin. GA 319. 2. Auflage. Dornach.

Steiner, R. (1980): Vom Leben des Menschen und der Erde – Über das Wesen des Christentums. GA 349. 2. Auflage. Dornach.

Steiner, R., Wegman, I. (1972): Grundlegendes für eine Erweiterung der Heilkunst nach geisteswissenschaftlichen Erkenntnissen. GA 27. 4. Auflage. Dornach.

Vogel, HH. (1996): Organe der Ich-Organisation, ihre Wirksamkeit in Haut, Blut und Lymphe, Pankreas und Wirbelsäule. Bad Boll.

Vogel, L. (1992): Der dreigliedrige Mensch. 3. Auflage. Dornach.

von Aquin, T. (2003): Summa theologica I. Zitiert nach: Selg, P.: Mysterium cordis. Von der Mysterienstätte des Menschenherzens. Dornach.

Zouboulis, CC. (2010): Die Talgdrüse. Hautarzt 61, 467–477.

III
DAS HAUTASSOZIIERTE IMMUNSYSTEM

CHRISTOPH SCHEMPP

■ 1. Einleitung

Die Haut des Menschen ist vor allem im Säuglings- und Kleinkindesalter dünn, zart und durchscheinend und behält diesen Zustand im Laufe des individuellen Lebens über sehr lange Zeit bei. Es kommt bei der menschlichen Haut nicht zur Ausbildung von Fellen, großen Schuppen, lederartigen Verdickungen der Dermis oder massiver Verhornung wie bei anderen Säugetieren. Die protrahierte jugendliche Transparenz, das Fehlen jeder überschießenden Ausbildung eines der Hautanhangsgebilde oder der Haut selbst, ist eine Besonderheit innerhalb der Säugetiere. Die Verhärtung des Grenzorgans Haut konnte beim Menschen nur deshalb vermieden werden, weil im Vergleich zu den Wirbeltieren andere Hüllen zusätzliche schützende Funktionen übernahmen: die vollständige Internalisierung des Embryos und die lange Tragezeit, während der das Amnion im ersten Trimester die Funktion der Haut übernimmt, und nach der Geburt die lange Jugendzeit, in der der Mensch durch die sozialen Hüllen von Familie, Kindergarten und Schule beschützt wird (Schad 1983, Kipp 1991). Die Haararmut des Menschen ist sehr wahrscheinlich die Folge einer langen aquatilen Phase in der menschlichen Evolution (Bender-Oser 2004).

Ein wichtiger Aspekt im Zusammenhang mit der Reduktion der chemischen und physikalischen Barrierefunktionen der Haut besteht in der Entwicklung eines hoch spezialisierten, hautassoziierten Immunsystems, das innerhalb der Säugetierreihe beim Menschen am höchsten entwickelt ist.

■ 2. Die Entwicklung des Immunsystems

Die Immunantwort der tierischen Organismen hat sich von den Wirbellosen bis zu den höheren Wirbeltieren kontinuierlich verändert und weiterentwickelt (Bos 2005, Cooper, Alder 2006, Schempp 2009). Bei den Wirbellosen herrschte eine unspezifische Immunantwort vorwiegend humoraler Natur vor (Lysozyme, Agglutinine, Koagulogene, Melanin, Neuropeptide und Chemokine). Zellulär waren zunächst undifferenzierte mesenchymale Stammzellen von Bedeutung, später migrierende Phagozyten und natürliche Killerzellen und noch etwas später, als Bindeglied zwischen angeborener und adaptiver Immunantwort, auch verschiedene dendritische Zellen. Im Gegensatz zu dieser unspezifischen, aber hocheffektiven Immunantwort stand den Wirbeltieren ab den Knorpelfischen die auf genetischer Rekombination basierende spezifische Immunantwort zur Verfügung: die unbegrenzte Vielfalt spezifischer Antikörper und T-Zell-Rezeptoren mit der dazugehörigen humoralen (B-lymphozytären) bzw. zellulären (T-lymphozytären) Immunantwort, eine zunehmende gewebespezifische MHC-Restriktion und ein zelluläres immunologisches Gedächtnis (Memory-Zellen) (Abb. 1).

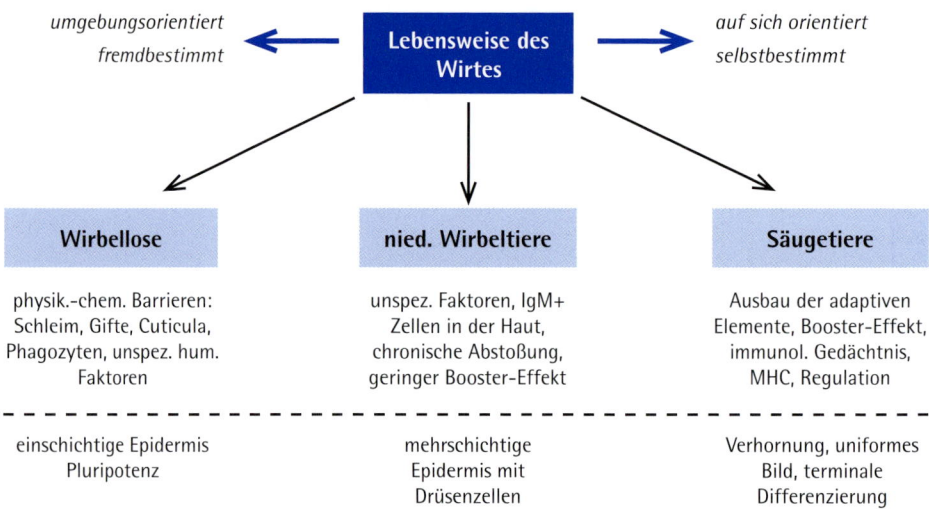

Abb. 1: Evolution von Immunsystem und Haut in Abhängigkeit von der Lebensweise des Wirts

Insbesondere das Immunsystem der Säugetiere ist hoch entwickelt. Das organisierte Lymphgewebe umfasst Thymus, Knochenmark, Tonsillen, Lymphknoten, Milz, Appendix (Blinddarm) und die Peyer-Plaques (komplexe Lymphfollikel) des Darms. Neben einer großen Vielzahl unspezifischer humoraler Faktoren wie Defensine, Lysozym, Komplement und verschiedenen antimikrobiellen Peptiden kommen Phagozyten und natürliche Killerzellen vor. Das spezifische Immunsystem (adaptive Immunantwort) ist bei den Säugetieren besonders komplex ausgebaut und umfasst verschiedene Klassen von Antikörpern (IgM, IgG, IgA, IgD, IgE), die von Plasmazellen gebildet werden. Die T-Zell-Antwort ist MHC-abhängig, stark diversifiziert und weist neben den klassischen TH_1- und TH_2-Lymphozyten verschiedene regulatorische T-Zellen und neuerdings auch ein weiteres Subset proinflammatorischer T-Zellen, die sogenannten TH_{17}-Zellen auf (Kupper, Fuhlbrigge 2004, Bos 2005, Edele et al. 2007). Neben den epidermalen Langerhans-Zellen kommen dermale dendritische Zellen, aber auch verschiedene gewebespezifische dendritische Zellen vor.

> Im Vergleich zu den niederen Wirbeltieren weist das Immunsystem der Säugetiere, wie schon das der Vögel, eine deutliche Expansion der adaptiven Immunantwort mit einer ausgeprägten Affinitätsreifung auf (Bos 2005).

Lange ging man davon aus, dass die adaptive Immunantwort sich in erster Linie als Verstärkung der unspezifischen Immunmechanismen zur Abwehr von Infektionen entwickelte. Führende Immunologen vertreten aber die Meinung, dass die adaptive Immunantwort in erster Linie und zu einem früheren phylogenetischen Zeitpunkt dazu diente, die zunehmend komplexer werdende Integrität des Selbst zu gewährleisten (Erkennen und Beseitigung aberrierender Zellen des eigenen Organismus, wie autoreaktive Zellen oder Krebszellen), wogegen sich die zusätzliche Ausrichtung gegen Fremdantigene erst später entwickelt haben soll (Rinkevich 2004). Für diese Auffassung spricht die Tatsache, dass es im Verlauf der Evolution keine zwingende Notwendigkeit gab, die Abwehr gegenüber Fremdantigenen zusätzlich durch eine adaptive Immunantwort zu verstärken. Außerdem muss bedacht werden, dass die Entstehung von Krebs und Autoreaktivität bei höheren Cranioten wahrscheinlich Ausdruck eines seltenen und nur partiellen Versagens der vollständigen Immunüberwachung

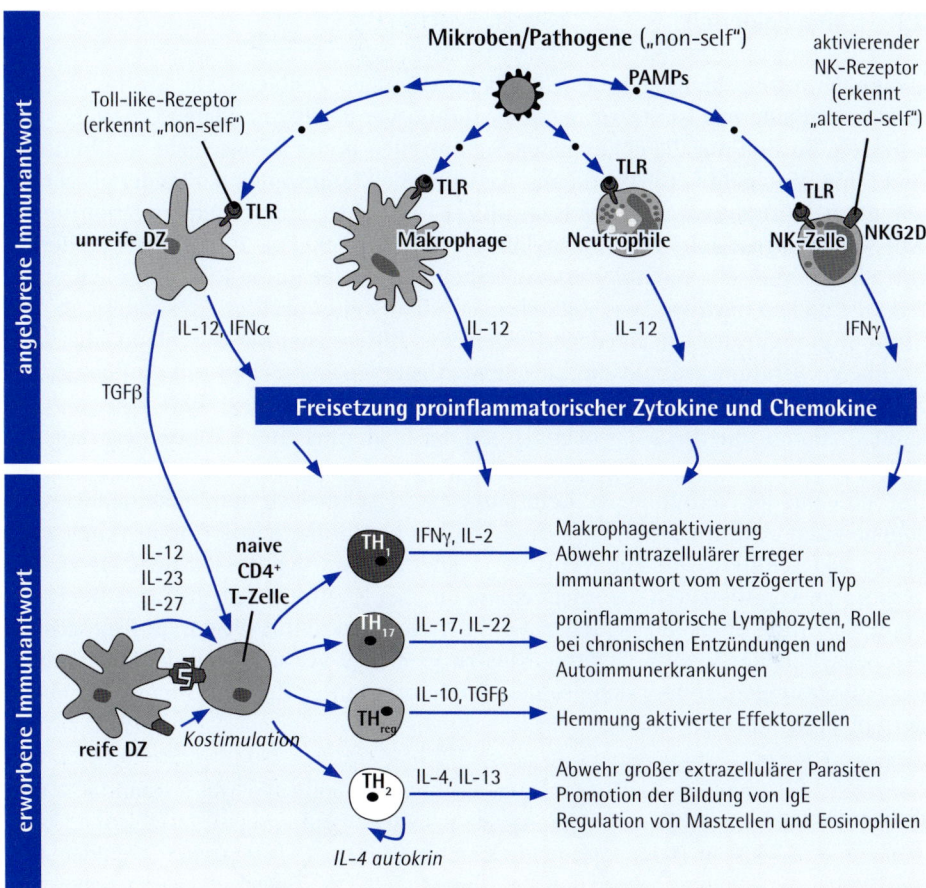

Abb. 2: Das Immunsystem der Säugetiere (stark vereinfacht). Das angeborene Immunsystem beeinflusst die adaptive Immunantwort. (Original: Matthias Emde, modifiziert nach verschiedenen Autoren)

der körpereigenen Zellen darstellt. Im weitaus überwiegenden Teil gelingt dem adaptiven Immunsystem die aktive Erhaltung der Integrität des eigenen Organismus.
In Abbildung 2 werden die Strukturierung und das Zusammenwirken der angeborenen und erworbenen Immunität bei Säugern grob schematisch zusammengefasst.

Es sei hervorgehoben, dass vor allem bei den Säugetieren eine zunehmende Kompartimentierung (organspezifische Ausbildung) der angeborenen und erworbenen Immunität stattfand. Diese wird durch gewebespezifische Immunzellen gewährleistet, deren Zugehörigkeit zu bestimmten Kompartimenten durch sogenannte Homing-Marker und Chemokine gesteuert wird (Kupper, Fuhlbrigge 2004, Bos et al. 2005, Edele et al. 2007).

■ 3. Die Dreigliederung der menschlichen Haut

Hier wird lediglich ein kurzer, skizzenhafter Überblick auf den Zusammenhang zwischen der anatomischen Gliederung der Haut und der funktionellen Zuordnung des hautassoziierten Immunsystems gegeben. Eine ausführliche Darstellung der anatomischen und funktionellen Dreigliederung der Haut findet sich bei Magerstädt (1956), Schad (1971), Fritsch (2004), Scheffler (2004), Edlund (2005) und Jachens (2005).

3.1 Die Epidermis

Die Epidermis des Menschen besteht aus nur wenigen Zelllagen. Die Stoffwechseltätigkeit der Epidermis ist streng reguliert und im Vergleich zu anderen Geweben stark reduziert. So sind nur die epidermalen Stammzellen in der Basalschicht zur Proliferation fähig. Man geht heute davon aus, dass sich die Stammzellen der Epidermis ebenso wie die der Talgdrüsen und des Haarfollikels von einer Stammzellpopulation unterhalb der Talgdrüse ableiten (Alonso, Fuchs 2003, Barthel et.al. 2005). In der Epidermis tritt eine Stammzelle nach der ersten Zellteilung wieder in die Ruhephase ein, während die andere nach ca. zwei Zellteilungen nicht weiter proliferiert, sondern ab dem Stratum granulosum verschiedene Stadien der Differenzierung durchläuft, die dann im oberen Stratum granulosum zu einem Absterben der Zellen mit Auflösung des Zellkerns und Verschmelzung des Zellinhalts mit der Umgebung führt (Fritsch 2004) (Abb. 3). Somit unterliegt das obere Drittel der Epidermis einem kontinuierlichen natürlichen Absterbeprozess (Apoptose). Die abgestorbenen, zuvor durch Desmosomen fest miteinander verbundenen Keratinozyten verschmelzen nun miteinander zum sogenannten „cornified envelope" und werden kontinuierlich und unmerklich nach außen abgeschilfert. Der Zellzyklus der Epidermis von der Basalschicht bis zu den verhornten Keratinozyten unterliegt einem lunaren Rhythmus (ca. 28 Tage). Bei Hautkrankheiten mit einer überschießenden Stoffwechselaktivität (Prototyp: Psoriasis) ist der Zellzyklus der Keratinozyten auf bis zu vier Tage verkürzt und die Proliferation exzessiv gesteigert, sodass sich proliferierende kernhaltige Zellen bis in die Peripherie der Epidermis nachweisen lassen (Fritsch 2004).

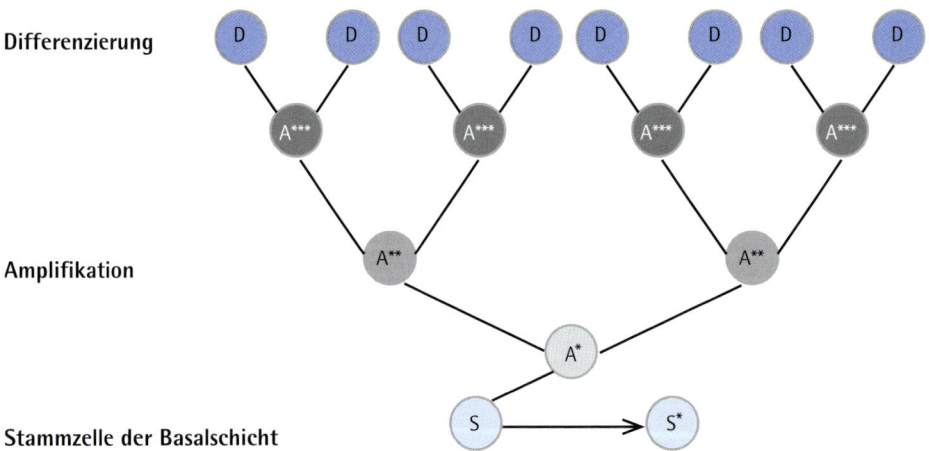

Abb. 3: Stammzellen der basalen Schicht der Epidermis. Nach zwei Zellteilungen treten die Keratinozyten in den Differenzierungsprozess ein. (Modifiziert nach Fritsch 2004: 10)

3.2 Die Dermis

Die menschliche Dermis ist nur locker von Bindegewebszellen (Fibroblasten) durchsetzt und besteht im Wesentlichen aus wasserspeichernder, teils amorpher, teils fibrillärer extrazellulärer Matrix und Gefäßen. Nach der Dichte des Gefäßnetzes werden papilläre und retikuläre Dermis unterschieden. In der papillären Dermis besteht ein äußerst dichtes Geflecht aus arteriovenösen Anastomosen (capillary loops), die zapfenförmig bis in die Epidermis ragen und so eine Ernährung der nicht kapillarisierten Außenhülle ermöglichen. Die papilläre Dermis ist auch von zahlreichen, offenen Lymphspalten durchsetzt (Bologna et al. 2003, Fritsch 2004).

3.3 Die retikuläre Dermis und Subkutis

Die retikuläre Dermis ist von größeren zuführenden Blutgefäßen und Lymphbahnen durchzogen und geht meist diffus in das subkutane Fettgewebe über. In dieser Zone sitzen die Haarfollikel, Talgdrüsen und Schweißdrüsen. In der Subkutis finden sich die der Haut zugehörigen Lymphknoten.

Dies verdeutlicht bereits die angedeutete Dreigliederung der Haut. In den tiefen Schichten (Haarpapillen, Talgdrüsen und subkutanes Fettgewebe) herrschen Proliferation und Stoffwechselvorgänge vor, ohne dass diesbezüglich eine scharfe Grenze zwischen unterer Dermis und Subkutis gezogen werden kann. Die obere Dermis ist Ort rhythmischer Zirkulation. Hier flutet der Blutkreislauf in der Peripherie an und kommt zur Umkehr. In der Zone der kapillären Anastomosen findet die zelluläre Migration aus den Kapillaren in die Epidermis und zurück statt. In der Epidermis ist die Proliferation streng reguliert und auf wenige basale und follikelassoziierte Stammzellen reduziert. Zur Peripherie hin kommt es dann im oberen Drittel der Epidermis im Rahmen der terminalen Differenzierung der Keratinozyten zu einem streng regulierten Absterbeprozess (Apoptose).

■ 4. Dreigliederung des hautassoziierten Immunsystems des Menschen

Das Immunsystem der Haut (skin immune system = SIS, skin associated lymphoid tissue = SALT) (Kupper, Fuhlbrigge 2004, Bos 2005, Edele et al. 2007) lässt sich zwanglos in die Dreigliederung der Haut einordnen, wenn man die Idee der Dreigliederung immunologischer Prozesse, wie sie von Girke skizziert wurde, zugrunde legt (Girke 1986).

4.1 Wahrnehmung

In der Oberhaut herrschen zelluläre Elemente vor, die vorwiegend Wahrnehmungsfunktion haben. Während die Keratinozyten innerhalb von 28 Tagen kontinuierlich von der Basalschicht bis zur Außengrenze der Organismus nach außen wandern, halten die epidermalen Langerhans-Zellen als „äußerste Wachposten des Immunsystems" (Simon et al. 1992) ihre Position in suprabasaler Lage und tasten ihre Umgebung nach Antigenen bzw. sogenannten Gefahrsignalen ab. Aber auch die darunter auf der Basalmembran sitzenden Melanozyten haben eine Wahrnehmungsfunktion, und zwar für das von außen auf die Haut treffende Sonnenlicht. Erst seit wenigen Jahren ist bekannt, dass die ortsständigen Keratinozyten mit den Toll-ähnlichen Rezeptoren und den Musterkennungsrezeptoren (pattern recognition receptors = PRR) ebenfalls Wahrnehmungsstellen für Fremdantigene (pathogen associated molecular patterns = PAMPS) besitzen (Holländer 2006). Zur immunologischen Wahrnehmungsfunktion der Oberhaut passt auch die Konzentration sensorischer Funktionen in dieser Zone (freie Nervenendigungen in der Epidermis, Merkel-Zellen und in den Zapfen der papillären Dermis liegende Meissner-Körperchen).

4.2 Zirkulation und Proliferation

Über das Kapillarsystem der papillären Dermis findet ein reger Austausch zwischen Haut und Blutsystem statt. Hautspezifische, immunkompetente Zellen, vorwiegend Lymphozyten, verlassen in dieser Zone die Kapillaren, wandern als intraepitheliale Lymphozyten durch die Epidermis und verlassen über die efferenten (herausleitenden) Lymphbahnen wieder die Haut. Im Falle von Gefahrsignalen werden die Langerhans-Zellen aktiviert, wandern aus der Epidermis aus und verlassen über die Lymphbahnen die Haut. Auf ihrem Weg in die hautassoziierten Lymphknoten regulieren die Langerhans-Zellen ihre Immunkompetenz nach oben. Die Präsentation von Antigen, Zellaktivierung und Proliferation antigenspezifischer Lymphozyten findet vorwiegend in den hautassoziierten Lymphknoten statt. Die Einwanderung spezifischer und unspezifischer Effektorzellen in die Haut erfolgt dann wieder über die Zirkulation und das Kapillarnetz der Dermis (Bos 2005). Es lässt sich also eine deutliche räumliche Trennung von Wahrnehmung, Zirkulation und Proliferation beim hautassoziierten Immunsystem erkennen (Abb. 4).

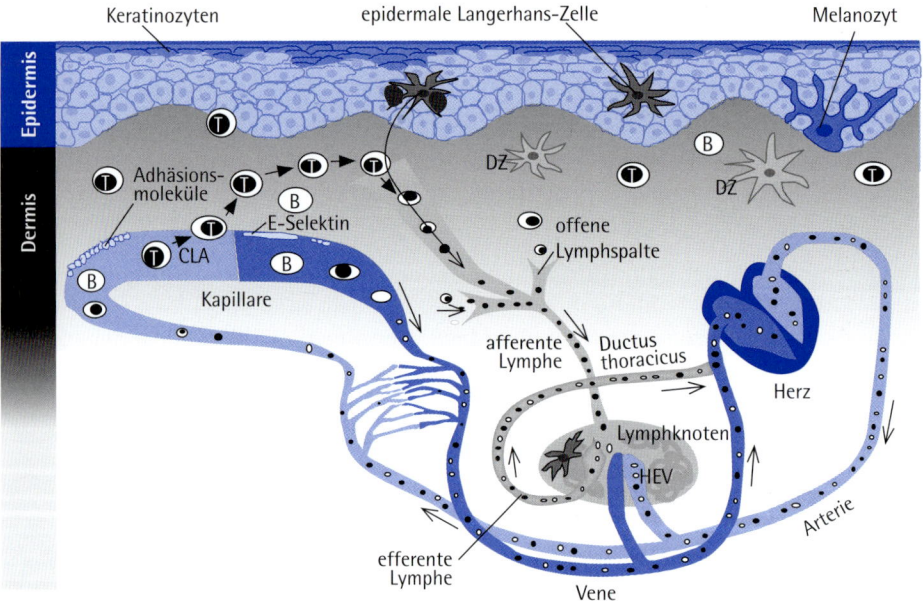

Abb. 4: Immunsystem der menschlichen Haut. Charakteristisch ist die räumliche Trennung von Kompartimenten mit vorwiegend perzeptiver Funktion (Epidermis), Migration (Dermis) und Proliferation (subkutane Lymphknoten). (Original: Matthias Emde, modifiziert nach Fritsch 2004: 46)

Exkurs: Hautassoziiertes und mukosaassoziiertes Immunsystem

Der räumlichen Trennung des hautassoziierten Immunsystems steht das mukosaassoziierte Immunsystem des Dünndarms polar gegenüber (gut associated lymphoid tissue = GALT). Das Epithel des Dünndarms ist einschichtig und besteht aus mit Mikrovilli versehenen Epithelzellen. Dieses dünne Epithel grenzt luminal unmittelbar an den Darminhalt, der zu einem großen Teil aus intestinalen Bakterien besteht. Die Darmschleimhaut ist von einer kontinuierlichen Schleimschicht überzogen. In das Darmlumen werden große Mengen von IgA-Antikörpern sezerniert, außerdem verschiedene unspezifische humorale Faktoren (antimikrobielle Peptide). Die unmittelbar dem Darmepithel unterlagerte Lamina propria ist durchsetzt von einfachen Lymphfollikeln und den Peyer-

Plaques. Die Lamina propria enthält die verschiedensten immunkompetenten Zellen wie T-Lymphozyten, B-Lymphozyten, Plasmazellen und dendritische Zellen (Holländer 2006) (Abb. 5).

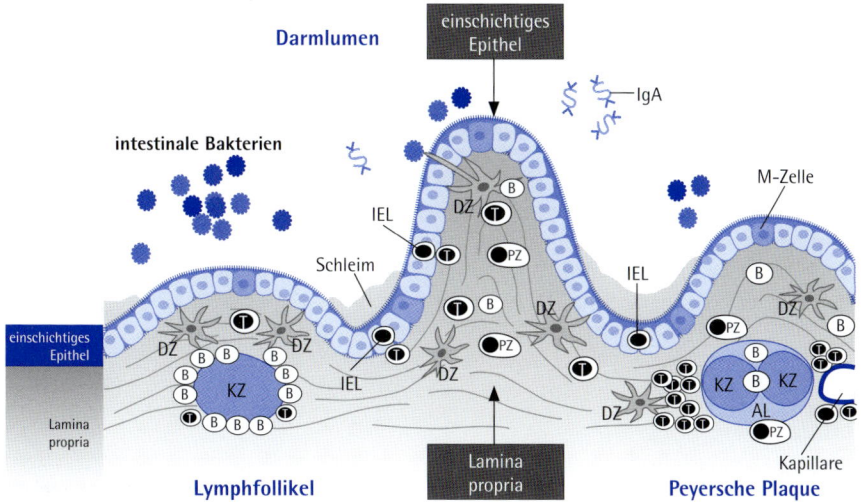

Abb. 5: Immunsystem des Darms. Hier liegen die proliferativen Zentren (Lymphfollikel, Peyersche Plaques) direkt unter dem einschichtigen Epithel mit hoher sekretorischer Funktion (Produktion von Schleim und IgA-Antikörpern). (Original: Matthias Emde, modifiziert nach Holländer 2006: 214)

Während das Epithel in der Epidermis vorwiegend eine Wahrnehmungsfunktion hat und die Proliferation von Immunzellen in tiefere Kompartimente verlagert ist, sind im Darm Stoffwechsel und proliferative Vorgänge direkt mit dem Epithel assoziiert. Schwerpunktmäßig weist der Darm eher eine sekretorische, humorale Immunantwort auf, im Gegensatz zur vorwiegend zellulären Immunantwort der Haut (Abb. 6).

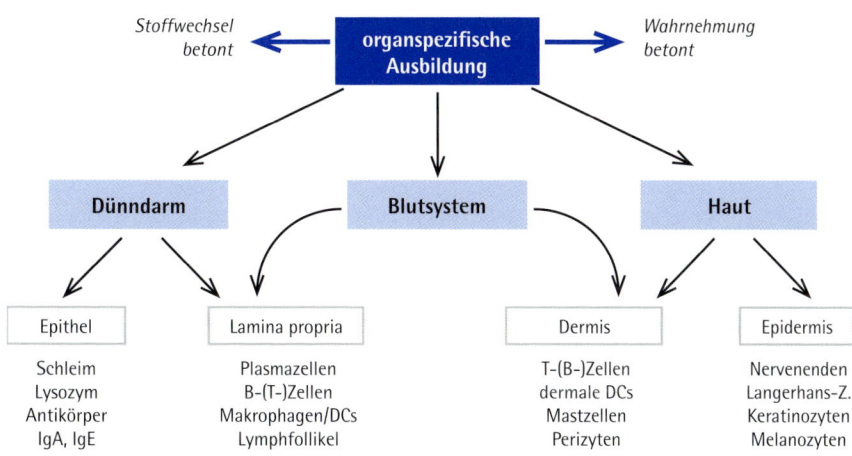

Abb. 6: Milieubedingte Variation des menschlichen Immunsystems in Haut und Dünndarm

Dieses polare Verhältnis von Haut und Darm zur Außenwelt spiegelt sich auch im Umgang mit der stofflichen Qualität der Außenwelt wider. Das Verdauungssystem begegnet der Nahrung mit großer Zerstörungskraft und entzieht den Antigenen alles, was sie an lebendiger Qualität haben. Nach Zerlegung der physischen Substanz bis in ihre kleinsten Bestandteile wird diese jedoch durch die Darmwand aufgenommen und zu körpereigener Substanz verwandelt.

Im Gegensatz dazu ist die Haut sehr wohl durchlässig für die von außen einwirkenden Qualitäten der Umwelt. Besonders deutlich wird das am Verhältnis der Haut zur Wärme und zum Licht. So reagiert die Haut unmittelbar auf Änderungen der Außentemperatur mit einer Änderung der Durchblutung; auch die Melaninsynthese und der Vitamin-D-Stoffwechsel werden direkt durch das Sonnenlicht beeinflusst. Im Gegensatz zu dieser Durchlässigkeit für imponderable Umwelteinflüsse stellt die Haut aber eine zusammenhängende, geschlossene Barriere gegenüber dem Stofflichen der Außenwelt dar. Physische Substanzen können die gesunde Haut von außen nicht durchdringen.

Schließlich zeichnen sich Haut und Darm auch durch ein gegensätzliches Verhältnis zum Bewusstsein aus. Während sich die Vorgänge im Darm im gesunden Zustand vollkommen unserem Bewusstsein entziehen, weist die Haut durch ihre starke Innervation einen hohen Wachheitsgrad auf und hebt als Organ sowohl Eindrücke aus der Außen- als auch aus der Innenwelt ins Bewusstsein.

■ Literatur

Dieses Kapitel stellt die in der Publikation von Christoph Schempp im Jahrbuch für Goetheanismus (2009), Niefern-Öschelbronn, 21–79 dargelegten Inhalte komprimiert dar.

Alonso, L., Fuchs, E. (2003): Stem cells in the skin: waste not, want not. Genes Dev 17, 1189–1200.
Barthel, R., Aberdam, D. (2005): Epidermal stem cells. J Eur Acad Dermatol Venereol 19, 405–413.
Bender-Oser, NU. (2004): Die aquatile Hypothese zum Ursprung des Menschen. Dissertation Universität Bern, Schweiz.
Bologna, JL. et al. (2003): Dermatology Vol. 1. Edinburgh, 23–84.
Bos, JD. (2005): Skin Immune System. Cutaneous Immunology and Clinical Immunodermatology. Boca Raton.
Cooper, M., Alder, MN. (2006): The evolution of adaptive immune systems. Cell 124, 815–822.
Edele, F. et al. (2007): Innate and adaptive immune responses in allergic contact dermatitis and autoimmune skin diseases. Inflamm Allergy Drug Targets 6, 236–244.
Edlund, U. (2005): Die Dreigliederung der Haut. In: Tycho de Brahe-Jahrbuch für Goetheanismus 2005. Niefern-Öschelbronn, 80–132.
Fritsch, P. (2004): Dermatologie und Venerologie. Grundlagen, Klinik, Atlas. Berlin.
Girke, M. (1986): Die Idee der Dreigliederung in immunologischen und entzündlichen Reaktionen. Beiträge zu einer Erweiterung der Heilkunst 39(1), 1–8.
Holländer, GA. (2006): Immunologie. Grundlagen für Klinik und Praxis. München.
Jachens, L. (2005): Das Wesensbild des Hautorgans aus anthroposophischer Sicht. Der Merkurstab 58, 352–357.
Kipp, FA. (1991): Die Evolution des Menschen im Hinblick auf seine lange Jugendzeit. Stuttgart.
Kupper, TS., Fuhlbrigge, RC. (2004): Immune surveillance in the skin: mechanisms and clinical consequences. Nat Rev Immunol 4, 211–222.
Magerstädt, K. (1956): Die Haut und ihre Dreigliederung. In: Husemann, F. Das Bild des Menschen als Grundlage der Heilkunst. Band 2. Stuttgart, 661.
Rinkevich, B. (2004): Primitive immune systems: are your ways my ways? Immunol Rev 198, 25–35.
Schad, W. (1971): Säugetiere und Mensch. Stuttgart, 110.
Schad, W. (1983): Die Hüllennatur des Menschen – zur Menschenkunde der Kleidung. Mensch und Kleidung 17/18, 5–14.
Scheffler, A. et al. (2004): Zur Heilprozessidee von Birkenrinde und Hautkrankheiten. Der Merkurstab 57, 453–466.
Schempp, CM. (2009): Evolution der Haut und des hautassoziierten Immunsystems. Jahrbuch für Goetheanismus 2009. Niefern-Öschelbronn.
Simon, JC. et al. (1992): Die epidermale Langerhans-Zelle: Wachposten des Immunsystems gegenüber der Außenwelt. Der Hautarzt 43, 241–249.

IV
DIE EMBRYONALENTWICKLUNG DER HAUT

Während der frühen Embryonalentwicklung greifen Gestaltungskräfte aus dem Umkreis des Embryos zentripetal an. Dabei spielt das Ektoderm, aus dem sich auch das Hautorgan entwickelt, eine wichtige Rolle: Bei der Ausgestaltung einer Extremitätenanlage bei einem 5 mm großen menschlichen Keim bildet sich beispielsweise an der lateralen Rumpfwand eine winzige Falte. Von dieser Hautfalte gehen Gestaltungsimpulse auf die tiefer liegenden Gewebe aus. Die Bildungsrichtung ist bei den Extremitätenanlagen also zentripetal. In den Gestaltungskräften sieht die anthroposophische Menschenkunde die Tätigkeit von Astralleib und Ich des sich inkarnierenden Menschen.

Im Folgenden soll die Entwicklung der Haut selber, von Epidermis, Dermis, Subkutis und Hautanhangsgebilden beschrieben werden.

■ 1. Epidermis

Die Epidermis ist ein Derivat des Ektoderm. Sie entwickelt sich im Laufe des embryonalen Wachstums:
1. Monat: einschichtiges Epithel. Es gibt die Amnionflüssigkeit ab.
2. Monat: Die Oberhautanlage wird zweischichtig. Das Periderm bildet die äußere Schicht aus flachen Zellen mit Zellteilungen und lateraler Beweglichkeit; es ist am Austausch von Wasser, Natrium und Glukose zwischen Haut und Amnion beteiligt.
3. Monat: Die Epidermis wird dreischichtig; Migration der Melanoblasten aus der Neuralleiste durch die Basalmembran.
4. Monat: Besiedelung mit Langerhans-Zellen aus dem Knochenmark.
5. Monat: Beginn der Verhornung, Entwicklung weiterer Schichten, Absterben des Periderm, Ausbildung des Stratum corneum mit unterschiedlicher Dicke. Ausbildung des Stratum spinosum und Stratum granulosum. Verhornung vom Kopf zu den Füßen.
6. Monat: Die Keratohyalingranula im Stratum granulosum werden sichtbar. Abschluss der Verhornung.

Alle Teile der Haut differenzieren sich aus dem äußeren (Ektoderm) und mittleren Keimblatt (Mesoderm). Es gibt eine gegenseitige dreidimensionale Beeinflussung in Organisationsfeldern. Dieser Begriff bezieht sich auf „die Koordination der Hautentwicklung durch ein zeitlich und räumlich integriertes Zusammenspiel von Ektoderm und Mesoderm" (Itin, Fistarol 2006: 5). So ist die Entwicklung der Epidermis entscheidend abhängig von Einflüssen, die von der Dermisanlage ausgehen. Das dermale Mesenchym kontrolliert die Transformation der Ektodermis in die eigentliche Epidermis. Hieran zeigt sich, dass schon in den frühen Phasen der Embryonalentwicklung selbst ein derartig peripheres Organ wie die Haut sowohl aus zentripetalen wie auch aus zentrifugalen Impulsen gestaltet wird. Die Mittlerfunktion der Haut zwischen innen und außen ist ja während des gesamten Lebens grundlegend.

Deswegen differenziert sich isoliertes Ektoderm nicht zu Epidermis; dazu braucht es die Interaktion zwischen Epidermis und Dermis. So konnte man in Versuchen zeigen, dass bei heterotopen Rekombinationen von Epidermis und Dermis von tierischen Embryonen der Ablauf der Differenzierung der Epidermis entsprechend dem Ort erfolgt, von dem die Dermis stammt. Beispielsweise bestimmt palmare Dermis bei Kombination mit dorsaler Epidermis, dass palmare Epidermis entsteht. Und Corneaektoderm vom Huhn bestimmt bei Kombination mit Mäusedermis, dass Haut mit Federn nach dem Muster der Haare entsteht.

Die Dermatoglyphen (Fingerleisten) formen sich in der 13. Schwangerschaftswoche. Es ist interessant, dass dieses individualspezifische Papillarleistenmuster der Epidermis an den menschlichen Fingerkuppen durch die Dermis determiniert wird. Der Zugriff der gestaltenden Ich-Organisation auf den physischen Leib erfolgt hierbei also nicht von außen, wie vielleicht zu erwarten gewesen wäre, sondern von innen.

■ 2. Dermis

Die Dermis geht aus dem Mesoderm hervor. Sie entstammt dem Rücken der Dermatome der Somiten und hat deswegen einen segmentalen Bezug. An der ventrolateralen Körperwand und den Extremitäten stammt sie von der Somatopleura ab. Dadurch ist das Corium unterschiedlich dick. Es erreicht auf dem Rücken eine Dicke von 5 mm, während es am vorderen Rumpf nur halb so dick oder dünner ist. Auch ist das Hautgefühl dorsal und frontal am Stamm unterschiedlich. (Auf diesen Zusammenhang wurde der Autor durch einen Hinweis von G. Soldner und M. Sommer aufmerksam.) Die Rückenhaut ist belastbarer; Operationen sind hier weniger schmerzhaft. Der Sprachgenius bedient sich dieses Faktums, indem wir „jemandem die kalte Schulter zeigen" oder sagen: „Rutsch mir den Buckel runter!" Die Rückenhaut ist ätherisch besser versorgt; die Haut an Brust und Bauch ist mehr mit dem Astralleib verbunden.

■ 3. Subkutis

Nach dem 4. Monat erfolgt die zunehmende Verzahnung zwischen Dermis und Epidermis. Die Herkunft der Subkutis entspricht in allen Regionen der der Dermis. Die Basalzellen der Epidermis induzieren die Hautanhangsgebilde; vonseiten der Dermis wird deren Entwicklung kontrolliert. Es zeigt sich folgender zeitlicher Ablauf:
10. Woche: Es bilden sich die Nägel,
12. Woche: Beginn der Entwicklung ekkriner Schweißdrüsen an Palmae und Plantae,
8. bis18. Woche: Entwicklung der Haarfollikel,
15. Woche: Beginn der Talgproduktion.

■ 4. Hautanhangsgebilde

Die Haarfollikel finden sich zuerst an Kinn, Oberlippen, Augenbrauen und Skalp; sie bilden sich in kraniokaudaler Richtung. Diese Bildungsrichtung setzt sich auch nach der Geburt in Bezug auf die gesamte physische Entwicklung fort. Der Kopf mit dem Nerven-Sinnes-System ist während der ersten Lebensphase des Menschen durch Akzeleration am meisten betont.

Die Haarentwicklung vollzieht sich im Einzelnen folgendermaßen: Mit Ablauf des 3. Monats entsteht eine lokale, nach basal gerichtete Verdickung des Ektoderm. Sodann verdichtet sich an der Basis des epidermalen Haarkeims das dermale Mesenchym zur Haarpapille. Dabei senkt sich die epidermale Haaranlage kolbenförmig in die Tiefe der Dermis. Aus dem Epithel des Haarfollikels entsteht dann nahe der Hautoberfläche die Talgdrüse.

Auch die Brustdrüsenentwicklung ist durch die Epidermis mitbewirkt. Gegen Ende des 2. Monats bildet sich, ausgehend vom Ektoderm zwischen den Gliedmaßen die Milchleiste als ektodermale Verdickung. Der induktive Reiz geht hier aber vom mesodermalen Gewebe aus und löst im Ektoderm eine charakteristische Reaktion aus: Es wächst ein kolbenförmiger Epithelzapfen in das Mesenchym ein. Dieser verbreitet sich basal, und unter dem Einfluss der ortsspezifischen extrazellulären Matrix kommt eine Verzweigung zustande. In Versuchen hat sich gezeigt, dass die heterotope Rekombination von Brustdrüsenektoderm mit Mesenchym von Speicheldrüsenanlagen ein Verzweigungsmuster der Speicheldrüsen entstehen lässt, während die Drüsenzellen milchtypische Proteine bilden (Heinrichsen 1990: 869–870).

Exkurs: Blaschko-Linien

Es ist interessant, dass schon diskrete Störungen in der kutanen Embryogenese (Café-au-lait-Flecken, Hämangiome, Nävi und präaurikuläre Pits) bei einem Nachkommen ein erhöhtes Missbildungsrisiko bei einer nächsten Schwangerschaft anzeigen können. Bereits 1901 hat Alfred Blaschko (1858–1922) die Anordnung von Pigmentmalen in den nach ihm benannten Näviuslinien beschrieben. Er sagte: „Die Haut dreht ihre eigenen Spiralen." (Löser, Plewig 2008: 87) Heute hält man es für wahrscheinlich, dass die Ursache der Blaschko-Linien das dorsoventrale Auswachsen embryonaler Zellpopulation ist. Damit sind aber noch nicht die schöpferischen Kräfte beschrieben, die aller organischen Bildung zugrunde liegen und die Linien gestalten. Wir haben das Hautorgan wiederholt als zwischen zentripetal und zentrifugal angreifenden Bildekräften stehend beschrieben. Licht- und Wärmeäther wirken zentripetal; chemischer und Lebensäther zentrifugal (siehe Kap. II.6). „Und dadurch entsteht dann dieses Äthergebilde Mensch, was eigentlich eine Umgestaltung des Wirbels ist, der ja durch das Zusammenstoßen der zwei Ätherarten sich bildet." (Steiner. GA 313: 36) In den Blaschko-Linien ist in Form und Farbe „geronnen" und ein Leben lang an der Haut anschaubar, was sonst nur im Verborgenen schaffend tätig ist.

■ Literatur

Heinrichsen, KV. (Hrsg.) (1993): Humanembryologie. Heidelberg.
Itin, PH., Fistarol, SK. (2006): Embryologie der Haut. In: Traupe, H., Hamm, H.: Pädiatrische Dermatologie. Heidelberg, 1–8.
Löser, C., Plewig, G. (Hrsg.) (2008): Pantheon der Dermatologie. Heidelberg.
Steiner, R. (1921): Geisteswissenschaftliche Gesichtspunkte der Therapie. GA 313. Dornach.

ZUR GESCHICHTE DER DERMATOLOGIE

V

Wenn man den Blick auf die Medizin der letzten 200 Jahre richtet, zeigt sich ein Weg, der seinen Ausgang von alten hippokratischen Anschauungen nahm, die dem Menschenwesen nach Körper, Seele und Geist durchaus gerecht wurden. Von dort führte er zur vollständigen Durchdringung der Medizin mit naturwissenschaftlicher Forschung bis in unsere Zeit. Das Einbeziehen des ganzen Menschen ist der Medizin dadurch über weite Strecken vollständig verloren gegangen. Jedoch ist unser medizinisches Wissen heute in einer Weise vollkommen geworden und gereift, dass sich aus der allgemein anerkannten Medizin über den naturwissenschaftlichen Ansatz hinaus an vielen Stellen die Notwendigkeit einer Erweiterung der Methoden ergibt. Ein Blick auf die Geschichte der Dermatologie zeigt in besonderer Weise, wie die Medizin sich auf einem Weg befindet, der auf eine Erweiterung durch den geisteswissenschaftlichen Ansatz der Anthroposophie Rudolf Steiners geradezu abzielt. „Das Beste, was wir von der Geschichte haben, ist der Enthusiasmus, den sie erregt." (J. W. v. Goethe)

Hippokrates (ca. 460 – ca. 370 v. Chr.) war der Letzte, der auf der Grundlage der alten Mysterienmedizin heilte. Aber dieser Lehre „können wir uns nicht mehr nähern, weil sie zur Phrase geworden ist" (Steiner GA 316: 195). Als hippokratisch gebildeter Arzt suchte man den Grund allen Krankseins im Sinne der Humoralpathologie in einer nicht gehörigen Mischung der Säfte im menschlichen Organismus. Als Krasis bezeichnete man das richtige Mischungsverhältnis der Säfte, als Dyskrasis die unrichtige Mischung. Im Folgenden sind die vier Elemente, die die Außenwelt konstituieren, aufgeführt. Sie spezialisieren sich im menschlichen Organismus in die vier Säfte, die jeweils in einem bestimmten Organ ihren Schwerpunkt haben. Beispielhaft sind dieser Aufstellung die Jahreszeiten und die Temperamente hinzugefügt.

Außenwelt	Erde	Wasser	Luft	Feuer
Innenwelt	Schwarze Galle	Schleim	Blut	Gelbe Galle
Organ	Milz	Gehirn	Herz	Leber
Jahreszeit	Herbst	Winter	Frühling	Sommer
Temperament	Melancholiker	Phlegmatiker	Sanguiniker	Choleriker

Mit dieser Lehre ließen sich bei einer Erkrankung Beziehungen zu Umweltfaktoren, Lebensweise und Ernährung herstellen.

Aus der Sicht der anthroposophischen Menschenkunde bezog sich das hippokratische Denken auf das Ätherische in der Natur und auf den Ätherleib des Menschen. Die krankhaften Veränderungen der Haut blieben bis in die Mitte des 19. Jahrhunderts überwiegend Absonderungen („Ausschwitzungen", „Ausblühungen") innerer Störungen des Gleichgewichts der Säfte (Scholz et al. 2009: 3). Der Abschied von der Humoralpathologie, die das medizinische Denken seit Hippokrates bestimmte, vollzog sich schrittweise und über einen längeren Zeitraum und wird im Folgenden näher beschrieben.

1761 Giovanni Battista Morgagni (1682–1771) veröffentlichte in Bologna sein Buch „De sedibus et causis morborum per anatomen indagatis", der damit „die pathologische Anatomie, die Krankheiten als nachweisbare, organgebundene Veränderungen aufdeckte. Die Organpathologie lenkte die Aufmerksamkeit auf die Organe und die sich an ihnen zeigenden Veränderungen. Der damit verbundene Fortschritt ging gleichzeitig mit einer Reduktion der Betrachtungsweise einher, denn der neue Organbezug konzentrierte sich auf einen Teil und nicht mehr auf das ganze System." (Scholz et al. 2009: 3)

Damit beginnt eine neue Strömung in der Medizin Fuß zu fassen, die allem physiologischen und pathologischen Geschehen materielle Veränderungen der Physis des menschlichen Organismus zugrunde legt. Ein neues wissenschaftliches Bemühen greift ein, das „den materialistischen Zug in der Medizin eingeleitet hat" (Steiner GA 312: 21).

1779	Anne Charles Lorry (1726–1783) veröffentlichte sein Buch „Tractatus de morbis cutaneis", in dem der Morgagnische Organbegriff erstmalig auf die Haut angewandt wird. Er schrieb einleitend: „Die Haut des menschlichen Körpers ... ist die allgemeine Decke, welche über die äussere Fläche dergestalt verbreitet und ausgedehnt wird, daß kein Theil dieselbe entbehren kann." Weiter führte er aus: „Man muß sie nicht bloß für die allgemeine Decke ansehen, sie ist vielmehr ein Werkzeug (organum) ... sowohl zum Nutzen, als auch zur Schönheit der Bildung des Körpers." (Zitiert nach Scholz et al. 2009: 5)
1735	Der schwedische Arzt und Naturforscher Carl von Linné (1707–1778) veröffentlichte seine „Systema naturae", die zur Grundlage der modernen biologischen Systematik wurde.
1768	erschien die verbreitetste Ausgabe eines Buches des französischen Forschers François Boissier de Sauvages de la Lacroix (1706–1767), der das Linnésche Ordnungsprinzip in die Medizin einführte und ein „natürliches Krankheitssystem" begründete, in dem die Krankheiten der Haut in „classe 9" enthalten waren.
1776	erschien das Buch „Doctrina de morbis cutaneis" von Joseph Plenck (1738–1807). Er wurde 1784 in Wien zum Professor für Chemie und Botanik ernannt. Er gilt als Begründer der systematischen Dermatologie und schuf eine Einteilung der Dermatosen nach Effloreszenzen in 14 Kategorien.
1798–1808	erschien das Werk „On cutaneous deseases" von Robert Willan (1757–1812) in vier Folgen, fortgeführt von Thomas Bateman (1778–1821). Darin erfolgte die Einteilung der Dermatosen nach Primäreffloreszenzen in acht Ordnungen.
1833	erschien ein Buch von Jean-Louis Alibert (1766–1837), das den berühmten Stammbaum der Dermatosen enthält. Alibert war 1821 zum Professor für Botanik und Therapeutik in Paris ernannt worden.

„Waren bei J. Plenck und R. Willan morphologische Erscheinungsformen für die Gliederung richtungweisend, so versuchte J.-L. Alibert die Dermatosen nach ihren Ursachen und ihrer klinischen Entwicklung zu ordnen." (Scholz et al. 2009: 5)

1840/41	erschien das Buch „Die krankhaften Veränderungen der Haut und ihrer Anhänge in nosologischer und therapeutischer Beziehung" in zwei Bänden von Conrad Heinrich Fuchs (1803–1855). Darin findet sich humoralpatho-

logisches Denken und eine Einteilung der Hautkrankheiten in drei Gruppen:
1. Gruppe: „Dermatosen" = idiopathische Krankheiten der Haut
2. Gruppe: „Dermapostasen": Die Haut wird sekundär durch „Ablagerung krankhafter Stoffe afficiert". Deren Voraussetzung ist die Dyskrasie, die Hauterscheinungen erzeugt, „welche keine wahren Krankheiten der Haut" sind (zitiert nach Scholz et al. 2009: 9).
3. Gruppe: „Dermexanthesen" = Hauterscheinungen, die bei akuten, fieberhaften, ansteckenden Krankheitsprozessen auftreten.

C. H. Fuchs schreibt: „Ich habe mein Werk nicht Handbuch der Hautkrankheiten überschrieben, weil ich die Affektionen der äußeren Bedeckungen ... in ihrem Zusammenhange mit den verschiedenartigen anormalen Lebensformen, welche sich im menschlichen Organismus entwickeln können, betrachte, und weil von diesem Gesichtspuncte aus viele von ihnen keine wahren Krankheiten der Haut, d. h. keine ursprünglich in diesem Gebilde wurzelnden Leiden, sondern secundäre, deuteropathische Veränderungen desselben sind, welche durch Krankheiten bedingt werden, deren Bildungsstätte und eigentlicher Sitz in ganz anderen Organen und Systemen, als in der Haut gesucht werden müssen ... Ich habe mich daher nach Kräften bemüht, neben dem äußeren Habitus der verschiedenen Hautaffectionen auch ihre innere Natur zu erforschen, in so weit dies möglich ist, und mir die Aufgabe gesetzt, sie nicht allein als gegebene Producte zu betrachten, sondern als lebendige Processe zu begreifen." (Zitiert nach Scholz et al. 2009: 10)

Das Konzept der „Dermapostasen" will uns modern erscheinen, umfasst es doch beispielsweise die in dem Kapitel VII.5 dieses Buches beschriebenen Leberdermatosen. Dieses Werk konnte jedoch keinen Einfluss mehr auf die Entwicklung der Dermatologie nehmen.

1845   erschien das Buch „Versuch einer auf pathologische Anatomie gegründeten Entwicklung der Hautkrankheiten" von Ferdinand von Hebra (1816–1880). Die darin begründete Systematik und die auf pathologisch-anatomischer und physiologischer Basis beruhende Lokaltherapie von Hautkrankheiten waren über Jahrzehnte verbindlich.
1848   erschien das Buch „Die Hautkrankheiten durch anatomische Untersuchungen erläutert" von Carl Gustav Theodor Simon (1810–1857), das den ersten umfassenden Versuch darstellt, mikroskopische Befunde der normalen und der erkrankten Haut zusammenzufassen. Simon gehörte zu den Schülern von Johannes Müller (1801–1858) und gilt als der Vater der Dermatopathologie.

Dieser Schülergeneration von Johannes Müller ging es in erster Linie um die Reduktion physiologischer und pathologischer Phänomene auf physikalisch-chemische Gesetze und „Mechanismen". Rudolf Virchow (1821–1902), ebenfalls Schüler von Johannes Müller, sagte 1845: „Die neueste Medizin hat ihre Anschauung als die mechanische, ihr Ziel als die Feststellung einer Physik der Organismen definiert. Sie hat nachgewiesen, daß Leben nur ein Ausdruck für eine Summe von Erscheinungen ist, deren jede einzelne nach den gewöhnlichen physikalischen und chemischen (d. h. mechanischen) Gesetzen von statten geht." (Zitiert nach Rothschuh 1978: 429)

In den 40er-Jahren des 19. Jahrhunderts vollzog sich der entscheidende Durchbruch, mit dem „chemische, biologische, pathologisch-anatomische Endeckungen die neuen und bestimmenden Richtlinien für die Systematik der Hautkrankheiten" wurden (Scholz et al. 2009: 11–12).

Damit wurden Reduktion, Zergliederung und Kausalanalyse zu den hauptsächlichen Forschungsmethoden der modernen, allgemein anerkannten, naturwissenschaftlich fundierten Medizin (Rothschuh 1978). Der Organismus als Ganzes wurde als undurchschaubar angesehen; daher wurden komplizierte Zusammenhänge auf einfache Vorgänge reduziert. Das reduktionistische Vorgehen behandelte den Menschen (z. B. seine Psyche) wie ein hochentwickeltes Tier, das Tier wie eine hochstehende Pflanze und die Pflanze wie komplexe chemisch-physikalische Vorgänge der äußeren unbelebten Natur. Daneben standen die Zergliederung des Gesamtorganismus des Menschen in einzelne Organe, Gewebe und Zellen sowie die Suche nach Ursache und Wirkung im physiologischen und pathologischen Geschehen.

Der Weg zur Histopathologie wurde durch Heinrich Auspitz (1835–1886) und Paul Gerson Unna (1850–1929) weitergeführt. Letzterer hat gesagt: „Die Dermatologie sollte nicht aufhören, das klinische Bild mit einem histologisch geübten Auge zu betrachten und das histologische Bild mit dem Blick des Klinikers zu analysieren." (Löser, Plewig 2008: 1041)

Von da aus führt ein gerader Weg zur modernen Dermatologie von heute, die sich im Begriff befindet, das durch Reduktionismus und Kausalanalyse verlorene Band zwischen Hautorgan und Gesamtorganismus wiederzufinden. Die gegenwärtige Dermatologie bietet dafür Beispiele, indem sie in jüngster Zeit folgende Zusammenhänge erhellt hat:

- Die Zunahme der Neurodermitis in hochindustrialisierten Ländern westlicher Prägung ist abhängig vom westlichen Lebensstil.
- Die Psoriasis geht einher mit einer Neigung zum metabolischen Syndrom und arteriosklerotischen Erkrankungen.
- Die Akne ist das metabolische Syndrom der Haut, das durch Kohlenhydrate mit hohem glykämischem Index, Milch und Milchprodukte verstärkt werden kann.

Die moderne Dermatologie weist hervorragende Lehrbücher auf, von denen dasjenige von O. Braun-Falco et al. als ein Beispiel für ein traditionell-deskriptives Werk und dasjenige von P. Fritsch für ein mehr an der Pathogenese orientiertes Werk genannt seien.

> Mit der anthroposophischen Menschenkunde sind vielfältige Möglichkeiten gegeben, die Dermatose eines Patienten mit dessen gesamter Existenz so in Verbindung zu bringen, dass dieses wissenschaftlich befriedigend und therapeutisch fruchtbar ist.

■ Literatur

Braun-Falco, O. et al. (2005): Dermatologie und Venerologie. Heidelberg.
Fritsch, P. (2004): Dermatologie. Venerologie. Heidelberg.
Löser, C., Plewig, G. (2008): Pantheon der Dermatologie. Heidelberg.
Rothschuh, KE. (1978): Konzepte der Medizin in Vergangenheit und Gegenwart. Stuttgart.
Scholz, A., Holubar, K., Burg G. (Hrsg.) (2009): Geschichte der deutschsprachigen Dermatologie. Weinheim.
Steiner, R. (1976): Geisteswissenschaft und Medizin. GA 312. 5. Auflage. Dornach.
Steiner, R. (1980): Meditative Betrachtungen und Anleitungen zur Vertiefung der Heilkunst. GA 316. 2. Auflage. Dornach.

VI
DIE EFFLORESZENZEN

REINHARD ERNST

Was ist das Schwerste von Allem?
Was Dir am Leichtesten dünkt.
Mit den Augen zu sehen,
was vor den Augen Dir liegt.
(Goethe, Xenien: 45)

Es ist schon so, nichts liegt (uns) näher als die Haut, die eigene wie auch die unserer Patienten. Auf ihr liegt zutage, was als Störung, als Krankheit in der Dermatologie angesprochen wird. Und doch kennt jeder, der beginnt, die Haut als erkranktes Organ zu betrachten, dieses Gefühl der Ohnmacht: „Das sieht ja alles gleich aus!" Es bedarf der Schulung des Erkennens über alle Sinne: Nicht nur durch den Augenschein, auch aus dem Palpationsbefund, der Temperatur und unter Umständen dem Geruch einer Läsion gewinnen wir die nötigen Informationen, um zu einer Diagnose zu kommen. Doch man sieht nur, was man weiß, wovon man sich einen Begriff gemacht hat, der die Wahrnehmung einer Ordnung unterwirft.

Die „alte" Dermatologie zu Beginn des 20. Jahrhunderts war eine vorwiegend beschreibende Wissenschaft, die in der Präzisierung der Beschreibung eine Differenzierung der Krankheitsbilder suchte – sie konnte und musste eben nehmen, was da „erblüht" war. Die „moderne" Dermatologie will nicht hinter den anderen Teilgebieten der Medizin zurückstehen und sucht ihr Verständnis der Krankheit im Unsichtbaren: Histologie, Elektronenmikroskopie, immunologische Verfahren, gentechnische und genetische Analysen beseitigen zwar manch ehedem wohlklingendes Syndrom zugunsten anderer, oftmals abstrakter Klassifizierungen. Ein wirkliches Begreifen gewinnen wir aus diesen Wandlungen der Nomenklatur nicht. Erst wenn wir die Haut als Grenzorgan des individuellen Menschen würdigen, nähern wir uns einem Verstehen des Offensichtlichen.

■ 1. Die Haut als Grenzorgan

In der Haut zeigen sich die vier Wesensglieder sowohl in ihrem physischen, materiellen Ausdruck als auch in ihrer Funktion:
- Die Ich-Organisation lebt im Blut. Das Blut ist der Träger des Ichs, es ist das beweglichste, am wenigsten festgelegte System im Menschen. Seine anatomische Gestalt in der Haut zeigt sich im unteren und oberen dermalen Plexus, die flächig die Haut durchziehen, und in den daraus sich erhebenden kleinsten Gefäßen, die in die Papillen reichen und dort eine Richtungsumkehr erfahren. Damit ordnet sich das Ich über das Blut in die Dimensionen des Raumes ein oder es ordnet sich sogar die Raumesdimensionen unter. Das Ich gestaltet das physische Substrat über größere zeitliche Abschnitte und damit das individuelle Aussehen, wenn sich das Lebensschicksal in der Physiognomie bzw. im Habitus zeigt. In der spontanen Reaktion kann es das Blut (und damit sich!)

aus der Peripherie zurückziehen, z. B. bei Angst oder Schreck, das Ich kann das Blut aber auch vorschicken und sich dahinter verbergen, wie beim Erröten aus Scham.
- Der Astralleib lebt im Nerv, der als Vermittler der Wahrnehmung verstanden wird. In der Haut finden wir die verschiedensten nervalen Strukturen, die von der Subkutis bis unter das Stratum corneum reichen, mit spezifischen Qualitäten zur Wahrnehmung der Umwelt: Licht, Temperatur, Berührung, Schmerz, Druck. In ein Bild gefasst kann man sich eine reich illuminierte Stadt an einer Meeresküste, bei Nacht von der See aus gesehen, vorstellen – und wenn dies dann noch kugelförmig über den ganzen Menschen gezogen wird, ergeben sich viele unterschiedliche Lichtpunkte, die fächer- oder strahlenförmig von der Haut auf ein dahinterliegendes Zentrum weisen. Denken, Fühlen und Wollen sind die Tätigkeiten des Astralleibes. Wie notwendig der Hautsinn für diese Funktionen ist, mag man an den Folgen sehen, wenn man ihn seiner Tätigkeit entheht: In körperwarmem Salzwasser in einem völlig von Außenreizen abgeschlossenen Raum zu schweben, führt bei vielen Menschen innerhalb kurzer Zeit zu den heftigsten psychotischen Störungen.
- Der Ätherleib lebt im Flüssigen, d. h. er zeigt sich in der Fülle des Lebendigen im durchsafteten Gewebe. Er möchte seine Lebenskraft immer weiter ausdehnen, er holt Substrat, Stoffliches ins Lebendige und dehnt das Eigensein in alle Richtungen. Dies geht bis zur Drüsentätigkeit mit Talg-, Schweiß- und – durch die „kleinsten Drüsen", die Melanozyten, – Melaninbildung.
- Der physische Leib ist das organische Substrat, das wir in den Händen halten, wenn die oberen Wesensglieder gewichen sind. Dies sind die Strukturen, mit denen die Naturwissenschaft und Schulmedizin arbeiten: Zellen des Fett- und Bindegewebes, der Epidermis, das Bindegewebe selbst sowie alle makro- und mikroskopisch sichtbaren Elemente. Der physische Leib füllt den Raum, er ist die Bühne, auf der und an der die anderen Wesensglieder arbeiten. Ihn beherrscht das Ich, auch über die anderen Wesensglieder, das ihn zu einer, nämlich zu seiner Individualität gestalten kann.

Um zu verstehen, was damit gemeint ist, dass sich die vier Wesensglieder in der Haut einen Abschluss schaffen und damit aktiv an der Grenzbildung beteiligt sind, soll zunächst ein Spruch von J. W. v. Goethe zitiert sein:

Müsset im Naturbetrachten
immer eins wie alles achten.
Nichts ist drinnen,
nichts ist draußen,
denn was innen,
das ist außen.
So ergreifet ohne Säumnis
heilig öffentlich Geheimnis.

(Goethe, Epirrhema aus: Gott und Welt)

Dieses „Nichts ist drinnen, nichts ist draußen, denn was innen, das ist außen" impliziert eine Kontinuität: Im Äußeren, in der Umgebung findet sich nichts, was sich nicht auch im Inneren finden ließe. Es muss sich im Inneren ein dem Äußeren Verwandtes finden, sonst könnte sich Inneres von Äußerem nicht abgrenzen. Grenzbildung ist nur möglich zwischen Gleichartigem.

So können sich ein Magnet und ein Holzstock, da sie bezüglich des Magnetischen nichts gemeinsam haben, auch hier nicht voneinander abgrenzen, das Magnetfeld durchdringt folgenlos das Holz und das Holz das Magnetfeld.

Steiner hat das in einem Vortrag so ausgedrückt: „Kräfte der Intelligenz, Gefühlskräfte, Gemütskräfte usw., die kann der Mensch nur entwickeln in der physischen Welt unter der Voraussetzung seiner besonderen Gestalt. Diese Gestalt muß ihm gegeben sein." (Steiner. GA 128: 102) Und etwas später im selben Vortrag: „Wenn wir uns nun einen Begriff davon bilden wollen, wie überhaupt die menschliche Form zustande kommt, so müssen wir uns denken, dass sie auf der einen Seite dadurch bewirkt wird, dass die formgebenden Kräfte sich entfalten und dass sie den Menschen dadurch aufbauen, dass sie sich an den Grenzen der menschlichen Form selbst abschließen. Wir haben in der Hautbildung das am Reinsten gegeben, was das räumliche Sich-Abschließen der formgebenden Kräfte im Menschen bedeutet." (Steiner. GA 128: 104)

1.1 Physischer Leib

Für den physischen Leib folgt daraus, dass dieser aus der Sphäre des Lebendigen ein Totes, ein Physisch-Materielles heraussetzen muss, um sich von der irdischen Umgebung abgrenzen zu können. Und tatsächlich findet sich in der Haut ein kontinuierlicher, den ganzen Menschen vollständig umschließender, geordneter Todesprozess: die Differenzierung der Epidermis aus der Basalzellschicht über die Stachelzellschicht zum Stratum corneum (Apoptose).

Um uns als lebendige Wesen in der irdischen Umgebung behaupten, also auch abgrenzen zu können, müssen wir uns dieser Umgebung angleichen, also peripher absterben. J. W. von Goethe drückt das so aus: „Wie wir nun einen solchen Wunderbau betrachten und die Art wie er hervorsteigt, näher einzusehen lernen, so begegnet uns abermals ein wichtiger Grundsatz der Organisation: dass kein Leben auf einer Oberfläche wirken und daselbst seine hervorbringende Kraft äußern könne, sondern die ganze Lebenstätigkeit verlangt eine Hülle, die gegen das äußere rohe Element, sei es Wasser oder Luft oder Licht, sie schütze, ihr zartes Wesen bewahre, damit sie das, was ihrem Inneren spezifisch obliegt, vollbringe. Diese Hülle mag nun als Rinde, Haut oder Schale erscheinen, alles, was zum Leben hervor treten, alles was lebendig wirken soll, muss eingehüllt sein. Und so gehört auch alles, was nach außen gekehrt ist, nach und nach frühzeitig dem Tode, der Verwesung an. Die Rinden der Bäume, die Häute der Insekten, die Haare und Federn der Tiere, selbst die Oberhaut des Menschen, sind ewig sich absondernde, abgestorbene, dem Unleben hingegebene Hüllen, hinter denen immer neue Hüllen sich bilden, unter welchen sodann, oberflächlicher oder tiefer, das Leben sein schaffendes Gewebe hervorbringt." (Goethe 1982: 12)

Die Kraftrichtung dieses Vorgangs geht von innen nach außen. Die Kraftentfaltung, die Dynamik erweist sich im Inneren als hoch und fällt im Äußeren völlig ab, da Materie keine eigene Dynamik mehr hat.

1.2 Ätherleib

Auch der Ätherleib gleicht sich der Wirkung des uns umgebenden Ätherischen an: er nimmt dessen Richtung überall von außen her nach innen zu auf und hält – man kann auch sagen, saugt – das Leben an der Peripherie fest. Er bewirkt die Eigenraumbildung und begrenzt damit die Wirkung des äußeren Ätherischen auf den Menschen, wie es das Beispiel der Lichtmetamorphose zeigt:

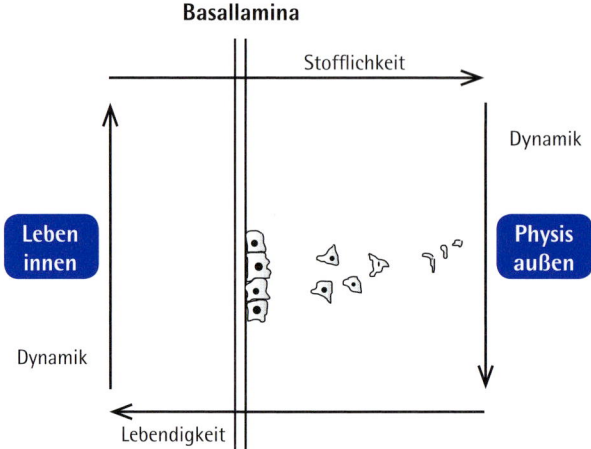

Abb. 1: Der Ätherleib der Haut

Wir benötigen das äußere Licht, nehmen es aber nicht auf, sondern müssen es umwandeln, metamorphosieren in eigenes, in inneres Licht (wir würden eine – ätherisch empfinden – übelriechende, gärende und faulende Ablagerung haben, wenn wir äußeres Licht innerlich speichern würden) (Steiner. GA 312, 24.3.20).

Die Kraftrichtung geht jetzt also von außen nach innen, die Kraftentfaltung, die Dynamik, baut sich von außen nach innen zu auf (Abb. 1).

1.3 Astralleib

Um den Astralleib in seinem Angleichen an die äußere Astralität zu betrachten, soll nochmals das Bild der punktuell zerstreuten, auf ein Zentrum gerichteten Wirkung – die Stadt am Meer bei Nacht – vor Augen geführt werden.

Diesem Zentrieren einerseits, dem Punktuellwerden andererseits muss sich der Astralleib angleichen. Er gestaltet so die Haut zum Sinnesorgan, das aber nicht kontinuierlich, sondern punktuell arbeitet: Das Diskriminierungsvermögen für verschiedene Sinneseindrücke ist örtlich sehr unterschiedlich, Schmerz- und Berührungsreize werden beispielsweise an der Fingerbeere in sehr viel kleineren Abständen als am Rücken differenziert. Dieses punktuelle Tätigwerden ist aber gleichzeitig zentriert, von einer zentralen Instanz erfasst, es kommt (uns) zu Bewusstsein, was da in der Peripherie vorgeht, manchmal schlagartig, z. B. wenn wir die Hand von der heißen Herdplatte zurückziehen.

Die Kraftrichtung geht also von vielen Punkten zu einem Punkt. Die Kraftentfaltung, die Dynamik ist ebenfalls nur punktuell vorhanden – es gibt keine Kontinuität.

1.4 Ich-Organisation

Für die Ich-Organisation findet sich keine äußere Wirkung, der sie sich angleichen könnte. Ihr Abschluss geht vom Zentrum aus, nicht aber von *einem* Zentrum, denn dieses ist nicht lokalisierbar. Es gibt keinen Ort im Raum und/oder der Zeit für das „Ich bin". Die über die Haut aufgenommenen Sinneseindrücke werden im Sinnesorgan erlebt, und zum Bewusstsein einer Gestalt verdichtet. Unser Ich-Bewusstsein selbst können wir nicht verorten, wie es auch keine strukturellen Grenzen für das Ich gibt.

Es „wächst" ja dieses „Ich bin" aus dem „Du", dem Gegenüber eines anderen. Und sein Sich-Abschließen ergibt die Person, das „personare" (Hindurch-Tönen). Das Ich tritt uns also als Schwingung, als Wellenbewegung gegenüber. Es ist immer gleichzeitig innerhalb und außerhalb des Körpers.

Suchst du dich selbst,
So suche draußen in der Welt;
Suchst du die Welt,
So suche in dir selbst.

(Steiner. GA 40: 257)

Ein – zumindest angedeutetes – Abbild im Physischen ist die Umkehr des Blutflusses in den Papillen als ein Finden des Widerstands in der Peripherie.

1.5   Zusammenfassung

Der physische Abschluss der vier Wesensglieder in der Haut lässt sich damit folgendermaßen kennzeichnen:

> Der physische Leib schließt sich auf, indem er sich als Schuppe und damit als totes Material zerstreut.
>
> Der Ätherleib gibt die Leinwand, den Turgor, die Spannung der Haut, ihre Frische und stoffliche Fülle und die verschiedenen Sekrete der Drüsen.
>
> Der Astralleib zeichnet die Haut, er formt ihre vielfältigen feinen Details, er gibt die „edle Form", die für die menschliche Oberfläche typisch ist.
>
> Die Ich-Organisation malt die Haut; im Wechsel der Durchblutung modifiziert sie das Inkarnat, sie bildet aus den Details das Gesamtbild des Individuums im Lebensgang.

Außen und Innen formen die Grenze; Polaritäten enthalten ein Neues – das heilige Geheimnis, von dem Goethe spricht. Diese Grenze ist also etwas Eigenständiges, das Resultat aus den polaren Kräften, diese bindend und gleichzeitig trennend.

Giordano Bruno (1448–1500) drückt das so aus:

Auf der Grenze zwischen Ewigkeit und Zeitlichkeit,
zwischen Geisteswelt und Sinneswelt,
zwischen Urbild und Einzelgeschöpf,
überall an dem Wesen beider teilhabend,
und gleichsam die Brücke bildend,
zwischen den sich fliehenden Polen,
so, hoch aufgerichtet am Horizont der Natur,
steht der Mensch.

■ 2. Störungen der Grenzfunktion

2.1 Übergriffe, die nicht von der Grenze selbst ausgehen

Die Grenze kann in ihrer gleichzeitig verbindenden und trennenden Funktion sowohl von außen als auch von innen angegriffen werden. Diese Angriffe müssen sich wie oben ausgeführt jeweils auf ein Wesensglied richten, können aber natürlich auch mehrere Wesensglieder gleichzeitig involvieren.

2.2 Übergriffe von außen auf die Grenze

- Ein Geschoss schlägt ein Loch, schädigt also die physische Grenze.
- Die Besiedelung mit Bakterien und Pilzen, also mit fremder Lebendigkeit, die zulasten des eigenen Ätherischen geht.
- Die aktinische Elastose entsteht durch das Überwiegen äußerer Astralität.
- Angriffe auf die Ich-Natur der Grenze, wie Folter oder Misshandlung, können Persönlichkeitsstörungen nach sich ziehen.

2.3 Übergriffe von innen heraus auf die Grenze

- Tumore, die die Haut zersetzen, als „Revolte des physischen, des zellulären Prinzips",
- Schuppenflechte als überschießende Stoffwechselkraft aus dem unteren Menschen,
- Neurodermitis als Überwiegen der Nerven-Sinnes-Tätigkeit,
- Ausbildung multipler Persönlichkeiten in einer Person,
- manche Formen des Spiritismus.

Die Übergriffe von innen oder außen hinterlassen meist Spuren in der Haut, die aber nicht den Primäreffloreszenzen entsprechen.

2.4 Störungen der Grenzbildung der vier Wesensglieder in der Haut

Das *Ich* lebt und bewegt das Blut; bei einem „Ich-Verlust", also einer Ohnmacht oder einem Kollaps, fehlt das Blut in der Haut, Blässe überzieht uns. Wenn das Ich völlig weicht, sprechen wir von Leichenblässe, die sehr charakteristisch ist, und letztlich von Leichenflecken, wenn das Blut in der Haut versackt.

Der *Astralleib* vermittelt die Sinneswahrnehmung und formt. Die fehlende Wahrnehmung von z. B. Schmerz und Temperatur führt über Verletzungen zu Ulzerationen, das lebendige Material wird nicht mehr geformt und gehalten. Es „läuft aus" bei Ulkus und Geschwür oder es sammelt sich in Knoten, Lipomen oder Geschwülsten.

Der *Ätherleib* hebt den Stoff ins Lebendige und steuert die Drüsentätigkeit. Wird ihre Tätigkeit vermindert, wird die Haut trocken, spröde, dünner, also atroph. Auch hier können Ulzerationen auftreten, aber primär nicht nässend, sondern nekrotisch. Ein Beispiel sind „Rattenbissnekrosen" an den Fingerkuppen von Sklerodermiepatienten.

Der *physische Leib* bildet die Grundlage für die Tätigkeit der oberen Wesensglieder. Er muss zur Entfaltung der geistigen Tätigkeit gegeben sein. Hält er die oberen

Wesensglieder nicht in richtiger Weise, werden wir einen Blutandrang zum Kopf, also Erscheinungen der Hyperthyreose, Fieber und Ähnliches haben.

In der verminderten Aktivität der vier Wesensglieder in der Grenzbildung zeigt sich eine innere Beziehung zwischen Ich-Organisation und physischem Leib, bzw. zwischen Astralleib und Ätherleib. Wiederum ergeben sich Spuren in der Haut, aber keine Primäreffloreszenzen. Im Folgenden soll unmittelbar von den Primäreffloreszenzen ausgegangen werden.

■ 3. Die Primäreffloreszenzen

Primäreffloreszenzen entstehen per definitionem aus gesunder Haut; Sekundäreffloreszenzen können aus Primäreffloreszenzen oder durch externe Hautschädigung entstehen.

Zu den Primäreffloreszenzen zählen:
- Die Macula als umschriebene Farbabweichung,
- die Papel als das Hautniveau überragende Bildung,
- das Bläschen und die Blase, Vesicula und Vesica,
- die Quaddel, Urtica,
- die Pustel als gefülltes Bläschen und
- die Schuppe, die allerdings häufig auch als Sekundäreffloreszenz auftritt.

Die folgende Betrachtung einzelner Primäreffloreszenzen geht ausschließlich von der Morphe aus und vermeidet es strikt, mögliche gedachte oder hineininterpretierte Ursachen – weder schulmedizinisch noch anthroposophisch – in die Betrachtung einzubeziehen.

3.1 Die Quaddel (Urtica)

Sie ist scharf begrenzt, flach erhaben, relativ derb, polsterartig, hellrot bis weißlich, flüchtig, intensiv juckend. Sie wird nur gescheuert und nicht zerkratzt.

Histologie: Austritt von Serum mit Entwicklung eines umschriebenen dermalen Ödems, hierbei handelt es sich also um eine reine Flüssigkeitsvermehrung.

3.2 Die Papel

Als zur Quaddel polare Erscheinung an der Haut zeigt sich die Papel. Auch sie erhebt sich über das Hautniveau und ist derb, aber kompakt, sozusagen eine Eigenpersönlichkeit. Die Papel ist dauerhaft (bis zu zwei Jahren), gewöhnlich rot gefärbt und zeigt einen sehr unterschiedlichen Juckreiz.

Histologie: Hier liegt eine Zell- und/oder Gewebsvermehrung zugrunde, die epidermal (Verruca), kutan (Syphilis) oder gemischt epidermokutan (Lichen ruber) sein kann. Je nach Ausdehnung spricht man auch von Infiltration (Gewebeverdickung der Haut), Lichenifikation (entzündliche Verdickung mit Vergröberung der Hautfältelung), Tuber (ulzeriert und hinterlässt Narbe [Syphilid]), Noduli und Nodi (kutane bis subkutane Substanzvermehrung) oder Phyma (knollige Exkreszenz: Rhinophym).

3.3 Gegenüberstellung Quaddel und Papel

Bei der Quaddel imponiert die Flüchtigkeit, es fehlt eine Formung, auch wenn eine Quaddel oft bizarre Formen annehmen kann. Papeln sind dauerhaft und oft sehr charakteristisch geformt, wie beim Lichen ruber. „Manchmal genügt zu dessen Erkennung eine einzige typische Effloreszenz: steil aufsteigend, polygonal begrenzt, plane Oberfläche, die spiegelt und eine feine milchig weiße, netzförmige Zeichnung (Wickham-Phänomen) zeigt." (Braun-Falco et al. 1984: 414)

3.4 Die Macula

Die Macula ist definiert als eine umschriebene Farbabweichung im Hautniveau. Größe, Form und Begrenzung sind variabel und nicht festgelegt, ebenso wenig die Dauer der Erscheinung. So sind Pigmenteinlagerungen z. B. nach Entzündungen oft monate- bis jahrelang, die Purpura tage- bis wochenlang, Erytheme durch Hyperämie (also lokale Durchblutungsvermehrung), minuten- bis tagelang sichtbar.

Histologisch finden sich Einlagerungen – Melanin, Hämosiderin, Gallenfarbstoffe usw. – oder Änderungen des Gefäßlumens – Erytheme, Zyanose –, aber keine Vermehrung von flüssigem oder zellulärem Gewebe.

Bei der Gegenüberstellung von Urtica und Papel zeigt die Macula eine Zwischenstellung: Das Hautniveau wird nicht mehr verlassen, Dauer, Farbe und Begrenzung sind variabel. Die Textur der Haut bleibt unverändert, der Fleck wirkt wie hineingegossen. Und dennoch können sehr typische Bilder entstehen wie ein Masernexanthem, Ringelröteln oder Ähnliches. Man könnte sagen: „Es geistert etwas über die Haut."

3.5 Die Squama oder Schuppe

Und wiederum als polare Erscheinung finden wir die Squama oder Schuppe als verschieden große oder unterschiedlich haftende, para- (mit Unreifezeichen) bzw. orthokeratotische, unterschiedlich gefärbte (silber glänzend bei Psoriasis, fettig-gelblich bei seborrhoischem Ekzem) Hornplättchen. Sie sind nicht mehr rückbildungsfähig, sondern können nur noch abgegeben, abgeschilfert werden.

Histologie: Die Epidermis verbreitert sich (Akanthose), es kommt zur Hyperkeratose mit Stratum granulosum (also normalen Entwicklung) oder zur Parakeratose ohne Stratum granulosum (also mit zellkernhaltigen Hornzellen).

3.6 Gegenüberstellung Macula und Squama

In der Gegenüberstellung zur Macula ist die Squama ins Materielle hineingeronnen. Sie entzieht sich, sie nimmt etwas Farbe und etwas Stofflichkeit und verabschiedet sich damit aus dem Lebendigen.

Macula und Squama bilden eine eigene Polarität, qualitativ verschieden zur Polarität Urtica/Papel. Am Beispiel des Scharlachs oder der Masern zeigt sich das Exanthem in Begleitung einer verstärkten Inkarnation der Ich-Organisation in den physischen Leib, danach – zeitlich getrennt, etwa zwei Wochen später – kommt es zur groblamellösen bis flächigen Desquamation, häufig der Hände und Füße, das Ich befreit sich wieder aus der zu starken Bindung ins Physische.

3.7 Die Blase (Vesica) und das Bläschen (Vesicula)

Wenn der Druck des Flüssigen sich im Aufschießen der Quaddel steigert, bis ihn das Gewebe nicht mehr halten kann, entsteht ein flüssigkeitsgefüllter Hohlraum, eine Blase.

Dieser Hohlraum kann intra- oder subepidermal gelegen sein, wodurch seine Haltbarkeit und das Abheilungsverhalten beeinflusst werden.

Bei zu starkem Druck von innen oder einer Verletzung von außen wird die Blasendecke gesprengt, es entsteht eine Erosion, die über eine Macula abheilen kann oder bei tieferer Schädigung in eine Kruste, dann Squama und möglicherweise Narbe übergeht.

In der Blasenbildung verliert die Flüssigkeitsanschoppung demnach die Fähigkeit zur Rückbildung, die Blasendecke stirbt ab und wird also eine Schuppe; die Wunde selbst kann sich zum Erythem oder zur Narbe entwickeln.

3.8 Die Pustel

Stellt man sich die Zellvermehrung der Papel in übersteigerter Form vor, führt dies zur Pustel. Dort sammeln sich Leukozyten in Hohlräumen, primär z. B. bei der Psoriasis pustulosa, sekundär durch Impetiginisierung von Blasen oder Bläschen mit Eitererregern.

Die Entwicklung der Pustel ist ähnlich wie bei der Blase zu sehen: Bei tiefer Lokalisation wird sie zur Vernarbung führen (Acne conglobata), bei oberflächlicher, suprabasaler Lokalisation kann sie über ein Erythem narbenlos abheilen (Psoriasis pustulosa).

Eine Zwischenstellung, einen Übergang von der Blase zur Pustel stellen primäre Blasen mit trübem Inhalt dar, wie sie die Pemphiguskrankheiten zeigen, die wie sonstige Blasen und Pusteln über Erytheme narbenlos (Pemphigus foliaceus) oder über Krustenbildung narbig (vernarbendes Pemphigoid) abheilen.

Fassen wir die Primäreffloreszenzen als Reaktionsformen der Haut geistig auf, können wir ihre *Entwicklungsmöglichkeiten*, die in ihrer Abfolge weder zwangsläufig noch unabdingbar sind, darstellen (Abb. 2). Dabei müssen wir in unserer Vorstellung die notwendig flächenhafte Abbildung ins Räumliche erheben, die wechselseitige Beziehung zwischen Vesica und Pustel erzeugt die Kugelgestalt.

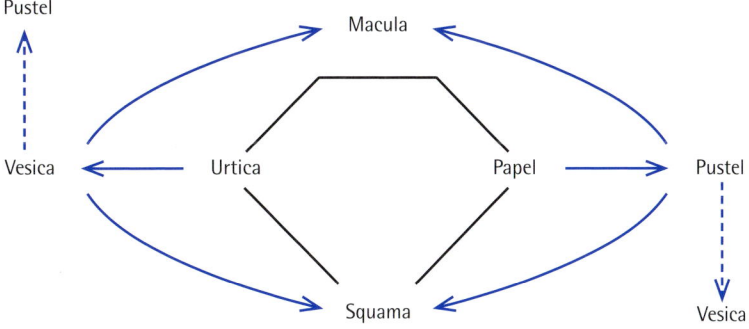

Abb. 2: Die Ordnung der Primäreffloreszenzen

3.9 Polarität Urtica-Papel und Macula-Squama

Diese Polaritäten lassen sich auch sprachlich ausdrücken:

Die Urtica protzt, sie steht im Saft, sie schießt hierhin und dorthin, aber hinterlässt keine Spuren. Die Papel hält auf, sie bietet Widerstand, einen „Stein des Anstoßes". Bereits *eine Papel* kann eine gesamte Krankheit klassifizieren.

Verbinden wir die Flüchtigkeit der Urtica und die Dauer der Papel, suchen also ein Neues in der Polarität, so kommen wir zur Macula, zum Fleck, der über die Haut „geistert", manchmal fast nicht fassbar ist. Verbinden wir andererseits den Druck im Stofflichen der Urtica mit der Formung der Papel, führt das zur Squama, zur Schuppe, die sich dem Lebendigen entzieht, also ein Bild des „Abscheidens" ist.

> Die Polarität Urtica-Papel gebiert also die Achse Macula-Squama; die Polarität Macula-Squama hinwiederum gebiert die Achse Urtica-Papel.

Das „Geisternde" der Macula und das materiell Raumfüllende der Squama zeitigen Räumliches von wechselnder Dauer, flüchtig bei der Quaddel, persistierend in der Papel. Das Eingelagerte der Macula und das aus dem Leben Hinausgelagerte der Squama zeigen sich im Heraustreten der Quaddel und der Papel über das Hautniveau. Verstärkt sich das „Protzen" der Quaddel, dann „blast" (die Neuschöpfung sei mir gestattet) es, bis es platzt. Es entstehen Blasen, die sich in ihrem Verlauf entweder zur Macula oder zur Squama hinneigen. Verstärkt sich der „Stein des Anstoßes" der Papel bis zur Pustel, stehen wir dieser Erscheinung befremdet gegenüber. Sie weckt eine Abneigung, die bis zum Ekel gehen kann. Aber auch hier ist die Entwicklung sowohl zur Macula als auch zur Squama möglich, und damit verbinden sich räumlich gesehen Urtica und Papel über die Stufen Blase – Pustel – trübe Blase und spannen mit den Entwicklungsmöglichkeiten zur Macula und zur Squama das räumliche Bild unseres Grenzorgans, der Haut, auf (Abb. 3).

In und hinter den Polaritäten Macula-Squama und Vesica-Papel scheinen die vier Wesensglieder auf, wie sie zu Beginn dieses Kapitels dargestellt wurden (Abb. 4).

Die Macula charakterisiert das Exanthem vieler Kinderkrankheiten. Diese dienen dem Ich dazu, den physischen Leib nach seinen individuellen Notwendigkeiten umzuschmelzen.

Die Extravasate von Leukozyten bei entzündlichen Dermatosen bis zur Psoriasis pustulosa erinnern an das Eindringen tierischer Lebensformen in die wohlgeordnete Epidermis als Ausdruck astraler Tätigkeit.

In der Urtica schießt das – ätherisch – quellende Leben über die Hautoberfläche hinaus. Die vermehrte Squamation wie bei den Ichthyosis-Formen führt den physischen Substanzstrom ins Leblose.

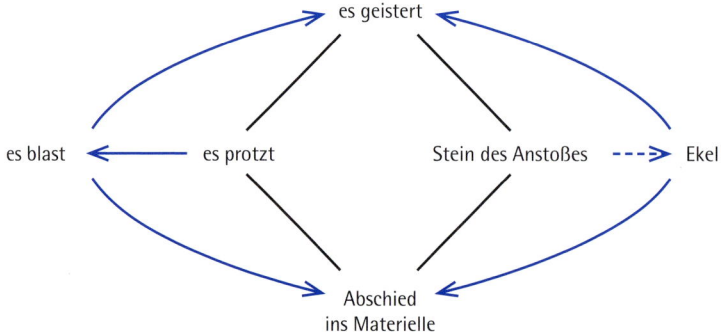

Abb. 3: Die Primäreffloreszenzen gemütvoll betrachtet

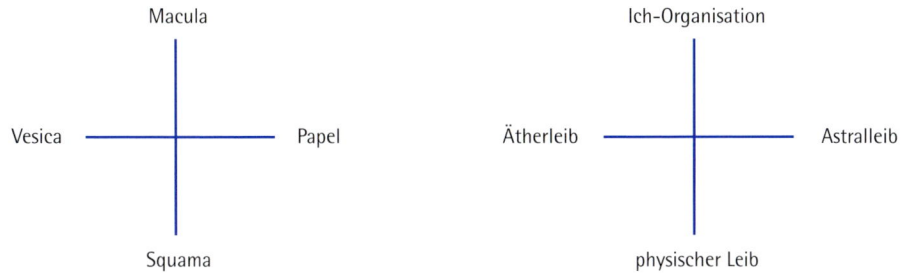

Abb. 4: Die Effloreszenzen und die Wesensglieder

■ 4. Zusammenfassung

Im Gesunden ist die Haut Grenzorgan unserer Gestalt. Diese Gestalt und damit natürlich auch ihre Grenze muss uns gegeben sein, damit wir uns als Individuen in dieser Welt definieren und entfalten können, d. h. Kräfte der Intelligenz, Gefühlskräfte, Gemütskräfte entwickeln können.

Diese Grenze unterliegt einer ständigen Spannung, es finden Übergriffe von außen und von innen statt. Diese Grenze kann aber auch selbst Veränderungen zeigen, und es wird zu prüfen sein, ob die Genese mancher Hauterkrankung auch in dem Hautorgan selbst zu suchen und zu finden ist und nicht immer auf „tieferliegende" Störungen geschlossen werden muss.

In den primären Erscheinungen krankhafter Zustände der Haut finden sich alle vier Wesensglieder wieder, sie finden sich in einer räumlichen und zeitlichen Verbindung, die selbst wieder einen Raum und eine Entwicklung zeigt, also als Haut gesehen werden kann.

Den Schlussstein möge der zweite Teil des oben zitierten Epirrhems von Goethe bilden:

Freuet euch des wahren Scheins,
Euch des ernsten Spieles:
Kein Lebendiges ist Eins,
Immer ist's ein Vieles.

(J. W. v. Goethe, Gott und Welt, Epirrhema)

■ Literatur

Basis dieses Kapitels ist der überarbeitete Aufsatz von R. Ernst (2006): Effloreszenzen der Haut aus anthroposophisch-menschenkundlicher Sicht. Der Merkurstab 57, 324–330.

Braun-Falco, O., Plewig, G., Wolff, HH. (1984): Dermatologie und Venerologie. 3. Auflage. Berlin, Heidelberg, New York, Tokio.
Goethe, JW. von (1982): Naturwissenschaftliche Schriften. Mit Einleitungen und Erläuterungen im Text. (Hrsg.) Steiner, R. Bd. 1. Dornach.
Steiner, R. (1991): Eine okkulte Physiologie. GA 128. 5. erw. Auflage. Dornach.
Steiner, R. (1998): Wahrspruchworte. GA 40. 8. Auflage. Dornach.
Steiner, R. (1999): Geisteswissenschaft und Medizin. GA 312. 7. Auflage. Dornach.

VII
DIE HAUTKRANKHEITEN

■ 1. Neurodermitis

Die Darstellung der dermatologischen Krankheitsbilder beginnt mit der Neurodermitis, da diese Dermatose in ihrer vollen Ausprägung und mehr noch in den Minimalvarianten in Mitteleuropa zu den häufigsten Krankheitsbildern der Haut gehört. Zudem hat sich die Prävalenz der Neurodermitis in den Jahrzehnten nach dem Zweiten Weltkrieg in Mitteleuropa vervielfacht. Die anthroposophische Menschenkunde kann Wesentliches zum Verständnis des Krankheitsbildes und seiner Ursachen beitragen.

Die Neurodermitis ist eine Zeitkrankheit. Dies wird deutlich durch die Häufigkeit, mit der die Neurodermitis auftritt:
- bei 10 bis 15 % der Kinder in Europa bis zur Einschulung,
- bei 1,5 bis 3 % der Erwachsenen in Deutschland.

Auch die Zunahme der Häufigkeit spricht dafür: Während die Neurodermitisprävalenz im ersten Lebensjahrsiebt in den 1950er- und 1960er-Jahren noch bei 2 bis 3 % lag, können wir heute von einer Vervier- bis Versechsfachung ausgehen. Blickt man auf die Erde als Ganzes, sind es die hochindustrialisierten Länder westlicher Prägung (z. B. Mitteleuropa, Japan, USA), in deren Bevölkerung die Neurodermitis so häufig vorkommt. Aufschlussreich ist die Tatsache, dass die Bevölkerung der früheren DDR deutlich weniger Allergien und Erkrankungen des atopischen Formenkreises aufwies als diejenige der Bundesrepublik. Innerhalb weniger Jahre nach der Wiedervereinigung stiegen die Allergiezahlen im Osten allerdings an und haben heute Westniveau erreicht. Dieses wirft die Frage nach dem Zusammenhang zwischen der Neurodermitishäufigkeit, der freien Marktwirtschaft und dem westlichen Lebensstil auf.

Die 2007 veröffentlichte ISAAC-Studie (International Study of Asthma and Allergies in Childhood) hat gezeigt, dass in Industrieländern mit hoher Ekzemprävalenz teilweise ein Plateau erreicht ist. Die Zunahme scheint nicht über eine Schwelle von 20 % im Kindesalter hinauszugehen. Mit der beobachteten enormen Zunahme von Ekzemen in vielen Entwicklungsländern rollt eine große Last auf die dortigen Gesundheitssysteme zu. Es ist zu befürchten, dass Allergien die Rolle von Infektionen als Hauptmorbiditätsrisiko dort verdrängen könnten.

1.1 Die atopische Hautdiathese

Personen, bei denen die Neigung zu einer Erkrankung des atopischen Formenkreises besteht, weisen eine Reihe von Stigmata auf, die ohne Krankheitswert sind. Diese Atopiezeichen haben jedoch Hinweischarakter auf eine spezifische Konstitution, wobei die betreffende Person durchaus hautgesund sein kann. Diese Zeichen der atopischen Hautdiathese lassen sich in drei Gruppen ordnen:

Zeichen vermindert tätiger Aufbaukräfte:
- Xerosis,
- Sebostase, kleinere Talgdrüsen,
- Hypohidrose,
- weniger Haare,
- dünne Subkutis,
- periorbitaler Halo,
- Herthoge-Zeichen.

Zeichen verstärkt angreifender Formkräfte:
- Lidfalten (Dennie-Morgan),
- vermehrte Lippenfelderung,
- hyperlineäre Palmae und Plantae, Ichthyosis-Hand und Ichthyosis-Fuß,
- Keratosis pilaris (auch follicularis genannt),
- Haarwirbel in der Stirn,
- asthenische Konstitution.

Zeichen der Übernervung der Peripherie des Organismus:
- Juckreiz beim Schwitzen,
- Juckreiz nach dem Baden und Duschen,
- Wollunverträglichkeit,
- weißer Dermografismus,
- Gesichtsblässe,
- Akrozyanose,
- Photophobie.

Einige dieser Zeichen sollen im Folgenden kommentiert werden. Die Xerosis (= trockene Haut) ist unter anderem bedingt durch:
- fehlerhaft aufgebaute und ungenügend vorhandene interzelluläre Lipiddoppellamellen zwischen den Keratinozyten, teilweise durch einen Mangel an Ceramiden,
- einen genetisch bedingten Mangel an Filaggrin, was zur fehlerhaften Keratinaggregation in den Keratinozyten führt.
- Beides ergibt eine gestörte epidermale Barrierefunktion, die an den intakten Aufbau von Lipiden und Keratin gebunden ist. Als Folge tritt ein erhöhter transepidermaler Wasserverlust auf und die Haut trocknet buchstäblich aus.
- Außerdem bewirkt ein herabgesetzter Harnstoffgehalt in der Epidermis eine verminderte Wasserbindungskapazität und damit zusätzliche Austrocknung.
- Eine pH-Verschiebung im Stratum corneum zum Basischen beeinflusst den Lipidstoffwechsel.
- Ein Delta-6-Desaturasemangel führt zu einer verminderten Umwandlung von Linolsäure in γ-Linolensäure mit einem Mangel an Prostaglandin E1 und Störung der zellulären Immunität.
- Eine erhöhte Permeabilität führt zum erleichterten Einstrom von Stoffen der Umwelt (Allergene, Irritanzien).

Die trockene Haut des Menschen mit einer atopischen Hautdiathese erscheint makroskopisch fahl, stumpf, glanzlos, zuweilen grau. Ihre dezente feine Schuppung bedingt eine rauhe Oberfläche; die Haut erscheint dadurch wie mit feingemahlenem Salz bestreut.

Erniedrigte Talgproduktion (= Sebostase) von kleineren Talgdrüsen und verminderte Schweißsekretion (= Hypohidrose) sind weitere Faktoren, die zur Xerosis beitragen. Das verminderte Schwitzen von Atopikern ist experimentell gut untersucht: Im Mittel schwitzen die Hautgesunden dreimal mehr als die Atopiker (Stern et al. 1998). Wenn ein Mensch mit atopischer Hautdiathese weniger Haare hat, bedeutet dies, dass die Gesamtbehaarung eine verminderte Haarzahl pro Quadratzentimeter aufweist. Damit sind drei wichtige Stoffwechselleistungen des unteren Coriums vermindert.

Greift die charakteristische Zurücknahme der aufbauenden Stoffwechselkraft im Hautorgan, welche die atopische Hautdiathese charakterisiert, weiter von peripher nach zentral über, findet man eine dünne Subkutis und letztlich eine asthenische Konstitution mit schlankem, mehr oder weniger magerem, tendenziell unterernährtem Körperbau. Das gering ausgeprägte subkutane Fettgewebe ist zwar charakteristisch für den zur Neurodermitis neigenden Menschen, es muss jedoch nicht immer vorhanden sein. Ob das subkutane Fettgewebe dünn, normal oder üppig vorhanden ist, hängt eben ab davon, wie stark die Abbaukräfte des Nerven-Sinnes-Systems den betreffenden Menschen von oben nach unten und von außen nach innen durchgestalten und seine Vitalität und Stoffwechselkraft begrenzen.

Die halonierten, umschatteten Augen treten bei Menschen ohne atopische Hautdiathese nur durch Aufzehren der Reserve des periorbitalen subkutanen Fettgewebes auf; für den Atopiker gehören sie zum normalen Zustand. Die Rarefizierung der lateralen Augenbrauen (Herthoge) ist ein weiteres „Minuszeichen".

Wie im Eingangskapitel beschrieben, greifen die Formkräfte am oberen Pol der menschlichen Gestalt an und wirken von peripher nach zentral und von oben nach unten ein. Es ist hochinteressant, dass diese Formkräfte beim Atopiker stärker oberflächengestaltend tätig sind, als sei seine Leiblichkeit ein Werkstück schöpferischer Kräfte, die einmal, zweimal, dreimal intensiver wirken verglichen mit Menschen ohne atopische Hautdiathese.

Die Keratosis pilaris stellt einen Hornkegel dar an der Stelle, an der Haarbalg und Talgdrüsenfollikel an die Hautoberfläche münden. So ist die Keratosis pilaris wie eine permanente „Gänsehaut", die ja bekanntlich nur passager auftritt und durch nervale oder emotionale Auslöser durch Kontraktion der Musculi arrectores pili hervorgerufen wird. Häufig findet sich beim Atopiker ein Wirbel am Stirnhaaransatz rechts, der sein imaginäres Zentrum im Bereich der rechten Stirn hat und die Haare hier zur rechten Seite dreht, wie wenn sie von medial nach lateral gebürstet worden wären. Dieses Zeichen ist schon beim Säugling zu erkennen. Mit seiner Lokalisation über dem rechten Frontalhirn stellt sich die Frage, ob es mit der starken Tätigkeit des Nerven-Sinnes-Systems beim Atopiker zu tun hat. R. Steiner beschreibt, wie an den Stellen, an denen die Haare Wirbel bilden, bleiüberwindende Kräfte ausstrahlen (Steiner. GA 316: 52). Der Mensch verdankt den bleiüberwindenden Kräften, die er dem aus seiner Umgebung auf ihn zukommenden Strom an Ätherkräften entgegensendet, dass er sich gegenüber den Sinneseindrücken abschließen kann, um sich dem selbstständigen, freien Denken hingeben zu können. Es sind die oberen Ätherarten, die auf den oberen Pol der Gestalt aus der Peripherie auf den Menschen wirken, die die Wirksamkeit des Saturn enthalten und das Blei bilden möchten, und die unteren Ätherarten, aus denen die bleiüberwindende Kraft hervorgeht. Diese also wirken in den Haarwirbeln, was auch daraus verständlich ist, dass sie das Haarwachstum aus der Haarzwiebel bewirken. Mit einem Blick auf die Persönlichkeit des Atopikers, die typischerweise durchaus kopfbetont und eigensinnig ist, kann man sagen, dass die Bildung zusätzlicher Haarwirbel auf einem verstärkten Bemühen des Organismus beruht, sich von der Umgebung abzuschließen.

Der Juckreiz beim Schwitzen tritt im Moment des Schweißaustritts aus den Ausführungsgängen auf, also am Beginn des Schwitzens. Möglicherweise ist es der salzhaltige Schweiß auf einer durch einen zu starken Salprozess geprägten Haut, der die freien Nervenenden in der Epidermis erregt. Der Juckreiz nach dem Baden und Duschen entsteht, weil die Epidermis durch das warme Wasser weiter austrocknet. Bezeichnend ist die Wollunverträglichkeit: Die Schafwolle als substanzielle Bildung eines von einem Astralleib beseelten tierischen Organismus wird auf der Haut nicht vertragen. Dabei handelt es sich nicht etwa um eine Allergie unter Einbezug immunologischer Vorgänge. Die gröberen Schafwollfasern (Durchmesser > 30 µm) haben eine ausgeprägte Kräuselung, sie sind korkenzieherartig gewunden. (Hier sind dieselben Kräfte tätig, die dem Widder die Hörner zur Schnecke winden.) Einzelne Fasern ragen aus dem gesponnenen Wollfaden heraus und führen auf der Hautoberfläche eine Mikromassage durch. Die gesunde menschliche Haut reagiert darauf mit einer Mehrdurchblutung und einer besseren Durchwärmung der Haut. Über Jahrtausende stellte dieser Effekt den hohen Wert der Schafwolle für die Bekleidung des Menschen dar. Charakteristischerweise reagiert beim Atopiker heute jedoch der Gegenspieler des Blutes, der Nerv: Die freien Nervenendigungen in der Epidermis werden erregt und lösen Juckreiz aus.

Die Hautdurchblutung ist angesichts der Übernervung des Hautorgans labil: Beim weißen Dermographismus löst ein Strich mit einem Holzspatel oder Ähnlichem über die Haut anstelle einer normalerweise linearen Rötung durch lokale Vasokonstriktion einen weißen Strich aus. Bei der Gesichtsblässe ist es der obere Pol der Gestalt mit seiner Nähe zum zentralen Nervensystem, und bei der Akrozyanose sind es die intensiv nerval versorgten Hände und Füße, die mit Blut unterversorgt sind. Die Photophobie (Unverträglichkeit von direktem Sonnenlicht auf die Augen) zeigt an, dass auch das Auge als das größte und wichtigste Sinnesorgan des Menschen einem erhöhten nervalen Tonus unterliegt.

1.2 Eine vorläufige menschenkundliche Diagnose

Schon bei einem gänzlich hautgesunden Menschen lässt sich aus den Zeichen der atopischen Hautdiathese eine spezielle Konstitution beschreiben: Die verminderten Aufbaukräfte des Stoffwechsels im Hautorgan und die verstärkt angreifenden Formkräfte weisen auf die verstärkte Wirksamkeit des Nerven-Sinnes-Systems in der Haut oder auch im gesamten Organismus hin. Diese ist direkt abzulesen an den Zeichen der Übernervung des Hautorgans. Die Haut des Menschen mit der atopischen Hautdiathese weist ein verstärktes Eingreifen von Astralleib und Ich nach Art des Nerven-Sinnes-Systems auf, damit abbauend und tendenziell vergiftend. Sinneseindrücke wirken zu intensiv, zu tief und bekommen dadurch den Charakter des Gifts, des Fremdkörpers.

1.3 Erscheinungsbild der Neurodermitis

Ein neurodermitischer Schub im Erwachsenenalter verläuft typischerweise in zwei Phasen. Der Patient kommt nicht selten mit einem Ekzem in die Sprechstunde und antwortet auf die Frage nach der Auslösung des Schubs, dass für ihn die Verschlechterung der Haut aus „heiterem Himmel" komme, da er doch gerade Urlaub habe. Fragt man nach der Zeit vor dem Urlaub, ist zu erfahren, dass dem Schub eine berufliche Überforderung, eine private Sorge, etwas nervlich Anspannendes im Alltag vorangeht. Nervliche Erschöpfung stellte sich ein, wurde jedoch übersehen, auch weil das Hautorgan äußerlich erscheinungsfrei war. Der Stress hat jedoch in dieser ersten Phase ohne äußere Symptomatik zu einem verstärkten Tonus der freien Nervenendigungen in der Epidermis geführt. Aufgrund der konstitutionellen Neigung entsteht ein tendenzielles Überwiegen der Abbaukräfte gegenüber den Aufbaukräften, wodurch die Epidermis in Spuren zu wach wird und Vitalität durch Verwandlung in Bewusstseinskräfte verbraucht wird. Es entsteht um die freien Nervenenden ein „Ätherloch" als rein funktionelle Tatsache.

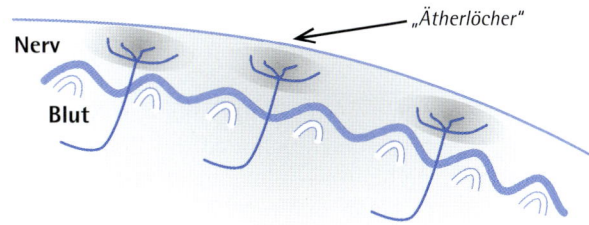

Abb. 1: Erste Phase der Neurodermitis

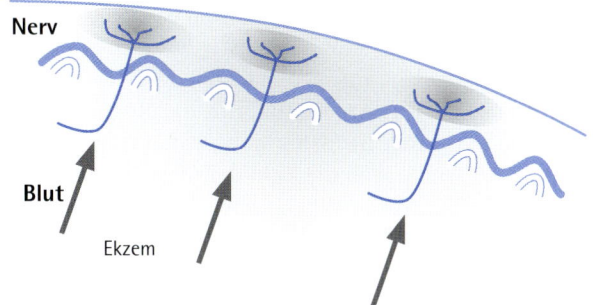

Abb. 2: Zweite Phase der Neurodermitis

In einer zweiten Phase, typischerweise während einer darauffolgenden Entspannungszeit, in der der Tonus im Nerv nachlässt, tritt in einem ausgleichenden Selbstheilungsbemühen das Blut auf den Plan. Es füllt die Vitalitätsdefizite in der Epidermis wieder auf, wobei es dabei jedoch über das rechte Maß hinausschießt, sodass die Entzündung, das Ekzem entsteht. Der nervliche Auslöser für den Neurodermitisschub ist letztendlich das Charakteristische.

1.4 Die neurogene Entzündung

Im Folgenden werden einige Forschungsergebnisse aus den letzten zehn Jahre angeführt, die den Einfluss von Stress auf eine bestehende Neurodermitis beschreiben. Stress induziert eine „neurogene" Hautentzündung; die Neurodermitis ist von einer nervalen Versorgung geradezu abhängig. So ist bei Patienten mit Halbseitenlähmung die zuvor symmetrisch erscheinende Neurodermitis nur noch einseitig vorhanden. Zudem weisen japanische Untersuchungen an Neurodermitikern nach einem schweren Erdbeben auf einen deutlichen Einfluss von „life events" hin. Interpersoneller Stress und psychosoziale Probleme, kurz stressreiche Lebenssituationen, lösen in positiver Korrelation zur Intensität der Ängstlichkeit, Beklemmung und Anspannung einen neurodermitischen Schub oder die Verschlechterung einer Neurodermitis mit einer Latenz von bis zu zwei Tagen aus.

1.4.1 Einfluss von Stress auf Nervensystem und Haut

Wie kommen stressreiche Gefühle in die Haut? Einer der wichtigsten Stressmediatoren in der Haut ist das Neuropeptid Substanz P. Im Rahmen einer neurogenen Entzündung
- vermittelt sie Juckreiz,
- wirkt sie als potenter Vasodilatator,

- ist sie verantwortlich für die chemotaktische Stimulation von Eosinophilen,
- stimuliert sie die Produktion von Zytokinen in T-Lymphozyten.

Der Substanz-P-Spiegel im Blutplasma von Neurodermitispatienten ist sowohl während des Schubs als auch während der Remission gegenüber Gesunden erhöht. Im Tierversuch steigt bei Anwendung eines stressauslösenden Pieptons bei Atopiemäusen unter Vermittlung von Substanz P die Anzahl der Nervenfasern. Stress durch exzessive Arbeit am Computer bedingt einen Anstieg zweier Neuropeptide (Substanz P und vasoaktives intestinales Polypeptid) im Blut. Diese tragen zur Exazerbation einer Neurodermitis bei (Kimata 2003a). Auch Hightechstress wie Videospiele und häufiges Handyklingeln verstärken die Hautsymptomatik der Neurodermitis und lassen die Plasmaspiegel von Substanz P, vasoaktivem intestinalem Peptid, Nerve Growth Factor, das Gesamt-Immunglobulin E sowie das Hausstaubmilben-spezifische Immunglobulin E und verschiedene Interleukine ansteigen (Kimata 2003b).

Mastzellen greifen ebenfalls in die Regulation der neurogenen Entzündung ein und werden durch Stresshormone (GRH oder ACTH) beeinflusst. Bei Mäusen unter Lärmstress erhöht sich die Zahl der Mastzell-Nervenendigungskontakte deutlich; dies gilt in gleicher Weise für die vaskuläre Permeabilität. Neurotrophine wie der Nerve Growth Factor sind bei Neurodermitikern erhöht und können auf vielfältige Weise die neurogene Entzündung beeinflussen. Acetylcholinsynthese und -rezeption verbinden Stressreaktionen und neuronal induzierte Hautreaktionen; non-neuronales Acetylcholin greift in die Regulation der Keratinozytenfunktionen ein.

Stress kann sogar die Barrierefunktion und die Integrität der Haut durch eine Verminderung der Epidermisproliferation und Expression von Peptiden, die mit der Zelldifferenzierung verbunden sind, verändern. Im Tierexperiment konnte gezeigt werden, dass sich unter Stress die Dichte und Anzahl der Corneo-Desmosomen verringert.

Auch wird die Bildung von Lamellarkörperchen in Keratinozyten sowohl durch Stress als auch durch eine Verletzung der Haut vermindert. Das bedeutet, dass die Hauptkomponenten der Lamellarkörperchen, Cholesterin und Ceramide, in ihrer Synthese reduziert (zu 50% bzw. 35%) werden. Zudem reduziert Stress die antimikrobielle Abwehr der Haut, es werden also weniger Defensine gebildet.

Die oben beschriebene Beobachtung, dass beim neurodermitischen Ekzem der Nervenreiz am Anfang steht, wird durch folgende Details naturwissenschaftlicher Forschung weiter untermauert: Pruritogene wirken über eine Stimulation der C-Nervenfasern und/oder über Histaminfreisetzung aus lokalen Mastzellen. Die Ursache für die erniedrigte Reizschwelle für Juckreiz beim Atopiker ist eine erhöhte periphere Sensibilität der schnell leitenden A- und der langsam leitenden C-Fasern in der Haut. Zudem enthält die Haut atopischer Kinder mehr A- und C-Fasern und auch mehr Neuropeptide und Rezeptoren, die den Juckreiz übermitteln.

Zusammenfassend ist festzustellen, dass die referierten Forschungsergebnisse sämtlich die Rolle des Nervensystems als führender, primärer Auslöser der neurodermitischen Hautentzündung belegen. Daher ist die Bezeichnung Neurodermitis (wörtlich übersetzt: Entzündung der Haut aus den Nerven), die dieser Dermatose 1891 von den französischen Dermatologen Brocq und Jaquet gegeben wurde, zutreffend und wird von uns bevorzugt. Die Bezeichnung endogenes Ekzem ist vergleichsweise farblos und nichtssagend. Die Bezeichnung atopisches Ekzem ist insofern zutreffend, als sie auf den falschen (a-) Ort (topos), an dem der Astralleib im Übermaß tätig ist und dadurch die Entzündung verursacht, hinweist.

1.5 Prädilektionsstellen und besondere Erscheinungsformen

Die Prädilektionsstellen der Neurodermitis finden sich in folgenden Hautarealen:
- Gesicht,
- Hals,
- Nacken bzw. oberer Rücken,
- Dekolleté,
- Schultern,
- Armbeugen,
- Hände.

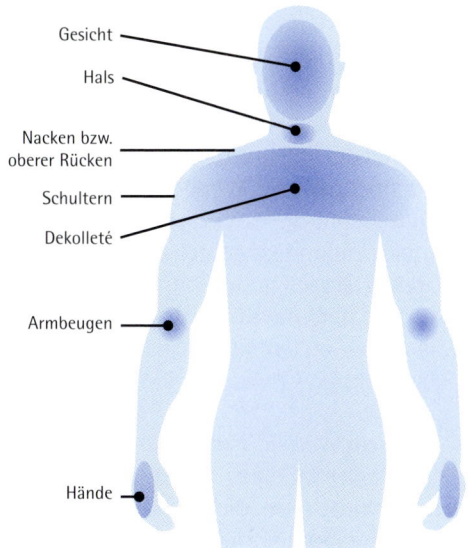

Abb. 3: Prädilektionsstellen der Neurodermitis

- *Lidekzem*

Damit ist der obere Pol der menschlichen Gestalt betroffen mit seiner Nähe zum zentralen Nervensystem und den größten und wichtigsten Sinnesorganen. Das Lidekzem in der Nachbarschaft des Auges ist eine typische Lokalisation der Neurodermitis. Das Auge ist das wichtigste Sinnesorgan des Menschen. (Deswegen haben in der ärztlichen Diagnostik die bildgebenden Verfahren einen so hohen Stellenwert!) Eine Überlastung der Augen, die bei der heutigen Reizüberflutung leicht auftreten kann, führt, bildhaft ausgedrückt, zu einem zu großen und breiten Lichtstrom durch das Tor der Augen in den menschlichen Organismus, sodass die Nachbarschaft der Augen „verbrennt". Imaginativ handelt es sich also beim Lidekzem um eine „Lichtverbrennung"; meistens ist Stress die Ursache. Dieser führt zu einem verstärkten direkten Eingreifen des Astralleibs in die Physis durch das Licht.

- *Beugenekzem*

Das typische Beugenekzem ist häufig in den Armbeugen, seltener in den Kniebeugen lokalisiert. Die Beugen der Extremitäten sind sensibel und verletzlich und bedürfen des Schutzes vor der Einwirkung von Fremdkräften aus der Umgebung. Die verstärkte Tätigkeit des Nerven-Sinnes-Systems beim Atopiker mit dem forcierten zentripetalen Einwirken von Umkreiskräften hat besonders im Bereich der Beugen seine Auswirkung. Hier ist die Haut so zart, dass beispielsweise bisher noch nicht benutzte Externa hier auf Verträglichkeit geprüft werden können. Während das Ekzem in den Armbeugen sich durch Stress verschlechtert, reagiert das Ekzem der Kniebeugen auf die Ernährung. Das Beugenekzem an den Armen zeigt also mehr einen Nerven-Sinnes-Bezug, an den Beinen mehr einen Stoffwechselbezug.

- *Handekzem*

Das neurodermitische Handekzem wird verständlich aus der intensiven nervalen Versorgung der Hände. Der Astralleib ist hier ähnlich intensiv wahrnehmend tätig wie im Kopfbereich. So kann das Tastempfinden der Fingerbeeren bei Blinden die Aufgabe des Sehens übernehmen. Ähnlich dem Antlitz des Menschen gestaltet die Ich-Organisation hier die Physis bis ins Feinste durch, indem sie das Leistenmuster der Fingerbeeren schafft. (Dies ist bekanntlich individuell gestaltet und daher kriminalistisch interessant.) Kurz gesagt gehören die Hände zum oberen Menschen und sind geprägt durch das Nerven-Sinnes-System; mit unseren zehn Fingerbeeren haben wir also sozusagen nochmals zehn Köpfe zusätzlich.

- *Frühkindliche Neurodermitis*

Das Erscheinungsbild der frühkindlichen Neurodermitis ist in gewisser Weise polar zu demjenigen im Erwachsenenalter. Es findet sich der Milchschorf am Capillitium, nicht selten feucht mit dicken, gelblichen, oft fest haftenden Schuppen. Der Milchschorf kann auf Stirn und Wangen übergehen und stark jucken. Bei Fortschreiten der Entzündung sind die Streckseiten der Extremitäten befallen bis zur Generalisation; die Hautentzündung ist oft feucht. Mit dem Befall von konvexen Flächen am Kopf sowie an den Streckseiten der Extremitäten tritt die zentrifugale Kraft des Blutes in Erscheinung, die über die Körpergrenze hinausdrängt. Es entsteht der „Aus-schlag", der von innen nach außen schlägt. Hierin und auch im Nässen der Ekzemflächen offenbart sich die starke Vitalität und Wachstumskraft des Säuglings.

- *Lichenifikation, Prurigoform*

Zeigt die frühkindliche Neurodermitis temporär das Bild der Auflösung, so überwiegt beim Erwachsenen die Verhärtung der betroffenen Hautareale. Chronische Formen der Neurodermitis zeigen oft das Bild der Lichenifikation (wörtlich übersetzt: „Verflechtung"). Es handelt sich um eine umschriebene, flächenhafte Verdickung der Haut mit einer Vergröberung der Oberflächenfelderung und Verminderung der Elastizität sowie einer Vertiefung der Hautfurchen. Die chronische Entzündung führt hier zur Verhärtung, zur elefantenartigen Verdickung, zum Panzer. – Punktuell treten Verhärtungstendenzen in der Prurigopapel in Erscheinung: Dies sind disseminiert auftretende, hyperkeratotische Knötchen, die über lange Zeit an derselben Stelle bestehen und intensiv jucken. Man spricht auch von der Prurigoform der Neurodermitis.

1.6 Hauptsymptom Juckreiz

Das Hauptsymptom der Neurodermitis ist der Juckreiz, der für den Patienten am quälendsten ist. Versucht man das Phänomen des Juckreizes menschenkundlich zu begreifen, kann man von dem Insekt ausgehen, das sich auf die Haut setzt, krabbelt oder gar sticht oder beißt. Die Fremdastralität erzeugt Juckreiz; der Mensch möchte dieses plötzliche Mehr an Astralität wegschaffen und kratzt. Beim neurodermitischen Juckreiz ist es nun so, dass das Zuviel an Astralität in der Peripherie aufgrund einer konstitutionellen Schwäche auftritt. Das Ich kann dieser Astralität nicht Herr bleiben bzw. werden. Der Astralleib bekommt ein zu starkes Eigenleben. Interessant ist, dass der Juckreiz während einer Tätigkeit, z. B. Autofahren, nachlässt. Dann ist der Astralleib in der Sinnestätigkeit gebunden. Demgegenüber ist er abends nach der Arbeit, in der Entspannungsphase, wieder ungehemmt tätig: Jetzt hat der Juckreiz sein Maximum. Das Jucken und das damit verbundene Kratzen treten oft schubweise auf und verbinden sich mit ungelenkten Seelenregungen wie Ungeduld, Aggressivität, Lust. Die Juckreizattacken können regelrechte Kratzorgien auslösen. Das Kratzen soll das Zuviel an Astralität wegschaffen, was natürlich nicht möglich ist. Stattdessen wird die Epidermis weggekratzt, und es entsteht die Exkoriation. Dadurch wird der Juckreiz gegen den Schmerz ausgetauscht; der besser zu ertragen ist als der Juckreiz. Beim gesunden Menschen beherrscht das Ich den Astralleib. Im Juckreiz ist der Astralleib dem Ich entglitten, im Schmerz wird er dem Ich wieder zugänglich.

1.7 Jahreszeitlicher Verlauf

Die Neurodermitis zeigt gewöhnlich jahreszeitliche Schwankungen mit einer Verschlechterung im Winter und Besserung der Hauterscheinungen im Sommer. Dies erklärt sich aus dem jahreszeitlichen Wechsel der ätherischen Verhältnisse in der Natur, die den Menschen umgibt: Im Sonnenlicht strömen die kosmischen Qualitäten von Wärme- und Lichtäther. Zur Sommerzeit sind diesen Qualitäten durch den Erdenäther, der in die Erdumgebung ausgeatmet wird, die Qualitäten von chemischem und Lebensäther beigefügt. Deswegen ernährt die Sommersonne die Haut und den ganzen Menschen. R. Steiner macht darauf aufmerksam: „Dasjenige, was mit dem Chemismus von außen hereinströmt und selbstverständlich das Licht begleitet, das ist das eigentlich Wirksame an den meisten Lichtbädern." (Steiner. GA 312: 226)

Zur Winterzeit dagegen, insbesondere bei Hochdruckwetter mit Sonnenschein und Frost, wird die Haut trocken. Die Cheilitis sicca und das Austrocknungsekzem auf den Handrücken treten auf. Die Ursache hierfür liegt in der Qualität des Wintersonnenlichtes begründet, das mit dem reinen Licht- und Wärmeäther kosmische Formkraft an den menschlichen Organismus heranträgt.

Wird eine Neurodermitis untypischerweise im Winter besser und im Sommer schlechter, zeigt das ihren Stoffwechselbezug. Die Sommersituation lässt „die Säfte aufkochen"; chemischer und Lebensäther der sommerlichen Umgebung lassen den labilen Stoffwechsel von Haut und Gesamtorganismus entgleisen. Ein typisches Beispiel hierfür ist die aerogene Kontaktdermatitis auf Pollen mit hohem spezifischem Immunglobulin-E-Titer. Im hohen Immunglobulin E kommt ein überstarker „Albuminisierungsprozess", eine Eiweißbildung des Abwehrsystems zum Ausdruck, die im Sommer durch die Begegnung mit Pollen in pathologische Bewegung gerät.

1.8 Neurodermitis und Bronchialasthma

Neurodermitische Hauterscheinungen und Bronchialasthma können vikariieren. Bei der Neurodermitis verursacht der zu stark in die Hautnerven eingreifende Astralleib durch übermäßigen Abbau wie oben beschrieben eine neurogene epidermodermale Entzündung. Beim Asthma verursacht der Astralleib mit Bronchokonstriktion und zähem Schleim einen „Luftkrampf", eine Behinderung der Ausatmung mit überblähter Lunge. Die Haut kann als Atmungsorgan für Licht angesehen werden; die Lunge atmet Luft. Über Licht und Luft nimmt der Astralleib Kontakt zur Physis auf und inkarniert sich. Wenn Neurodermitis und Asthma also einander ablösen, tritt quasi der Astralleib „von einem Bein auf das andere", indem er vom übermäßigen Eingreifen über das Licht auf die Luft wechselt und umgekehrt.

1.9 Besondere Lokalisationen neurodermitischer Erkankungen

Abschließend werden Beispiele neurodermitischer Krankheitsbilder mit besonderer Lokalisation gegenübergestellt, je nachdem ob die Entzündung ursächlich stoffwechselbetont oder Nerven-Sinnes-betont ist.

Stoffwechselbetonte Formen	Nerven-Sinnes-betonte Formen
Gehörgangsekzem	Lidekzem
Brustwarzenekzem	Vulvaekzem

- *Gehörgangsekzem*

Der äußere Gehörgang ist derjenige Teil des Ohres, der einen Stoffwechselschwerpunkt hat. Daher produzieren die Talgdrüsen der Haut hier oft beträchtliche Mengen an Zerumen. Ein Gehörgangsekzem hat daher einen Stoffwechselbezug, was durch Therapieerfolge mittels Leberbehandlung nachgewiesen werden kann. Eine träge Lebertätigkeit führt in diesen Fällen zur Verschiebung von Stoffwechselkraft von der Leber in die Haut des äußeren Gehörgangs.

- *Brustwarzenekzem*

Das Brustwarzenekzem der Frau ist oft feucht und bessert sich unter Heilmitteln, die die zentrifugale, stoffbewegende Kraft des Blutes beruhigen. Dies wird verständlich, wenn man bedenkt, dass die auf Milchbildung eingerichtete Brustdrüse aus der Subkutis hervorgeht und damit im Grunde zum Hautorgan gehört. (Somit stellt die Milchbildung der stillenden Mutter die größte Stoffwechselleistung des Hautorgans dar.)

- *Lidekzem*

Diesen beiden ursächlich stoffwechselbetonten Ekzemlokalisationen ist das Lidekzem gegenüberzustellen, dessen neurogener Charakter oben bereits beschrieben wurde.

- *Vulvaekzem*

Das Vulvaekzem entsteht durch den Einbruch von Kräften des Nerven-Sinnes-Systems in den Stoffwechselbereich, den Einbruch „des Oberen ins Untere". Dadurch finden sich Abbaukräfte und ein Zuviel an Bewusstsein an einem Ort, an dem die Reproduktion als die am höchsten entwickelte Leistung des Stoffwechsel-Gliedmaßen-Systems lokalisiert ist. Dieses erklärt den meistens unerträglich starken Juckreiz und das trockene Erscheinungsbild. Charakteristischerweise sind junge, sensible Mütter betroffen, die beispielsweise mit einer Anzahl in schneller Folge geborener Kinder tagsüber ohne Hilfe im Alltag beschäftigt und nervlich stark angespannt sind. Entlastung durch Übernahme partnerschaftlicher Verantwortung durch den Ehemann und Einspringen der Eltern oder Schwiegereltern schaffen oft Linderung. Auch der Ausgleich durch künstlerisches Tun gleicht die einseitige Belastung im Alltag aus.

1.10 Zusammenfassende menschenkundliche Diagnose der Neurodermitis

Das Erscheinungsbild der Neurodermitis mit ihrer Stressanfälligkeit, den Prädilektionsstellen am oberen Pol der Gestalt, dem Juckreiz als Hauptsymptom und der häufigen Schlafstörung weist auf eine Überfunktion des Nerven-Sinnes-Systems als den hauptsächlichen pathogenetischen Faktor hin. Dies macht die gesamte Peripherie des Organismus beim Neurodermitiker zu wach; die oberen Wesensglieder sind in Haut und Sinnen zu stark aus dem Organischen gelockert, zu stark dem Wahrnehmungsprozess hingegeben. Dadurch ist das Bewusstsein im Hautorgan pathologisch vermehrt. Organisch überwiegt der Salprozess, der mit der xerotischen Haut wie oben beschrieben deutlich vor Augen liegt.

> Der Astralleib des Neurodermitikers wird von seinem geistigen Menschen, dem Ich, nicht genügend umfasst und in einer harmonischen Mittellage gehalten, sodass er das Nerven-Sinnes-System zu stark einem Abbau unterwirft, es „zu stark geistig, zu stark organisch intellektuell" macht (Steiner. GA 312: 42). Dies wird in

> der anthroposophischen Menschenkunde als Neurasthenie bezeichnet; die Neurodermitis ist ein typisches Beispiel eines neurasthenischen Krankheitsbildes. Man kann sie auch als Spezialvariante der Nervosität bezeichnen.

Die Übertätigkeit des Nerven-Sinnes-Systems und die zu große Offenheit der Seele für die Wahrnehmung der Umgebung führen dazu, dass die oberen Ätherarten eine zu starke Wirkung entfalten. Sie kommen zentripetal auf den oberen Menschen zu und wirken im Organismus von oben nach unten. Dadurch treten tendenziell Vergiftung, Erstarrung und Unterernährung auf. Der Mensch wird „fast ganz Kopf" (Steiner. GA 313: 34).

1.11 Epiphänomene der Neurodermitis

Die beschriebenen konstitutionellen Einseitigkeiten, die immer im Hintergrund der Neurodermitis zu finden sind, führen zu charakteristischen Begleiterscheinungen. Diese finden sich als Folge des Krankheitsgeschehens am Hautorgan in anderen Organsystemen. Das Krankheitsbild ist von charakteristischen Erscheinungen auf seelischgeistiger Ebene begleitet. Diese Epiphänomene der Neurodermitis sind:
- Verdauungsschwäche und Nahrungsmittelunverträglichkeiten,
- immunologische Phänomene: Anstieg des Immunglobulin E, Nickelallergie, Mangel an Defensinen,
- Infektneigung gegenüber Staphylococcus aureus, Herpesviren, Warzen- und Dellwarzenvirus, Dermatophyten und Hefen,
- bestimmte Persönlichkeitsmerkmale,
- Neigung zu epithelialen Tumoren im Alter,
- geringere Melanominzidenz.

1.11.1 Verdauungsschwäche und Nahrungsmittelunverträglichkeiten

Die beschriebene neurasthenische Konstitution des Neurodermitikers mit seinem überwachen Nerven-Sinnes-System und auch die neurodermitische Hautentzündung selber bedingen ein abnormes Abgezogensein der oberen Wesensglieder in die Peripherie. Dadurch ist ihre Tätigkeit im Bereich des Mikrokosmos der inneren Organe abgeschwächt. Das bringt oft eine Verdauungsschwäche mit sich. Sie entsteht dadurch, dass die Kraft zum Abbau der Nahrung nicht ausreichend vorhanden ist. Dieser Abbau erfolgt durch Verdauungssäfte, deren Schärfe durch das eingetauchte Wirken von Astralleib und Ich-Organisation in die Tätigkeit der Verdauungsdrüsen entsteht. Dieser ungenügende Abbau der Nahrung betrifft nie die Fette, selten die Kohlenhydrate und oft das Eiweiß. Denn dem Protein haftet am meisten Fremdqualität von dem Organismus an, der es hervorgebracht hat. Dies betrifft sowohl Tier als auch Pflanze. Daher entstehen Nahrungsunverträglichkeiten bis hin zu -allergien meistens gegenüber:
- Milcheiweiß,
- Hühnerei,
- Weizen (Gluten),
- Fisch,
- Soja.

Wie oben beschrieben, besteht beim Neurodermitiker im Hautorgan in dreifacher Hinsicht die Tendenz zum verminderten Aufbau von Fett:
- in der Epidermis in den interzellulären Lipidlamellen,
- im unteren Corium in den Talgdrüsen,
- im subkutanen Fettgewebe.

R. Steiner und I. Wegman beschreiben, wie die Ich-Organisation Wärmehunger entwickelt, wenn der Astralleib ihr zu wenig Fett zuführt (Steiner, Wegman. GA 27, Kap. 10). Sie entzieht den inneren Organen Wärme; dies macht die inneren Organe des Stoffwechselmenschen brüchig, versteift und träge.

> Der damit beschriebene, durch die oberen Wesensglieder gegebene Zusammenhang zwischen Hautorgan und dem Mikrokosmos der inneren Organe macht deutlich, dass schwere Dermatosen immer ihr pathologisches Gegenstück im inneren Organismus haben.

1.11.2 Immunologische Phänomene

50% bis 80% (je nach Studie) der Neurodermitiker weisen Immunglobulin-E(IgE)-vermittelte Sensibilisierungen gegen Aeroallergene und/oder Nahrungsmittelallergene auf. Daher wird von der extrinsischen Form der Neurodermitis gesprochen, die zum Teil mit einem Heuschnupfen, einem Asthma oder einer klinisch relevanten Nahrungsmittelallergie assoziiert ist. (Hiervon wird die intrinsische Neurodermitisform abgegrenzt, die nicht IgE-assoziiert ist und bei der das klinische Bild identisch ausgeprägt sein kann.) Die durch das IgE vermittelte Allergie wird als humoraler Typ (Allergie-Typ I nach Coombs und Gell) bezeichnet, weil der Vermittler ein in den Körpersäften, den „Humores", gelöstes Eiweiß darstellt. Das spezifische IgE richtet sich gegen Aeroallergene oder Nahrungsmittel, die zu tief eingedrungen oder ungenügend verdaut sind und ihren Fremdcharakter zu stark geltend machen. Diese Situation bezeichnet die anthroposophische Menschenkunde als organische Hysterie, bei der Stoffwechselvorgänge dadurch nach oben und außen schlagen, dass die Gesetze der äußeren Welt sich zu stark in den menschlichen Organismus hinein erstrecken. So ist der Ausdruck Hysterie ein „Terminus für das zu große Selbständigwerden der Stoffwechselprozesse" (Steiner. GA 312: 41).

Nun findet sich das IgE nicht nur im Blutserum und in der Lymphe, sondern auch auf der Oberfläche von epidermalen Langerhans-Zellen. Das macht verständlich, warum Aeroallergene einen neurodermitischen Schub auslösen können. So lösen z.B. Pollen zur Sommerzeit das Krankheitsbild der aerogenen Kontaktdermatitis aus.

Bei 40% der Neurodermitiker finden sich positive Epikutantestreaktionen gegen Standardallergene. Es gibt jedoch Unterschiede zwischen einzelnen Kontaktallergenen. So sind Allergien gegen Metallsalze (insbesondere Nickel) deutlich häufiger bei Atopikern, während andere Kontaktallergien auch gegen häufig verwendete Stoffe wie Wollwachsalkohole oder Salbengrundlagen bei Patienten mit Neurodermitis seltener auftreten. Die beim Atopiker häufig anzutreffende Nickelallergie ist zunächst ein Rätsel. Dieses löst sich jedoch, wenn man bedenkt, dass Nickel und Kobalt „Eisenbrüder" sind (Hauschka 1985), dem Eisen und seiner Tätigkeit nah verwandt. Eisen ist das Inkarnationsmetall, das der Seele hilft, die Leiblichkeit zu ergreifen. Zumindest im Bereich des Nerven-Sinnes-Systems und in der Peripherie des Organismus ist der Atopiker jedoch zu stark vom Astralleib ergriffen, sodass hier der Eisenprozess überstrapaziert erscheint. Das kann das Abweisen des Nickels in der allergischen Reaktion konstitutionell erklären. Das deutlich häufigere Vorkommen der Nickelallergie bei der Frau wird gemeinhin durch das Tragen von Ohrsteckern in früher Kindheit und das häufigere Anlegen von Modeschmuck erklärt. Eine weitere Ursache kann das Nebeneinander von Beruf und Familie (Doppelbelastung) und die damit einhergehende Überbeanspruchung des Eisenprozesses sein.

1.11.3 Infektneigung

Neurodermitische Ekzemherde neigen sowohl zur Kolonisation als auch zur Infektion mit Staphylococcus aureus (Impetiginisierung). Als Ursache findet sich unter anderem eine gestörte Produktion antimikrobieller Peptide (Defensine). Diagnostisches Zeichen der Impetiginisierung ist die honiggelbe Kruste. Ein ähnliches, hochentzündliches Krankheitsbild ist das Ekzema herpeticatum. Klinische Risikofaktoren hierfür sind ein früher Beginn der Neurodermitis, hohe IgE-Spiegel und ausgeprägte, unbehandelte Hautveränderungen. Ein Ekzema herpeticatum entwickelt sich fast ausschließlich auf extrinsischer Neurodermitis; rezidivierende Verläufe sind bei schwerer atopischer Diathese häufiger. Beim Ekzema molluscatum findet sich nur eine geringe oder gar keine Entzündung. Ein „Immune-Escape-Mechanismus" verhindert hierbei zunächst die zur Abheilung führende Immunerkennung der viral befallenen Zellen. Jede therapeutische Maßnahme, welche die Gewebeintegrität zerstört oder eine unspezifische Entzündung bewirkt, durchbricht diesen Mechanismus und führt zur Immunerkennung und Abheilung (z. B. eine Kürettage).

Auch die meist mit der atopischen Hautdiathese einhergehenden Verrucae vulgares sind ohne jegliche Entzündung. Als letzte Infektionsneigung des Atopikers ist die Mykose der äußeren Haut (meistens Trichophyton rubrum) und die enterale Candidose (bei 70 % der Neurodermitiker) zu nennen. Dabei ist die Abwehrkraft zum einen auf der Epidermis, zum anderen auf der Darmschleimhaut geschwächt.

Die beschriebene Infektionsneigung gegenüber Viren, Bakterien, Pilzen und Hefen resultiert letztlich aus einer Verausgabung der Kräfte der oberen Wesensglieder im Nerven-Sinnes-System, in Vorstellung und Wahrnehmung. Diese Kräfte fehlen auf der Seite der organgerichteten Tätigkeit der oberen Wesensglieder, wo sie als Formkräfte auftreten, die unter anderem das Abwehrsystem durchgestalten. Charakteristisch ist hierbei das Nebeneinander von Zuviel und Zuwenig:

- zu viel Immunglobulin E,
- zu viel sensibilisierte T-Lymphozyten beispielsweise gegenüber Nickel,
- zu wenig Defensine,
- zu wenig suffiziente Abwehr gegenüber den erwähnten Mikroorganismen.

Weil sich die organgerichtet tätigen Kräfte der oberen Wesensglieder im neurodermitischen Ekzem sowie in der IgE-Produktion und den zellvermittelten Allergien erschöpfen, ist die zügige und ausreichende Entwicklung der Immunität gegenüber den Erregern gefährdet. Hyperergie und Allergie entwickeln sich auf Kosten gesunder Abwehrkraft.

Überblickt man die verschiedenen klinischen Bilder der Neurodermitis, fällt eine gewisse Polarität auf zwischen Formen, die zur Neurasthenie neigen, und Formen, in denen sich eine Hysterie zeigt. So lassen sich beide Formen gegenüberstellen:

Neurasthenische Formen	Hysterische Formen
Phase 1: Stresseinwirkung, Haut noch erscheinungsfrei	Phase 2: Entspannung, Aufblühen der Ekzeme
Vorwiegend im Erwachsenenalter	Vorwiegend im Kindesalter
Trocken, lichenifiziert, pruriginös	Stark inflammatorisch, feucht
Intrinsische Form	Extrinsische Form
Allergietyp IV bzw. Ekzem histologisch ähnlich dem allergischen Kontaktekzem	Allergietyp IV, gemischt mit I durch hohe IgE-Titer
Eher chronisch	Eher akut
Verschlechterung im Winter: Austrocknungsekzem	Verschlechterung im Sommer: aerogene Kontaktdermatitis
Ekzema molluscatum	Ekzema herpeticatum
Verrucae vulgares	Impetiginisierung

Bei der Charakterisierung und Gegenüberstellung neurasthenischer und hysterischer Formen der Neurodermitis muss berücksichtigt werden, dass ein Nebeneinander beider Formen beim selben Patienten häufig zu beobachten ist. Als Beispiele findet man die Koinzidenz von Impetiginisierung und Verrucae vulgares oder das plötzliche Umschlagen eines trockenen Ekzems in die feuchte Form. Dieses Nebeneinander wird verständlich, wenn man bedenkt, dass neurasthenische und hysterische Krankheitstendenzen in jedem gesunden Organismus vorhanden sind und die Gesundheit darauf beruht, dass sie gegeneinander abgewogen sind. Die Störung des Gleichgewichts hat zwei Seiten, wie bei einer Waage, bei der die eine Waagschale ein Zuviel, die andere ein Zuwenig aufweist.

1.11.4 Bestimmte Persönlichkeitsmerkmale

In Übersichtsartikeln und Lehrbüchern findet sich die Angabe, die heute besonders von psychosomatisch tätigen Dermatologen vertreten wird, dass bei Neurodermitikern keine charakteristischen spezifischen Persönlichkeitsstrukturen festgestellt werden können. Die Frage nach Entsprechungen zwischen neurodermitischer Haut vor dem Hintergrund einer neurasthenischen Konstitution und Seelenvorgängen ist jedoch berechtigt. Hier hilft eine Angabe Steiners weiter, wonach das Denken mit feiner Salzbildung auf organischer Ebene einhergeht (Steiner. GA 128: 133). Wendet man diesen Hinweis hier an, muss der verstärkte Salprozess am Hautorgan mit betonten Kopfkräften bis hin zu einer einseitigen Denktätigkeit assoziiert sein. Die Beobachtungen an Patienten mit Neurodermitis bestätigen das in hohem Maße: Sie sind meist wach, oft intelligent. Die Wachheit, der nichts entgeht, besteht von Geburt an und bewirkt quasi eine konstitutionsbedingte „automatische Frühförderung". Menschen mit Neurodermitis sind im Allgemeinen sensibel, reagieren fein und schnell und sind zugleich dünnhäutig und leicht verwundbar. Reaktionsschnelligkeit und hohe Auffassungsgabe ermöglichen guten Erfolg bei Tätigkeiten am Bildschirm. Die Betroffenen planen voraus, überlassen ungern etwas dem Zufall und haben damit in der Regel ein ausgeprägtes Kontrollbedürfnis. Das sind gefragte Eigenschaften in Berufen wie dem des Architekten, wo Konzeption, Planung und Kontrolle eine wichtige Rolle spielen. Im menschlichen Zusammenleben bereitet diesen Menschen das rechte Verhältnis zwischen Distanz und Nähe oft Probleme (Prochazka 1994, Prochazka 1988, Gieler 2004). Soziales Miteinander kann daher anstrengend sein und erschöpfen. Neurodermitische Schübe am Beginn einer Partnerschaft sind typisch! Überforderung führt zum übermäßigen Eingreifen des Astralleibs im Nerven-Sinnes-System, sodass eine Art Krampf entsteht, der am Abend die Einschlafstörung mit Juckreiz bewirkt. Betroffene können sich seelisch nicht aus der Körperlichkeit lösen und in den Schlaf ausatmen. Der Körper wird oft als fremde Masse erlebt, ohne Verbindung zum Kopf (Prochazka 1994, Prochazka 1988). Überforderung, Hunger, Müdigkeit usw. werden dann nicht bemerkt; die strenge Selbstkontrolle vom Kopf her übersieht die Erschöpfung, die sich in der Folge noch verstärkt. Die Intelligenz von Neurodermitikern hat einen Hang zur Diesseitigkeit, zur Intellektualität (Borelli 1950), zum Materiellen. Fantasiekräfte können zu kurz kommen, und wenn ein Patient trotzdem einen künstlerischen Beruf ergreift, spielt er als Pianist eher brillant als genial und als gestaltender Künstler zeichnet er eher als dass er in Öl malt, und falls dieses doch, dann mit feinem Pinsel.

1.11.5 Epitheliale Tumoren im Alter und geringere Melanominzidenz

Im Alter neigen Neurodermitiker vermehrt zu aktinischen Keratosen und Plattenepithelkarzinomen. Das zu starke Eingreifen der oberen Wesensglieder in das Hautorgan, abbauend nach Art des Nerven-Sinnes-Systems, bahnt offenbar den schädigenden Wirkungen des Lichtes den Weg, sodass epitheliale Entartungen schneller entstehen.

Die Melanominzidenz ist jedoch bei Neurodermitikern niedriger. Gegenüber dem wesentlich umfassenderen und gravierenderen Einbruch von Fremdkräften, das dem Melanomgeschehen zugrunde liegt, dichtet die neurodermitische Konstitution die Peripherie verstärkt ab. Japanische Studien an Neurodermitikern haben ergeben, dass Elemente des metabolischen Syndroms wie Hypertonus und Diabetes mellitus sich bei ihnen seltener finden.

1.12 Krankheitsursachen

In den 2009 in 6. Auflage erschienenen Leitlinien zur Dermatologischen Qualitätssicherung wird festgestellt, dass die dramatische Zunahme der Erkrankungen des atopischen Formenkreises in den letzten Jahrzehnten ursächlich „noch weitgehend ungeklärt" ist (Korting et al. 2009: 165). Die anthroposophische Menschenkunde beinhaltet Ideen, die bei der Frage nach den Ursachen der Neurodermitis weiterhelfen.

Die Neurodermitis ist ein typisches Beispiel für eine multifaktorielle Erkrankung mit einem ursächlichen Nebeneinander von erbter Veranlagung, seelischer Disposition und Umwelteinflüssen.

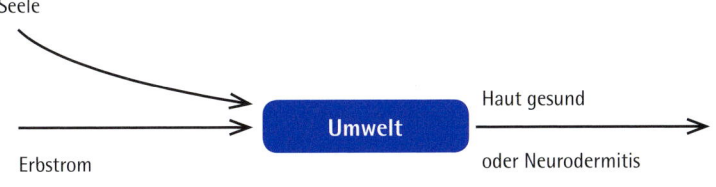

Abb. 4: Ursachenfelder der Neurodermitis

1.12.1 Seelische Disposition

Viele neurodermitische Kinder vermitteln den Eindruck eines zu starken seelischen Hineingezogenseins durch die Sinnesorgane in die Umgebung. Mit ihrem frühen Interesse an Elektrik und Elektronik, Technik, kompliziert aufgebauten Gegenständen (z. B. Salbenregal im Sprechzimmer), mit schneller Auffassungsgabe und geringer Ausdauer beim Spiel, mit erhöhter motorischer Regsamkeit bis hin zum Getriebensein mit Nähe zum hyperkinetischen Syndrom entsteht das Bild einer Kinderseele, die nicht in sich selber ruht. Die große Affinität zur Sinneswelt gefährdet das gesunde Schwingen der Seele zwischen innen und außen.

Kürzlich wurde mittels Versorgungsforschung festgestellt, dass die Neurodermitis ein Risikofaktor für die Entwicklung eines Aufmerksamkeitsdefizit/Hyperaktivitätssyndroms (ADHS) ist. Dabei ist es gerade die frühkindliche Neurodermitis mit juckreizbedingten Schlafstörungen, die mit dem Auftreten von späteren ADHS-Symptomen verbunden ist (Schmitt 2011).

1.12.2 Veranlagung

Die erbliche Komponente der atopischen Diathese nimmt weltweit zu. Dies kann seine Ursache in einer materiellen Gesinnung haben, wie sie zum westlichen Lebensstil gehört. Praktischer Materialismus „wirkt schädlich im praktischen Leben, wo ja alles unter den Gesichtspunkt materieller Interessen gestellt wird" (Steiner. GA 100: 89). Seit etwa zehn Jahren zeigen die ständig zunehmenden Erkenntnisse der Epigenetik, dass der Lebensstil eines Menschen sein Erbgut verändern kann. So wirken sich Ernährung, Erziehung, Bewegung, Stress und seelische Einstellung eines Menschen über die Vererbung auf seine Nachkommen aus. Dadurch sind folgende Ausführungen R. Steiners, die er am 22.6.1907 während eines Vortrags gemacht hat, heute wissenschaftlich bewiesen: „Ein Zeitalter mit gesunder Lebensauffassung, das schafft für den Menschen einen starken Mittelpunkt im Inneren, das macht sie zu in sich geschlossenen Persönlichkeiten, so daß die Nachkommen stark und kräftig werden. Ein Zeitalter aber, das nur an die Materie glaubt, erzeugt Nachkommen, bei denen im Leibe auch alles seine eigenen Wege geht, nichts im Mittelpunkte liegt, wodurch eben Anzeichen von Neurasthenie und Nervosität entstehen. Dies würde immer mehr und mehr überhandnehmen, wenn der Materialismus auch in Zukunft die Weltanschauung bliebe. Der geistig Schauende kann Ihnen ganz genau sagen, was kommen würde, wenn der Materialismus nicht sein Gegengewicht fände in einer festen Geistesrichtung. Geisteskrankheiten würden epidemisch werden, ebenso würden Kinder schon bei ihrer Geburt an Nervosität und Zittererscheinungen leiden, und die weitere Folge der materiellen Gesinnung ist ein solcher nicht in sich konzentrierter Menschenschlag, wie wir ihn heute schon sehen." (Steiner. GA 100: 89)

1.12.3 Umwelteinflüsse

Die heutigen Umwelteinflüsse wirken besonders beim Menschen mit der atopischen Hautdiathese ungünstig. Auf physischer Ebene gibt es eine Belastung durch verschiedenste Schadstoffe, deren krankmachende Wirkung einzeln nicht nachweisbar ist. Es ist jedoch von einer Kumulation subtoxischer Wirkungen von Schadstoffen wie Bisphenolen, Rückständen von Pflanzenschutzmitteln und anderen auszugehen, die eben doch eine Noxe darstellt. Auf ätherischer Ebene wirkt ein Mangel an Nahrungsqualität schwächend. Die Zeitgestalt des modernen Lebens mit Zeitdruck, Beliebigkeit und fehlenden Rhythmen kostet Vitalität. Auf seelischer Ebene bietet die Umwelt eine Überlastung mit Sinnesreizen. Erhöhte Mobilität und Änderungen der Familienstruktur können die soziale und seelische Geborgenheit gefährden. Geistig erlebt jeder moderne Mensch die Anforderung, zu sich zu finden und eine individuelle Biografie auf die Bühne des Lebens zu stellen. Der soziale Rahmen, den Großfamilie, Dorfgemeinschaft und Berufsstände gaben, steht heute meistens nicht mehr zur Verfügung. So kann die geistige Orientierung, die der Mensch letztendlich in Freiheit sich selbst geben muss, auch als Überforderung wirken.

Seele/Individualität und *Erbstrom* müssen sich miteinander besonders im ersten und zweiten Lebensjahrsiebt des Menschen auseinandersetzen. Fieberhafte Infekte und Kinderkrankheiten haben die Aufgabe, den ererbten Leib „zurechtzuschmelzen", damit er sich als Hülle der Individualität für dieses Leben besser eignet. Überbordende Impfprogramme, Antibiotika und Antipyretika wirken diesbezüglich verschlechternd. Eine zeitweilige oder dauerhafte Besserung der Neurodermitis unter und nach Fieber ist oft zu beobachten. Interessant ist in diesem Zusammenhang das Ergebnis einer Studie aus Südschweden, bei der Waldorfschüler mit Staatsschülern verglichen wurden. Waldorfschüler zeigten deutlich weniger Allergien, was begleitet war durch weniger Impfungen, weniger Antibiotika- und Antipyretikaanwendungen und einen erhöhten Verzehr an milchsauer vergorenem Gemüse. Auch dem anthroposophischen Lebensstil wurde eine mögliche ursächliche Wirkung in der Besprechung der Studienergebnisse zugesprochen (Alm, Swartz et al. 1999). Diese Beobachtungen wurden später in einer großen multizentrischen Querschnittsstudie mit Kindern aus fünf europäischen Ländern bestätigt (Flöistrup, Swartz 2006).

Die Neurodermitis hat ihr „Biotop" in der westlichen Zivilisation, die im Begriff ist, alle Nationen weltweit zu erfassen. Die Regentschaft oder Dominanz der freien Marktwirtschaft mit der Konkurrenz und Optimierung von Arbeitsabläufen bringt Leistungsdruck, Hektik und Zeitmangel in alle Schichten der Bevölkerung. Der so geprägte Lebensstil bewirkt eine überwiegend nach außen gerichtete seelisch-geistige Aktivität der Menschen mit einer Schwächung der Vorgänge im Mikrokosmos der inneren Organe einerseits und der Betonung der Tätigkeit des Nerven-Sinnes-Systems andererseits.

Der moderne Mensch sieht sich mit einer Erkenntnisaufgabe konfrontiert, die ihm der heute waltende Zeitgeist stellt: Wie erkenne ich den wirksamen Geist in der Stoffeswelt? Wie erfasse ich die den Erscheinungen der Sinneswelt zugrunde liegende Dynamik geistiger Kräfte? Mit Goethes Worten ausgedrückt geht es darum, zu erkennen, „was die Welt im Innersten zusammenhält" (Goethe, Faust I). Dazu bedarf es einer exakten Sinneswahrnehmung, der nichts entgeht, und der Denkarbeit, die zu Begriffen kommt, die dem erkennenden Menschen helfen, der Wahrnehmung der äußeren Welt den in ihr wirkenden Geist zu entbinden. Die Kopfbetontheit und Intellektualisierung mit der hohen Prävalenz von Neurodermitis und anderen allergischen Krankheitsbildern stellt eine Gefährdung dieser geistigen Tätigkeit dar. Hierin sehen wir die tiefsten Ursachen der Neurodermitis und in ihrer Überwindung die Chance, den Forderungen des Zeitgeistes an das Erkenntnisleben des Menschen trotzdem oder gerade dadurch gerecht zu werden.

1.13 Prophylaxe

Vorbeugende Maßnahmen gegenüber der Neurodermitis und der atopischen Diathese setzen gleich nach der Geburt oder schon in der Schwangerschaft an. Empfehlungen zur Prophylaxe:

- Sechs Monate ausschließlich Stillen mit Muttermilch; damit ist die physiologische Ernährung des Säuglings, angepasst an seine unausgereiften Verdauungskräfte, sichergestellt.
- Nach der S3-Leitlinie Allergieprävention (Muche-Borowski et al. 2009) braucht die Mutter während Schwangerschaft und Stillzeit Nahrungsallergene nicht zu meiden. Wir empfehlen trotzdem für verdauungsschwache Mütter Sauermilchprodukte (z. B. Joghurt, Quark in Demeter-Qualität) der Vollmilch vorzuziehen. Damit ist die Wahrscheinlichkeit minimiert, dass dem Kind (in der Schwangerschaft über das Blut und in der Stillzeit über die Muttermilch) nicht abgebaute Kuhmilcheiweiße zugeführt werden.
- Ein hoher Anteil an Milchprodukten aus ökologischem und biologisch-dynamischem Anbau in der Ernährung der werdenden und der stillenden Mutter steigert den Gehalt an konjugierter Linolsäure in der Muttermilch (Rist et al. 2007). Kinder dieser Mütter haben weniger Ekzeme (Kummeling et al. 2008).
- Wenn Stillen nicht oder nicht ausreichend möglich ist, empfiehlt sich bei Risikokindern die Gabe hydrolysierter Säuglingsnahrung bis zum sechsten Lebensmonat. Sojabasierte Säuglingsnahrung ist nicht zu empfehlen, auch weil das Protein der Sojabohne aus den Knöllchenbakterien stammt, die an den Wurzeln ohne die Qualitäten von Licht und Wärme leben.
- Bei Ekzemkindern, die auf Kuhmilch reagieren, sollte milder Demeter-Joghurt versucht werden. Eine Alternative ist Mandelmilch. Sie enthält jedoch kein Vitamin B12 und sollte daher nur gefüttert werden, wenn daneben noch etwas Muttermilch zur Verfügung steht. Eiweißmast und Zitrusfrüchte müssen gemieden werden.

> - 125 g helles Mandelmus
> - 1000 g Reisschleim (z. B. Holle)   Portion für mehrere Tage
> - 50 g Milchzucker

- Zur Haustierhaltung gibt die Leitlinie folgende Empfehlungen: Ohne erhöhtes Allergierisiko gibt es keinen Grund, Haustiere einzuschränken. Bei Risikokindern ist der Effekt von Haustieren „nicht eindeutig abzuschätzen". Es ist zu bedenken, dass Haustiere einen pädagogischen Wert für das Kind haben. Man sollte auf den richtigen Zeitpunkt für die Anschaffung eines Haustieres achten: Das Kind sollte im Alltag nicht stärker gefordert sein und keinen Infekt der oberen Luftwege haben.
- Nach der Leitlinie ist die Reduktion von Hausstaubmilben nicht zu empfehlen. Dagegen sollte hohe Luftfeuchtigkeit und mangelnde Ventilation in den Häusern vermieden werden (Schimmelpilz).
- Tabakrauch, auch die Kontamination von Kleidung und Haar der Pflegeperson, muss vermieden werden.
- Innenraumschadstoffe (z. B. Formaldehyd) sollten minimiert werden.
- Der sparsame Umgang mit Impfungen ist empfehlenswert, da, wie oben dargestellt, fieberhafte Infekte ererbte Krankheitsneigungen und auch die atopische Diathese reduzieren (Soldner, Stellmann 2007: 95–122).

- Wichtig sind auch eine ausgewogene Ernährung mit Nahrungsmitteln aus der biologisch-dynamischen Landwirtschaft und der konsequente Abbau von Übergewicht.
- Kfz-Emissionen und andere Feinstaubbelastungen wirken ungünstig und sollten gemieden werden.
- Antibiotika und Antipyretika sollten, wenn irgend möglich, umgangen werden. Wenn fieberhafte Infekte der oberen Luftwege, von denen acht pro Jahr zur Norm gehören, durch Ansprechen der Selbstheilungskräfte gelenkt und zur Abheilung gebracht werden, bedeutet das immer auch eine Minderung der atopischen Diathese. Eine unspezifische Immunmodulation ist anzunehmen bei:
  – Aufwachsen auf einem Bauernhof,
  – Besuch einer Kindertagesstätte in den ersten zwei Lebensjahren,
  – einer größeren Anzahl älterer Geschwister.

  Interessant ist, dass in einer Studie festgestellt wurde, dass das Leben auf dem Bauernhof seine intensivste „antiallergische Wirkung" entfaltet, wenn die Kinder täglich (z. B. zum Füttern und Melken) mit in den Stall genommen werden. Das weist darauf hin, dass sich in der Auseinandersetzung mit Alltagskeimen das Abwehrsystem in gesunder Weise ausbildet. Dadurch ist das Immunsystem am richtigen Ort tätig und nicht am falschen Ort (a-topos), wie bei der Atopie.
- Die Waldorfpädagogik in Kindergarten und Schule wirkt antiallergisch. Sie spricht das Kind seinem Wesen gemäß an und verbindet das Nerven-Sinnes-System mit dem Stoffwechsel-Gliedmaßen-System, sodass sich die Kräfte beider Pole des Organismus intensiv verbinden können.

1.14 Therapie

Aus den beschriebenen Zusammenhängen zwischen der Neurodermitis mit ihren Hautsymptomen und dem ganzen Organismus bis hin zur Persönlichkeit des Betreffenden wird deutlich, dass Heilmittel primär von innen ansetzen müssen. Für den nachhaltigen Heilerfolg ist also in erster Linie die innerliche anthroposophisch-medikamentöse Therapie erforderlich. Die externe Therapie der Haut bildet mit ihrer lindernden und pflegenden Wirkung das zweite Standbein der Behandlung. Äußerliche Maßnahmen wirken eher symptomatisch und vermögen dem subjektiven Leiden an der entzündeten Haut wie Juckreiz, Brennen und Schmerz die Spitze zu nehmen. Im Folgenden soll zunächst die interne medikamentöse Therapie der Neurodermitis beschrieben werden, dann die externe Therapie, anschließend werden Richtlinien für die Ernährung, Möglichkeiten der Klimatherapie, der Kunsttherapie, der Heileurythmie und der Selbsterziehung erläutert.

1.14.1 Interne medikamentöse Therapie

- *Metalltherapie*

Die Beschreibung der Neurodermitisbehandlung mit Heilmitteln von innen soll mit der Metalltherapie beginnen. Das wichtigste Metall für die Behandlung der Neurodermitis ist das Silber. Das Silber ist der Repräsentant der Mondenkräfte auf der Erde. Der Zusammenhang des Mondes mit der Haut wird anschaulich im Lunarrhythmus, der der epidermalen Regeneration zugrunde liegt: Von der Teilung eines Keratinoblasten im Stratum basale bis zum Verlassen des abgestorbenen Keratinozyten auf der Oberfläche des Stratum corneum dauert es 28 Tage. Argentum ist verbunden mit den

Aufbaukräften; es ist indiziert, „wenn die Aufbaukräfte überwältigt werden von den Abbaukräften" (Steiner. GA 316: 125). Es sind gerade das Silber und die Silberverbindungen, die den Astralleib und die Ich-Organisation aus dem Stoffwechsel-Gliedmaßen-System heraustreiben (Steiner. GA 319: 188). Damit kompensiert das Silber das der Neurodermitis zugrunde liegende zu starke, abbauende Eingreifen der oberen Wesensglieder im Hautorgan.

Im Erwachsenenalter gibt man

■ *Argentum met. praep.* D6 Trituration (Weleda)   3 x 1 Msp. v. d. E.
oder auch nur 1 Msp. abends.

Argentum bewirkt zudem die Ausheilung von Schockfolgen; es ist indiziert, wenn „einem der Schreck in den Gliedern sitzt" und bewirkt, dass er wieder „herausfährt". Der übermäßig starke Ein-druck wird durch die Kräfte des Silbers wieder „herausgedrückt".

Möglich ist auch die Gabe der Schwefelverbindung des Silbers:

■ *Argentit* D6 Trituration (Weleda)   3 x 1 Msp. v. d. E.

Hier werden die aufbauenden Kräfte des Silbers durch die Verbindung mit dem Schwefel noch mehr in die organische Ebene eingebunden. *Argentit* ist indiziert bei schwefelarmer Konstitution (dunkler Hauttyp, schwarze Haare, braune Augen, Neurasthenie).

Als vegetabilisiertes Silber steht die mit Silber gedüngte Nachtkerze zur Verfügung:

■ *Oenothera Argento culta* D3 Dilution   3 x 5 Trpf. v. d. E. im Kindesalter,
(Weleda oder Apotheke an der Weleda)   3 x 10 Trpf. v. d. E. im Erwachsenenalter.

Dieses neue Heilmittel, dem ein eigenes Kapitel (VIII.6) gewidmet ist, ist indiziert bei Xerosis (trockener Haut), wie man sie typischerweise bei atopischer Hautdiathese im Winter findet. Es ist in der Lage, die Epidermis innerhalb von bis zu vier Wochen spürbar weniger trocken und rau erscheinen zu lassen. Die überstarke Nerventätigkeit, wie sie am Juckreiz offenbar wird, wird durch Steigerung der epidermalen Vitalität abgepuffert; die Nerven werden sozusagen ätherisch in Watte gepackt. Bei neurodermitischen Ekzemen, die nicht mit trockener Haut einhergehen, ist *Oenothera Argento culta* D3 jedoch unwirksam.

Man kann *Oenothera Argento culta* D3, das über den Astralleib und den Ätherleib des Patienten wirkt, kombinieren mit innerlichen Gaben von

■ *Nachtkerzensamenöl*   1 TL täglich im Kindesalter,
2 TL täglich im Erwachsenenalter.

So wird dem dynamischen Heilmittel durch das Samenöl die Substitution mit γ-Linolensäure hinzugefügt, die auf den physischen Leib des Patienten wirkt. Aus Kostengründen empfiehlt sich die Verschreibung des *Nachtkerzensamenöls* lose im 100-ml-Fläschchen, das nach 50 Tagen (1 TL täglich) bzw. 25 Tagen (2 TL täglich) verbraucht ist und im Kühlschrank aufbewahrt werden sollte.

Eine weitere Form vegetabilisierten Silbers steht zur Verfügung mit

- *Bryophyllum Argento cultum* D3 Dilution (Weleda) — 3–4 x 5 Trpf. v. d. E. im Kindesalter, 3 x 10 Trpf. v. d. E. im Erwachsenenalter.

Dieses Mittel ist geeignet bei hysterischer Konstitution, wenn ein Ekzem vorliegt (feuchtes Ekzem), oder auf seelischer Ebene hysterische Symptome auftreten. Es wirkt den Schlaf fördernd und beruhigend bei Juckreiz. Dieses Heilmittel gibt es auch als wässrige Lösung, die durch ein besonderes rhythmisches Verfahren haltbar gemacht wurde:

- *Bryophyllum Argento cultum Rh* D3 Dilution (Weleda) — bei derselben Dosierung.

Ein weiteres wichtiges Metall ist das Antimon, das dem Patienten dazu verhilft, die Formkräfte des Nerven-Sinnes-Systems in ein rechtes, menschengemäßes Verhältnis zu den Stoffkräften des Stoffwechselsystems zu setzen. Im Antimon wirken die Kräfte von Mond, Merkur und Venus zusammen. „Antimon stellt den Rhythmus her zwischen Astralleib und Ätherleib" (Steiner. GA 319: 25), zwischen abbauenden und aufbauenden Kräften. Dabei wirkt das Antimonit, die Schwefelverbindung des Antimon, wenn Stoffwechselkräfte in das Nerven-Sinnes-System hochschlagen, während *Stibium metallicum praeparatum* D6, der Antimonspiegel, indiziert ist, wenn Nervenkräfte in den Stoffwechsel einbrechen. Dem entsprechend empfiehlt sich die Anwendung von

- *Antimonit* D6 Trituration (Weleda) — 3 x 1 Msp. v. d. E.

bei Superinfektion und Impetiginisierung. Auch bei die Neurodermitis begleitenden Magen-Darmstörungen wie Durchfällen und Dysbakterie ist *Antimonit* wirksam. Denn es „entkleidet die Eiweißsubstanz ihrer Eigenkräfte und macht sie geneigt, den Gestaltungskräften der Ich-Organisation sich einzufügen" (Steiner, Wegman 1925: 88–89). Bei feuchten, stark entzündlichen Ekzemen, gleich ob superinfiziert oder nicht, wird die Körperoberfläche der Darmschleimhaut ähnlich. Es findet eine von innen nach außen verschobene Verdauung am falschen Ort statt; auch hier ist *Antimonit* angezeigt.

Gute Erfahrungen bei Neurodermitis im Übergang in eine entzündliche, exsudative, superinfizierte Form bestehen mit (Vademecum 2010: 399):

- *Dyskrasit* D20 Ampullen (Weleda) — bis 1 x täglich 1 Amp. s. c.

Der generalisierte Ekzemschub, z. B. auf eine nervlich besonders belastende Situation hin, erfordert den Einsatz des Antimonspiegels:

- *Stibium met. praep.* D6 Ampullen (Weleda) — 1 x täglich 1 Amp. à 10 ml i. v., ergänzt durch
- *Calcium Quercus Inject 10* (WALA) — 1 Amp. à 10 ml i. v., zusammen aufgezogen.

Diese Medikamentengabe hat meist eine sofort spürbare Linderung der Beschwerden zur Folge.

Gute Erfahrungen bestehen bei der nässenden, brennenden Form der Neurodermitis des Erwachsenen mit (Vademecum 2010: 771):

- *Stibium arsenicosum* D8 Ampullen (Weleda)

  zusammen mit

- *Calcium Quercus Inject 10* (WALA)   1 Amp. à 10 ml i.v.

Im akuten Schub einer Neurodermitis mit Erregungszuständen, starkem Juckreiz und Schlafstörungen bestehen gute Erfahrungen mit (Vademecum 2010: 243):

- *Bryophyllum* D5/*Conchae* D7 *aa* Ampullen (Weleda)   abends 10 ml i.v. oder 1 ml s.c.

- *Heilpflanzen*

Eine wichtige Heilpflanze für die Neurodermitis mit der sie meistens begleitenden Verdauungsschwäche ist der Gelbe Enzian *(Gentiana lutea)*.

Exkurs: Gelber Enzian

Diese bis 1,20 m hohe Pflanze mit ihrem kerzengeraden, kräftigen Stängel und einer armdicken Wurzel, die sich tief in den steinigen Untergrund windet, blüht erst nach sieben Jahren und wird bis zu 70 Jahre alt. Sie zeigt so in ihrer Zeitorganisation in gewisser Weise menschenähnliche Charakteristika. In ihrer Wurzel finden sich maximale Bitterstoffwerte im Frühling, wenn der Vegetationskegel noch im vorjährigen Gras hockt, bedeckt von einer restlichen Schneeschicht, und die Wurzel vom Ausatmen des Stängels und Blühen im Sommer „träumt". Dies ist der richtige Zeitpunkt für die Ernte der Wurzel zur pharmazeutischen Nutzung. Im Herbst dagegen weist die Wurzel ein Maximum an Zuckergehalt auf, der als Reservestoff für die nächste Vegetationsperiode dient. Mit diesen Eigenschaften ist der Gelbe Enzian in der Lage, die Tätigkeit von Astralleib und Ich in der Verdauung anzuregen. Die Nahrung wird durch Anregung der Drüsen mit Sekretion „schärferer" Verdauungssäfte gründlicher abgebaut und in der Folge besser aufgebaut. Gentiana lutea vermag also die Ernährung des gesamten Organismus zu beleben.

Für Erwachsene wird verordnet:

- *Gentiana lutea* D1 Dilution (Weleda)   3 x 10–20 Trpf. v.d.E.

Da der Gelbe Enzian die stärkste Bitterkeit aller einheimischen Pflanzen aufweist (pharmazeutisch ist es das „Maß aller Bitternis", da sich an ihm der Bitterwert orientiert), ist er für Kinder in dieser Form nicht geeignet. Hier empfehlen sich:

- *Gentiana Magen Globuli velati* (WALA)   3 x 1–10 Glb. v.d.E.

Die Gaben sind langsam zu steigern, um den Magen-Darmtrakt des Kindes zu gewöhnen. Bei unter der Einnahme auftretendem weichem Stuhl oder Durchfall muss pausiert bzw. reduziert werden. *Gentiana Magen Globuli velati* enthalten neben Gentiana noch *Taraxacum officinale, Artemisia absinthium* und *Nux vomica* in D4. Sie sind indiziert, wenn ein Kind heikel und wählerisch bei den Mahlzeiten ist. Das zeigt an, dass Geschmack und Geruch in ihrer Sinnestätigkeit übermäßig aktiv und wach sind, was dem Kindesalter nicht entspricht. Durch Bittermittel werden diese Sinnesorgane mehr aus dem Stoffwechsel bestimmt; das Hungergefühl wird in gesunder Weise gestärkt.

Ist es erforderlich, mehr die Eiweißverdauung über die Bauchspeicheldrüse anzuregen, empfiehlt sich:

- *Cichorium/Pancreas comp.* Globuli velati, Ampullen (WALA)   3 x 10 Glb. v. d. E./1 Amp. s. c. jeden 2. Tag.

Der hagere, unterernährte Neurodermitiker, der bei gutem Appetit große Mengen Nahrung zu sich nimmt, ohne an Gewicht zuzunehmen, bedarf einer zusätzlichen Anregung der Verdauungskräfte und des aufbauenden Stoffwechsels. Hier steht ein Heilmittel vom Alpensteinbock zur Verfügung, dem ein eigenes Kapitel (VIII.8) gewidmet ist. Es ist für Kinder und Erwachsene geeignet.

- *Cornu caprae ibecis* D6 Trituration (Apotheke an der Weleda)   3 x 1 Msp. v. d. E.

Das neurodermitische Ekzem bindet die Tätigkeit der oberen Wesensglieder in der Peripherie des Organismus und zieht sie von ihrem Engagement in den inneren Organen ab. Dies zeigt sich in Funktionsschwächen der inneren Organe wie Leber, Verdauungstrakt, Pankreas und Nieren (Steiner, Wegman 1925: 82–83). In dieser Situation sind Gaben von Quarz, kombiniert mit einer Organtherapie, indiziert.

- *Quarz* D12 Trituration (Weleda)   2-3 x 1 Msp. v. d. E.

Quarz hat die Aufgabe, die Tätigkeit von Astralleib und Ich wieder in das Innere des Organismus zurückzuführen. Es ist jedoch allein nicht oder nicht genügend wirksam. Erst die Organtherapie vermag die Richtung der oberen Wesensglieder nach innen zu bahnen, indem ihnen im jeweiligen Organ „das Bett bereitet" wird (Titze 1986).
Dafür empfehlen sich für die Leber

- *Hepatodoron*® Tabletten (Weleda)   3 x 1 Tabl. v. d. E. und 2 Tabl. zur Nacht

  in Kombination mit

- *Anagallis comp.* Ampullen (WALA)   1 Amp. s. c. an jedem 2. Tag unter die Bauchhaut über die Leber für Erwachsene

  oder

- *Anagallis comp.* Globuli velati (WALA)   3 x 10 Glb. v. d. E. für Kinder.

Anagallis comp. enthält *Anagallis arvensis*, *Carduus marianus*, *Taraxacum officinale* und *Cichorium intybus* jeweils in D4 sowie *Kalium carbonicum* aus Buchenholzasche in D6. Es ist indiziert bei trockenen Ekzemen (Vogel 1994).
Alternativ zu *Anagallis comp.* kommt bei Kindern mit Nahrungsmittelunverträglichkeiten, Neigung zu Oberbauchmeteorismus und ungenügend verdauten Stühlen, in denen noch Nahrungsbestandteile zu erkennen sind, infrage (Vademecum 2010: 313):

- *Cichorium Rh* D3 Dilution (Weleda)   3 x 5-10 Trpf. v. d. E. für Kinder bis 2 Jahre, 3 x 10 Trpf. v. d. E. für Kinder von 2-12 Jahren.

Für Erwachsene empfiehlt sich:

- *Cichorium, ethanol. Decoctum* Ø (= D1) Dilution (Weleda)   3 x 10-20 Trpf. v. d. E.

Die Wegwarte mit ihrer luftigen Gesamtgestalt mit sparrigen, verholzenden Stängeln enthält die Wirksamkeit von Quarz.

Auch mit Schafgarbenwickeln über der Leber nach dem Mittagessen lässt sich die Leberfunktion aktivieren.

Zur Anregung der Nierentätigkeit empfehlen sich

- *Equisetum arvense Silicea cultum* D2 oder D3 Dilution (Weleda) — 3 x 10 Trpf. v.d.E. beispielsweise für hellhäutige Patienten oder

- *Equisetum cum Sulfure tostum* D3–D6 Trituration (Weleda) — 3 x 1 Msp. v.d.E., beispielsweise für dunkelhäutige Patienten.

Das erste Präparat enthält mehr die Kieselseite des Zinnkrauts, das zweite mehr die Schwefelseite. Die Nierenbehandlung lässt sich unterstützen durch abendliche Einreibungen der Nierenlager mit:

- *Cuprum met. praep.* 0,4% Salbe (Weleda)

oder

- *Kupfer Salbe rot* (WALA).

Eine Behandlung mit Quarz lässt sich auch äußerlich durchführen, beispielsweise mit einer *Equisetum-Creme*, die die Kieselwirksamkeit in pflanzlicher Form enthält.

- Equisetum arvense, Decoctum aquosum 10% (frisch herstellen) — 100,0
  Ungt. emulsificans — ad 200,0
  M. f. ungt.

Diese Salbe muss im Kühlschrank aufbewahrt werden, da sie nicht konserviert ist.

- Calcium

Bei hochakutem, nässendem Ekzem ist angezeigt:

- *Calcium Quercus Inject, Calcium Quercus Globuli velati* (WALA) — täglich 1 Amp. s.c. oder 3 x 5–10 Glb. v.d.E.

Dieses Heilmittel ist besonders indiziert bei feuchten Ekzemen, die durch eine Verdauungsschwäche gegenüber Eiweiß (Milch, Ei, Weizen, Fisch) bedingt sind. Calcium carbonicum steht auch in Form der Austernschale zur Verfügung, ebenfalls in Verbindung mit der Eichenrinde:

- *Conchae/Quercus comp. S* Trituration (Weleda) — 3 x 1 Msp. v.d.E. für Kinder bis zum 8. Lebensmonat.

Dieses Präparat enthält *Conchae* D10, *Stannum metallicum praeparatum* D10 und *Quercus* D4.

- *Conchae/Quercus comp. K* Trituration (Weleda) — 3 x 1 Msp. v.d.E. für Kinder ab dem 9. Lebensmonat.

Es enthält *Conchae* D6, *Quercus* D6.

- *Aufbaukalk 2* (Weleda)   3 x 1 Msp. – 3 x 1/2 Teelöffel v. d. E. für Erwachsene.

Es enthält *Conchae* 0,5 g, *Quercus* D3.

Alle vier kalkhaltigen Präparate sind für neurodermitische Ausschläge geeignet, die überschießende Stoffwechselprozesse in das Hautorgan verlagern. Über das in der Eichenrinde enthaltene Calcium sagt R. Steiner, dass es dem Astralleib dazu verhilft, den zu stark wirksamen Ätherleib („wucherndes Ätherisches") zu begrenzen und zur Zusammenziehung zu bringen (Steiner. GA 327: 134). Die in der Eichenrinde enthaltene Gerbsäure wirkt in ähnlichem Sinne; sie regt den Astralleib an, „seine Tätigkeit auf den Ätherleib auszudehnen" (Steiner. GA 314: 206). In dem Heilmittel *Calcium/Quercus* der Firma WALA sind Calcium aus der veraschten Eichenrinde in D6 und eine Eichenrindenabkochung, ebenfalls in D6, enthalten (Meyer 1997, Meyer 2005).

> Exkurs: Conchae
>
> Die Auster bildet Schalen und besteht in ihrer Leiblichkeit aus zwei extremen Polen, indem sie den harten mineralischen Kalk der Schale nach außen ausscheidet und sich im Inneren der Schale den weichen, vitalen, ungeformten Kern erhält. Die Austernschale als Heilmittel gegeben, hilft dem menschlichen Organismus, die Formkraft des Astralleibs und der Ich-Organisation besser dem im wässrigen lebenden Ätherleib einzugliedern.

Im Fall des akuten Ekzems, bei dem die feuchte Auflösung der Haut als Grenzfläche droht, ist *Conchae* indiziert, wie es in den drei oben aufgeführten Präparaten zur Verfügung steht. Soll mehr die dem Ekzem im Kindesalter zugrunde liegende Konstitution behandelt werden mit Übergewicht, Unverträglichkeit von Kuhmilch und Neigung zum Schwitzen am Kopf, ist indiziert:

- *Conchae* D6–D20 Trituration (Weleda)   1 x 1 Msp. v. d. E. in hoher Potenz und
    3 x 1 Msp. v. d. E. in niedriger Potenz.

Durch *Conchae* als Heilmittel in feinerer Verdünnung bewirkt der mineralische Kalk durch die in ihm wirkenden Kräfte der Ich-Organisation eine Gestaltung des formlosen Eiweißes (Steiner, Wegman 1925: 86). Ein pastöser Habitus verliert sich nach und nach, das Kind wird wacher und eine lymphatische Diathese mit gehäuften Infekten der oberen Luftwege, Tonsillenhyperplasie, Tubenbelüftungsstörungen und adenoide Vegetationen („Nasenpolypen") werden gemildert oder verschwinden.

- *Dermatodoron®*

Das Heilmittel *Dermatodoron®* Dilution (Weleda) ist ausführlich in Kapitel VIII.1 dargestellt. Es enthält die Blüten vom Bittersüßen Nachtschatten und blühendes Pfennigkraut.

- *Dermatodoron®* Dilution (Weleda)   3 x 5–10 Trpf. v. d. E. im Kindesalter,
    3 x 20 – 4 x 30 Trpf. v. d. E. im Erwachsenenalter.

Dermatodoron® ist wirksam bei stoffwechselbetonten Ekzemen und vermag rein nervös bedingte Ekzeme, also die „echte" Neuro-dermitis, zu verschlechtern.

	Nervöse Ekzeme	Stoffwechselbetonte Ekzeme
Morphe	Trockene Formen eher mäßiges Infiltrat unscharf begrenzte Herde trockene Schuppung flächige Ausprägung	Feuchte Formen, exsudativ, saftig imbibiert Seropapeln, Bläschen nummuläre Herde, fleckförmig Krusten durch Superinfektion Exantheme
Lokalisation	Armbeugen periorbital	Kniebeugen intertriginös retroaurikulär Streckseiten der Extremitäten
Beschwerden	Stark juckend	Weniger juckend
Konstitution	Neurasthenie	Hysterie
Lebensalter	Erwachsenenalter Greisenalter	Kindheit Schwangerschaft
Verschlechterung	Bei Stress	Durch Nahrungseiweiß
Jahreszeit	Winter	Sommer
Verlauf	Chronisch	Akut

Wenn das feuchte Ekzem unter *Dermatodoron®* trocken wird, können nervöse Anteile in den Vordergrund treten, sodass der Juckreiz zunimmt. Die Dosierung muss zurückgenommen oder das Medikament abgesetzt werden.

- *Gencydo® und Citrus/Cydonia*

Beim feuchten Ekzem und bei allen Neurodermitisformen, die sich parallel zu einem Heuschnupfen verschlechtern, ist *Gencydo®* (Weleda) bzw. *Citrus e fructibus/Cydonia e fructibus* Ampullen (WALA) wirksam. Es enthält Extrakte der Früchte von der Zitrone *(Citrus medica)* und der Quitte *(Cydonia oblonga)*, die im wässrigen Organismus des Patienten eine zusammenziehende Wirkung entfalten, wenn sie subkutan injiziert werden. *Gencydo®* und *Citrus e fructibus/Cydonia e fructibus* ist angezeigt bei hellhäutigen, blonden, blauäugigen Patienten und bei eher hysterischer Konstitution.

■ *Gencydo®* 0,1 % oder 1 % Ampullen (Weleda)

   oder

■ *Citrus e fructibus/Cydonia e fructibus* Ampullen (WALA)   2 x 1 Amp. pro Woche bis tägl. 1 Amp. s. c. unter die Bauchhaut.

Dieses Heilmittel ist im Kapitel VII.3 näher beschrieben.

- *Arsen*

Arsenicum album „energisiert den menschlichen Astralleib" (Steiner. GA 314: 188). Dadurch wirkt es in Potenzen zwischen D4 und D6 belebend und kräftigend auf den unteren Menschen. Arsen zieht den Astralleib von peripher nach zentral und von oben nach unten herein in den physischen Leib des Stoffwechsels, wenn Astralleib und Ich nicht genügend aufbauend in diesem tätig sind (Steiner. GA 313: 44). Vitalitätsverlust mit Abmagerung und Gewichtsabnahme, brennender Juckreiz und brennende Schmerzen sowie Besserung durch Wärme weisen auf Arsen als Heilmittel hin (Mezger 1981: 241).

■ *Arsenicum album* D4–D6 Dilution (Weleda)   3 x 10 Trpf. v. d. E.

Arsen in hoher Verdünnung ist wirksam gegen Juckreiz, der am Abend und nachts zunimmt. Arsen niedrig verdünnt regt also den Astralleib an, Arsen hoch verdünnt zügelt seine übermäßige Präsenz in der Peripherie.

■ *Arsenicum album* D30 Globuli velati (WALA)   5–10 Glb. bei Bedarf.

Gegen Juckreiz bei neurasthenischer Konstitution ist wirksam:

■ *Formica* D6 Dilution (Weleda)   3 x 10 Trpf. v. d. E.

- *Baldrian*

Bei Einschlafstörungen sind hilfreich:

■ *Passiflora Nerventonikum/Kinderzäpfchen* (WALA)   1–3 TL zur Nacht/1 Supp. zur Nacht,
■ *Avena sativa comp.* Dilution/Globuli (Weleda)   10 Trpf./Glb. v. d. Abendbrot und zur Nacht,
■ *Valeriana* ⌀ Dilution (Weleda) oder D3 Dilution (Apotheke an der Weleda)   abends und zur Nacht 10–20 Trpf. v. d. E.

Exkurs: Baldrian

Baldrian *(Valeriana officinalis)* ist im Blütenbereich stark von kosmischer Astralität berührt: Seine blütenreichen Scheindolden schweben wie Lichtwölkchen über der grünen Staudenschicht seines Biotops. Die Blüten verströmen einen aromatischen, süßlichen Duft, der weithin wahrnehmbar ist. Die Samen sind gefiedert und werden, gänzlich polar zum oft feuchten Standort, in Schwärmen vom Wind fortgetragen. Die seelische Berührung wirkt hinunter bis in die Baldrianwurzel; hier finden sich ätherische Öle (Monoterpene), Valepotriate, Lignane und Alkaloide.

Der Extrakt aus der Baldrianwurzel kompensiert die nervöse Erschöpfung, die die Schlafstörung verursacht. Er lässt Aufbaukräfte in das Nerven-Sinnes-System aufsteigen, sodass es zur Entspannung und Entkrampfung kommt. Das fördert die Schlafbereitschaft.

- *Vitamin D*

Die in Deutschland üblichen hochdosierten Vitamin-D-Gaben zur Rachitisprophylaxe (1000 E täglich) in der frühen Kindheit beschleunigen die Aushärtung des Knochens. Menschenkundlich liegt nahe, dass damit auch das Hautorgan mineralischer und fester wird, was für Kinder mit atopischer Hautdiathese bedeutet, dass Vitamin D in Überdosis die Haut austrocknet. Mittlerweile gibt es zwei Studien, welche die Annahme unterstützen, dass ein stärkerer Vitamin-D-Einfluss mit einer verstärkten Atopieneigung verbunden ist (Hyppönen et al. 2004, Gale 2008, siehe zu Vitamin D auch Reckert 2009). Es ist daher empfehlenswert, die Vitamin-D-Prophylaxe vom wirklichen Bedarf abhängig zu machen, der wiederum von der Lage des Wohnorts bestimmt wird (z. B. Bergland mit viel Sonne, Industriestädte mit wenig Sonne), von der Jahreszeit (Vitamin-D-Gaben nur im Winter?) und von der Konstitution des Kindes. Zur individuellen Rachitisprophylaxe und -therapie, die verstärkende Wirkungen auf eine bestehende atopische Hautdiathese vermeidet, sei auf folgende Ausführungen verwiesen: (Soldner, Stellmann 2007: 69–82).

1.14.2 Externe Therapie

- *Cremes und Salben*

Zur Beruhigung stark entzündlich geröteter Haut eignet sich:

▪ *Calendula-Babycreme* (Weleda)   dünn auftragen zur Nacht.

Diese Creme wurde für den Windelbereich des Säuglings geschaffen und enthält 12 % Zinkoxid, das eine beruhigende Wirkung auf die Haut hat. Da die Creme weißelt, empfiehlt sich die Anwendung über Nacht. Zinkoxid hat als fester Bestandteil in der Creme eine austrocknende Wirkung, sodass tagsüber kompensatorisch fettend gepflegt werden muss. Hierzu sind fette Salben geeignet:

▪ *Rosatum Heilsalbe* (WALA)

oder

▪ *Salbengrundlage SK Salbe* (Apotheke an der Weleda)   morgens dünn auf trockene Hautareale.

Die *Rosatum Heilsalbe* enthält ätherisches Geranienöl und Rosenöl sowie Silicea colloidalis. Diese Substanzen haben mit ihrer Wärme- und Lichtverwandtschaft einen Bezug zum Ich, das durch die Außenanwendung als harmonisierende Selbstheilungskraft herangezogen wird. Die *Salbengrundlage SK* enthält unter anderem 10 % Sanddornkernöl, 60 % Mandelöl und Bienenwachs. Der hohe Gehalt an ungesättigten Fettsäuren wirkt unmittelbar aufbauend auf die interzellulären Lipidlamellen der Epidermis. Dem Sanddornöl ist Kapitel VIII.7 gewidmet.

> Exkurs: Ätherische Öle
>
> Angesichts der heute häufigen Sensibilisierung gegenüber Duftstoffen wird von dermatologischer Seite vor ätherischen Ölen in Externa gewarnt. Es gibt jedoch eine Untersuchung, die eine erstaunlich gute Verträglichkeit natürlicher ätherischer Öle sogar bei Personen mit nachgewiesener Duftstoffmix-Allergie zeigt (Meyer 2004). Diese Beobachtung erklärt sich durch die Qualität der in der herkömmlichen Kosmetikaproduktion verwendeten Duftstoffe, bei denen es sich durchweg um synthetische Stoffe oder um isolierte Monosubstanzen natürlicher Herkunft handelt. Diese Substanzen wirken allergisierend, während ätherische Öle in ihrer natürlichen komplexen Zusammensetzung meist gut vertragen werden.

Die Akzeptanz fetter Salben ist vom Entzündungsgrad des Ekzems und von der subjektiven Beurteilung abhängig. Je überwärmter und stärker gerötet ein ekzematisiertes Hautareal ist, desto durchlässiger und wasserhaltiger muss ein Externum sein. Eine gering abdichtende, gut durchlässige Qualität hat die vom Apotheker anzufertigende

Equisetum-Creme, deren Rezeptur wir oben angegeben haben. Der Wassergehalt lässt sich weiter bis auf 70 % steigern.

Es ist charakteristisch für die externe Pflege und Therapie der neurodermitischen Haut, dass eine Salbe über einen gewissen Zeitraum gut verträglich ist und lindert, aber ab einem bestimmten Zeitpunkt ohne besonderen Grund keine Wirkung mehr zeigt. Es bedarf dann eines Präparatewechsels, der nach einer gewissen Zeit wieder erforderlich ist. Deswegen hat der Neurodermitiker oft eine „Salbentheke" mit verschiedenen Hautpflegemitteln und Externa, von denen er mal dieses, dann jenes anwendet. Daher ist im Folgenden eine Reihe von Präparaten für die äußere Behandlung aufgeführt, wobei die fetteren Salben oben stehen und die feuchten Cremes bzw. Lotionen unten:

Dermatodoron® Salbe (Weleda)	Besonders für trockene, juckende Kinderhaut
Quercus Salbe (WALA)	Enthält neben Eichenrinde *Borago officinalis* und *Hamamelis virginiana*
Mercurialis perennis 10 % Salbe (Weleda)	Auch bei Pyodermien und Impetiginisierung
Calendula Wundsalbe (Weleda)	
Hamamelis-Salbe 10 % Salbe (Weleda)	(siehe Kap. IX)
Hamamelis comp. Salbe (Weleda)	Enthält neben Hamamelis auch Antimon
Mandel Gesichtscreme (Weleda)	Mit hypoallergener Zusammensetzung, ohne Duftstoffe
Bedan Creme, Gesichtscreme, Lotion (Cassella-Med)	Enthält Hyperforin aus Johanniskraut (siehe Kap. IX)
Imlan Creme pur (Birken AG)	Mit minimiertem allergenem Potenzial (siehe Kap. VIII.9)
Imlan Creme plus (Birken AG)	Mit Bienenwachs und Harnstoff (siehe Kap. VIII.9)
Intensiv Creme Mittagsblume (Dr. Hauschka Med)	
Pflege Lotion Mittagsblume (Dr. Hauschka Med)	
Malven-Pflegemilch (Weleda)	
Körperbalsam Rose (Dr. Hauschka)	
Silicea colloidalis comp., Gelatum (WALA)	Ist fettfrei, enthält ätherisches Zitronenöl und Siliziumdioxidlösung

Eine besondere Indikation hat *Imlan Creme* (Betulin) (Birken AG), der wir ein eigenes Kapitel (VIII.9) gewidmet haben. Der Hauptbestandteil des Birkenkorkextrakts ist Betulin, eine Substanz mit vielfältiger Wirkung:
- entzündungshemmend,
- wundheilungsfördernd,
- die Differenzierung der Keratinozyten fördernd,
- gewebeschützend,
- antiviral, antibakteriell,
- juckreizlindernd.

In der Cremezubereitung wirkt Betulin gleichzeitig als
- Emulgator,
- Konservierungsstoff,
- Duftstoff,
- Wirkstoff.

Daher besteht die *Imlan Creme pur* (Birken AG) lediglich aus Betulin, Jojobaöl und Wasser. Bei *Imlan Creme plus* (Birken AG) mit ihrem zusätzlichen Gehalt an Bienenwachs und Harnstoff ist die fettende Pflegewirkung verstärkt. *Imlan Creme* (Birken AG) schützt vor Superinfektion und wirkt am Beginn der Impetiginisierung deren Fortschreiten entgegen.

Wirksam bei trockenen, juckenden Ekzemen ist die externe Anwendung von Antimon als

■ *Antimonit 0,4 % Creme* (Weleda)

beispielsweise beim Lidekzem und beim hyperkeratotisch-rhagadiformen Palmoplantarekzem über Nacht unter Baumwollhandschuhen (z. B. Zwirnhandschuhe, Lohmann) und Socken. Bei der Außenanwendung bewirkt Antimon eine Schwächung der im Ekzem zentrifugal wirkenden Kräfte des Astralleibs (Steiner, Wegman 1925: 132). Die über Nacht zur Anwendung kommenden Handschuhe und Socken saugen den Cremeüberstand auf bei langsam steigendem Fett- und Antimongehalt. Sie werden damit selbst therapeutisch wirksam und gewinnen mit der Zeit somit an Wert. Der Patient muss darauf aufmerksam gemacht werden, dass sie möglichst nicht gewaschen werden dürfen. Hoch chronische, trockene Herde der Neurodermitis circumscripta zeigen unter *Antimonit 0,4 % Creme* um den fünften Tag eine Verschlechterung, die einige Tage anhält, worauf eine Besserung folgt.

- *Öle und Öldispersionsbäder*

Die Wirkung der Öldispersionsbäder geht über die reine fettende Pflege weit hinaus. Durch das Öldispersionsgerät (Firma Jungebad, Bad Boll) wird ein medizinisches Öl so fein im Wasser verteilt, dass im gesamten Badewasser vom Wannengrund bis zur Wasseroberfläche kleinste Öltröpfchen enthalten sind. Dafür werden Olivenöl mit Kräuterzusätzen oder ätherische Öle verwendet. Das Olivenöl gelangt in tiefere Hautschichten; ätherische Öle des Öldispersionsbades sind sogar im Blut messbar. Ebenso wie die ätherischen Öle in *Rosatum Heilsalbe* und *Silicea comp. Gel*, nur wesentlich intensiver, regen die fein verteilten Öle dieses Bades den Wärmeorganismus und die darin lebende Ich-Organisation des Patienten an, sich an der selbstheilenden Harmonisierung der neurodermitischen Einseitigkeiten zu beteiligen. Für Neurodermitiker sind die Dispersionsbadeöle

■ *Equisetum ex herba W 5 %, Oleum* (WALA)

und

■ *Rosa e floribus 10 %, Oleum* (WALA)

besonders geeignet. Wie die oben angeführte Untersuchung an Duftstoffallergikern zeigt, sind Unverträglichkeiten von natürlichen ätherischen Ölen selten. Angefügt sei, dass schon das Olivenöl einen starken Wärmebezug hat, da es aus dem Mittelmeerraum stammt. Der Olivenbaum ist botanisch der Anzeiger für ein mediterranes Klima, das durch die Wirksamkeit des Wärmeäthers geprägt ist.

Bei nässenden Ekzemen oder hochakut-entzündlichen Zuständen mit flächiger Rötung, Schwellung, Infiltrat und Überwärmung des betroffenen Hautareals wirken feuchte Umschläge schnell lindernd. Um die Austrocknung zu verhindern, kann mit Cremes (z. B. *Equisetum-Creme*) unterfettet werden (fett-feuchte Umschläge). Für Umschläge sind geeignet:

- Schwarztee, 10 min. gezogen, abgekühlt,

    oder

- Eichenrinde, z. B. *Quercus-Essenz* (WALA)   1 EL auf 1/4 l Wasser,

    oder

- *Quercus, ethanol. Decoctum* Tinktur zum äußerlichen Gebrauch (Weleda),

die beide eine deutlich gerbende Wirkung entfalten. Auch Bäder und Teilbäder sind bei dieser Indikation geeignet, entweder mit Eichenrinde wie oben oder mit

- *Tannolact Badezusatz* (Galderma)   Anwendung nach Packungsbeilage,

das einen synthetischen Gerbstoff enthält.

1.15 Ernährung

Grundsätzlich ist für den Neurodermitiker mit seinen schwachen Verdauungskräften die Ernährung mit Nahrungsmitteln aus biologisch-dynamischer Landwirtschaft zu empfehlen. Die Anwendung der Kompost- und Spritzpräparate, der geschlossene Hoforganismus und extensiver, nicht ausschließlich leistungsbezogener Pflanzenbau und wesensgemäße Tierhaltung ergeben eine optimale Nahrungsqualität, die den Menschen wirklich zu ernähren vermag. Längere Haltbarkeit, besserer Geschmack und bessere Bekömmlichkeit sind Ausdruck der höheren Qualität gegenüber Produkten aus konventioneller Agrarindustrie, in der ein permanenter, gänzlich ungesunder wirtschaftlicher Marktdruck die Erzeugung qualitativ hochwertiger Lebensmittel verhindert.

Von der pflanzlichen Nahrung sind es die Wurzeln, die der Organismus nach Aufnahme über den Darm „bis in die äußerste Peripherie der Kopforganisation oder auch der Hautorganisation nach außen" treibt (Steiner. GA 221: 90). Daher ist dem Neurodermitiker zu empfehlen, die Möhre und die Rote Bete in der Ernährung zu betonen. Folgende Übersicht gibt Hinweise auf Empfehlungen für die Ernährung bei Neurodermitis:

Günstig	Ungünstig
Hirse*, Buchweizen*	Manchmal Weizen, Roggen raffinierter Zucker,
Dinkel, Gerste als Vollkorngetreide Honig, Ahornsirup	Süßigkeiten, Weißmehl
Blattsalat, Rote Bete, Möhren, Brokkoli, Zuccini, Mangold, Gemüse aus biologischem Anbau	Fisch und Ei in großen Mengen
Butter** Sauermilchprodukte Pflanzenöle	Vollmilch, Sojaprodukte, Schweinefleisch, Innereien
* In kochendes Wasser geben, dieses Wasser abgießen und die Körner in neuem Wasser garen. ** Butter wird meistens gut vertragen.	
Sanddornsaft (Vitamin-C-Spender), Mandeln, Birne, milder Apfel	Zitrusfrüchte, Kiwi, Erdbeeren, saures Obst, Tomaten, Paprika, Multivitaminsaft, scharfe Gewürze, Ketchup, Alkohol, synthetische Farb-, Konservierungs-, Aromastoffe
Mit Vorsicht zu genießen	
Erdnüsse, Haselnüsse, Walnüsse, Hartkäse, tierische Fette Paprika, Peperoni, Rettich, Schnittlauch, Sellerie.	

1.15.1 Kuhmilch

Da Kuhmilch für Neurodermitiker oft unverträglich ist (Verdauungsstörungen, Verschlechterung des Hautzustandes) und Kuhmilchproteine bei Nahrungsmittelallergien eines der Hauptallergene darstellen, soll auf die Ursachen und den Umgang damit näher eingegangen werden. Fragt man nach der Qualität der Milch aus konventioneller Landwirtschaft, die extrem leistungsorientiert produzieren muss, wirken folgende Faktoren ungünstig:
- moderne Zuchtbemühungen zur Maximierung der Milchleistung,
- Versorgung mit eiweiß- und energiereichem Kraftfutter (Kühe werden quasi wie Schweine gefüttert),
- häufige Grasschnitte, erster Schnitt vor der Blüten- und Samenbildung,
- Überdüngung der Wiesen und Weiden durch zu hohe Kopfzahl pro Hektar.

Auch die industrielle Verarbeitung der Kuhmilch hat Auswirkungen auf ihre Qualität:
- Beeinträchtigung einer natürlichen Bakterienbesiedelung der Kuhmilch durch Kühlung der Milch direkt nach dem Melken (Laktobazillen werden abgetötet),
- starke Erhitzung (Perkin 2007),
- Homogenisierung: Zerstörung der Fettkügelchen, Schädigung der Membranen, die die Fetttropfen umschließen.

Bei Unverträglichkeit von Kuhmilch aus konventioneller moderner (d.h. Hochleistungs-)Landwirtschaft ist ein Versuch mit Demeter-Milch zu empfehlen. Wird auch diese schlecht vertragen, sollten Milchprodukte versucht werden, die milchsauer vergoren sind (Joghurt, Quark, Kefir, Schwedenmilch, Buttermilch). Die Arbeit der Laktobazillen am Kuhmilchprotein bedeutet eine Art Vorverdauung, die die schwachen Verdauungskräfte des Atopikers entlastet. In Fällen, bei denen Milchprodukte jeglicher Art Beschwerden verursachen, ist ein Versuch mit verdünnter Ziegenmilch oder der Milch von Pferden (Stutenmilch) zu empfehlen. Die bessere Verträglichkeit der Ziegenmilch ist allgemein bekannt, und ein Blick auf diese Haustierart, die vom Alpensteinbock abstammt, legt nahe, dass das so sein muss. Körperlichkeit und Physiologie der Ziege sind in gewisser Weise polar zu derjenigen des Rindes: Die Ziege ist klein, leicht gebaut, sozusagen „trocken". Sie ist wach, außerordentlich geschickt, kletterfreudig, wählerisch beim Fressen. Der qualitative Unterschied zwischen Kuh- und Ziegenmilch liegt im Verhältnis der Formkräfte zu den Stoffkräften. Bei der Ziegenmilch sind die Formkräfte betont, die Stoffkräfte treten in den Hintergrund.

Bei einer ganzheitlichen Betrachtung von Allergien stellt sich die Frage, ob statt einer Vermeidung der Kuhmilch nicht vielmehr die Bedingungen für eine Allergieentstehung im Vordergrund des Interesses stehen sollten. So weiß man seit Neuestem, dass Kuhmilch biologisch-dynamischer Herkunft zumindest eine präventive Wirkung in Bezug auf atopische Erkrankungen bei Kindern hat (Kummeling et al. 2008, Baars, Jahreis 2009). Dies hat seine Ursachen unter anderem in der Milchfettzusammensetzung und der Art der Milchsäurebakterien (Kusche et al. 2010). Konjugierte Linolsäure und mehrfach ungesättigte (Omega-3-)Fettsäuren wirken immunmodulierend und antiallergisch-„antiatopisch". Die Gehalte dieser Fettsäuren können über die Fütterung der Kühe erhöht werden. Steigernd wirken:

- Weidehaltung der Milchkühe mit längstmöglichem Weidegang,
- die Förderung von altem, kräuterreichem Grünland,
- das Grasen unter lichtreichen und kalten Umweltbedingungen (z.B. auf Alpen),
- der Verzicht auf stärkereiche und fermentierte Futtermittel (Mais, Silage), limitierte Kraftfuttergabe,
- Heufütterung im Winter,
- das Halten lokaler Kuhrassen und alter Haustierrassen; Hochleistungsrassen sind bezüglich der Fettqualität der Milch unterlegen.

Auch der Gehalt an Antioxidantien (α-Tocopherol, β-Carotin) in der Milch extensivökologisch gehaltener Kühe ist im Vergleich zu konventionellen Gruppen erhöht.

Bestimmte Stämme von Milchsäurebakterien mindern bei Aufnahme dieser Bakterien über die Nahrung die Sensibilisierung bei Kuhmilchallergikern. Zudem weiß man, dass die Bakterienflora von ökologischer Rohmilch Laktobazillenstämme enthält, die weniger Histamin bilden.

1.15.2 Weizen

Ein weiteres für Neurodermitiker oft unverträgliches Nahrungsmittel ist der Weizen. Dieser ist seit Jahrzehnten speziellen Zuchtbemühungen ausgesetzt, die auf die Erhöhung der Elastizität seines Klebereiweißes (Gluten) abzielt (Hagel 2001). Dieses führt zu einer besseren Backqualität des Weizenmehls mit dickeren Gärblasen z.B. in den damit gebackenen Brötchen. Ein Nebeneffekt der neuen Züchtung ist die Verarmung des Klebers an Schwefel. Schwefel ist jedoch Repräsentant der Qualitäten des Sonnenlichtes (Sulfur = Sonnenträger). Wir sehen darin eine Ursache der Weizenunverträglichkeit bis hin zur Allergie. Da der Dinkel durch Zucht nicht verändert wurde, empfiehlt sich das Ausweichen auf Dinkelgebäck, das – vorausgesetzt, dass keine Merkmale moderner Weizensorten eingekreuzt sind – meistens gut vertragen wird.

1.15.3 Hühnerei

Ein weiteres, oft unverträgliches Eiweiß stammt vom Hühnerei. Dies wird verständlich, wenn man bedenkt, wie ungeformt dieses Eiweiß ist, das zwar alle Zukunft des werdenden Lebens enthält, aber eine gleichförmige Flüssigkeit darstellt. Damit ist es für die Verdauungskräfte des Menschen schwerer fassbar und abbaubar, mit der Möglichkeit, halb verdaut über die Darmschleimhaut in das Blut zu gelangen. (Rindfleisch als eine Form von hochdifferenziertem Eiweiß eines in der Tierwelt hoch entwickelten Säugetiers ist dagegen oft gut verträglich.) Ganze Frühstückseier, Spiegelei usw. sind daher zu meiden. Hühnerei in versteckter Form (in Nudeln oder Backwaren) sind dagegen oft verträglich.

1.15.4 Möhre

Als letztes problematisches Nahrungsmittel sei die Möhre erwähnt, die in der Kleinkindernährung heute gerne durch Pastinake oder Kürbis ersetzt wird. Wie oben bereits ausgeführt, ernährt die Wurzel besonders den Nerven-Sinnes-Menschen, wozu auch die Haut gehört. Die Möhre ist dafür nun besonders geeignet, weil ihre Wurzel Blüten-Fruchtqualitäten aufweist: die rot-gelbe Farbe, der Duft, die Süße. Der Gehalt an Provitamin A (= Karotin), das für den Aufbau des Sehpurpurs in der Netzhaut des Auges und damit für den Sehvorgang erforderlich ist, belegt die Aufbaukraft der Möhre für den oberen Menschen. Es gibt Hinweise darauf, dass die Unverträglichkeit von Möhren bei Kleinkindern durch Verdauungsstörungen und/oder Verschlechterung des Hautzustands auf die Hybridisierung des verwendeten Saatguts zurückzuführen ist (Momsen 2009). Die Hybridisierungstechnik wurde in den USA ursprünglich entwickelt, um dem Saatgut die Vermehrungsfähigkeit zu nehmen und den Anbauer durch die Notwendigkeit des jährlichen Nachkaufs wirtschaftlich an den Saatgutproduzenten zu binden. Das Saatgut wird zu diesem Zweck erhitzt, bestrahlt, vergiftet oder auf andere Weise „gequält". Dadurch kommt es zu einer deutlichen Einbuße an Nahrungsqualität. Das Ausweichen auf sogenannte samenfeste Möhrensorten (nicht hybridisiert) ist zu empfehlen.

1.16 Klimatherapie

Die Neurodermitis bessert sich unter Klimatherapie. Hierfür sind Meeresklima und Hochgebirgsklima besonders geeignet. Im Meeresklima sind neben den oberen auch die unteren Ätherarten stark vertreten; daher wird der aufbauende Stoffwechsel aktiviert mit gesteigertem Appetit und besserem Schlaf. Im Hochgebirgsklima überwiegen die oberen Ätherarten. Sie beleben die „Ernährung" des Organismus mit Sinnesqualitäten. Ganz grob kann man daher sagen, dass das Meer eher Nerven und Sinne beruhigt, während das Gebirge anregt. Jedoch hat das Klima hoher Lagen auch Wirkungen auf den Stoffwechsel: Mit dem verstärkten Strom von Wärme- und Lichtäther durch die Sinnesorgane in den Organismus von oben nach unten werden die oberen Wesensglieder mitgeführt und z.B. besser in der Verdauung verankert, sodass die Nahrung besser abgebaut wird.

1.17 Kunsttherapie, Heileurythmie, Pädagogik und Selbsterziehung

1.17.1 Kunsttherapie

Der Nutzen einer kunsttherapeutischen Behandlung der Neurodermitis sei am Beispiel der Maltherapie gezeigt. Der Heilbedarf beim Neurodermitiker ergibt sich angesichts des automatisierten, reflexartigen Wahrnehmungsvorgangs fast aller Sinnesorgane, auf den sofort eine Reaktion erfolgt. Dieses Reagieren vollzieht der übermäßig präsente und aktive Astralleib und ist dem Ich zunächst nicht zugänglich. Das Malen muss durch den Kunsttherapeuten geführt werden, indem quasi in einem seelischen Ausatmungsvorgang die Farbe mit dem Pinsel gesetzt wird. Anschließend muss der Patient wahrnehmend innehalten, um zu fühlen, was das Bild als Nächstes erfordert. Wohin muss der nächste Pinselstrich mit welcher Farbe und welcher Intensität gesetzt werden? Dieses entspricht einer Einatmung, der mit dem nächsten Pinselstrich wieder eine Ausatmung folgt. Auf diese Weise wird nach und nach die Wahrnehmung mit Empfindung, mit den wärmenden Qualitäten des Gefühls verbunden und dem Ich des Patienten wieder zugänglich.

1.17.2 Heileurhythmie

Am universellsten einsetzbar ist die Heileurythmie. Sie ist schon im Kleinkindalter anwendbar, wobei das Kind auf dem Schoß der Mutter sitzt und diese die Übungen macht. Beispielsweise sind folgende Übungen angezeigt:

B	Fördert die Hautbildung, macht eine „dickere", belastbarere Haut, schafft Hülle, Schutz. Das neurodermitische Kind sitzt auf dem Schoß der Mutter, die mit beiden Armen die B-Übung um das Kind herum ausführt. Bei einem Handekzem führt die Hohlhand die B-Übung über je einem Finger der anderen Hand aus, die Fingerkuppe einhüllend. Die B-Übung fördert den Abschluss von der Welt.
A	Fördert die Öffnung gegenüber der Welt, das Aufnehmen und Verarbeiten von Sinnesreizen und Qualitäten aus der Umgebung. Damit wird der eigene Leib besser ergriffen. Im Wechsel von A- und B-Übung wird es dem Patienten ermöglicht, eine eigene Mitte zwischen außen und innen, zwischen „auf" und „zu" zu finden. Die A-Ubung, von der Mutter ausgeführt, die das Kind auf ihrem Schoß sitzen hat, fördert das Staunen und erwartungsvolle Öffnen der Seele gegenüber der Umgebung. Die Mutter bildet auch mit den Beinen des Kindes den „A-Winkel"; dadurch werden die Kräfte der Außenwelt in den Stoffwechselbereich gelenkt.
M	Fördert das Atmen, das Aufnehmen und Abgeben, die Durchwärmung und bewusste Gestaltung der Verbindung zwischen innen und außen.
Ich denke die Rede ...	Diese Übung für Erwachsene entfaltet eine ordnende Kraft in der Seele des Neurodermitispatienten. Sie vertreibt Nervosität. Ihre Wirkung ist verwandt mit derjenigen des Quarzes auf medikamentösem Feld.

Das beim Neurodermitiker zu beobachtende Fehlen der Mitte beispielsweise auf dem Gebiet des Immunsystems zwischen Abwehrschwäche (Ekzema herpeticatum, Eczema molluscatum, multiple Verrucae vulgares) und Allergien (Nickel, Pollen) und auf seelischem Feld zwischen Distanz und Nähe zum Mitmenschen (insbesondere zum Partner) legt heileurythmische Übungen nahe, die Polaritäten beinhalten und der Ausbildung einer eigenen Mitte dienen. Diese sind zum Beispiel:
- Ballen und Lösen,
- Ja und Nein,
- Sympathie und Antipathie.

1.17.3 Pädagogische Übungen und Selbsterziehung

Zum Schluss sei auf heilende Bemühungen eingegangen, die auf seelisch-geistiger Ebene angreifen. Die oben bereits beschriebene, bei Kindern mit Neurodermitis oder mit atopischer Hautdiathese besonders deutlich zu beobachtende Tendenz der zu großen seelischen Affinität zur Sinneswelt, des zu intensiven Hineingezogenseins in das Irdische, erfordert das kompensatorische Bemühen der Eltern und später der Lehrer um eine Spiritualisierung des Alltags. Wo die Gefahr besteht, dass das Kind die geistige Welt, aus der seine Individualität gerade auf die Erde „entlassen" wurde, zu schnell vergisst, gilt es, die Erinnerung an die geistige Welt wach zu halten. Hierzu sind dienlich:
- Tischgebete, Abendgebete,
- Jahreszeitentische, Feiern der christlichen Jahresfeste,
- Singen,
- Märchen vorlesen.

Damit finden religiöse Elemente Eingang in den Alltag des Kindes, die seine Seele mit ihrem geistigen Ursprung wieder verbinden (religere = rückbinden). Seelische Hülle, innere Sicherheit und Vertrauen wirken letztlich antiallergisch. Hierin ist die vermutete günstige Wirkung des „anthroposophic lifestyle" begründet, die in der südschwedischen Studie Erwähnung fand (Alm et al. 1999).

Was in der Kindheit Gegenstand pädagogischer Bemühungen ist, wandelt sich im Erwachsenenalter in den Inhalt der Selbsterziehung. Wir haben oben gezeigt, wie der Patient mit Neurodermitis zu einem Überwiegen des Nerven-Sinnes-Systems auf leiblicher und seelischer Ebene veranlagt ist. Die Verselbstständigung der Kräfte des Kopfes trägt den Charakter der Neurasthenie, der Nervosität. Das Bemühen um Kultivierung dieser seelischen Einseitigkeiten und um Heilung der aus ihr hervorgehenden Krankheitstendenzen muss die einseitigen Denkkräfte mit Willenskräften verbinden. Dadurch wird – im Bild gesprochen – die vertrocknende Nervenfunktion und der auf ihr fußende Gedanke mit den belebenden Blutskräften durchdrungen. In den Alltag eingefügte Willensübungen sind in der Lage, die Nervosität zu beheben. Rudolf Steiner hat in einem Vortrag am 11.1.1912 mit dem Titel „Nervosität und Ichheit" eine Reihe von Übungen gegeben (Steiner. GA 143), die Friedwart Husemann ausführlich besprochen hat (Husemann 2004). Diese Besprechung ist als Anleitung für den Patienten zusammen mit einem weiteren Aufsatz in Form eines Heftes gedruckt erhältlich. (Husemann 2009)

1.18 Minimalformen und spezielle Varianten der Neurodermitis

Im Folgenden soll die Behandlung von Minimalformen und speziellen Lokalisationen der Neurodermitis beschrieben werden.

1.18.1 Milchschorf

Die Crusta lactacea im Säuglings- und Kleinkindalter kann mit Juckreiz einhergehen. Sie kann sich vom Capillitium auf Stirn und Wangen ausbreiten. Zur Anwendung von pflanzlichem Kiesel empfehlen sich

- Vollbäder mit Equisetumzusatz — 1–2 x/Woche.

Der Equisetumzusatz wird frisch selbst zubereitet: 1 Handvoll Equisetum arvense aus der Apotheke auf 1/4 l Wasser, aufkochen lassen, 1/4 h köcheln auf kleiner Flamme, abseihen und dem Badewasser zugeben. Im Bad wird das Capillitium benetzt, nach dem Bad abgetrocknet und mit etwas Olivenöl eingerieben zum Ablösen der Schuppen. Anschließend werden die Schuppen sanft mit einer feinen Bürste entfernt.

Bei Zeichen der Verdauungsschwäche im oben beschriebenen Sinne wird zusätzlich gegeben:

- *Gentiana Magen Globuli velati* (WALA) — 3 x 5–10 Glb. v. d. E.

  oder

- *Cichorium/Pancreas comp.* Globuli velati (WALA) — 3 x 5–10 Glb. v. d. E.

1.18.2 Säuglingsekzem

Beim Säuglingsekzem ist auf die qualitativ hochwertige Ernährung der Mutter zu achten: Milchprodukte aus extensiver biologisch-dynamischer Landwirtschaft, eventuell milchsauer vergorene Milchprodukte (Quark, Joghurt, Kefir, Schwedenmilch, Buttermilch). Hat die Mutter eine atopische Diathese mit trockener Haut, ist bei ihr von einem Delta-6-Desaturasemangel auszugehen. 2 Teelöffel Nachtkerzensamenöl für die Mutter führen zur Steigerung des γ-Linolensäuregehalts in der Muttermilch und folglich zur Versorgung des Kindes mit erhöhten Mengen an γ-Linolensäure.

Bei Blähbauch (Inspektion und Perkussion!), Stuhlunregelmäßigkeiten und stinkenden Stühlen als Zeichen für eine Verdauungsschwäche empfehlen sich die *Gentiana Magen Globuli velati* (WALA) oder *Cichorium/Pancreas comp.* Globuli velati (WALA) wie oben beschrieben. Zur Anregung von Formkraft bei feuchtem Ekzem empfiehlt sich:

- *Conchae/Quercus comp. S* oder *K* Trituration (Weleda) — 3 x 1 Msp. v. d. E.

Findet sich das Säuglingsekzem bei sehr trockener Haut und Kleinköpfigkeit sowie insgesamt schlechtem Substanzaufbau und geringem Körpergewicht, sind

- *Oenothera Argento culta* D3 Dilution (Weleda) 3 x 3–5 Trpf. v. d. E.

  und

- *Cornu caprae ibecis* D6 Trituration (Apotheke an der Weleda) 3 x 1 Msp. v. d. E.

indiziert.

Cheilitis sicca, Perlèche, periorales Ekzem, Ohrrhagaden, atopischer Winterfuß (= Pulpitis sicca), Pityriasis alba und Keratosis pilaris (oder follicularis) als Minimalvarianten der Neurodermitis gehen meist mit ausgeprägter Xerosis einher; hier empfiehlt sich ebenfalls *Oenothera Argento culta* D3 Dilution (Weleda), je nach Körpergröße und -gewicht 3 x 5–10 Tropfen v. d. E. Für die erwähnten Minimalformen hat sich folgende externe Therapie bewährt:

Cheilitis sicca	■ *Everon Lippenpflege* (Weleda), ■ *Dr. Hauschka Lippenpflege* oder ■ *Imlan Creme plus* (Birken AG)	alternativ
Perlèche, periorales Ekzem, Ohrrhagade	■ *Calendula-Babycreme* (Weleda) ■ *Wecesin®* Salbe (Weleda) ■ *Imlan Creme plus* (Birken AG)	nachts tags, alternativ
Atopischer Winterfuß	■ *Weleda Fußbalsam* ■ *Antimonit* 0,4% Creme (Weleda)	tags nachts, unter Socken
Pityriasis alba	■ *Rosatum Heilsalbe* (WALA) oder ■ *Salbengrundlage SK Salbe* (Apotheke an der Weleda)	alternativ
Keratosis pilaris	Heißes Vollbad über 20 Minuten, Hornkegel anschließend abfrottieren, fettende Pflege nach Bedarf. Dadurch ist zumindest eine temporäre Minderung bzw. Beseitigung der Hornkegel möglich.	

Während des Zahnens verschlechtern sich neurodermitische Ekzeme oft; sie werden entzündlicher und flammen auf. Es muss den Eltern erklärt werden, dass die Zahnbildung quasi eine Abszedierung im Gesunden darstellt. Das Durchbrechen der Schleimhautgrenze von innen nach außen beim Zahnen hat dieselbe Richtung wie der Ausschlag. Die Verschlechterung des Ekzems klingt wieder ab, sobald der Zahn da ist. Bei Zahnungsbeschwerden empfehlen sich:

- *Fieber- und Zahnungszäpfchen* (Weleda) 1–4 x täglich 1 Supp. (Vademecum 2010: 442)

  oder/und

- *Belladonna/Chamomilla* Globuli velati 3–5 x täglich 3 Glb. (Vademecum 2010: 199). (WALA)

1.18.3 Lidekzem

- *Kephalodoron®* 0,1%, 5% Tabletten (Weleda) — 3 x 1 Tabl. v. d. E. bei stark entzündlichem, feuchtem Ekzem und wenn parallel eine Migräneneigung besteht,

  ansonsten

- *Antimonit* D6 Trituration (Weleda) — 3 x 1 Msp. v. d. E.

- *Hepatodoron®* Tabletten (Weleda) — 3 x 1 Tabl. v. d. E. + 2 Tabl. zur Nacht bei Leberschwäche

- *Antimonit* 0,4% Creme (Weleda) — morgens und abends dünn auf den periorbitalen Bereich.

1.18.4 Handekzem

Das Handekzem ist die häufigste und wichtigste Manifestation der Neurodermitis im Erwachsenenalter. Sie tritt bei Frauen doppelt so häufig auf wie bei Männern; die höchste Prävalenz zeigen junge Frauen (Schmitt et al. 2008). Die atopische Hautdiathese ist der wichtigste Risikofaktor für die Entwicklung eines Handekzems: Etwa 33 bis 50% der Patienten mit Handekzem sind Atopiker. Handekzeme werden häufig durch die berufliche Tätigkeit (Arbeit im Feuchten, Umgang mit hautirritierenden Stoffen) ausgelöst oder verschlimmert, was dazu führt, dass Handekzeme etwa 90% der berufsbedingten Hauterkrankungen ausmachen. Es gibt jedoch eine Reihe von Studien, in denen gezeigt werden konnte, dass eine beträchtliche Anzahl von Personen mit atopischer Hautdiathese in Hautrisikoberufen arbeiten konnten, ohne ein Handekzem zu entwickeln. Für das Auftreten von Schüben spielen eine Rolle:
- die Jahreszeit (Verschlechterung im Winter),
- Sensibilisierungen (Hausstaubmilben, Pollen, Nickel, Chrom),
- Stress.

Mit dyshidrotischen Bläschenschüben:

- *Equisetum arvense Silicea cultum* D3 Dilution (Weleda) — 3 x 10 Trpf. v. d. E. (eher bei Hellhäutigen)

  oder

- *Equisetum cum Sulfure tostum* D3–D6 Trituration (Weleda) — 3 x 1 Msp. v. d. E. (eher bei dunkler Pigmentierung, Achtung bei blonden Patienten)

- *Cuprum met. praep.* 0,4% Salbe (Weleda) — alternativ,

- *Kupfer Salbe rot* (WALA) — zur Nacht dünn im Bereich beider Nierenlager auftragen

- *Antimonit* D6 Trituration (Weleda) — 3 x 1 Msp. v. d. E.

- *Dermatodoron®* Dilution (Weleda) — 3 x 20 – 4 x 30 Trpf. v. d. E. bei häufigen Schüben und starkem Nässen

Lokal empfehlen sich:

- *Weleda Fußbalsam* — mit deutlich austrocknender Wirkung, nachts

und

- *Dr. Hauschka Handcreme*

oder

- Weleda Sanddorn-Handcreme — tagsüber.

Eine gerbende Wirkung entfaltet:

- *Tannolact* Badezusatz (Galderma) — mit 1 Btl. Tannolact als Handbad, 1 x täglich.

In charakteristischer Weise tritt das Handekzem bei jungen Krankenschwestern und Friseurinnen auf, die sich am Beginn ihrer beruflichen Tätigkeit befinden. Diese Personen sind noch im Begriff, die professionelle seelische Distanz zu ihren Patienten/Kunden zu erlernen. Gehen ihnen die Schicksale ihrer Patienten oder die Gespräche mit ihren Kunden zu nahe, kann die noch ungenügende seelische Abgrenzung im feuchten Handekzem auf physischer Ebene erscheinen. Zur Förderung der Grenzbildung bei zu großer seelischer Offenheit sind indiziert:

- *Minium* D4 Trituration (Apotheke an der Weleda) — morgens 1 Msp. v. d. E.

und

- *Argentit* D6 Trituration (Weleda) — abends 1 Msp. v. d. E.

Mit hyperkeratotisch-rhagadiformem Bild:

- *Hepatodoron*® Tabletten (Weleda) — 3 x 1 Tabl. v. d. E. und 2 Tabl. zur Nacht
- *Antimonit* D6 Trituration (Weleda) — 3 x 1 Msp. v. d. E.

Die Lebertherapie mit *Hepatodoron*® kann evtl. ergänzt werden durch eine typische Leber-Heilpflanze, wie

- *Carduus marianus* Kapseln (Weleda) — 3 x 1 Kps. v. d. E. bei ätherischer Schwäche der Leber

oder

- *Taraxacum* ∅ Dilution (Weleda) — 3 x 10–20 Trpf. v. d. E. bei Hepatiden in der Vorgeschichte

oder

- *Cichorium, ethanol. Decoctum* ∅ Dilution (Weleda) — 3 x 10 Trpf. v. d. E. bei Verdauungsschwäche.

Lokal empfliehlt sich:

- *Antimonit* 0,4 % Creme (Weleda) — zur Nacht unter Handschuhen.

1.18.5 Gehörgangsekzem

Das Ekzem des äußeren Gehörgangs ist im Stoffwechselteil des Ohres lokalisiert und hat daher oft einen ursächlichen Bezug zum Stoffwechsel, insbesondere zur Leber. Zu empfehlen sind die Reduktion von Zucker und Süßigkeiten sowie:

- *Hepatodoron®* Tabletten (Weleda) — 3 x 1 Tabl. v. d. E. und 2 Tabl. zur Nacht

und

- *Quarz* D20 Trituration (Weleda) — 1 x 1 Msp. v. d. E.

1.18.6 Retroaurikuläres Ekzem

Das Ekzem in der Falte hinter der Ohrmuschel tritt oft in feuchter Form auf und entsteht durch in den Kopfbereich hochschlagende Stoffwechselprozesse. Es sind indiziert:

- *Dermatodoron®* Dilution (Weleda) — 3 x 20 – 4 x 30 Trpf. v. d. E.,

zusammen mit

- *Antimonit* D6 Trituration (Weleda) — 3 x 1 Msp. v. d. E.

Besteht gleichzeitig eine Migräneneigung, ist indiziert:

- *Kephalodoron®* 0,1%, 5% Tabletten (Weleda) — 3 x 1 Tabl. v. d. E.

1.18.7 Brustwarzenekzem

Das Brustwarzenekzem ist nicht selten stärker entzündlich und feucht. Es kann auf die Brustwarze und den Warzenhof beschränkt sein, sich aber auch bis weit darüber hinaus erstrecken. Durch seine Nähe zur Brustdrüse, die ihren ursprünglichen Standort im Unterhautfettgewebe hat, entsteht dessen Stoffwechselbezug. Hieraus ergibt sich die Indikation von:

- *Dermatodoron®* Dilution (Weleda) — 3 x 20 – 4 x 30 Trpf. v. d. E.
- *Antimonit* D6 Trituration (Weleda) — 3 x 1 Msp. v. d. E.
- *Aufbaukalk 2* Pulver (Weleda) — 3 x 1/2 TL v. d. E.
- *Calendula-Babycreme* (Weleda) — nachts,
- *Imlan Creme pur* (Birken AG) — tags.

1.18.8 Vulvaekzem

Hier ist ein Heilmittel indiziert, das ursprünglich für Vitalitätsschwächen im Genitalbereich der Frau geschaffen wurde:

■ *Oenothera Argento culta* D3 Dilution (Weleda)　　　　　　　3 x 10 Trpf. v. d. E.

Die Wirkung dieses Heilmittels lässt sich unterstützen durch:

■ *Argentum met. praep.* D6 Trituration (Weleda)　　　　　　　3 x 1 Msp. v. d. E.
　　　　　　　　　　　　　　　　　　　　　　　　　　　oder nur 1 Msp. zur Nacht
　und/oder

■ *Stibium met. praep.* D6 Ampullen (Weleda)　1 ml s. c. jeden 2. Tag unter die Bauchhaut.

Zusätzlich lässt sich äußerlich anwenden:

■ *Antimonit* 0,4% Creme (Weleda)　　　　　　　　　　　2 x täglich dünn auftragen.

1.18.9 Neurodermitis circumscripta

Einzelne, umschriebene Herde, auch als Lichen Vidal bezeichnet, treten oft an den Unterschenkeln, lumbal oder im Nacken und an der Halsbasis lateral links oder rechts auf. Meist sind sie trocken, verursachen Juckreiz und haben einen Bezug zur Leberschwäche. Es ist folgende Therapie indiziert:

■ *Antimonit* D6 Trituration (Weleda)　　　　　　　　　　3 x 1 Msp. v. d. E.

■ *Hepatodoron®* Tabletten (Weleda)　　　　3 x 1 Tabl. v. d. E. und 2 Tabl. zur Nacht

■ *Lac Taraxaci* D10/*Parmelia* D10 aa　　　　　　　　　　　3 x 10 Trpf. v. d. E.
　Dilution, Ampullen (Weleda)　　　　　oder jeden 2. Tag 1 Amp. s. c. über die Leber

■ *Antimonit* 0,4% Creme (Weleda)　　　　　　　　　　1-2 x täglich dünn auftragen.

Bei lichenifizierten Formen hat Steinkohlenteer eine gute antiinfiltrative Wirkung. Es empfiehlt sich:

■ *Teer Linola Fett* Creme (Wolff)　　　　　　1 x täglich dünn auf den Herd auftragen.

1.18.10 Nummuläre Form der Neurodermitis

Diese tritt im Kindesalter generalisiert auf und im Erwachsenenalter bevorzugt an den Streckseiten der Arme und Unterschenkel. Im Kindesalter neigt diese Ekzemform zum Nässen und zur Superinfektion; im Erwachsenenalter ist sie weniger exsudativ. Es sind indiziert:

■ *Dermatodoron®* Dilution (Weleda)　　　　3 x 5-10 Trpf. v. d. E. im Kindesalter und
　　　　　　　　　　　　　　　　　　3 x 20 – 4 x 30 Trpf. v. d. E. im Erwachsenenalter,
　zusammen mit

■ *Antimonit* D6 Trituration (Weleda) 3 x 1 Msp. v. d. E.

Bei starker Entzündung mit Exsudation und drohender Superinfektion bestehen gute Erfahrungen mit:

■ *Dyskrasit* D20 Ampullen (Weleda) bis 1 x täglich 1 Amp. s. c. (Vademecum 2010: 399).

■ Literatur

In dieses Kapitel sind einige Passagen aus dem Aufsatz von L. Jachens (1999): Die Neurodermitis, Der Merkurstab 52, 161–171, eingearbeitet.

Alfven, T., Braun-Fahrländer, C., Brunekreef, B. et al. (2006): Allergic disease and atopic sensitization in children related to farming and anthroposophic lifestyle. The PARSIFAL study. Allergy 61, 414–421.

Alm, JS., Swartz, J. et al. (1999): Atopy in children of families with an anthroposophic lifestyle. Lancet 353, 1485–1488.

Baars, T., Jahreis, G. (2009): Allergiezusammenhänge im Überblick: Milchfettqualität als schützende Maßnahme gegen Allergien. In: Mayer, J., Alföldi, T., Leiber, F. et al. (Hrsg.): Werte – Wege – Wirkungen: Beiträge zur 10. Wissenschaftstagung Ökologischer Landbau. Band 2. Zürich, 416–419.

Borelli, S. (1950): Untersuchungen zur Psychosomatik des Neurodermitikers. Hautarzt 1, 250–256.

Diepgen, TL. (1991): Die atopische Hautdiathese – Epidemiologie, Klinik und berufsdermatologische Bedeutung. Stuttgart.

Flöistrup, H., Swartz, J. et al. (2006): Allergic disease and sensitization in Steiner school children. J Allergy Clin Immunol 117, 59–66.

GAÄD – Gesellschaft Anthroposophischer Ärzte in Deutschland (Hrsg.) (2010): Vademecum Anthroposophischer Arzneimittel. 2. Auflage. Der Merkurstab Supplement 1.

Gale, CR. et al. (2008): Maternal vitamin D status during pregnancy and child outcomes. Eur J Clin Nutr 62 (1), 68–77.

Gieler, U. (2004): Die physische Hülle am Beispiel der Neurodermitis. In: Brosig, B., Gieler, U. (Hrsg.): Die Haut als physische Hülle. Gießen, 168–186.

Gieler, U. et al. (2008): Psychosomatik in der Dermatologie. Hautarzt 59, 415–434.

Hagel, I. (2001): Unser tägliches Brot aus Schwefelmangelweizen? Der Merkurstab 54, 201–204.

Hanifin, JM., Raijka, G. (1980): Diagnostic features of atopic dermatitis. Acta Dermatol Venerol 92, 44–47.

Hauschka, R. (1985): Substanzlehre. 9. Auflage. Kapitel 33: Die Brüder des Eisens. Frankfurt.

Husemann, F. (2004): Seelische Übungen zur Stärkung der Gesundheit. Der Merkurstab 57, 414–418.

Husemann, F. (2009): Lebensberatung beim Hausarzt – Seelische Übungen zur Stärkung der Gesundheit. Arlesheim.

Hyppönen, E. et al. (2004): Infant vitamin D supplementation and allergic conditions in adulthood: Northern Finland birth cohort 1966. Am NY Acad Sci 1037, 84–85.

Kimata, H. (2003a): Enhancement of allergic skin wheal responses and in vitro allergen-specific IgE production by computer-induced stress in patients with atopic dermatitis. Brain Behav Immun 17, 134–138.

Kimata, H. (2003b): Enhancement of allergic skin wheal responses in patients with atopic eczema/dermatitis syndrome by playing video games or by a frequently ringing mobile phone. Eur J Clin Invest 33, 513–517.

Korting, HC. et al. (2009): Dermatologische Qualitätssicherung. Leitlinien und Empfehlungen. Berlin.

Kummeling, I., Thijs, C., Huber, M. et al. (2008): Consumption of organic foods and risk of atopic disease during the first 2 years of life in NL. Br J Nutr 99, 598–605.

Kusche, D., Roeger, M., Ruebesam, K. et al. (2010): Quantitative descriptive sensory analysis of raw milk from organic and conventional farming systems. Internationaler Kongress der European Grassland Federation. (Eingereicht).

Kusche, D., Ruebesam, K., Baars, T. (2010): Management profiles from German organic and conventional dairy farms in relation to fatty acid and selected antioxidant profiles of summer milk. Internationaler Kongress der European Grassland Federation. (Eingereicht).

Leinmüller, R. (2007): Die atopische Prädisposition ist nur ein Teil der Medaille. Dtsch Arztebl 7, A 398–A 400 (Bericht über die Forschung von S. Ständer, Uni-Hautklinik Münster).
Melnik, BC. (1990): Biochemie und Pathobiochemie des epidermalen Lipidstoffwechsels. Stuttgart.
Meyer, U. (1997): Eiche und Birke – Heilmittel für allergische und dermatologische Erkrankungen. Der Merkurstab 50, 169–174.
Meyer, U. (2004): Verträglichkeit natürlicher ätherischer Öle bei ausgewiesenen Duftstoffmix-Allergikern. Der Merkurstab 57, 51–53.
Meyer, U. (2005): Die Eiche – Heilmittel für allergische und dermatologische Erkrankungen. Der Merkurstab 58, 358–364.
Mezger, J. (1981): Gesichtete Homöopathische Arzneimittellehre. Band 1 und 2. Heidelberg.
Mitschenko, HV. et al. (2008): Neurodermitis und Stress – Wie kommen Gefühle in die Haut? Hautarzt 59, 314–318.
Momsen, J. (2009): Studie zur Möhrenunverträglichkeit bei Säuglingen und Kleinkindern. In: Jahresbericht 2009 des Forschungsrings für Biologisch-Dynamische Wirtschaftsweise e. V. Darmstadt, 10–12.
Muche-Borowski, C. et al. (2009): S3-Leitlinie Allergieprävention – Update 2009. AllergoJournal 18 (5), 332–341.
Perkin, MR. (2007): Unpasteurised milk: health or hazard? Clin Exp Allergy 37, 627–630.
Prochazka, P. (1988): Referat Pavel Prochazka. In: Die Haut als Spiegel der Seele. Bericht von der 25. Tagung der Deutschen Dermatologischen Gesellschaft in München vom 27.4.–1.5.1988. Selecta 34, 22.8.1988.
Prochazka, P. (1994): Sensibilität und Abgrenzung bei Neurodermitikern. Wiesen/Schweiz.
Raap, U. et al. (2003): Atopische Dermatitis und psychischer Stress. Hautarzt 54, 925–929.
Reckert, T. (2009): Sonnenlicht, Vitamin D, Inkarnation. Der Merkurstab 62, 577–593.
Rist, L., Mueller, A., Barthel, C. et al. (2007): Influence of organic diet on the amount of CLAs in breast milk of lactating women in the Netherlands. Br J Nutr 97, 735–743.
Schmitt, J. et al. (2008): Atopisches Ekzem im Erwachsenenalter. Hautarzt 59, 841–852.
Schmitt, J. (2011): Versorgungsforschung am Beispiel Neurodermitis. Hautarzt 62, 178–188.
Selawry, A. (1985): Metall-Funktionstypen in Psychologie und Medizin. Heidelberg.
Soldner, G., Stellmann, HM. (2007): Individuelle Pädiatrie. Stuttgart.
Steiner, R., Wegman, I. (1972): Grundlegendes zu einer Erweiterung der Heilkunst. GA 27. 4. Auflage. Dornach.
Steiner, R. (1978): Eine okkulte Physiologie. GA 128. 4. Auflage. Dornach.
Steiner, R. (1974): Vortrag vom 11.1.1912, Nervosität und Ichheit. In: Erfahrungen des Übersinnlichen. Die Wege der Seele zu Christus. GA 143. 2. Auflage. Dornach.
Steiner, R. (1981): Vortrag vom 11.2.1923, Der unsichtbare Mensch in uns. Das der Therapie zugrunde liegende Pathologische. In: Erdenwissen und Himmelserkenntnis. GA 221. 2. Auflage. Dornach.
Steiner, R. (1976): Geisteswissenschaft und Medizin. GA 312. 5. Auflage. Dornach.
Steiner, R. (1984): Geisteswissenschaftliche Gesichtspunkte zur Therapie. GA 313. 4. Auflage. Dornach.
Steiner, R. (1975): Physiologisch-Therapeutisches auf der Grundlage der Geisteswissenschaft. GA 314. 2. Auflage. Dornach.
Steiner, R. (1980): Meditative Betrachtungen und Anleitungen zur Vertiefung der Heilkunst. GA 316. 2. Auflage. Dornach.
Steiner, R. (1982): Anthroposophische Menschenkenntnis und Medizin. GA 319. 2. Auflage. Dornach.
Steiner, R. (1975): Geisteswissenschaftliche Grundlagen zum Gedeihen der Landwirtschaft. GA 327. 5. Auflage. Dornach.
Steiner, R. (1981): Menschheitsentwicklung und Christuserkenntnis. GA 100. 2. Auflage. Dornach.
Steiner, R., Wegman, I. (1972): Grundlegendes für eine Erweiterung der Heilkunst nach geisteswissenschaftlichen Erkenntnissen. GA 27. 4. Auflage. Dornach.
Stern, UM. et al. (1998): Geschlechtsabhängige Unterschiede im Schwitzverhalten von Normalpersonen und Atopikern unter Kreislaufbelastung. Hautarzt 49, 209–215.
Titze, O. (1986): Kalk und Kiesel in der Behandlung allergischer Haut- und Schleimhauterkrankungen. Beiträge zu einer Erweiterung der Heilkunst, 94–99.
Vogel, HH. (1994): Wege der Heilmittelfindung. Band I und II. Bad Boll.
Weber, K. (2008): Psychodermatologie. In: Ruzicka, T. et al.: Fortschritte der praktischen Dermatologie und Venerologie. Berlin, 591–604.
Wolff, O. (1994): Zur therapeutischen Anwendung der ungesättigten Fette, insbesondere Gamma-Linolensäure und Omega-Fettsäuren. Der Merkurstab 47, 165–170.
Wollenberg, A. (2008): Therapie ungewöhnlicher Manifestationen und Komplikationen des atopischen Ekzems. In: Ruzicka, T. et al.: Fortschritte der praktischen Dermatologie und Venerologie. Berlin, 143–147.

2. Psoriasis vulgaris

Die Psoriasis (von griechisch psora = Krätze), zu deutsch Schuppenflechte, war bereits im Altertum bekannt. Sie wurde Anfang des 19. Jahrhunderts von Robert Willan genauer beschrieben und von Dermatosen ähnlichen Erscheinungsbildes unterschieden. Die Erkrankungshäufigkeit in der Bevölkerung Mitteleuropas liegt heute bei 2%; damit ist die Psoriasis bei uns etwa so häufig wie der Diabetes mellitus und eine der häufigsten und bedeutsamsten Hauterkrankungen. Die Psoriasis wird im Folgenden bis in ihre dermatologischen Details betrachtet. Dabei entsteht vor dem Hintergrund des anthroposophischen Menschenbildes das Wesensbild einer Dermatose, die in Erscheinung, Konstitution und Persönlichkeit das polare Gegenstück der Neurodermitis darstellt. Da das Wesen einer Krankheit im Vergleich zu einem polaren Krankheitsgeschehen besonders deutlich hervortritt, werden am Ende dieses Kapitels Psoriasis und Neurodermitis gegenübergestellt.

2.1 Disposition

Um die Frage, wer zur Psoriasis neigt und worauf diese Neigung beruht, in einer ersten Näherung beantworten zu können, ist ein Blick auf ihr Vorkommen hilfreich. „Die wohl höchste Prävalenz von 2,5% wird auf den Färöer-Inseln beobachtet, während in Asien und Zentralafrika die Schuppenflechte viel seltener auftritt. Hellhäutige sind am häufigsten betroffen, gefolgt von Asiaten und Dunkelhäutigen, während bei Personen indianischer Abstammung [Inuit, südamerikanische Indianer] die Psoriasis so gut wie nicht vorkommt." (Braun-Falco et al. 2005: 476). Die Prävalenz liegt beispielsweise in Japan bei 0,04%, Tendenz steigend (persönliche Mitteilung einer japanischen Kollegin). Diese Tatsachen führen zu der Frage, ob die Psoriasisdisposition im Zusammenhang mit Einflüssen des Sonnenlichts und seiner Verarbeitung im menschlichen Organismus steht. In der Therapie der Psoriasis spielen Kuren im Hochgebirge und am Meer (auch dem Toten Meer im Nahen Osten) und die Bestrahlung mit künstlichem UV-Licht (auch unter zusätzlichem Einsatz photosensibilisierender Substanzen) eine große Rolle. Dies lässt unsere Frage berechtigt erscheinen. Eine Darstellung Rudolf Steiners in einem Arbeitervortrag, in der er den unterschiedlichen Umgang des menschlichen Organismus mit dem Sonnenlicht in Abhängigkeit von der Hautfarbe beschreibt, vermag eine tiefergehende Antwort zu geben: Beim weißen Europäer werden Licht und Wärme der Sonne von der Körperoberfläche zurückgeworfen, ähnlich wie bei einer Schneefläche im Winter. Er muss von innen her Licht und Wärme eigenständig erzeugen; „wir müssen unserem Blut selber die Farbe geben" (Steiner. GA 349: 58). Dadurch bekommt die Haut des weißhäutigen Menschen die Farbe des Inkarnats. Beim Schwarzafrikaner werden Licht und Wärme der Sonne aufgenommen und innerlich verarbeitet. Der äußere Vergleich mit der schwarzen Oberfläche eines Kohlestücks liegt nahe. Über den gesamten schwarzhäutigen Menschen hin wirken dadurch die Kräfte des Weltenalls; daraus resultiert in ihm ein lebhafter Stoffwechsel, „wie wenn in seinem Innern von der Sonne selber gekocht würde" (Steiner. GA 349: 55). Wenn der Schwarzafrikaner selten an der Psoriasis erkrankt, liegt es also daran, dass er die Kräfte des Sonnenlichts stark aufnimmt und diese seinen Stoffwechsel formen und impulsieren, was die Disposition zur Psoriasis zu verhindern vermag. Andererseits neigt der weißhäutige Europäer am stärksten zur Psoriasis, was unter anderem in der mangelnden Erzeugung inneren Lichtes begründet sein kann. Interessant ist eine Arbeit von 1975, in der auf das ansteigende Psoriasisvorkommen in Ländern wie Japan, Korea und Ostafrika hingewiesen wird. Die Autoren vermuten einen Zusammenhang mit den sich verändernden Lebensbedingungen für die dort lebenden Menschen aufgrund der zunehmenden Industrialisierung (Eckes et al. 1975). Ähnlich ist wohl die Tatsache zu interpretieren, dass Schwarze und Indianer auf dem nordamerikanischen Kontinent eine Psoriasishäufigkeit aufweisen, die sich derjenigen in Europa annähert; dies wurde dem Autor von einem kanadischen Kollegen mitgeteilt.

In dem erwähnten Arbeitervortrag bezeichnet Rudolf Steiner die menschheitsgeschichtliche Entwicklung des rothäutigen Menschen als „Seitentrieb des Schwarzen" (Steiner. GA 349: 62). Die innere Verarbeitung von Licht und Wärme ist bei ihm also ähnlich intensiv wie beim schwarzhäutigen Menschen. Angesichts der Fülle an Sonnenlicht auf dem südamerikanischen Kontinent ist dies für die dort lebenden Indianer auch gut vorstellbar. Die Inuit dagegen leben im Nordpolgebiet mit stark reduziertem äußerem Sonnenlicht, dafür aber in einer sehr intensiven Lichtätherwirksamkeit. Denn die oberen Ätherarten, die aus dem Kosmos auf die Erde einstrahlen, werden in den Polarländern nicht von der Erde aufgenommen, sondern reflektiert und wirken so als reiner Licht- und Wärmeäther auf den Menschen. Zudem leben die Inuit vornehmlich von Fisch, der durch seinen hohen Gehalt unter anderem an Omega-3-Fettsäuren und Vitamin D reich an lichtäthergeprägter Substanz ist. So können wir auch bei den Inuit von einem sehr regsamen Lichtstoffwechsel ausgehen, der das Auftreten der Psoriasis verhindert.

Das familiär gehäufte Auftreten der Psoriasis macht deutlich, dass die Disposition angeboren und vererbbar ist. Auch ihre unterschiedliche geografische Verteilung ist genetisch mitbedingt. Rudolf Steiner und Ita Wegman weisen darauf hin, dass bei Krankheiten, die aufgrund einer vererbten Anlage auftreten, dieses geschieht, „weil beim Vorherrschen der Vererbungskräfte das Astralisch-Animalische besonders tätig wird, und dadurch die Ich-Organisation zurückgedrängt wird" (Steiner, I. Wegman. GA 27: 65). Diese Aussage wirft ein bedeutsames Licht auf die psoriatische Disposition.

Die Manifestation von psoriatischen Hautveränderungen ist multifaktoriell bedingt; sie vollzieht sich auf der Grundlage einer erblichen Disposition bei steigendem endogenem Eruptionsdruck. Letzterer kann im Laufe des Lebens schwanken, wodurch drei verschiedene Entwicklungsstufen der Psoriasis bedingt werden:
- Psoriatische Diathese oder latente Psoriasis: Es findet sich außer der vererbten Disposition kein äußerer Hinweis auf eine Psoriasis, also keinerlei Hautveränderungen.
- Subklinische Psoriasis mit Stoffwechselveränderungen in ansonsten normaler Haut, z. B.
  – Erhöhung der epidermalen Gesamtlipide,
  – erhöhte epidermale DNS-Synthese,
  – epidermale Hyperregeneration nach Wundsetzung,
  – erhöhte Glykolyse in der Epidermis,
  – erhöhte Makrophagenzahl im Corium.
- Manifeste Psoriasis mit typischen Hautveränderungen: In normaler Haut lassen sich mit speziellen Methoden die unter 2. aufgeführten Stoffwechselanomalien feststellen (Braun-Falco et al. 1996).

Schon die Haut des Menschen (insbesondere ihre oberste Schicht, die Epidermis) mit der subklinischen Psoriasis zeigt, dass die aufbauenden Kräfte des Stoffwechsels verstärkt vorhanden sind.

2.2 Provokationsfaktoren

Bei ererbter Disposition sind es oft endogene und/oder exogene Provokationsfaktoren, die einen psoriatischen Schub auf der Haut auszulösen vermögen:
- äußere Verletzungen,
- kaltes Wetter, Winterzeit (selten bessernd),
- Alkohol,
- Rauchen,
- Gewichtszunahme, Adipositas,
- Streptokokkeninfekt, meist als Halsentzündung,
- seelische Belastung (selten bessernd),
- Medikamente.

Die Sommerzeit mit heißem Wetter und Sonnenschein kann den Zustand meistens bessern, sie kann ihn aber auch verschlechtern; ebenso ist es mit der Schwangerschaft. Äußere Verletzungen (z. B. eine Schürfung) vermögen bei entsprechend hohem endogenem Eruptionsdruck den isomorphen Reizeffekt, das sogenannte Köbner-Phänomen, benannt nach dem Hautarzt Heinrich Köbner (1838–1904), auszulösen. Dabei schießt die epidermale Regeneration nach Wundsetzung über ihr gesundes Maß hinaus, sodass sich innerhalb von zehn bis 14 Tagen ein psoriatischer Herd bildet. Dieses Phänomen zeigt, dass der zentrifugale, ernährende Blutstrom mit seinen Aufbaukräften zu stark ist, den Rahmen der Wundheilung sprengt und zur psoriatischen Entzündung führt.

Die Winterzeit mit Kälte und Lichtmangel macht den Stoffwechsel tendenziell träge; andererseits werden durch gegenüber dem Sommer stärkere seelische Tätigkeit von Leber und Niere zu dieser Jahreszeit vermehrt Stoffe aus der Ernährung, aus dem Magen-Darmtrakt, aufgenommen (Steiner. GA 347, 13.9.1922). Vor dem Hintergrund der oben angedeuteten Aufgabe des Sonnenlichts für den menschlichen Organismus wird die ungünstige Wirkung der Winterzeit und der günstige Effekt der Sommerzeit auf den Psoriatiker verständlich. Alkohol und hohes Körpergewicht belasten gleichermaßen den Stoffwechsel und verschlechtern eine Psoriasis. Bei der Adipositas besteht ein Zuviel an subkutanem Fettgewebe; „solches Fett bildet einen Überschuss an der Möglichkeit, Wärme da und dort im Organismus zu erzeugen. Es ist das Wärme, die beirrend für die anderen Lebensvorgänge da und dort im Organismus eingreift, und die von der Ich-Organisation nicht umfasst wird. Es entstehen da gewissermaßen parasitäre Wärmeherde. Diese tragen die Neigung zu entzündlichen Zuständen in sich." (Steiner, Wegman. GA 27: 59–60). Diese Neigung ist gerade für den Psoriatiker ungünstig und kann sich in den Psoriasisherden entladen. Die Schilderung der Rolle überschüssigen Fettes, die R. Steiner und I. Wegman 1925 gegeben haben, lässt sich heute durch die Erkenntnis belegen, dass bei der Psoriasis Übergewicht als Teil des metabolischen Syndroms zur Entzündung der Haut wie zur systemischen Entzündung beiträgt, da Adipozyten proinflammatorische Zytokine wie den Tumor-Nekrose-Faktor-α sezernieren (Boehncke et al. 2009: 118).

Rauchen wirkt ungünstig durch die Irritation des Vegetativums durch das Nikotin. Eine Grundwirkung des Nikotins beruht, bildlich ausgedrückt, auf dem „Auspressen" des unteren Menschen, sodass bewusstseinsmäßig mehr Kräfte zur Verfügung stehen. Hieraus erklären sich die euphorisierende Wirkung des Nikotins und das Gefühl, in den Alltag und das Leben engagiert zu sein. Das Nikotin bewirkt also einen Entzug von Ätherkräften im unteren Menschen (Stoffwechsel) und eine Metamorphose dieser Kräfte in Astralkräfte des oberen Menschen (Nerven-Sinnes-System). Realiter vollzieht sich der Tendenz nach eine Dissoziation der oberen von den unteren Wesensgliedern; hierin liegt die ungünstige Wirkung des Rauchens für die Psoriasis begründet. In Studien ließ sich nachweisen, dass Rauchen den Therapieerfolg der UVB-Bestrahlung senkt.

Ein Streptokokkeninfekt führt meistens zur exanthematischen Form der Psoriasis mit generalisierter Aussaat schuppender, geröteter Flecken. Ihm liegt das Geschehen einer organischen Hysterie zugrunde: Durch den Magen-Darmtrakt aufgenommene Fremdsubstanz wird nicht genügend abgebaut, bewegt sich im Blut von unten nach oben und außen, überflutet den lymphatischen Rachenring und erzeugt hier durch „Übersaftung" den geeigneten Boden für die Streptokokken. Diese lösen dann mit dem psoriatischen Exanthem/der exanthematischen Psoriasis einen Ausscheidungsvorgang über das gesamte Hautorgan aus. Interessant ist, dass die exanthematische, auf einen Streptokokkeninfekt zurückgehende Form der Psoriasis am häufigsten in der Kindheit auftritt. Damit bekommt diese Psoriasisvariante den Charakter eines typischen, „gesunden" Verlaufs einer Kinderkrankheit (z. B. Masern, Röteln), bei der der Krankheitsprozess sich im Exanthem über das Hautorgan einen Weg nach außen verschafft, wodurch Komplikationen im Bereich innerer Organe selten werden. Therapeutische Beeinflussbarkeit und Prognose sind deswegen bei der exanthematischen Psoriasis auch gut.

Seelische Belastung wirkt in seltenen Fällen bessernd auf die Psoriasis durch aktivierende und formende Impulse für den Stoffwechsel (bis hin zur Gewichtsabnahme). Häufiger jedoch wirken seelische Belastung und Stress verschlechternd, indem die verstärkte Beanspruchung der oberen Wesensglieder im oberen Menschen, auf seiner Nerven-Sinnes-Seite, ihr kompensatorisch vermindertes Engagement im Stoffwechsel bedingt. Dies verstärkt die psoriatische Neigung. Genau dieselbe Situation wird von Rudolf Steiner und Ita Wegman für die Auswirkung von Stress auf die Neigung zum Diabetes mellitus beschrieben: „Es befördert alles die Zuckerkrankheit, was die Ich-Organisation aus der in die Körpertätigkeit eingreifenden Wirksamkeit herausreißt: Aufregungen, die nicht vereinzelt, sondern in Wiederholungen auftreten; intellektuelle Überanstrengungen; erbliche Belastung, die eine normale Eingliederung der Ich-Organisation in den Gesamtorganismus verhindert." (Steiner, Wegman. GA 27: 52–53)

Es gibt eine Reihe von Medikamenten, die eine Schuppenflechte verschlechtern bzw. zur Erstmanifestation bringen:
- Antimalariamittel (Chloroquin),
- Lithium,
- Betablocker,
- Interferon α,
- ACE-Hemmer,
- Tetrazykline,
- nicht steroidale Antiphlogistika.

Besonders hervorgehoben seien Betablocker, deren angestrebt psychovegetativ entkoppelnde Wirkung die psoriatische Neigung gerade verstärkt. Die ungünstige Wirkung der anderen Mittel mag sich aus ähnlichen Wirkungen erklären.

2.3   Makroskopisches und mikroskopisches Erscheinungsbild

Die psoriatische Effloreszenz ist groß- oder kleinherdig, meist scharf begrenzt, gerötet, infiltriert und mit mittelgroßen, mehr oder weniger dicken Schuppen besetzt. An drei makroskopischen Phänomenen am Herd kann die Diagnose Psoriasis gestellt werden:

1. Kerzenphänomen: Die vom Herd abgekratzten Schuppen fallen als kleine, silbrige Blättchen ab und sehen aus wie von einer Paraffinkerze abgeschabte Flocken.
2. Phänomen des letzten Häutchens: Nach fortgesetztem Kratzen löst sich zuletzt ein zusammenhängendes, blattartiges, feuchtes Häutchen vom Herd. Dieses ist die basale Epidermisschicht, die die Papillenspitzen des oberen Coriums überzieht.
3. Phänomen des blutigen Taus: Wird das letzte Häutchen entfernt, werden der Papillarkörper eröffnet und seine Kapillaren arrodiert. Dies bedingt die feine, punktförmige Blutung.

Mit dem Phänomen des blutigen Taus tritt die hauptsächliche pathogenetische Kraft der Psoriasis zutage: Das Blut, dessen zentrifugale Stoffkräfte nicht genügend kompensiert sind durch die zentripetalen Formkräfte des oberen Menschen. Diese von innen nach außen drängenden Kräfte des Blutes lassen den Schuppenflechtenherd entstehen, „ein fast archetypisch zu nennendes Reaktionsmuster der Haut" (Prinz 2003: 209).

Dies wird noch deutlicher am histologischen Befund einer Probeexzision aus einem Psoriasisherd: In der Epidermis finden sich Zeichen der überstürzten und unvollständigen Reifung der Keratinozyten als verdicktes Stratum corneum mit Zellen, die Kernreste enthalten und unvollständig verhornt sind. Es fehlt das Stratum granulosum; die Retezapfen, d.h. die Anteile der basalen Epidermisschichten, die zwischen den Papillen des oberen Coriums liegen, sind tief ausgezogen. Die Vitalität der Keratinozyten, die während ihrer Wanderung durch die Epidermisschichten sukzessive durch den von den freien Nervenendigungen vermittelten Todesprozess weichen sollte, bleibt teilweise bis in das Stratum corneum erhalten. Andererseits bilden neutrophile Granulozyten, die aus den Kapillaren des Papillarkörpers in die Epidermis eingewandert sind und hier die streng geordnete Schichtung der Keratinozyten stören, mikroskopisch kleine Eiterseen, die (sterilen) Munroschen Mikroabszesse. Diese findet man in oder unmittelbar unter dem Stratum corneum. Im oberen Corium sind die Kapillaren vermehrt geschlängelt, erweitert und nicht selten geknäuelt; sie weisen eine strotzende Blutfülle auf. Dadurch sind die Papillen stark geschwollen und oftmals kolbig aufgetrieben. Die Kapillarpermeabilität ist erhöht, und es treten Exsudat und Entzündungszellen aus. Hierzu gehören der psoriatische T-Lymphozyt mit einem spezifischen Zytokinmuster, der sich perivaskulär und in der Epidermis findet, und der neutrophile Granulozyt, den wir bereits erwähnt haben und der sich ebenfalls in den Papillen und in der gesamten Epidermis bis zum Stratum corneum findet. Alle neutrophilen Granulozyten im peripheren Blut von Psoriatikern sind vermehrt chemotaktisch aktiv und setzen vermehrt Enzyme und toxische Sauerstoffmetaboliten frei.

Man bezeichnet die Psoriasis heute als „T-Zell-vermittelte Autoimmunerkrankung" (Prinz 2003; Prinz 2009). Dieser Sicht, die ein Element im Gefüge der psoriatischen Entzündung der Haut reduktionistisch in den Vordergrund stellt, können wir uns nicht anschließen. Die hierin zum Ausdruck gelangende Fokussierung auf ein Detail mag für das Finden supprimierender Therapieansätze nützlich sein, ist jedoch aus ganzheitlicher Sicht nicht weiterführend.

Mit dem histologischen Befund der Psoriasis verdichtet sich das Bild vom psoriatischen Geschehen in der Epidermis und im oberen Corium: Die ernährenden Stoffkräfte des Blutes drängen in die Peripherie, treiben den Papillarkörper auf und führen zu einer Überernährung der Epidermis, deren Keratinozytenwachstum „ins Kraut schießt". In den basalen Schichten der Epidermis sind die DNA-Synthese und mitotische Aktivität um ein Vielfaches erhöht; die Zellen teilen sich alle eineinhalb Tage. Das ist in etwa so, als ob eine Wiese mit Stickstoff überdüngt wird. Dadurch wird die Transitzeit der Keratinozyten durch die Epidermis, die normalerweise 28 Tage (= ein Mondzyklus) beträgt, auf drei bis vier Tage verkürzt. Der Zellmetabolismus der Keratinozyten ist stark erhöht, und ihre Strukturproteine sind verändert. Interessant ist das Auftreten zahlreicher Entzündungsmediatoren auf Proteinbasis, die als Zytokine (= Botenstoffe) zwischen den Zellen (T-Lymphozyten, neutrophile Granulozyten, Keratinozyten) das Entzündungsgeschehen vermitteln. Die dermatologische Forschung fördert immer wieder neue Zytokine im Psoriasisherd zutage in der Hoffnung, auf einen wichtigen Stoff zu stoßen, an dem medikamentös angegriffen werden kann. Aus ganzheitlicher Sicht muss das Auftreten der Zytokine jedoch als Epiphänomen der Psoriasis von untergeordneter Bedeutung bezeichnet werden. Es kann das Bild einer „Zytokinsuppe" in der psoriatischen Epidermis entstehen, Ausdruck eines in die Peripherie des Organismus getriebenen, vom Stoffwechsel nicht beherrschten Eiweißprozesses. Rudolf Steiner spricht von albuminisierenden Kräften, von eiweißstoffbildenden Kräften, die zusammen mit dem gesamten Blut die Neigung haben, sich den gerinnenden Kräften, man kann auch sagen der Formbildung, zu entziehen (Steiner. GA 312, 8.4.1920). Diese albuminisierenden Kräfte überwiegen im Psoriasisherd.

2.4 Vorläufige menschenkundliche Diagnose

Der dreigliedrige Gesamtorganismus findet sich mit seinem oberen Teil im Hautorgan hauptsächlich in der Epidermis repräsentiert und mit seinem mittleren Teil im oberen Corium. Folgt man der Darstellung von Rudolf Steiner und Ita Wegman, wie die vier Wesensglieder getrennt in Blut und Nerv im oberen, mittleren und unteren Menschen verschieden eingreifen (Steiner, Wegman. GA 27, Kap. VI), lässt sich von hier aus mit Blick auf das Geschehen im Psoriasisherd eine menschenkundliche Diagnose stellen: In der Epidermis, dem Bereich des oberen Menschen, ist die Neigung des Blutes, ins Leblose, Unorganische überzugehen, zu schwach. Der physische Leib mit den Gesetzen des Mineralischen, Unbelebten ist in der psoriatischen Epidermis, die bis ins Stratum corneum noch Zeichen des Lebens (Zellkerne oder Kernreste) aufweist, zu schwach vertreten. Die stoffbewegenden Kräfte des Blutes, die vom unteren Menschen stammen, sind zu stark; die Epidermis wird mit Eiweißprozessen und Entzündungszellen überschwemmt. Die freien Nervenendigungen sollten der Ich-Organisation unterliegen; die Tätigkeiten von Ätherleib und Astralleib sollten hier zurücktreten. Stattdessen ist jedoch die Ich-Organisation im Nerv der psoriatischen Epidermis zu schwach tätig: Vom Nerv ausgehende Todeskräfte, Einflüsse der Formung und Differenzierung auf die Keratinozyten, sind ungenügend vorhanden. Im Papillarkörper des oberen Coriums, dem Bereich des mittleren Menschen, sind Blut und Nerv normalerweise gleichermaßen Orte, in die der Astralleib vornehmlich eingreift. Im psoriatischen Herd wirkt jedoch der Astralleib auf der Blutseite zu stark ein, was in der Exozytose und in der Einwanderung von Lymphozyten und neutrophilen Granulozyten in die Epidermis zum Ausdruck kommt. Demgegenüber wirkt der Astralleib auf der Nervenseite hier zu schwach ein, was sich an einem Mangel an Formkräften, Gestaltbildung und grenzbildenden Kräften, die die Gefäße abdichten und der Haut Barrierefunktion verleihen, ausdrückt.

2.5 Prädilektionsstellen

Die Prädilektionsstellen der Psoriasis sind das Kapillitium, Knie und Ellenbogen, die Intertrigines, die Lumbalregion und der Genitalbereich. Wenn man versucht, ihrer Bedeutung nachzugehen, wirft dies ein neues Licht auf das Wesen der Psoriasis. So ist das Kapillitium der Ort der intensivsten Behaarung, des Haarwachstums, das einem pflanzlichen Wachstum gleicht. Ätherisches und Astralisches sind mit dem Haar in besonderer Weise verbunden; beides verliert bei der Psoriasis das rechte Maß. Eine Prädilektionsstelle der Neurodermitis ist das Beugenekzem in den Arm- und Kniebeugen; die Psoriasis tritt streckseitig auf, genau auf der anderen Seite der Extremität. Die Beugen sind Orte der Sensibilität, der Verletzlichkeit; sie bedürfen des Schutzes. Mit den Extremitätenstreckseiten dagegen verschafft man sich Raum, auch sozial: Man „gebraucht Ellenbogen". Sie sind der Ort zentrifugaler Tendenzen und damit der Psoriasis. In den Intertrigines (axillär, inguinal, Rima ani, Nabel, submammär) begibt sich die Hautoberfläche in die Tiefe in Richtung auf das Innere des Organismus, auf den Mikrokosmos der inneren Organe. Die Körperoberfläche ist trocken und relativ fest; das Innere dagegen feucht und weich. Dort, wo Haut und Haut aufeinanderliegen, entsteht zudem ein Wärme- und Sekretstau. Beides kommt der psoriatischen Entzündung entgegen. Lumbalregion und Genitalbereich schließlich markieren das Zentrum des Stoffwechsels, des unteren Menschen. Von hier nimmt die Dynamik des psoriatischen Geschehens ihren Ausgangspunkt.

Ein spezieller Ort, an dem die Psoriasis bei 30 bis 50% aller Psoriatiker auftritt, sind die Nägel. Der Nagel ist ein Ort stark tätiger Ätherkräfte, die Aufbau und Wachstum bewirken, aber auch ebenso starker abtötender Kräfte. Die Wachstumskräfte (im Stratum basale der Epidermis konzentriert) wirken mit dem Mond zusammen; die Todeskräfte (im Stratum corneum konzentriert) mit dem Saturn. „Der Mensch wird gebildet von unten nach oben durch den Zusammenhang von Erde und Mond, er wird abgeschlossen durch dasjenige, was in der Umschwungskraft des Saturn liegt, aber beide Kräftearten sind einander entgegengesetzt. Wenn Ihr auf die ersten Kräfte hinschaut ... so liegt in diesen Kräften alles dasjenige drin ... was den Menschen plastisch aufbaut. In diesen Kräften liegt ein geheimer Bildhauer drin, der den Menschen plastisch aufbaut, während in den anderen Kräften ... fortwährender Abbau liegt. Da wird fortwährend das Materielle, das den Menschen plastisch aufbaut, wieder auseinandergestäubt. Wenn Ihr Euch also einen Nagel abschneidet, so seid Ihr mit der Schere in den Saturnkräften drin. – In der Wechselwirkung zwischen Zerstäuben und plastischem Aufbauen liegt des Menschen Seele, liegt des Menschen Geist." (Steiner. GA 316: 124–125) Diese Darstellung Rudolf Steiners wirft ein bedeutsames Licht auf die Nagelpsoriasis und die gesamte Psoriasis überhaupt. Die Nagelmatrixpsoriasis mit dem psoriatischen Tüpfelnagel und die Nagelbettpsoriasis mit dem psoriatischen Ölfleck und dem psoriatischen Krümelnagel zeigen sämtlich ein Ungleichgewicht zwischen Stoff und Form, zwischen Aufbau und Abbau, zwischen Mond und Saturn. Zwischen diesen Polaritäten wird vermittelt durch die oberen Wesensglieder, die bei der Psoriasis beide nicht genügend harmonisierend in die physisch-ätherische Leiblichkeit eingreifen.

2.6 Assoziierte Stoffwechselerkrankungen

Es gibt eine Reihe von Stoffwechselerkrankungen, die unter Psoriatikern häufiger anzutreffen sind:
- Hyperurikämie,
- Hyperglykämie,
- Hyperlipidämie, Adipositas,
- Malabsorptionssyndrome, enterale Candidose,
- metabolisches Syndrom.

2.6.1 Hyperurikämie

Betrachten wir zunächst die Hyperurikämie. Rudolf Steiner und Ita Wegman beschreiben, wie auf der Stoffwechsel-Gliedmaßen-Seite des menschlichen Organismus der Astralleib sich in einer reichlichen Ausscheidung von Harnsäure über die Nieren betätigt. Auf der Nerven-Sinnes-Seite muss der Astralleib gerade soviel Harnsäure in kleiner Menge zur Einlagerung in die Gewebe zur Verfügung stellen, wie die Ich-Organisation benötigt. Auf der Basis der mit der Harnsäure gegebenen Imprägnierung der Gewebe mit Unorganischem ist es der Ich-Organisation möglich, die Organe zu formen und Bewusstsein zu entfalten. Bei der Hyperurikämie wird durch ein Überwiegen der astralischen Tätigkeit entweder das Blut oder die (meist bradytrophen) Gewebe mit Harnsäure überladen. Diese Harnsäure ist dann ein „Unorganisches, d. h. solches, das nur der Ich-Organisation zugehört, aber von dieser der astralischen Tätigkeit überlassen wird. Es entstehen Herde, wo in den menschlichen Organismus untermenschliche (animalische) Vorgänge eingeschoben werden." (Steiner, Wegman. GA 27: 65) Wir haben den Eindruck, dass diese Wesensgliederdiagnose nicht nur auf den Gichtpatienten zutrifft, sondern auch auf den Psoriatiker mit typischer Ausprägung. „Da die ganze Form des menschlichen Organismus ein Ergebnis der Ich-Organisation ist, so muss durch die gekennzeichnete Unregelmäßigkeit eine Deformierung der Organe eintreten. Der menschliche Organismus strebt da aus seiner Form heraus." (Steiner, Wegman. GA 27: 65) Dies gilt sowohl für den Psoriasisherd am Hautorgan selbst als auch für die Gelenkpsoriasis.

2.6.2 Hyperglykämie

Zum Kohlenhydratstoffwechsel führen Rudolf Steiner und Ita Wegman aus: „Wo Zucker ist, da ist Ich-Organisation; wo Zucker entsteht, da tritt die Ich-Organisation auf, um die untermenschliche (vegetative, animalische) Körperlichkeit zum Menschlichen hin zu orientieren." (Steiner, Wegman. GA 27: 51) Im gesunden Fall bewegt die Ich-Organisation, eingetaucht in den Astralleib, den Ätherleib und der physische Leib den Zucker. Diese Situation entspricht dem Verhältnis der Wesensglieder im „unsichtbaren Menschen" auf der rechten Seite der Skizze, die Rudolf Steiner im sogenannten „Kästchenvortrag" gegeben hat (Steiner. GA 221, 11.2.1923). „Bei Diabetes mellitus liegt die Tatsache vor, dass die Ich-Organisation beim Untertauchen in den astralischen und ätherischen Bereich so abgeschwächt wird, dass sie für ihre Tätigkeit an der Zuckersubstanz nicht mehr wirksam sein kann. Es geschieht dann durch die astralischen und ätherischen Regionen mit dem Zucker dasjenige, was mit ihm durch die Ich-Organisation geschehen sollte." (Steiner, Wegman. GA 27: 52) Auch von dieser Wesensgliederdiagnose kann ein Licht auf die ursächlichen Hintergründe der Psoriasis im Stoffwechsel fallen.

2.6.3 Hyperlipidämie, Adipositas

Bei Entgleisungen des Fettstoffwechsels tritt mit dem Zuviel an Fett ein Zuviel an möglicher Wärmeerzeugung auf, „die von der Ich-Organisation nicht umfasst wird" (Steiner, Wegman. GA 27: 59). Diesen Zusammenhang hatten wir oben bei der Erläuterung der Adipositas als Provokationsfaktor der Psoriasis bereits erwähnt. Damit ist die dritte Stoffwechselanomalie beschrieben, die die Psoriasis begleiten kann. Alle drei Möglichkeiten der Stoffwechselentgleisung, ob bei der Harnsäure, beim Zucker oder beim Fett, zeigen gleichermaßen, dass die Ich-Organisation die Herrschaft über den Stoff verliert und das Stoffgeschehen sich verselbstständigt. Hier liegen die tieferen Ursachen der Psoriasis; mit dem umfassenden Begriff eines ungeformten, durch die Ich-Organisation nicht beherrschten Stoffwechsels lassen sich die Ursachen der Psoriasis präziser ins Auge fassen als mit dem Blick auf Details, wie z.B. das Auftreten bestimmter Zytokine in der Epidermis des Psoriasisherdes.

2.6.4 Malabsorptionssyndrome, enterale Candidose

Die Neigung des Psoriatikers zu Malabsorptionssyndromen und enteraler Candidose wird aus einer Darstellung von Rudolf Steiner und Ita Wegman verständlich, in der die Auswirkungen von Dermatosen auf das Geschehen der inneren Organe beschrieben wird. „Hat man es zu tun mit Entzündungserscheinungen der Haut, so entfalten da astralischer Leib und Ich-Organisation eine abnorme Tätigkeit. Sie entziehen sich dann den Wirkungen, die sie auf mehr nach innen gelegene Organe ausüben sollten. Sie vermindern die Empfindlichkeit innerer Organe. Diese hinwiederum hören wegen ihrer herabgestimmten Empfindlichkeit auf, die ihnen obliegenden Vorgänge auszuführen. Es können dadurch z.B. abnorme Zustände in der Lebertätigkeit auftreten. Und die Verdauung kann dann in unrechtmäßiger Weise beeinflusst werden." (Steiner, Wegman. GA 27: 82–83) Das übermäßige Engagement der oberen Wesensglieder in der Peripherie des Organismus, in der Dermatose, bedingt also ein Vakuum im Inneren: Die Verdauungskräfte sind geschwächt, der Abbau der Nahrung erfolgt unvollständig, ebenso die Aufnahme von Stoffen über die Darmwand. Das Vakuum wird besetzt durch Fremdleben; es entsteht eine Dysbiose bis hin zur enteralen Candidose.

2.7 Assoziation mit Arteriosklerose

In den letzten 15 Jahren haben zahlreiche Studien weitere Komorbiditäten bei der Psoriasis vulgaris mit statistischen Mitteln belegt (Boehncke, Sterry 2009). So findet sich das metabolische Syndrom (Diabetes mellitus Typ 2, Hyperlipidämie, Adipositas, Bluthochdruck) bei Erkrankten mit Schuppenflechte sechs Mal häufiger als in einer Vergleichsgruppe. Die Assoziation von Psoriasis und metabolischem Syndrom wurde 1995 erstmalig beschrieben (Henseler, Christophers 1995). Dies führt vermehrt zu Arteriosklerose, Koronarer Herzerkrankung und Schlaganfall. Die Ursache des Zusammenhangs zwischen Adipositas und Arteriosklerose liegt in einer proinflammatorischen Aktivität von Fettgewebe, das dieses durch Produktion von Zytokinen und Adipokinen entfaltet. So steigert die Adipositas Entzündungsneigung, Insulinresistenz, endotheliale Dysfunktion und letztendlich Arteriosklerose. Dabei ist es besonders die viszerale Adipositas, die mit einem Anstieg der erwähnten Risiken verbunden ist. Das viszerale Fett lässt sich durch den Bauchumfang (Männer > 102 cm, Frauen > 88 cm), den Hüftumfang und ihr Verhältnis zueinander einschätzen.

Die Verbindung zwischen Psoriasis, Arteriosklerose und kardiovaskulären Erkrankungen ergibt sich durch den „psoriatischen Marsch" (Boehncke et al. 2009):

```
Adipositas ─────→         ←───── Nikotin, Alkohol
              Psoriasis
                 ↓
        Systemische Entzündung
                 ↓
           Insulinresistenz
                 ↓
        Endotheliale Dysfunktion
                 ↓
            Arteriosklerose
                 ↓
            Myokardinfarkt
```

Die erhöhte Prävalenz und Schwere kardiovaskulärer Erkrankungen sowie die gesteigerte kardiovaskuläre Sterblichkeit steigen mit zunehmender Schwere der Psoriasis an (Prinz 2009). Zudem tragen jüngere Patienten ein deutlich höheres Mortalitätsrisiko als Patienten über 60 Jahren. Die hohe Komorbidität ist jedoch nur zum Teil durch das assoziierte metabolische Syndrom zu erklären; eine weitere Ursache muss in der Schuppenflechte der Haut selbst gesehen werden: Die Aktivierung und kontinuierliche Freisetzung von Zytokinen verursacht Entzündungen nicht nur an der Haut, sondern auch an den Endothelzellen der Gefäße. Deswegen wird die Psoriasis heute als ein eigenständiger Risikofaktor für die Entwicklung einer Koronaren Herzerkrankung und eines Apoplex angesehen (Boehncke, Sterry 2009, Wollina 2010). Damit rücken die Psoriasisplaques der äußeren Haut und die arteriosklerotischen Plaques der Gefäßwände in eine innere Verwandtschaft.

Die erst seit wenigen Jahren bekannte Produktion von proinflammatorischen Zytokinen in Fettgewebe ist der physische Beleg für die von R. Steiner und I. Wegman auf geisteswissenschaftlichem Wege gefundene Tatsache der „parasitären Wärmeherde" durch ein Zuviel an Fett (Steiner, Wegman. GA 27: 59).

2.8 Assoziierte Störungen innerer Organe

„Untersuchungen an Psoriatikern haben eine Reihe von Auffälligkeiten offenbart, die an unterschiedlichen Organen ‚extrakutane Manifestationen' der Psoriasis nahelegen ... z.T. handelt es sich nur um diskrete morphologische oder funktionelle Besonderheiten." (Wollina et al. 1996)

Diese sind:
- die psoriatische Hepatopathie,
- die psoriatische Enteropathie,
- die psoriatische Nephropathie,
- Funktionsstörungen des Pankreas,
- Funktionsstörungen der Milz.

Diese Organauffälligkeiten des Psoriatikers entstehen durch die von R. Steiner und I. Wegman beschriebene Verschiebung der Tätigkeiten der oberen Wesensglieder von innen nach außen, vom Mikrokosmos der inneren Organe auf die Haut (Steiner, Wegman. GA 27: 82–83).

2.8.1 Psoriatische Hepatopathie

Daher treten physisch manifeste Lebererkrankungen bei Psoriatikern achtmal häufiger auf als in einer Vergleichsgruppe. Im Einzelnen sind dies beispielsweise die Fettleber und die unspezifische reaktive Hepatitis, die sich bei systemisch mit Allopathika noch unbehandelten Psoriatikern eindeutig häufiger finden. „Bei ... Leberbiopsiebefunden vor einer potentiell hepatotoxischen Therapie konnten ... bei Psoriatikern zwar keine spezifischen Läsionen, wohl aber mit zunehmender Schwere der Psoriasis ein Anstieg pathologischer Befunde der Leber konstatiert werden." (Wollina et al. 1996: 21)

2.8.2 Psoriatische Enteropathie

Neben der oben bereits erwähnten Malabsorption fand man bei bis zu 43 % der untersuchten Psoriatiker eine partielle Zottenatrophie der Darmschleimhaut, teilweise begleitet von zellulären Infiltrationen. Auch war eine verringerte Aktivität von Membranenzymen im Oberflächenepithel der Zottenenden auffällig. Diese Darmbefunde sind allerdings für die Psoriasis nicht spezifisch; so findet sich auch kein erhöhter Turnover von Enterozyten, wie man analog zu den Verhältnissen der Keratinozyten in der psoriatischen Epidermis erwarten könnte. Jedoch tritt der Morbus Crohn siebenmal häufiger bei Patienten mit Psoriasis auf als bei Gesunden, und auch die Colitis ulcerosa ist häufiger. Diese entzündlichen, hochchronischen Erkrankungen des Dünndarms bzw. Dickdarms führen in die Atrophie der Schleimhaut: Im Endzustand wird der Dünndarm/Dickdarm zum starren Rohr. Somit sind Morbus Crohn und Colitis ulcerosa sklerotisierende Erkrankungen und Beispiele für entzündliche Krankheitstendenzen (psoriatische Herde am Hautorgan) und die dazu polare Tendenz zur selben Zeit beim selben Patienten.

2.8.3 Psoriatische Nephropathie, Funktionsstörungen von Pankreas oder Milz

An der Niere von Psoriatikern findet man auffällig häufig Glomerulonephritiden und Amyloidosen. Ein Hyperinsulinismus oder eine eingeschränkte Glukosetoleranz weisen auf eine Pankreasstörung hin. Heute weiß man zudem, dass beim Psoriatiker eine entzündungsinduzierte Insulinresistenz eine endotheliale Dysfunktion bedingt, die als Wegbereiter für die Arteriosklerose gilt (Boehncke et al. 2009). Auch konnte bei Psoriatikern eine verzögerte Clearance wärmealterierter Erythrozyten aus dem Blut durch die Milz gefunden werden.

2.8.4 Störungen des Stoffwechsels und innerer Organe

Wir haben beschrieben, wie insbesondere Hyperlipidämie und Adipositas als Entgleisungen des Fettstoffwechsels zur Bildung „parasitärer Wärmeherde" führt; „dann werden Organe so erfaßt, daß sie sich über ihr Maß hinaus betätigen ... Es kann sein, daß z.B. bei der Stoffwechseltätigkeit im Organismus einem Kopforgan [z.B. der Haut als zum oberen Menschen gehörig] zuviel Substanz zugeführt und dadurch solche den Unterleibsorganen [z.B. Leber, Darm, Niere, Pankreas, Milz] und Absonderungsvorgängen entzogen wird. Dann tritt herabgestimmte Tätigkeit bei den schlecht versorgten Organen ein. Die Drüsenabsonderungen können mangelhaft werden. Die flüssigen Bestandteile des Organismus geraten in ein ungesundes Mischungsverhältnis." (Steiner, Wegman. GA 27: 60–61) Hieraus ergibt sich eine umfassende Erklärung der mit der Psoriasis assoziierten Störungen der inneren Organe.

Die die Psoriasis häufig begleitenden Störungen des Stoffwechsels und der inneren Organe bewahrheiten den ganzheitlichen Grundsatz, dass die Außenseite einer Erkrankung (fast) immer auch eine Innenseite hat. Goethe gibt einen Ratschlag für die Naturbetrachtung, nachdem das Eine, der Teil (in unserem Falle das Hautorgan) immer in Verbindung mit allem, mit dem Gesamtorganismus, zu betrachten ist. Dies begründet er damit, dass nichts allein außen und allein innen ist, dass das Innere und das Äußere gesetzmäßig miteinander korrespondieren.

Müsset im Naturbetrachten
immer eins wie alles achten;
nichts ist drinnen, nichts ist draußen;
denn was innen, das ist außen.

(J. W. v. Goethe, Epirrhema aus: Gott und Welt)

Angewandt auf die Dermatologie als ein Teilgebiet der Medizin („eins") wird durch diesen Ratschlag der Zusammenhang mit dem Stoffwechsel und den inneren Organen („alles") in bester Weise beleuchtet. Es ist die Wechselwirkung zwischen der Formkraft, die im Hautorgan überwiegt, und der Stoffkraft, die im Stoffwechsel des unteren Menschen überwiegt, die den Zusammenhang herstellt. So umfasst die Psoriasis polare Phänomene, die zusammengeschaut werden müssen:

	Außen	Innen
Organ	Hautorgan	Stoffwechsel und innere Organe
Kraft	Formkraft	Stoffkraft
Phänomen	Psoriatische Plaque	Stoffwechselstörung
Diagnostische Methode	Dermatohistologie: mikroskopische Morphologie	Laboranalyse: Blutwerte

2.9 Gelenkbeteiligung

Das gemeinsame Auftreten von Arthritis und Psoriasis wurde erstmalig von dem französischen Dermatologen Jean-Louis Alibert (1768–1837) beschrieben und Psoriasisarthritis genannt. Die Prävalenz dieser Erkrankung liegt bei 20% (Wozel 2009). Bei manchen Patienten mit Haut- und Gelenkbeteiligung stehen in Zeiten mit relativ gutem Hautzustand die Gelenkbeschwerden im Vordergrund und umgekehrt. Diese Tatsache verdeutlicht, dass beide Orte der Manifestation der Psoriasis – einmal innen, einmal außen – durch einen gemeinsamen Krankheitsprozess verbunden sind. Der Arzt bedarf eben nur der Begriffe, der Ideen vom menschlichen Organismus, aus denen dieses Krankheitsgeschehen verständlich wird. Die gerade für das Verständnis des hier vorliegenden Geschehens notwendigen Begriffe liefert Rudolf Steiner, indem er beschreibt, wie im Organismus Fremdstoffe entstehen können, die in zweierlei Weise gehandhabt werden: „Behält zum Beispiel ein Nahrungsmittel, nachdem es aufgenommen wird, zu lange seine äußere Beschaffenheit, dann geht es eben an den Abbauprozess heran, und das bewirkt äußere, im Menschen zerstörende, todbringende

Abbauprozesse." (Steiner. GA 221: 84) Auf diese Fremdstoffe mit anhaftenden Fremdkräften kann nun der Organismus in zweierlei Weise reagieren:

Entweder sie werden ergriffen von den zentripetal angreifenden Kräften des oberen Menschen, die Verdichtung und Verhärtung bewirken und den Fremdkörper einkapseln. „Der Äther (der Kapsel) wird (dann) ähnlich dem des Nerven-Sinnessystems." (Steiner. GA 221: 93, Notizbucheintragung) Diese Situation liegt bei der Psoriasis arthropathica vor.

Oder die Fremdstoffe werden nach Art des unteren Menschen in einem auflösenden, eiterbildenden Prozess zentrifugal ausgeschieden. „Der Äther wird (jetzt) ähnlich dem des Stoffwechselsystems." (Steiner. GA 221: 93, Notizbucheintragung) Dies ist die Situation der Ausscheidung über das Hautorgan, der Psoriasis vulgaris.

Das Vikariieren von Psoriasis an Haut und Gelenken wird neuerdings unter Behandlung mit Tumor-Nekrose-Faktor-α-Antikörpern beobachtet: Es gibt immer wieder Patienten, die unter einer Anti-Tumor-Nekrose-Faktor-Therapie eines Morbus Crohn eine Psoriasis oder unter Therapie einer Psoriasis einen Morbus Crohn entwickeln (Wollina et al. 2008). W.-H. Boehncke, einer der führenden Forscher auf dem Gebiet der Komorbiditäten der Psoriasis, bezeichnet diesen Wechsel als „mysteriöse Manifestation", deren Erklärung „derzeit unklar" ist (Boehncke, Sterry 2009).

„Die Hauterscheinungen bei Patienten mit psoriatischer Arthropathie erweisen sich zumeist therapeutisch als schwer zugänglich. Die Entwicklung von psoriatischer Erythrodermie ist nicht selten." (Braun-Falco et al. 1996: 557) Die Gelenkbeschwerden werden also häufiger begleitet von schweren Hauterscheinungen; offenbar werden in diesen Fällen beide Wege der „Entsorgung" von Fremdstoffen ausgelastet. „Bemerkenswert ist die häufige Nagelpsoriasis (etwa 70%) bei solchen Patienten." (Braun-Falco et al. 1996: 557) Die Koinzidenz von Nagel- und Gelenkbefall charakterisiert nun die Nagelpsoriasis, die wir bisher als zwischen Aufbau und Abbau, zwischen Entzündung und Sklerose stehend angesehen hatten. Gelenkbefall und damit auch der Nagelbefall tragen gleichermaßen die Charakteristika derjenigen Krankheitstendenzen, die vom oberen Menschen ausgehen. Der oft hochchronische Verlauf sowohl der Psoriasis arthropathica als auch der Nagelpsoriasis ist Ausdruck der „kalten" Entzündung mit Nähe zur Sklerose.

Betrachtet man die Manifestationen der Psoriasis am Bewegungsapparat genauer, fällt auf, dass der Psoriatiker oft einen vermehrten Knochenumsatz im gesamten Skelett (sowohl gelenknah als auch gelenkfern) aufweist. Abbau und Aufbau der Grundsubstanz des Knochens sind gegenüber einem Menschen ohne psoriatische Diathese erhöht; diese Veränderung des Knochenmetabolismus entspricht der subklinischen Psoriasis am Hautorgan. Sie ist zu finden sowohl mit als auch ohne eine entzündliche Gelenkbeteiligung (Wollina et al. 1996). Rudolf Steiner weist auf den Zusammenhang von Haut und Knochen hin und zitiert den Goetheschen Ausspruch: „Es ist nichts in der Haut, was nicht im Knochen ist." (Steiner. GA 128: 138) Dieser Zusammenhang ergibt sich aus den Vorgängen der Ernährung, die im Hautorgan auf dem Wege zum Festen sind, diesen Zustand hier jedoch nicht erreichen, sondern erst im Knochensystem ganz fest werden.

> Das Hautorgan vermag damit dem Organismus zwar einen Abschluss zu geben, die endgültige Formung der Gesamtgestalt des Menschen ist jedoch erst durch das Knochensystem gewährleistet. So wird die latente Osteopathie des Psoriatikers verständlich: Sowohl das Hautorgan als auch das Knochensystem müssen einen vermehrten Stoffumsatz aufweisen, weil der Ernährungsvorgang des Gesamtorganismus zu lebhaft ist.

Auch die psoriatische Arthropathie zeigt ein Nebeneinander überschießender Abbau- und Aufbauvorgänge, die jetzt Krankheitswert bekommen. Die Gelenkveränderungen sind röntgenologisch meistens gut erfassbar. Es sind kleine Gelenke von Fingern und Zehen, speziell auch die Endgelenke, befallen und/oder die großen Gelenke, selten die Kiefergelenke oder das Sternoklavikulargelenk. Lokal findet sich eine Gelenkschwellung mit leicht livider Rötung, die den Gelenkbereich häufig überschreitet und dadurch bei Befall auch der Nachbargelenke zum Bild des „Wurstfingers" oder der „Wurstzehen" führt. Bewegungs- und Ruheschmerz treten auf, wie Funktionseinschränkung und später Deviationen und Subluxationen. In einer ersten Annäherung können wir einerseits in Entzündung und Auflösung einen verselbstständigten Astralleib und andererseits in überschießender Substanzbildung und Zellproliferation einen verselbstständigten Ätherleib erkennen (Brettschneider 1992). Somit lassen sich z. B. die röntgenologisch fassbaren pathologischen Veränderungen bei der Psoriasis arthropathica polar gliedern:

Verselbstständigung des Astralleibes	Verselbstständigung des Ätherleibes
Dominanz von Entzündung und Auflösung	Dominanz von Substanzbildung und Zellproliferation
Knochendestruktionen	Knochenproliferationen
Osteolytische Defekte	Ossifizierende Periostitiden
Mutilationen	Verknöcherungen im Kapselbereich, Ankylosierung

Diese Gegenüberstellung stimmt allerdings nicht mehr ganz, wenn man berücksichtigt, dass die Phänomene der Verhärtung und der Sklerose durch Impulse des Astralleibes auftreten. Wo der Ätherleib das substanzielle Übermaß bewirkt, das vom Astralleib in die Verdichtung geführt wird, arbeiten beide Wesensglieder in krankmachender Weise zusammen. Nun zählt man die Psoriasisarthritis berechtigterweise zu den Krankheiten des rheumatischen Formenkreises. Über diese sagen Rudolf Steiner und Ita Wegman: „Der durch das Ich nicht vollzogene Stoffwechsel offenbart sich im Rheumatismus." (Steiner, Wegman. GA 27: 122)

> Das Ich als das oberste Wesensglied ist es also, das das rechte Verhältnis der Wesensglieder untereinander nicht herzustellen vermag. In einem ungenügenden Eingreifen des Ich in den Stoffwechsel ist letztendlich die Ursache für die krankmachende einseitige Tätigkeit von Astralleib und Ätherleib auch bei der Psoriasisarthritis zu suchen.

Auf der Suche nach tieferen Ursachen und konstitutionellen Hintergründen der Psoriasis fällt damit ein weiteres Mal der Blick auf ein in seiner Tätigkeit an den anderen Wesensgliedern geschwächtes Ich. Nun lebt das Ich in der Wärme: „Diese Wärme ist aber dasjenige, in dem, als im physischen Organismus, die Ich-Organisation vorzüglich lebt." (Steiner, Wegman. GA 279: 58) Und bei der Erzeugung der inneren Wärme spielt das Fett eine besondere Rolle. Damit stellt sich für den Psoriatiker die Frage, ob nicht in einer Störung des Wärmeorganismus zusammen mit einem pathologischen Fettstoffwechsel eine besonders wichtige Ursache gesehen werden muss. Der häufig bei Psoriatikern anzutreffende Sonnenhunger spricht dafür und auch eine gewisse Neigung zum Alkoholkonsum; Alkohol erzeugt, allerdings zeitlich begrenzt und auf verzehrende Weise, seelisch und körperlich Wärme. Ebenso kann die Neigung zur

Geselligkeit, das Verlangen nach seelischer Wärme, auf ein konstitutionelles Wärmeproblem hinweisen. Rudolf Steiner und Ita Wegman beschreiben, dass es neben den „parasitären Wärmeherden" auch parasitäre Wärmemangelherde oder Kälteherde geben kann: So kann einem Organ des Nerven-Sinnes-Systems, z.B. der Haut im Psoriasisherd, zu viel Fett zugeführt werden, das dadurch Organen des Stoffwechsel-Gliedmaßen-Systems entzogen wird. Auf diese Art entstehen „die trügerischen lokalen Symptomenkomplexe": Die mit der Psoriasis assoziierten Störungen innerer Organe und auch die Osteoarthropathia psoriatica. Die häufig zu beobachtende Besserung der Gelenkbeschwerden bei warmem Wetter weist darauf hin. Zuletzt stellt sich die Frage, ob nicht die „parasitären Wärmeherde" auch eine seelische Seite haben können. Sind sie der konstitutionelle Hintergrund der weiter unten beschriebenen Betonung des Willenslebens, des Getriebenseins zur Tat beim Psoriatiker?

2.10 Psoriasis als systemische Erkrankung

Es gibt eine Reihe von Phänomenen, an denen der systemische Charakter der Psoriasis vulgaris deutlich wird:
- systemisch nachweisbare proinflammatorische Zytokine, einschließlich dem Tumor-Nekrose-Faktor-α,
- erhöhte Werte des C-reaktiven Proteins im Serum,
- aktivierte Thrombozyten, die sowohl an der Entwicklung eines entzündlichen Infiltrats der Haut als auch von arteriosklerotischen Plaques direkt beteiligt sind.

Diese den Organismus als Ganzes betreffenden Entzündungszeichen gehen auch bei einem normalen Hautbefund, bei abgeheilter oder subklinischer bzw. latenter Psoriasis, nicht auf das Niveau eines Menschen ohne psoriatische Diathese zurück. Es besteht also beim Psoriatiker trotz fehlender Hautsymptome eine latente systemische Entzündungsbereitschaft. Diese Situation entspricht der hysterischen Konstitution, die weiter unten näher beschrieben wird.

2.11 Persönlichkeit des Psoriatikers

Rudolf Steiner forderte dazu auf, „Entsprechungen von Seelenvorgängen und physiologischen Vorgängen im Organismus" aufzusuchen, um damit geisteswissenschaftliche Forschungsergebnisse zu bestätigen (Steiner. GA 128: 132). Dies ist heute sehr gut möglich, da sich in der Fachliteratur zahlreiche psychologische Beschreibungen typischer Charakterzüge des Psoriatikers finden. Die geisteswissenschaftliche Forschung konstatiert, dass die Entwicklung von Willensimpulsen mit einer Erwärmung des Organismus einhergeht, die vom Blut ausgeht. Das bisher beschriebene psoriatische Geschehen zeigt überdeutlich, dass der Blutprozess in krankhafter Weise in die Haut drängt. Demnach muss der Psoriatiker vorherrschende Willensimpulse, Einseitigkeiten, die vom unteren Menschen ausgehen, als Charakteristika auf seelischem Felde aufweisen. Psychosomatische Forschung und ärztliche Beobachtung im Alltag bestätigen diese Annahme in vollem Umfang: Psoriatiker haben oft einen hohen Aktivitätspegel mit innerer Ungeduld; sie möchten möglichst schnell viel bewerkstelligen. Die Stress- und Konfliktsituationen, in die sie sich damit hineinmanövrieren, können die Krankheit unterhalten und immer wieder neue Schübe auslösen (Prochazka 1988). A. Levy referiert in seinem außerordentlich lesenswerten Buch (Levy 1999) die Forschungsergebnisse der tiefenpsychologisch arbeitenden Psychosomatikerin Ilse Rechenberger zur Psychodynamik des Psoriasiskranken: Sie attestierte den Psoriatikern in einer Studie Stabilität, Kontaktfreudigkeit, Aktivität und Selbstsicherheit. Deshalb bekam die Schuppenflechte den Beinamen „Morbus fortiorum", d. h. Krankheit der Starken. Auch nach den Erfahrungen des Autors sind Psoriatiker eher seelisch belastbar, tolerant, umgänglich; sie nehmen es in vielem nicht so genau, z. B. beim Alkoholkonsum oder der Medikamenteneinnahme. Psoriatiker „präsentieren sich meist problemlos und kommunikativ. Häufig wird ein belangloses, symptomorientiertes Arzt-Patient-Gespräch geführt." (Gieler et al. 2010)

Ihr Tatendrang führt zu Erfolg im Beruf; ist ein Vorhaben beendet, drängt es den Psoriatiker zur nächsten Tat. G. N. Schäfer, der jahrzehntelang als niedergelassener Arzt Psoriatiker und Neurodermitiker mit Fumarsäure behandelt hat, schreibt, „dass die große Mehrzahl der Psoriatiker überaktive Menschen sind, Menschen mit großem Engagement, immer tätig, ruhelos, auch sich selber treibend. Umgekehrt gesagt: Ich kenne keinen Psoriatiker, dem das Phlegma auf die Stirn geschrieben ist. Viele klagen auch über Nervosität, meinen, sie hätten einen nervösen Magen, leiden unter Schlafstörungen etc. Im sozialen Leben findet man die Psoriatiker meist in gesellschaftlich aktiven Positionen. Sie sind Vorsprecher oder Vertrauensmann einer Gruppe, der Vorarbeiter, der Organisator, und am liebsten sind sie Selbständige, also in unternehmerischer Tätigkeit beschäftigt. Psoriatiker haben keine Zeit für Urlaub und Entspannung. Wenn sie schon eine Reise machen, dann muss diese mit einem konstruktiven Zweck verbunden sein, und lange dauern darf sie auch nicht. Dabei können sie daheim ja auch nicht still sitzen. Aus all diesen Gründen findet man gerade unter öffentlich exponierten Persönlichkeiten überdurchschnittlich viele Psoriatiker. Übrigens möchte ich hier noch bemerken, dass ich gern von der ‚psoriatischen Persönlichkeit' spreche, wenn ich – wie oben – den Psoriatiker beschreibe. Ich bekam damit noch nirgendwo Ärger, im Gegenteil empfindet das der Betroffene eher als Kompliment und Anerkennung. Ich habe es aber in diesem Sinne auch leicht, da ich selber Betroffener bin, und am Ende eigentlich mich selber darstelle." (Schäfer 1995)

Die mit diesem Zitat gegebene Darstellung der seelischen Aspekte der Psoriatiker ist außerordentlich treffend bis hin zu der Art, in der sich G. N. Schäfer als Psoriatiker selbst mit einbezieht. Der Psychosomatiker G. Condrau schreibt: „Bei keiner Krankheit soll die Selbstachtung und das Selbstwertgefühl so erniedrigt sein, wie bei den Psoriatikern. Wohl von daher stammt auch ihr Wunsch, daraus eine Tugend zu machen, der Wunsch, sich in der Gesellschaft zusammenzuschließen, die Krankheit ‚exhibitionistisch' zur Schau zu stellen bis hin zu den Autoklebern, auf denen klar zu lesen ist: ‚Ich bin Psoriatiker' oder moderner: ‚I love Psoriasis'." (Condrau et al. 1997: 19) Die dadurch zum Ausdruck gelangenden extrovertierenden Neigungen sind demgegenüber z. B. dem Neurodermitiker ganz und gar zuwider. So zeigt denn auch der Neurodermitiker die erkrankten Hautareale in der Sprechstunde des Hautarztes im Gegensatz zum Psoriatiker eher ungern. Die Persönlichkeit des Neurodermitikers ist polar zu derjenigen des Psoriatikers. Zu diesem Ergebnis kommt auch eine Diplomarbeit, in deren Rahmen die seelische Sensibilität von Psoriatikern und Neurodermitikern an 183 Patienten aus der Alexanderhaus-Klinik in Davos und der Nordsee-Klinik Sylt untersucht wurde. Die Arbeit kommt im Einzelnen zu folgenden Ergebnissen:

- „Psoriatiker zeigen sich ruhiger, gelassener und selbstbeherrschter als Neurodermitiker. Diese sind erregbarer, empfindlicher und unbeherrschter.
- Psoriatiker weisen im Gegensatz zu Neurodermitikern ein positives Selbstbild auf. Sie schätzen sich als fröhlicher gestimmt, weniger leicht verletzbar und weniger empfindlich ein.

- Psoriatiker tendieren dazu, eine gelassenere allgemeine Erwartungshaltung als Neurodermitiker zu haben. Sie lassen eher das Schicksal walten und die Dinge sich ereignen. Neurodermitiker hingegen wollen lieber alles selbst steuern, die Kontrolle über das Leben und die Ereignisse haben." (Haben Psoriatiker ein dickes Fell? Bericht über Ergebnisse der Diplomarbeit von K. Neumann 1998: 13)

Dieser Gegenüberstellung ist hinzuzufügen, dass der Neurodermitiker, oft ganz im Gegensatz zum Psoriatiker, meistens dazu neigt, seine Medikamente sehr sorgfältig einzunehmen und seine Haut zu pflegen.

Andererseits leidet der Psoriatiker nicht selten unter einer Angst vor Ablehnung. Bei ihm treten Stigmatisierungs- und Entstellungsgefühle auf. Wegen ihrer Hauterkrankung meiden bis zu drei Viertel der Betroffenen Schwimmbäder, vermeiden 40 % der Betroffenen Sport und sucht etwa ein Drittel keinen Friseur auf (Gieler et al. 2010). Die seelische Belastung durch die Hauterkrankung wird oft nur unvollkommen bearbeitet. Resignation, erhöhte Reizbarkeit, Zweifel an der Gerechtigkeit der Welt weisen auf die unvollständige Bewältigung hin (Huckenbeck-Gödecker 1986). Dem starken Willenspol steht damit offenbar eine Schwäche auf der Gedankenseite im Seelenleben des Psoriatikers gegenüber. Erkenntniskräfte werden etwas träger bemüht; dies kann auch für die Selbsterkenntnis des Psoriatikers gelten. Dem kopfbetonten Neurodermitiker, der genau plant, bevor er zur Tat schreitet, steht der Psoriatiker gegenüber, dessen Tatendrang und Schaffenskraft ihn zum alsbaldigen Handeln treiben in der Hoffnung, dass der anschließende Blick auf das Geleistete zu der Erkenntnis führt, dass alles richtig und gut war. Wenn dies tatsächlich häufig eintritt, liegt das daran, dass der Psoriatiker nicht selten ein Gefühl für die Dinge hat durch seine willensmäßige intensive Verbindung zur Welt. Wie etwas getan werden muss, wird ihm klar, indem er handelt.

Die oben geschilderte Angst vor Ablehnung und das häufig bei Psoriasispatienten vorhandene Gefühl, wegen der entstellenden Hautveränderungen von ihrer Umwelt abgelehnt und entwertet zu werden (Gieler et al. 2010), zeigt eine gewisse seelische Verletzlichkeit. Robustheit und Abwesenheit von Problemen erscheinen nur vordergründig; dahinter verbirgt sich eine Empfindlichkeit z. B. gegenüber Kritik. Diese seelische Situation entspricht der ungeformten Blutdynamik unter der schuppenden, entzündlich verdickten Epidermis des Psoriasisherdes. Die tautropfenartige Blutung nach Abkratzen der kerzenwachsartigen Schuppen und dem letzten Häutchen offenbart die Verletzlichkeit. Der somatische Befund ist hier Bild für das seelische Phänomen.

Der amerikanische Schriftsteller John Updike (1932–2009) war ein ausgesprochener Vielschreiber mit zahlreichen Auszeichnungen. Er hat eine Autobiografie geschrieben; darin setzt er sich in dem Kapitel „Im Krieg mit meiner Haut" über 40 Seiten mit seiner Psoriasis auseinander. Er schreibt: „Was war meine Kreativität, mein schonungsloses Bedürfnis zu produzieren denn sonst als eine Parodie der peinlichen Überproduktion meiner Haut?" (Updike 1990: 101) Damit ist der Zusammenhang zwischen Haut und Seele für den Schuppenflechtenpatienten sehr treffend ausgedrückt. In seinem oben erwähnten Buch gibt A. Levy eine ausführliche, hochinteressante Falldarstellung von John Updike und seiner Psoriasis (Levy 1999). Einzelheiten daraus hier aufzuführen würde sich zwar lohnen, jedoch einen zu großen Raum einnehmen. A. Levy setzt sich dafür ein, vom Konstatieren von Affekten, Verdrängung, Neurose und Selbstentfremdung zu einer verstehenden Tiefenpsychologie vorzudringen. Dies gelingt ihm in hervorragender Weise; er beschreibt eine Fülle verschiedener Äußerungen des vereinseitigten Willenslebens des Psoriatikers.

Abschließend sei eine Schilderung R. Steiners angeführt, die sich auf die Zeit der Völkerwanderung bezieht. Angehörige eines entwicklungsgeschichtlich jungen Volkes hatten ein spezifisches Körpergefühl: „Ich drücke dauernd mein Blut gegen meine Körperwände. Ich kann es nicht aushalten. Mein Bewusstsein will nicht besonnen werden. Ich kann meine volle Menschlichkeit wegen meiner Jugendlichkeit nicht entwickeln." (Steiner. GA 33: 36)

> Rudolf Steiner beschreibt, wie diese Völker, die als Eroberer und Unterwerfer anderer Völker auftraten, voller Jugendkraft waren. Sie hatten nicht genügend Todeskräfte in sich, die das sprießende, sprossende Leben zurückdrängen, sodass Lebenskräfte frei werden, um sich in Seelenkräfte zu verwandeln, aus denen sich Bewusstsein und Besonnenheit entwickeln lässt. Genau dieses ist die charakteristische seelische Situation des Psoriatikers.

2.11.1 Mittleres Erkankungsalter

So liegt denn auch das mittlere Erkrankungsalter der Psoriasis zwischen dem 20. und 30. Lebensjahr (Wollina et al. 1996). In diese Zeit des jugendlichen Erwachsenenalters fällt das vierte Jahrsiebt: Der Mensch ist durch die Geburt des Ich gerade erwachsen geworden, und die Empfindungsseele bildet sich aus. Aus den nun zur Verfügung stehenden Kräften des Ich vermag der junge Mensch von dem Erzogenwerden zur Selbsterziehung überzugehen; auch übernimmt er jetzt erstmalig Verantwortung. Das Ich steht jedoch innerseelisch starken Empfindungen gegenüber; es ist die Zeit des „Sturm und Drang". Denn in der Empfindungsseele lebt alles, was „erlebt wird an Lust und Leid, an Freude und Schmerz, Trieben, Begierden und Leidenschaften", kurz alles, „was unter unmittelbarer Anregung der Wahrnehmungswelt erwacht in der Seele. Da ist das Ich noch nicht zum vollen Dasein erwacht." (Steiner. GA 58: 62–63) Rudolf Treichler formuliert die Lebensfrage der Empfindungsseele, die zur Schicksalsfrage des Jahrsiebts zwischen dem 21. und dem 28. Lebensjahrs wird, folgendermaßen: Wie erlebe ich die Welt und an der Welt mich selbst? (Treichler 1981) Es ist interessant und wiederum charakterisierend für den Psoriasiskranken, dass in dieser Zeit das mittlere Erkrankungsalter des Psoriatikers liegt.

> Exkurs: Seitenblick auf die Psychosomatik der Gicht
>
> Ein Blick auf das Persönlichkeitsbild des Gichtkranken offenbart sofort eine große Verwandtschaft mit den Persönlichkeitsmerkmalen des Psoriatikers. Es stehen sich also Psoriasis und Hyperurikämie nicht nur nahe dadurch, dass sie nicht selten gemeinsam bei einem Menschen vorkommen, sondern auch dadurch, dass Psoriatiker und Gichtkranke ganz ähnliche Persönlichkeitszüge haben. Deswegen werden hier kurz die Charakteristika des Seelenlebens des Gichtikers beschrieben, wie sie sich jeder wachen Beobachtung offenbaren. Zudem kann auf die psychosomatischen Forschungsergebnisse von R. Klußmann (Klußmann 1983) zurückgegriffen werden; alle folgenden Beobachtungen stammen aus dieser Quelle, an deren Beginn sich ein Wort von Francesco Petrarca (1304–1374) an seinen gichtkranken Freund Colonna di San Vito findet: „Wie der Zügel für das ungezähmte Pferd vonnöten ist, so für Dich die Gicht." Der allgemeine Eindruck von Gichtkranken – meistens handelt es sich um Männer – stellt sich wie folgt dar:
>
> - Im Gichtanfall geht er in charakteristisch-verharmlosender Art und Weise mit seinen starken Schmerzen um.
> - Er hält sich selten an die Ratschläge des behandelnden Arztes und nimmt seine Medikamente nicht ein.

- Es scheint, als wolle oder könne er die Krankheit als solche nicht annehmen, wie es ja auch in dem von ihm selbst geprägten Begriff des Zipperleins zum Ausdruck kommt.
- Es handelt sich häufiger um sehr dynamische, leistungsbetonte, aufstrebende und seltener um zurückhaltende, in sich gekehrte Menschen: Die überwiegende Mehrzahl stellt sich als seelisch stark, Probleme eher bagatellisierend und in positiv-zugewandtem Sinn naiv-kindlich dar.

Berühmte Persönlichkeiten aus der Geschichte früherer Jahrhunderte erkrankten immer wieder an der Gicht. Interessant ist, dass neuere Untersuchungen zeigen, dass die Höhe des Harnsäurespiegels im Serum hochsignifikant verbunden ist mit Charakteristika wie Antrieb, Aktivität, Führungs- und Erfolgseigenschaften. Zudem ist bei Gichtkranken in psychologischen Testsituationen die Angsttoleranz größer. Auch haben sie eine geringere Neigung, sich für etwas verantwortlich zu fühlen.

Die psychosomatischen Forschungsergebnisse des o. g. Autors lassen sich wie folgt zusammenfassen (in Klammern der jeweilige Kommentar des Verfassers):

- Der Gichtpatient hat eine Neigung zu narzisstischen Persönlichkeitsstörungen. (Dieselbe Neigung vermag A. Levy bei dem Psoriatiker J. Updike nachzuweisen.)
- Die untersuchten Gichtpatienten schildern auffallend häufig eine enge, positive Beziehung zur Mutter (später zur Ehefrau) und eine negative zu einem entweder abwesenden oder sich sehr distanziert verhaltenden Vater, der kaum eine Identifizierungsmöglichkeit bot. Damit zeigt sich die verstärkte Wirksamkeit des Mondenprinzips im Seelischen.
- Phänomenologisch fallen die Gichtkranken dadurch auf, dass sie beim Gichtanfall trotz der erheblichen Beschwerden ein gelockertes Verhalten zeigen, so, als wollten sie die Beschwerden nicht wahrhaben. Der Schmerz als Aufruf an die Bewusstseinskräfte wird ignoriert; die Aufforderung, „das Pferd zu zügeln", wird beiseite geschoben.
- Gichtpatienten geben häufig an, dass sie gern kochen, dass es eine ihrer großen Freuden im Leben sei, gut zu essen und dass sie großen Wert auf einen gut gedeckten Tisch legen. Damit sind seelische Neigungen beschrieben, deren Ursprung im Stoffwechsel liegt.
- Die Alkoholzufuhr der Gichtkranken liegt signifikant über dem durchschnittlichen Alkoholkonsum der Männer in der Bundesrepublik Deutschland.
- Häufig ist Übergewicht vorhanden.
- Bei den untersuchten Gichtpatienten handelt es sich größtenteils um beruflich Aufgestiegene. Dieses Ergebnis bezieht sich auf objektive Daten wie auf das Erleben der Gichtkranken. Hierin zeigt sich die Freude am Handeln und die Tüchtigkeit im praktischen Leben.
- Ein Teil der Gichtpatienten stellt sich als attraktiver, geachteter, durchsetzungsfähiger, aufgeschlossener, geselliger, hingabefähiger und fantasiereicher als die Angehörigen der Kontrollgruppe dar.

Diese Ergebnisse psychosomatischer Forschung sind eine weitere Bestätigung des von Rudolf Steiner formulierten Grundsatzes, dass Geist niemals ohne Materie auftritt und Materie niemals ohne Geist. Wenn die Hyperurikämie zeigt, dass „in dem menschlichen Organismus untermenschliche (animalische) Vorgänge eingeschoben werden" (Steiner, Wegman. GA 27: 65), dann muss sich dieses Geschehen auch direkt, auf der bewussten Seite des Seelischen, in der Persönlichkeit wahrnehmen lassen.

> Beim Gichtpatienten ist die seelisch-geistige Organisation nach innen schwach: Auf körperlicher Ebene behält die Nahrung ihre Fremdheit; auf seelischer Ebene besteht ein Mangel an Selbsterkenntnis. Dagegen ist das Organisationsvermögen nach außen gut: Der Gichtpatient hat eine Veranlagung zum Managertum. Der „rote Faden" bei diesem Phänomen: Die Ich-Organisation ist nicht stark genug, um die Astralität ganz zu beherrschen. Die Ähnlichkeit von gichtischer und psoriatischer Persönlichkeit verweist ebenso wie deren somatische Charakteristika auf die gemeinsame konstitutionelle Ursache im Stoffwechsel. Oder anders ausgedrückt: Das Überwiegen des Stoffwechsels und dessen Mangel an Formkräften zeigt sich sowohl physisch als auch seelisch beim Psoriatiker und Gichtpatienten in verwandter Weise, einmal extern (dermatologisch), einmal intern (internistisch).

Kurz sei auf zwei polare Konstitutionen hingewiesen, die es unter den Gichtpatienten gibt: Die Hyperurikämie kommt einerseits beim schlanken, durchgeformten Menschen von intellektueller Regsamkeit und mit eher neurasthenischer Konstitution vor. (Man stelle sich beispielsweise einen 65-jährigen großen, dürren, pensionierten Finanzbeamten mit ergrautem, schütterem Haar vor.) Andererseits findet sich unter den Gichtpatienten der adipöse, vollblütige Mensch von rundlicher Gestalt und mit eher hysterischer Konstitution, der mitunter im Rahmen des metabolischen Syndroms auch einen Diabetes mellitus aufweist. Dieser Gichtpatient zeigt viele seelische Merkmale, die in der obigen Charakterisierung beschrieben wurden; er ist der typische, der charakteristische Gichtpatient mit einer deutlichen Wesensverwandtschaft zum Psoriatiker. Es spricht nun nicht gegen die Richtigkeit des erkannten Krankheitstyps, dass sowohl die Gicht als auch die Psoriasis bei Menschen mit der gegenteiligen, eher neurasthenischen Konstitution vorkommen können, sondern es zeigt lediglich, dass die Vielschichtigkeit des menschlichen Wesens nicht selten auch gegensätzliche Charakteristika zu vereinen vermag.

2.12 Menschenkundliche Diagnose der Psoriasis vulgaris und ihre Polarität zur Neurodermitis

Zum Abschluss soll das bisher Dargestellte zusammengefasst werden, um zu einer menschenkundlichen Diagnose der Psoriasis vulgaris zu gelangen. Dabei erschließt sich das Wesen der Psoriasis am leichtesten, wenn sie in ihrer Polarität zur Neurodermitis betrachtet wird. Auf die Gegensätzlichkeit von Psoriasis und Neurodermitis wurde verschiedentlich hingewiesen; die Ursache wird in extrem reduktionistischer Sichtweise in der Dichotomie der T-Zell-Biologie gesehen: Die Psoriasis ist eine Th1-regulierte Funktionsstörung, während die Neurodermitis eine Th2-regulierte Erkrankung ist (Christophers et al. 2003: 7).

Beginnt man mit der grundlegenden Polarität der neurasthenischen und der hysterischen Konstitution, zeigt die Psoriasis deutliche Züge der Hysterie, während die Neurodermitis Wesenszüge der Neurasthenie trägt. Rudolf Steiner führt das Zustandekommen der Hysterie auf Kräfte der Außenwelt zurück, die z.B. durch die Nahrung dadurch in den Organismus gelangen, dass ihre Fremdkräfte nicht genügend „durch das Obere überwunden" werden. „Das Obere ist nicht stark genug, um das Untere „ganz zu durchfassen, ... zu durchkochen, ... zu durchätherisieren." So wählt Rudolf Steiner die Hysterie als „Terminus für das zu große Selbständigwerden der Stoffwechselprozesse" (Steiner. GA 312: 41). An anderen Stellen beschreibt Rudolf Steiner denselben Prozess, ohne den Begriff „Hysterie" zu verwenden: Bei der „Gehirnerweichung" durchdringt sich der Mensch im Kopfbereich mit dem, „was er bloß im Bauch haben soll, was nicht ins Gehirn hineingehört, was nur dort organisierend wirkt". Dadurch wird „zu viel Leben" über den Menschen „ausgegossen"; „er zerweicht sich" (Steiner. GA 313: 35).

Mit den Begriffen Hysterie und Gehirnerweichung wird es möglich, einen Krankheitsprozess zu charakterisieren, der Einzelphänomene der Psoriasis verständlich macht. Dazu gehören beispielsweise der oben beschriebene Streptokokkeninfekt als Auslöser der exanthematischen Psoriasis und die „Zytokinsuppe" in der Epidermis des psoriatischen Herdes. Aber auch die gehäuft bei Psoriatikern anzutreffende Gicht trägt Züge der organischen Hysterie. So schreiben Rudolf Steiner und Ita Wegman über die Gicht: „Man wird aber die Sache besser durchschauen, wenn man die wahre Ursache darin sucht, dass in den menschlichen Körper durch die Nahrungsaufnahme Substanzen gelangen, die durch dessen Tätigkeit ihre Fremdheit innerhalb des Organismus nicht verlieren können." (Steiner, Wegman. GA 27: 65)

> Betrachtet man das ätherische Geschehen bei Psoriasis und Neurodermitis genauer, lässt sich feststellen, dass bei Psoriatikern ein Zuviel an chemischem und Lebensäther wirksam ist, sodass sie „über das ihnen durch die Organisation normal angewiesene Ziel hinausschnappen" (Steiner. GA 313: 35) und die fein geschichtete und geformte Ordnung von oberem Corium und Epidermis „zerweichen". Der Neurodermitiker hingegen unterliegt einem typischerweise am oberen Pol seiner Gestalt von außen ansetzenden Zuviel an Wärme- und Lichtätherwirkungen; das Hautorgan wird hier „vergiftet" (Steiner. GA 313: 36).

2.12.1 Störung des Lichtstoffwechsels

Fasst man Psoriasis und Neurodermitis gleichermaßen als Auswirkungen eines gestörten Lichtstoffwechsels auf – beide Dermatosen lassen sich bessern durch UV-Bestrahlung und Klimakuren an lichtreichen Orten, z.B. am Meer oder im Hochgebirge –, ist die Art dieser Lichtstörung doch verschieden. Beim Psoriatiker führt Lichtmangel zu einem Manifestwerden des ungenügenden Einwirkens von Formkräften im Stoffwechsel. Dieser hat immer die Tendenz, nicht genügend von Lichtkräften durchgestaltet und -strukturiert zu sein. Die Lichttherapie führt nun zu einer besseren Inkarnation der oberen Wesensglieder in der Verdauung im Speziellen und im Stoffwechsel allgemein; dadurch können die Blutimpulse nicht mehr ungezügelt bis in die Peripherie des Organismus, in das Hautorgan durchschlagen. Beim Neurodermitiker hingegen werden die Lichtkräfte zu stark im oberen Menschen verbraucht und reichen deswegen nicht bis in den Stoffwechsel, um von hier aus den Aufbau zu impulsieren. Hier durchbrechen die z.B. im Rahmen einer Klimakur intensivierten äußeren Lichtkräfte den „Lichtstau" in der Peripherie des oberen Menschen, sodass der verinnerlichte zentripetale Lichtstrom frei von oben nach unten durchfließt bis in den Stoffwechsel. So führt die Lichttherapie zur besseren Versorgung der Epidermis durch die aufbauenden Blutskräfte.

Nebenbei sei bemerkt, dass die Lichttherapie, etwa als elektrische Bestrahlung mit UVA oder B, natürlich auch einen sofortigen lokalen Effekt an der Haut hat, der gegenüber der zuvor dargestellten umfassenderen Wirkung auf den Gesamtorganismus jedoch bei Psoriasis und Neurodermitis gleichwertig ist. Die neurodermitische Entzündung als Sekundärphänomen und Gegenreaktion auf den zu starken Nervenimpuls ist als „reaktive" organische Hysterie der psoriatischen Entzündung verwandt; diese ist eine „primäre" organische Hysterie. Beide Hautentzündungen bessern sich unter UV-Einstrahlung, welche die fehlende Formkraft extern substituiert.

2.12.2 Ich-Organisation und Eiweiß-, Kohlenhydrat- und Fettstoffwechsel

Wie bei der Neurodermitis sekundär die neurogene Entzündung auftritt, so tritt bei der Psoriasis, die primär eine „Hämodermitis" ist, eine „hämatogene Sklerose" auf. Der extrem gesteigerten Zellteilung im Stratum basale der psoriatisch entzündeten Epidermis und der überstürzten Keratinozytopoese steht ein gesteigerter Todesprozess im Stratum corneum gegenüber. Hier greifen in einem reaktiven Gegenprozess verhärtende Kräfte ein, die den auflösenden Kräften, die durch das Blut in die Epidermis getragen werden, der Tendenz nach die Bildung eines Schuppenpanzers entgegensetzen.

Fasst man die Konstellationen der Wesensglieder, die den oft mit der Psoriasis assoziierten Stoffwechselerkrankungen zugrunde liegen, zusammen, lässt sich feststellen:

- Hyperurikämie: untermenschliche (animalische) Vorgänge werden in den Organismus eingeschoben, er strebt aus seiner Form heraus; die astralische Tätigkeit überwiegt gegenüber derjenigen der Ich-Organisation.
- Hyperglykämie: Die Ich-Organisation ist abgeschwächt beim Untertauchen in den astralischen und ätherischen Bereich.
- Hyperlipidämie, Adipositas: Eine im Übermaß mögliche Wärmeerzeugung wird von der Ich-Organisation nicht umfasst.

Alle drei Stoffwechselstörungen, gleich ob im Eiweiß-, Kohlenhydrat- oder Fettbereich, zeigen eine Schwäche der Ich-Organisation als Ursache im Hintergrund. Auch die Psoriasis selbst, gleich ob an der Haut oder an den Gelenken, beruht auf einer Schwächung der Wirkung des Ich im Stoffwechsel; hier liegt ihre verborgene Ursache. Die Hauptursache der Neurodermitis liegt dagegen in einer Überfunktion des Nervenprozesses im Hautorgan als Ausdruck eines übermäßigen Eingreifens des Astralleibes; dieses ist ihre – oft ebenfalls verborgene – eigentliche Ursache.

In ausgeprägter Weise zeigt sich die Polarität von Psoriasis und Neurodermitis im unterschiedlichen Umgang des Organismus mit dem Fett. Die psoriatische Stoffwechsellage weist eine Neigung zu zu viel Fett auf. Wie oben bereits wiederholt dargestellt, entstehen dadurch parasitäre Wärmeherde mit der Neigung zur Entzündung. Bei der Neurodermitis hingegen findet sich die Tendenz zu einem Zuwenig an Fett. Dadurch „tritt für die Ich-Organisation Wärmehunger ein. Diese muß die ihr notwendige Wärme den Tätigkeiten der Organe entziehen. Dadurch werden diese gewissermaßen in sich brüchig, versteift. Ihre notwendigen Vorgänge spielen sich träge ab." (Steiner, Wegman. GA 27: 60)

Im Folgenden werden die Polarität von Psoriasis und Neurodermitis und das jeweilige Wirken der polaren Kräfte von Blut und Nerv sowie der Wesensglieder gegenübergestellt:

Psoriasis	Neurodermitis
Blutprozess zu stark	Nervenprozess zu stark
Zentrifugale Kräfte des unteren Menschen zu stark	Zentripetale Kräfte des oberen Menschen zu stark
Befall der Extremitätenstreckseite	Befall der Extremitätenbeugeseite
Überwiegen der Stoffkräfte	Überwiegen der Formkräfte
Aufbau zu stark, Abbau zu schwach	Abbau zu stark, Aufbau zu schwach
Astralisches überwiegt im Aufbau	Astralisches überwiegt im Abbau
Köbner-Phänomen	Weißer Dermographismus
Untere Ätherarten zerweichen die Haut	Obere Ätherarten vergiften die Haut
Überernährung	Unterernährung
Zu viel Fett in der Subkutis	Zu wenig Fett in der Subkutis
Neigung zu Adipositas	Neigung zu asthenischem Körperbau
Epidermale Gesamtlipide erhöht	Epidermale Gesamtlipide vermindert
Schwächung des Ich im Stoffwechsel	Verstärkung von Astralleib und Ich im Hautorgan
Zu viel antimikrobielle Peptide	Zu wenig antimikrobielle Peptide
Nie bakterielle, seltener mykotische Superinfektion	Bakterielle Superinfektion nicht selten
Psoriatische Diathese	Atopische Diathese
„Hämatogene Sklerose" als sekundäre Gegenreaktion	Neurogene Entzündung als sekundäre Gegenreaktion

Wie oben dargelegt, liegt der Psoriasis eine Schwächung der Ich-Organisation im Stoffwechsel zugrunde. Rudolf Steiner beschreibt, wie das Ich, eingetaucht in den Astralleib und den Ätherleib, vom unteren Menschen her alles Physische durchdringt und bewegt (Steiner. GA 221, 11.2.1923). Die Substanz wird von innen ergriffen und ernährt zentrifugal über das Blut den gesamten Organismus; das darin wirksame Ich kann auch als das „zentrale Ich" bezeichnet werden. Es ist die Wirksamkeit dieses zentralen Ich, die bei der Psoriasis geschwächt ist.

Rudolf Steiner stellt diesem soeben beschriebenen „unsichtbaren Menschen" auf der linken Seite der in dem erwähnten Vortrag gegebenen Skizze den sichtbaren, physischen Menschen gegenüber, in den im Nerven-Sinnes-Bereich das Ich direkt eingreift. Dies findet „am stärksten am Kopfe" statt, „wo die meisten Sinnesorgane konzentriert sind", breitet sich jedoch „über den Hautsinn über den ganzen Menschen" aus (Steiner. GA 221: 78). Das auf diese Weise zentripetal eingreifende Ich, das sich entlang den Nervenbahnen fortbewegt, können wir, polar zum zentralen Ich, als das „periphere Ich" bezeichnen. Von diesem breitet sich ein „Zerstörungsprozess", ein „feiner Todesprozess" über den gesamten Organismus aus. Die Einwirkung dieses peripheren Ich ist bei der Neurodermitis im Hautorgan verstärkt.

2.12.3 Bakterielle Superinfektion

Interessant ist nun, dass als Folge dieser polaren Verhältnisse eine bakterielle Superinfektion bei der Psoriasis nie und bei der Neurodermitis dagegen nicht selten auftritt. Die Pusteln bei der Psoriasis pustulosa (bei der die Munroschen Mikroabszesse in der Epidermis zu makroskopisch sichtbaren, subkornealen Eiterseen konfluieren) sind steril! Lediglich in den Intertrigines kann eine Candidose auf dem Boden der Psoriasis bestehen, oder sie zieht über das Köbner-Phänomen die Psoriasis nach sich. Man weiß, dass den Patienten mit Neurodermitis zwei antimikrobielle Peptide fehlen, was sie für bakterielle Infektionen der Haut anfälliger macht. Psoriasispatienten dagegen weisen erhebliche Titer dieser beiden Peptide auf, die in vitro Staphylokokkus aureus abzutöten vermögen.

Dieses ermöglicht eine noch präzisere Beschreibung des Geschehens im psoriatischen Entzündungsherd. Zwar weisen die Keratinozyten im Stratum corneum Zeichen der unvollständigen Reifung auf, und die Qualität der organischen Bildung ist gestört. Andererseits ist die gesteigerte Produktion von antimikrobiellen Peptiden jedoch ein Beispiel für eine qualitativ einwandfreie Syntheseleistung im Psoriasisherd, die nur quantitativ die gesunden Grenzen sprengt. Dieses Nebeneinander von mangelnder stofflicher Ausreifung und hohem stofflichen Differenzierungsgrad bei allerdings übersteigerter Menge ist offensichtlich für die psoriatische Entzündung charakteristisch.

2.12.4 Persönlichkeit

Auch die Persönlichkeitsbilder von Psoriatiker und Neurodermitiker sind polar. Beim Psoriatiker findet sich auf physiologischer Ebene die vereinseitigte Wärmebildung, seelisch die Betonung auf dem Willensleben, das oft ungenügend vom Ich ergriffen ist. Beim typischen Neurodermitiker ist hingegen physiologisch die Salzbildung vereinseitigt, demzufolge seelisch das Denken betont und oft nicht ganz vom Ich bewältigt ist. Den Psoriatiker drängt es daher zur Tat; er ist hauptsächlich zukunftsorientiert. Der Neurodermitiker plant das Tun vom Kopf her; er neigt zur Orientierung an der Vergangenheit.

Es folgt die Gegenüberstellung der Charakteristika der Persönlichkeit von Psoriatiker und Neurodermitiker:

Psoriasis	Neurodermitis
Wärmebildung vereinseitigt	Salzbildung vereinseitigt
Wollen betont	Denken betont
Orientierung in die Zukunft	Orientierung an der Vergangenheit
Verjüngung	Vergreisung
Bewusstsein mit Neigung zur Dämpfung	Bewusstsein mit Neigung zur Überwachheit
Stress wirkt über den Stoffwechsel verschlechternd auf die Haut	Stress wirkt über das Nerven-Sinnes-System verschlechternd auf die Haut

2.12.5 Gemeinsames Auftreten von Psoriasis und Neurodermitis

So sehr die Neurodermitis in Zivilisationen westlicher Prägung als eine Zeitkrankheit bezeichnet werden kann, so wenig gilt dieses für die Psoriasis. Man könnte meinen, dass die psoriatische Diathese einen gewissen Schutz gibt, an einer Neurodermitis zu erkranken. Epidemiologische Studien zeigen, dass die Neurodermitis bei Psoriasispatienten 50-mal weniger häufig auftritt als in der Normalbevölkerung. (Ähnlich ist es mit der Rhinitis allergica, dem allergischen Asthma, der Urtikaria sowie dem allergischen Kontaktekzem.) In älteren dermatologischen Lehrbüchern findet man die Feststellung, dass Psoriasis und Neurodermitis nicht oder nur höchst selten bei demselben Menschen gemeinsam auftreten. Heute trifft man jedoch immer wieder Patienten mit einer atopischen Hautdiathese einerseits und Hautmanifestationen der Psoriasis andererseits. Wir neigen dazu, dies dahingehend zu interpretieren, dass die heutigen Zeitverhältnisse einen „Druck" aufbauen, der sich vom Nerven-Sinnes-System her über den gesamten Organismus des Menschen erstreckt. Unter diesem Druck prägt sich die atopische Hautdiathese bis hin zur Neurodermitis oder Neurodermitis circumscripta bei jedem Menschen aus, bei dem irgendeine Neigung dazu besteht. So kann eben selbst der Patient mit einer psoriatischen Diathese heute zusätzlich zu einer atopischen Neigung kommen.

2.13 Therapie

Mit den unterschiedlichsten Therapieansätzen kann bei der Schuppenflechte immer wieder die Erfahrung gemacht werden, dass sich der Erfolg nicht leicht und nicht dauerhaft einstellt. Sichere Wirkungen lassen sich oft nur mit den supprimierenden Therapien der allopathischen Medizin erzielen, die zum Teil mit erheblichen Nebenwirkungen verbunden sind. Wir neigen daher dazu, eine nebenwirkungsfreie Therapie mit Substanzen aus den drei Naturreichen, die auf das spezielle Wesensgliedergefüge des Psoriatikers einwirkt, zu kombinieren mit einer rein symptomatisch wirksamen, nebenwirkungsarmen, externen Therapie der etablierten Dermatologie. Hierfür empfehlen sich:

Interne Therapie	Externe Therapie
1.) Arsenicum album	1.) Cignolin
2.) Sulfur	3.) Teere
3.) Levico-Wasser	2.) Lichttherapie
4.) Colchicum autumnale	4.) Photochemotherapie
5.) Antimon	5.) Vitamin-D-Derivate

Einige intern Verwendung findende Heilmittel der Anthroposophischen Medizin lassen sich auch äußerlich anwenden:
- Sulfur im Vollbad,
- Levico-Wasser als Vollbad,
- Colchicum in hoher Konzentration als Creme,
- Antimon als Stibium metallicum praeparatum oder Antimonit in Salbenform.

Exkurs: Wirkprinzip der Heilmittel

Um einen groben Überblick über die Wirkprinzipien der Heilmittel zu bekommen, sei die Beziehung der Schuppenflechte zum Lichtstoffwechsel des menschlichen Organismus ins Auge gefasst. Der für organische Bildungen grundlegenden Polarität von Stoffkräften und Formkräften, die schon Aristoteles beschrieben hat, lassen sich weitere Polaritäten hinzufügen:

Stoff	Form
Finsternis	Licht
Stoffwechsel	Nerven-Sinnes-System
Unterer Mensch	Oberer Mensch
Unbewusstes	Bewusstsein
Untere Wesensglieder	Obere Wesensglieder

Der Stoff wird bewegt im Stoffwechsel des unteren Menschen, der sich im Finsteren, Unbewussten vollzieht. Die den Stoff bewegenden Kräfte werden durch Ich und Astralleib gelenkt, die in Ätherleib und physischen Leib eingetaucht sind. Demgegenüber geht die Form vom Licht aus mit seinem Bezug zum wachen Nerven-Sinnes-System des oberen Menschen. Hier sind Ich und Astralleib frei tätig, ohne (oder nur mit stark reduzierten) Aufgaben in Bezug auf das stoffliche Geschehen. Die Ich-Organisation lebt in der Wärme; der Astralleib lebt in Licht und Luft. Über den oberen Menschen werden über die Tore der Augen, des Hautorgans und der Lunge Formkräfte aus der Peripherie aufgenommen. Sie dringen in Wärme, Licht und Luft letztendlich aus der kosmischen Peripherie an den menschlichen Organismus heran. Die oben genannten Heilmittel gliedern sich diesem Wirken der Formkräfte ein und verstärken ihre Wirksamkeit gegenüber den bei der Psoriasis vulgaris übermäßig wirksamen zentrifugalen Kräften des bewegten Stoffes im Blut. So entsteht folgendes Bild der Therapie der Schuppenflechte:

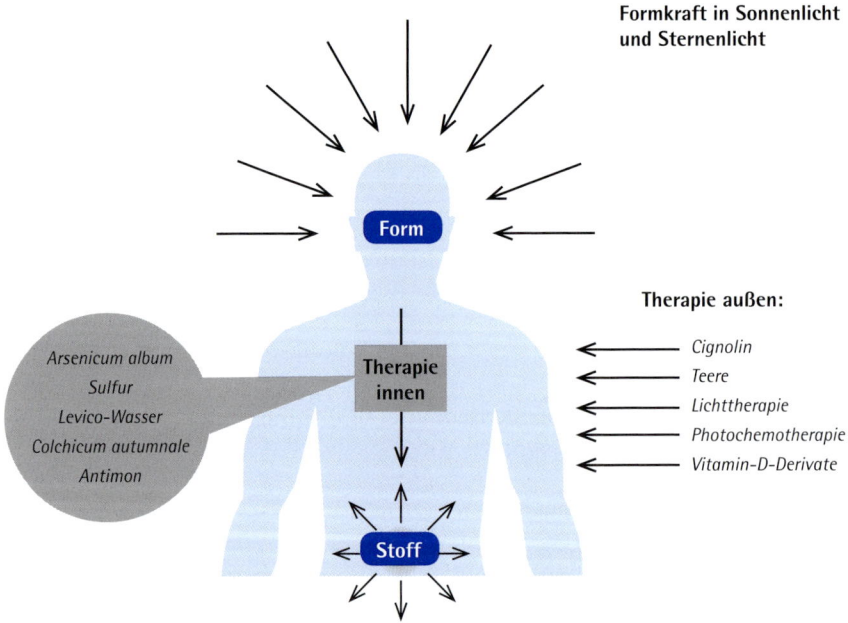

Abb. 1: Therapie der Psoriasis

Im Folgenden werden die oben genannten Heilmittel der Psoriasis einzeln besprochen; der Beschreibung von Wirkprinzip und Anwendung geht jeweils ein Überblick über die Geschichte voraus. Dieser zeigt, dass die Schuppenflechte schon immer existiert hat und auch immer ein therapeutisches Problem war. Die zu besprechenden Heilmittel stellen lediglich eine Auswahl dar, die auf den Erfahrungen des Autors basiert. An dieser Auswahl lässt sich jedoch der Heilbedarf des Psoriasispatienten gut darstellen, sodass der Leser in die Lage versetzt wird, selbstständig weitere Heilmittel zu finden.

2.13.1 Interne Therapie

- *1.) Arsenicum album*

Geschichte:

1786	Thomas Fowler (1736–1801), praktischer Arzt in London, entwickelt die *Fowlersche Lösung* = Lösung aus Arsen(III)-oxid und Kaliumcarbonat für Malaria, Psoriasis und andere Dermatosen, als Roberans bei Anämie, noch enthalten in DAB 7.
~1799	George Pearson (1751–1828), englischer Arzt, entwickelt die *Pearsonsche Lösung* = 0,06 g Natriumarsenat in 31,1 g Aqua dest., 3 x 15 Tropfen täglich
1840	Michael Donovan (?–1876), englischer Arzt, entwickelt eine Lösung mit 2,5 g Arsensäure, 4,9 g Iod, 6,5 g Quecksilber, mit mangelnder Wirksamkeit.
1833	Cazenave und Schedel, französische Ärzte, komponieren *Asiatische Pillen* = Pfeffer und Arsenoxid.
1868	Ferdinand von Hebra (1816–1880) empfiehlt in seinem Lehrbuch der Hautkrankheiten die Lösungen von Fowler und Pearson sowie die *Asiatischen Pillen*, lehnt aber die Donovansche Lösung ab. Arsen ist die effektivste zeitgenössische Therapie. „In der ersten Hälfte des 20. Jahrhunderts blieb die innerliche Gabe von Arsenpräparaten eine wichtige Standardtherapie für Psoriatiker, wobei die Anwendung zumeist in Kombination mit lokalen Therapeutika erfolgte." (Buchholz 2001: 41)
1909/1910	Paul Ehrlich (1854–1915) und Sahashiro Hata (1873–1938) entwickeln das *Salvarsan* = Dioxydiamidoarsenolbenzol, das gegen Syphilis, aber auch gegen Psoriasis wirksam ist.
1920er-Jahre	Arsen-Wismut-Gemische i.v. mit guten Erfolgen.
1920er- und 1930er-Jahre	*Arsylen* von Hoffmann-LaRoche wirkt bei Psoriasis sicher und gut; es wird oral angewandt.
1931	Ernst Gebert (1864–?), Dermatologe, führt die Gebertsche Arsenkur ein: *Fowlersche Lösung*, versetzt mit Tinctura Ferri pomata, auch Tinctura martis ex succis genannt (= Apfeleisentinktur aus Obstsäften und alkoholischer Lösung von Eisen[II]- und Eisen[III]-Komplexen). Zusätzlich wendet er *Asiatische Pillen* an.
1930er-Jahre	*Arsenetten* der Firma Zyma (Grundlage: Hefeextrakt).
1950er-Jahre	*Asiatische Pillen* sind weit verbreitet; Hersteller ist Parke-Davis: 6,7 mg Arsentrioxid pro Pille, 3 bis 9 Pillen täglich.
1953	*Psor-intern* = Arsen-Phenol-Lösung, Firma Curta und Co., Berlin.
1955	*Ellpsoral* = Arsentrioxid und Phenol, Firma Dr. med. Josef Ellendorff und Co., Wuppertal.

Zunehmend beobachtete man bei den mit Arsen behandelten Patienten Schäden durch die Giftwirkung dieser Substanz, was der Verwendung des Arsens als Heilmittel bei der Psoriasis ein Ende setzte.

Exkurs: Toxizität

Die Toxizität des Arsens wird mitbestimmt durch die hohe Affinität des anorganischen Arsens zu Strukturen ektodermalen Ursprungs; es wird langsam über die Haare und das Stratum corneum eliminiert. Unter langjähriger Exposition mit kleinen Tagesdosen treten auf:

- Hyperpigmentierungen (Arsenmelanose),
- Arsenkeratosen (z.B. palmar),
- Morbus Bowen,
- Basaliome (durch Mutationen), meist superfiziell, an Stamm, Hals und oberen Extremitäten,
- Bronchialkarzinome, auch Karzinome des Nasen-Rachen-Raums, des Gastrointestinal- und Urogenitaltrakts.

Arsen fördert offenbar das Eingreifen zentripetaler Kräfte, wobei es im Vergiftungsfall als Grundvoraussetzung der Tumorentstehung zum Einbruch von Fremdkräften in den Organismus kommt. Dabei fällt die Prädilektion des oberen Pols der menschlichen Gestalt auf (Lendle 1959, Grobe 1997, Dorfner et al. 2002, Popp et al. 2003). Rudolf Steiner beschreibt das „Bröckeligwerden" und „Mumifizieren" des physischen Organismus als denselben Prozess wie das Felsigwerden der Erde, die dabei „am Anfang der Arsenikvergiftung" ist (Steiner. GA 313: 84–85).

Als Urphänomen der Arsenwirkung bezeichnet R. Steiner die Energisierung des menschlichen Astralleibes (Steiner. GA 314, 1.1.1924). Nicht zu stark verdünntes Arsen zieht den Astralleib in den physischen Organismus hinein, wenn Astralleib und Ich nicht genügend in diesem tätig sind (Steiner. GA 313, 12.4.1921). Arsen ist damit ein Heilmittel gegen ein zu starkes ätherisches Wuchern der Organe. Als „Arsenisieren" bezeichnete R. Steiner das Erhöhen der Affinität des Astralleibs zum Ätherleib und insbesondere durch diesen zum physischen Leib (Steiner. GA 313, 15.4.1921). Aus diesen Angaben geht die Indikation Psoriasis vulgaris deutlich hervor: Die Wirkungen des Arsens sind auf die Hauterscheinungen gerichtet, aber auch auf die Stoffwechselsymptome. Verwendung findet das Arsen im Rahmen der Anthroposophischen Medizin selbstverständlich nicht in der früher gebräuchlichen toxischen Dosierung, sondern in niedrig homöopathisierter Form. Die Empfehlung an den Patienten lautet:

■ *Arsenicum album* D4 Dilution (Weleda)   3 x 10 Trpf. v. d. E.

- *2.) Sulfur*

Geschichte:
1868   beschreibt Ferdinand von Hebra in seinem Lehrbuch der Hautkrankheiten die Verwendung von Schwefelbädern und Schwefelsalben.
In der 1. Hälfte des 20. Jahrhunderts gibt es keine externe Schwefelmonotherapie mehr, sondern Schwefel wird als Bestandteil von externen Kombinationspräparaten verwandt, z.B. als *Psorimed* (enthaltend Teer, Salizylsäure, Dioxyanthranol, Schwefel), eingeführt von Carl Bruck (1879–?).
1920er- und 1930er-Jahre: parenterale Anwendung von Schwefel, z.B.

1921   durch Eugen Wankmüller, der Schwefelölemulsionen intraglutäal bei Psoriasis verabreichte (Dissertation). Er verwandte fein verteilten Schwefel mit Gujakol, Kampfer, Eukalyptol in Sesamöl. Alle Patienten reagierten mit schmerzhaften Entzündungen lokal und hohem Fieber. Eine Heilung war bei 3/5 der Fälle zu beobachten.

Noch 1955 berichteten C. Böhn und H. O. Johne über die gute Wirkung des i.m. angewandten Schwefelölpräparats *Psorosulf*.

R. Steiner beschreibt den Schwefel im Eiweiß als einen Vermittler zwischen der Gestaltungskraft des Geistigen und dem Physischen. In früheren Zeiten nannte man diese Stoffe, die mit dem Hereinwirken des Lichts in die Materie zu tun haben, Lichtträger: Phosphor und Sulfur (Steiner. GA 327, 11.6.1924). Schwefel ist eine Substanz, „die bei der Aufnahme der Eiweißstoffe in das Gebiet des menschlichen Ätherleibes eine Rolle spielt". Schwefel macht „die physischen Tätigkeiten des Organismus dem Eingreifen der ätherischen geneigter" (Steiner, Wegman. GA 27: 74).

Die Anwendung erfolgt innerlich:

■ *Sulfur* D6 Trituration (Weleda)   3 x 1 Msp. v. d. E. bei dunkelhaarigen Patienten

oder äußerlich:

■ *Kalium sulfuratum* 10 %ige wässrige Lösung (Rezeptur)   1–3 EL/Vollbad an jedem 2. Tag, bei Hyperurikämie, bei Psoriasis arthropathica und Seborrhiasis.

- 3.) *Levico-Wasser*

In der Provinz Trient in Norditalien befindet sich in Vetriolo in 1500 m Höhe ü. d. M. an einem mit Wäldern bedeckten Berghang die Quelle des Arsen und Eisen enthaltenden Levico-Wassers, das nach dem größeren Badeort Levico benannt ist, der in der Nähe im Tal liegt. Es entspringt aus mehreren Adern am Ende eines Stollens, der im Mittelalter zur Gewinnung von Eisenerz gegraben wurde. Das in seiner Zusammensetzung einzigartige Heilwasser wird maßgeblich durch im Gestein enthaltene Arsenopyritlagen bestimmt, durch die es hindurchrinnt.

R. Steiner erwähnte das Levico-Wasser 1920 während des ersten Vortragskurses für Mediziner. Er wies darauf hin, dass dieses Heilwasser „durch einen guten Geist zubereitet" ist und „wie in diesem Wasser in einer ganz wunderbaren Weise die beiden Kräfte des Kupfers und des Eisens gegeneinander abkompensiert sind, und wie dann, um dieses Abkompensieren wiederum ... auf eine breitere Basis zu stellen, das Arsen darinnen ist." (Steiner. GA 312: 228). Das Arsen regt den Astralleib an, „dass er ... seine ihm natürlichen Impulse entfaltet" (Steiner. GA 314: 188).

Für die Behandlung der Psoriasis mit Levicobädern sprechen zahlreiche dokumentierte Fälle mit positivem Verlauf (mündliche Mitteilung von Dott. Stefano Gasperi, Trient). Das Levico-Wasser in seiner Anwendung als Bad ist ein ortsständiges Heilmittel; zu seiner Anwendung empfiehlt sich ein Aufenthalt in der Casa di Salute Raphael in Roncegno/Trentino.

- 4.) *Colchicum autumnale*

Die Herbstzeitlose *(Colchicum autumnale)* wirkt anregend und astralisierend, indem die Impulse des Astralleibs in den Stoffwechsel überführt werden (Bub-Jachens 2002). Dort wirken sie als Formkräfte, als gestaltbildende, morphologisierende Kräfte. Das

Besondere an Colchicum ist ihr Eigensinn, mit dem sie die Blüte zur Unzeit im Herbst stattfinden lässt. Die zur Blüte gehörigen Blätter und der Fruchtstand mit den Samen treten erst, durch den Winter zeitlich abgetrennt, im darauffolgenden Frühling und Frühsommer in Erscheinung. Zur Tiefwinterzeit tritt tief im Erdboden in der Knolle die Befruchtung ein, indem der Pollen aus dem Bereich des sulfurischen oberen Blütenpols der Pflanze einen Schlauch bis zum salinischen unteren Wurzelpol auswachsen lässt. So verbindet sich der bewegte Stoff, oft bei Minusgraden, mit den unter der Erde waltenden Formkräften des mineralischen Lebens. Hieraus ergibt sich die Heilwirkung von Colchicum für die Psoriasis vulgaris: Die mit dem Astralleib verbundenen Formkräfte werden vom Nerven-Sinnes-System in den Stoffwechsel überführt, wo sie differenzierend, begrenzend und das rechte Maß wahrend wirken. Salzkräfte verbinden sich in gesundender Weise mit Sulfurkräften, diese durchformend und gestaltend.

Als Phytotherapeutikum mit hohem Colchizin-Gehalt steht das Präparat *Colchysat* von der Firma Bürger zur Verfügung, das einen Extrakt aus Colchicum-Blüten enthält. Seine Hauptindikation ist die Gicht. (Die Verwendung der Blüten ist folgerichtig, da sie als Heilmittel dem Stoffwechsel des Menschen zugeordnet sind.) Die Wirkung von *Colchysat* beim akuten Gichtanfall besteht in der Hemmung der Beweglichkeit und Phagozytoseaktivität von neutrophilen Granulozyten sowie einer Blockade der Freisetzung von Prostaglandinen. Eine ähnliche Wirkung ist bei der Psoriasis anzunehmen; es empfiehlt sich die äußere Anwendung von *Colchysat* als Creme:

- *Colchysat* Lösung (Ysatfabrik Bürger)   30,0 (100,0)
  Ungt. emulsificans   ad 60,0 (200,0)
  M. f. ungt.

Diese Zubereitung ist insbesondere wirksam bei der palmoplantaren Psoriasis und dem Nagelbefall.

Der Homöopath Julius Mezger hat Colchicum als „vegetabilisches Arsen" bezeichnet (Mezger 1981: 522). Die innerliche Anwendung von Colchicum empfiehlt sich besonders, wenn die Psoriasis von Hyperurikämie, Gelenkbefall, Rheumatismus, Struma bzw. Schilddrüsenstörungen begleitet wird.

Es empfehlen sich:

- *Colchicum* Tuber, ethanolische Digestio D3   3 x 10 Trpf. v. d. E.,
  oder D4 Dilution (Weleda)

  und/oder

- *Colchicum comp.* Ampullen (WALA)   jeden 2. Tag 1 Amp. s. c.

Colchicum comp. Ampullen und Globuli velati der Firma WALA enthalten neben Colchicum autumnale aus der ganzen Pflanze in D2 einen Extrakt aus der Blüte des Schöllkrauts *(Chelidonium majus)* in D2. Durch die Kombination von Colchicum mit Chelidonium bekommt das Heilmittel einen Bezug zur abbauenden und ausscheidenden Funktion der Leber über die Galle.

- *5.) Antimon*

Die Verwendung von Antimon als Heilmittel hat eine Jahrhunderte alte Geschichte; in der Dermatologie der letzten 200 Jahre ist es dagegen nicht zu finden. Die Anthroposophische Medizin räumt dem Antimon einen wichtigen Platz als Heilmittel ein. R. Steiner schildert, wie organische Bildungen, gestaltete Körper in einem „Hin- und Herpendeln von Wirkung und Gegenwirkung" entstehen (Steiner. GA 312: 355). So beschreibt er im Blut eine albuminisierende Kraft, die Eiweiß bildet, Formen auflöst und der Funktion des fließenden Blutes dient. Ihr steht gegenüber und wirkt entgegen die antimonisierende Kraft, die die Blutgerinnung bewirkt, Form und innere Struktur bildet. Als weitere Beispiele sind die Auster, das Ei und die Zellteilung angegeben:

Antimonisierende Kraft				Albuminisierende Kraft
Schale	←	Auster	→	Inneres
Eierschale	←	Ei	→	Eiweiß, Eigelb
Zentrosomen	←	Mitose	→	Rundung der Eizelle

Im Menschen bringt Antimon die Impulse der Ich-Organisation zur Wirkung: Es entkleidet die Eiweißsubstanz ihrer Eigenkräfte und macht sie geneigt, sich den Gestaltungskräften der Ich-Organisation einzufügen (Steiner, Wegman. GA 27, Kap. XVI). Hieraus ergibt sich die Indikation des Antimon bei der Psoriasis; es ist überall dort als Heilmittel angezeigt, wo die zentrifugalen Stoffkräfte besonders vehement in das Hautorgan drücken:
- bei der hochakuten Psoriasis mit hohem endogenem Eruptionsdruck,
- bei der exanthematischen Psoriasis,
- bei der feuchten intertriginösen Psoriasis,
- bei der Psoriasis pustulosa.

Es empfiehlt sich die Anwendung von:

- *Antimonit* D6 Trituration (Weleda)   3 x 1 Msp. v. d. E.,

  und/oder

- *Antimonit* D6 Ampullen à 1 ml (Weleda)   jeden 2. Tag 1 Amp. s. c.

  und

- *Antimonit* D6 Ampullen à 10 ml (Weleda)   bis täglich 1 Amp. i. v. in hochakuten Fällen.

Bei chronischen Verlaufsformen sind anzuwenden (Hessenbruch 2000):

- *Stibium met. praep.* D20 Ampullen (Weleda)   zusammen s. c.
- *Quarz* D20 Ampullen (Weleda/WALA)   1–2 x/Woche

  sowie

- *Stibium met. praep.* D6 Trituration (Weleda)   3 x 1 Msp. v. d. E.

  bei Verschlechterung/Auslösung durch Stress, zusätzlich

- *Antimonit* 0,4 % Creme (Weleda)   1–2 x täglich dünn auf alte, torpide Herde, evtl. okklusiv unter fixiertem Salbenlappen.

Die Wirkung des Antimons ist eine ganz verschiedene, je nachdem, ob es innerlich oder äußerlich angewendet wird. „Bei einer äußerlichen Anwendung ... schwächt es die zentrifugal wirkenden Kräfte des Astralleibes" (Steiner, Wegman. GA 27: 131–132). Diese zentrifugalen Kräfte sind in den Kräften des Blutes im Psoriasisherd zu finden.

„Bei innerlicher Anwendung stellt es sich den zu stark zentripetal wirkenden Kräften ... entgegen", die in einem überschießenden Albuminisierungsprozess wirksam sind.

Bei Psoriasisherden in speziellen Lokalisationen kann Antimon mit Organpräparaten der betreffenden Nerven der WALA ad lib. kombiniert werden (Müller-Krützberg 1954):

■ *Stibium met. praep.* D10 Ampullen (Weleda)   2 x/Woche bis zu jeden 2. Tag 1 Amp. s. c., zusammen mit 1 Amp. des betreffenden Nervs.

2.13.2 Externe Therapie

- *Chrysarobin und Cignolin (= Dithranol)*

Geschichte des Chrysarobins:
„Bei den um 1900 angewandten Antipsoriatika nahm Chrysarobin eine äußerst wichtige Stellung ein." (Buchholz 2001 67) Chrysarobin ist der Hauptinhaltsstoff eines gelben Pulvers, das aus dem Holz von *Andira araroba* (nach neuer Nomenklatur *Vataireopsis araroba*) gewonnen wird.

1864	erster Bericht über die Anwendung bei Hautkrankheiten
1875	Analyse des Pulvers: Es enthält 85% des Anthrachinons Chrysophansäure. Gewinnung des Pulvers aus dem Mark des Stammholzes und der Äste des Baumes.
1876	Balmanno Squire (1836–1908) berichtet über die Anwendung des Pulvers bei der Psoriasis. Nebenwirkung: Hautirritationen und violett-braune Verfärbung von Haut und Kleidern.
1881	Moritz Kaposi (1837–1902) berichtet über seine positiven Erfahrungen bei der Anwendung von Chrysarobin bei der Psoriasis. Aufgrund der vermehrten Nachfrage erfolgte zu Beginn des 20. Jahrhunderts die industrielle Herstellung der Chrysarobinsalben.
1904	z. B.: *Psoriasis-Salbe nach Dr. Dreuw*: Salicylsäure 10 g, Chrysarobin 20 g, Birkenteer 20 g, Schmierseife 25 g, Vaseline 25 g; mit einem Borstenpinsel (!) morgens und abends über 4 bis 6 Tage einreiben.

Vataireopsis araroba ist ein südamerikanischer Baum, der in Brasilien vorkommt, bis 30 m hoch wird und im Herbst das Laub abwirft. Das Chrysarobin ist in einem gelben Pulver enthalten, das sich in den Kanälen des Kernholzes findet. Für die Gewinnung des Pulvers müssen die Bäume gefällt werden. Um die ätherischen Kräfte, die in den Tropen wirken, zu erfassen, ist ein Hinweis R. Steiners wichtig: „In der Tropenzone saugt die Erde am allermeisten das Außerirdische ein und entwickelt aus diesem eingesogenen Außerirdischen dasjenige, was sie dann als Vegetation hervorsprießen läßt." Hier wirkt „eine gewisse Innigkeit zwischen dem ätherischen Irdischen und dem außerirdischen Astralischen" (Steiner. GA 313: 56). Das heißt, dass die Vegetation der Tropen die kosmischen Qualitäten des Sonnenlichts viel stärker verinnerlicht als die Pflanzen anderer Erdregionen. Damit entstehen:
- eine größere Artenfülle,
- die höchsten Bäume der Erde,
- der Aufbau sekundärer Pflanzenstoffe im Holz: Farbstoffe, Duftstoffe, Alkaloide, Terpene, Latex, Chrysarobin u. a.

Ein Beispiel für farbiges Tropenholz ist Indigo, ein Beispiel für einen Duftstoff aus Tropenholz Perubalsam. Es ist interessant, dass Chrysarobin Haut und Wäsche braunviolett einfärbt; hier offenbart sich die innere Verwandtschaft des Stoffes mit dem Licht. Sie kommt dadurch zustande, dass die auf den oberen Pol der Pflanze (Blüte, Frucht) einwirkenden Kräfte des kosmischen Umkreises besonders tief eingesogen werden, um in der Finsternis des Stammholzes im Chrysarobin stofflich festgelegt zu werden.

Vataireopsis araroba ist ein Schmetterlingsblütler. Diese Familie zeichnet sich dadurch aus, dass in Wurzelknöllchen lebende Stickstoffbakterien den in der Bodenluft enthaltenen Stickstoff aufsaugen und ihn in Pflanzeneiweiß zu überführen vermögen. Stickstoff ist Träger von astralen Impulsen.

Dadurch kommen diese Pflanzen in intensiven Kontakt mit kosmischer Astralität; die Sternenwirksamkeit inkarniert sich in dieser Pflanzenfamilie besonders tief. Diese Zusammenhänge machen es für ein erweitertes Naturverständnis nachvollziehbar, dass Chrysarobin bei der Psoriasis wirksam ist.

Während des Ersten Weltkriegs war der Import von Chrysarobin erschwert. Dieser Umstand ließ die Dermatologen in Deutschland nach Ersatzstoffen suchen. Dies führte zur Entwicklung des Cignolins (= Dithranol, Anthralin).

Geschichte des Cignolins:

1916   Eugen Galewsky (1864–1935) berichtet über die erfolgreiche Anwendung von Cignolin bei der Psoriasis.
Paul Gerson Unna (1850–1929) spricht nach seinen Erfahrungen dem Cignolin die 2- bis 10-fache Wirkstärke des Chrysarobins zu.
1953   John Ingram (1899–1972) erarbeitet eine Kombination aus Cignolinpaste, Teerbädern und UVB-Bestrahlung. Das Ingram-Schema wurde in den 50er- und 60er-Jahren von vielen dermatologischen Kliniken eingesetzt.
1966   wird ein hemmender Effekt von Dithranol auf die DNA-Synthese beschrieben; dadurch wird die Keratinozytenproliferation gehemmt. Viele spätere Untersuchungen zeigen zusätzliche Effekte auf die epidermale Entzündung (Hemmung von Chemotaxis und Aktivität von neutrophilen Granulozyten und Monozyten), auf die Keratinisierung und den mitochondrialen Stoffwechsel. Der exakte Wirkmechanismus ist noch unbekannt. Die therapeutische Wirkung von Dithranol korreliert mit seinen häufigen Nebenwirkungen: Hautreizung neben dem Psoriasisherd und Hautverfärbung durch Oxidationsprodukte des Dithranols („Cignolin-Braun").
1980   E. Hölzle vergleicht Cignolin und UVB mit reiner UVB-Bestrahlung: Die Anwendung von Cignolin vor der Bestrahlung führt zu einer erhöhten Lichtempfindlichkeit. Die Lichtenergie konnte reduziert werden, wobei sich die Wirksamkeit umgekehrt proportional besserte bzw. steigerte.
Ab 1980 Erarbeitung der sogenannten Minutentherapie.

Cignolin ist eines der ältesten Lokaltherapeutika der Psoriasis. „Ein großer Vorteil von Dithranol ist das Fehlen jeglicher Langzeitnebenwirkungen." (Christophers et al. 2003: 85) Systemische Nebenwirkungen durch Dithranol gibt es nicht. Bei der klassischen Behandlung mit Dithranol wird mit niedrigen Konzentrationen (0,05%) begonnen und diese dann langsam gesteigert (max. 2%). Diese Steigerung orientiert sich an den Reizerscheinungen der unbefallenen Haut in der Umgebung der Herde (Rötung, Brennen = „Cignolin-Dermatitis"). Bei der Minutentherapie finden höher konzentrierte Zubereitungen Verwendung, die nur kurze Zeit auf der Haut bleiben und dann abgespült werden. Dithranol-haltige Externa müssen zur Vermeidung schneller Oxidation Salicylsäure enthalten. Zur Anwendung an Stamm und Extremitäten empfehlen sich:

- *Psoradexan* Creme
- *Micanol* Creme (Riemser) oder   für die Minutentherapie.
- *Psoralon M T* Salbe (Almirall Hermal)

Bei Patienten, bei denen Dithranol gut wirksam ist, kann das Heilmittel immer wieder und ohne Wirkverlust eingesetzt werden.

Zur Anwendung im Bereich der Intertrigenes kann nach dem Neuen Rezeptur-Formularium rezeptiert werden:

- *Weiche Dithranol-Zinkpaste* 0,05% bis 2% (NRF 11.56.).

In den Intertrigines sollte man mit der Dithranol-Konzentration in jedem Fall bei 0,05% beginnen und sie, wenn überhaupt, nur behutsam steigern.

Zur Anwendung am Capillitium wird für Haarwäschen ein Shampoo rezeptiert:

- Dithranol   0,25–2,5
  Acid. salicyl.   1,5
  Ichthyol, hell   1,0
  Texapon CS Paste (Caelo)   ad 50,0
  M. f. ungt.
  D. ad tubam.

Da Dithranol besonders an Schleimhäuten zu reizen vermag, sollten Spuren des Shampoos bei der Haarwäsche nicht in die Augen gelangen. Rezepturen aus der Apotheke müssen zum Schutz vor Oxidation in der Tube abgegeben werden. Dithranol lässt sich gut mit der externen Anwendung von Vitamin-D-Derivaten kombinieren (Korting et al. 2009). Es bestehen keine Bedenken gegen die Anwendung von Dithranol in der Schwangerschaft und Stillzeit und in der Kindheit.

- *Teere*

Geschichte:

a) Holzteere

1808   Robert Willan erwähnt in seinem Buch „On Cutaneous Diseases" erstmalig die Anwendung von Teer bei Psoriasis.

1868   Ferdinand von Hebra berichtet in seinem Lehrbuch der Hautkrankheiten von positiven Erfahrungen mit Teerpräparaten (Wacholder-, Birken-, Buchen-, Pinienteer). Er weist auf die Teerakne als Nebenwirkung hin.

b) Ichthyol

Anfang der 1880er-Jahre: Paul Gerson Unna (1850–1929) führt das Ichthyol aus Schieferöl in die Therapie von Hautkrankheiten ein.

c) Kohlenteere

1868   F. v. Hebra beschreibt die Verwendung von Braunkohlenteer. Steinkohlenteer-Derivate sind seit dem ausgehenden 19. Jahrhundert ein fester Bestandteil der Psoriasistherapie.

1925   William H. Goeckerman (1884–1954) führt die Kombination von Teersalben und UVB-Bestrahlung mit einer Quarzlampe ein; Teere verstärken die Wirkung einer Lichtbehandlung.

Die antiproliferative und entzündungshemmende Wirkung von Steinkohlenteer ähnelt derjenigen von Dithranol. Im Teer, der in Pflanzen (und Tieren) seinen Ursprung hat, sind Licht und Wärme der Sonne der irdischen Schwere unterworfen und im Stoff festgelegt (Wolff 1998: 58 und 224). Dies kann man sich verdeutlichen, wenn man Stroh, Holz, Braunkohle, Steinkohle und Anthrazit miteinander vergleicht. Das Material wird immer schwerer. Bei seiner Verbrennung wird beispielsweise vom Stroh zum Anthrazit immer weniger Licht und immer mehr Wärme frei. Chemisch wird die Verdichtung am Zusammenschluss von Benzolringen deutlich. Steinkohlenteer enthält Naphthalin und Anthracen:

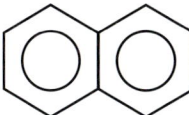   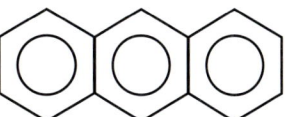

Abb. 2: Strukturformel Naphthalin   Abb. 3: Strukturformel Anthracen

Zum Vergleich die Strukturformel von Dithranol:

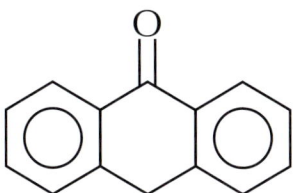

Abb. 4: Strukturformel Dithranol

Der Verdichtungsvorgang gibt dem Steinkohlenteer einen unangenehmen und schweren Duft; dafür tritt die Farbigkeit auf: Anthracen ist gelb-grün und ist Rohstoff für die synthetischen licht- und waschechten Indanthrenfarbstoffe.

Rudolf Hauschka hat beschrieben, wie sich in der Pflanze aus der Stärke, die sich durch Photosynthese im Blattbereich entwickelt, im Blüten- und Fruchtbereich unter Einwirkung von Licht und Wärme sekundäre Pflanzenstoffe bilden, wie ätherische Öle, Duftstoffe, Farbstoffe und Honig. Dieser oberirdische Lebensraum der Pflanze findet in einem unterirdischen Bereich eine Spiegelung, in dem die Stärke sich in die Zellulose des Holzes und in Urzeiten der Erdentwicklung in Kohle und Teer verwandelt. „Die Entwicklung nach unten aber geht in die Festigkeit und Mineralisierung ... durch einen biologischen Nullpunkt, nämlich die Kohle beziehungsweise den Kohlenteer." (Hauschka 1985: 139–140) Hieraus können unzählige synthetische Farben, Duftstoffe und Arzneistoffe hergestellt werden; diese Stoffe entstammen jedoch nicht dem Leben, sondern dem Tod.

Zur Anwendung stehen als Fertigpräparate zur Verfügung:

- *Teer Linola Fett* Creme (Wolff)   1 x täglich dünn auftragen.
- *Tarmed* Shampoo (Glaxo)   1–2 x wöchentlich anzuwenden oder
- *Ichthoderm* Creme (Ichthyol)   mehrmals wöchentlich anzuwenden wie ein Haarshampoo.

Teer Linola Fett Creme und *Tarmed* Lösung enthalten 2% bzw. 4% Steinkohlenteer; *Ichthoderm* Creme enthält 2% Ichthyol.

Zur Rezeptur empfehlen sich Zubereitungen mit

- Steinkohlenteer (Pix lithanthracis) 2–5% oder
- Liquor carbonis detergens 5–20%.

Liquor carbonis detergens besteht nach DAB 6 aus einem Ansatz mit 3 Teilen grob gepulverter Seifenrinde, 15 Teilen verdünntem Weingeist und 7 Teilen Steinkohlenteer.

Teere wirken antiinfiltrativ, antiproliferativ und antipruriginös; sie sind indiziert bei chronisch-stationären Formen der Psoriasis, bei plattenartig verdickten, alten Herden. Während Teere photosensibilisierend wirken, was zusammen mit einer UVB-Bestrahlung als Goeckerman-Therapieschema (s. o.) genutzt wird, ist das Ichthyol nicht photosensibilisierend. Obwohl Teer ein klassisches Karzinogen ist, wurde unter externer therapeutischer Anwendung von Teer noch nie die Entwicklung eines Hautkarzinoms beobachtet.

Wie wir gesehen haben, beinhalten die Teere die Wirksamkeit des Sonnenlichts mit seiner Formkraft. Sie haben deswegen auch eine Beziehung zur Farbe. Es ist daher nicht verwunderlich, dass in der alten Dermatologie Farbstoffe bei der Psoriasis breite Anwendung fanden:

1876   Synthese von Methylenblau durch Heinrich Caro (1834–1910)
1935   Unterspritzung von Psoriasisherden mit Methylenblau,
1936   Gabe von Methylenblau i. v. bei Psoriatikern,
1859   Synthese des Fuchsin,
1935   erfolgreiche externe Anwendung von Fuchsin-Lösung, auch von Eosin als Lösung und Salbe bei Psoriasis.

Mit dem Farbstoff wird ein schmaler Teil des Farbspektrums therapeutisch wirksam; die Therapie mit Farbstoffen ist eine Art Lichttherapie, die an den Stoff gebunden ist. Sie ist schwach wirksam, im Alltag schwer anzuwenden und daher nicht (mehr) zu empfehlen.

- *Lichttherapie*

Geschichte:

1903   Nils Ryberg Finsen (1860–1904) erhält den Nobelpreis für Medizin, nachdem es ihm gelungen war, eine Hauttuberkulose erfolgreich durch UV-Bestrahlung zu behandeln. Er ist einer der Begründer der Photobiologie. Er wurde geboren in Thorshavn, der Hauptstadt der zu Dänemark gehörenden Färöern.

1923   Harry E. Alderson beschreibt erstmals die Behandlung der Psoriasis durch UV-Strahlen mithilfe einer Quecksilberdampflampe mit befriedigenden Ergebnissen. Er stellt fest, dass unbehandelter Steinkohlenteer eine Lichtsensibilisierung hervorruft.

1932   Herbert Silbermann wertet u. a. Bestrahlungen durch künstliche Höhensonne bei Psoriatikern an der Münchner Universitäts-Hautklinik aus. Er entdeckt, dass die Krankheitserscheinungen im Sommer bei intensiver Sonnenbestrahlung zeitweise ohne weitere Behandlung verschwunden waren oder sich erheblich gebessert hatten.

1934   Kurt Sasse: „Im Sommer ist es am besten und bequemsten, den Kranken anzuraten, fleißig Sonnenbäder zu nehmen, um dank intensiver Besonnung eine Pigmentierung der Haut herbeizuführen und dadurch die Krankheit zur

Heilung zu bringen. Auf einer pigmentierten Haut nämlich findet die Schuppenflechte keinen günstigen Nährboden." In den 1930er- und 1940er-Jahren beobachtet man nach der Bestrahlung umschriebener Herde mit UV-Licht schließlich auch eine Abheilung nicht therapierter Läsionen (Buchholz 2001: 160–161).

Wenn der Blick auf die Geschichte der Lichttherapie zeigt, dass es gerade ein auf den Färöern geborener Wissenschafter war, der der Lichttherapie durch sein Lebenswerk entscheidende Impulse gab, dann bewahrheitet sich damit das Wort:

Wo aber Gefahr ist, wächst
Das Rettende auch.

Friedrich Hölderlin

Die Färöer weisen das globale Prävalenzmaximum der Psoriasis auf; dies mag an der ererbten Veranlagung ihrer Bevölkerung und am Lichtmangel dort liegen. Finsen schuf die Grundlage der Lichttherapie, die dem Psoriatiker seither in unzähligen Fällen Linderung gegeben hat.

Die im Licht enthaltene Formkraft kann auf zweierlei Art auf den menschlichen Organismus wirken:
- Über die Augen, das Hautorgan und die Lungen (die lichtdurchflutete Luft) wird Licht in den Organismus aufgenommen. Die dabei wirksamen oberen Ätherarten breiten sich von oben nach unten im Organismus aus, gestalten und differenzieren den Stoffwechsel, sodass die bei der Psoriasis überschießenden zentrifugalen Blutkräfte gedämpft werden.
- Das Licht wirkt direkt am Hautorgan und dämpft die in der Entzündung wirksamen überschießenden zentrifugalen Blutkräfte. Ungezügelte Stoffkraft wird direkt durch zentripetal auf die Haut treffende Formkraft kompensiert.
- Der Aufenthalt im Freien, ein Sonnenbad oder gar eine Klimatherapie am Meer oder im Hochgebirge versorgen den Organismus mehr mit Lichtkräften über den Stoffwechsel. Eine UV-Bestrahlung in der Kabine ist vornehmlich direkt am Hautorgan wirksam. Eine aktuelle Übersicht der bisher publizierten Studiendaten zu möglichen Krebsrisiken unter der Therapie der mittelschweren bis schweren Psoriasis kommt zu dem Schluss, dass die UVB-Bestrahlung für den Psoriatiker nicht mit einem Krebsrisiko verbunden ist (Wollina 2010). Beim älteren Neurodermitiker ist dagegen eine Neigung zu aktinischen Keratosen und Plattenepithelkarzinomen zu beobachten; polar dazu weist der Psoriatiker offenbar eine erhöhte Toleranz gegenüber UV-Strahlen auf.

- *Photochemotherapie*

Geschichte:

Seit Jahrhunderten wird in Ägypten *Ammi majus*, die Große Knorpelmöhre, bei Vitiligo eingesetzt. Dieser Doldenblütler ist in Südeuropa bis nach Ägypten und Nordafrika heimisch. Die Pflanze enthält phototoxisch wirksame Stoffe in allen Pflanzenteilen, am stärksten konzentriert jedoch in den Samen. Ihre Anwendung ist schon in einer Schrift aus dem 13. Jahrhundert belegt. Dort wird beschrieben, wie Berber in Nordafrika ein Pulver an Weißfleckenkranke verkauft haben, ohne den Inhalt preiszugeben. Nach der Einnahme mussten sich die Kranken in die Sonne setzen (Ott 1991). Heute ist Ammi majus die prominenteste unter allen Pflanzen, die phototoxische Substanzen enthalten, da sie die Hauptlieferantin des weltweit für die Photochemotherapie benötigten Psoralen ist. Psoralen wird auch heute noch aus Pflanzen gewonnen und nicht synthetisch hergestellt.

1941 Eine ägyptische Arbeitsgruppe an der Universität Kairo erforscht die Eigenschaften der Psoralene genauer: Es erfolgt die Isolation von Ammoidin aus Ammi majus; A.M. El Mofti, ein Dermatologe der Universitäts-Hautklinik, hat Therapieerfolge mit Ammoidin bei Vitiligo.

Ende der 1940er-Jahre stellt die ägyptische Firma Memphis Chemical Company, Kairo, *Meladinine* her, eine Mischung aus Methoxysalen und 8-Isomethoxypsoralen.

1951 stellt die amerikanische Firma Paul B. Elder Company, Brian, Ohio, USA, ein reines Ammoidinpräparat her, das *Oxsoralen* zur Therapie der Vitiligo.

1959 Thomas B. Fitzpatrick (1919–2003) und M.A. Pathak weisen auf die Anwendung von pflanzlichen Photosensibilisatoren (vermutlich *Psoralea corylifolia, Fabaceae*, die das Furanocumarin Psoralen enthält) in Verbindung mit Sonnenbestrahlung zur Behandlung der Vitiligo hin, die sich in der indischen Ayurveda-Medizin findet.

1960 M.A. Pathak und J.H. Fellman finden die photosensibilisierende Wirkung der Psoralene vor allem durch UV-Licht von 340 bis 380 Nanometer.

1960er-Jahre Erste Untersuchungen der Wirkung von Psoralenen und UVA bei Psoriasis werden gemacht.

1972 Harald Oberste-Lehn und sein persischer Kollege S.M.A. Mortazawi, Wuppertal, berichten über Erfolge von PUVA (Psoralen plus UVA) bei Psoriasis. Man ging davon aus, „dass bei der Psoriasis die Menge der SH-Gruppen erhöht und die Zahl der Melanozyten vermindert ist. Infolge dessen müßte die Psoriasishaut keinen ausreichenden Lichtschutz besitzen und die Psoriasispapel wie die Schuppung würden biologisch gesehen reaktive Veränderungen des Epithels darstellen, um einen Lichtschutz herbeizuführen. Aufgrund dieser Überlegungen haben wir zur Therapie ein Verfahren angewandt, das die Haut zwingt, Pigmentationen und orthokeratotische Schuppen zu bilden und damit einen Lichtschutz zu erzeugen. Es stellt sich die Frage, ob damit die Psoriasis zum Abheilen kommt." (Buchholz 2001: 185)

1982 erfolgte die Zulassung der PUVA-Therapie durch die US-amerikanische Zulassungsbehörde.

Der Photosensibilisator wird oral oder als Bad vor der Bestrahlung angewandt. Es empfiehlt sich die externe Anwendung, da bei oraler Gabe u. a. die Leber belastet werden kann. Hierfür steht zur Verfügung:

- *Meladinine* Lösung Konzentrat 0,3 % (Galderma).

Mit der Photochemotherapie sollte nicht in zu jungem Alter begonnen werden, da sie das Risiko der Entwicklung epithelialer Neoplasien zu erhöhen vermag. Vorsicht ist auch bei Patienten mit hellem Hauttyp geboten.

Heute sind folgende Wirkungen von Photo- und Photochemotherapie bekannt (Iordanou, Berneburg 2010):
- immunmodulatorische Wirkung,
- Apoptoseinduktion an Keratinozyten und T-Lymphozyten,
- Funktionsverlust von epidermalen Langerhans-Zellen und dermalen dendritischen Zellen → Immunsuppression,
- Induktion von antimikrobiellen Peptiden → Verhinderung einer Besiedelung der Haut mit pathogenen Keimen.

- *Vitamin-D-Derivate*

Geschichte:

1645 wird die Rachitis als Vitamin-D-Mangelkrankheit beschrieben.

Im 19. Jahrhundert wurde Lebertran zur Behandlung der Rachitis empfohlen.

1922 erfolgte der Nachweis von Vitamin D im Lebertran durch E.V. McCollum.

1932 und 1936 Aufklärung der Struktur von Vitamin D durch Adolf Windaus (1876–1959).

In den 1930er-Jahren erfolgte die erste Anwendung von Vitamin D bei Psoriasis, ausgehend von der Beobachtung, dass die Psoriasis im Sommer unter der Sonne besser wird.

1985 beobachten Morimoto und Kumahara, dass Psoriasis unter 1α-Hydroxyvitamin D3, gegeben wegen Osteoporose, besser wird.

1989 wendet K. Kragballe *Calcipotriol* extern erfolgreich bei Psoriasis an.

1993 wird *Calcipotriol* auf dem deutschen Markt eingeführt.

Wirkung: Modulation der epidermalen Proliferation sowie der Keratinisierung, Hemmung der Entzündung.

Kürzlich hat Till Reckert darauf hingewiesen, dass eine Beschreibung, die Rudolf Steiner 1920 vor Ärzten gegeben hat, aus heutiger Sicht an das Vitamin D denken lässt. Dabei sprach er von der Umwandlung des äußeren Lichts an den Körpergrenzen in eine metamorphosierte Form, in inneres Licht (Reckert 2009). Zwei Jahre nach der Steinerschen Angabe wurde Vitamin D im Lebertran nachgewiesen! Vitamin D setzt die formenden, differenzierenden, festigenden Taten des Lichts im Inneren des menschlichen Organismus fort; es liegt nahe, dass diese Wirkungen schon in der Epidermis beginnen.

Zur externen Anwendung stehen zur Verfügung:

- *Daivonex* Creme, Salbe, Lösung (Leo Pharma),
- *Psorcutan* Creme, Salbe, Lösung (Intendis GmbH),
- *Curatoderm* Salbe, Emulsion (Almirall Hermal)

und

- *Silkis* 3 mg/g Salbe (Galderma).

Die externe Anwendung von Vitamin-D-Derivaten ist gut kombinierbar mit einer UV-Bestrahlung (Korting et al. 2009).

- *Vitamin-A-Derivate*

Ein kurzer Blick sei auf ein weiteres Vitamin getan, dessen Derivate in der Behandlung der Psoriasis Anwendung gefunden haben. Es ist das Vitamin A, dessen Bedeutung für den menschlichen Organismus in den ersten Jahrzehnten des 20. Jahrhunderts erkannt wurde. 1968 bestätigten Studien von Frost und Weinstein die Normalisierung des Verhornungsprozesses bei schuppenden Dermatosen; erstmalig wurde über Therapieerfolge bei der Psoriasis berichtet. 1972 empfahl die Arbeitsgruppe um K. Orfanos die Anwendung von Vitamin-A-Säure bei der Psoriasis. Die Vitamin-A-Derivate entfalten folgende Wirkungen:

- Modulation von Faktoren, die Wachstum und Differenzierung der Keratinozyten kontrollieren,

- Hemmung der Synthese von Keratinvorstufen mit Lösung von Hyperkeratosen und Verhinderung der Bildung neuer Hyperkeratosen,
- Hemmung der Migration neutrophiler Granulozyten.

Blickt man von den synthetischen Vitamin-A-Derivaten auf die Natur, entsteht die Verbindung zum Karotin (= Provitamin A), das sich in der Wurzel der Möhre findet. Das Karotin kommt normalerweise in der Pflanzenwelt in Blüten, Früchten und Blättern vor. Bei der Möhre durchzieht dieser Farbstoff, der sich am Licht bildet, die Wurzel (Pelikan 1975: 80). Beim Menschen ist das Vitamin A notwendig als Sehpurpur für den Sehvorgang des Auges. So haben selbst die Vitamin-A-Derivate als Psoriasisheilmittel einen Bezug zum Licht.

Wir empfehlen diese Substanzklasse unter anderem wegen ihrer Hepatotoxizität und ihrer Teratogenität jedoch nicht. Auch erhöht die Behandlung der Psoriasis mit Vitamin-A-Derivaten das Risiko für eine Manifestation der psoriasistypischen Komorbiditäten wie Hyperlipidämie, Hypercholesterinämie, Hyperurikämie und Diabetes mellitus.

2.14 Therapie unterschiedlicher Formen der Psoriasis

2.14.1 Exanthematische Psoriasis

Die exanthematische Psoriasis tritt oft nach einem Streptokokkeninfekt auf, am häufigsten im Kindesalter. Zunächst ist beispielsweise eine eitrige Tonsillitis (der häufigste Auslöser) zu behandeln, ohne deren Abklingen der Psoriasis exanthematica nicht beizukommen ist. Hierzu empfehlen sich:

- *Erysidoron*® 1 Tropfen (Weleda) — 6 x 5 Trpf. v. d. E. bei Kindern, 6 x 10 Trpf. v. d. E. bei Erwachsenen

oder

- *Apis/Belladonna cum Mercurio* Globuli velati (WALA) — 6 x 5–10 Glb. v. d. E.

Daneben sind anzuwenden:

- *Pyrit/Zinnober* Tabletten (Weleda) — 6 x 1 Tabl. v. d. E.

Zeigt die Tonsillitis eine Besserung (innerhalb ca. einer Woche), kann mit der Behandlung des generalisierten kleinfleckigen Exanthems begonnen werden mit:

- *Dermatodoron*® Dilution (Weleda) — 3 x 10 – 4 x 30 Trpf. v. d. E.

und

- *Antimonit* D6 Trituration (Weleda) — 3 x 1 Msp. v. d. E.,

eventuell ergänzt durch

- *Berberis aquifolium* ⌀ Dilution (DHU) — 3 x 10 Trpf. v. d. E.

Besteht eine lymphatische Diathese, so kommt zusätzlich zum Einsatz:

- *Conchae* D6 Trituration (Weleda) — 3 x 1 Msp. v. d. E.

Äußerlich empfiehlt sich:

- *Rubisan* Creme oder Salbe (DHU) 1- bis 2-mal täglich einreiben.

Rubisan enthält einen Extrakt von Mahonia aquifolium (siehe auch Kap. IX).

2.14.2 Psoriatischer Schub

Am Beginn eines akuten psoriatischen Schubs mit rapider Verschlechterung des Hautzustandes sind zu empfehlen:

- *Dermatodoron*® Dilution (Weleda) 3 x 10 – 4 x 30 Trpf. v. d. E.

sowie

- *Antimonit* D6 Trituration (Weleda) 3 x 1 Msp. v. d. E.

und

- *Antimonit* D6 Ampullen (Weleda) 1 ml s. c. jeden 2. Tag und/oder 10 ml i. v. täglich bis 2 x/Woche.

2.14.3 Seborrhiasis

Bei der Seborrhiasis, die Charakteristika der Psoriasis und des seborrhoischen Ekzems miteinander vereint, empfehlen sich folgende Heilmittel:

- *Hepatodoron*® Tabletten (Weleda) 3 x 1 Tabl. v. d. E. und 2 Tabl. zur Nacht,
- *Lac Taraxaci* D10/*Parmelia* D10 aa Ampullen (Weleda) jeden 2. Tag 1 Amp. s. c. über die Leber,
- *Antimonit* D6 Trituration (Weleda) 3 x 1 Msp. v. d. E.,
- *Kalium sulfuratum* 10%ige Lösung (Rezeptur) 1–3 EL/Vollbad 1–2 x/Woche.

Bei ausgedehnten ekzematoiden Formen der Seborrhiasis ist zusätzlich indiziert:

- *Dermatodoron*® Dilution (Weleda) 3 x 20 – 4 x 30 Trpf. v. d. E.

Äußerlich empfehlen sich:

- *Rubisan* Creme oder Salbe (DHU)

und

- *Antimonit* 0,4% Creme (Weleda) bei trockenen schuppenden Zuständen.

2.14.4 Palmoplantare Psoriasis

Bei der palmoplantaren Psoriasis, die oft einen keratotischen Charakter hat, sind angezeigt:

- *Antimonit* D6 Trituration (Weleda)   3 x 1 Msp. v. d. E.

  oder

- *Stannum met. praep.* D8 Trituration (Weleda)   3 x 1 Msp. v. d. E.

und eine Lebertherapie mit:

- *Hepatodoron®* Tabletten (Weleda)   3 x 1 Tabl. v. d. E. und 2 Tabl. zur Nacht,

kombiniert mit:

- *Carduus marianus Kapseln* (Weleda)   3 x 1 Kps. v. d. E. bei toxischen Leberschäden

  oder

- *HeparSL forte* Kapseln (MCM Klosterfrau)   3 x 2 Kps. v. d. E. bei Hypercholesterinämie.

Für die äußere Anwendung, am besten über Nacht unter Baumwollhandschuhen, empfehlen sich:

- *Colchysat* Tropfen (Ysatfabrik144 Bürger)   30,0 (100,0)
  Ungt. emulsificans   ad 60,0 (200,0)
  M. f. ungt.

  oder

- *Antimonit* 0,4% Creme (Weleda).

2.14.5 Nagelpsoriasis

Bei der Nagelpsoriasis ist *Colchysat* Lösung in obiger Rezeptur, direkt auf den Nägeln unter Baumwollhandschuhen, wirksam, kombiniert mit einer Behandlung der Leber in oben angegebener Kombination.

2.14.6 Psoriasis arthropathica

Zur Behandlung der Psoriasis arthropathica empfehlen sich:

- *Stannum met. praep.* D10 Ampullen (Weleda)   1 Amp. s. c. gelenknah täglich oder jeden 2. Tag,

- *Formica* D3–D6 Dilution (Weleda)   3 x 10 Trpf. v. d. E.,

- *Kalium sulfuratum* 10%ige wässrige Lösung (Rezeptur)   1–3 EL/Vollbad 1–2 x/Woche

sowie eine Lebertherapie in der oben angegebenen Weise.

Eine Alternative zu *Stannum metallicum praeparatum* D10 bietet *Arandisit* (Zinnsilikat); je ödematöser das Gewebe um die betroffenen Gelenke ist, desto tiefer sollte die Potenz gewählt werden (Vademecum 2010: 99):

- *Arandisit* D6 Trituration (Apotheke an der Weleda)   3 x 1
- *Arandisit* D6, D15 oder D30 Ampullen (Weleda)   2–3 x wöchentlich 1 Amp.

2.14.7   Intertriginöse Psoriasis

Bei der intertriginösen Psoriasis sind anzuwenden:

- *Dermatodoron*® Dilution (Weleda)   3 x 20 – 4 x 30 Trpf. v. d. E.,
- *Antimonit* D6 Trituration (Weleda)   3 x 1 Msp. v. d. E.

sowie äußerlich:

- *Imlan Creme pur* (Birken AG)   tagsüber

und

- *Weleda Fußbalsam*   nachts.

Weleda Fußbalsam enthält unter anderem Myrrhe und Tonerde, die eine austrocknende und gerbende Wirkung haben; die darin enthaltenen ätherischen Öle wirken antibakteriell und antimykotisch. So ist *Weleda Fußbalsam* nicht nur beim zur Mazeration und bakteriellen Zerfall neigenden Schweißfuß angezeigt, sondern auch bei allen Reizzuständen der Intertrigines, bei denen *Calendula-Babycreme* (Weleda) oder *Pasta zinci mollis* zu fetthaltig wären.

2.14.8   Psoriasis pustulosa

Die Psoriasis pustulosa ist zu behandeln mit:

- *Apis Belladonna Inject* (WALA)

  oder

- *Apis/Belladonna cum Mercurio* Ampullen (WALA)   täglich 1 Amp. s. c.,
- *Mercurius vivus naturalis* D12 Trituration (Weleda)   3 x 1 Msp. v. d. E.,
- *Conchae* D6 Trituration (Weleda)   3 x 1 Msp. v. d. E.

sowie in schweren Fällen mit großflächigem Auftreten von Pusteln mit:

- *Calcium Quercus Inject 10* (WALA)   1 Amp. à 10 ml i. v. täglich.

2.14.9 Psoriasis beim alten, neurasthenischen Patienten mit Arteriosklerosezeichen

Findet sich die Psoriasis beim alten, deutlich neurasthenischen Patienten mit Zeichen der Arteriosklerose, empfehlen sich:

- *Betula, Cortex, Decoctum* D2 Ampullen (Weleda) jeden 2. Tag 1 Amp. s. c.

Der Birke als Heilmittel für die Haut ist das Kapitel VIII.9 gewidmet. In der Birkenrinde sind einerseits die Kräfte des Sal wirksam, aber auch die Kräfte des Sulfur. Letztere stehen im Vordergrund, wenn sich auf *Betula, Cortex* eine Verstärkung der Entzündlichkeit der Psoriasisherde (eher bei hellhäutigen, blonden Patienten) zeigt. Auch die gelegentlich nach *Betula, Cortex, Decoctum* D2 Ampullen auftretende Lokalreaktion am Ort der Injektion zeigt den sulfurischen Charakter des Heilmittels. Es sind jedoch die Kräfte des Salprinzips in der Birkenrinde, die diese zum Heilmittel machen. Nach Rudolf Steiner stößt die Birke die Prozesse, die sie mit ihren Wurzeln der Erde entnimmt, in die Rinde. Dadurch ist die Birkenrinde geeignet, den menschlichen Organismus zu Entsalzungen anzuregen (Steiner. GA 312, 4.4.1920).

Als Alternative steht *Betula, Cortex, Decoctum* D2, zusammen mit *Arnica, Planta tota* Rh D20 und *Plumbum mellitum* D20 zur Verfügung als:

- *Arnica/Betula comp.* Ampullen (Weleda) jeden 2. Tag 1 Amp. s. c.

Plumbum kann jedoch auch einzeln angewandt werden; es ist hier in hoher Potenz indiziert als:

- *Plumbum mellitum* D20 Trituration, Ampullen (Weleda)

  oder

- *Plumbum met. praep.* D20 Trituration, Ampullen (Weleda) 1 Msp. täglich
  oder 1–2 x/Woche 1 Amp. s. c.

Zusätzlich empfehlen sich eine Lebertherapie in der oben angegebenen Weise sowie:

- *Formica* D3–D6 Dilution (Weleda) 3 x 10 Trpf. v. d. E.

Die Nachbehandlung kann erfolgen mit:

- *Aurum met. praep.* D15 Trituration (Weleda) 2 x 1 Msp. v. d. E.

Gold in seiner Wirksamkeit auf die gestörte Keratinozytopoese der Epidermis im psoriatischen Herd schafft einen Ausgleich zwischen der durch Silber vermittelten übersteigerten Zellteilung im Stratum germinativum und dem durch Blei vermittelten Todesprozess im Stratum granulosum und Stratum corneum. Es wurde daher als „kosmische Waage" (Georg Gräflin) bezeichnet. Beim alten, arteriosklerotischen Psoriatiker ist es ein Heilmittel, das in mittlerer Potenz gegeben, zwischen überschießender Proliferation und Sklerose harmonisiert.

2.14.10 Psoriatischer Schub infolge eines Schocks

Tritt ein psoriatischer Schub infolge eines schockartigen Erlebnisses auf (z. B. Autounfall), sind angezeigt:

- *Argentum met. praep.* D6 Trituration (Weleda)   3 x 1 Msp. v. d. E.
  (eher beim Erwachsenen)

  oder

- *Bryophyllum Argento cultum* D2, D3 Dilution (Weleda)   3 x 10 Trpf. v. d. E.
  (eher bei Kindern)

  oder

- *Argentum/Rohrzucker* Globuli velati/Ampullen (WALA)   3 x 10 Glb. v. d. E. oder täglich bis jeden 2. Tag 1 Amp. s. c.

2.14.11 Zusammenfassung

Im Rahmen der Psoriasis vulgaris gibt es Krankheitsbilder, bei denen in charakteristischer Weise die zentrifugalen Blutkräfte überwiegen, andererseits aber auch Krankheitsbilder, bei denen die zentripetalen Nervenkräfte bestimmend sind. Dies führt zu folgender Gegenüberstellung:

Überwiegen der zentrifugalen Blutkräfte	Überwiegen der zentripetalen Nervenkräfte
Exanthematische Psoriasis nach Streptokokkeninfekt	Chronisch-stationäre Psoriasis
Akuter Schub mit hohem endogenem Eruptionsdruck	Psoriasis des alten Neurasthenikers mit Arteriosklerose
Intertriginöse Psoriasis	Palmoplantare Psoriasis
Psoriasis pustulosa	Nagelpsoriasis
Psoriatische Erythrodermie	Psoriasis arthropathica

Die Seborrhiasis lässt sich nicht einem bestimmten Pol zuordnen, da sie im Einzelfall sowohl beim vom Stoffwechsel als auch vom Nerven-Sinnes-System geprägten Menschen auftreten kann.

Die Heilmittel der Psoriasis vulgaris lassen sich der den Krankheitsbildern zugrunde liegenden Konstitution wie folgt zuordnen:

Überwiegen der zentrifugalen Blutkräfte	Überwiegen der zentripetalen Nervenkräfte
Arsenicum album	*Betula, Cortex*
Levico	*Sulfur*
Colchicum	*Formica*
Dermatodoron®	*Lebertherapie*
Antimon	*Plumbum D20*
Conchae	
Gencydo	
Plumbum D6	

2.15 Therapie von Stoffwechselstörungen

Angesichts der Stoffwechselsymptome der Psoriasis und des Risikos kardiovaskulärer Erkrankungen muss dem Psoriasispatienten gegebenenfalls als Erstes zu einer Änderung des Lebensstils geraten werden. Hierzu gehören:
- Gewichtsreduktion,
- Nikotinabusus aufgeben,
- Alkoholabusus aufgeben.

Die Gewichtsreduktion bei Adipositas ist besonders wichtig, da man weiß, dass die Wirksamkeit allopathischer Therapieansätze bei der Psoriasis parallel zum Ansteigen des Übergewichts abnimmt. Es ist davon auszugehen, dass dies bei den Heilmitteln der Anthroposophischen Medizin noch ausgeprägter der Fall ist, da ihre Wirksamkeit sich auf der Basis der Selbstheilungskräfte des Patienten entfaltet. Die Änderung des Lebensstils bedeutet jedoch eine große Anforderung für den Psoriatiker, der vornehmlich aus den Impulsen des auf dem Stoffwechsel basierenden Willensbereichs lebt und dem die primäre Orientierung an gedanklichen Einsichten schwerfällt. Wir haben oben beschrieben, dass daher gerade die mangelnde Compliance ein häufiges Problem des Psoriatikers ist. Wir kommen am Ende dieses Kapitels darauf zurück.

2.15.1 Fettstoffwechselstörungen (Hyperlipidämie, Hypercholesterinämie)

Hierbei empfehlen sich (Vademecum 2010: 150) folgende Heilmittel:

■ *Arsenopyrit* D6 Trituration (Apotheke an der Weleda)	3 x 1 Msp. v. d. E.,
■ *Choleodoron*® Tropfen (Weleda)	3 x 10–20 Trpf. n. d. E.
oder	
■ *Chelidonium Kapseln* (WALA)	3 x 1 Kps. n. d. E.

Arsenopyrit enthält Arsen, Eisen und Schwefel. Schwefel stärkt den Ätherleib, Arsen den Astralleib und Eisen die Ich-Organisation. Es ist indiziert bei Patienten mit neurasthenischer Konstitution, Müdigkeit, Erschöpfung und depressiver Verstimmung mit Morgentief.

Bei der Hypercholesterinämie ist indiziert:

■ *Hepar-SL forte* Kapseln (MCM Klosterfrau)	3 x 2 Kps. v. d. E. am Beginn, 2 x 2 Kps. v. d. E. als Erhaltungsdosis,

was auch zusätzlich zum *Choleodoron*® empfohlen werden kann. *Hepar-SL forte* Kapseln enthalten den Trockenextrakt aus Artischockenblättern, der choleretisch wirkt, was zu einer rascheren Elimination von Cholesterin beiträgt. Zudem wird die Biosynthese von Cholesterin in der Leberzelle gehemmt. Dies führt zu einer Senkung des Gesamtcholesterins und auch der Triglyzeride (Weiss, Fintelmann 2009). Auf die mit der Lipidsenkung verbundene prophylaktische Wirkung gegenüber der Arteriosklerose wurde schon 1959 hingewiesen (Hammerl, Pichler 1959).

Bei einer Langzeittherapie wird *Cynara scolymus* im Intervall gegeben und wegen unterschiedlicher Wirkprinzipien mit *Allium sativum*, dem Knoblauch, abgewechselt. Hierzu empfehlen sich

- *Kwai forte* 300 mg Dragees (MCM Klosterfrau) 3 x 1 Tabl. v. d. E.

Folgende Wirkungen des Knoblauchs sind in diesem Zusammenhang wichtig:
- Senkung von Lipiden und Cholesterin im Plasma,
- eine antiarteriosklerotische Wirkung durch Anregung der Fibrinolyse und Hemmung der Thrombozytenaggregation,
- eine blutdrucksenkende Wirkung (Fintelmann, Weiss 2009).

Eine Alternative zum Arsenopyrit bietet bei neurasthenischen, dunkelhaarigen (d. h. schwefelarmen) Patienten Arsensulfit (Vademecum 2010: 714) als

- *Realgar* D4 Trituration (Apotheke an der Weleda) 3 x 1 Msp. v. d. E.

Bei hysterischer Konstitution ist hingegen indiziert (Vademecum 2010: 714):

- *Arsenicum album* D4, D6 Dilution (Weleda) 3 x 10 Trpf. v. d. E.

2.15.2 Hyperurikämie

Bei der Hyperurikämie ist angezeigt

- *Colchicum*, Tuber, ethanol. Digestio D3–D6 Dilution (Weleda) 3 x 10 Trpf. v. d. E.

Die Heilkraft von Colchicum autumnale wurde oben bereits beschrieben.

2.15.3 Hyperglykämie

Bei Hyperglykämie (Diabetes mellitus Typ 2) sind folgende therapeutische Maßnahmen und Ratschläge zur Veränderung des Lebensstils angezeigt (Girke, Zerm 2009):

- *Rosmarinus recens* D3 Dilution (Apotheke an der Weleda) 3 x 20 Trpf. v. d. E.

    und

- *Oleum aethereum Rosmarini 10 %* Öl (Weleda)

    oder

- *Rosmarinus, Oleum aethereum 10 %* (WALA) 3–5 ml als Öldispersionsbad mit dem Öldispersionsbadegerät nach Junge (Firma Jungebad), 1- bis mehrmals wöchentlich.

Die Anwendung von *Rosmarinus officinalis* beim Diabetes mellitus geht auf einen Hinweis Rudolf Steiners zurück, der sich auf die innere Verwandtschaft der Wirksamkeit des Ich im Menschen und der Bildung ätherischer Öle in der Pflanze unter der kosmischen Wirkung von Licht und Wärme der Sonne (Steiner. GA 312, 4.4.1920) bezieht. Rosmarin, innerlich und äußerlich angewandt, regt damit die Tätigkeit der oberen Wesensglieder im Stoffwechsel an, bei oraler Gabe mehr über den unteren Menschen, beim Öldispersionsbad mehr über das Nerven-Sinnes-System des oberen

Menschen (Girke, Zerm 2009: 449). Als Alternative für die oben angegebene orale Anwendung von Rosmarin ist der Tee zu empfehlen, der eine rote Farbe hat und deutlich bitter schmeckt (Meyer 2009).

Zur Anregung der Verbindung des Seelisch-Geistigen mit dem Stoffwechsel (besonders mit dem Kohlenhydrat- und Fettstoffwechsel) ist im Weiteren angezeigt, insbesondere wenn eine Willenslähmung mit Müdigkeit und Inaktivität besteht (Girke, Zerm 2009, Vademecum 2008: 251):

■ *Phosphorus* D6 Dilution (Weleda)   morgens 10 Trpf. v. d. E.

Bei Psoriasispatienten mit einer Hyperglykämie sind oft Ratschläge zur Veränderung des Lebensstils erforderlich. Der Hyperglykämie mit dem Risiko der Arteriosklerose, der verhärtenden Prozesse, wird durch entzündungsverwandte Wärmeprozesse des Stoffwechsel-Gliedmaßen-Systems entgegengewirkt. Insofern gehört die Bewegung, die Entfaltung von Willensimpulsen mithilfe der Gliedmaßen zu den wesentlichen präventiven Ansätzen der Diabetologie (Girke, Zerm 2009).

Eine weitere Willensaktivität, die der Hyperglykämiker in Richtung auf den unteren Menschen entfalten muss, ist diejenige der Ernährungsumstellung. Folgende Gesichtspunkte sind dafür wichtig:
- viel Früchte, da sie in der Wärme reifen,
- Gewürze mit Wärmeverwandtschaft verwenden (z. B. Curcuma, Zimt),
- ballaststoffreiche Nahrung,
- Hafer berücksichtigen (Zerm 2009).

2.16 Klimatherapie

Die hohe Wirksamkeit des Sonnenlichts bei der Psoriasis macht die Mittelmeerregion mit ihrem durch den Wärmeäther geprägten Klima für den Psoriatiker in Europa zu dem wichtigsten Ort für Urlaub, Erholung und Klimakuren. Die dort übliche mediterrane Kost entfaltet weitere günstige Wirkungen auf Patienten mit metabolischem Syndrom. Eine Klimakur am Toten Meer ist zwar bei Psoriasis oft hochwirksam. Angesichts der landschaftlichen Öde und der extremen Umweltbedingungen dort („klimatische Brechstange") fragt sich jedoch, ob ein Aufenthalt dort Zeit und Aufwand wirklich wert ist.

2.17 Kunsttherapie, Heileurythmie und Selbstschulung

2.17.1 Kunsttherapie

In der kunsttherapeutischen Behandlung der Psoriasis kann das Plastizieren von Nutzen sein. Beim Formen von beispielsweise Ton wird dem zunächst ungeformten Stoff, der eine gewisse Schwere, eine Ausdehnung, eine bestimmte Elastizität und Temperatur hat (und damit alle Charakteristika des physischen Leibes), die in der Seele des Gestaltenden präsente Form nach und nach eingeprägt. Damit verstärkt das Plastizieren im Organismus des tätigen Patienten die Wirksamkeit der oberen Wesensglieder auf die belebte Physis. Dies ist genau die gesundende Wirkung von Formkräften, derer das in der Hautentzündung übermäßig zentrifugal tätige Blut und der „komorbide" Stoffwechsel bedarf.

2.17.2 Heileurythmie

Bei der Heileurythmie sind beispielsweise folgende Übungen ratsam:

A E I O U auf dem Pentagramm	Durch diese Übung wird die Durchformung des zu starken aufbauenden Stroms des unteren Menschen vom oberen Menschen her angeregt.
T mit X-Beinen	Belebt den Strom an Formkraft, der sich von oben nach unten in den Organismus ergießt. Weil die Beine an der Übung beteiligt sind, erstreckt sich deren Wirkung bis in den Stoffwechsel.
O	Bei Adipositas, auch bei Leberschwäche. Diese Übung regt die Formung der belebten Physis durch die oberen Wesensglieder von außen an.
E	Bei dünnen Psoriatikern. Diese Übung fixiert das Ich im Ätherleib.
A-Verehrung	Fördert die Gegenkraft gegen die Tiernatur im Menschen, dasselbe bewirkt auch die große A-Übung.

2.17.3 Selbstschulung

Wir haben oben gezeigt, wie der Psoriatiker zur Entzündung seiner Haut aus einem ungeformten Wirken der zentrifugalen Blutskräfte veranlagt ist und diese Veranlagung sich in überschießenden Willensimpulsen auf seelischer Ebene zeigen kann. Dies macht die Haut innerhalb der psoriatischen Herde zu jung, und auch die gesamte Persönlichkeit des Psoriatikers hat oft einen jugendlichen Charakter. Hieraus können sich Aufgaben für die Selbsterziehung des Patienten ergeben, die auf eine Kultivierung des Willenslebens gerichtet sein sollten. Hierzu werden die einseitigen Willensimpulse mit den Kräften des klärenden, ordnenden und zielgerichteten Gedankens verbunden. Diese Arbeit an der Läuterung des Willenslebens, die letztendlich auch heilende Wirkungen bis in die Kräfte des Blutes und des Stoffwechsel-Gliedmaßen-Systems zu entfalten vermag, ist möglich durch die Lehre des Buddha, die aus der Zeit von 500 Jahren vor Christi Geburt stammen. Ein wichtiger Teil der buddhistischen Lehre ist durch den achtgliedrigen Pfad der inneren Schulung gegeben, den Rudolf Steiner an verschiedenen Stellen seines Werkes erwähnt und für den heutigen Menschen zugänglich macht. Adam Bittleston hat eine Beschreibung des achtgliedrigen Pfades geliefert, die dem Patienten empfohlen werden kann (Bittleston 2002).

■ Literatur

Dieses Kapitel entwickelt die in dem Aufsatz von L. Jachens (2003): Die Psoriasis vulgaris aus anthroposophisch-menschenkundlicher Sicht. Der Merkurstab 56, 334–347 dargelegten Inhalte weiter; der Therapieteil wurde neu ergänzt.

Bittleston, A. (2002): Das Leben meistern – Zur Praxis des achtgliederigen Pfads. Stuttgart.
Boehncke, WH. et al. (2009): Komorbiditäten bei Psoriasis vulgaris. Hautarzt 60, 116–121.
Boehncke, WH., Sterry, W. (2009): Psoriasis – eine systemische Entzündung: Klinik, Pathogenese und Therapieziele. JDDG 7, 946–952.
Braun-Falco, O. et al. (2005): Dermatologie und Venerologie. 5. Auflage. Heidelberg.

Brettschneider, H. (1992): Von der Pathologie zur Therapie der Krankheiten des rheumatischen Formenkreises. In: Tycho de Brahe-Jahrbuch für Goetheanismus. Niefern-Öschelbronn, 182–193.

Bub-Jachens, CJ. (2002): Colchicum autumnale – Pflanzenbetrachtung und Heilmittelerkenntnis im Lichte der Angaben Rudolf Steiners. Der Merkurstab 55, 174–186.

Buchholz, P. (2001): Psoriasis – Therapeutische Ansätze vom 18. bis zum 20. Jahrhundert. Stuttgart.

Christophers, E. et al. (2003): Psoriasis. 2. Auflage. Berlin.

Condrau, G., Dogs, W., Meinhold, WJ. (Hrsg.) (1997): Haut ganzheitlich verstehen und heilen. Heidelberg.

Dorfner, B. et al. (2002): Multiple Rumpfhautbasaliome nach langjähriger Einnahme von arsenhaltigem Natriumhydrogenkarbonat. Hautarzt 53, 542–545.

Eckes, L., Anathakrishnan, R., Walter, H. (1975): Übersichten zur geografischen Verteilung der Psoriasis. Hautarzt 26, 563–567.

GAÄD – Gesellschaft anthroposophischer Ärzte in Deutschland (Hrsg.) (2010): Vademecum anthroposophische Arzneimittel. 2. Auflage. Der Merkurstab Supplement 1.

Gieler, U. et al. (2010): Psychosomatik in der Dermatologie. Ästhetische Dermatologie 2, 30–40.

Girke, M., Zerm, R. (2009): Diabetologie. Der Merkurstab 62, 444–454.

Grobe, JW. (1997): Arsen – weltweites Karzinogen. hautnah dermatologie 6, 413–420.

Haben Psoriatiker ein dickes Fell? Bericht über Ergebnisse der Diplomarbeit von Kerstin Neumann, Universität Regensburg. In: PSO Magazin 1/1998, 13.

Hammerl, H., Pichler, O. (1959): Untersuchungen über den Einfluß eines Artischockenextraktes auf die Serumlipide im Hinblick auf die Arterioskleroseprophylaxe. Wiener med Wschr 109, 853–855.

Hauschka, R. (1985): Substanzlehre. 9. Auflage. Frankfurt a.M.

Henseler, T., Christophers, E. (1995): Disease concomitance in psoriasis. J Am Acad Dermatol 32, 982–986.

Hessenbruch, G. (2000): Behandlung der Psoriasis vulgaris. Weleda Korrespondenzblätter für Ärzte 150, Okt. 2000, 138–144.

Huckenbeck-Gödecker, B. (1986): Verhaltenstraining für Psoriasis-Patienten. Erfahrungen innerhalb eines Forschungsprojekts in Bad Bentheim. Psoriasis 50, 998–1005.

Iordanou, E., Berneburg, M. (2010): Phototherapie und Photochemotherapie. JDDG 8, 533–540.

Korting HC. et al. (2009): Dermatologische Qualitätssicherung – Leitlinien und Empfehlungen. 6. Auflage. Berlin.

Klußmann, R. (1983): Psychosomatische Aspekte der Gicht – Untersuchungen zum Persönlichkeitsbild des Gichtkranken. Göttingen.

Lendle, L. (1959): Kritisches zur Arsentherapie. Z Angew Bader Klimaheilkd 6, 60–66.

Levy, A. (1999): Haut und Seele. Auf dem Weg zu einer psychosomatischen Dermatologie. 2. Auflage. Würzburg.

Meyer, U. (2009): „Tau des Meeres" – Rosmarinus officinalis als Heilpflanze. Der Merkurstab 62, 455–469.

Mezger, J. (1981): Gesichtete homöopathische Arzneimittellehre. Band I und II. Heidelberg.

Müller-Krützberg, E. (1954): Die geisteswissenschaftliche Indikationsbreite der Antimon-Therapie. Beiträge zur Erweiterung der Heilkunst 7, 118–120.

Nasemann, T., Jänner, M., Schütte, B. (1982): Histopathologie der Hautkrankheiten. Berlin, Heidelberg.

Ockenfels, HM. (2003): Triggermechanismen der Psoriasis. Hautarzt 54, 215–223.

Ott, A. (1991): Haut und Pflanzen. Stuttgart.

Pelikan, W. (1975, 1977, 1978): Heilpflanzenkunde. Band 1–3. Dornach.

Popp, W. et al. (2003): Krebserkrankungen durch den Beruf. Dtsch Arztebl 100, A35–A40.

Prinz, JC. (2003): Neueste Aspekte in der Pathogenese der Psoriasis. Hautarzt 54, 209–214.

Prinz, JC. (2008): Psoriasis – Neues Verständnis einer alten Erkrankung. In: T. Ruzicka et al.: Fortschritte der praktischen Dermatologie und Venerologie. Heidelberg, 175–179.

Prochazka, P. (1988): Referat Pavel Prochazka. In: Die Haut als Spiegel der Seele. Bericht von der 25. Tagung der Deutschen Dermatologischen Gesellschaft in München vom 27.4.–1.5.1988. Selecta 34, 22.8.1988.

Reckert, T. (2009): Sonnenlicht, Vitamin D, Inkarnation. Der Merkurstab 62, 577–593.

Schäfer, GN. (1995): Fumarsäuretherapie der Psoriasis und Neurodermitis. 2. Auflage. Heidelberg.

Schröder, JM. (2002): Antimikrobielle Peptide: Effektormoleküle der Haut als Abwehrorgan. Hautarzt 53, 424–435.

Steiner, R. (1975): Geisteswissenschaftliche Grundlagen zum Gedeihen der Landwirtschaft. GA 327. 5. Auflage. Dornach.

Steiner, R. (1975): Physiologisch-Therapeutisches auf Grundlage der Geisteswissenschaft. GA 314. 2. Auflage. Dornach.

Steiner, R. (1976): Geisteswissenschaft und Medizin. GA 312. 5. Auflage. Dornach.

Steiner, R. (1978): Eine okkulte Physiologie. GA 128. 4. Auflage. Dornach.

Steiner, R. (1980): Die Weltgeschichte in anthroposophischer Beleuchtung. GA 233. 4. Auflage. Dornach.
Steiner, R. (1980): Meditative Betrachtungen und Anleitungen zur Vertiefung der Heilkunst. GA 316. 2. Auflage. Dornach.
Steiner, R. (1980): Vom Leben des Menschen und der Erde – Über das Wesen des Christus. GA 349. 2. Auflage. Dornach.
Steiner, R. (1981): Erdenwissen und Himmelserkenntnis. GA 221. 2. Auflage. Dornach.
Steiner, R. (1984): Geisteswissenschaftliche Gesichtspunkte zur Therapie. GA 313. 4. Auflage. Dornach.
Steiner, R. (1985): Die Erkenntnis des Menschenwesens nach Leib, Seele und Geist – Über frühere Erdzustände. GA 347. 2. Auflage. Dornach.
Steiner, R. (1884): Metamorphosen des Seelenlebens – Pfade der Seelenerlebnisse. GA 58. 1. Auflage. Dornach.
Steiner, R. (1980): Die Weltgeschichte in anthroposophischer Beleuchtung. GA 233. 4. Auflage. Dornach.
Steiner, R., Wegman, I. (1972): Grundlegendes für eine Erweiterung der Heilkunst nach geisteswissenschaftlichen Erkenntnissen. GA 27. 4. Auflage. Dornach.
Treichler, R. (1981): Die Entwicklung der Seele im Lebenslauf. Stuttgart.
Updike, J. (1990): Selbst-Bewußtsein. Reinbek.
Weiss, RF. Fintelmann, V. (1997): Lehrbuch der Phytotherapie. 8. Auflage. Stuttgart.
Wolff, O. (1998): Grundlagen einer geisteswissenschaftlich erweiterten Biochemie. Stuttgart.
Wollina, U., Hein, G., Knopf, B. (Hrsg.) (1996): Psoriasis und Gelenkerkrankungen. Jena, Stuttgart.
Wollina, U. et al. (2008): Tumor necrosis factor-alpha inhibitor-induced psoriasis or psoriasiform exanthema: first 120 cases from the literature including a series of six new patients. Am J Clin Dermatol 9, 1–14.
Wollina, U. (2010): Aktuelles zu Psoriasis und Psoriasis-Arthritis. hautnah dermatologie 12, 68–70.
Wozel, G. (2009): Behandlungsstrategien bei Psoriasis vulgaris und Psoriasisarthritis. Hautarzt 60, 91–99.
Zerm, R. (2009): Die Bedeutung der Ernährung am Beispiel von Hafer und Insulinresistenz. Der Merkurstab 62, 485–491.

3. Rhinitis allergica, Heuschnupfen

Rhinitis und Conjunctivitis allergica sind allergologische Krankheitsbilder, die so wichtig sind, dass sie deswegen hier behandelt werden sollen, auch wenn sie nicht zur eigentlichen Dermatologie gehören. 10 % bis 20 % der Bevölkerung in industrialisierten Ländern leidet an einem Heuschnupfen.

3.1 Erscheinungsbild

Bei Exposition mit Inhalationsallergenen oder physikalischen Reizen kommt es saisongebunden oder ganzjährig zu Juckreiz in der Nase und/oder im Rachen, Niesreiz und Niesattacken mit Nasenlaufen. Das Nasensekret ist klar und meist von großer Menge (= Fließschnupfen; charakteristische Aussage des Patienten: „Meine Nase läuft wie ein Brünnele!"). Es kann aber auch sein, dass die Nase durch die Schwellung der Nasenschleimhaut lediglich verstopft ist mit Mundatmung, nasaler Stimme und nächtlichem Schnarchen. Geruch und Geschmack sind oft gestört oder verschwinden (passager) völlig. Das entzündliche und wässrige Geschehen an den Nasenschleimhäuten kostet Bewusstseinskraft: Die Patienten fühlen sich abgeschlagen und benommen; die Konzentrationsfähigkeit ist geschwächt bis hin zur Arbeitsunfähigkeit.

Es können Nasenpolypen auftreten. Die Entzündung der Schleimhäute kann auf die Nasennebenhöhlen, die Augen (→ Conjunctivitis allergica) und die Bronchien (→ allergisches Asthma bronchiale) übergreifen. An den Augen kommt es zu Juckreiz, Tränenfluss und Rötung der Konjunktiven. Die entzündliche Hyperreagibilität auf die Inhalationsallergene kann bis zur Temperaturerhöhung und zum Fieber führen; daher stammt die früher geläufige Bezeichnung „Heufieber" für die Rhinitis allergica. Es ist anzunehmen, dass das Fieber früher (vor 50 bis 100 Jahren) sehr viel häufiger auftrat als heute. Der moderne Lebensstil westlicher Prägung mit seiner Präponderanz der Kräfte des Nerven-Sinnes-Systems wirkt kältend und fieberhafte Reaktionen verhindernd.

3.2 Persönlichkeitsmerkmale des Rhinitis-allergica-Patienten

Die Beschreibung des charakteristischen seelischen Erscheinungsbildes von Patienten mit einer Rhinitis allergica soll anhand lyrischer Beispiele erfolgen. Da die Bezeichnung Heuschnupfen von der Auslösung des Beschwerdebildes durch die Exposition mit Gräserpollen stammt, wie sie am intensivsten auftritt beim Heumachen und einer durch die Trocknung der Gräser beschleunigten Blüte, werden wir fündig bei Lyrik, die den Menschen „im Grase" schildert. Wir beginnen mit dem österreichischen Dichter Josef Weinheber (1892–1945).

Im Grase[1]

Glocken und Zyanen,
Thymian und Mohn.
Ach, ein fernes Ahnen
hat das Herz davon.

---

[1] Mit freundlicher Genehmigung von Christian Weinheber-Janota, Josef-Weinheber-Museum, Josef-Weinheber-Str. 36, A-3062 Kirchstetten, Österreich, Tel. 027 43/89 89, www.weinheber.at

Und im sanften Nachen
trägt es so dahin.
Zwischen Traum und Wachen
frag ich, wo ich bin.

Seh die Schiffe ziehen,
fühl den Wellenschlag,
weiße Wolken fliehen
durch den späten Tag –

Glocken und Zyanen,
Mohn und Thymian.
Himmlisch wehn die Fahnen
über grünem Plan:

Löwenzahn und Raden,
Klee und Rosmarin.
Lenk es, Gott, in Gnaden
nach der Heimat hin.

Das ist deine Stille.
Ja, ich hör dich schon.
Salbei und Kamille,
Thymian und Mohn,

und schon halb im Schlafen
– Mohn und Thymian –
landet sacht im Hafen
nun der Nachen an.

(Aus: Reiners 1955)

Die Seele des Menschen, der im Gras liegt, atmet in diesem Gedicht einen tiefen, langsamen Atem. Er ist völlig entspannt. Sein Bewusstsein befindet sich zwischen Tag und Traum. Ein Mensch in dieser Verfassung kann keinen Heuschnupfen bekommen! Ganz ähnlich ist die Situation, die Annette von Droste-Hülshoff (1797–1848) schildert. (Es wird nur der erste Teil des vierstrophigen Gedichts abgedruckt.)

Im Grase

Süße Ruh, süßer Taumel im Gras,
von des Krautes Arome umhaucht,
tiefe Flut, tief, tief trunkene Flut,
wenn die Wolk' am Azure verraucht,
wenn aufs müde, schwimmende Haupt
süßes Lachen gaukelt herab,
liebe Stimme säuselt und träuft
wie die Lindenblüt' auf ein Grab.

Völlig anders ist die konstitutionelle Verfassung des modernen Menschen auf einer Wiese, die Christian Morgenstern (1871–1914) schildert.

Philanthropisch

Ein nervöser Mensch auf einer Wiese
wäre besser ohne sie daran;
darum seh er, wie er ohne diese
(meistens mindestens) leben kann.

Kaum, daß er gelegt sich auf die Gräser,
naht der Ameis, Heuschreck, Mück und Wurm,
naht der Tausendfuß und Ohrenbläser,
und die Hummel ruft zum Sturm.

Ein nervöser Mensch auf einer Wiese
tut drum besser, wieder aufzustehn
und dafür in andre Paradiese
(beispielshalber: weg) zu gehn.

(Morgenstern, C.: Alle Galgenlieder.)

Für diesen Menschen ist die Karenz, das Verlassen der Wiese, das einzig Richtige. (Wir sind sicher, dass als Nächstes der Heuschnupfen geschildert worden wäre, wenn das Gedicht eine weitere Strophe bekommen hätte.) Den Hinweis auf Weinheber und Morgenstern als Gegensatz verdankt der Autor Kaspar Mittelstraß.

3.3   Menschenkundliche Diagnose

Wir unterscheiden einen Heuschnupfen im Kindesalter von demjenigen im Erwachsenenalter, da Auslöser und Konstitution in beiden Lebensaltern verschieden sind.

3.3.1   Krankheitsbild im Kindesalter

Der Heuschnupfen im Kindesalter ist geprägt von einem überschießenden Stoffwechselgeschehen, das am falschen Ort auftritt. „Bei der Kindheit haben wir es zu tun mit einer Menschenorganisation, bei der die Nerven-Sinnes-Organe in viel intensiverer Weise in die beiden anderen Systeme hineingreifen als im späteren Lebensalter. Das Kind ist schon in gewissem Sinne ganz Sinnesorgan." (Steiner. GA 319: 42) Die lebhafte Sinnestätigkeit des kleinen Kindes führt heute angesichts der Überlastung mit Sinnesreizen zu einer Verlagerung der Aktivität des Astralleibs von unten nach oben und von innen nach außen. Der Astralleib wird aus dem Stoffwechsel gelockert zugunsten einer verstärkten Tätigkeit in den Sinnesorganen. Daneben herrscht ein für die Kindheit typischer guter Appetit mit intensiver Aufnahme von Nahrung. Diese begegnet einer Verdauungsschwäche, die durch einen Mangel an Aktivität des Astralleibes im Magen-Darmtrakt bedingt ist. Die Verdauungssäfte haben nicht die richtige „Schärfe"; die Nahrung wird nicht ganz abgebaut, behält einen Teil ihres Fremdcharakters und erscheint im Blut als Fremdstoff, der den Organismus überschwemmt. Er dringt in den Kopfbereich, sodass der lymphatische Rachenring aufgeschwemmt wird mit vergrößerten submandibulären Lymphknoten, Erkältungsneigung, Neigung zu Tonsillitis, Otitis media, Heuschnupfen und Nasenpolypen. Der Organismus ist bemüht, die über den Darmtrakt aufgenommenen Fremdstoffe auf dem Wege der Entzündung und der allergischen Reaktion auszuscheiden. Bezeichnend ist, dass die Fremdstoffquelle unten innen liegt und sich der Ort der Ausscheidung polar dazu oben findet mit der Stoßrichtung nach außen. – Zu bedenken ist ferner, dass die geschilderte Lockerung des Astralleibes aus der Stoffwechseltätigkeit zu seiner Überempfindlichkeit beiträgt. Denn das Herausrücken des Astralleibs aus seinen Aufgaben im Stoffwechsel macht ihn nackt und ungeschützt.

3.3.2 Krankheitsbild im Erwachsenenalter

Der Heuschnupfen im Erwachsenenalter ist geprägt durch eine einseitige und betonte Nerven-Sinnes-Tätigkeit. Die konstitutionelle Neigung des heutigen Menschen zur Überaktivität des Nerven-Sinnes-Systems mit Zeichen der Neurasthenie und Nervosität wurde oben bereits beschrieben. Hierzu trägt die Kopfbetontheit und Intellektualität der Kultur westlicher Prägung bei. Die freie Marktwirtschaft mit ihrer Tendenz zur Optimierung von Produktionsabläufen führt zu Leistungsdruck und Hektik. Wer nicht hellwach ist und planend und vorausschauend seinen Kopf gebraucht, gerät ins Hintertreffen. In den gemäßigten Zonen treten diese Tendenzen zur Winterzeit verstärkt auf, wenn der Berufstätige sich durch Natureindrücke weniger entspannen kann. Kommen nach einem langen Winter und intensivem beruflichem Alltag schließlich Frühling und Sommer, neigen die Menschen zu einem kompensatorischen, intensiven seelischen Ausatmen. Die Eindrücke der Natur (Vogelstimmen, Duft und Farbe der Blüten, Wärme und Licht der Sonne) werden tief aufgesaugt. Dabei entsteht die Neigung zur seelischen Lockerung aus dem Leib. Die Lockerung des Astralleibs aus der organischen Ebene führt zu einer Schwächung der Formkraft, die vom Luftorganismus aus wirkt. Dadurch entsteht ein Mangel an Formkraft im Wässrigen mit einer Entbändigung des Wasserorganismus in der Nasenschleimhaut. Dies bewirkt das Nasenlaufen und die verstopfte Nase. Es ist gerade die Nase, die als ein Ort, der im Bereich der großen Sinnesorgane (Augen, Ohren, Geruch) steht, eine Tendenz zur Auflösung der Grenze zeigt.

Das Verhältnis der Wesensglieder in dieser Situation wird von R. Steiner ausführlich und wiederholt im schriftlichen und im Vortragswerk beschrieben: Der Heuschnupfen beruht darauf, „daß der astralische Leib in bezug auf gewisse Funktionen nachläßt, nicht herandringt bis an den physischen Leib und ätherischen Leib" (Steiner. GA 319: 103–104). Es kommt zur Hypertrophie des Ätherischen mit dem Hervorquellen des wässrigen Sekrets. „Der Ätherleib überwiegt in seinen Kräften, und der astralische Leib zieht sich zurück, hat die Tendenz, nicht richtig in den ätherischen und physischen Leib einzugreifen." (Steiner, Wegman. GA 27: 134) Im Sinne des dreigliedrigen Organismus beschrieben, überwiegt im Frühling nach dem langen Winter die Nerven-Sinnes-Tätigkeit in der Aufnahme der Natureindrücke, welche die Seele erfrischen und entspannen. Jedoch „dadurch, daß der Sinnesprozeß nicht in genügender Weise durch den Stoffwechselprozeß paralysiert ist, daß der Sinnesprozeß in der Peripherie präponderierend bleibt, haben wir den Menschen ausgesetzt ... den Einflüssen seiner Umgebung" (Steiner. GA 319: 44). Dies führt dazu, dass kompensatorisch, jedoch überschießend, zentrifugale Stoffwechselkräfte in den oberen Menschen drängen. Beim Heuschnupfen handelt es sich daher darum, „jene zentrifugalen Prozesse, wo die Stoffwechsel-Gliedmaßen-Tätigkeit zu stark nach der Peripherie des Organismus hingelenkt ist, zu paralysieren durch etwas, was die ätherischen Kräfte wiederum zurückdrängt" (Steiner. GA 319: 200).

3.4 Äußere Auslöser

Bevor die Therapie der Rhinitis und Conjunctivitis allergica beschrieben wird, wird ein Blick auf die äußeren Auslöser und die durch sie auf den Menschen wirkenden Kräfte geworfen. Beispielhaft sollen die Gräserpollen näher betrachtet werden, die in der traditionellen Landwirtschaft bei der Heuernte massenhaft auftreten und dem Heuschnupfen den Namen gegeben haben. Die Tendenz zur Rhinitis allergica beim Menschen und die Blüte der Gräser (Gramineen) fallen zeitlich zusammen und gehen zurück auf die sommerlichen Kräfteverhältnisse in der Natur. „Der ganze Naturprozeß in der Jahreszeit, wo die Gramineen eben blühen, der spielt sich natürlich nicht bloß um die Gramineen ab, der spielt sich auch um den Menschen ab, der namentlich ausgesetzt ist denselben atmosphärischen Einflüssen, unter denen die Gramineen blühen." (Steiner. GA 319: 43) Grundlegend für das Kräftewirken in der Natur zur Sommerzeit ist der in den Umkreis der Erde ausgeatmete Erdenäther und seine Druchdringung mit Wirkungen des kosmischen Äthers, der in Licht und Wärme der Sonne lebt.

Betrachtet man den Prozess beim Blühen der Gramineen genauer, fällt auf, dass sie Luftbestäuber sind. Sie wenden sich mit Blüten und Pollen nicht an die Tierwelt, sondern an die Luft, an den Wind als Transporteur für die Pollen. Daher fehlen den Gräserblüten Duft und Farbe; die Blüten bilden auch keinen Innenraum. Sie stehen stattdessen am langen, festen, kieselhaltigen Stängel, der eine große Distanz zwischen Blüte, Blättern und Wurzeln herstellt. Der hauptsächliche Wirkort der Elemente Licht und Wärme wird vom Wirkort der Elemente Wasser und Erde abgerückt. Generativer und vegetativer Pol der Pflanze rücken auseinander. Dadurch wird die Wirkung kosmischer Formkräfte und irdischer Stoffkräfte polarisiert.

Kraft	Stoff	Form
Elemente	Wasser, Erde	Luft, Licht, Wärme
Wirkort	vom Zentrum der Erde, von unten	aus der Peripherie, von oben
Inhalt	Irdische Kräfte	Kosmische Astralität

Der Bau der Gramineen führt dazu, dass kosmische Formkräfte, in denen kosmische Astralität (= Sternenwirksamkeit) tätig ist, besonders stark im Blütenbereich eingreifen. Die Gräserblüten sind fein gestaltet und klappen hochdifferenziert auf, um sich an den Wind zu wenden. Auch die Gräserpollen sind außerordentlich fein gestaltet. An den Pollen kann man mit dem Elektronenmikroskop eine Pflanzenart sogar eindeutig bestimmen!

Das Blühen der Gräser ist also ein Prozess, der „sich ganz nach außen ... abspielt, ganz peripherisch ... in die Luft hinein sich abspielt" (Steiner. GA 319: 44). Damit ist leicht verständlich, dass der hyperreagible Mensch zur Frühlings- und Sommerzeit die Pollen als Träger stärkster Formkraft und kosmischer Astralität nicht verträgt. Dieses gilt auch für viele Baumpollen, besonders die Frühblüher Hasel, Birke und Erle. Die Hausstaubmilben als Träger „häuslicher Astralität" sind sozusagen „Pollen auf acht Beinen". Als weitere äußere Auslöser sind Sporen von Schimmel und Tierhaare (Katzen, Hunde, Pferde, Kaninchen) sowie Federn zu nennen. Auch physikalische Reize wie Licht, Wärme, Kälte und Staub können die rhinitische und konjunktivistische Symptomatik auslösen.

Bei der Frage der Haltung von Haustieren in Familien mit atopischer Diathese ist der pädagogische Wert eines Haustieres für das Kind zu berücksichtigen. Das Kind lernt, Verantwortung für das Tier und für sein Wohlergehen durch die regelmäßige Fütterung zu übernehmen. In diesem Sinne ist ein Haustier kein Luxus. Allerdings muss der richtige Zeitpunkt für ein Tiergeschenk beziehungsweise die Anschaffung eines Haustieres bedacht werden. Steht das Kind unter nervlicher Anspannung (z. B. durch Umzug, Schulwechsel, Krankenhausaufenthalt) oder macht es gerade einen Infekt durch (z. B. fieberhafter Infekt der oberen Luftwege, Pertussis), besteht die Neigung zum „freudigen Schock". Dies verstärkt die Disposition zur Rhinitis und Conjunctivitis allergica.

3.5 Therapie

Zwischen dem „Eilen zum Fruktifikationsprozess, der bei den Gramineen in vollständiger Nacktheit ... nach der Atmosphäre hinausschaut" (Steiner. GA 319: 44) und dem Heuschnupfen des Menschen besteht eine innere Verwandtschaft. Therapeutisch wirkt ein Naturprozess, der „nicht peripherisch nach außen gerichtet, sondern zentral nach innen geschoben" ist. Wir müssen „dem Krankheitsprozeß einen gleichen Prozeß in polarisch entgegengesetzter Richtung entgegenschicken." (Steiner. GA 319: 104) Dies ist möglich durch Früchte, „die von lederartigen Schalen umgeben sind und bei denen sich in irgendwelchen Stoffen der Fruktifikationsprozeß ... zentral nach innen abspielt, zentripetal sich abspielt" (Steiner. GA 319: 44). Dadurch wird der Astralleib in seiner Lockerung aus seinen Funktionen auf organischem Feld wieder zum physischen Leib und Ätherleib zurückgetrieben.

Als Arzneimittel in diesem Sinne stehen zwei Präparate zur Verfügung, die die Zitrone *(Citrus medica)* und die Quitte *(Cydonia oblonga)* enthalten. Die Schale der Zitrone ist so undurchlässig, dass die Frucht nach wochenlangem oder gar monatelangem Lagern zwar steinhart wird, das Fruchtfleisch innen jedoch vollsaftig bleibt. Die Zitrone offenbart ihre zusammenziehende Kraft auf der Zunge durch den sauren Geschmack, die Quitte durch das Herbe.

In diesen Präparaten spielt die Quitte gegenüber der Zitrone jedoch eine untergeordnete Rolle. Ein morphologisches Bild für die zentripetalen Bildetendenzen der Zitrone ist mit den Saftschläuchen (= Emergenzen) ihrer Früchte gegeben, die vom Inneren der Schale (dem Albedo) nach zentral wachsen. Die Inhaltsstoffe der Zitrone zeigen dieselbe Wirkrichtung: Flavonoide dichten Kapillaren ab; Pektin bindet Wasser und bändigt damit das Flüssige. Citral wirkt dem Histamin entgegen, und Zitronensäure macht eine Bronchokonstriktion (Petersen 1990).

- *Gencydo® 0,1%, 1%, 3%, 5%, 7%* Ampullen (Weleda)
- *Citrus e fructibus/Cydonia e fructibus* Ampullen (WALA)

alternativ bis zu täglich 1 Amp. s.c.

Die Applikation als subkutane Injektion ergibt sich aus der Notwendigkeit, eine zusammenziehende Wirkung innerhalb des Wasserorganismus zu entfalten. Der mit der Injektion verbundene brennende Schmerz durch die Reizwirkung der in phytotherapeutischer Dosierung enthaltenen Fruchtextrakte entfaltet als Nebeneffekt eine zusammenziehende Wirkung auf den Astralleib. Die optimale Lokalisation für die subkutane Injektion ist der Nacken (Bereich über dem 7. Halswirbel = Vertebra prominens). Dieser Ort liegt der Nase im Kopfbereich polar gegenüber.

Im Folgenden ist die Ratio dieses typischen anthroposophischen Heilmittels für den Heuschnupfen zusammengefasst:

	Pathologie	Therapie
Wesensglieder	Astralleib in den Umkreis gelockert, Ätherleib hypertrophiert	Zurücktreiben des Astralleibs zu Ätherleib und physischem Leib
Elemente	Reiz aus dem Luftförmigen (Inhalationsallergene), Entbändigung des Wässrigen	Zusammenziehung des Wässrigen durch Eingliederung des Luftförmigen
Naturprozess	Zerstäubende Pollen als äußere Auslöser	Früchte mit lederartigen Schalen als Heilmittel
Applikation	Aus dem Umkreis über die Luft	Subkutane Injektion einer Flüssigkeit
Lokalisation am Menschen	Nase, Augen	Über dem 7. Halswirbel

Für die Injektion über den 7. Halswirbel wird ein Angehöriger oder ein anderer Mitmensch um Hilfe gebeten, dem die Injektion in der Sprechstunde vorgeführt werden muss. Zu bedenken ist, dass der Empfang einer brennenden Injektion aus dem Dunkel des rückwärtigen Raumes vonseiten des Patienten einer gewissen Überwindung und Entschlusskraft bedarf. Zur Verbesserung der Compliance muss der Therapeut daher für Einsicht sorgen und die Notwendigkeit dieser Behandlung erläutern. Dazu hat sich folgende bildhafte Schilderung bewährt: Wenn eine Mutter ihre beiden Söhne im Vorschulalter im vierten Stock des Hauses am weit offenen Fenster antrifft bei der Übung, wer sich am weitesten hinauslehnen kann, bekommt sie einen Schreck. Was wird sie tun? Sie wird die beiden sofort am Hemdkragen im Nacken fassen, ins Zimmer ziehen und das Fenster schließen. Das ist die Aufgabe des subkutan im Nacken über dem siebten Halswirbel gespritzten Arzneimittels.

Die Wirkung dieser Injektionsbehandlung kann durch körperliche Arbeit bis zum Schwitzen verstärkt werden. Dadurch wird der peripherisierte Astralleib mit dem Gliedmaßensystem verbunden und im Wasserorganismus tätig.

Zur Prophylaxe empfiehlt sich der Beginn der Injektionsbehandlung mindestens vier Wochen vor der Saison, das heißt vor dem Auftreten der ersten Beschwerden. Dafür sind subkutane Injektionen unter die Bauchhaut zweimal pro Woche hinreichend.

Arzneimittel mit Zitrone und Quitte stehen auch für die äußere Anwendung zur Verfügung. Sie sind zu kombinieren mit der Injektionstherapie zur Intensivierung der Wirkung. Im Kindesalter verbietet sich die Anwendung brennender Injektionen; hier kommt die äußere Applikation als Nasenspray zum Einsatz:

■ *Heuschnupfenspray* (Weleda)   2–3 x täglich 1–2 Sprühstöße in jedes Nasenloch geben.

Zur Behandlung der Conjunctivitis allergica empfehlen sich:

■ *Gencydo*® 0,1 % Augentropfen (Weleda)   1–3 x täglich 1 Tropfen pro Auge.

Diese Augentropfen können jedoch bei stark gereiztem und gerötetem Auge brennen. Dann sind Augentropfen mit Augentrost *(Euphrasia officinalis)* zu bevorzugen:

- *Euphrasia* D3 Augentropfen (Weleda)

  oder   1–3 x täglich 1 Tropfen pro Auge.

- *Euphrasia Augentropfen* (WALA)

Falls die Injektionsbehandlung mit Quitte und Zitrone nicht genügend Wirkung entfaltet, bietet sich zusätzlich oder als Alternative der Einsatz der Frucht der Berberitze *(Berberis vulgaris)* kombiniert mit Quarz an als:

- *Berberis/Quarz* Ampullen (WALA)   bis zu täglich 1 Amp. s. c.,

  allein oder zusammen mit

- *Gencydo®* Ampullen (Weleda)

  oder

- *Citrus e fructibus/Cydonia e fructibus* Ampullen (WALA).

Eine weitere mögliche Ergänzung von Quitte und Zitrone als Injektion ist Arsen. Arsen energisiert den Astralleib (Steiner. GA 314, 1.1.1924); damit ist es ein Heilmittel gegen die zu starke Wirksamkeit des Ätherischen.

- *Arsenicum album* D12 Ampullen   prophylaktisch vor der Saison 2 x 1 Amp./
  (Weleda/WALA)   Woche, in der Saison bis zu täglich 1 Amp. s. c.,

  zusammen mit

- *Gencydo®* Ampullen (Weleda)

  oder

- *Citrus e fructibus/Cydonia e fructibus* Ampullen (WALA)   (Vademecum 2010: 147).

Realgar (Arsensulfid) ist die Schwefelverbindung des Arsens, die bei trockener Obstruktion der Nase und neurasthenischer Konstitution indiziert ist (Vademecum 2010: 713).

- *Realgar* D30 Ampullen (Weleda)   2–3 x wöchentlich 1 Amp. s. c.

Das Organpräparat *Tunica mucosa nasi* bietet eine vierte Möglichkeit, Quitte und Zitrone als Injektion zu ergänzen.

- *Tunica mucosa nasi Gl* D15 Ampullen (WALA)   wie oben.

Bei Besserung erfolgt ein Abstieg in der Potenzhöhe (Vademecum 2010: 809).
     Zusätzlich sind folgende Arzneimittel angezeigt:

- *Stannum met. praep.* D8 Trituration (Weleda)   3 x 1 Msp. v. d. E.

Zinn regiert das rechte Verhältnis von fest und flüssig im menschlichen Organismus.

Eine weitere Möglichkeit der Metalltherapie ist gegeben mit:

- *Plumbum* D14 2 Teile/*Stannum* D14 3 x 1 Msp. v. d. E.
  1 Teil Trituration (Weleda) bei hysterischer Konstitution

  oder

- *Plumbum* D14 1 Teil/*Stannum* D14 3 x 1 Msp. v. d. E.
  2 Teile Trituration (Weleda) bei neurasthenischer Konstitution

Diese Kombination regt in jeweils anderer Gewichtung die Formkräfte an und fördert die Abgrenzungsfähigkeit im Sinnesbereich.

- *Kalium carbonicum* D6 Dilution (DHU) 3 x 10 Trpf. v. d. E.

Wie Natriumkarbonat das Salz der Tierwelt ist, so ist das Kaliumkarbonat das wichtigste Salz der Pflanzenwelt. Daher harmonisiert das Kaliumkarbonat das Ätherische im Wässrigen.

Die Leber als Zentralorgan des Lebens hat regulierende Wirkungen auf den Wasserorganismus. Eine funktionelle Leberschwäche kann deswegen eine vorhandene Disposition zur Rhinitis und Conjunctivitis allergica verstärken. Die Behandlung der Leber erfolgt am besten mit:

- *Hepatodoron*® Tabletten (Weleda) 3 x 1 Tabl. v. d. E. und 2 Tabl. zur Nacht,

  zusätzlich

- *Taraxacum Stanno cultum* D2, D3 Dilution (Weleda) 3 x 10 Trpf. v. d. E.

Zuletzt sei auf häufige Nahrungsmittelallergien aufgrund von Kreuzreaktionen hingewiesen:

Inhalationsallergen	Nahrungsmittel	
Baumpollen	Apfel	Karotte
	Haselnuss	Sellerie
	Pfirsich, Nektarine	Kartoffel
	Kirsche	Soja
	Kiwi	
Beifußpollen	Sellerie	Weintraube
	Mango	Litschi
	Gewürze	Karotte
	Sonnenblumensamen	
Naturlatex	Banane	Tomate
	Avocado	Kiwi
	Kartoffel	Ananas

Die Mitreaktion des Magen-Darmtrakts im Rahmen einer Kreuzallergie auf Nahrungsmittel bei der Rhinitis und Conjunctivitis allergica unterstreicht den Zusammenhang zwischen atopischer Diathese und Verdauungstätigkeit. Es empfehlen sich die begleitende Behandlung der abbauenden Verdauungskräfte mit Bittermitteln und eine Lebertherapie. Gute Erfahrungen liegen vor mit dem Bittermittel:

- *Absinthium* D1/*Resina Laricis* D3 aa Dilution (Weleda)　　prophylaktisch vor der Saison 1 x täglich 10 Trpf., während der Saison mehrmals täglich 5–10 Trpf. (Vademecum 2010: 32).

Die Nahrungsmittel, auf die der einzelne Patient reagiert, müssen zunächst weggelassen werden.

3.6　Polarität von Heuschnupfen und Neurodermitis

Abschließend seien die beiden im Rahmen der atopischen Diathese auftretenden Krankheitsbilder als Polarität gegenübergestellt.

	Neurodermitis	Rhinitis allergica
Morphe	Trocken schuppend, Formkraft zerreibt den Stoff → Schuppung	Feucht fließend, Stoffkraft überwindet die Form → Schwellung
Äußeres Antidot	Fett-feuchte Externa	Papiertaschentuch
Verlauf	Chronisch	Akut
Jahreszeitliche Häufung	Winter	Sommer
Gesamteindruck	Macht alt	Macht eher jünger
Allergietyp	Spättyp, Typ IV, zellulär vermittelt	Soforttyp, Typ I, humoral vermittelt
Konstitution	Neurasthenie	Hysterie

Diese Polarität ist beim einzelnen Patienten mehr oder weniger ausgeprägt wiederzufinden, kann aber auch im Einzelfall völlig verwischt sein, beispielsweise bei den vielen Patienten, bei denen sich Neurodermitis und Rhinitis allergica gleichzeitig finden. Bei der Neurasthenie präponderiert das Nerven-Sinnes-System, bei der Hysterie das Stoffwechselsystem. Häufig hat jedoch eine Unregelmäßigkeit im oberen Menschen eine Unregelmäßigkeit im unteren Menschen als Gegenreaktion zur Folge. Dieser nicht selten anzutreffende Wechsel von Wirkung und Gegenwirkung erschwert die Therapie. „Und dieses Zusammenklingen zweier Unregelmäßigkeiten, das ist etwas, was ... zu dem Reizvollsten gehört, dieses unregelmäßige Ineinanderklingen, wo die beiden Tätigkeiten eben nicht zusammenkommen und eine zu schwache Kraftwirkung oben eine zu starke unten, oder eine zu starke unten eine zu schwache oben hervorruft. Die Dinge sind nicht nur polarisch entgegengesetzt in Bezug auf Lage und Richtung, sondern auch in Bezug auf Intensität natürlich. Das ist das Komplizierteste in der menschlichen Wesenheit, dieses Ineinanderwirken." (Steiner. GA 313: 45) Weiterführend ist dann ein Therapieversuch mit genauer Beobachtung, wie der Organismus des Patienten reagiert.

■ Literatur

Petersen, P. (1990): Pharmazeutische Betrachtungen zu Gencydo. Der Merkurstab 43, 98–107.
Reiners, L. (1955): Der ewige Brunnen – Ein Volksbuch deutscher Dichtung. München.
Steiner, R. (1982): Anthroposohische Menschenerkenntnis und Medizin. GA 319. 2. Auflage. Dornach.
Steiner, R. (1975): Physiologisch-Therapeutisches auf Grundlage der Geisteswissenschaft. GA 314. 2. Auflage. Dornach.
Steiner, R. (1984): Geisteswissenschaftliche Gesichtspunkte zur Therapie. GA 313. 4. Auflage. Dornach.
Steiner, R., Wegman, I. (1972): Grundlegendes für eine Erweiterung der Heilkunst nach geisteswissenschaftlichen Erkenntnissen. GA 27. 4. Auflage. Dornach.

4. Urtikaria

Die Urtikaria stellt ein häufiges polyätiologisches Reaktionsmuster der Haut dar, das mit Quaddeln = Urticae einhergeht. Einzeleffloreszenz und Dermatose haben ihren Namen von der Brennnessel *(Urtica)*, deren Brennhaare bei Hautkontakt die typischen Urticae auslösen. Die Urtikaria ist eines der häufigsten dermatologischen Krankheitsbilder. So liegt die Wahrscheinlichkeit, im Laufe des Lebens eine akute Urtikaria zu bekommen, bei bis zu 25 %. Damit ist sie eine der häufigsten Erkrankungen überhaupt. Die meistens heftig juckenden Quaddeln können in allen Körperarealen auftreten. Quaddeln und Juckreiz werden durch subepidermal, im oberen Corium gelegene Mastzellen hervorgerufen, deren Degranulation Histamin und andere Entzündungsmediatoren freisetzt. Diese vermitteln eine Weitstellung der Hautgefäße, eine vermehrte Durchblutung und Rötung der Haut sowie eine Erhöhung der Gefäßdurchlässigkeit mit einem flüchtigen Ödem der papillären Dermis, der Quaddel. Diese ist häufig kombiniert mit Schwellungen der tiefen Dermis, der Subkutis und/oder Submukosa. Die bei der Quaddelbildung aktivierten Hautnerven lassen den Juckreiz entstehen und setzen weitere Entzündungsmediatoren wie Neuropeptide frei. Dieses führt zum Reflexerythem, einer Rötung in der Umgebung der Quaddel. Das Wissen um die Neurobiologie des Pruritus wurde vor ca. 16 Jahren bereichert durch den Nachweis von pruriszeptiven C-Fasern als freie, unmyelinisierte Nervenendigungen an der epidermodermalen Grenze und in der Epidermis (Raap et al. 2010).

4.1 Erscheinungsbild und Diagnose

Wir haben die Neurodermitis kennengelernt als eine Dermatose, die als Spezialvariante der Neurasthenie durch eine Überfunktion des Nerven-Sinnes-Systems im dermo-epidermalen Bereich des Hautorgans entsteht. Demgegenüber ist die Psoriasis vulgaris eine Dermatose, bei der durch zu starken Blutandrang im Stratum papillare eine Stoffwechselüberflutung der Epidermis resultiert. Die Neurodermitis entsteht also aus einem zu starken Nervenprozess, die Schuppenflechte aus einem zu starken Blutprozess.

> Fragt man nach einer Dermatose, die sich am Ort des Rhythmischen Systems in der Haut manifestiert, liegt die Urtikaria nahe. Sie entsteht dadurch, dass die Blutflüssigkeit aus dem Fluss gerät; sie gerinnt zwar nicht, wird aber doch im Gewebe dadurch festgelegt, dass sie die Gefäße verlässt. Das Blutserum fällt damit am Ort einer Urtica aus dem Rhythmus heraus. Indem die Blutflüssigkeit in die Kapillaren des Stratum papillare (oder die Gefäße tieferer Hautschichten) strömt und teilweise im Gewebe liegen bleibt, dekompensiert die Mitte der Haut. Im Sinne der Dreigliederung ist die Urtikaria also eine Erkrankung der Hautmitte.

Betrachtet man die Urtikaria vor dem Hintergrund der Viergliedrigkeit des Menschen, ergibt sich Folgendes: So wie die vier Wesensglieder des Menschen den Organismus durchkraften und gestalten, so ist auch das Hautorgan von ihnen vier unterschiedlichen Gesetzmäßigkeiten geprägt. Der physische Leib lebt im Festen; er gibt dem Organismus nach außen durch die Haut einen Abschluss. Der Ätherleib lebt in der flüssigen Organisation, und der luftförmige Organismus ist vom Astralleib durchkraftet. Bei der Einatmung baut sich im Organismus etwas auf, was bei der Ausatmung wieder abgebaut wird. Im Wärmeorganismus des Menschen lebt das Ich, das die Wärme „beherrscht, innerlich durchkonfiguriert" (Steiner. GA 202, 17.12.1920). Allgemein lässt sich sagen, dass in Wärme- und Luftorganismus Formkräfte leben, die das Stoffgeschehen, das in Flüssigkeits- und festem Organismus herrscht, durchgestalten (Abb. 1).

Damit ist eine wesentliche Brücke zwischen Geist und Materie bzw. zwischen Seele und Körper beschrieben. Richtet man den Blick vor dem Hintergrund dieser Zusammenhänge auf die Urtikaria, wird es verständlich, dass in den durch die oberen Wesensglieder impulsierten Formkräften, die durch Wärme und Luft vermittelt werden und dem Flüssigen und Festen Struktur geben, die andauernde und permanente Verhinderung der Urtikaria gegeben sein muss. Indem also Ich und Astralleib, die in Wärme- und Luftorganismus leben, in gesunder Weise ganz in die belebte Physis (Wasser- und fester Organismus) untertauchen, wirken sie als Formkraft, formen den bewegten Stoff. Eine formlose Quaddel gibt es damit nicht. (Formkraft und Stoffkraft halten sich in feiner Weise die Waage. Wirkt die Formkraft zu mächtig ein und drängt den bewegten Stoff zu stark zurück, entsteht das Krankheitsbild der Neurodermitis.)

Viel lautmalerischer und bezüglich des Wesens der Erkrankung aussagekräftiger als die Bezeichnung „Urtica" ist das Wort „Quaddel", das mit Quelle und Quellung zusammenhängt und auch mit Schwellen und Schwellung verwandt ist. Die Quelle ist der Ort, an dem das frisch aus dem Boden hervorsprudelnde Wasser zutage tritt. Die Quelle braucht eine Fassung, wenn wir sie nutzen wollen, eine Brunnenstube. In alten Kulturen war die gefasste Quelle, der Brunnen, oft ein heiliger Ort; am Brunnenheiligtum verehrte man die Geister des Wassers. – (In diesem Bild der Quelle für das pathologische Geschehen der Quaddel ist die Einrichtung einer Brunnenstube schon Aufgabe der Therapie!)

Auch im Hautorgan bedarf die im Wässrigen lebende Vitalität der Begrenzung auf das rechte Maß. Ort der wohlproportionierten und geformten Flüssigkeitsströme (Blut, Lymphe) ist in der Haut das Corium, insbesondere das obere Corium. Bei der Quaddelbildung gerät die Flüssigkeit aus dem rechten Rhythmus von An- und Abfluten. Weil sie im Gewebe festgelegt wird, findet etwas Ähnliches statt wie eine Gerinnung. Das Gewebe quillt auf und schwillt (Abb. 2).

In der Epidermis wird in den sterbenden Keratinozyten der Ätherleib frei und steht dem Astralleib zur Verfügung. Dieser schafft durch die freien Nervenendigun-

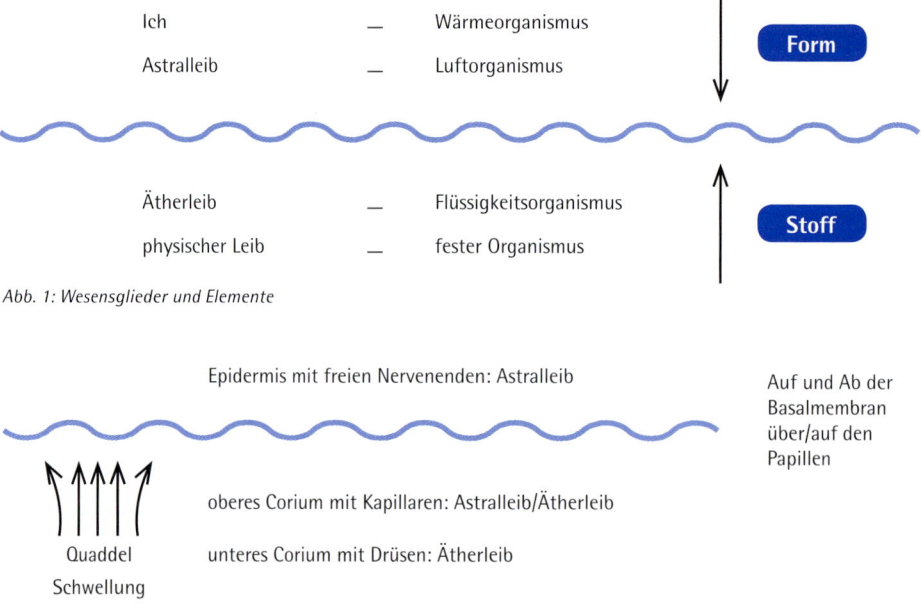

Abb. 1: Wesensglieder und Elemente

Abb. 2: Quaddel und Wesensglieder

gen Bewusstsein. Dem steht das völlig unbewusste Geschehen des unteren Coriums gegenüber, in dem der Ätherleib in den Drüsen die Sekrete aufbaut. Zwischen diesen beiden Polen vermittelt das obere Corium mit seinen geordneten Flüssigkeitsströmen, in denen Astralleib und Ätherleib ineinanderwirken. Hier entsteht die Urtica. Diese Schicht befindet sich bewusstseinsmäßig im Traumzustand.

Alle vier Seinsebenen, alle vier Wesensglieder geben sich im Hautorgan des Menschen jeweils einen eigenen leiblichen Abschluss: Das Ich schafft sich eine Grenze zur Außenwelt durch das Blut mit Schwerpunkt im Papillarkörper des oberen Coriums. Der Astralleib schließt sich ab durch die Nerven der Haut (das „Nervenkostüm") mit Schwerpunkt bei den freien Nervenendigungen der Epidermis. Der Ätherleib lebt stark in den Drüsen, deren Schwerpunkt mit Talg- und Schweißdrüsen im unteren Corium liegt; hier schafft sich der Ätherleib einen Abschluss. Die physische Ebene ist in der ernährenden Funktion des Organismus zu finden, die alle Schichten der Haut durchdringt und in der Epidermis Halt macht (Steiner. GA 128, 26.3.1911). Dies lässt sich wie folgt zusammenfassen:

Ich	Blut
Astralleib	Nerv
Ätherleib	Drüsen
Physischer Leib	Ernährung

Wie wir gesehen haben, spielt sich das Geschehen beim Zustandekommen einer Quaddel in dem Kräftewirken zwischen Astralleib und Ätherleib ab. Dies wird unterstrichen durch die enge anatomische Beziehung zwischen peripheren Nerven und Mastzellen. Die im oberen Corium stehenden Mastzellen bauen drüsenähnlich das Histamin und andere Mediatoren auf und können damit als Wirkensfeld des Ätherleibes angesehen werden. In den benachbarten Nerven wirkt der Astralleib. Eine ähnliche Beziehung besteht bei der chronischen Urtikaria zwischen eosinophilen Granulozyten und peripheren Nervenfasern in der Dermis. Die Eosinophilen sind in direkter Nähe der Neurone nachweisbar und produzieren Neurotrophine, Neuropeptide und neurotoxische Granulaproteine. Sie spielen neben den Mastzellen eine Rolle bei der Auslösung von Entzündung und Juckreiz bei der Urtikaria (Raap et al. 2010).

Es ist interessant, dass bei Patienten mit chronischer Urtikaria Juckreiz und Urticae meistens in der Nacht und am Abend auftreten (Raap et al. 2010). Zur Nachtzeit während des Schlafs haben sich die oberen Wesensglieder aus der belebten Physis gelöst; jetzt wird die Neigung zur Entbändigung des Ätherleibes im Flüssigen als Quaddel manifest. Die chronische Urtikaria tritt bei Frauen doppelt so häufig auf wie bei Männern (Weller et al. 2010). Die weibliche Konstitution mit der Betonung der Kräfte der belebten Physis ist offenbar zur Urtikaria prädisponiert. Es findet sich eine Häufung in der dritten und vierten Lebensdekade (Weller et al. 2010), zur Zeit des Vitalitätsmaximums der Biografie.

4.2 Gemeinsamkeiten von Urtikaria und Heuschnupfen

Die Urtikaria hat einige wichtige Gemeinsamkeiten mit dem Heuschnupfen, der Rhinitis und Conjunctivitis allergica. Bei beiden Krankheitsbildern ist der Wasserorganismus lokal entbändigt, bei der Urtikaria im Hautorgan, beim Heuschnupfen an den Schleimhäuten von Nase und/oder Auge. Beide Krankheitsbilder weisen eine häufige pathogenetische Beteiligung des Immunglobulin E auf. Bei der Urtikaria wird die Degranulation der Mastzellen durch Komplementaktivierung, Zytokine, neurale Einflüsse, direkte Histaminliberatoren, vor allem jedoch in erster Linie durch Immunglobulin-E-abhängige Reaktionen ausgelöst. Es kann das Gesamt-Immunglobulin E im Serum erhöht sein und/oder auch das spezifische Immunglobulin E als Ergebnis einer Antikörperbildung gegenüber bestimmten Stoffen der Umgebung. Es liegt dann eine humoral vermittelte (= durch die Säfte des Organismus vermittelte) Allergie vom Soforttyp (Typ I) vor. Das mit Sekretion einhergehende Geschehen im Feuchten weist meistens auf eine organische Hysterie hin, bei welcher der Stoffwechsel des unteren Menschen präponderiert und aus der Form gerät (Madeleyn 1986). Wenn „im Unteren, also im Nahrungsaufnehmen und im Verdauungsapparat im weiteren Sinne, präponderiert dasjenige, was die inneren chemischen oder auch organischen Kräfte der aufgenommenen Nahrung sind", wenn also „das Obere nicht stark genug ist in seinem Entsprechen, um das Untere wirklich ganz zu durchfassen, um es gewissermaßen ganz zu durchkochen ... zu durchätherisieren ... dann ist im menschlichen Organismus ein eigentlich nicht zu ihm gehöriger präponderierender Vorgang" der Außenwelt. Es kommt zu „Unregelmäßigkeiten des Stoffwechsels, die eigentlich Außenprozesse sind ihrem Wesen nach" (Steiner. GA 312: 40–41). Gegen die in das Blut aufgenommenen Fremdstoffe werden Antikörper gebildet (Immunglobulin E), und die Orte der Reaktion an den Schleimhäuten von Nase und Augen beim Heuschnupfen und an der äußeren Haut bei der Urtikaria treten als Versuch des Organismus, am falschen Ort zu verdauen, in Erscheinung. Die Gemeinsamkeit von Urtikaria und Heuschnupfen wird unterstrichen durch eine 2007 veröffentlichte schwedische Studie, die eine signifikante Assoziation von Urtikaria und Birkenpollenallergie bei Schulkindern fand (Hesselmar et al. 2007). Die Möglichkeit der Auslösung von urtikariellen Schüben durch Aeroallergene ist seit Langem bekannt.

Nebenbei sei darauf hingewiesen, dass der makroskopische Blick auf die Symptomatik von Erkrankungen an Haut und Schleimhäuten helfen kann, mikroskopische und biochemische Details des Abwehrgeschehens in übergreifende, konstitutionelle Zusammenhänge einzuordnen. So lässt sich die in Tabelle 1 gezeigte Polarität ins Auge fassen:

Diagnosen	Urtikaria, Rhinitis und Conjunctivitis allergica	Neurodermitis, allergisches Kontaktekzem
Erscheinungsbilder	Quaddeln, Nasenlaufen, Augentränen	Trockene Schuppung, Juckreiz
Kräftegeschehen	Stoffkräfte im Feuchten präponderieren	Formkräfte präponderieren
Allergie	Typ I, Soforttyp, humoral	Typ IV, Spättyp, zellulär
Konstitution	Hysterie	Neurasthenie

Bei Urtikaria und Heuschnupfen überwiegt das Element des Wässrigen. Haut und Schleimhaut quellen auf, sezernieren und bekommen Ähnlichkeit mit der Dünndarmschleimhaut. Es liegt eine hysterische Konstitution zugrunde. Bei Neurodermitis und allergischem Kontaktekzem überwiegt die Tätigkeit des Nerven-Sinnes-Systems mit seinen Beziehungen zu den austrocknenden Elementen von Licht und Luft. Dieses weist auf die neurasthenische Konstitution hin. Diese konstitutionellen Verhältnisse spiegeln sich im Allergietyp: Der Soforttyp ist an biochemische Verhältnisse gebunden; das Immunglobulin E als komplexes Eiweiß findet sich im flüssigen Blutserum. Der Spättyp dagegen ist an Zellen gebunden, somit an morphologische Strukturen (sensibilisierte T-Lymphozyten). Die Morphologie kommt hier zwar auf primitiver Ebene zum Zuge; sie zeigt aber damit doch im Gegensatz zur Allergie vom Soforttyp das Wirken von Formkräften.

Eine weitere Gemeinsamkeit von Urtikaria und Heuschnupfen ist die bei beiden Krankheitsbildern zwar seltene, aber durchaus mögliche Temperaturerhöhung. Daher spricht man auch vom Nesselfieber und vom Heufieber. Die Reaktion des Wärmeorganismus zeigt an, dass die Ich-Organisation in das Krankheitsgeschehen eingreift.

Da keine Angaben von R. Steiner zur Urtikaria überliefert sind, liegt es angesichts ihrer inneren Verwandtschaft mit dem Heuschnupfen nahe, die zahlreichen, ergiebigen Angaben Steiners zu diesem Krankheitsbild hinzuzuziehen. So charakterisiert Steiner den Heuschnupfen als „eine sehr starke konstitutionelle Erkrankung". Die Konstitution betrifft das Verhältnis zwischen Seele und Körper, die Art und Weise, in der sich die Seele im Körper einrichtet, festsetzt (von lat. constituere = einrichten, feststehend machen). Damit ist auf das Verhältnis der oberen zu den unteren Wesensgliedern hingewiesen und auch auf die spezielle Beziehung von Astralleib und Ätherleib. „Die führt aber zuletzt darauf zurück, daß peripherisch im Menschen auftritt ein Nachlassen des astralischen Leibes mit seinen Kräften. – Und wissen wir, daß dieses Heufieber darauf beruht, daß der astralische Leib in bezug auf gewisse Funktionen nachläßt, nicht herandringt bis an den physischen Leib und ätherischen Leib, so muß es uns zunächst daran liegen, diesen astralischen Leib innerlich zu energisieren, auf seine eigentlichen Funktionen zurückzuführen." (Steiner. GA 319: 103–104)

Zusammen mit I. Wegman beschreibt R. Steiner den Heuschnupfen ganz ähnlich: „Der Ätherleib überwiegt in seinen Kräften, und der astralische Leib zieht sich zurück, hat die Tendenz, nicht richtig in den ätherischen und physischen Leib einzugreifen." Die geordnete Einwirkung des Astralleibs – und dadurch auch der Ich-Organisation – ist gestört. „Astralischer Leib und Ich-Organisation werden überempfindlich, und es erklären sich auf diese Weise auch die ... anfallsweise auftretenden Reaktionen auf Sinneseindrücke wie Licht, Wärme, Kälte, Staub und ähnliches." Die Therapie besteht in einer „Anregung des Astralleibes in der Richtung nach dem Ätherleib hin" (Steiner, Wegman. GA 27: 134).

Wenn also der Astralleib beim Heuschnupfen aus seiner Verankerung in den unteren Wesensgliedern herausgelockert ist, dann sind damit auch die Einflüsse des Luftorganismus mit seinen Formkräften auf den Flüssigkeits- und festen Organismus geschwächt. Äußerer Ausdruck davon ist die Entbändigung des Wasserorganismus mit dem Nasenlaufen und Augentränen beim Heuschnupfen und der Quaddel bei der Urtikaria.

4.3   Lockerung des Astralleibs

Beim Zustandekommen sowohl der Urtikaria als auch des Heuschnupfens ist also das unregelmäßige, ungesunde Verhältnis des Astralleibs zur belebten Physis ursächlich beteiligt. Daher sollen die Äußerungen des Astralischen im Folgenden etwas näher betrachtet werden: Das Astralische lebt in Sympathie und Antipathie. Es hat also zwei Gesichter; es ist zwittrig. Die Gefühle und Empfindungen als ein Inhalt des Seelischen können plötzlich vom Positiven ins Negative und umgekehrt umschlagen. So können plötzlich auftretende Symptome auf die unregelmäßige Tätigkeit des Astralleibs zurückgehen.

Die gesunde, harmonische Tätigkeit des Astralleibs im Hautorgan vollzieht sich in dreierlei Art: In der Epidermis ist der Astralleib frei tätig, gestützt auf die freien Nervenenden und das Absterben der Keratinozyten. Im oberen Corium taucht der Astralleib in regelmäßigem Rhythmus in die belebte Physis ein und wieder auf. Im unteren Corium und in der Subkutis ist der Astralleib dagegen mithilfe der umfassenden Tätigkeit der Niere dauerhaft in den Stoffaufbau der belebten Physis eingetaucht.

Bei der Urtikaria gerät die Tätigkeit des Astralleibs im Wesensgliedergefüge der Haut (und eventuell auch des Gesamtorganismus) in eine einseitige Lockerung. Dabei bekommt das klinische Erscheinungsbild der Urtikaria einen unschwer zu erkennenden zweifachen, zwittrigen Charakter in Raum und Zeit.

> Die gesunde Tätigkeit des Astralleibs schwingt zwischen Polen, zum Beispiel auf der das Tagesbewusstsein vermittelnden Ebene des oberen Menschen zwischen Sympathie und Antipathie und auf der im Schlafbewusstsein tätigen Ebene des unteren Menschen zwischen Einscheidung und Ausscheidung. Wenn die Symptomatik der Urtikaria ebenfalls polar ist, kann uns das auf die besondere Beteiligung des Astralleibs hinweisen. Das klinische Geschehen weist sozusagen den Fingerabdruck des Astralischen auf.

4.4 Charakterisierung der Urtikaria

4.4.1 Räumlicher Charakter und Morphologie

Das klinische Erscheinungsbild ist monomorph; Ätiologie und Pathogenese sind dagegen äußerst vielfältig. Es können somatische oder seelische Ursachen (räumliche und „außerräumliche" Ursachen) bestehen.

Die Urticae können millimetergroß (papulöse Urtikaria) oder handtellergroß (großflächige Urtikaria) sein. Sogar ganze Körperareale können flächig urtikariell verändert sein. Ihre Farbe kann hellrot (Urticaria rubra) oder blassgelblich (Urticaria porcellanea) sein. Der Sitz der Schwellung kann oberflächlich oder tief sein.

Die bewegte Flüssigkeit „gerinnt" zur Quaddel. Selten kann es bei Kindern zur Blasenbildung kommen.

4.4.2 Zeitlicher Charakter

Der Verlauf ist akut oder chronisch bzw. chronisch-rezidivierend. (Die akute Urtikaria ist fünf- bis zehnmal häufiger als die chronisch-rezidivierende Urtikaria.) Die einzelne Quaddel ist flüchtig; der Quaddelschub zieht sich zeitlich oft in die Länge.

Die akute Urtikaria mit guter Prognose tritt vorwiegend bei Kindern auf; die chronisch-rezidivierende Verlaufsform meist bei Erwachsenen (Männer:Frauen = 1:2). (Genauer gesagt: Die akute Urtikaria ist auch beim Erwachsenen die häufigere Verlaufsform; zudem gibt es in dieser Lebensphase die chronisch-rezidivierende Form, die therapeutisch wesentlich schwerer zugänglich ist und in der Kindheit fast nicht vorkommt.) Angioödeme (tiefe Schwellungen) können Anzeichen hoher Krankheitsaktivität sein oder einzige Manifestation der chronisch-rezidivierenden Verlaufsform.

Dieses zwittrige Erscheinungsbild der Urtikaria weist also auf die maßgebliche Beteiligung des Astralleibes beim Krankheitsgeschehen hin. Interessant ist, dass die oft schwere Symptomatik eines urtikariellen Schubs keine bleibenden Schäden der Haut, keinerlei Zerstörung, hinterlässt. R. Ernst schreibt im Kapitel über die Effloreszenzen: „Die Urtica protzt, sie steht im Saft, sie schießt hierhin und dorthin, aber hinterlässt keine Spuren." Die Maximalvariante, das Quincke-Ödem, lässt zum Beispiel den Kopf des Patienten zum Ballon anschwellen, sodass jedes Erkennen des Individuums über das Antlitz unmöglich wird. Wenige Stunden später ist die ganze eindrückliche Symptomatik wieder verschwunden wie ein Spuk; die individuellen Gesichtszüge sind wiederhergestellt. Die Antwort des Patienten auf den Juckreiz ist ebenso wenig zerstörend: Er kratzt nicht, er reibt, kneift oder kühlt die juckenden Hautareale (Raap et al. 2010). Diese Phänomene zeigen, dass die Tendenz der Lockerung des Astralleibes aus der belebten Physis immer nur zeitlich begrenzt ihre physischen Folgen hat.

4.4.3 Auftreten im Säuglings- und Kindesalter

Im Säuglingsalter kommt die Urtikaria praktisch nicht, im Kleinkindalter selten vor. In dieser frühen Lebensphase sind Astralleib und Ich-Organisation intensiv mit dem Aufbau der belebten Physis befasst. Eine Lockerung des Astralleibes aus dem Körper als Vorbedingung für die Urtikaria ist hier fast unmöglich.

4.5 Ursachen

Wie wir bereits gesehen haben, können die Ursachen der Urtikaria in einem abnormen Wirken der Wesensglieder im Wesensgliedergefüge liegen. Drei verschiedene Ursachengruppen lassen sich unterscheiden (Abb. 3):
1. Die oberen und die unteren Wesensglieder rücken auseinander; dadurch fehlen Formkräfte auf ätherischer und physischer Ebene.
2. Die Ursachen liegen in der belebten Physis mit Unregelmäßigkeiten im Stoffwechsel.
3. Die Ursachen liegen in der mittleren Seelentätigkeit, dem Fühlen, mit unmittelbaren Wirkungen auf das Zusammenwirken von Astralleib und Ätherleib.

Stellt man die Dreigliederung des Organismus ins Zentrum der Betrachtung, können die Ursachen im Rhythmischen System liegen oder im Stoffwechselmenschen (Abb. 4).
Betrachtet man bei der Ursachensuche der Urtikaria den dreifachen Substanzstrom im menschlichen Organismus (Steiner, Wegman. GA 27, Kap. V), können die Ursachen der Urtikaria im Bereich des unteren und mittleren Stroms liegen. Im unteren Strom wird durch die vornehmlich von der Leber ausgehende Tätigkeit des Ätherleibes tote

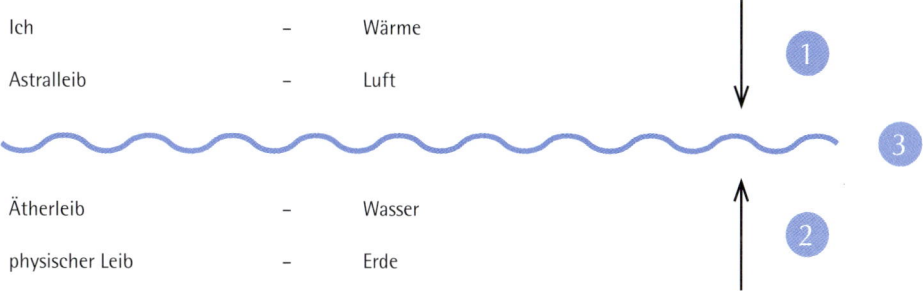

Abb. 3: Ursachenfelder der Urtikaria und Wesensglieder

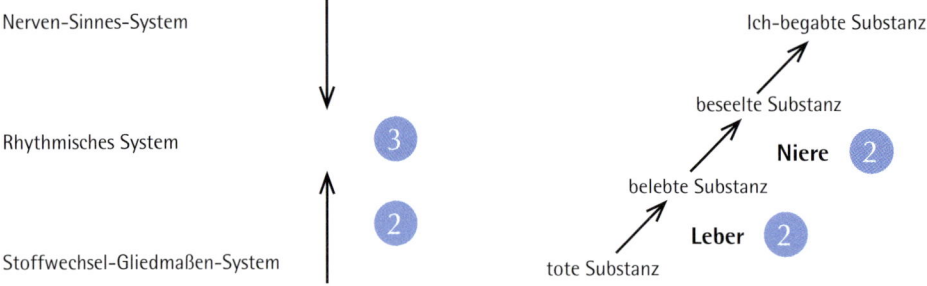

Abb. 4: Ursachenfelder der Urtikaria und Dreigliederung   Abb. 5: Ursachenfelder der Urtikaria und Stoffwechsel

Substanz aus der Pfortader in belebte, lebendige Substanz umgewandelt. Im mittleren Strom wird belebte Substanz aus der Leber in beseelte Substanz verwandelt. Diese Verwandlung vollzieht sich unter der Wirksamkeit des Astralleibs, die dem Organismus durch die Niere vermittelt wird. Mit dem Bild vom dreifachen Substanzstrom lassen sich die Ursachen der Urtikaria im Stoffwechsel (Abb. 5) näher beschreiben. Demnach können also Ursachen der Urtikaria in einer Leberfunktionsstörung oder in einer Nierenfunktionsstörung liegen.

4.5.1 Auseinanderrücken der Wesensglieder

Das Auseinanderrücken von Astralleib und Ätherleib (bzw. der oberen und der unteren Wesensglieder) macht Astralleib und Ich-Organisation überempfindlich gegenüber „Licht, Wärme, Kälte, Staub und ähnlichem" (Steiner, Wegman. GA 27: 134). Wenn die oberen Wesensglieder gut eingetaucht sind in die unteren, sind sie vor Reizen von außen geschützt wie eine Schnecke im Gehäuse – außerhalb ihres Gehäuses ist die Schnecke verletzlich. Wenn der Astralleib den Ätherleib nicht durchdringt, wird dieser formlos und „schlägt Wellen"; jener wird durch alle möglichen Reize erregt. Im Bild gesprochen, bewirkt ein schlecht inkarnierter Astralleib im Luftraum über dem Wasser den ätherischen Sturm, der das Wasser bewegt. Dies kann zu folgenden Urtikariaformen führen:
- Urticaria factitia (mechanisch bedingt),
- Kälteurtikaria,
- Wärmeurtikaria,
- Lichturtikaria,
- Urtikaria auf Röntgenstrahlen.

4.5.2 Stoffwechsel

Im Stoffwechsel-Gliedmaßen-System des Menschen sind die oberen Wesensglieder ganz in die belebte Physis eingetaucht, um die Impulse für die innere und äußere Bewegung des Stoffes zu geben. Stoffe, die der Mensch aus seiner Umgebung als Nahrung aufnimmt, müssen durch die Verdauung vollständig ihres Fremdcharakters entledigt werden. Dabei hat die Verdauungstätigkeit mit dem Eiweiß die meiste Arbeit, denn diesem haftet am intensivsten das Fremdätherische des pflanzlichen oder tierischen Organismus an, aus dem es stammt. Kohlenhydrate und Fette sind diesbezüglich sehr viel leichter zu verdauen. Die in den Funktionen des Magen-Darmtrakts tätigen oberen Wesensglieder bewirken „scharfe" Verdauungssäfte, die das Fremdeiweiß abzubauen vermögen und das Fremdätherische zur Ausscheidung bringen. Sind die oberen Wesensglieder nicht stark genug, um das aufgenommene Eiweiß ganz abzubauen, bemächtigt sich der Ätherleib des Eiweißes, „das noch fremde Ätherwirkungen enthält. Der Mensch erhält in seinem eigenen Ätherleibe eine Summe von Wirkungen, die nicht hineingehören. Diese müssen auf unregelmäßige Art ausgeschieden werden. Es entsteht eine krankhafte Ausscheidung." (Steiner, Wegman. GA 27: 56–57)

Ein Beispiel für eine krankhafte Ausscheidung ist die Albuminurie. Bei dieser schieben sich Eiweiße in die im Wässrigen und Salzigen sich vollziehenden Ausscheidungsvorgänge der Niere. Die Urtikaria ist ein weiteres Beispiel eines Ausscheidungsvorgangs, bei dem Abbauprodukte des Eiweißstoffwechsels („biogene Amine") eine umschriebene Entbändigung des Flüssigkeitsorganismus der Haut auslösen. Allerdings führt das Bemühen des Astralleibs um Ausscheidung bei der Urtikaria zu keiner echten Ausscheidung. Das Ausgeschiedene fällt nur temporär aus dem gesunden Stoffstrom und wird wieder eingefangen, reintegriert. Eine „krankhafte Ausscheidung" in diesem Sinne liegt vor bei folgenden Urtikariaformen:

Urtikaria durch:	
Nahrungsmittel	Allergisch
Arzneimittel	oder
Nahrungsmittelzusatzstoffe	pseudoallergisch
Infekte (Parasiten, Mykosen, Bakterien, Viren, Darminfekte)	

Neben dem Magen und seiner Säureproduktion und den Drüsen der Darmschleimhaut sind weitere große innere Organe an der Verdauungstätigkeit beteiligt. „In Milz, Leber und Galle und in ihrem Zurückwirken auf den Magen haben wir diejenigen Organe, welche die Gesetze der äußeren Welt, aus der wir unsere Nahrungsmittel entnehmen, anpassen der inneren Organisation, dem inneren Rhythmus des Menschen." (Steiner. GA 128: 73) Sicher können wir diesen Organen die Bauchspeicheldrüse hinzurechnen. Eine Schwäche eines oder mehrerer dieser Organe kann zu Störungen im aufbauenden Stoffstrom des Organismus führen, die Ursache einer chronischen Urtikaria sein können.

- *Nierenfunktion*

Das Blut bekommt einerseits mit der Außenwelt Kontakt durch die aufgenommenen Nahrungsmittel, denen die Tätigkeiten von Leber, Galle und Milz entgegenstehen. Dadurch wird die Nahrung „sorgfältig filtriert". Andererseits steht das Blut in der Lunge über die Luft unmittelbar, völlig offen und ohne Abwehr mit der Umwelt in Verbindung. Diese beiden Systeme, das System der großen Welt, das durch die Lungen über die Luft in den Menschen hineinwirkt, und das System der kleinen Welt, das die Nahrungsmittel im Flüssigen und Festen umwandelt, werden im Blut harmonisiert. Der zwischen den beiden Systemen, dem Milz-Leber-Gallen-System und dem Lungensystem nötige Ausgleich wird durch die Niere geschaffen. „Im Nierensystem haben wir dasjenige, was sozusagen harmonisiert die äußeren Wirkungen, die von dem unmittelbaren Berühren des Blutes mit der Luft herrühren, und diejenigen Wirkungen, die vom Inneren des menschlichen Organismus selber ausgehen, in dem die Nahrungsmittel erst dadurch zubereitet werden müssen, daß ihre Eigennatur abgestreift wird." (Steiner. GA 128: 77) Damit ist die Niere als ein Organ beschrieben, dessen Funktion im Stoffwechsel zwischen dem Flüssigen und dem Luftförmigen liegt. Dieses wird von R. Steiner an anderer Stelle genauer beschrieben: „Neben dem, daß die Niere als physisches Organ ein Absonderungsorgan ist ... ist sie in ihrer gasigen Grundlage das Ausstrahlungsorgan für den astralischen Organismus, der nun das Gasige durchsetzt und von da aus unmittelbar das Flüssige und Feste im menschlichen Organismus. So daß wir im Nierensystem dasjenige haben, was uns von der organischen Grundlage aus durchsetzt mit Empfindungsfähigkeit, mit Beseeltheit und so weiter, was uns also durchsetzt mit einem astralischen Organismus." (Steiner. GA 314: 110f) Vor dem Hintergrund dieser Zusammenhänge kann auch in einer gestörten Nierenfunktion eine Ursache für eine chronische Urtikaria gesehen werden.

Hinweise auf den Heilbedarf der Niere bekommt man aus der Wahrnehmung des Patienten als Ganzem durch:
- ein starkes Traumleben,
- ein schwankendes Gefühlsleben („himmelhoch jauchzend – zu Tode betrübt"),
- ein lebhaftes, sprudelndes, schnell wechselndes Gefühlsleben.

Aus weiteren Schilderungen R. Steiners wird dies noch deutlicher: Neben der Leber und dem Herz hat auch die Niere eine Sinnesfunktion, eine „innere Sensitivität" (Steiner. GA 319: 119). Sie ist „Sinnesorgan für die umliegenden Verdauungs- und Ausscheidungsprozesse" und nimmt „in feiner Weise" wahr, was sich darin vollzieht (Steiner. GA 319: 174f). In der Sinnestätigkeit der Niere zeigt sich die Aktivität des Astralleibes. Über den Luftorganismus verhilft ihm die Niere zur Wirksamkeit im Wässrigen. „Das Nierensystem ... bringt das, was es innerlich arbeitet, bis zum Ätherischen hin, das auf den Wogen des lebendigen Wassers schwimmt" (Steiner. GA 218: 60).

Mit diesen Betrachtungen soll die Darstellung möglicher Ursachen der Urtikaria im Stoffwechsel, im Bereich der inneren Bewegung, enden. Jedoch gibt es auch Ursachen der Urtikaria im Bereich der äußeren Bewegung, im Gliedmaßensystem. Folgende Urtikariaformen haben hier ihre Ursachen:
- Anstrengungsurtikaria,
- cholinergische Urtikaria (durch körperliche Bewegung und Wärme bedingt).

4.5.3 Seelische Ursachen

R. Steiner weist darauf hin, wie es „von allerhöchstem Interesse" ist, „daß wir überall für ein jegliches, was in unserer Seele vorgeht, die entsprechenden materiellen Vorgänge in unserem Organismus auffinden können". Es gilt, die „Entsprechungen von Seelenvorgängen und physiologischen Vorgängen im Organismus" zu finden. Das Denken geht einher mit Salzbildung (einseitige Ausbildung an der Haut bei der Neurodermitis) und das Wollen mit Erwärmung (einseitige Ausbildung am Hautorgan bei der Psoriasis vulgaris). „Beim Fühlen haben wir es" zu tun „damit, daß sich innerhalb unseres Organismus das abspielt, was wir nennen können feine Prozesse, die etwa so sind, wie wenn ein Flüssiges halbfest wird. ... Ein Flüssiges wird so halbfest, daß es eine Form annimmt, wie sie etwa ein dickes Eiweiß haben würde, also geradezu eine Koagulierung, ein Festwerden eines Flüssigen." Wir haben es „beim Gefühlsmäßigen mit einem Übergehen aus einem innerlich mehr flüssigen Zustand in einen quellbaren Zustand zu tun. Da wird die Substanz selber in einen dichteren Zustand verwandelt, den man nachweisen kann mit dem hellseherischen Auge als das Bilden kleiner Flöckchen, geradeso wie wenn Sie in einem Glase, in welchem eine bestimmte Flüssigkeit ist, durch bestimmte Vorgänge bewirken könnten den Prozeß einer inneren Flockenbildung, ein inneres Werden einer flüssigen Substanz zu quellbaren kleinen Tropfen." (Steiner. GA 128: 132–134)

Steiner schildert hier sehr bildhaft und detailreich den physiologischen Vorgang, der dem Fühlen parallel geht. Die Beschreibung hat sehr große Ähnlichkeit mit der Entstehung einer Quaddel im Rahmen einer Urtikaria. Dieses wirft die Frage auf, ob

die Urtikaria einhergeht mit Einseitigkeiten des Gefühlslebens, etwa mit „emotionalen Aufwallungen". In einer Dissertation wurde genau dieser Frage nachgegangen und gefunden, dass Urtikariapatienten statistisch signifikant Auffälligkeiten hinsichtlich bestimmter Persönlichkeitsmerkmale aufweisen (Schunter 1986). Man fand:
- eine erhöhte vegetative Erregbarkeit,
- ein erhöhtes Maß an Nervosität,
- eine erhöhte Ängstlichkeit,
- eine erhöhte emotionale Labilität.

Eine zentrale Rolle in der Psychodynamik dieser Patienten spielte die Abfuhr von Affekten wie Wut, Aggression, Angst, Hoffnungslosigkeit, aber auch Freude. Auch wurden auslösende Situationen gefunden, in denen Affekte nicht geäußert werden durften und zurückgestaut wurden. Eine treffende Aussage des Urtikariapatienten gegenüber einem Mitmenschen war: „Du nimmst mir die Luft zum Atmen!" – Damit stimmt die geisteswissenschaftliche Aussage R. Steiners über den physiologischen Vorgang, der das Fühlen begleitet, überein mit modernen psychologischen Beobachtungen an Urtikariapatienten, bei denen starke Emotionen mit Hautsymptomen einhergehen.

Angemerkt sei, dass die oben exemplarisch genannte Dissertation mit ihren Ergebnissen keinesfalls allein da steht. Psychotherapeutisch tätige Hautärzte beschreiben immer wieder (unterdrückte) Emotionen als Auslöser von Urtikariaschüben (Rechenberger 1975, Whitlock 1980, Maguire 1991, Condrau, Schipperges 1993, Lévy 1999). Bei Patienten mit chronischer Urtikaria werden darüber hinaus vermehrt eine depressive Charakterstruktur und mangelnde Durchsetzungsfähigkeit der eigenen Wünsche (Rechenberger 1975), Unbehagen und Wut, Ängste, aggressive Persönlichkeitszüge (Whitlock 1980), schwelende Abneigungen, Verstimmungen, schwelender Ärger, mörderische Wut, verzehrender Zorn und tiefsitzender Groll (Maguire 1991), Hemmungen, Mangel an aggressivem Durchsetzungsvermögen, Angst vor tiefem emotionalem Angerührtsein bei gleichzeitiger Sehnsucht nach Berührtwerden (Lévy 1999) beobachtet. Diesen seelischen Vorgängen ist die Beteiligung des Fühlens als der mittleren Seelentätigkeit gemeinsam. Die starke Bewegung durch das Gefühl, die Emotion, hat direkte Auswirkungen auf die Mitte der Haut in Form der Quaddel.

Bei einer chronischen Urtikaria weisen 30 bis 50% der Betroffenen psychiatrische Komorbiditäten auf, wobei Angststörungen, Depressionen und somatoforme Störungen dominieren (Weller et al. 2010). Auch diese Erkenntnisse unterstreichen den menschenkundlichen Zusammenhang zwischen Fühlen und der Modifikation von Quellungszuständen im Flüssigkeitsorganismus. Bezeichnend ist die Feststellung der Autorengruppe der zitierten Übersicht aus der Hautklinik der Charité, Berlin, zur Frage nach der kausalen Verknüpfung von seelischer Störung und chronischer Urtikaria: „Es bleibt auch zu diskutieren, ob an dieser Stelle unser westlich geprägtes Kausalitätsdenken nicht an seine Grenzen geführt wird" (Weller et al. 2010: 756).

Interessant ist die Steinersche Beschreibung „das Bilden kleiner Flöckchen" und „innere Flockenbildung" als physiologischer Vorgang, der dem Fühlen parallel geht. Dies erinnert sehr an den pathologischen Prozess der Antigen-Antikörperreaktion bei der Autoimmunurtikaria. Dieser liegt eine Brückenbildung von IgG1- und IgG3-Autoantikörpern mit IgE-Rezeptorseitenketten auf Mastzellen und basophilen Leukozyten mit nachfolgender Freisetzung von Mediatoren zugrunde. Die Autoimmunurtikaria ist unter den Formen der chronischen Urtikaria am häufigsten, tritt deutlich häufiger bei Frauen auf, verursacht den größten Leidensdruck und ist am schwersten zu behandeln (Irinyi et al. 2007).

An anderer Stelle beschreibt R. Steiner, wie der Mensch dadurch fühlt, dass „im wachen Leben ... ein fortwährendes Hin- und Hergehen in einem labilen Gleichgewicht stattfindet zwischen Ätherischem und Astralischem" (Steiner. GA 316: 33). Vom ätherischen Organismus geht „sprießendes, sprossendes Leben" aus, vom astralischen Organismus wird dieses abgelähmt. Das Fühlen ist „verknüpft ... mit der Drüsentätigkeit"; in den Drüsen lebt der Ätherleib im Sekretaufbau und der Astralleib in der Sekretion. Bei der Urtikaria ist die drüsenartige Tätigkeit bei den Mastzellen zu finden, die im oberen Corium stehen und über die Ausschüttung von Histamin und andere biogene Amine die Quaddelbildung auslösen. Die durch den Astralleib bedingte Ausschüttung von Mediatoren aus den Mastzellen ist zwar ein wesentlicher Schritt in dem Geschehen, das zur Quaddel führt. Jedoch macht das komplexe Eingreifen des Astralleibs deutlich, dass die verschiedenen Vorgänge im pathogenetischen Ablauf der Urtikaria gleichzeitig ablaufen und nicht im Sinne eines linearen Ursache-Wirkungsgefüges zu denken sind.

- *Urtikaria im Kindesalter*

Eine Sonderstellung nimmt die Urtikaria im Kindesalter ein, die ihren Schwerpunkt in der mittleren Kindheit (Kindergarten- und Schulalter bis zur Pubertät) hat. In dieser Zeit entwickelt sich die Beziehung des Astralleibes zur Körperlichkeit, insbesondere zum Rhythmischen System. Soldner und Stellmann schreiben: „Finden sich als Auslöser der akuten Form vor allem akute Infekte und unverträgliche Nahrungsmittel, so steht bei den meisten Kindern im Hintergrund eine seelische Anspannung und vegetative Labilität, wie sie gerade in diesem Alter häufiger festzustellen ist und organisch mit der Entwicklung des rhythmischen Systems zusammenhängt." Die Unreife des Rhythmischen Systems, seine Labilität und Irritabilität, ist hier die Ursache für die Urtikaria. „Mit der Ausreifung des rhythmischen Systems, der zunehmenden Verankerung des Seelischen im Leiblichen, der Stabilisierung des Kreislaufs in Pubertät und Adoleszenz nimmt die Neigung zur Urtikaria ab." (Soldner, Stellmann 2007: 386)

4.5.4 Zusammenfassung

Unsere Überlegungen zu den Ursachen der Urtikaria sollen beschlossen werden mit der markanten Äußerung eines Lehrbuchautors: „Die Zuordnung zu einer bestimmten Ätiologie und Pathogenese ist häufig nicht möglich: Bei etwa der Hälfte der akuten und zumindest zwei Drittel der Fälle chronisch-rezidivierender Urtikaria bleibt das auslösende Agens und der Pathomechanismus unklar; die Gruppe der idiopathischen Urtikaria ist daher in Wahrheit eine Hauptgruppe." (Fritsch 2004: 210)

Diese Aussage eines Arztes, der hauptsächlich (oder ausschließlich) die analytische Methode der naturwissenschaftlich fundierten Medizin anwendet, ruft geradezu nach der anthroposophischen Menschenkunde, die übergreifende, synthetisierende, zusammenführende Ideen vom menschlichen Organismus in großer Fülle bereit hat, um die Frage nach den Ursachen der Urtikaria damit zu beleuchten.

4.6 Therapie

4.6.1 Heilmittel

Wie wir oben gesehen haben, ist der Heuschnupfen als zurückgehend auf eine Lockerung von Astralleib und Ätherleib anzusehen, sodass die belebte Physis „zentrifugale Wirkungen im Pathologischen" entwickelt (Madeleyn 1986). Für die Urtikaria dürfen wir eine ähnliche Wesensgliederkonstellation voraussetzen. „Da müssen wir ... dem

Krankheitsprozeß einen gleichen Prozeß in polarisch entgegengesetzter Richtung entgegenschicken." Dieses ist möglich durch Anwendung „gewisser Säfte von Früchten, die Schalen haben ... wodurch sich ... innerhalb der Frucht zentripetale Wirkungen zeigen ... Wir treiben ihn [den Astralleib] wieder zurück zum physischen Leib und Ätherleib." (Steiner. GA 319: 103–104) Diese Angaben haben zur Verwendung von Extrakten aus den Früchten von Zitrone *(Citrus medica)* und Quitte *(Cydonia oblonga)* geführt. Es stehen zur Verfügung:

- *Gencydo®* 0,1 % oder 1 % Ampullen (Weleda) oder   täglich oder jeden 2. Tag
- *Citrus e fructibus/Cydonia e fructibus* Ampullen (WALA)   1 Amp. s.c.

Die subkutane Injektion erreicht das Rhythmische System, das bei der Urtikaria in der Haut betroffen ist. Diese Heilmittel sind insbesondere indiziert
- bei Koinzidenz von Rhinitis allergica und Urtikaria,
- bei blonden, hellhäutigen Patienten,
- bei Patienten mit üppiger, wässrig-gestauter Körperlichkeit.

Die in der Brennnessel gehaltene Polarität von Schwefel und Eisen führt zu einer Reihe von Heilmitteln für die Urtikaria. Schwefel durchdringt die Eiweißprozesse des unteren Menschen und durchsetzt sie mit gestaltenden Lichtkräften, während das Eisen die Eiweißprozesse vom oberen Menschen her begrenzt und formt. Folgende Heilmittel kommen in Betracht:

- *Urtica comp.* Ampullen (WALA)   täglich oder jeden 2. Tag 1 Amp. s.c.

Dieses Heilmittel enthält neben der Kleinen Brennnessel *(Urtica urens)* in D2 noch *Conchae* D6 und *Stannum metallicum* D9.

- *Urtica dioica e planta tota* D3 Ampullen (WALA)   täglich oder jeden 2. Tag 1 Amp. s.c.

    oder

- *Urtica Ferro culta Rh* D3 Ampullen (Weleda)   täglich oder jeden 2. Tag 1 Amp. s.c.

Dieses Heilmittel wird durch Düngung der Großen Brennnessel mit Eisen im ersten Jahr und Düngung mit den kompostierten Pflanzen der jeweiligen Vorjahre über zwei weitere Jahre hergestellt. Hierdurch wird die Wirksamkeit des Eisens in der Brennnessel verstärkt. Das Heilmittel ist indiziert bei Urtikariapatienten mit Anämie und bei sehr hellhäutigen, blonden Patienten mit starkem Schwefelprozess. Alternativ ist anzuwenden:

- *Solutio Ferri comp.* D3–D6 Dilution, Ampullen (Weleda)   3 × 10 Trpf. v.d. E. oder jeden 2. Tag 1 Amp. s.c.

Dieses Heilmittel ist eine mineralische Komposition nach dem Modell der Großen Brennnessel; seine Indikation wird weiter unten beschrieben.

Die Auster ist ein Heilmittel für die Urtikaria, weil sie die Polarität einer festen, geformten Schale und eines weichen, relativ ungeformten Inneren aufweist. Die Auster treibt zusammen mit dem kohlensauren Kalk eine (für ihre Organisation) zu starke seelisch-geistige Tätigkeit aus sich heraus. Als Heilmittel gegeben, wirkt sie genau umgekehrt und fördert die bessere Durchdringung der belebten Physis durch die oberen Wesensglieder. Als Heilmittel ist geeignet:

■ *Aufbaukalk 2* (Weleda) 3 x 1/2 TL v.d.E.

Aufbaukalk 2 enthält 5 % Austernschale und Eichenrinde in D3.

> Exkurs: Nahrungsmittelunverträglichkeiten
>
> Von der Auster als Heilmittel für die Urtikaria fällt ein Licht auf die Meeresfrüchte und Schalentiere, die immer wieder als Auslöser einer Urtikaria vorkommen. Ein tierischer Organismus, der seine Formkräfte durch Schalenbildung aus sich heraussetzt, gewissermaßen ausgliedert, vermag als Nahrung durch den Menschen aufgenommen die Formlosigkeit einer Quaddel auszulösen!
>
> Kuhmilch, Hühnerei, Fisch, Soja und Weizenmehl sind weitere Nahrungsmittel, die im Kindes- und Erwachsenenalter Urtikariaschübe auslösen können, mit oder ohne zugrundeliegende Sensibilisierung. Bei Kuhmilch und Weizenmehl mögen ungeeignete Produktionsmethoden der konventionellen Landwirtschaft ursächlich beteiligt sein. Bei Hühnerei und Fisch handelt es sich um ein relativ ungeformtes Eiweiß. Interessant ist, dass Rindfleisch von Urtikariapatienten mit Nahrungsmittelunverträglichkeit oft gut vertragen wird. Das mag an der hohen Stellung des Rindes als Säugetier in der Tierreihe und an der gewaltigen Verdauungskraft des Widerkäuers liegen.

Ein hervorragendes Heilmittel für die Urtikaria ist das Präparat *Calcium Quercus Globuli velati* oder *Inject/Inject 10* (1 ml und 10 ml) von WALA. Das Calcium darin stammt aus der Asche der Eichenrinde; es ist mit einer Abkochung der Eichenrinde kombiniert (Meyer 2005). Die Eichenrinde ist außerordentlich gerbstoffreich. Gerbstoffe regen den Astralleib an, „seine Tätigkeit auf den Ätherleib auszudehnen" (Steiner. GA 314: 206). Dagegen schafft das Calcium „Ordnung, wenn der Ätherleib zu stark wirkt" (Steiner. GA 327: 134). Dies kann starke Heilimpulse für die Urtikaria bedeuten. Für Kinder mit Urtikaria empfehlen sich:

■ *Calcium Quercus Globuli velati* (WALA) 3 x 5 Glb.v.d.E.

Für Erwachsene mit Urtikaria sind anzuwenden:

■ *Calcium Quercus Inject* (WALA) täglich 1 Amp.s.c.

Im hochakuten Fall und bei generalisiertem Auftreten von Urticae, auch bei Quincke-Ödem empfehlen sich:

■ *Calcium Quercus Inject 10* (WALA) täglich 1 Amp. à 10 ml i.v.,

zusammen mit

■ *Stibium met. praep.* D6 Ampullen à 10 ml (Weleda).

Konstitutionell wirksame Heilmittel bei der Urtikaria sind:

■ *Arsenicum album* D6 Dilution (Weleda) 3 x 10 Trpf.v.d.E.,

- *Phosphorus* D6 Dilution (Weleda) — 10 Trpf. morgens v. d. E.,
- *Apis mellifica* D30 Ampullen (Weleda)

oder

- *Apis ex animale Gl* D30 Ampullen (WALA) — 1–2 x/Woche 1 Amp. s. c.,
- *Quarz* D30 Ampullen (Weleda oder WALA) — 1–2 x/Woche 1 Amp. s. c.,
- *Sulfur* D30 Ampullen (Weleda oder WALA) — 1 Amp./Woche s. c.

Arsen und Phosphor rufen die oberen Wesensglieder zu einer besseren Durchdringung des unteren Menschen auf, Arsen mehr den Astralleib, Phosphor mehr das Ich. Apis fördert die Durchwärmung des Organismus, Quarz mehr dessen Durchlichtung und Sulfur beides. Arsen, Phosphor und Schwefel sind alternativ anzuwenden; Apis und Quarz sind in einer Injektion gut kombinierbar und können auch neben den erstgenannten drei Heilmitteln angewandt werden.

Ist eine Behandlung des Darms und seiner Verdauungskräfte vonnöten, empfehlen sich folgende Heilmittel:

- *Digestodoron®* Dilution, Tabletten (Weleda) — 3 x 20 Trpf. v. d. E. oder 3 x 2 Tabl. v. d. E.

oder

- *Aquilinum comp.* Globuli velati, Ampullen (WALA) — 3 x 10 Glb. v. d. E. oder jeden 2. Tag 1 Amp. s. c.

Diese Heilmittel sind indiziert bei gestörten rhythmischen Bewegungsabläufen der Verdauung, bei chronisch-rezidivierender Obstipation und Diarrhoe sowie bei Maldigestion und Malabsorption.

Bei einem Mangel an Appetit und Kraft, die Nahrung, insbesondere das Eiweiß, abzubauen, empfehlen sich als Heilmittel zur Anregung der Tätigkeit von Ich-Organisation und Astralleib in der Verdauung:

- *Gentiana lutea, ethanol. Decoctum* D1 Dilution (Weleda) — 3 x 10–20 Trpf. v. d. E. beim Erwachsenen

und

- *Gentiana Magen Globuli velati* (WALA) — 3 x 5–10 Glb. v. d. E. für Kinder.

Bei Blähungen und Neigung zu fauligen Diarrhoen ist Birkenkohle *(Carbo Betulae)* indiziert. Dieses Heilmittel reguliert die Wechselwirkung zwischen Sauerstoff und Kohlensäure im menschlichen Organismus und damit die Beziehung des Astralleibs zum Ätherleib. Daher ist *Carbo Betulae* wirksam gegen eine zu starke Tätigkeit des Astralischen in der Verdauung (Steiner. GA 312, 31.3.1920). Man verordnet:

- *Carbo Betulae* D1–D6 Trituration (Weleda) — 3 x 1 Msp. v. d. E.

oder

- *Carbo Betulae cum Methano* D2–D6 Trituration (Weleda) — 3 x 1 Msp. v. d. E.

Zur Behandlung der Leber stehen folgende Heilmittel zur Verfügung:

- *Hepatodoron*® Tabletten (Weleda) — 3 x 1 Tabl. v.d.E. und 2 Tabl. zur Nacht.

Das *Hepatodoron*® ist ein Heilmittel, das allgemein den Aufbaustoffwechsel der Leber fördert. Ihm ist in diesem Buch Kapitel VIII.2 gewidmet. *Hepatodoron*® lässt sich gut mit einem der folgenden Leberheilmittel kombinieren:

- *Anagallis comp.* Ampullen, Globuli velati (WALA) — 1 Amp. s.c. an jedem 2. Tag für Erwachsene und 3 x 5–10 Glb. v.d.E. für Kinder.

Anagallis comp. enthält:
- *Anagallis arvensis e planta tota* D4,
- *Cichorium intybus e planta tota* D6,
- *Silybum marianum e fructibus* D4,
- *Kalium carbonicum e cinere Fagi silvaticae* D6,
- *Taraxacum officinale e planta tota* D4.

Diese Kombination von vier Leberheilpflanzen mit *Kalium carbonicum* geht auf Dr. Ita Wegman zurück, die das Heilmittel 1935 im Klinisch-Therapeutischen Institut in Arlesheim entwickelte. Hiermit ist ein Heilmittel für die umfassende Anregung der ätherischen Lebertätigkeit gegeben (Vogel 1994, Bd. 1: 103).

Löwenzahn *(Taraxacum officinale)* und Wegwarte *(Cichorium intybus)* sind wichtige Leberheilpflanzen, die auch einzeln in Betracht kommen:

- *Taraxacum* ⌀ Dilution (Weleda) — 3 x 10–20 Trpf. v.d.E.

Der Löwenzahn hat eine die abbauende Seite der Leber anregende, den Gallenfluss fördernde und leicht diuretische Wirkung.

Zinn steht als durch den Löwenzahn vegetabilisiertes Metall zur Verfügung als:

- *Taraxacum Stanno cultum* D2 oder D3 Dilution (Weleda) — 3 x 10 Trpf. v.d.E.

Dieses Heilmittel ist indiziert bei Mundtrockenheit, Durstgefühl und eventuell hellen Durchfällen; es belebt die Säftezirkulation der Leber und leberabhängigen Organe (Vademecum 2010: 792).

Die Wegwarte ist eine Leberheilpflanze, die darüber hinaus auf den gesamten dreigliedrigen Menschen wirkt. Sie wirkt durch ihre alkalischen Salze auf das Blut so, „daß es das Blut verhindert, Störungsprozesse aufkommen zu lassen in der Blutflüssigkeit selber" (Steiner. GA 312, 30.3.1920).

- *Cichorium, ethanol. Decoctum* ⌀ (= D1) Dilution (Weleda) — 3 x 10 Trpf. v.d.E.

Blei steht als durch die Wegwarte vegetabilisiertes Metall zur Verfügung als:

- *Cichorium Plumbo cultum* D2 oder D3 Dilution (Weleda) — 3 x 10 Trpf. v.d.E.

Dieses Heilmittel ist besonders bei Überempfindlichkeit auf Nahrungsmittel und ihre Zusatzstoffe indiziert; zudem ist es wirksam bei mangelnder seelischer Abgrenzung und Suchtneigung (Vademecum 2010: 318–319).

Ist eine Nierenbehandlung erforderlich, ist an folgende Heilmittel zu denken:

- *Equisetum arvense, ethanol. Decoctum* D6–D15 Dilution (Weleda) — 3 x 10 Trpf. v. d. E.

  oder

- *Equisetum ex herba* D3–D15 Globuli velati, D6–D15 Ampullen (WALA) — 3 x 10 Glb. v. d. E.

  oder

- *Equisetum arvense Rh* D3–D15 Ampullen (Weleda) — täglich bis jeden 2. Tag 1 Amp. s. c.

Der mit Kiesel gedüngte Ackerschachtelhalm steht zur Verfügung als:

- *Equisetum arvense Silicea cultum* D2 oder D3 Dilution (Weleda) — 3 x 10 Trpf. v. d. E.

Dieses Heilmittel regt bei stärkeren Schwellungen die Formkräfte an. Soll die Schwefelseite im Ackerschachtelhalm stärker wirksam werden, empfiehlt sich der Einsatz von:

- *Equisetum cum Sulfure tostum* D3–D6 Trituration (Weleda) — 3 x 1 Msp. v. d. E.

Dieses Heilmittel wird hergestellt, indem getrockneter Schachtelhalm in schwefelhaltiger Luft geröstet wird; die Ursubstanz enthält 99 Teile Equisetum arvense, Herba und einen Teil Schwefel. Es handelt sich damit um eine sanfte Schwefelwirkung, bei der die für Schwefel typische Verschlechterung der Symptomatik nicht befürchtet werden muss. Dieses Heilmittel fördert die Anregung der Nieren im aufbauenden Stoffwechsel und die Ausscheidung über die Nieren.

Als mineralische Komposition nach dem Vorbild von Urtica dioica steht zur Verfügung:

- *Solutio Ferri comp.* D6 Dilution (Weleda) — 3 x 10 Trpf. v. d. E.

Dieses Heilmittel verstärkt die Nierenstrahlung im aufbauenden Stoffwechsel durch Anregung der oberen Wesensglieder und ist indiziert bei:
- Erschöpfungszuständen,
- psychovegetativer Labilität,
- Hypotonie, Varikosis, Menorrhagie als Hinweise auf ein zu schwaches Eingreifen des Astralleibs im Nierenbereich und Schwäche der Ich-Organisation in der Überwindung der Schwere,
- Müdigkeit, Depressivität, Schlafstörungen und Ängstlichkeit (Vademecum 2008: 288f).

Zuletzt soll *Dermatodoron*® Dilution (Weleda) genannt werden, das besonders bei der Kälteurtikaria gute Wirkung zeigt:

- *Dermatodoron*® Dilution (Weleda) — 3 x 10–20 Trpf. v. d. E. bei Kindern und bis zu 4 x 30 Trpf. v. d. E. bei Erwachsenen.

4.6.2 Förderung der Selbstheilung

Damit sind therapeutische Maßnahmen beschrieben, die vonseiten der belebten Physis die Selbstheilung bei der Urtikaria ermöglichen bzw. fördern. Vonseiten des bewussten Seelenlebens können seelische Auslöser im Gespräch angegangen werden. Dabei ist es wichtig, den Zeitpunkt und die Begleitumstände des Einsetzens der Urtikaria zu eruieren. Die emotionale Befindlichkeit des Patienten zum Zeitpunkt des Krankheitsbeginns ist von ausschlaggebender Bedeutung. Die damalige Situation muss bewusst gemacht und im Bewusstsein gehalten werden (Maguire 1991). Dabei ist die auslösende Situation der Urtikaria oft bewusstseinsnah (Rechenberger 1975). Dämmert Bewusstheit und wird das Licht des Bewusstseins geboren, bringt die Erkenntnis der auslösenden, emotional gefärbten Konfliktsituation eine Symptomlinderung und am Ende die Heilung. Anne Maguire spricht in ihrem ausgezeichneten Buch über die „Urtikariareaktion", die eintritt, „wenn das Ich-Bewusstsein endlich reif dafür ist, bestimmte unbewusste Inhalte oder Sachverhalte zu akzeptieren, Inhalte, die emporgestiegen sind und die Grenzzone zwischen dem persönlichen Unbewussten und dem Bewusstsein erreicht haben – Inhalte also, die angenommen werden können." (Maguire 1991: 117) Die psychotherapeutisch tätige Dermatologin setzt in den Gesprächen mit Urtikariapatienten somit im Grenzbereich zwischen Unbewusstem und Bewusstem an. Dieser Bereich findet sich, anthroposophisch-menschenkundlich gesprochen, in dem Wechselspiel zwischen Ätherleib und Astralleib wieder. Wir haben oben gezeigt, wie hier das Fühlen seine physiologische Basis hat und die Urtikaria ihre pathogenetischen Wurzeln.

■ Literatur

Dieses Kapitel entwickelt die in dem Aufsatz von L. Jachens (2009): Die Urtikaria aus anthroposophisch-menschenkundlicher Sicht. Der Merkurstab 60, 211–220 dargelegten Inhalte weiter.

Condrau, G., Schipperges, H. (1993): Unsere Haut – Spiegel der Seele, Verbindung zur Welt. Zürich.
Fritsch, P. (2004): Dermatologie. Venerologie. 2. Auflage. Berlin, Heidelberg.
GAÄD – Gesellschaft Anthroposophischer Ärzte in Deutschland (Hrsg.) (2010): Vademecum Anthroposophischer Arzneimittel. 2. Auflage. Der Merkurstab Supplement 1.
Hesselmar, R. et al. (2007): Urticaria is associated with birch-pollen sensitization. Pediatr Allergy Immunol 18, 692–695.
Irinyi, B. et al. (2007): Clinical and laboratory examinations in the subgroups of chronic urticaria. Int Arch Allergy Immunol, 217–225.
Lévy, A. (1999): Haut und Seele. Würzburg.
Madeleyn, R. (1986): Die Allergie und ihr Verhältnis zur Hysterie und Neurasthenie. Beiträge zu einer Erweiterung der Heilkunst 39, 99–103.
Maguire, A. (1991): Hauterkrankungen als Botschaften der Seele. Olten.
Maurer, M., Grabbe, J. (2008): Urtikaria – gezielte Anamnese und ursachenorientierte Therapie. Dtsch Arztebl 105, 458–465.
Meyer, M. (2005): Die Eiche – Heilmittel für allergische und dermatologische Erkrankungen. Der Merkurstab 58, 358–364.
Raap, U. et al. (2010): Pruritus bei Urtikaria. Hautarzt 61, 737–742.
Rechenberger, I. (1975): Tiefenpsychologisch ausgerichtete Diagnostik und Behandlung von Hautkrankheiten. Göttingen.
Schunter, M. (1986): Zur Pathogenese der chronischen Urtikaria unter besonderer Berücksichtigung des Einflusses psychogener Faktoren. Dissertation. Ulm.
Soldner, G., Stellmann, HM. (2007): Individuelle Pädiatrie. 3. Auflage. Stuttgart.
Steiner, R. (1975): Physiologisch-Therapeutisches auf Grundlage der Geisteswissenschaft. GA 314. 2. Auflage. Dornach.

Steiner, R. (1978): Eine okkulte Physiologie. GA 128. 4. Auflage. Dornach.

Steiner, R. (1992): Geistige Zusammenhänge in der Gestaltung des menschlichen Organismus. GA 218. 3. Auflage. Dornach.

Steiner, R. (1988): Die Brücke zwischen der Weltgeistigkeit und dem Physischen des Menschen. GA 202. 3. Auflage. Dornach.

Steiner, R. (1982): Anthroposophische Menschenerkenntnis und Medizin. GA 319. 2. Auflage. Dornach.

Steiner, R. (1976): Geisteswissenschaft und Medizin. GA 312. 5. Auflage. Dornach.

Steiner, R. (1975): Geisteswissenschaftliche Grundlagen zum Gedeihen der Landwirtschaft. GA 327. 5. Auflage. Dornach.

Steiner, R. (1980): Meditative Betrachtungen und Anleitungen zur Vertiefung der Heilkunst. GA 316. 2. Auflage. Dornach.

Steiner, R., Wegman, I. (1972): Grundlegendes für eine Erweiterung der Heilkunst nach geisteswissenschaftlichen Erkenntnissen. GA 27. 4. Auflage. Dornach.

Vogel, HH. (1994): Wege der Heilmittelfindung. Band 1 und 2. Bad Boll.

Weller, K. et al. (2010): Chronische Urtikaria. Prävalenz, Verlauf, Prognosefaktoren und Folgen. Hautarzt 61, 750–757.

Whitlock, FA. (1980): Psychophysiologische Aspekte bei Hautkrankheiten. Erlangen.

5. Leberdermatosen

Ein Dermatologe, der mit dem Wissen der an den Universitäten gelehrten und in den Hautkliniken angewandten, naturwissenschaftlich fundierten Medizin gebildet ist, behandelt die wichtigen, häufig auftretenden Dermatosen vornehmlich organzentriert und symptomatisch, d. h. überwiegend von außen. Das Einbeziehen des Zusammenspiels der inneren Organe mit der Haut in die therapeutischen Überlegungen ist ihm fremd. So sieht ein mit dem üblichen dermatologischen Fachwissen gebildeter Arzt es denn auch als völlig unmöglich an, häufige Dermatosen wie etwa die Akne oder das seborrhoische Ekzem über eine Mitbehandlung der Leber bessern zu wollen. In keinem dermatologischen Lehrbuch finden wir Aussagen über einen Leberbezug dieser Hautkrankheiten. Die anthroposophische Menschenkunde gibt dem Arzt nun die Möglichkeit, Zusammenhänge zwischen der Haut und inneren Organen, z. B. Wechselwirkungen zwischen Haut und Leber, zu begreifen und dieses Wissen rationell in der Therapie anzuwenden. Dieses Kapitel stellt grundlegende Ideen einer Menschenkunde von Leber und Haut kurz dar und beschreibt therapeutische Maßnahmen von Hautkrankheiten, die über die Leber zu behandeln sind. Mit dieser Therapie kann eine Abheilung oder zumindest eine deutliche Besserung der Hauterscheinungen erreicht werden.

5.1 Menschenkunde von Leber und Haut

Die Verbindung des Mikrokosmos des menschlichen Organismus mit seiner Umgebung, letztendlich mit dem gesamten Makrokosmos, ist auf dreierlei Art gegeben: Durch die Sinnesorgane kommuniziert das Innere mit dem Äußeren über das Licht. Hierbei ist zu berücksichtigen, dass alles „Sich-Offenbarende" als Licht zu bezeichnen ist, auch das, was z. B. im Ton und in der Wärme erscheint (Steiner. GA 202, 5.12.1920); alle Sinneswahrnehmungen sind also letztendlich Licht (Steiner. GA 202, 10.12.1920). Durch die Lunge stehen Innen und Außen in Verbindung über die lichtdurchflutete Luft. Der Magen-Darmtrakt verbindet den Menschen mit seiner Umgebung durch Flüssiges und Festes, über Wasser und Erde. So sind die Haut als Sinnesorgan und die Leber als Teil des Verdauungssystems beide gleichermaßen wichtige Tore zwischen Mikro- und Makrokosmos.

Die Grenze zwischen Mikrokosmos und Makrokosmos ist durch das Hautorgan gegeben. Es umschließt die Kräfte und Gesetzmäßigkeiten des Mikrokosmos und steht den Einwirkungen der Kräfte des Makrokosmos entgegen. Alle Sinnesorgane stammen aus der Haut und machen sie durchlässig für eine jeweils spezifische Qualität von Kräften des Makrokosmos. Die Leber dagegen stellt eine Enklave des Äußeren ganz im Inneren des Mikrokosmos dar, in die durch die Nahrung die Gesetzmäßigkeiten des Makrokosmos hineingetragen werden. Die polaren Charakterzüge von Haut und Leber lassen sich durch folgende Gegenüberstellung charakterisieren (Bub-Jachens 2003a):

Haut	Leber
Außen	Innen
Große Fläche	Großer Raum
Makroskopisch symmetrisch	Makroskopisch unsymmetrisch
Mikroskopisch unsymmetrisch	Mikroskopisch symmetrisch
Formkraft von außen	Formkraft verinnerlicht
Sinnesorgan mit Stoffwechselfunktion	Stoffwechselorgan mit Sinnesfunktion

Haut	Leber
Formkräfte	Stoff- und Bewegungskräfte
Bewusstsein	Kein Bewusstsein

Das Hautorgan ist makroskopisch symmetrisch gebaut (so wie z.B. ein Hemd zwei Arme und eine Hose zwei Beine hat und damit jeweils symmetrisch ist). Die Leber dagegen mit ihren ungleichen Lappen und ihrer Lage im rechten Oberbauch ist gänzlich unsymmetrisch. Hier treten die Formkräfte, welche die äußere Symmetrie bewirken, zurück. Mikroskopisch dagegen ist das Hautorgan unsymmetrisch aufgebaut; die dreifache Schichtung in Epidermis, Corium und Subkutis sowie die Gefäß- und Nervenversorgung, die Anordnung der Drüsen und der Aufbau der Hautanhangsgebilde weisen keine Steigerung der Formkraft hin zur Symmetrie auf. Lediglich die Keratinozyten sind hexagonal, und auch die Anordnung der einzelnen homogen im Stratum basale der Epidermis verteilten Melanozyten weist ein hexagonales Muster auf. In der Leber ist jede einzelne Leberzelle im gesamten Organ annähernd hexagonal geformt, und auch die äußeren Grenzen eines jeden Leberläppchens zeigen die Hexagonalität. Hierin offenbart sich das Angreifen der Formkräfte vom Inneren der Leber her: Die Leber ist durchgeformt, durchgestaltet. Die Haut dagegen ist von außen von Formkräften ergriffen, die es lediglich bis zu einer Außengestaltung kommen lassen. Nur die Epidermis als äußere, hauchdünne Schicht ist feiner hexagonal durchgestaltet.

Exkurs: Hexagonalität

R. Steiner weist darauf hin, dass sich mit der Hexagonalität Besonderes offenbart: „Darauf beruht ja unser Leben, dass wir fortwährend vom Kopf nach unten sechseckige Kristalle bilden wollen." (Steiner. GA 351: 169) Vom Kopf als dem zentralen Ort des Nerven-Sinnes-Menschen wirken Formkräfte, die, mit dem Licht innigst verbunden, zentripetal aus der Umgebung auf die Sinnesorgane einwirken und im Menschen von oben nach unten dringen. Diese Formkräfte bedienen sich der Kieselsäure in der Peripherie des Organismus. „Der Mensch braucht diese Kraft, diese Kieselsäurekraft, die die Kraft ist, sechseckige Gestaltungen hervorzubringen." (Steiner. GA 351: 169) Sie zwingt die Biene dazu, ihre Waben sechseckig zu bauen; im menschlichen Organismus ist „diese sechseckig wirkende Kraft" (Steiner. GA 351: 170) die Bildnerin hexagonaler Gestaltungen in Haut und Leber.

Die Leber ist das zentrale Stoffwechselorgan, in dem die höchsten geistigen Kräfte des Menschen am tiefsten in die Stofflichkeit eintauchen. Damit gehört die Leber zu den wichtigsten Organen, die den menschlichen Leib zur Offenbarung göttlicher Kräfte machen (Neues Testament, 1. Brief des Paulus an die Korinther, Kap. 6, Vers 19 und 20). Das Kräftegeschehen in der Leber ist, wie in Abbildung 1 dargestellt, polar gegliedert: Das Eintauchen der oberen Wesensglieder in den Stoffwechsel führt auf der Seite des Leberparenchyms zu aufbauenden Stoffwechselleistungen, auf der Seite der Gallebildung zu abbauender Tätigkeit.

Die Haut ist das größte Sinnesorgan, in das die oberen Wesensglieder von außen über den Nerv zentripetal angreifen und von innen zentrifugal über das Blut, eingetaucht in die unteren Wesensglieder, in sie einströmen (Steiner. GA 221, 11.2.1923). Damit ist die Haut in ihrer äußeren Schicht (Epidermis) vorwiegend Sinnesorgan, in ihren inneren Schichten (Corium, besonders unteres Corium, Subkutis) vorwiegend Stoffwechselorgan. In der Haut stehen Blut und Nerv mit der unterschiedlichen Art der Wirksamkeit der Wesensglieder nebeneinander und bilden ein Kräftegleichgewicht. Diese Verhältnisse sind in Abb. 2 schematisch dargestellt.

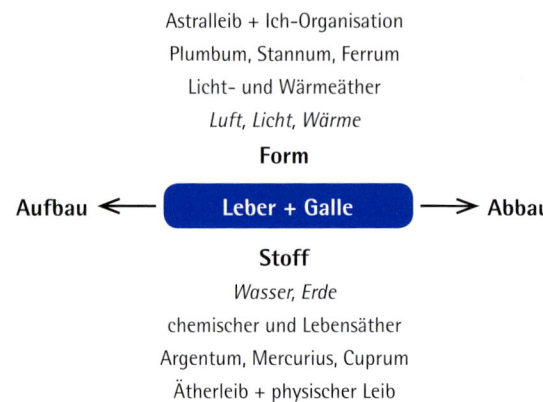

Abb. 1: Das Kräftegeschehen in der Leber

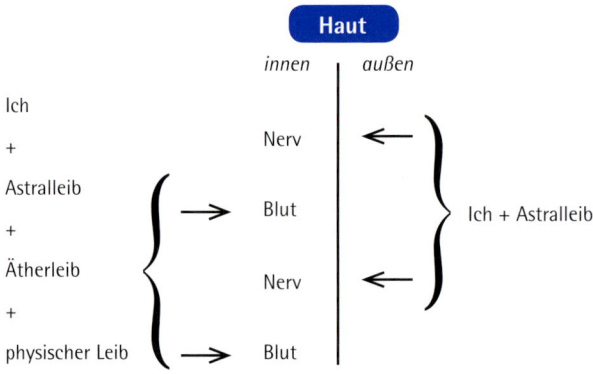

Abb. 2: Haut und Wesensglieder

Abschließend soll noch einmal die Polarität von Stoff und Form in Haut und Leber betrachtet werden: Formkräfte aus dem Makrokosmos werden, vermittelt durch die Planeten Saturn, Jupiter und Mars und ihre Repräsentanten auf der Erde in der Prozessualität von Plumbum, Stannum und Ferrum, über Wärme, Licht und Luft zentripetal auf den oberen Menschen zukommend aufgenommen; dabei wird äußeres Licht in inneres Licht verwandelt. Inneres Licht wird in der Leber gespeichert, z. B. im Sommer für den Winter. Ein äußerer Repräsentant dieses inneren Lichts ist das Vitamin D (Reckert 2009). Daneben finden sich Formkräfte auch in einer Nahrung aus landwirtschaftlicher Produktion, die kosmische Licht-Wärmeeinflüsse mit einbezieht. Stoffkräfte hingegen breiten sich, vom Mikrokosmos der inneren Organe ausgehend, zentrifugal im Organismus aus bis in die Haut, wo sie zum größten Teil Halt machen. Diese Stoffkräfte leben im Wässrigen und Festen und werden vermittelt durch die Planeten Mond, Merkur und Venus und ihre Repräsentanten im Irdischen in den Tätigkeiten von Argentum, Mercurius und Cuprum. Sie müssen sich in gesunder Weise mit Formkräften durchdringen und als durchformte, von Formkräften gebändigte und auf das rechte Maß abgestimmte Stoffkräfte den Formkräften des Makrokosmos in der Haut entgegenstehen.

5.2 Definition der Leberdermatosen

Mit Leberdermatosen sind nicht Hautsymptome bei Lebererkrankungen gemeint, sondern es werden damit eigenständige Dermatosen benannt, die vom üblichen dermatologischen Denken her gewöhnlich nicht im Zusammenhang mit einer Lebererkrankung gesehen werden, die sich aber auf eine anthroposophisch-medikamentöse Lebertherapie hin deutlich bessern und nicht selten darunter auch gänzlich abheilen.

Folgende Erkrankungen können in diesem Sinne als Leberdermatosen bezeichnet werden:
- Akne in der Pubertät und im Erwachsenenalter,
- Rosazea,
- disseminierte Follikulitiden,
- seborrhoisches Ekzem,
- Pityriasis versicolor,
- Mykosen an Haut, Nägeln, Schleimhäuten (inklusive Darm: Candidose),
- Analekzem,
- Prurigo simplex subacuta.

Wir können eine weitere Gruppe von Dermatosen bilden, bei denen die Mitbehandlung der Leber nicht die Regel ist, bei denen die Lebertherapie aber doch immer wieder notwendig und auch bezüglich einer Besserung des Hautzustandes erfolgreich ist:
- Lichen ruber planus,
- Psoriasis vulgaris, Psoriasis arthropathica,
- Seborrhiasis (zwischen seborrhoischem Ekzem und Psoriasis vulgaris stehend),
- Rhinitis allergica,
- polymorphe Lichtdermatose,
- Palmoplantarekzem, vornehmlich die hyperkeratotisch-rhagadiforme Morphe,
- Neurodermitis circumscripta, eher trocken,
- Pruritus generalisatus,
- trockener Hautzustand,
- diffuse Alopezie,
- schlechte Nagelqualität,
- Varikosis, Hämorrhoiden.

Es geht hier also darum, den jeweiligen Hintergrund einer Hautkrankheit zu erkennen, der einen Heilbedarf im Leber-Gallen-Bereich aufweisen kann oder auch nicht. In diesem Zusammenhang ist eine Aussage R. Steiners gegenüber der Ärztin Ilse Knauer interessant: Als R. Steiner am 18. Juni 1924 den „Lauenstein" besuchte, sagte er zu Ilse Knauer, er erwarte, dass sie eine gute Ärztin werde. „Was muss ich tun, um es zu werden?", war ihre Frage. Er antwortete: „Sie müssen sich andere Diagnosen angewöhnen, z.B. ist Epilepsie keine Diagnose, denn es gibt verschiedene Epilepsien." (Selg 2000: 158)

5.3 Wie erkennt man den Heilbedarf im Leberbereich?

Wiederholt macht R. Steiner darauf aufmerksam, dass Leberstörungen schwer zu erkennen sind. Vor Ärzten spricht er von „Schädigungen im Leberleben ... was ja oftmals sehr schwer zu konstatieren ist ..." (Steiner. GA 312: 180) Er führt dies darauf zurück, dass der Patient selbst seine Leberstörung nicht bemerkt; er hat kein Bewusstsein davon. „Daher sind Leberkrankheiten so verborgen, so verschmitzt, weil sie sich nicht durch Schmerz ankündigen." (Steiner. GA 316: 36, Bub-Jachens, 2003b) Der Arzt bekommt den Eindruck, als sei die Leber in besonderer Weise ein Organ, das – im vergleichenden Bild dargestellt – andere Organe vorschickt, damit diese den Arzt auf den Heilbedarf der Leber aufmerksam machen. Diese anderen Organe können z.B. Haut, Gelenke, Darm, Bronchien sein. Die Aufgabe des Therapeuten ist dann, den Hinweischarakter dieser Symptomatik am fernen Ort auf den Heilbedarf im Leberbereich zu erkennen.

> Exkurs: Frankreich und Italien: medizinische Therapie von Leberstörungen
>
> Ein Vergleich der nationalen Eigentümlichkeiten im Umgang mit Krankheiten bei Ärzten und Patienten zwischen England, Frankreich, Deutschland und den USA zeigt, dass das Einbeziehen von Leberstörungen in pathogenetische Überlegungen in Frankreich sehr viel verbreiteter ist als in Deutschland (Payer 1993). So untersuchen französische Ärzte die Leber ihrer Patienten häufiger als britische (und sicherlich auch deutsche) Ärzte, und neun von zehn französischen Patienten glauben, dass ihre Kopfschmerzen von der Leber herrühren. In Frankreich sind nicht selten Dermatologen und Patienten zu finden, die Akne, flüchtige Hautausschläge, Schuppen, Herpes und andere Hautkrankheiten mit der Leber in Verbindung bringen. Pulmologen und Allergologen führen manchmal allergische Reaktionen bei Asthma und Heuschnupfen auf die Leber zurück; dies ist in Deutschland völlig undenkbar. Die Diagnose „geringfügige Leberinsuffizienz" ist in der französischen Medizin nicht selten; die Vorstellungen zur Ätiologie beziehen hier die „Anfälligkeit" von Leber und Gallenwegen sowie die Frage des „Terrains" mit ein, das durch die Leber beim Zustandekommen von Beschwerden in anderen Organen und Organsystemen mitbestimmt wird.
>
> In Italien sind die medizinischen Denkgewohnheiten ganz ähnlich. So weist eine amerikanische Journalistin, die in Venedig lebt, darauf hin, dass im italienischen Volk folgender Grundsatz gilt: „Speisen sind entweder pesante oder leggero, also leicht oder schwer." (Leon 2000) Dies werten wir als Hinweis auf die Neigung des Italieners, auf die Bedürfnisse seines Leber-Gallen-Systems zu achten. Die an der Universität ausgebildeten Allgemeinmediziner ohne naturheilkundliches oder ganzheitsmedizinisches Wissen wenden bei der Behandlung von unspezifischen Ekzemen unterschiedlicher Lokalisation oft Leberheilmittel aus dem Pflanzenreich an. Eine Ratio gibt es für sie dabei nicht, „nur" die Erfahrung, dass eine Besserung oft nicht lange auf sich warten lässt (Dott. Stephano Gasperi, Roncegno/Trentino, mündliche Mitteilung). Für den anthroposophischen Arzt in Italien ist die Mitbehandlung der Leber bei vielen Dermatosen selbstverständlich, und er verfügt daher auch über ein differenziertes Wissen über deren therapeutische Möglichkeiten.

5.3.1 Dunkle Komplexion

Menschen mit braunen/dunklen Augen, braunen/schwarzen Haaren und dunklem Hauttyp neigen eher zu Leberträgheit; dies kann als allgemeine Faustregel gelten, die sich aus der Erfahrung in der Praxis ergibt. (Das ist wohl auch der Grund, dass der Arzt den eher dunklen, italienischen Patienten häufiger an der Leber behandeln muss, als das nördlich der Alpen erforderlich ist.) R. Steiner weist darauf hin, dass der Mensch mit dunklen Augen eine Kraft in seinem Blut hat, „eine ganz starke Kraft ... so dass ... die Nahrungsmittel bis in die Augen" getrieben werden (Steiner. GA 348: 101). „Ein südlicher Mensch, der immer in der Wärme lebt, hat ... die Stoßkraft in seinem Blute, bis in die Augen hinein die Nahrungsmittel zu bringen." Der Arzt bekommt den Eindruck, dass die Leber des Menschen mit dunklem Hauttyp als „Stoffquelle" mehr

Kraft aufbringen muss, um die Schwärze, den dunklen, schweren Stoff in die Peripherie zu treiben. Das Motto beim dunkelhäutigen Europäer scheint anthropomorph ausgedrückt für die Leber zu sein: Wer viel arbeitet, wird eher müde. Diese Arbeitshypothese wird bestätigt durch die Erfahrung, die der Arzt machen kann (wenn er diesbezüglich aufmerksam ist und danach fragt), dass die Fähigkeit des Organismus, die Haut unter Sonneneinstrahlung zu bräunen, nach einer Lebertherapie wieder zunimmt. (Dies kann dem Therapeuten gleichzeitig ein Hinweis dafür sein, dass seine Lebertherapie bei diesem Patienten berechtigt war!) – Interessant ist, dass bei der Schilderung einer 16-jährigen Patientin mit Ekzem, bei der R. Steiner die Behandlung der Leber empfahl, sowohl von Ita Wegman als auch von Hilma Walter erwähnt wurde, dass die Augen und Haare der Patientin dunkel gefärbt waren (Wegman 2000, Walter 1999).

Der flüchtige und oberflächliche Leser dieser Ausführungen R. Steiners zu den konstitutionellen Besonderheiten eines Europäers mit dunkler Komplexion könnte zu dem vorschnellen Urteil kommen, Steiner wolle damit die vermeintliche Überlegenheit der einen Konstitution gegenüber der anderen begründen. Derartige Bestrebungen gibt es bei R. Steiner nicht. Ganz im Gegenteil beinhaltet die Anthroposophie philosophisch-ethische und gesellschaftliche Anschauungen, welche die grundsätzliche Gleichwertigkeit aller Menschen begründen. Die Angaben R. Steiners setzen jeden unbefangenen, aufmerksamen Betrachter besonderer Merkmale der menschlichen Physis in die Lage, die diesen zugrunde liegenden konstitutionellen Verhältnisse des Gesamtorganismus ins Auge zu fassen, was besonders für den Hautarzt wertvoll ist.

5.3.2 Wechselnde Gesichtsfarbe

Ein weiteres Hautzeichen mit Hinweischarakter auf die Notwendigkeit einer Leberbehandlung ist der häufige Wechsel der Gesichtsfarbe mit Neigung zum Erythem im Bereich des mittleren Gesichtsareals, z.B. bei Genuss heißer Getränke, Temperaturwechsel, nach Sonnenbestrahlung. Das Blut ist offenbar nicht genügend im Stoffwechsel verankert; bei der Rosazea tritt diese Verschiebung der Aktivität des Blutes sehr ausgeprägt in Erscheinung.

5.3.3 Medikamenteneinnahme

Die Einnahme bestimmter Medikamente in der Vorgeschichte ist als Hinweis auf eine eventuelle Leberbelastung wichtig. In der Praxis verursachen am häufigsten synthetisch hergestellte weibliche Geschlechtshormone eine Leberbelastung mit der Folge von Störungen am Hautorgan (Einnahme sowohl zur oralen Antikonzeption als auch zur postmenopausalen Substitution). Diese Hormone werden über die Leber abgebaut und vermögen sie zu schädigen. Damit gehören sie (sowohl Östrogene als auch Gestagene) auch zu den Medikamenten, die eine akute hepatische Porphyrie auslösen können (Ammon 2001). Die Liste dieser Medikamente ist sehr lang und enthält viele häufig gebrauchte Allopathika. Dabei ist die Fähigkeit eines Medikaments, die Hämsyntheseschritte in der Leber zu stören, nur ein Mechanismus von einer größeren Anzahl an Beeinträchtigungen der Leberfunktion.

5.3.4 Allgemeine Anamnese mit Schwerpunkt Leber und Galle

Abschließend seien für das Erkennen des Heilbedarfs im Leber-Gallen-System die anamnestisch wichtigen Angaben zu Erkrankungen von Leber und Galle, zum vegetativen Geschehen (Schlaf, Appetit, Vorlieben und Antipathien bei Speisen, Durst, Verdauung) und Seelenleben (Melancholie, cholerische Ausbrüche, schwernehmender Charakter, siehe auch Bub-Jachens 2003a) genannt. Ein Anstieg der Leberenzyme findet sich gelegentlich. Er ist jedoch keinesfalls eine Forderung dafür, den Therapiebedarf der Leber zu konstatieren. Die routinemäßige Bestimmung der Leberwerte von Patienten mit Leberdermatosen ist nicht notwendig.

5.4 Wie kommt es zu einer Beeinträchtigung der Leberfunktion?

Schon durch die häufige Frage der Patienten in der Sprechstunde: „Wie komme ich zu einer Leberstörung?", wird der Arzt dazu angehalten, sich Rechenschaft über die zahlreichen Möglichkeiten einer Schwächung der Leberfunktion in der heutigen Zeit abzulegen. Gegenüber den Patienten, die durch die üblichen materialistischen Denkgewohnheiten (z. B. toxische Einflüsse, Viren) geprägt sind, muss betont werden, dass es sich um feine Störungen im funktionellen Bereich handelt, die man oft nicht äußerlich mit üblichen Methoden nachweisen kann und deren Existenz letztendlich nur durch den Therapieerfolg einer Leberbehandlung „bewiesen" werden kann.

5.4.1 Lichtmangel

Aus einem Arbeitervortrag stammt der Ausspruch R. Steiners: „Sonnentätigkeit fördert Lebertätigkeit. Mangel an Sonnentätigkeit bringt die Lebertätigkeit in Unordnung." Im selben Vortrag sagt er: „Lebererkrankungen kommen aus Baucherkältungen durch Zusammenschrumpfen der Leber." (Steiner. GA 351: 56) Dieser Hinweis bezieht sich sicher in erster Linie auf die direkte Sonnenbestrahlung, weshalb z. B. ein Italiener unter dem grauen Wolkenhimmel Norddeutschlands leicht depressiv wird. (Depression kann auf Leberstörungen hinweisen.) Aber auch über die Nahrungsmittel kann sich Sonnenmangel ungünstig auf den Menschen auswirken.

5.4.2 Mangelhafte Nahrungsqualität

Dies bekommt heute Aktualität durch die geminderte Nahrungsqualität von Lebensmitteln aus landwirtschaftlicher Produktion nach konventioneller Methode. Diese Methode bezieht die kosmischen Qualitäten von Licht und Wärme nicht mit ein. Dadurch werden die irdischen Einflüsse mit der Wirksamkeit der unteren Ätherarten, die in Erde und Wasser leben, verstärkt. Das vermindert die Wirkungen der Sonnentätigkeit in den Nahrungsmitteln; ihr Fehlen schädigt die Leber, deren wichtigste Aufgabe die Wahrnehmung der Nahrungsqualität ist (siehe auch Bub-Jachens 2003a).

Zu den sogenannten Arbeitervorträgen folgende Nebenbemerkung: Ab dem 2.8.1922 sprach R. Steiner vor den Bauarbeitern am Goetheanum regelmäßig zu Themen, die diese selbst vorschlugen. Die Vorträge wurden während der Arbeitszeit gehalten, waren praxisbezogen und hatten oft erzählenden Charakter. Um sich verständlich zu machen, scheute sich R. Steiner nicht, in extremen Bildern zu sprechen. So erklärt sich auch die hier verwandte Wortwahl, mit der nicht physische Gegebenheiten bezüglich der Leber ausgedrückt, sondern auf Kräfteverhältnisse im Funktionellen hingewiesen werden soll.

Im menschlichen Organismus ist die Leber das Zentralorgan des Lebens. Der Mensch lebt, „und den, der dieses Leben anfeuert, den kann man auch Leber nennen" (Steiner. GA 351: 56). Das Leben verläuft rhythmisch; am meisten ist rhythmisches Leben in der Pflanzenwelt verwirklicht. Mangel an Rhythmus, z.B. bei den Essenszeiten, schädigt die Leber (in Verbindung mit der Milz). Auch das dauernde Trinken der Kleinkinder (z.B. gesüßter Tee aus der Flasche) gehört dazu.

„Die Leber nimmt wahr und ordnet die Verdauung. – Bei dieser ganzen Verdauungstätigkeit, bei der ... abgetötet und wieder belebt wird ... schaut die Leber zu ... – Die Leber ist ein inneres Sinnesorgan. – Die Leber ist eine Art inneres Auge ... das die ganze Darmtätigkeit abtastet ..." (Steiner. GA 347, 82–85) Diese Sinnestätigkeit der Leber wird korrumpiert durch synthetische Nahrungsmittelzusatzstoffe, durch Stoffe, die außerhalb der schöpferischen Gesetzmäßigkeiten stehen, durch die Mensch und Natur entstanden sind. Synthetische Stoffe wie Geschmacksverstärker, Süßstoffe, naturidentische Aromen und Farbstoffe sind dem menschlichen Stoffwechsel fremd und stellen daher prinzipiell eine Belastung insbesondere der Leber dar.

Wiederum vor Arbeitern gibt R. Steiner zweimal den Hinweis auf die mangelnde Milchqualität als Ursache von Leberstörungen: „Wenn man einem 50-jährigen Menschen die Leber herausschneidet und findet, die Leber ist verhärtet, dann ist in den meisten Fällen die Schuld daran, dass der Mensch als ganz kleines Kind, als Säugling, mit der falschen Milch ernährt worden ist." (Steiner. GA 347: 68–69) Und vier Tage später: „Das Kind guckt noch wenig nach der Außenwelt ... um so mehr guckt es nach innen im Fühlen. Das Kind fühlt ganz genau, wenn in der Milch etwas ist, was nicht hineingehört, was herausgeworfen werden muss in die Gedärme, damit es abgeführt wird. Und wenn etwas in der Milch nicht in Ordnung ist, so nimmt die Leber die Krankheitsanlage für das ganze spätere Leben in sich auf." (Steiner. GA 347: 85)

Wir hatten weiter oben bereits erwähnt, dass Kuhmilch aus konventioneller landwirtschaftlicher Produktion oft „falsch" ist in obigem Steinerschem Sinne. Das Gleichgewicht zwischen den oberen und unteren Ätherarten, in dem die Leber steht, muss auch in der Landwirtschaft berücksichtigt werden, damit sie leberverträgliche Nahrungsmittel erzeugen kann. Zudem bewirkt der Einfluss der heutigen, durch westlichen Lebensstil geprägten Kultur, dass der Blick des kleinen Kindes zu früh und zu intensiv in die Außenwelt gerichtet ist. Dadurch werden seelische Kräfte, die organgerichtet in der Leber tätig sein sollten, zu früh im Nerven-Sinnes-Menschen frei. Dieses und die problematische Nahrungsqualität erzeugen die Neigung zu Leberaffektionen. Kuhmilch minderer Qualität kann wiederum auch die Qualität der Muttermilch beeinträchtigen. Die von der stillenden Mutter getrunkene Kuhmilch wird, falls sie nicht richtig im Darm abgebaut werden kann, durch den mütterlichen Organismus über die Brustdrüse entgiftet. So vermag Kuhmilcheiweiß über die Muttermilch an den Säugling zu gelangen.

5.4.3 Nahrungs-/Genussmittelüberfluss

Ein Zuviel an Genießen bei der Nahrungsaufnahme als ein Faktor im Geflecht der die Leber schädigenden Ursachen soll hier als der letzte, von R. Steiner gegebene Hinweis angeführt werden. Vor Ärzten sagte er: „... Es ist gleichbedeutend mit der Entartung der Leber ein im Menschen zu großes, zu stark vorhandenes Genießen." (Steiner. GA 312: 179) Vor Arbeitern stellt er dasselbe derber dar: „... Wenn die Menschen zum Säufer werden, dann ist das nur aus dem Grunde, weil ihre Leber zu gierig wird. –

Wenn man nun zuviel Alkohol trinkt, das heißt, der Leber nachgibt in ihrer Gier nach Alkohol, dann wird sie krank, dann entartet sie durch das alles, wuchert." (Steiner. GA 347: 107)

Einerseits ist ein Mangel an Wahrnehmung der Nahrungsmittel ungünstig für die Verdauung, andererseits wirkt eine übersteigerte Wahrnehmung in der Genusssucht leberschädigend. Die fein abgestufte Wahrnehmung dessen, was der Mensch isst, das Schmecken und Riechen der Nuancen, das dem gesunden Appetit dient, fördert dagegen die Lebertätigkeit.

5.4.4 Leberschädigende Medikation

Abschließend sei auf das Paradoxon hingewiesen, dass eine ganze Reihe von Hautkrankheiten, die wir als Leberdermatosen bezeichnet haben, von dermatologischer Seite mit peroralen Gaben von Medikamenten behandelt werden, die selber die Leber belasten, bzw. diese zu schädigen vermögen. Diese Medikamente sind:
- Vitamin-A-Derivate (Isotretinoin, Acitretin) bei Acne vulgaris, Rosazea, Psoriasis vulgaris, Hyperkeratosis palmoplantaris und Lichen ruber planus;
- orale Antimykotika (Itraconazol, Terbinafin) bei Mykosen und Pityriasis versicolor;
- orale Antikonzeptiva bei Acne vulgaris und sogar bei Seborrhoe.

Der Einblick in die feineren Zusammenhänge zwischen Hautorgan und Leber lässt diese therapeutischen Ansätze ungünstig erscheinen; falls doch auf die o. g. Medikamente zurückgegriffen werden muss, empfiehlt sich parallel dazu die Gabe von *Carduus marianus* zum Schutz der Leberzelle und eine Nachbehandlung mit anderen Lebermitteln der Anthroposophischen Medizin.

5.5 Heilmittel für Haut und Leber

Folgende Heilmittel haben sich bei der Behandlung von Hautkrankheiten über die Leber bewährt:
- *Hepatodoron*® Tabletten (Weleda),
- *Lac Taraxaci* D10/*Parmelia* D10 aa Dilution, Ampullen (Weleda),
- *Anagallis comp.* Ampullen, Globuli velati (WALA),
- *Choleodoron*® Tropfen (Weleda),
- *Chelidonium* Kapseln (WALA),
- *Carduus marianus* Kapseln (Weleda),
- *Taraxacum Urtinktur* Dilution (Weleda),
- *Cichorium, ethanol. Decoctum Urtinktur* Dilution (Weleda),
- *Antimonit* D6 Trituration (Weleda),
- *Stannum metallicum praeparatum* D8 Trituration (Weleda),
- *Quarz* D12–D20 Trituration (Weleda),
- *Sulfur* D6 Trituration (Weleda), Globuli velati (WALA),
- oder *Schwefelbäder*.

Diese Heilmittel sollen im Folgenden kurz besprochen werden.

5.5.1 Hepatodoron® Tabletten (Weleda)

Hepatodoron® (Weleda) regt die Tätigkeit der oberen Wesensglieder auf der aufbauenden Seite des Leberstoffwechsels an. Es fördert die Regeneration des Leberparenchyms bei physischen Leberschäden (Fintelmann 1999). Ist eine Dermatose durch Tätigkeit des Blutes am falschen Ort, durch Dislokation in das Hautorgan, bedingt, fördert *Hepatodoron*® die Rückverlagerung des Blutes in die Leber. Es bereitet dem Blut, im Bild gesprochen, das Bett. Gleiches gilt für die oberen Wesensglieder, die bei einer Dermatose im Hautorgan krankmachend übermäßig tätig sind: *Hepatodoron*® fördert deren Eingreifen in der Leber und damit die Entlastung der Haut. *Hepatodoron*® wird genauer in Kapitel VIII.2 beschrieben.

5.5.2 Lac Taraxaci D10/Parmelia D10 aa Dilution, Ampullen (Weleda)

Das Heilmittel *Lac Taraxaci* D10/*Parmelia* D10 aa Dilution und Ampullen (Weleda) beinhaltet eine starke Polarität, die das polare Kräftegeschehen von Leber und Haut abbildet. Es nimmt Einfluss auf die Wechselwirkung zwischen Leber und Haut und vermittelt zwischen innen und außen, zwischen oben und unten. *Lac Taraxaci* D10/*Parmelia* D10 aa gleicht innerhalb dieser Polarität aus und harmonisiert; insofern ist es ein Heilmittel der Mitte. Ihm ist wegen seiner eminenten Wichtigkeit in der Dermatologie Kapitel VIII.3 gewidmet.

5.5.3 Anagallis comp. Globuli velati und Ampullen (WALA)

Das Kompositionspräparat *Anagallis comp.* Globuli velati und Ampullen geht auf Dr. med. Ita Wegmans ärztliche Tätigkeit im Klinisch-Therapeutischen Institut in Arlesheim 1935 zurück. Es enthält die Leberheilpflanzen *Anagallis arvensis*, *Cichorium intybus*, *Carduus marianus* und *Taraxacum officinale* sowie Kalium carbonicum in jeweils niedriger Verdünnungsstufe zwischen D2 und D6. Das Heilmittel dient der Wiedereingliederung des Astralleibs in den Leber-Gallen-Bereich und fördert gleichzeitig die ätherische Lebertätigkeit.

5.5.4 Choleodoron® Tropfen (Weleda) und Chelidonium Kapseln (WALA)

Choleodoron® Tropfen (Weleda) und *Chelidonium Kapseln.* (WALA) sind wirksam bei funktionellen Gallenwegsbeschwerden, einem besonders bei Frauen sehr häufigen Syndrom. Beide Heilmittel stärken die abbauende Seite des Leber-Gallen-Systems. Wie H. Brettschneider herausgearbeitet hat, liegt den Cholezystopathien eine Unregelmäßigkeit in der Tätigkeit des Astralleibs zugrunde. „Er wirkt hier entweder zu stark oder zu schwach. Das zeigt sich besonders deutlich in der Dichotomie der abdominalen Beschwerden, die entweder mit kolikartigen Schmerzen und Verstopfung einhergehen (dann ergreift der Astralleib den physischen Leib zu stark) oder durch Übelkeit mit Aufstoßen und schmerzlosen Durchfällen geprägt sind (dann werden die Verdauungsprozesse zu wenig vom Astralleib ‚durchgekocht')." (Brettschneider 1995: 243) Der damit beschriebene Symptomenkomplex ist die Hauptindikation von *Chelidonium majus*, dem Schöllkraut, dessen Wurzelstock in beiden obengenannten Heilmitteln enthalten ist. (*Chelidonium Kapseln* [WALA] enthalten zusätzlich noch die Blätter vom Schöllkraut und eine größere Anzahl weiterer heilender Substanzen.) Es entfaltet eine ausgleichende Wirkung auf die polaren, dichotomen Symptome, die durch Unregelmäßigkeiten des Astralleibs verursacht sind.

5.5.5 Carduus marianus Kapseln (Weleda)

Carduus marianus Kapseln (Weleda) (enthaltend die Samen der Mariendistel) sind indiziert bei toxischen Leberschäden, bei physisch manifesten Hepatopathien mit Leberenzymerhöhungen und Fettleber und nach langjähriger Einnahme von leberbelastenden Medikamenten (z. B. oralen Antikonzeptiva). *Carduus marianus* ist angezeigt bei einer Schwäche des Ätherleibs; es ist das Heilmittel, „das speziell den Ätherleib der Leber schützt oder stärkt" (Brettschneider 1995: 248).

5.5.6 Taraxacum Urtinktur Dilution (Weleda)

Taraxacum Urtinktur Dilution (Weleda) ist angezeigt bei einer Kombination aus schwachem Astralleib und geschwächtem Ätherleib, die oft bei Patienten mit einer akuten Hepatitis zu finden ist. Taraxacum dient dabei der Regulation des Astralleibs (Brettschneider 1995). In phytotherapeutischer Dosierung, als Urtinktur gegeben, entfaltet es eine Wirkung direkt auf die Leber.

5.5.7 Cichorium, ethanol. Decoctum Urtinktur Dilution (Weleda)

Cichorium, ethanol. Decoctum Urtinktur Dilution (Weleda) hat das im Vergleich zu anderen Leberheilpflanzen „breiteste Wirkungsspektrum, indem es vom Nahrungsabbau (Bitterstoffe) ... über den Substanzaufbau in Blut und Leber (Kaliumreichtum) bis hinein in das Nervensystem (Kieselsäure) wirkt" (Roemer 2001: 256, Steiner. GA 312, 13.6.1924).

5.5.8 Antimonit D6 Trituration (Weleda)

Parallel zur Anwendung von Heilmitteln aus dem Pflanzenreich empfiehlt sich eine Metalltherapie; *Antimonit* D6 Trituration und D6 oder D10 Ampullen (Weleda) (Grauspießglanz = Schwefelverbindung des Antimon) sind indiziert bei Dermatosen, denen ein Einbruch der Stoffwechselkräfte in das Hautorgan zugrunde liegt. Antimonit befördert die Rückverlagerung dieser Prozesse des unteren Menschen vom falschen Ort in der Haut in das Zentrum des unteren Menschen. Auch wirkt es für die pflanzlichen Leberheilmittel wie ein Geländer im Blut, anhand dessen diese den Weg von außen nach innen und von oben nach unten in die Leber finden.

5.5.9 Stannum metallicum praeparatum D8 Trituration (Weleda)

Stannum met. praep. D8 Trituration (Weleda) ist ein Heilmittel für „die weit über die Leber selbst hinausstrahlenden negativen Folgen eines zu schwachen Astralleibes" mit einer umfassenden Wirkung auf den Gesamtorganismus (Brettschneider 1995: 248). Als Metall ist es ein Heilmittel für die Ich-Organisation.

5.5.10 Quarz D12–D20 Trituration (Weleda) oder Globuli velati (WALA)

Quarz D12–D20 Trituration (Weleda) oder Globuli velati (WALA) normalisiert die Lage des „Waagebalkens" der oberen Wesensglieder zwischen Haut und Leber und leitet eine übermäßige Tätigkeit außen nach innen ab. Hierauf wird im nächsten Abschnitt näher eingegangen.

5.5.11 Sulfur

Sulfur innerlich oder äußerlich als Bad in *Kalium sulfuratum* kann nötig sein, um die physische Leber den ätherischen Wirkungen gegenüber empfänglicher zu machen (Steiner, Wegman. GA 27, Kap. 13).

5.6 Dauer und Verlauf der Therapie

Die Dauer einer Lebertherapie liegt nie unter vier Wochen und beträgt meistens mehrere Monate. Der Heilungsverlauf zeigt nicht selten rhythmische Phänomene: Eine Besserung oder Verschlechterung zeigt sich nach 14 Tagen, wobei es zuvor eine Verschlechterung oder Besserung gegeben hat. Eine Erstverschlechterung der Hautsymptome ist unter einer Lebertherapie nicht selten. Nach etwa vier Wochen kann beurteilt werden, ob der Patient auf eine Lebertherapie anspricht. Manchmal bessert sich der Hautzustand erst nach Absetzen der leberspezifischen Therapie. Manche Patienten zeigen mit einer Verschlechterung des Hautzustandes, der über viele Jahre temporär immer wieder auftreten kann, dass eine erneute „Leberkur" fällig ist. Interessant ist die Beobachtung mancher Patienten, dass sie nach einer Leberbehandlung unter Sonneneinstrahlung wieder besser braun werden. Der behandelnde Arzt kann an derartigen Änderungen von hautkranken Patienten zu Körperfunktionen und Befindlichkeit (z. B. auch Schlaf, Stimmung) auf den Erfolg seiner Lebertherapie schließen und diesen prognostizieren, auch wenn sich der Hautzustand noch nicht gebessert hat.

5.7 Zur Menschenkunde der Leberdermatosen

R. Steiner und I. Wegman weisen auf die Möglichkeit der Wechselwirkung zwischen Haut und inneren Organen hin: „Hat man es zu tun mit Entzündungserscheinungen der Haut, so entfalten da astralischer Leib und Ich-Organisation eine abnorme Tätigkeit. Sie entziehen sich dann den Wirkungen, die sie auf mehr nach innen gelegene Organe ausüben sollten. Sie vermindern die Empfindlichkeit innerer Organe." (Steiner, Wegman. GA 27: 82–83) Folge sind dann z. B. „abnorme Zustände in der Lebertätigkeit" und die Beeinflussung der Verdauung in „unrechtmäßiger Weise". Als Therapie wird die Gabe von Kieselsäure (Quarz) angegeben zur Entlastung der auf die Haut entfallenden Tätigkeiten von Ich-Organisation und Astralleib, sodass „die nach innen erfolgende Tätigkeit dieser Organismen ... wieder freigegeben" wird. Dies ist verständlich, wenn man weiß, dass „der ganze menschliche Organismus" aufgrund der Kieselsäure „von sich gegenseitig beeinflussenden Wahrnehmungen durchzogen" ist, „damit alles in ihm gesund zusammenwirkt" (Steiner, Wegman. GA 27: 77). So dient die Kieselsäure dazu, den menschlichen Organismus zu einer Ganzheit werden zu lassen. Es wird die „Kombination der Kieselsäure mit anderen Mitteln" empfohlen, damit sie an die Organe gelangt, in denen sie benötigt wird (Steiner, Wegman. GA 27: 77, Titze 1986).

Mit der Diagnose muss die „Richtung der Krankheitswirkungen" (Steiner, Wegman. GA 27: 83) festgestellt werden. So kann die Ursache der Kräfteverschiebung der oberen Wesensglieder in einer chronischen Dermatose (z.B. Psoriasis vulgaris, seborrhoisches Ekzem), also außen, liegen, und die Wirkung liegt z.B. im Darm als enterale Candidose, also innen. Hier ist therapeutisch die Kieselsäure angezeigt. Bei der anderen Möglichkeit liegt die Ursache innen, z.B. als Hepatopathie, und die Wirkung der Kräfteverschiebung liegt außen an der Haut, z.B. als Acne vulgaris, Rosazea oder Prurigo simplex subacuta.

In einem Arbeitervortrag beschreibt R. Steiner konkrete Erkrankungsmöglichkeiten der Leber in einer Polarität zweier Grundformen, der Gelbsucht und den Pocken. Interessant für unsere Betrachtung ist nun, dass dabei die Haut mitbetroffen ist. Der Zusammenhang von Leber und Haut wird hier folgendermaßen erläutert: „Der Mensch braucht, wenn er Lunge und Haut zum Atmen hat, auch das Gegenteil, und das Gegenteil liegt in der Leber." Sie ist „das Gegenteil von der Haut-Lungen-Tätigkeit, so dass sich die Leber- und die Haut-Lungen-Tätigkeit ausgleichen. ... Die Leber ist dazu da, immerfort dasjenige zu bewirken, was der Mensch in seiner Beziehung zur Außenwelt hat durch die Atmung, auch innerlich in Ordnung zu bringen." (Steiner. GA 348, 284) Den einen Pol von Krankheitstendenzen durch „Unordnung" in der Leber beschreibt Steiner nun so: „Wenn das Blut dadurch, dass die Leber nicht in Ordnung ist, zu stark in die Leber einläuft und die Lebertätigkeit dadurch eine zu große wird, dann wird zuviel Galle erzeugt, und der Mensch bekommt die Gelbsucht. – Die Gelbsucht also bekommt der Mensch, wenn zu viel Lebertätigkeit sich in den ganzen Körper hinein ergießt." Wenn demgegenüber die Lebertätigkeit zu schwach wird, „dann ist das Blut nicht an der Haut und an der Außenfläche schadlos gehalten. Das Blut, das überall hineinfließt, will sich schadlos halten, und es probiert gewissermaßen das Blut in der Leber, ob die Leber richtig verfährt. Wenn die Leber nicht richtig verfährt, geht das Blut flugs in die Außenseite des Körpers und will sich dort versorgen. ... Es entstehen die Pocken. ... Die Pocken bestehen eigentlich darinnen, dass an der Außenfläche des Körpers oder in der Lunge zu viel geatmet wird, dass dort zuviel Tätigkeit entwickelt wird. Der Mensch wird ganz tätig an der Oberfläche. Dadurch entzündet sich alles, durch diese Tätigkeit" (Steiner. GA 348: 285–286).

Die Krankheitsbilder Gelbsucht und Pocken werden also von R. Steiner als Beispiel für polare Leberfunktionsstörungen verwandt, die durch die Blutzirkulation an die Haut vermittelt werden und sich hier äußern. Zum besseren Verständnis sind folgende Überlegungen hilfreich: Das Blut ist der Mittler zwischen den Polaritäten von Lunge/Haut und Leber. Durch die Atmung werden Luft, Licht und Wärme über Lunge und Haut in den Organismus aufgenommen. Deren Kräfte (Licht- und Wärmeäther) vermittelt das Blut an die Leber, durch deren Stoffwechseltätigkeit sie gebunden werden. Andererseits stellt die Stoffwechseltätigkeit der Leber chemischen und Lebensäther zur Verfügung, die durch das Blut wiederum (unter anderem) an Lunge und Haut vermittelt werden. (Dieses bedingt den Turgor der Haut und das Inkarnat.) Somit nährt die Leber das Blut durch Stoffkraft; Lunge und Haut dynamisieren das Blut durch Formkraft. Ist nun die Leber in ihrer Stoffwechseltätigkeit überaktiv, wird das Blut überernährt mit vermehrt gebildeter Galle. Diese wird vom Blut überall hingebracht, was zur Gelbsucht führt. Ist die Leber jedoch in ihrer Stoffwechselleistung vermindert, sucht das Blut die Nahrung in Haut und Lunge. Dort wird es überdynamisiert und zerstört die Haut: Es entstehen die Pocken. Interessant ist, dass durch Gelbsucht keine Narben in der Haut entstehen; Pocken führen jedoch zur Narbenbildung.

Eigenartig ist der Ausdruck R. Steiners in seiner oben zitierten Beschreibung, dass das Blut „sich schadlos halten" muss. Die Einflüsse der Außenwelt auf Haut und Lunge fügen dem Blut physiologischerweise einen Schaden zu; Licht- und Wärmeäther, aus dem Umkreis in zentripetaler Richtung auf den Organismus zukommend, hinterlassen im Blut einen Eindruck; sie drücken ein. Der Schaden wird durch den Stoffwechsel der Leber, Ausdruck der Aktivität von chemischem und Lebensäther, wieder ausgeglichen; diese Kräfte wirken zentrifugal.

Diese polaren Krankheitstendenzen lassen sich folgendermaßen gegenüberstellen:

Leberüberfunktion	Leberunterfunktion
Lebertätigkeit „zu groß"	Lebertätigkeit „zu schwach"
Zu viel Blut in der Leber	Zu viel Blut in der Haut
Erzeugung von zu viel Galle: Gelbsucht z.B. Prurigo simplex subacuta, intrahepatische Schwangerschaftscholestase	Zu viel Tätigkeit in der Haut: Pocken z.B. Rosazea, polymorphe Lichtdermatose

Bei der Gelbsucht, so wie sie hier von R. Steiner gemeint ist, haben wir eine überschießende Syntheseleistung der Leber bei den Gallensäuren. Ihre abbauende Funktion, die normalerweise auf das Fett im Darm gerichtet ist, ist fehlgerichtet auf die Haut, wohin die Gallensäuren gelangen, indem sie über das Blut den gesamten Organismus überschwemmen. An der Haut bedeuten vermehrte Abbauimpulse eine Verstärkung der Nervenfunktion und Juckreiz. Interessant ist, dass bei kutaner Verabreichung reiner Gallensäuren Juckreiz entsteht (Streit et al. 2002). Ein passendes Beispiel für diese Situation ist die intrahepatische Schwangerschaftscholestase, bei der die Aufbauvorgänge in der Leber des mütterlichen Organismus nicht beherrscht werden. Im Serum sind Transaminasen, Bilirubin und Gallensäuren erhöht; Juckreiz und Ikterus (meistens im dritten Trimenon der Schwangerschaft auftretend) sind Leitsymptome (Kenngott et al. 2002). Die Prurigo simplex subacuta, die auch hepatogene Ursachen haben kann, ist davon quasi eine „Minimalvariante", die wesentlich häufiger vorkommt und jedem Lebensalter auftreten kann. – Beispiele für die Unterfunktion der Leber sind Rosazea und polymorphe Lichtdermatose, die wir in diesem Zusammenhang als „Minimalvarianten der Pocken" ansehen können.

Die Prurigo simplex subacuta kommt bei Frauen häufiger als bei Männern vor. Die Lebertätigkeit des weiblichen Organismus lebt hier offenbar stark im Aufbau der Gallensäuren, ohne dass dieser Aufbau genügend begrenzt und beherrscht ist. Diese Krankheitstendenz ist während der Schwangerschaft, in der ja aller Aufbau verstärkt ist, gesteigert, was einerseits zur intrahepatischen Cholestase, andererseits zur Bildung von Gallensteinen führen kann. Dagegen ist die Rosazea zwar bei Männern nicht häufiger, jedoch intensiver ausgeprägt. Die männliche Konstitution mit der Krankheitstendenz des Abbaus, der Verhärtung, schädigt den Aufbau in der Leber, schafft gravierende Hindernisse im „Blutbett" der Leber. Dies lenkt das Blut intensiver in die Haut als das im weiblichen Organismus der Fall ist. – So zeigt die Prurigo simplex subacuta als Beispiel für die „zu große" Lebertätigkeit eine Verwandtschaft zur weiblichen Konstitution und die Rosazea als Beispiel für die „zu schwache" Lebertätigkeit eine Verwandtschaft zur männlichen Konstitution.

Die Dreigliederung der Haut bietet eine andere Möglichkeit, die Leberdermatosen zu ordnen. Es lassen sich zwei polare Krankheitstendenzen an der Haut erkennen: Einerseits Nerven-Sinnes-betonte Dermatosen, einhergehend mit Juckreiz und einem

Mangel an stoffaufbauender Funktion, andererseits stoffwechselbetonte Dermatosen mit überschießenden Aufbauimpulsen, die vom unteren Corium ausgehen.

Nerven-Sinnes-betonte Dermatosen	Stoffwechselbetonte Dermatosen
Prurigo simplex subacuta	Akne
Analekzem	Rosazea
Neurodermitis circumscripta	Follikulitiden
Lichen ruber planus	(Seborrhoisches Ekzem)
Keratotisches Palmoplantarekzem	
Pruritus generalisatus	
Trockener Hautzustand	
Diffuse Alopezie	
Schlechte Nagelqualität	

Diese polare Gliederung der Leberdermatosen als Element der Diagnose lässt auch den Schritt zur Therapie polar erscheinen: Die Dermatosen mit betonten Nerven-Sinnes-Impulsen sind zu behandeln mit *Hepatodoron*®; Dermatosen mit überschießendem Stoffwechsel in der Haut verlangen nach *Lac Taraxaci* D10/*Parmelia* D10 aa Dilution oder Ampullen So kann die polare Gliederung der Leberdermatosen auch der groben Orientierung in der Therapie dienen.

5.8 Behandlung einzelner Leberdermatosen

Im Folgenden werden die einzelnen Leberdermatosen kurz charakterisiert und dann ihre Behandlung beschrieben.

5.8.1 Acne vulgaris

Die Acne vulgaris ist eine der häufigsten Dermatosen, die hauptsächlich während der Pubertät auftritt. In dieser Zeit reift der Zusammenhang zwischen Seele und Leib, reift der Stoffwechsel aus mit dem Ziel der Erdenreife; diese Umgestaltung des Stoffwechsels kann stocken. Es tritt, bildlich gesprochen, eine „Gärung" ein, wobei die Haut als „Ventil" fungiert, über das unter dem Bild der Akne Stoffwechselschlacken ausgeschieden werden. Die Ursache der Akne liegt also im Stoffwechsel (unten innen); das Geschehen in der Haut ist nur Wirkung (oben außen). Die „Achse", um die sich dieses Ursache-Wirkungsgeschehen dreht, liegt im Diaphragma. Die bakterielle Besiedelung des Follikels mit Keimen der Standortflora ist pathogenetisch von untergeordneter Bedeutung; das „Terrain" spielt die Hauptrolle, das Hautorgan im Gesicht (oft auch auf Schultern, oberem Rücken und Dekolleté), das unter überbordenden und fehlgeleiteten Stoffwechselprozessen aus dem Gleichgewicht geraten ist und die bakterielle Vermehrung zulässt.

Die Lebertherapie dient hier der Beförderung einer Ausreifung des Stoffwechsels und erfolgt in den meisten Fällen mit Gabe von *Hepatodoron*® Tabletten (Weleda) und *Lac Taraxaci* D10/*Parmelia* D10 aa Dilution und Ampullen (Weleda). Bei starker Seborrhoe fördern *Choleodoron*® Tropfen (Weleda) oder *Chelidonium* Kapseln (WALA) die Rückverlagerung der überschießenden Sekretion der Talgdrüsen im Gesicht in die

Leber, deren Gallesekretion durch diese Heilmittel angeregt wird. *Carduus marianus Kapseln* (Weleda) sind hilfreich nach langjähriger Einnahme potenziell leberbelastender oraler Antikonzeptiva. *Sulfur* D6 Trituration (Weleda), *Sulfur* D6 Globuli velati (WALA), *Sulfur selenosum* D6 Trituration (Weleda) oder Schwefelbäder machen den Leberstoffwechsel beweglicher, sodass die anderen Heilmittel ihre Wirkung auf die Leber besser entfalten können. Der weitere Heilbedarf der Acne vulgaris ist in Kapitel VII.6 ausführlich dargestellt.

5.8.2 Rosazea

Der Rosazea, ebenfalls häufig vorkommend, liegt eine Dislokation des Blutes von der Leber in das zentrofaziale Hautareal zugrunde. Dieses wird deutlich an den Papeln und sterilen Pusteln, denen oft um Jahre zentrofaziale Erytheme vorausgehen, die durch Wärme, Sonnenlicht, Temperaturwechsel, heiße Getränke usw. provozierbar sind. So ist die Rosazea diejenige Dermatose, die am zuverlässigsten mit einer Besserung auf eine Lebertherapie reagiert. In der Leber liegt offenbar eine Wirkung auf das Blut, die dieses veranlasst, sich von zentral nach peripher zu wenden; die Leber sagt dem Blut, anthropomorph ausgedrückt: Geh fort, suche dir in der Haut, was du brauchst, aber lass mich in Frieden! Wenn man eine Reihe von Rosazeapatienten überblickt, hat man den Eindruck, dass nicht selten seelische Ursachen für diese Störung vorliegen: Intellektuelle Überforderung, Prüfungsstress, Sorge um den Arbeitsplatz sind Beispiele seelischen Erlebens, bei denen das Gefühlsleben das Blutsystem aus der Verankerung im Stoffwechsel reißt. Denn „es gibt keine Leidenschaft, keinen Trieb oder Affekt, wenn wir sie gewohnheitsmäßig haben, oder wenn sie explosionsmäßig zum Ausdruck kommen, die sich nicht als innere Erlebnisse übertragen würden auf das Blut als Instrument des Ich, und die dort ihren äußeren Ausdruck finden. Alle ungesunden Elemente des Ich-Erlebens kommen in dem Blutsystem zunächst zum Ausdruck." (Steiner. GA 128: 124) Hierzu gehört auch „ein zu großes, zu stark vorhandenes Genießen" in Bezug auf die Nahrungsaufnahme (Steiner. GA 312: 179), ein weiteres Beispiel für das fehlende Maß, die fehlende Mitte auf dem Gebiet der Seelentätigkeit des Fühlens.

Die Lebertherapie mit *Hepatodoron®* Tabletten (Weleda) und *Lac Taraxaci* D10/*Parmelia* D10 aa Dilution oder Ampullen (Weleda) hat hier die Aufgabe, dem Blut den Weg in die und in der Leber zu bereiten. *Lac Taraxaci* D10/*Parmelia* D10 aa ist bei der Rosazea das wichtigste Heilmittel und wird am besten subkutan verabreicht (jeden 2. Tag über die Leber), um das Rhythmische System, das im Blut lebt, anzusprechen. *Antimonit* D6 Trituration (Weleda) wirkt fördernd auf die deviaten Impulse des Blutes. Die Nachbehandlung kann mit *Aurum metallicum praeparatum* D6 Trituration (Weleda) erfolgen wegen seiner ausgleichenden Wirkungen auf den mittleren Menschen. Der Rosazea ist Kapitel VII.7 gewidmet.

5.8.3 Follikulitiden

Disseminierte Follikulitiden mit Pustelbildung (z.B. an den lateralen Oberarmen, auf dem Gesäß oder an den frontalen Oberschenkeln) können auf einen Heilbedarf im Leber-Gallen-Bereich hinweisen. Die Beziehung zwischen Leber und Talgdrüse ist dadurch gegeben, dass die Leber sich mit ihrer Gallesekretion in den Darm auf das zu verdauende Fett der Nahrung richtet. Sie ist damit am Abbau des Fettes tätig. Die Talgdrüse dagegen ist durch den Aufbau von Fett in der Lage, Talg nach außen abzugeben. Dieser spreitet auf der Hautoberfläche und wirkt schützend und umhüllend.

Nun kann durch eine Minderung der die Galle aufbauenden Tätigkeit der Leber die Fettverdauung mangelhaft sein. Das ungenügend abgebaute Fett hat Fremdcharakter und wird als Fremdkörper in der Eiterbildung der Follikulitis über das Hautorgan nach außen ausgeschieden (Steiner. GA 221, 11.2.1923). Wir können die Follikulitis auch als Verdauungsprozess am falschen Ort ansehen, der mit der entzündlichen Einschmelzung der Talgdrüse endet.

Die passenden Heilmittel sind:

- *Hepatodoron®* Tabletten (Weleda)   3 x 1 Tabl. v.d. E. und 2 Tabl. zur Nacht

  und

- *Lac Taraxaci* D10/*Parmelia* D10 aa Dilution/Ampullen (Weleda)   3 x 10 Trpf. v.d. E., in ausgeprägten Fällen jeden 2. Tag 1 Amp. s.c. über die Leber.

5.8.4 Seborrhoisches Ekzem

Das seborrhoische Ekzem ist dort lokalisiert, wo viele Talgdrüsen stehen: Am Capillitium, in der T-Zone des Gesichts, am Körperstamm in der frontalen und dorsalen Schweißrinne. Talg und Schweiß sind pathogenetische Faktoren; sie sind offensichtlich „dyskrasisch", nicht genügend durchgeformt von Impulsen der Ich-Organisation. So kommt ein weiterer pathogenetischer Faktor zum Tragen: Die starke Vermehrung eines Keims der physiologischen Hautflora, des Pityrosporon ovale. Beim seborrhoischen Ekzem ist also die Einwirkung des Ich im unteren Menschen geschwächt. Dieses greift physiologischerweise über die Leber in den Stoffwechsel ein und wirkt von zentral nach peripher bis in die Haut.

Eine Förderung dieser Ich-Tätigkeit ist möglich mit folgenden Heilmitteln:

- *Hepatodoron®* Tabletten (Weleda)   3 x 1 Tabl. v.d. E. und 2 Tabl. zur Nacht,

  kombiniert mit

- *Lac Taraxaci* D10/*Parmelia* D10 aa Dilution, Ampullen (Weleda)   3 x 10 Trpf. v.d. E., oder jeden 2. Tag 1 Amp. s.c. über die Leber

  und

- *Antimonit* D6 Trituration (Weleda)   3 x 1 Msp. v.d. E.

Bei starker Seborrhoe empfiehlt sich:

- *Choleodoron®* Tropfen (Weleda) oder   3 x 10–20 Trpf. v.d. E.
- *Chelidonium* Kapseln (WALA)   3 x 1 Kps. v.d. E.

Bei ungenügender Reaktion des Organismus auf diese Heilmittel kann bei Patienten mit braunen Haaren und Augen und dunklem Hauttyp zusätzlich verordnet werden:

- *Sulfur* D6 Trituration (Weleda) oder Globuli velati (WALA)   3 x 1 Msp. v.d. E. bzw. 3 x 10 Glb. v.d. E.

Durch die Verbindung mit dem Selen erfährt die Wirkung von Sulfur eine Schwächung bzw. Bändigung, sodass es auch für blonde, blauäugige, hellhäutige Menschen geeignet ist als:

- *Sulfur selenosum* D6 Trituration (Weleda)   3 x 1 Msp. v.d. E. (Vademecum 2010: 784).

Eine weitere Abschwächung möglicher inflammatorischer (Neben-)Wirkungen des Schwefels erreicht man durch äußerliche Anwendung im Vollbad:

- *Kalium sulfuratum*, 10%ige wässrige Lösung   1–3 EL/Vollbad 1–2 x pro Woche. (Rezeptur)

Bei hellhäutigen Patienten ist zu denken an:

- *Quarz* D12–D20 Trituration (Weleda),   2 x 1 Msp. bzw. 10 Glb. v.d. E.
  Globuli velati (WALA)   oder 1 Msp./Glb. v.d. E.

Auch die Kieselwirkung in pflanzlicher Form kommt in Betracht als:

- *Equisetum arvense, ethanol. Decoctum* D1–D6 Dilution (Weleda)

  oder

- *Equisetum ex herba* D3 oder D6 Globuli velati (WALA)   3 x 10 Trpf./Glb. v.d. E.

  oder

- *Equisetum arvense Silicea cultum* D2 oder D3 Dilution (Weleda)   3 x 10 Trpf. v.d. E.

5.8.5 Pityriasis versicolor und Mykosen

Bei der Pityriasis versicolor und allen Formen von Mykosen der Epidermis führt folgende Überlegung weiter: Der Bezug zwischen der Leber als Organ ganz im Inneren und der Epidermis als äußerer Abschluss des Organismus und „Biotop" der Dermatophyten und des physiologischen Pityrosporon ovale ergibt sich dadurch, dass in der Leber tote in belebte Substanz und in der Epidermis belebte zu toter Substanz verwandelt wird. Die Belebung der Substanz in der Leber erfolgt durch den Ätherleib, unter Führung der Ich-Organisation. Wirkt diese zu schwach ein, entsteht ein Kräftevakuum, das im Bereich der Epidermis vom Pilz ausgefüllt wird.

Zunächst sind allopathische Antimykotika erforderlich, die Rezidivprophylaxe ist mit *Hepatodoron*® sehr gut möglich. Der Pityriasis versicolor und den Mykosen sind die Kapitel VII.13.10 bzw. VII.13.8 gewidmet.

5.8.6 Analekzem

Das Analekzem entsteht oft auf dem Boden einer Leberschwäche. Im Blutkreislauf findet sich ein Kampf zwischen Leichte und Schwere, der mithilfe der belebenden Lebertätigkeit und beseelenden Nierenstrahlung zugunsten der Leichte gewendet wird. Aus den Leichtekräften entwickelt das Blut eine Eigendynamik, aus der es aus dem venösen Gefäßsystem dem rechten Herzen zufließt. Eine Leberschwäche lässt nun nicht nur den Leberstoffwechsel träge und schwer werden, sondern belastet auch das Blut und seine Eigendynamik. Im Blutkreislauf nehmen die Schwerekräfte zu, so dass das Blut länger in den venösen Gefäßen verbleibt. Dieses führt zu einer latenten Stauungssituation unter anderem im kleinen Becken und in den analen und perianalen Gefäßen, wodurch das Analekzem entsteht.

Neben den *Hepatodoron®* Tabletten (Weleda) ist indiziert

■ *Achillea comp.* Dilution (Weleda)   3 x 20 Trpf. v.d. E.

Verschiedene Externa empfehlen sich, von denen zwei pastenähnliche und zwei fettende genannt seien:

■ *Calendula-Babycreme* (Weleda)

hat durch den 12%igen Zinkoxidgehalt und pflanzliche Öle pflegende, abdeckende und Entzündungen beruhigende Eigenschaften.

■ *Weleda Fußbalsam*

hat durch Tonerde und gerbende Heilpflanzenzusätze eine austrocknende Wirkung.

■ *Imlan pur Creme* (Birken AG)

hat durch seinen Betulin-Gehalt eine pflegende, die Epidermis regenerierende und antibakterielle Wirkung.

■ *Bismutum/Graphites/Stibium Salbe* (Apotheke an der Weleda)

ist auch bei der Analfissur indiziert (Vademecum 2010: 221).

5.8.7 Prurigo simplex subacuta

Die Prurigo simplex subacuta ist gekennzeichnet durch Papeln, die über Wochen und Monate persistieren und stark jucken. Der Juckreiz hört sofort auf, wenn so lange und so stark gekratzt wurde, bis Blut fließt. Hierbei zeigt sich die Abbauseite des Leber-Gallen-Systems, die, wie oben dargestellt, dadurch zu stark sein kann, dass zuviel Galle erzeugt wird. Das Durchschlagen dieses Impulses bis in die Haut bewirkt die Verhärtung bis zur Papel und die Steigerung der Nerventätigkeit und des Bewusstseins bis zum Juckreiz. Kratzen bis zur Blutung ruft die Gegenkräfte auf den Plan: Der Juckreiz sistiert.

Die Lebertherapie hat hier das Ziel, die „zu große" Lebertätigkeit auf ein gesundes Maß zurückzuführen; dem kann das *Hepatodoron®* dienen. Das *Choleodoron®* ist wichtig, damit der Impuls der Galle seine natürliche Zielrichtung über die ableitenden Gallenwege auf die Fettverdauung im Darm hin wieder findet und die Haut entlastet wird. Beide Heilmittel lassen sich kombinieren:

■ *Choleodoron®* Tropfen (Weleda)   morgens und mittags 10–20 Trpf. v.d. E.

und

- *Hepatodoron®* Tabletten (Weleda)   abends v. d. E. und zur Nacht je 2 Tabl.

Choleodoron® Dilution (Weleda) fördert die abbauende Tätigkeit der Leber, die vornehmlich in der ersten Tageshälfte stattfindet, und *Hepatodoron®* (Weleda) fördern die aufbauenden Leberfunktionen am Abend und während der Nacht.

Phosphor ist indiziert, wenn „der astralische Leib und das Ich nicht ordentlich im physischen Leib drinnen sitzen" (Steiner. GA 312, 106). Die dadurch bedingte Tätigkeit der oberen Wesensglieder am falschen Ort führt zu „peripherischen Entzündlichkeiten", für welche die Prurigo simplex subacuta ein Beispiel sein kann. Phosphor als Träger der Imponderabilien von Licht und Wärme führt, in niedriger Potenz gegeben, Ich und Astralleib wieder zurück in das Innere des Organismus.

- *Phosphorus* D6 Dilution (Weleda)   10 Trpf. morgens v. d. E.

5.8.8 Lichen ruber planus

Auch beim Lichen ruber planus zeigen derbe Papeln und starker Juckreiz die Betonung der Nervenimpulse in der Haut an. Dieses Hautleiden ist nicht selten assoziiert mit chronischen Lebererkrankungen: der primär biliären Zirrhose, der chronisch-aktiven Hepatitis und der Hepatitis B und C.

Hepatodoron®, *Carduus marianus Kapseln* (Weleda) und *Stibium arsenicosum* D4 als Trituration und D8 als Ampullen (Weleda) (Magerstädt, Gräflin 1978) sind hier die Heilmittel. Dem Lichen ruber planus ist Kapitel VII.9.1 gewidmet.

5.8.9 Rhinitis und Conjunctivitis allergica

Die Behandlung der Psoriasis vulgaris über die Leber und deren Begründung findet sich in Kapitel VII.2. Bei der Therapie von allergischen Erscheinungen, z. B. der Rhinitis und Conjunctivitis allergica, ist es wichtig, die häufige pathogenetische Mitbeteiligung der Leber im Auge zu haben. Eine Leberschwäche kann eine Verdauungsschwäche bewirken, und mangelhaft abgebaute Nahrung oder Giftstoffe aus der Nahrung werden von der Leber nicht genügend zurückgehalten. Es kommt zu einer Überflutung des Organismus mit Fremdstoffen. R. Steiner beschreibt eingehend, wie der menschliche Organismus in zweierlei und polarer Art mit diesen Fremdstoffen umgeht (Steiner. GA 221, 11.2.1923):

Einerseits können Fremdstoffe als Eiter zentrifugal über Haut und Schleimhäute ausgeschieden werden; andererseits kann ein zentripetaler Verdichtungsprozess stattfinden mit Einlagerung von Fremdstoffen in eine Kapsel oder ein Granulom.

Eiterbildung	Kapsel-, Granulombildung
Allergische Reaktionen vom Typ I:	Allergische Reaktionen vom Typ IV:
Rhinitis allergica, Urtikaria	Trockenes, juckendes Ekzem
Feuchte Ekzeme	Rheuma, Neuralgien
Zoster: Bläschen	Zoster: Neuralgie

Beim Herpes zoster beispielsweise können beide Tendenzen auftreten und sich als Bläschen und Neuralgie ablösen. So kann hinter der Rhinitis und Conjunctivitis allergica das Bemühen des Organismus gesehen werden, über die Schleimhaut durch Schwellung, Niesen, Nasenlaufen und Tränen Fremdstoffe nach außen auszuscheiden.

Heilmittel in dieser Situation sind

■ *Hepatodoron®* Tabletten (Weleda)   3 x 1 Tabl. v.d. E. und 2 Tabl. zur Nacht

und Bittermittel in Form von

■ *Taraxacum Urtinktur* Dilution (Weleda)   3 x 10–20 Trpf. v.d. E.

oder

■ *Taraxacum Stanno cultum* D2 oder D3 Dilution (Weleda)   3 x 10–20 Trpf. v.d. E. bei starker Schwellung der Schleimhäute.

Auch kommt in Betracht:

■ *Cichorium, ethanol. Decoctum Urtinktur* Dilution (Weleda)   3 x 10–20 Trpf. v.d. E.

oder

■ *Cichorium Stanno cultum* D2 oder D3 Dilution (Weleda)   3 x 10–20 Trpf. v.d. E.

oder

■ *Cichorium Plumbo cultum* D2 oder D3 Dilution (Weleda)   3 x 10–20 Trpf. v.d. E. bei starker Sinnesoffenheit.

Ein weiteres wichtiges Heilmittel ist

■ *Kalium carbonicum* D6 Dilution (Weleda)   3 x 10 Trpf. v.d. E.

mit seinem Bezug zum Wasser, zum chemischen Äther, zur Leber und zum Pflanzenwerden im Menschen (Steiner. GA 312, 31.3.1920).

Für die Metalltherapie der Rhinitis und Conjunctivitis allergica empfehlen sich:

■ *Stannum met. praep.* D8 Trituration (Weleda)   3 x 1 Msp. v.d. E.

oder

■ *Plumbum* D14 1 Teil/*Stannum* D14 2 Teile Trituration (Weleda)   2 x 1 Msp. v.d. E.

oder

■ *Plumbum* D14 2 Teile/*Stannum* D14 1 Teil Trituration (Weleda)   2 x 1 Msp. v.d. E.

Stannum wirkt als Regulator des Flüssigkeitsorganismus, der das rechte Verhältnis zwischen fest und flüssig fördert. *Plumbum* dagegen fördert das rechte Verhältnis zwischen Entzündung und Sklerose (Steiner. GA 312, 27.3.1920).

5.8.10 Polymorphe Lichtdermatose

Auch die polymorphe Lichtdermatose kann als tiefere Ursache eine Leber- und Verdauungsschwäche haben. Sie tritt im Frühling unter der Einwirkung der ersten kräftigen Sonnenstrahlen auf. Zuvor war die aufbauende Lebertätigkeit zur Winterzeit hochaktiv. Ihr äußeres Zeichen kann ein mäßiger Anstieg des Körpergewichts sein. Zur Frühlingszeit geht diese rege Lebertätigkeit zurück, und im Sommer, „da ist es so, dass die Leber außerordentlich wenig arbeitet" (Steiner. GA 347: 97). Es tritt eine Tendenz zur Überlastung des Stoffwechsels auf. Diese Situation fordert Fastenkuren, die z.B. das Kirchenjahr in der Fastenzeit vor Ostern auch bereithält. Die Lebertätigkeit ist nun in Relation zum zur Winterzeit „üppig" gewordenen Stoffwechsel zu schwach; es ist kompensatorisch zu viel mit Stoff beladenes Blut in der Haut, das nicht genügend von der Ich-Organisation ergriffen und geformt wurde. Die Frühjahrssonne bewirkt nun an der Körperoberfläche ein „Aufkochen der Säfte" mit entzündlicher Hautreaktion als gerötete Maculae, Papeln, Urticae oder Bläschen.

Heilmittel sind *Hypericum perforatum* (Johanniskraut) als eine Art pflanzliches Phosphor und *Hepatodoron*®. Es gilt, die Leber als innerlichen Lichtspeicher anzuregen. Man verordnet:

- *Hypericum*, Herba D4 Dilution (Apotheke an der Weleda)   3 x 10 Trpf. v.d. E.

  oder

- *Hypericum ex herba D2, D3, D6* Globuli velati (WALA)   3 x 10 Glb. v.d. E.

  und

- *Hepatodoron*® Tabletten (Weleda)   3 x 1 Tabl. v.d. E. und 2 Tabl. zur Nacht.

Die Frühjahrssonne kann nicht genügend innerlich verarbeitet werden, sodass der „Lichtstoffwechsel" auf die Haut verlagert wird. Hier findet er am falschen Ort statt und erzeugt eine Entzündung. Man kann auch sagen, dass das Licht durch die Hautentzündung der polymorphen Lichtdermatose an der Körperoberfläche abgewiesen wird. Ziel einer Therapie muss daher sein, die Leber in ihrer Verarbeitung des Lichts anzuregen.

5.8.11 Trockene, verhärtende, juckende Hautveränderungen

Alle trockenen, verhärtenden, juckenden Hautveränderungen, z.B. das hyperkeratotisch-rhagadiforme Palmoplantarekzem, können ursächlich auf eine „Austrocknung" der Leber zurückgehen. Schon vor einem halben Jahrhundert hat Heinz-Hartmut Vogel sehr treffend vom „Leberekzem" gesprochen (Vogel 1954). Das für unsere heutige Zeit kennzeichnende Zuviel an Bewusstseinskräften kann auf den unteren Menschen wirken wie ein „Wüstenwind", der gerade auf die im Wässrigen stattfindenden Stoffwechselprozesse der Leber störend und lähmend wirkt. „Die Belebung der Organe aus den Flüssigkeitsprozessen der Leber heraus wird abgeschwächt, so dass es zu einer Austrocknung der Peripherie, und zwar vorwiegend jener Organe kommt, die wie die Haut ohnehin einem physiologischen Absterbeprozess unterliegen." (Vogel 1954: 196) In einen noch größeren Zusammenhang stellt R. Steiner diese Krankheitstendenzen, indem er den zusammengezogenen, zu kleinen, zusammengeschnürten, ausgetrockneten, zusammengedrängten Ätherleib als das menschliche Grunderlebnis des fünften nachatlantischen Kulturzeitraums bezeichnet (Steiner. GA 154, 20.11.1914). Ursache ist die materialistische Weltanschauung, die den Ätherleib austrocknet; dadurch besteht auch für den physischen Leib die Tendenz der Austrocknung. Dadurch werden Menschenfüße hornartig und werden zu Bocksfüßen; hier liegt der Wahrheitsgehalt dessen, dass der Teufel mit einem Pferdefuß dargestellt wird.

Folgende Heilmittel kommen in Betracht:

- *Hepatodoron®* Tabletten (Weleda)   3 x 1 Tabl. v.d. E. und 2 Tabl. zur Nacht, zusammen mit
- *Carduus marianus* Kapseln (Weleda)   3 x 1 Kps. v.d. E.

und

- *Antimonit* D6 Trituration (Weleda)   3 x 1 Msp. v.d. E.

oder

- *Argentit* D6 Trituration (Weleda)   3 x 1 Msp. v.d. E.

5.8.12 Varikosis und Hämorrhoiden

Zuletzt seien Varikosis und Hämorrhoiden in ihrer Beziehung zu Leberstörungen betrachtet. Eine Verschiebung des Gleichgewichts zwischen Leichte- und Schwerekräften zugunsten der Schwere, die von der Leber ihren Ausgang nimmt, kann die Eigendynamik des Blutes mindern. Das Blut ist dann vermehrt den Schwerekräften ausgesetzt und sinkt in die venösen Gefäßprovinzen des unteren Menschen.

Aufgabe einer Lebertherapie ist hier, das Gleichgewicht zwischen den Ätherkräften und den physischen Kräften durch Förderung der ersteren zu stärken. Heilmittel in dieser Situation können sein:

- *Hepatodoron®* Tabletten (Weleda)   3 x 1 Tabl. v.d. E. und 2 Tabl. zur Nacht, zusammen mit
- *Carduus marianus* Kapseln (Weleda)   3 x 1 Kps. v.d. E.

und

- *Kalium aceticum comp.* D3–D6 Trituration (Weleda)   3 x 1 Msp. v.d. E.

Bei Hämorrhoiden ist indiziert:

- *Achillea comp.* Dilution (Weleda)   3 x 20 Trpf. v.d. E.

5.9 Zusammenfassung

Es wurde anhand der oben erwähnten Dermatosen gezeigt, wie viele Hautkrankheiten vom Arzt als Fingerzeig auf einen Heilbedarf im Leberbereich erkannt werden müssen. Wird der Arzt diesem Heilbedarf gerecht, heilt die Hautkrankheit in vielen Fällen ab. Jedoch vermag diese Lebertherapie auch Folgen einer unbehandelten funktionellen Leberstörung abzuwenden, Folgen in Bezug auf die Ganzheit des Patienten, die vielleicht noch schwerer wiegen als das den Therapiebedarf anzeigende Hautproblem. So kann beispielsweise eine karmische Verschuldung durch unterlassenes initiatives Handeln aufgrund einer leberbedingten Willensschwäche abgewandt werden. Auch wird eine allgemeine Tumorneigung durch eine Leberstörung verstärkt; eine Leberbehandlung wirkt ihr entgegen (Bub-Jachens 2003b, Leroi 1973) und gehört daher grundsätzlich zu einer anthroposophischen Tumorbehandlung.

Durch die Behandlung von Hautkrankheiten über die Leber wird beispielhaft erklärt, wie die anthroposophische Menschenkunde dem Arzt die Möglichkeit an die Hand gibt, die Oberflächlichkeit (im wahrsten Sinne des Wortes durch das rein organbezogene Vorgehen) in der dermatologischen Therapie zu überwinden. Zudem ist die Leber ein Organ, das unter den Einflüssen der heutigen Zeit oft Schaden nimmt.

■ Literatur

Dieses Kapitel entwickelt die in dem Aufsatz von L. Jachens (2004): Die Behandlung von Hautkrankheiten über die Leber. Der Merkurstab 57, 248–259 dargelegten Inhalte weiter.

Ammon, HPT. (2001): Arzneimittelneben- und -wechselwirkungen. Stuttgart.
Brettschneider, H. (1995): Zur Therapie von Leberkrankheiten auf anthroposophischer Grundlage. In: Tycho de Brahe-Jahrbuch für Goetheanismus. Niefern-Öschelbronn, 218–253.
Bub-Jachens, CJ. (2003a): Wesensbild der Leber – Beziehungen zum Hautorgan. Der Merkurstab 56, 6–15.
Bub-Jachens, CJ. (2003b): Leber und Karzinom. Der Merkurstab 56, 196–201.
Fintelmann, V. (1999): Die Entstehung eines therapeutischen Konzepts zur Behandlung chronischer Virushepatitiden. Der Merkurstab 52, Sonderheft Hepatitis, 2–8.
GAÄD – Gesellschaft Anthroposophischer Ärzte in Deutschland (Hrsg.) (2010): Vademecum Anthroposophischer Arzneimittel. 2. Auflage. Der Merkurstab Supplement 1.
Kenngott, S. et al.(2002): Intrahepatische Schwangerschaftscholestase – Woran Sie bei Gelbsucht und Juckreiz denken sollten. MMW 144, 1084–1087.
Leon, D. (2000): Eine Amerikanerin in Venedig. Zürich.
Leroi, R. (1973): Leber und Karzinom. Mitteilungen aus der Behandlung maligner Tumoren mit Viscum album 5 (2).
Magerstädt, K., Gräflin, G. (1978): Die Haut und ihre Erkrankungen. In: Husemann, F., Wolff, O.: Das Bild des Menschen als Grundlage der Heilkunst. Band II, 2. Halbband. Stuttgart.
Payer, L. (1993): Andere Länder, andere Leiden. Frankfurt, New York.
Reckert, T. (2009): Sonnenlicht, Vitamin D, Inkarnation. Der Merkurstab 62, 277–593.
Roemer, F. (2001): Zur Verwendung von Taraxacum officinale, Cichorium intybus und Carduus marianus bei der Therapie von Lebererkrankungen. Der Merkurstab 54, 250–257.
Selg, P. (2000): Anthroposophische Ärzte – Lebens- und Arbeitswege im 20. Jahrhundert. Dornach.
Steiner, R. (1985): Wie erwirbt man sich Verständnis für die geistige Welt? GA 154. 2. Auflage. Dornach.
Steiner, R. (1987): Meditative Betrachtungen und Anleitungen zur Vertiefung der Heilkunst. GA 316. 3. Auflage. Dornach.
Steiner, R. (1991): Eine okkulte Physiologie. GA 128. 5. Auflage. Dornach.
Steiner, R. (1993): Die Brücke zwischen der Weltgeistigkeit und dem Physischen des Menschen. GA 202. 3. Auflage. Dornach.
Steiner, R. (1995): Die Erkenntnis des Menschenwesens nach Leib, Seele und Geist. Über frühe Erdzustände. GA 347. Dornach.

Steiner, R. (1997): Über Gesundheit und Krankheit – Grundlagen einer geisteswissenschaftlichen Sinneslehre. GA 348. 4. Auflage. Dornach.
Steiner, R. (1998): Erdenwissen und Himmelserkenntnis. GA 221. 3. Auflage. Dornach.
Steiner, R. (1999): Geisteswissenschaft und Medizin. GA 312. 7. Auflage. Dornach.
Steiner, R. (1999): Mensch und Welt – Das Wirken des Geistes in der Natur – Über das Wesen der Bienen. GA 351. 5. Auflage. Dornach.
Steiner, R., Wegman, I. (1991): Grundlegendes zur Erweiterung der Heilkunst nach geisteswissenschaftlichen Erkenntnissen. GA 27. 7. Auflage. Dornach.
Streit, M. et al. (2002): Pruritus sine materia. Hautarzt 53, 830–849.
Titze, O. (1986): Kalk und Kiesel in der Behandlung allergischer Haut- und Schleimhauterkrankungen. Beiträge zur Erweiterung der Heilkunst 39, 94–99.
Vogel, HH. (1954): Ein Beitrag zur Ekzem-Therapie. Beiträge zur Erweiterung der Heilkunst 7, 191–203.
Walter, H. (1999): Die sieben Hauptmetalle. Dornach.
Wegman, I. (2000): Beiblätter der Zeitschrift Natura 1926–1936. Dornach.

6. Acne vulgaris

Akne ist in der westlichen Hemisphäre die häufigste dermatologische Erkrankung. Sie tritt bei 70 % bis 95 % der Jugendlichen auf, ja, man kann sogar sagen, dass sie bei jedem Menschen in der Pubertät zumindest in Minimalform in Erscheinung tritt. Bei 90 % der Aknepatienten heilt die Akne um das 20. Lebensjahr ab, bei 10 % persistiert sie über das 25. Lebensjahr hinaus. 70 % der Patienten zeigen Hautveränderungen im geringen Maß, sodass der Ausdruck „physiologische Akne" geprägt wurde; bei 30 % ist der Befund stärker und man spricht von „klinischer Akne". Bei Männern tritt die Akne etwas häufiger auf als bei Frauen; zudem verläuft sie schwerer und mit mehr Seborrhoe.

Die Definition der Akne in dem umfangreichen Werk über Dermatologische Qualitätssicherung beginnt mit der kurzen Feststellung: „Akne ist eine genuine Erkrankung der Haut." (Korting et al. 2009: 188) Das ist nicht zutreffend. In der folgenden Darstellung wird gezeigt, dass die Ursachen der Akne keinesfalls in der Haut liegen. Die Akne ist eine Erkrankung des menschlichen Talgdrüsenfollikels. Ihre Effloreszenzen finden sich in Hautarealen, in denen große Talgdrüsen gemeinsam mit Lanugohaaren auftreten: im Gesicht, auf Schultern und Oberarmen, im Dekolleté und auf dem oberen Rücken. Interessant ist, dass die Akne nur beim Menschen auftritt und sich im Tierreich (auch bei Primaten) nicht findet.

6.1 Zur Pathogenese

Die krankhaften Vorgänge in der Haut hängen von vier hauptsächlichen pathogenetischen Faktoren ab (Plewig 2010):
- einer Hyperkeratose im Talgdrüsenfollikelkanal, die durch gesteigerte Proliferation und Retention von Keratinozyten entsteht;
- einer Talgdrüsenhyperplasie mit Seborrhoe, zu der es unter Stimulation durch Androgene kommt;
- einer mikrobiellen Hyperkolonisation des Talgdrüsenfollikels mit Keimen der physiologischen Standortflora (Propionibacterium acnes) und
- einer Entzündung mit Papeln, Pusteln oder Knoten.

Propionibakterien benutzen unter anderem Talg als Nährstoff. Es muss daher beachtet werden, dass die gesteigerte Bakterienbesiedelung der Talgdrüse durch das Milieu, das Terrain bedingt ist, das ihr Wachstum und ihre Vermehrung fördert. Dafür ist die Seborrhoe entscheidend, denn: „Talg (Sebum) ist der Brennstoff der Akneflamme." (Plewig 2010: 103)

Damit ist die Akne nicht erregerbedingt, sondern erregerassoziiert. Interessant ist, dass die Propionibakterien typisch für den Menschen sind und bei Tieren nicht vorkommen.

Die Talgbildung wird durch Androgene reguliert. Bei den meisten Menschen mit Seborrhoe tritt die erhöhte Talgproduktion schon bei normalen Androgenspiegeln auf. Die Seborrhoe ist somit meistens Ausdruck der individuellen Reaktionsweise auf die endogene androgene Stimulation. Die Talgdrüsen sind in ähnlicher Weise androgensensitiv wie die Haarfollikel der Bartregion beim Mann. Aussagen wie „Ohne Androgene gibt es keine Akne" (Krause 2008: 182), die sich in der Literatur durchaus finden, entstammen der nackten Anwendung des Reduktionismus als naturwissenschaftlicher Methode und stimmen als Simplifizierung der komplexen Zusammenhänge bei der Akne nicht mit der Wirklichkeit überein. Denn die oben erwähnten vier pathogenetischen Faktoren der Akne sind lediglich das Endergebnis einer krankhaften Verlagerung von Stoffwechselprozessen in die Haut, die im Abschnitt VII.6.5 näher beschrieben wird.

6.2 Erscheinungsbild

Die Akneeffloreszenzen finden sich im Gesicht und am oberen Stamm. Interessant ist, dass beim asthenischen Konstitutionstyp mit großer, schlanker Gestalt und langen Gliedmaßen mit Neigung zur Neurasthenie öfter nicht nur das Gesicht, sondern auch der obere Rücken und das Dekolleté sowie Schultern und Oberarme betroffen sind. Durch Hyperproliferation und Retention von Korneozyten im Follikelkanal bildet sich der (klinisch noch nicht sichtbare) Mikrokomedo, aus dem sich geschlossene, makroskopisch erkennbare Komedonen und dann offene Komedonen bilden. Die dunkle Färbung eines Komedos ist melaninbedingt. Unter Vermehrung der Propionibakterien entsteht die mehr oder weniger entzündlich gerötete Papel, die unterschiedlich groß sein kann und aus der sich, abhängig von Entzündungsgrad und Einschmelzungstendenz, eine eitrige Pustel bildet.

6.2.1 Acne conglobata

Die Acne conglobata tritt vor allem bei Männern im jüngeren Erwachsenenalter auf und ist stets eine schwere Erkrankung. Es entwickeln sich 1 bis 2 mm große, hochentzündliche Knoten, die einschmelzen und sich zu Pseudozysten umwandeln.

6.2.2 Acne fulminans

Die Acne fulminans tritt nur bei Jungen im Alter von 13 bis 16 Jahren auf. Hier ist die Entzündlichkeit weiter gesteigert. Es kommt zur nekrotisierenden Einschmelzung der Knoten, hohem Fieber, Leukozytose, Gelenkbeschwerden und gelegentlich einem Erythema nodosum.

6.2.3 Acne inversa – Pyodermia fistulans sinifica

Die Acne inversa mit Befall der Intertrigines zählen wir nicht zu den Akneformen. Wir bevorzugen die Bezeichnung Pyodermia fistulans sinifica für dieses Krankheitsbild und machen genauere Angaben hierzu in Kapitel VII.12.3.

6.2.4 Acne excoriée des jeunes filles

Den beiden Sonderformen der Akne mit starker Entzündung, die fast nur oder nur beim männlichen Geschlecht auftreten, steht die Acne excoriée des jeunes filles mit meist milder Entzündung gegenüber. Hier sind kosmetisch beeinträchtigende Exkoriationen und flache Ulzerationen durch Manipulation bedingt, mit der seelische Belastungen und Konflikte abreagiert werden.

6.3 Anamnesefragen und körperliche Befunderhebung

Die weiter unten erläuterte ganzheitliche Auffassung der Acne vulgaris und ihrer konstitutionellen Hintergründe bedingt eine umfassende Anamnese, die folgende Fragen beinhalten sollte:
- Familienanamnese: Akne bei Eltern und Großeltern?
- Zeitpunkt des ersten Auftretens
- Besteht eine Neigung zur trockenen Haut, sind atopische Erkrankungen aufgetreten?
- Gibt es eine Abhängigkeit von der Jahreszeit?
- Gibt es eine Abhängigkeit vom Klima?
- Körperliche Bewegung? Beruf? Bei Schülern: welche Schule?
- Verschlechterung unter Stress?
- Unverträglichkeit von Nahrungsmitteln?
- Verstopfungsneigung?
- Migräneneigung?
- Lebergesundheit abklären
- Eisenmangel?
- kalte Füße?
- bei Frauen Fragen nach Zyklus, Dysmenorrhoe, oraler Antikonzeption
- Nikotin.

Das Erfassen des Lokalbefundes, aber auch der gesamten Körperlichkeit von Kopf bis Fuß muss ähnlich gründlich sein und folgende Details erfassen:
- Komedonen, Verhältnis von Papeln zu Pusteln, Exkoriationen,
- Lokalisation der Effloreszenzen, Gesichtsetagen,
- atopische Hautdiathese, Atopiezeichen,
- Hauttyp und Pigmentierung: hellhäutig – dunkelhäutig, blond – schwarzhaarig,
- Konstitution:

Hysterie	Neurasthenie
Östrogentyp	Gestagentyp
Rubenstyp	Cranachtyp
Adipositas, pyknischer Habitus	asthenischer Habitus
Migräneneigung	Atopieneigung

Das Gesichtsareal weist eine topografische Dreigliederung auf:

Obere Etage: Stirn	Nerven-Sinnes-System, Denken
Mittlere Etage: Nase, mittlere Wangen	Rhythmisches System, Fühlen
Untere Etage: Kinn, Unterkiefer	Stoffwechsel-Gliedmaßen-System, Wollen

Oft lässt die Lokalisation der Akne vor dem Hintergrund dieser Gesetzmäßigkeit Rückschlüsse auf die Ursachen zu. So kann eine Akne im Stirnbereich durch intellektuelle Überforderung, z. B. auf dem Gymnasium, mitbedingt sein. Stress verschlechtert die Akne. Die Analyse zeigt, dass Stress über die Vermehrung der Neuropeptide im Corium die Sebumexpression erhöht. Ganzheitlich gesehen mindert Stress die Tätigkeit der oberen Wesensglieder im Stoffwechsel, die über das Nerven-Sinnes-System in den Umkreis abgezogen sind.

6.4 Menschenkunde der Pubertät

Der Erkrankungsgipfel der Acne vulgaris liegt zwischen dem 15. und 18. Lebensjahr; damit ist sie eine Erkrankung der Pubertät. Die Zeit der Entwicklungsjahre umfasst im Wesentlichen das dritte Jahrsiebt (14 bis 21 Jahre); im Zuge der Akzeleration treten erste Pubertätszeichen oft deutlich eher auf. In dieser Zeit bewirkt der Astralleib und das in ihm tätige Ich eine Umgestaltung des kindlichen Organismus in den Organismus des Erwachsenen. Diese Entwicklung vom Kind zum Erwachsenen vollzieht sich auf körperlicher und seelischer Ebene. Physisch geht sie vom Stoffwechsel-Gliedmaßen-System aus; die Geschlechtlichkeit entsteht, die erwachsenen Funktionen aller Drüsen mit ihrer einscheidenden und ausscheidenden Tätigkeit. Das seelische Ergreifen des Gliedmaßensystems geht oft mit einem starken Bewegungsdrang einher. Alle Stoffwechselorgane und insbesondere auch die Leber werden von den oberen Wesensgliedern durchgestaltet mit dem Ergebnis des Erwachsenseins als Reifungs- und Metamorphoseleistung.

R. Steiner zählt zu dieser Entwicklungszeit noch das gesamte vierte Lebensjahrsiebt hinzu: „Vom 14., 15., 16. Lebensjahre bis zum Ende der Zwanzigerjahre ... da hat ja der Astralleib selber sich in das richtige Verhältnis zum physischen Leib und Ätherleib zu versetzen." (Steiner. GA 312: 140) „Erst nach dem 14. Jahre" findet „das ordentliche Einarbeiten des astralischen Leibes und noch später das Einarbeiten des Ich" in die physische Leiblichkeit statt; dieses „Einarbeiten ist eine Erhöhung des Zusammenarbeitens der Wesensglieder" (Steiner. GA 312: 147). Vor Lehrern der Freien Waldorfschule Stuttgart führt er über die Pubertät aus: „Diese Lümmel- und Flegeljahre haben durchaus ihren Ursprung in diesem zum besonderen inneren Erfühlen kommenden astralischen Leib, der das Ich in sich schließt, das aber noch nicht zur vollen Entfaltung gekommen ist, und in dem Ringen, um in das richtige Verhältnis zum Erleben des Systems des Physischen und dadurch zur ganzen Umgebung zu kommen." (Steiner. GA 302: 71)

Die Konstitution des Mädchens wird von derjenigen des Knaben in der Pubertät unterschieden: Beim Mädchen hat der Astralleib eine größere Bedeutung, sodass der weibliche Organismus durch ihn mehr zum Kosmos orientiert ist. Dadurch ist der Astralleib differenzierter und wesentlich reicher gegliedert. Das Ich wird vom Astralleib aufgesogen, sodass der vom Ich durchdrungene Astralleib sich in den Ätherleib einleben kann. Beim Knaben dagegen saugt das Ich den Astralleib weniger auf, sodass im täglichen Leben seelische Rückzugstendenzen auftreten können (Steiner. GA 302, 16.6.1921). Aus diesen konstitutionellen Unterschiedlichkeiten wird verständlich, dass die Akne bei männlichen Heranwachsenden etwas häufiger auftritt mit schwererem Verlauf und mehr Seborrhoe.

6.5 Die menschenkundliche Diagnose

Wenn die in Bewegung befindliche, belebte Physis auf Widerstand trifft, wenn also Stoffströme ihre Richtung ändern, wie es in Absonderungsorganen der Fall ist, liegt hierin die Grundlage für das Selbsterleben des Menschen (Steiner. GA 128, 24.3.1911). Zudem lebt in den Absonderungen ganz allgemein die Tätigkeit des Astralleibes. Dabei sind Absonderungen nach innen (z.B. die innere Sekretion von Hormonen) von

Abscheidungen nach außen (z. B. Sebum) zu unterscheiden. Der Astralleib ist nun das Kraftsystem, das beide Tätigkeiten in einem gesunden Verhältnis hält (Steiner, Wegman. GA 27, Kap. 12). Im Selbsterleben des Menschen, das sich auf das Widerstandfinden stützt, lebt sein Ich; im Absondern von Drüsen lebt sein Astralleib. Beide Wesensglieder erarbeiten und finden während der Pubertät ein neues, dem Erwachsenenalter gemäßes Verhältnis zum physischen Leib.

Seborrhoe und Akneeffloreszenzen am oberen Pol der menschlichen Gestalt (oben außen) zeigen eine Übertätigkeit; die oberen Wesensglieder sind hier am falschen Ort in der falschen Intensität tätig, und es entsteht die Entzündung. Dieses pathologische Geschehen muss jedoch eine Kehrseite haben: Im Stoffwechselgeschehen der inneren Organe (unten innen) müssen die oberen Wesensglieder vermindert tätig sein. Der Schwerpunkt der von den oberen Wesensgliedern im dritten Jahrsiebt vorangetriebenen Reifungsprozesse liegt im Stoffwechsel-Gliedmaßen-System. Stockungen in diesem Geschehen sind bis zu einem gewissen Grad natürlich; sie zeigen sich nicht durch Symptome im Stoffwechselbereich, sondern werden von unten innen nach oben außen gespiegelt. Die „physiologische" Akne ist Symptom für die natürliche Stockung, die durch die doppelt polare Physiologie des menschlichen Organismus (innen – außen *und* unten – oben) in die Gesichtshaut vermittelt wird.

In Bezug auf den Gesamtorganismus liegt der Schwerpunkt des Stoffwechsels im Bauch, also unten. Das Hautorgan hat den Schwerpunkt seiner Stoffwechseltätigkeit jedoch genau umgekehrt, in der Gesichtshaut mit seinen großen Talgdrüsen. (Eine Seborrhoe an den Unterschenkeln gibt es nicht; hier tritt als erstes Trockenheit und der Bedarf an fettender Pflege auf, z. B. zur Winterzeit). Auch aus dieser Gegenläufigkeit wird verständlich, dass eine passagere Stockung im ausreifenden Stoffwechsel sich beispielsweise nicht an der periumbilikalen Bauchhaut niederschlägt, was die kosmetische Beeinträchtigung der Akne aufheben würde.

Seborrhoe und Vermehrung der Propionibakterien in den Talgdrüsenfollikeln zeigen, dass die Stoffströme nicht ganz von den oberen Wesensgliedern ergriffen sind. Sie sind nicht ganz „durchlüftet" und „durchkocht", sodass das rechte Maß fehlt und der Stoff von Fremdleben besiedelt wird.

Die sich in der Pubertätszeit nun in den Stoffwechsel einlebende Ich-Organisation muss sich auch den Fettstoffwechsel ganz zu eigen machen. Fett bedeutet die Möglichkeit der Wärmeerzeugung; in der Wärme lebt das Ich des Menschen. Ungesunde Tendenzen treten auf, „wenn das Fett nicht von der Ich-Organisation in Wärmeprozessen verbraucht, sondern unverbraucht in den Organismus überführt wird. Solches Fett bildet einen Überschuss an der Möglichkeit, Wärme da und dort im Organismus zu erzeugen. Es ist die Wärme, die beirrend für die anderen Lebensvorgänge da und dort im Organismus eingreift, und die von der Ich-Organisation nicht umfasst wird. Es entstehen da gewissermaßen parasitäre Wärmeherde. Diese tragen die Neigung zu entzündlichen Zuständen in sich." (Steiner, Wegman. GA 27: 59–60) In dem Maße, in dem das Ich des Heranwachsenden das Stoffwechsel-Gliedmaßen-System ergreift und auch den Fettstoffwechsel beherrscht, bessert sich die Akne. Gegen Ende des dritten Jahrsiebts, mit der Volljährigkeit, ergibt sich die Möglichkeit der vom Ich geführten Tat, in der das Fett als Wärmeträger verbraucht wird (Soldner, Stellmann 2007).

Es ist bemerkenswert, dass im pathogenetischen Geschehen am Talgdrüsenfollikel zwei gänzlich polare Krankheitstendenzen angreifen: Die Seborrhoe als überschießender aufbauender Stoffwechsel hat eine innere Verwandtschaft mit der Entzündung; die Hyperkeratose im Talgdrüsenfollikelkanal ist dagegen mit der Sklerose verwandt, die auf zu starke Nervenprozesse zurückgeht. Beide Krankheitstendenzen in ihrer Gegensätzlichkeit treten auf und befördern die Pathogenese, jede in ihrer Weise. Im gesunden Zustand waren sie gegeneinander abgewogen und harmonisiert nicht sichtbar, aber doch als Tendenz vorhanden.

Die sich stark vermehrenden Propionibakterien weisen Lipasen auf, mit denen sie Talg zu Reizung und Entzündung bewirkenden Fettsäuren abbauen – ein Verdauungsprozess am falschen Ort. In dieser krankhaften Fortsetzung der Verdauungskräfte „nach dem Kopfe hin", die wir im Entzündungsgeschehen von Papel und Pustel bei der Akne vor Augen haben, beschreibt R. Steiner die einseitige Tätigkeit der unteren Ätherarten (chemischer und Lebensäther). Dieser Äther vergiftet die Haut, was zur „Gehirnerweichung" führt, hier zur Auflösung des Talgdrüsenfollikels im zum oberen Menschen gehörigen Organ Haut (Steiner. GA 313: 35).

Als letzter Aspekt für das ganzheitliche Verständnis der Acne vulgaris sei auf den Zusammenhang zwischen den Talgdrüsen und dem Leber-Gallen-System hingewiesen. Die Talgdrüse baut Talg für die Hautoberfläche auf; die durch die Leber hervorgebrachte Galle baut Fett im Darm ab. Durch die Talgdrüsen bekommt daher das Hautorgan einen Leberbezug.

> Zusammenfassend kann man sagen, dass die Akne eine Erkrankung des Talgdrüsenfollikels ist, die den Schwerpunkt ihrer Lokalisation in der Gesichtshaut hat, deren Ursachen jedoch in pubertätsbedingten Stoffwechselträgheiten bis hin zu Funktionsstörungen liegt.

Der Einfluss des Stoffwechsels bei der Akne ist von dermatologischer Seite erst in den letzten Jahren durch Studien zum „westlichen Lebens- und Ernährungsstil" (Melnik 2010) in den Blickpunkt gerückt worden. Diese neu erarbeiteten Zusammenhänge sollen im Folgenden dargestellt werden.

6.6 Akne und Ernährung

Es ist seit Längerem bekannt, dass die Akne bei Menschen mit ursprünglichen Lebensformen (z.B. bei Amazonasindianern) kaum vorkommt. Auch entwickelten Eskimos, die aus ihrem ursprünglichen Lebensraum in westliche Industrienationen umzogen, erst dort eine Akne. Ähnliches ist von Chinesen und den japanischen Bewohnern der Okinawa-Inseln im Zusammenhang mit dem Wechsel ihrer Ernährungsgewohnheiten bekannt. 2002 machte eine Studie an 1200 Kitavan-Inselbewohnern von Papua-Neuguinea sowie an 115 Aché-Jägern und -Sammlern Paraguays, unter denen kein einziger Fall von Akne nachgewiesen werden konnte (Cordain et al. 2002), erstmals darauf aufmerksam, dass die Ernährung westlichen Lebensstils einer der wesentlichen Umweltfaktoren der Akne ist. Die untersuchten aknefreien Populationen verzehren keine Milch und Milchprodukte und keine Kohlenhydrate mit hohem glykämischem Index. (Der glykämische Index ist ein Bewertungssystem für den Blutglukose steigernden Effekt der Kohlenhydrate und anderer Nahrungsmittel.) Diese Befunde haben in der Dermatologie ein Umdenken initiiert, das aus der holistischen Sicht der Anthroposophischen Medizin sehr zu begrüßen ist.

Eine Populationsstudie in Oslo bei 3775 jungen Erwachsenen im Alter von 18 bis 19 Jahren fand bei den männlichen Teilnehmern Assoziationen zwischen Akne und mentalem Stress, häufigem Konsum von Schokolade, Süßigkeiten und Kartoffelchips. Bei den jungen Frauen wurden Assoziationen zwischen Akne und mentalem Stress und vermindertem Konsum von Rohkost beobachtet (Halvorsen et al. 2009).

Wie lassen sich die beobachteten Zusammenhänge zwischen Akne und Ernährung erklären? Die Pubertät ist gekennzeichnet durch eine erhöhte pulsatile hypophysäre

Sekretion von Wachstumshormon, die eine physiologische Insulinresistenz in dieser Zeit erklärt. Von der Insulinresistenz betroffen sind Muskelzellen, das Fettgewebe und die Leber, wodurch der Blutglukosespiegel und in der Folge die Insulinsekretion der Bauchspeicheldrüse steigen. Die erhöhten Insulinspiegel befördern Wachstumsvorgänge, die die epidermalen Keratinozyten und die Talgdrüsen verstärkt stimulieren. Bestimmte Nahrungsmittel führen nun zu pathologischen Überhöhungen der bereits physiologisch gesteigerten Wachstumssignale der Pubertätszeit (Melnik 2010). Eine ungünstige Wirkung in diesem Sinne haben folgende Nahrungsmittel:

- Kohlenhydrate mit hohem glykämischem Index,
- Milch und Milchprodukte, bedingt durch die Dissoziation von insulinämischem und glykämischem Index der Milch,
- Kombinationen von Milch und Kohlenhydraten (z.B. Milch und Cornflakes, Schokolade, Eiscreme, Cremespeisen, Pausensnacks).

Ungünstig sind zudem Nahrungsmittel mit hohem Arachidonsäuregehalt und hohem Gehalt an proinflammatorischen Omega-6-Fettsäuren (z.B. Schweineschmalz, Schweineleber, Leberwurst, Eigelb).

Mit einer Reduktion arachidonsäurereicher tierischer Nahrungsmittel sowie verstärkter Zufuhr von Nahrungsmitteln, die Omega-3-Fettsäuren enthalten (z.B. fettreicher Seefisch: Thunfisch, Hering, Lachs, Makrele), nimmt die Akne einen günstigeren Verlauf (Melnik 2010).

Eine Übersichtsarbeit zum Thema Akne und Ernährung, veröffentlicht in einer anerkannten dermatologischen Zeitschrift, kam jüngst zu dem Schluss: „Akne ist das sichtbare metabolische Syndrom der Haut durch übersteigerte Wachstumsfaktorsignale westlicher Fehlernährung." (Melnik 2010: 117)

Man weiß heute, dass nicht nur Stress über Neuropeptide, sondern auch erhöhte Serumspiegel von Insulin und insulinartigem Wachstumsfaktor 1 zur gesteigerten Sebumproduktion der Talgdrüsen beitragen. Daher kann man sagen, dass die epidemieartig auftretende Akne der Adoleszenz und die zunehmende Prävalenz postadoleszenter und im Erwachsenenalter persistierender Akne die permanente Überstimulierung des Talgdrüsenfollikels durch Wachstumssignale westlicher Fehlernährung demaskiert.

> Die Pubertät ist eine Periode transienter physiologischer Insulinresistenz, die unter normalen und gesunden Bedingungen eines nicht westlichen Lebensstils auch wieder abklingt. Die westliche Fehlernährung führt jedoch dazu, dass die exzessiv gesteigerten Wachstumsfaktorsignale auch nach der Pubertät mit Abfall des hypophysären Wachstumshormons weiter auf hohem Niveau fortbestehen (Melnik 2010).

6.7 Therapie

Die neue Leitlinie zur Therapie der Akne berichtet: „Die aktuelle Versorgung der Patienten führt zu einer geringen Zufriedenheit der Patienten mit ihren Therapien, zudem besteht eine schlechte Compliance." (Nast et al. 2010: 4) Diese Situation wirft die Frage auf, ob ihre Ursache mit dem reduktionistischen Ansatz, den die Dermatologie verfolgt, zusammenhängt, der gerade in der Akne seine Ergänzungsbedürftigkeit erweist.

6.7.1 Therapie der Leber

Die bei schwereren Akneformen häufig angewandte systemische Behandlung mit Vitamin-A-Derivaten (Retinoiden: Isotretinoin) oder die schon bei leichten Formen der Akne bei jungen Frauen oft verordneten oralen Antikonzeptiva mit antiandrogener Wirkung bedeuten eine Belastung der Leberfunktion, da beide Stoffe bzw. Stoffgruppen über die Leber abgebaut werden müssen. Eine leberbelastende Behandlung ist bei der Akne jedoch kontraproduktiv, da ihre tiefere Ursache sich im Stoffwechsel findet und die Leber das Hauptstoffwechselorgan ist.

Die Behandlung der Akne mit Medikamenten der Anthroposophischen Medizin beginnt am wirkungsvollsten mit einer Lebertherapie. Die Leber führt die Impulse von Ich und Astralleib über den Ätherleib in den Stoffwechsel ein; damit haben wir in der Leber das Organ der Wechselwirkung zwischen dem Ich als der höchsten geistigen Instanz im menschlichen Organismus und der Physis als dessen unterster Ebene. Die Lebertherapie fördert das Eingreifen des Ich im Stoffwechsel und damit die Ausreifung des unteren Menschen in Richtung auf das Erwachsensein. Damit werden die Hautareale, in denen die Akne „blüht", entlastet. Die Lebertherapie erfolgt mit:

- *Hepatodoron®* Tabletten (Weleda)   3 x 1 Tabl. v.d. E. und 2 Tabl. zur Nacht, kombiniert mit
- *Lac Taraxaci* D10/*Parmelia* D10 aa Dilution,   3 x 10 Trpf. v.d. E. oder Ampullen (Weleda)   jeden 2. Tag 1 Amp. unter die Bauchhaut

Bei auffallend starker Seborrhoe empfiehlt sich die Anregung der Gallenproduktion zur Rückverlagerung der überstarken Tätigkeit des Astralleibes in der Sebumsekretion der Talgdrüsen des Gesichts in die Leber. Die Sebumsekretion hat ihr Maximum gegen 13:00 Uhr; daher empfiehlt sich die Gabe der galleanregenden Heilmittel in der ersten Tageshälfte, kombiniert mit *Hepatodoron®* in der folgenden Weise:

- *Choleodoron®* Tropfen (Weleda)   20 Trpf. mo. und mi. v.d. E.

oder

- *Chelidonium* Kapseln (WALA)   1 Kps. mo. und mi. v.d. E.

und

- *Hepatodoron®* Tabletten (Weleda)   2 Tabl. ab. und v.d. E. und 2. Tabl. zur Nacht.

Gibt es in der Vorgeschichte eine Leberbelastung durch eine langjährige Einnahme oraler Antikonzeptiva, eine Vorbehandlung mit einem Retinoid oder einen Alkoholabusus, wird *Hepatodoron®* kombiniert mit:

- *Carduus marianus* Kapseln (Weleda)   3 x 1 Kps. v.d. E.

6.7.2 Metalltherapie

- *Eisen*

Bei der Behandlung der konstitutionellen Hintergründe der Akne mit Metallen ist das Eisen das wichtigste Heilmittel. Eisen befördert den gesamten Inkarnationsvorgang des Heranwachsenden. Es dient der „Eindämmung der rein vitalen Stoffwechseltätigkeit, die der Regulierung durch die Ich-Organisation entbehrt" (Steiner, Wegman. GA 27: 128). Man verordnet:

- *Ferrum met. praep.* D6 Trituration (Weleda)   3 x 1 Msp. v.d. E.

  oder

- *Ferrum phosphoricum* D6 Tabletten (Weleda)   3 x 1 Tabl. v.d. E.

Die Indikation einer Behandlung mit Eisen ergibt sich also aus dem ungenügenden Eingreifen des Geistig-Seelischen in die belebte Physis; dadurch überwiegen die Wachstumskräfte von unten nach oben, die nicht genügend Schwere bekommen durch Eingliederung des Physischen. Es tritt Blässe auf, Magerkeit, schnelles In-die-Höhe-Schießen. Die Behandlung mit Eisen bewirkt, „daß ... die im ätherischen Leib hypertrophisch, übermäßig wirkenden Kräfte auf ihr gehöriges Maß zurückgeführt werden, daß der Mensch Schwere in den Leib bekommt ... so daß der ätherische Leib weniger nach oben wirkt, in seiner Wirkung nach oben abgeschwächt wird" (Steiner. GA 221: 83).

- *Silber*

Bei jungen Frauen, die sowohl körperlich als auch seelisch nicht recht ihre Weiblichkeit zu entwickeln vermögen, empfiehlt sich das Silber als Heilmittel. Bei schlanker Gestalt und eher dürftiger Körperlichkeit, bei knabenhaftem Habitus, Amenorrhoe oder Oligomenorrhoe bzw. starken Zyklusschwankungen, das heißt bei der Schwierigkeit, eine gesunde Funktionalität der Organe im kleinen Becken zu etablieren, ist Silber indiziert als:

- *Argentum met. praep.* D6 Trituration (Weleda)   3 x 1 Msp. v.d. E.

  oder

- *Oenothera Argento culta* D3 Dilution (Weleda)   3 x 10 Trpf. v.d. E.

Silber fördert die Ausscheidungskräfte (Steiner. GA 319, 16.11.1923). Das Heilmittel *Oenothera Argento culta* D3 ist indiziert bei Vitalitätsschwäche im Genitalbereich der Frau und wurde ursprünglich dafür geschaffen (van Dam 2006).

- *Quecksilber*

Quecksilber prägt dem Ätherleib, der im unteren Menschen die Tendenz hat, das zellige Prinzip zum Wuchern zu bringen, das rechte Maß ein, das aus kosmischen Kräften stammt. Ein Bild dafür ist die auf den Tropfen reduzierte Flüssigkeit (Steiner. GA 312, 1.4.1920). Quecksilber ist indiziert bei Jugendlichen mit kräftiger Gestalt und eitriger Entzündung, die also mehr Pusteln als Papeln haben. Es empfiehlt sich die Gabe von:

- *Mercurius vivus naturalis* D6 Tabletten (Weleda)   3 x 1 Tabl. v.d. E.

Vornehmlich bei jungen Frauen finden sich häufig schlecht durchblutete, kalte Füße.

- *Kupfer*

Die Wirkung der oberen Wesensglieder, welche die Eigendynamik des Blutes befeuert, reicht nicht bis an das untere Ende des Gliedmaßen-Menschen. Dieses ist mit einer Stoffwechselträgheit verbunden, wodurch die Ausreifungsvorgänge der inneren Organe behindert werden. Kupfer in äußerer Anwendung wirkt durchwärmend und regt die Tätigkeit der inneren Organe an. Man empfiehlt:

- *Cuprum met. praep.* 0,4 % Salbe (Weleda)

  oder

- *Kupfer Salbe rot* (WALA)

  zur Nacht dünn auf beide Füße, den gesamten Fuß bis zu den Knöcheln einreiben.

Die Einwirkung des Kupfers, das eine Metallstrahlung von außen nach innen entfaltet, wodurch der warme Blutfluss von oben nach unten angeregt wird, wird durch das Tragen von Socken über der Salbe über Nacht gefördert. Sie nehmen den Salbenüberstand auf, werden zu „Salbensocken" und gewinnen einen Wert, indem sie die Metallstrahlung durch das im Textil vorhandene Kupfer steigern. Das muss dem Patienten erklärt werden, der ohne dieses Wissen meist das Bestreben hat, die Socken durch Waschen immer rein zu halten.

6.7.3 Heilpflanzentherapie

Bei jungen Frauen mit Rhythmusstörungen des Zyklus, Hyper- oder Hypomenorrhoe und Dysmenorrhoe empfiehlt sich die Gabe von

- *Menodoron®* Dilution (Weleda)   3 x 20 Trpf. v.d.E., mit einer Pause während der Blutung.

Wurde ein orales Antikonzeptivum abgesetzt und tritt eine Amenorrhoe auf, kann die Blutung angestoßen werden durch:

- *Tormentilla e radice* D30 Ampullen (WALA)   1 Amp. unter die Bauchhaut, ggf. nach 2–3 Tagen zu wiederholen.

6.7.4 Schwefeltherapie

Zeigt sich bei einem Patienten auf eine Lebertherapie hin keine Besserung, liegt eine Behandlung mit Schwefel nahe. Schwefel wirkt auf das Eiweiß so, „daß ... seine Bildungskräfte gefördert werden. Es wird ... der eiweißbildende Prozeß, wenn er zu träge verläuft, durch den hinzugefügten Schwefelprozeß beschleunigt" (Steiner. GA 312: 292). Schwefel belebt also das Stoffwechselgeschehen, sodass die Lebertherapie besser greift. Es empfiehlt sich:

- *Sulfur* D6 Trituration (Weleda)   3 x 1 Msp. v.d.E.

Reiner Schwefel ist stark wirksam und indiziert beim dunkel pigmentierten Patienten mit braunen Augen und braunen oder schwarzen Haaren. Beim blonden oder blauäugigen Menschen kann er proinflammatorisch wirken. „In der Iris ist ja wirklich etwas von einem getreuen Spiegelbild enthalten von dem, wie der ganze Körper mit Eisen und Schwefel arbeitet." (Steiner. GA 352: 72) Demnach lässt sich gegenüberstellen:

Pigmentierung	Hauttyp I/II, blaue Augen, blonde Haare	Hauttyp III/IV, braune Augen, braune/schwarze Haare
Konstitutioneller Schwerpunkt	Starker Schwefelprozess	Starker Eisenprozess
Möglicher Heilbedarf	Eisen	Schwefel

Große Vorsicht mit Schwefelgaben ist bei jungen Frauen geboten, die blond sind und eine üppige Körperlichkeit mit weiblichen Formen aufweisen. Der heller pigmentierte Konstitutionstyp mit Schwefelbedarf findet sich am ehesten beim großen, hageren, verschlossenen jungen Mann. Von diesen Patienten wird Schwefel meistens vertragen und führt nicht zur Verschlechterung. Schwefel in abgemilderter Form ist zu verordnen als:

■ *Sulfur selenosum* D6 Trituration (Weleda)   3 x 1 Msp. v. d. E.

6.7.5 Phosphortherapie

Ein für die Behandlung der Akne wichtiges und wirksames Heilmittel ist der Phosphor. Phosphor ist der Träger des Imponderablen des Lichts, von Licht und Wärme; er verinnerlicht die Imponderabilien. „Daher ist der Phosphor ... ganz besonders geeignet dazu, den astralischen Leib und das Ich, wenn sie nicht recht heranmögen an den Menschen, zum Menschen zurückzudrängen." (Steiner. GA 312: 106) Man verordnet:

■ *Phosphorus* D6 Dilution (Weleda)   mo. und mi. 10 Trpf. v. d. E.

An folgenden Symptomen ist der Heilbedarf des Phosphors zu erkennen:
- gesteigertes Traumleben und unruhiger Schlaf (zeigt an, dass sich der Astralleib vom physischen Leib absondert),
- peripherische Entzündlichkeiten (zeigen an, dass Astralleib und Ich nicht ordentlich innen im physischen Leib sitzen),
- geringer Salzbedarf (Salzgier dagegen zeigt an, dass sich Ich und Astralleib zu stark mit Ätherleib und physischem Leib verbinden),
- beweglich, fleißig, schnell, künstlerisch, erotisierend (als Zeichen für eine starke innere Beweglichkeit von Astralleib und Ich), oder, polar dazu,
- träge, schläfrig, müde, abgespannt, lethargisch, depressiv, ängstlich, mit schleppenden Gedanken, schleppender Logik, schleppendem Gang (als Zeichen für die ungenügende organische Präsenz von Ich und Astralleib) (Steiner. GA 312, 25.3.1920).

Aus der Homöopathie sind zusätzliche auf Phosphor hinweisende Modalitäten bekannt:
- enorm kitzlig,
- fühlt sich besonders wohl im kalten Wasser (Mezger 1981).

6.7.6 Arsentherapie

Arsen regt den Astralleib an, eine intensivere Verbindung mit dem physischen Leib einzugehen. Wenn diese Verbindung zu locker ist, erkennt man dies an der Lebhaftigkeit, Beweglichkeit und Unruhe der betreffenden Patienten. Oft kommen Ängstlichkeit, Juckreiz und Schmerzen mit brennendem Charakter dazu (Mezger 1977). Es empfiehlt sich die Gabe von:

- *Arsenicum album* D6 Dilution (Weleda)   3 x 10 Trpf. v.d. E.

6.7.7 Naturkosmetische Therapie

Beispielhaft für eine äußerliche Behandlung der Akne seien die Präparate der WALA-Akneserie, kombiniert mit Gesichtspflege von Dr. Hauschka, genannt:
- *Dr. Hauschka Gesichtswaschcreme:* Mit warmem Wasser Gesicht befeuchten; 2 bis 3 cm Waschcreme in der Handfläche mit etwas warmem Wasser anrühren, auftragen und andrücken. Nach Anwendung gründlich warm, anschließend kalt abspülen. Morgens und abends anzuwenden.
- *Akne-Wasser* (WALA): Morgens und abends mit einem Wattebausch oder mit den Händen auftragen, nicht andrücken.
- *Dr. Hauschka Gesichtsöl:* Nur morgens auf die noch feuchte Haut dünn auftragen. Nach kurzer Einwirkungszeit mit einer Gesichtsserviette Überschuss durch leichtes Andrücken entfernen. Abends nicht anwenden, um die eigene Regenerationstätigkeit der Haut in der Nacht anzuregen. Die Anwendung eines Öls steht polar zur üblichen austrocknenden und abschälenden externen Aknetherapie. Das Öl soll die Talgdrüsen beruhigen nach dem Motto: „Öl auf die Wogen gießen."
- *Akne-Dampfbad* (WALA): 1/2 l kochendes Wasser in eine Schüssel von 30 cm Durchmesser geben, 2 Esslöffel Dampfbad zugeben. Mit einem Handtuch Kopf und Schüssel bedecken. Nach 5 bis 15 min. Gesicht mit kaltem Wasser abspülen und abtrocknen. Anschließend sofort anwenden:
- *Akne Gesichtsmaske* (WALA): 2 Teelöffel Pulver und 1 Teelöffel Wasser zu einem streichfähigen Brei anrühren. Mit einem flachen Pinsel auf dem Gesicht verteilen unter Aussparung der unmittelbaren Augenumgebung. Nach Antrocknung mit warmem Wasser abspülen, kalt nachspülen. Anschließend Akne-Gesichtswasser anwenden.

Die äußere Behandlung durch eine Kosmetikerin kann lindernd auf die Hauterscheinungen wirken; auch richtet sich das Selbstbewusstsein des Heranwachsenden, das oft unter der kosmetischen Beeinträchtigung durch die Akne im Gesicht leidet, unter einer sorgfältigen und liebevollen Behandlung von außen wieder auf.

6.7.8 Diätetische Therapie

Die diätetischen Ratschläge bei Akne ergeben sich aus dem Wesen der Kohlenhydrate, Eiweiße und Fette in der Ernährung (Steiner, Wegman. GA 27, Kap. 8 bis 10). Der Zucker ist Träger der Ich-Organisation im Blut. Ist diese in ihrem Tätigsein im Stoffwechsel geschwächt, werden raffinierte Zucker und ausgemahlene Mehle diese Schwäche in einer Verschlechterung des Hautzustandes sichtbar machen. Da Eiweißabbau und

-aufbau letztendlich nach Maßgabe der Ich-Organisation erfolgen, entlasten wir diese durch Zurückhaltung beim Fleisch-, Wurst- und Käseverzehr. Das Fett ist hauptsächlich Wärmeträger. Übermäßiger Fettgenuss führt daher zu parasitären Wärmeherden im Organismus und zur Neigung zu entzündlichen Zuständen. Die Ernährung bei Akne sollte daher fettarm sein. Im Folgenden sind die diätetischen Empfehlungen von B. Melnik (2010) angeführt, die sich auf neueste Studien stützen können:

Zu meidende Nahrungs- und Genussmittel mit Akne induzierender Wirkung	Zu bevorzugende Nahrungsmittel mit günstiger Wirkung bei Akne
Milch, Milchprodukte wie Joghurt, Molke, Frischkäse und Molkeproteinkonzentrate	Rohkost, Obst, Gemüse, blaue Beerenfrüchte, Sojaprodukte und Tomaten
Milchschokolade, Süßigkeiten, Kartoffelchips, Cornflakes und weitere Kohlenhydrate mit hohem glykämischem Index wie Weißbrot, Reis, Kartoffeln, Weizennudeln, Fast Food	Vollkornbrot und kuhmilchfreies Müsli, z.B. mit Sojamilch, reichlich Ballaststoffe mit hohem Faseranteil, bevorzugt eigenes Kochen mit frischem Gemüse, kein Fast Food
Gesättigte Fette und Fette mit hohem Anteil an Omega-6-Fettsäuren, v.a. Arachidonsäure in Schweineschmalz, Schweineleber, Leberwurst, Eigelb	Häufiger Verzehr von Seefisch (Thunfisch, Lachs, Hering, Makrele) oder anderen Nahrungsmitteln mit hohem Gehalt an antiinflammatorischen Omega-3-Fettsäuren
Rauchen	Verzicht auf Tabakkonsum
Häufige Zwischenmahlzeiten und Verzehr von Pausensnacks	Mehrstündiges komplettes Pausieren mit der Nahrungsaufnahme
Gezuckerte Softdrinks wie Cola-haltige Getränke und Limonaden	Mineralwasser, ungezuckerter schwarzer Tee, bevorzugt grüner Tee
Bewegungsmangel und Übergewicht	Sportliche Aktivität und Idealgewicht

Eine besondere Möglichkeit, über die Ernährung therapeutisch zu wirken, stellt die Rohkost dar, etwa zu Beginn der inneren Behandlung einer schweren Akne. Die Rohkost unterstützt die gestaltende, die Deformationen der Entzündung ausheilende Wirkung der Kieselsäure (Quarz, s.u.) im peripheren Menschen (Steiner. GA 312, 30.3.1920).

Wichtig für die Besserung der Akne ist die ausreichende tägliche körperliche Bewegung. Denn die äußere Bewegung der Gliedmaßen regt die innere Bewegung des Stoffwechsels an; die Ausreifungsvorgänge der inneren Organe werden befördert.

6.7.9 Therapie schwerer Akneformen

Abschließend seien therapeutische Maßnahmen bei den schweren Akneformen, der Acne conglobata und der Acne fulminans, aufgeführt:

- *Erysidoron® 1* **Dilution** (Weleda)   6 x 10 Trpf. v.d. E.

  oder/und

- *Apis/Belladonna Inject* (WALA)   täglich 1 Amp. s.c.

oder

- *Apis/Belladonna cum Mercurio* Ampullen (WALA) täglich 1 Amp. s. c.

Weitere Heilmittel bei starker Entzündlichkeit sind:

- *Lachesis comp.* Ampullen (WALA)
- *Argentum/Quarz* Ampullen (WALA)
- *Argentum* D30/*Echinacea* D6 aa Ampullen (Weleda)

bis zu täglich 1 Amp. s. c. oder im täglichen Wechsel mit einer der oben aufgeführten Ampullen.

Ein wichtiges Heilmittel ist Quarz, das die durch die starke Entzündung in der Haut bedingte Überaktivität der oberen Wesensglieder in der Peripherie in die inneren Organe ableitet (Steiner, Wegman 1925, Kap. 15). Man verordnet:

- *Quarz* D12–D20 Trituration (Weleda) 1–2 x 1 Msp. v. d. E.

■ Literatur

Cordain, L., Lindeberg, S., Hurtado, M. et al. (2002): Acne vulgaris. A disease of western civilisation. Arch Dermatol 138, 1584–1590.
Halvorsen, JA., Dalgard, F., Thoresen, M. et al. (2009): Is the association between acne and mental distress influenced by diet? Results from a crosssectional population study among 3775 late adolescents in Oslo, Norway. BMC Public Health 9, 340.
Krause, W. (2008): Androgenüberschuss bei der Frau. hautnah dermatologie 24, 180–186.
Korting, HC. (2009): Dermatologische Qualitätssicherung – Leitlinien und Empfehlungen. 6. Auflage. Berlin.
Melnik, B. (2010): Acne vulgaris – Rolle der Diät. Der Hautarzt 61, 115–125.
Mezger, J. (1981): Gesichtete Homöopathische Arzneimittellehre. 5. Auflage. Heidelberg.
Nast, A. et al. (2010): S2k-Leitlinie zur Therapie der Akne. JDDG Supplement 2, S1–59.
Plewig, G. (2010): Wie entsteht Akne vulgaris? Hautarzt 61, 99–106.
Soldner, G., Stellmann, HM.: (2007): Individuelle Pädiatrie. 3. Auflage. Stuttgart.
Steiner, R. (1951): Menschenerkenntnis und Unterrichtsgestaltung. GA 302. 1. Auflage. Dornach.
Steiner, R. (1978): Eine okkulte Physiologie. GA 128. 4. Auflage. Dornach.
Steiner, R. (1976): Geisteswissenschaft und Medizin. GA 312. 5. Auflage. Dornach.
Steiner, R. (1984): Geisteswissenschaftliche Gesichtspunkte zur Therapie. GA 313. 4. Auflage. Dornach.
Steiner, R. (1981): Erdenwissen und Himmelserkenntnis. GA 221. 2. Auflage. Dornach.
Steiner, R. (1982): Anthroposophische Menschenerkenntnis und Medizin. GA 319. 2. Auflage. Dornach.
Steiner, R. (1981): Natur und Mensch in geisteswissenschaftlicher Betrachtung. GA 352. 3. Auflage Dornach.
Steiner, R., Wegman, I. (1972): Grundlegendes für eine Erweiterung der Heilkunst nach geisteswissenschaftlichen Erkenntnissen. GA 27. 4. Auflage. Dornach.
van Dam, J. (2006): Oenothera Argento culta – Ein neues vegetabilisiertes Metallpräparat. Der Merkurstab 59, 438–440.

7. Rosazea

BRIGITTE ROESLER

7.1 Zusammenfassung

Rosazea ist eine chronische Hautentzündung des Gesichts und besonders der Nase. Die Hautveränderungen finden sich ausschließlich in den Bereichen, wo auch sichtbares Erröten und Flush-Sensationen auftreten. Eine konstitutionelle Veranlagung ist oft bereits in der Adoleszenz vorhanden. Der Krankheitsverlauf zeichnet sich durch eine über Jahre bis Jahrzehnte chronisch-rezidivierende Vasodilatation der Gesichtskapillaren bei gestörtem Kühlkreislauf des Gehirns aus, die zur Gesichtsrötung führt. Bei passender Konstitution des Organismus kommt es zu einer kontinuierlichen Verstärkung der Symptomatik mit Ausbildung von Teleangiektasien und zusätzlich schubweisen Episoden. In der Folge entstehen als sekundäre Gefäßphänomene eine entzündliche Bindegewebsreaktion, sterile Pusteln und mitunter eine Hypertrophie der Talgdrüsen. Die Rosazea gehört zu den klassischen Leberdermatosen in der anthroposophisch erweiterten Dermatologie. Für das Verständnis der Rosazea ist es wichtig, den Zusammenhang der Ich-Organisation mit dem Wärmeorganismus und den in erster Linie betroffenen, geschwächten Organen im unteren Menschen zu betrachten. Bei der Rosazea handelt es sich um eine nur mittelbar im Gefäßbereich der Gesichtshaut entstehende Hauterkrankung mit funktionellem Systemcharakter, die besonders gut mit den Heilmitteln der Anthroposophischen Medizin beeinflusst werden kann.

7.2 Einleitung

Der Begriff Rosazea (lat. Kupferfinne oder Rotfinne), wird synonym mit Couperose, d.h. erweiterte Kapillaren und livide Eytheme, oder mit dem sogenannten Fluch der Kelten verwendet. In der Literatur findet man noch den früheren Begriff Akne-Rosazea. Bei der Nachforschung zum „Fluch der Kelten" stößt man in historischen Keltendarstellungen auf rot gemalte Wangen bei Druiden, dem keltischen Priesterstand zugehörige spirituelle Führer und Heiler, die Flüche aussenden konnten. Die Kelten (lat. celtae, galli, griechisch keltoi, galatai – die Tapferen) oder Kalten waren eine große ethnische Volksgruppe von Weißhäutern mit meist blauen Augen und rot-blondem Haar, die ca. 800–50 v. Chr. in den kühlen, nördlich gelegenen Regionen Europas ansässig waren. Das Verbreitungsgebiet der Stämme dieser indogermanischen Sprachgruppe reichte von Großbritannien (Südostengland) über Frankreich bis zur Donau in Westungarn und Slowenien. Auch gegenwärtig ist die Rosazea noch größtenteils auf hellhäutige, blauäugige Patienten beschränkt, wobei in der dermatologischen Praxis mittlerweile auch mediterrane und östliche Zuwanderer diese Erkrankung präsentieren. In Deutschland sind zwischen 2 und 5 % der Erwachsenen im mittleren Alter, bevorzugt Frauen, betroffen. Einige schwere Verläufe insbesondere von Augenbeteiligung bei Rosazea wurden in Afrika beschrieben.

7.3 Pathogenese

Anatomisch setzt sich die dermale Blutgefäßversorgung aus drei untereinander korrespondierenden Gefäßnetzen zusammen: den papillären Gefäßschlingen unterhalb der Epidermis (papillärer Plexus), dem oberflächlichen subpapillären Plexus in der retikulären Dermis und dem tiefen Gefäßplexus der retikulären Dermis mit den die beiden Letzteren verbindenden kommunizierenden Venolen und Arteriolen (Abb. 1). Besonders an den Adnexstrukturen der Haut sind die Gefäße gut ausgebildet. Die dermalen Lymphgefäße verlaufen assoziiert zu den Blutgefäßen (Arnold et al. 1990). Größere Blutgefäße durchziehen die subkutane Fettgewebsschicht. Histologisch zeigen sich anfangs im Bereich des papillären Plexus, der rhythmischen Zone im Sinne einer Dreigliederung der Haut (Jachens 2006) und später auch in der gesamten Dermis rosazeatypische Veränderungen. Kapillarerweiterungen, Telangiektasien und Lymphozyteninfiltrate werden sichtbar (siehe Abb. 10).

Naturwissenschaftlich wurde bisher vergeblich nach vaskulären Faktoren in den Gesichtskapillaren bei der Krankheitsentstehung gesucht. Mit einer menschenkundlichen Herangehensweise erschließt sich für den Dermatologen das Krankheitsbild und führt zur Heilidee. Wird der Patient bei der Anamneseerhebung nach den ersten Symptomen befragt, berichtet er häufig, dass er stressbedingte Gesichtsrötungen und Schamesröte bereits in der Schulzeit erlebt hat. Interessanterweise manifestiert sich die Rosazea meist im siebten Jahrsiebt. Bei einem Spiegelungspunkt der Biografieparabel bei 28 Jahren (S. Donato: mündliche Mitteilung) kann gesagt werden, dass sich die seelische Empfindsamkeit des heranwachsenden Kindes später im Erwachsenenalter in vielen Fällen körperlich-physisch als Rosazea manifestiert (siehe Abb. 2).

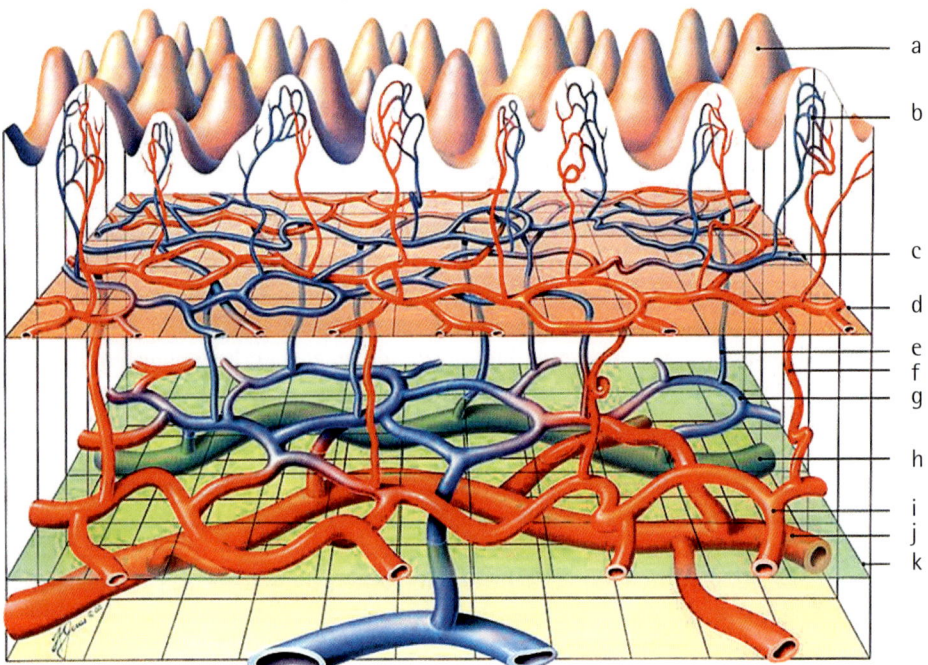

Abb. 1: Schematische Darstellung der dermalen Gefäßarchitektur: a) Papille, b) papilläre Kapillarschlinge, c) postkapilläre Venole des oberflächlichen Plexus, d) oberflächlicher oder subpapillärer Gefäßplexus der retikulären Dermis, e) dermale kommunizierende Venole, f) dermale kommunizierende Arteriole, g) Venole des tiefen Plexus, h) kleine Vene der Subcutis, i) Arteriole des tiefen Plexus, j) kleine Arterie der Subcutis, k) tiefer Gefäßplexus der retikulären Dermis. Zur besseren Darstellung wurde die Struktur der Epidermis über den Papillen weggelassen. (Geras 1990: 52).

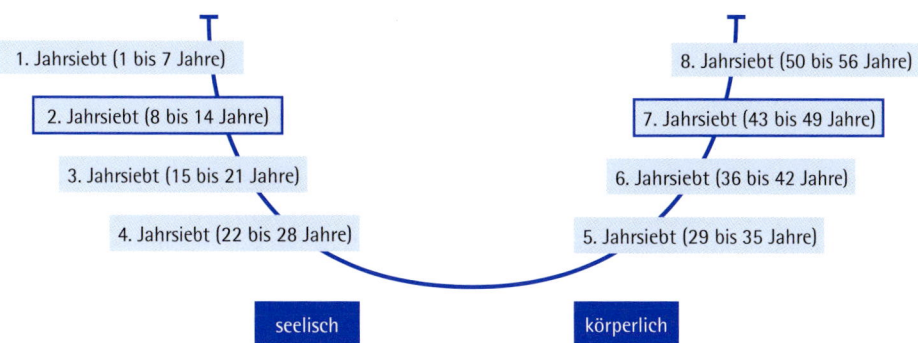

Abb. 2: Der Verlauf der Erkrankung erstreckt sich über Jahrzehnte und beginnt mit Auffälligkeiten im Wesensgliedergefüge und konstitutionellem Erröten nicht selten bereits in der Kindheit.

Oft sind weitere Familienmitglieder des Patienten von Rosazea betroffen, weshalb genetische Faktoren bei der Krankheitsentstehung angenommen werden. Bei bestehender Prädisposition und zusätzlichem wiederholtem Einwirken von Provokationsfaktoren kommt es im Mittelgesicht zu einer Weitstellung kleiner Gefäße in der papillären Schicht der Dermis. Faktoren können Temperaturwechsel hin zur Wärme, hyperämisierende scharfe Gewürze (z.B. Ingwer, Cayennepfeffer), Kaffee, Alkohol, Emotionen, menopausaler Flush, Bewegung, topische Irritantien, Medikamente (z.B. Fumarsäureester, Tamoxifen, Niacin), Sonnenlicht oder Strahlungswärme sein. Medikamente wie lokale oder systemische Kortikosteroide, Zimtöl und B-Vitamine sind ebenfalls als Auslöser von Rosazea bekannt (Goldman 2001, Campbell et al. 2008). Über die Zeit werden durch vermehrte Anschoppung von Blut die Kapillaren in ihrem Vermögen der rhythmischen Volumenregulierung geschädigt, d.h. sie stellen sich dauerhaft weit (Teleangiektasien). Sekundär kommt es durch austretende Blutflüssigkeit zu Bindegewebsreaktionen mit steriler Pustelbildung und Bindegewebsproliferation sowie zu einem begleitenden Lymphödem. Bei Patienten mit Rosazea wurden Besonderheiten im Kühlkreislauf des Kopfes gefunden. Der menschliche Kopf verfügt im Gegensatz zu dem anderer Primaten über eine selektive Hirnkühlung, über welche die arterielle Bluttemperatur des Gehirns bei Überhitzung des Körperkerns durch die venöse Zufuhr gekühlt wird.

Dopplersonographisch wurde bei gesunden Personen bei Hyperthermie ein vermehrter Blutfluss von der Haut zum Gehirn nachgewiesen. Wenn die Kerntemperatur durch körperliche Betätigung ansteigt, können die durch die Kalotte führenden Venae emissariae im Rahmen der Thermoregulation bei Rosazeapatienten

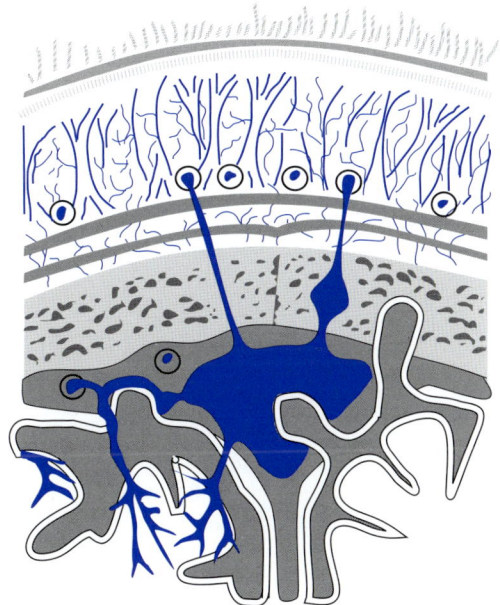

Abb. 3: Anatomischer Ausschnitt aus dem Kühlkreislauf des menschlichen Schädels. Nur die menschliche Kalotte weist Foramina für Venen auf. Pathologische Fließrichtung des venösen Blutes bei Rosazeapatienten von innen nach außen. Bei Rosazea ist der venöse Blutfluss von der Haut zum Gehirn vermindert, was die selektive Hirnkühlung bei Hyperthermie verhindert.

nicht genügend kühles Blut von der Oberfläche in das Schädelinnere zum Neurocranium leiten (Brinnel et al. 1989) (siehe auch VII.7.6.1).

7.4 Klinik

Die Rosazea prägt durch die düsterrote Hautfärbung das Antlitz eines Menschen und wird kosmetisch als erheblich störend erlebt. Klinisch ist die Rosazea durch Erytheme, Papeln, Pusteln, Teleangiektasien und ödematöse Schwellungen im Gesicht charakterisiert und nach langer Bestandsdauer bei Männern über 65 Jahren in vielen Fällen mit einer Hypertrophie des Bindegewebes und der Talgdrüsen (Phyme) verbunden. Üblicherweise ist das mittlere Gesicht betroffen und am häufigsten die Nase und die Wangen, manchmal auch Brauen und Kinn, seltener der Oberkörper. Die Effloreszenzen der Rosazea sind individuell so weit ausgedehnt, wie das Gebiet der chronischen Überdurchblutung reicht. Über mehrere Jahre bis Jahrzehnte entwickelt sich aus dem Vorstadium des konstitutionellen Errötens (Abb. 4) das Stadium 1 der Rosazea erythematosa mit persistierenden Erythemen und Teleangiektasien (Abb. 5). Das darauffolgende Stadium 2 ist die papulopustulöse Rosazea, gekennzeichnet durch dunkle Erytheme, Papeln und Pusteln (Abb. 6). Über die Zeit kann sich das Stadium 3, die glandulär-hyperplastische Form der Rosazea mit entzündlichen Knoten, furunkuloiden Infiltraten, Gewebehypertrophie und Rhinophym entwickeln (Abb. 7) (Schöfer 2003). Sekundäre Symptome bei Rosazea sind Brennen und Stechen der Haut, Schuppung und Ödeme.

Man kann weiterhin zwei zugrunde liegende Hauttypen unterscheiden. Der sebostatische Typ weist eine trockene, schuppende Gesichtshaut auf und neigt zu Kontaktsensibilisierungen, insbesondere bei einem Befall der periorbitalen Region (Temesvari et al. 2009). Bei dem seborrhoischen Typ bestand anamnestisch oft eine Akne in der Jugend.

7.4.1 Sonderformen

Sonderformen der Rosazea sind einseitiger Befall, meist zurückzuführen auf Haarbalgmilbenbefall, weiterhin die lupoide Rosazea, die mit granulomatösem Aspekt imponiert. Der Morbus Morbihan weist chronische persistierende Lymphödeme mit Erythem im Gesichtsbereich auf und ist therapeutisch schwierig zu beeinflussen (Abb. 8). Histologisch sind die Lymphgefäße betroffen und vermehrt Mastzellen in allen Etagen des Bindegewebes zu finden. Morbihan ist eine Region in der Bretagne, wo ein großer Bevölkerungsanteil keltischen Ursprungs lebt und die Erkrankung häufig vorkommt.

Das Mischbild Akne-Rosazea ist ebenfalls eine Sonderform, die häufiger bei Frauen ab dem 30. Lebensjahr auftritt. Ein extrakutaner Befall der Rosazea liegt bei bis zu 25% der Patienten im Bereich des Auges vor (Blepharitis, Keratitis, Hordeolum, Chalazion) (Abb. 9). In der angelsächsischen Literatur werden vier Unterformen der Rosazea klassifiziert: erythemato-teleangiektatischer, papulopustulöser, phymatöser und okulärer Subtyp (Crawford et al. 2004).

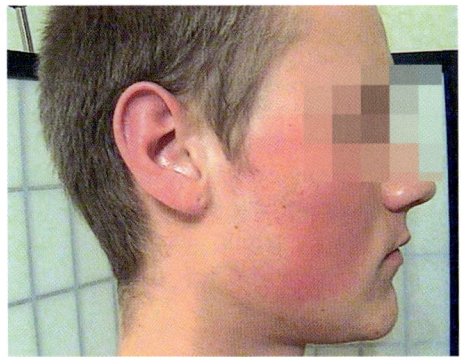
Abb. 4: Vorstadium der Rosazea: konstitutionelles, flüchtiges Erröten

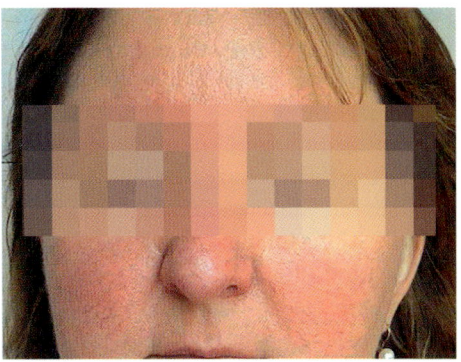
Abb. 5: Stadium 1: Rosacea erythematosa mit permanenten Teleangiektasien

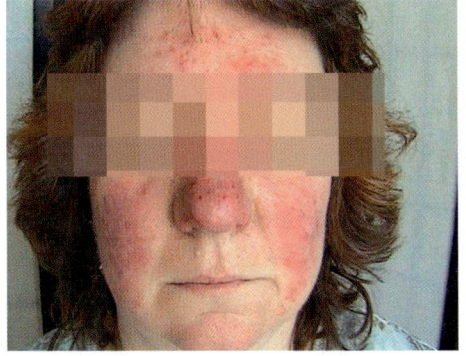
Abb. 6: Stadium 2: Rosacea papulopustulosa mit Teleangiektasien, Papeln, Pusteln, Erythem und Ödem

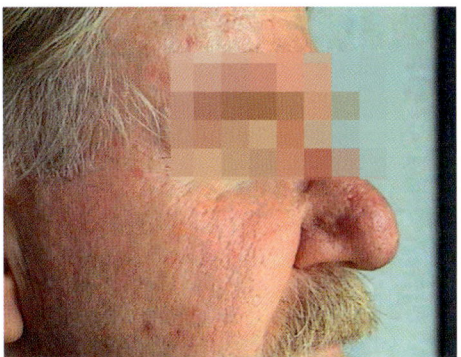
Abb. 7: Stadium 3: Rhinophym mit Zunahme der Talgdrüsen im Bereich der Nase

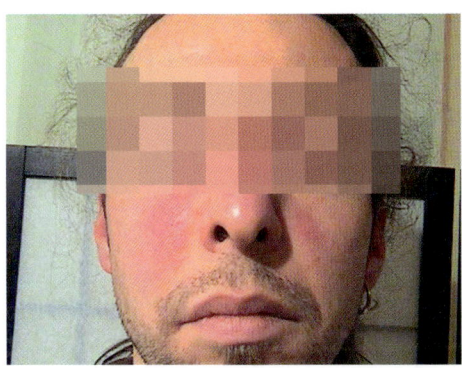
Abb. 8: Morbus Morbihan: umschriebene, polsterartige Schwellung und Rötung der Wangen

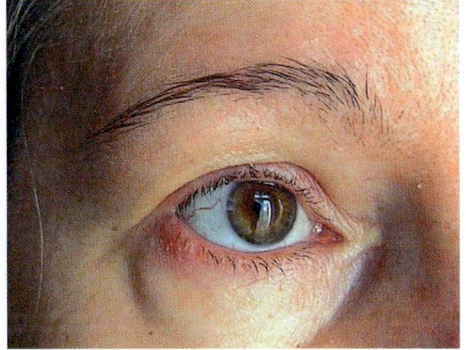
Abb. 9: Augenbeteiligung: Lidrandentzündung bei Rosacea

7.4.2 Differentialdiagnose

Differentialdiagnostisch von der Rosazea abzugrenzen sind die periorale rosazeaartige Dermatitis, die durch die Quellung und mechanische Okklusion der Follikelöffnungen entsteht und oft durch moisturing factors in Feuchtigkeitscremes verursacht ist, die Kontaktdermatitis meist mit Lidekzem einhergehend, ein chronischer Lichtschaden der Gesichtshaut, die Akne mit Komedonen einhergehend und Auftreten vor dem 30. Lebensjahr, der Steroidschaden mit Teleangiektasien, die Erythrosis facei und das Bromoderm (Arnold et al. 1990). Systemische Erkrankungen, die von Rosazea und

Erröten abgegrenzt werden müssen, sind Kollagenosen (Lupus erythematodes, Dermatomyositis), Polycythemia vera, Karzinoid-Syndrom, Mastozytose und Flush bei neurologischen Erkrankungen (Pelle 2008).

Je nach Anamnese und klinischem Bild wird gegebenenfalls eine weiterführende Diagnostik durchgeführt. Die Diagnosesicherung des Haarbalgmilbenbefalls (Abb. 10b) bei halbseitiger Rosazea erfolgt durch Probebiopsie (4 mm Stanzbiopsie in Lokalanästhesie mit Einzelknopfnaht oder Steristrip) und anschließende dermatohistopathologische Untersuchung. Laborchemisch interessieren, je nach individueller Anamnese und Befund, die Leberwerte ALAT, ASAT, GGT, Bilirubin gesamt, Lipase, Amylase, Eosinophile im Differentialblutbild, Cholesterin, Triglyceride, BSG, Helicobacter-pylori-Antikörper, ANA-Titer, C3, C4, freier Androgenindex, Stuhlflora-Analyse.

7.5 Histologie

Im Bereich des oberen Plexus der Haut befinden sich in den frühen Stadien dilatierte Kapillaren und Teleangiektasien (Abb. 10a und b). Neben einem Ödem im oberen Corium treten lymphozytäre Infiltrate (Rundzellen) auf, in weiter fortgeschrittenen Stadien proteinhaltige Paravasate mit resultierender Gewebeneubildung und granulomatöser Reaktion, weiterhin eine Talgdrüsen-Hyperplasie und Perifollikulitis. Menschenkundlich treten hier Entzündungsgeschehen und Rötung in Bereichen der Haut auf, wo ein Absterbeprozess als Nerven-Sinnes-Prozess gegenüber dem Stoffwechselgeschehen überwiegen sollte.

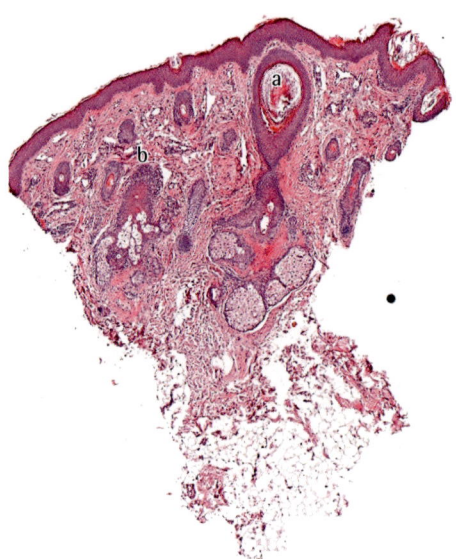
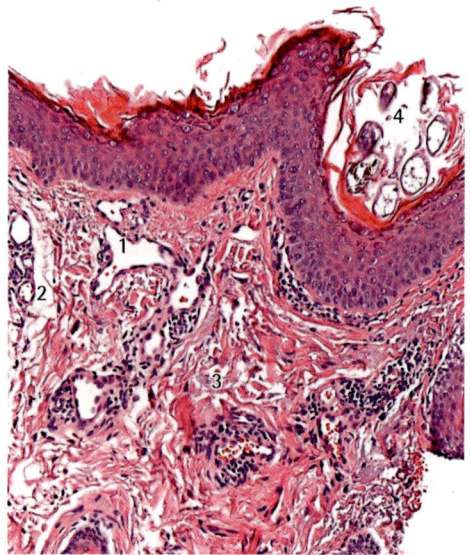

Abb. 10a: Histologie bei Rosacea erythematosa einer 40-jährigen Patientin. Dilatierte Follikelkanäle (a), mildes perifollikuläres Lymphozyteninfiltrat (b). Biopsie von der Wange. HE-Färbung 1:50.

Abb. 10b: Ausschnitt: dilatierte Kapillaren (1), Ödem (2) und Elastose (3) des Bindegewebes im Stratum papillare. Demodexmilben im Follikelostium (4), HE-Färbung 1:150. (Dermatohistopathologie Dr. D. Krahl, Heidelberg)

7.6 Menschenkundliche Diagnose

Das Gesicht ist in seiner Aufteilung ein kleines Abbild der funktionellen Dreigliederung des Gesamtorganismus nach Nerven-Sinnes-System, Rhythmischem System und Stoffwechselsystem. Nase und Nasennebenhöhlen stellen die Pforte zum Respirationstrakt, zur Lunge und damit zum Rhythmischen System des Menschen dar. Dabei liegt das Mittelgesicht zwischen der Stirn und dem Frontalhirn einerseits und der Mundhöhle mit dem Beginn des Verdauungstrakts andererseits (Roesler, Roemer 2009). Auf der seelischen Ebene steht das Mittelgesicht mit Jochbeinbögen und Nase für das Fühlen, die Stirn mit beherbergtem Frontallappen des Gehirns für das Denken und der Unterkiefer mit dem Beginn des Verdauungstraktes für das Wollen (Rohen 2002). Die typische zentrofaziale Lokalisation der Rosazea betrifft also die Region der Harmonie, des rhythmischen Ausgleichs zwischen oberem Pol und unterem Pol. Der Ausdruck des seelischen Befindens im Teint der Haut kann hier über Vasokonstriktion und Vasodilatation erfolgen. Bei Rosazeapatienten ist im Gesamtorganismus aufgrund einer Schwäche im Stoffwechselsystem das Rhythmische System leicht nach oben disloziert und erlaubt den in krankhafter Weise verstärkten zentrifugalen Blutsprozess. Therapeutisch kann sowohl das Rhythmische System als auch die Leber als das zentrale Organ des Stoffwechsels gestärkt werden, um das Gleichgewicht zur Mitte zurückzubringen.

7.6.1 Ich- und Wärmeorganisation

Im menschlichen Organismus wird Wärme in differenzierter Weise über das Blutorgan transportiert. Im Rahmen der funktionellen Dreigliederung des Menschen ist der Kopf-Pol kühler im Gegensatz zum wärmeren Stoffwechsel-Gliedmaßen-Pol. Das Ich des Menschen lebt in der Wärme, d. h. es verbindet sich über die Wärme mit dem Leib. Der leibfreie Aspekt des Ich spielt bei dem Reinkarnationsgedanken eine Rolle (Girke 2010). Wie kann nun das Blut vom Ich her bewegt werden? Nach Rudolf Steiner prägt sich alles Seelenhafte in der physisch-ätherischen Leiblichkeit des Menschen aus. Über sein seelisches Agieren bewirkt der Mensch also Veränderungen des Leibes, der aus festen, wässrigen und gasförmigen Bestandteilen besteht. Das Seelische ist in seinen unterschiedlichen Formen nun bestimmten Ätherarten zugeordnet; der Wille drückt sich ätherisch im Feuer aus (Wärmeäther) und das Gefühl ätherisch im Licht (Lichtäther). Die Brücke zwischen Ich und Wärme ist also der Wille, der sich physisch in der Bewegung des Bluts ausdrückt und „in dem Feuerelement des Ätherischen lebt". „Weil das so ist, deshalb sieht auch der Hellseher die Willensimpulse des Menschen wie Feuerflammen, die seinen Ätherleib durchzucken und in den Astralleib hineinstrahlen, und die Gefühle sieht er als Lichtformen." (Steiner. GA 114: 164)

In zwischenmenschlichen Begegnungen empfinden wir den seelischen Wärmeaspekt als Warmherzigkeit und den physischen Aspekt beispielsweise als warmen Händedruck besonders Ich-präsenter Menschen. Die Körpertemperatur des Menschen verändert sich rhythmisch über die Zeit, und dieses Vermögen ist Ausdruck von Gesundheit. „Der tägliche Inkarnations- und Exkarnationsrhythmus der oberen Wesensglieder Ich und Astralleib, der sich mit dem Erwachen und Einschlafen vollzieht, bildet sich ab in der circadianen Rhythmik der Kerntemperatur." (Girke 2010: 15) Wenn am Tage die Wärme zum Körperkern hin zentralisiert, kühlt sich die Hauttemperatur des Gesichts durch verminderte Hautdurchblutung ab. Der Temperaturunterschied beträgt 0,7 bis 1,0 °C, mit den wärmsten Werten am Abend (Gompper et al. 2010, Rustemeyer et al. 2007). So wie auch an den anderen Körperakren finden sich besonders in der

Haut des Gesichts sehr feine Kapillaren, in denen das warme und ernährende Blut anströmt, indem sich die Ich-Organisation bis in die Körperperipherie ausdehnt (Jachens 2009). Besonders im Gesicht kann das Wechselspiel zwischen dem zur Rötung führenden Blutprozess und dem abkühlenden, und durch Vasokonstriktion erblassenden Nervenprozess bei Müdigkeit gut beobachtet werden. Bei emotionalem Erröten zieht sich unser bewusstes (Tages-)Ich zurück und das unbewusste (Nacht-)Ich wird in der Schamesröte sichtbar (B. v. Laue: mündliche Mitteilung). Wird beispielsweise in einer Situation stark an die Gewissenskräfte eines Menschen appelliert, kann sich das Ich des Menschen hinter der Schamesröte verstecken (Jachens 2009: 12).

Durch andauernde seelische Belastungen oder konzentrative Überanstrengung kommt es zur Verschiebung der Wärme in den oberen Pol des Menschen, zur Überhitzung des Kopfes. Der Kopf kann wegen der anatomischen Besonderheiten bei Menschen mit einer Veranlagung zu Rosazea mit gestörter Fließrichtung in den Vv. emissariae durch die Schädelkalotte nicht ausreichend gekühlt werden. Die Gesichtskapillaren dilatieren und versuchen den für die Gehirnfunktionen wichtigen Kühlkreislauf zu ersetzen. Betrachtet man das menschliche Wesensgliedergefüge, insbesondere das Seelisch-Geistige, lösen sich die beiden höheren Wesensglieder, die normalerweise im Stoffwechselsystem mehr im Lebendig-Physischen gebunden sind, zu weit zentrifugal nach oben heraus. Im Nerven-Sinnes-System sind Empfindungs- und Ich-Organisation polar dazu im Gesunden leibfreier, und werden hier, bei Rosazea, krankhaft mehr leibgebunden, was sich im Blutstau oder auch der Neigung zu Kopfschmerzen und Migräne zeigt. Indem das Rhythmische System etwas zum oberen Pol hin verschoben wird, die Mitte nach oben in Richtung Kopf verlagert ist, kann das gesunde Schwingen zwischen oberem und unterem Menschen nicht mehr erfolgen. Nachfolgend findet man eine geschwächte Eigenwärmebildung mit lokalen Kälteherden am Körper, die sich durch einseitige Kopfarbeit im Büro und mit modernen Medien sowie eine allgemeine Intellektualisierung weiter verstärken kann. Bei kalten Füßen ist die Wärmeorganisation im unteren Menschen ausgekühlt und verhindert das richtige Eingreifen der höheren Wesensglieder. Vom Kopf her fühlt sich der Patient überhitzt und wärmeempfindlich, wobei er am übrigen Körper friert. Die Empfindungsorganisation, die somit aus dem Stoffwechsel des unteren Menschen zu stark herausgelöst ist, äußert sich in Sekretions- oder Passagestörungen im Magen-und Dünndarmbereich und kann z.B. durch die Behandlung mit medikamentösen Tiefpotenzen wieder gebunden werden (Roemer 2001) (siehe VII.7.2).

7.7 Assoziierte organische Erkrankungen

Rosazeapatienten weisen unterschiedliche Stoffwechselbesonderheiten auf. Zumeist sind es Funktionsstörungen des Leber-Gallen-Systems oder im Magen-Darmsystem mit oder ohne Übergewicht. Die Leber hat als Hauptorgan des Stoffwechsels eine zentrale Stellung. Sie ist das größte unter dem Zwerchfell gelegene Organ, entspricht ca. 4% des Körpergewichts, wird von rund 30% des Blutflusses durchströmt und verbraucht 20% des körpereigenen Sauerstoffs. Damit spielt sie nicht nur im Stoffwechselsystem, sondern auch für den Kreislauf und Sauerstoffaustausch bzw. das Rhythmische System des gesamten Organismus eine Rolle. Das Leberorgan verankert durch sein großes Blutvolumen das Kreislaufsystem unter dem Zwerchfell (Jachens 2006). Im sogenannten großen Chemikator des Organismus (Ita Wegman) werden zudem Eiweiße, Kohlenhydrate und Fette metabolisiert.

Eine Vielzahl von schädigenden Einflüssen ist in der Lage, diese Stoffwechselfunktionen zu beeinträchtigen und dadurch leberabhängige Hauterkrankungen wie die

Rosazea in ihrer Entstehung zu begünstigen. Zu diesen Faktoren zählen Virus-Gelbsucht, Hypercholesterinämie und Steatosis hepatis, tierische Fette (Schwein, Gans) in der Ernährung, Alkoholkonsum, Medikamenteneinnahme, unregelmäßige Mahlzeiten, insbesondere große Mahlzeiten am Abend, Aufnahme von Geschmacksverstärkern oder mindere Milchqualität in früher Kindheit. Die Hepatopathie geht nicht in allen Fällen mit erhöhten Transaminasen- oder Bilirubinwerten einher. Emotionen (Wut und Groll) und Stress haben ebenfalls ihre Wirkung auf die Leber. So wird die Leberdurchblutung, die auch vom autonomen Nervensystem reguliert wird, bei Stress im Tiermodell um bis zu 35% gedrosselt (Kjekshus et al. 1997). Eine chronische Rötung des Lidrandes kann einen Hinweis auf eine Leber-Gallen-Schwäche darstellen. Die Rosazea weist in dieser Hinsicht eine Ähnlichkeit mit der Akne auf, bei der es sich nach anthroposophisch-dermatologischem Verständnis ebenfalls um eine leberabhängige Hauterkrankung handelt. Die zugrunde liegende Unregelmäßigkeit im Stoffwechselbereich unter dem Zwerchfell, im Inneren der Bauchhöhle, hat durch die Verlagerung des Stoffwechselgeschehens nach oben ihre Auswirkung oben außen in der Gesichtshaut zur Folge (Jachens 2006). Die Störungen bestehen im Allgemeinen über Jahre.

Eine Assoziation von Rosazea mit gastrointestinalen Störungen, insbesondere der Hypoazidität des Magens und Helicobacter-pylori-Infektionen der Magenschleimhaut wird in der Literatur herausgearbeitet (Schöfer 2003). Nach alleiniger HP-Eradikation besserte sich die Rosazea klinisch in vielen, wenn auch nicht in allen Fällen. Gleiches gilt für Patienten mit Übergewicht, wo sich der Hautbefund nach einer Gewichtsreduktion ebenfalls deutlich verbessern kann. Der komplette Verzicht von Zucker in der Ernährung führte bei übergewichtigen postmenopausalen Frauen zur Abheilung ihrer Rosazea. Umgekehrt scheint auch die Zufuhr von hochkalorischen Nahrungsmitteln (z.B. Sahneeis, Milchschokolade) den Stoffwechsel zu überfordern und parasitäre Wärmeherde bzw. Entzündungsherde, ähnlich wie bei der Pathogenese der Akne, zu schüren (Lüder Jachens: mündliche Mitteilung).

Einige Rosazeapatienten leiden unter Obstipation. Rosazeapatienten klagen häufig über Magen-Darmbeschwerden wie Aufstoßen, Völlegefühl nach dem Essen oder Oberbauchschmerzen. Stuhlfloraanalysen ergeben nicht selten eine Dysbiose. Parodi et al. fanden mittels Lactulose- und Glucose-Atemtests bei 52 von 113 Rosazeapatienten eine überschießende Bakterienbesiedlung des Dünndarms vor. Nach zehntägiger antibiotischer Behandlung mit dem nur im Darm wirkenden Rifaximin 1200 mg/Tag (*Xifaxan*® Tabletten, Norgine) besserte sich das Hautbild bei 20 von 28 Patienten der Verumgruppe und später auch bei 17 von 20 Patienten der auf Verum umgestellten Plazebogruppe für neun Monate. Es sollte gezeigt werden, dass die Wirkung ausschließlich auf der Sanierung der Darmflora beruht (Parodi et al. 2008).

Geschwächte Oberbauchorgane äußern sich nicht selten in einer verzagten, mutlosen Stimmungslage, der depressive Patient verliert die Lebensfreude, Sorgen legen sich auf das Gemüt und er kann sein Wollen nicht in die Tat umsetzen. So führt die organbedingte Schwäche im Stoffwechsel-Gliedmaßen-System zum Abdruck im Geistig-Seelischen des Patienten und kann in eine Schwäche der Ich-Organisation münden. In der genannten Konstellation neigt der Patient beispielsweise zu aufsteigender Wut bei Überforderung, die sich körperlich-physisch mit Flush oder Überwärmung des Kopfpols bis zu migräneartigen Kopfschmerzen äußert. Diagnostisch unterscheiden wir zwischen kompensierter Depression oder Dekompensation (Burn-out). Gleichzeitig neigt der untere Pol des Menschen oft zur Auskühlung (Vasokonstriktion in Händen und Füßen, Raynaud-Phänomen) und Bildung von Kältezonen (Nierenregion, periumbilikal, seitliche Oberschenkel) bis zu Frieren am ganzen Körper. Hypertonie, Migräne und Morbus Parkinson sind nicht selten mit Rosazea assoziiert.

Unabhängig von der Rosazea treten bei einigen Patienten gleichzeitig weitere Leberdermatosen wie das seborrhoische Ekzem, Kopfekzem, Melasma, Onychomycose, Tinea pedis, Hämorrhoiden, Perianalekzem oder Varizen auf.

7.8 Therapeutische Empfehlungen

Das Ziel der Behandlung mit anthroposophischen Arzneimitteln ist, über mehrere Monate die Verlagerung des Blutprozesses vom Kopf zurück ins Rhythmische System mit einer Verankerung im Leber-Gallen-System zu erreichen und damit die Rosazea schrittweise zur Ausheilung zu bringen. Die anthroposophische Therapie der Rosazea erfolgt deshalb vorwiegend systemisch. Lokale Maßnahmen in Form von Cremes oder Lotionen haben lediglich eine kosmetisch unterstützende Wirkung.

7.8.1 Basisbehandlung

Bei der Rosazea handelt es sich um eine besonders gut auf die Anthroposophische Medizin ansprechende Hauterkrankung mit möglicher Ausheilung.

- *Hepatodoron®* Tabletten (Weleda)　　　　　　　　　　　　　　　3 x 2 Tabl. v. d. E.

fördern in starkem Maße die aufbauenden Funktionen der Leber und werden für mehrere Wochen auf leeren Magen bzw. vor dem Essen verabreicht (Vademecum 2010: 489). Die Tabletten sollen im Mund etwas zerbissen werden, um den bitter-säuerlichen Geschmack bewusst wahrnehmen zu können, der bereits unbewusst ein Signal an das Leber-Gallen-System schickt. Um den nach cranial verlagerten Blutsprozess innerlich durchzugestalten und zentral zu stabilisieren, verordnet man zusätzlich zu Beginn der Behandlung:

- *Antimonit* D6 Ampullen (Weleda)　　　　　　　　　　　　　3 x wöchentlich 1 Amp. s. c.

  oder

- *Stibium met. praep.* D6, D10 Ampullen (Weleda)　　　　　3 x wöchentlich 1 Amp. s. c.

in die Bauchhaut injiziert für drei bis acht Wochen und anschließend:

- *Antimonit* D6 Trituration (Weleda)　　　　　　　　　　　　　　3 x täglich 1 Msp.

  oder

- *Stibium met. praep.* D6 Trituration (Weleda)　　　　　　　　　3 x täglich 1 Msp.

für weitere zwei bis drei Monate (Vademecum 2010: 77). Das von einem Zentrum aus strahlig-zentrifugal wachsende Halbmetall Antimonit hat in seiner pharmazeutisch potenzierten Präparation eine zentripetale Wirkung auf die ätherischen Blutkräfte und führt den Entzündungsprozess nach unten innen an seinen physiologischen Ort im Stoffwechsel-Gliedmaßen-System zurück. Am Patienten ist die Wirkung daran ablesbar, ob die Gesichtsröte bzw. der Flush seltener auftritt. Oft kann der Patient seine Eigenwahrnehmung schulen und dann den Zusammenhang der Hautefforeszenzen mit seiner eigenen rhythmischen Lebensgestaltung erkennen.

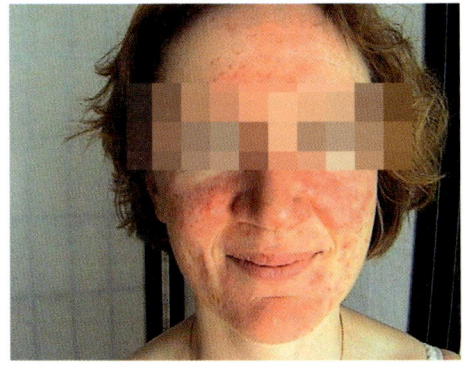

Abb. 11a: 41-jährige Patientin mit Rosacea papulopustulosa, sebostatischer Hauttyp, vor der Behandlung

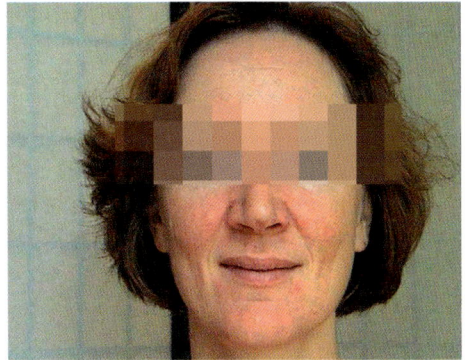

Abb. 11b: Nach drei Monaten Basistherapie

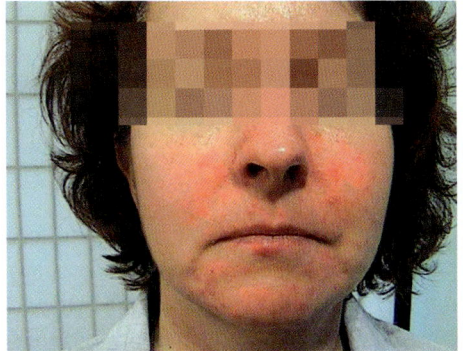

Abb. 12a: 48-jährige Patientin mit Rosacea papulopustulosa, seborrhoischer Hauttyp, vor der Behandlung

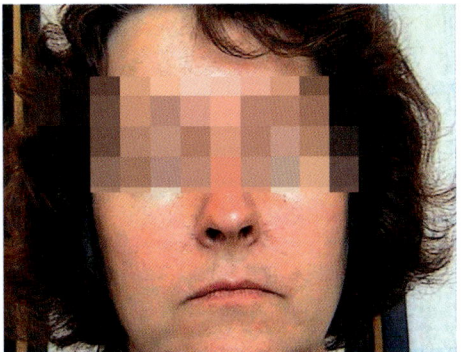

Abb. 12b: Nach drei Monaten Basistherapie

Zur Stabilisierung des Rhythmischen Systems verordnen wir im Anschluss an die Basisbehandlung nach ungefähr einem Jahr (der Rhythmus des physischen Leibes entspricht ca. einem Jahr) nach der Gabe von *Antimonit* gern Goldpräparate.

- *Aurum met. praep.* D15 Ampullen (Weleda) — 2 x wöchentlich 1 Amp. morgens s. c.

  oder

- *Aurum met. praep.* D12, D15 Trituration (Weleda) — 1 x täglich 1 Msp.

harmonisiert die rhythmische Organisation und lindert Unruhezustände und depressive Verstimmungen.

- *Aurum met. praep.* D4 Salbe (Weleda) — 2 x täglich

wird in der Herzgegend dünn aufgetragen.
Bei der Behandlung der pustulösen Form der Rosazea (mit sterilem Eiter gefüllte Bläschen) verordnet man zusätzlich zu *Hepatodoron®* und *Antimonit*

- *Lac Taraxaci* D10/*Parmelia* D10 aa Dilution (Weleda) — 3 x täglich 10 Trpf. v. d. E.

  oder

- *Lac Taraxaci* D10/*Parmelia* D10 aa Ampullen (Weleda) — 3 x wöchentlich 1 Amp. s. c.

Die Indikation besteht hier insbesondere bei Funktionsstörungen im Leber-Gallen-System mit gleichzeitig überschießenden von Subkutis und Kutis ausgehenden Stoffwechselprozessen (Jachens 2004, Vademecum 2010: 527).

Bereits nach ungefähr drei Wochen der Basisbehandlung antwortet der Körper, was an einer Verbesserung des Hautbildes und an dem gebesserten Allgemeinzustand des Patienten abgelesen werden kann. Die Einnahme der Medikamente sollte zunächst über zwei bis drei Monate fortgeführt werden, danach kann die Dosierung reduziert werden. Tritt keine zufriedenstellende Besserung ein, wird die weitere individuelle Behandlung der Ursachen, zusätzlich zur Basisbehandlung oder im Intervall, durchgeführt. Bestehen Kälteherde am Körper, besonders in der kühlen Jahreszeit, verwendet der Patient abends:

■ Kupfer Salbe rot (WALA)	1 x abends auf Füße und morgens im Nierenbereich eincremen
oder	
■ *Cuprum met.* praep. 0,4 % Salbe (Weleda)	gleiche Applikation

(Vademecum 2010: 371) (siehe auch Behandlung des Wärmeorganismus VII.7.8.3).

Die in der konventionellen Dermatologie praktizierte antibiotische Behandlung basiert auf der allgemeinen antiinflammatorischen Wirkung dieser Medikamente (van Zuuren et al. 2011). Dabei hat sie jedoch bei der sterilen Entzündung, wie sie bei Rosazea vorliegt, keinen spezifischen Erreger in der Haut im Fokus. Verwendung findet dort Doxycyclin in subantimikrobieller Dosierung (siehe VII.7.8.6.) oder topisches Metronidazol 0,75 % bis 2 %: *Metrogel*® (Galderma), *Metrocreme*® (Galderma), *Rosiced*® 7,5 mg/g Creme (Pierre Fabre Dermo-Kosmetik), *Metrosa*® 7,5 mg/g Gel (Wolff). In der anthroposophisch erweiterten Dermatologie können wir in den allermeisten Fällen auf die Gabe von Antibiotika verzichten.

7.8.2 Individuelle Behandlung

Die individuelle Behandlung, die genau auf die begleitenden Erkrankungen des Patienten abgestimmt ist, erfolgt parallel zur Basisbehandlung oder als Intervallbehandlung. Durch die konstitutionelle Stabilisierung des Patienten über Monate bis Jahre ist eine Ausheilung der Rosazea möglich. Ungleichgewichte und Organbezüge werden bei der ausführlichen anthroposophischen Anamnese mit biografischen Betrachtungen und der Untersuchung ermittelt. Oft zeigt sich dabei eine Verdauungsschwäche, von der individuell unterschiedliche Organe betroffen sein können. Es bedarf einiger Kenntnis und Erfahrung, diese Organe auch dann zu identifizieren, wenn ihre Funktionsschwäche möglicherweise noch nicht laborchemisch fassbar ist. Ziel der Behandlung ist es dann, die Astral- und Ich-Organisation stärker in ihrer zentripetalen, abbauenden Tätigkeit in der Oberbauchverdauung zu binden. Bei einer allgemeinen Schwäche der Stoffwechselorganisation, wenn kein spezielles Bauchorgan als geschwächt zu identifizieren ist, sind Bittermittel förderlich. Die Bitterstoffe, insbesondere die der Enzianwurzel *(Gentiana lutea)*, gliedern gemeinsam mit dem enthaltenen Zucker die Empfindungs- und Ich-Organisation im zentralen Oberbauchbereich wieder ein und regen die Magensekretion und Motilität an. Der Bedarf des Patienten an Bittermitteln ist ein Gradmesser für die Tiefe der Verankerung der zwei höheren Wesensglieder im Stoffwechsel: Je höher er ist, desto schwächer ist die Verankerung.

- *Gentiana Magen Globuli velati* (WALA) 3 x täglich 10 Glb. v. d. E
- *Bitter Elixier* Sirup (WALA) 3 x täglich 1 TL v. d. E.
- *Enzian Magentonikum* (WALA) 3 x täglich ½–1 TL Flüssigkeit v. d. E.
- *Amara-Tropfen* (Weleda) 10–15 Trpf. 15 min. v. d. E. bzw. bei Völlegefühl 1 Std. n. d. E. zur Intensivierung der Verdauung.

Dieses Heilmittel enthält ebenso Bittermittel und ist bei funktionellen Störungen der Bildung und Absonderung von Verdauungssäften und Passagestörungen im Magen und Dünndarm mit z. B. Sodbrennen, Appetitlosigkeit, Übelkeit sowie Völlegefühl nach dem Essen indiziert.

Bei Leber-Gallen-Schwäche, bedingt durch längere Medikamenteneinnahme (z. B. Antidepressiva, Antikonvulsiva, Antimykotika, Kontrazeptiva, Vitamin-A-Säurederivate) oder Steatosis hepatis, verordnen wir

- *Carduus marianus* Kapseln (Weleda) 3 x täglich 1 Kps. v. d. E mit einem Glas Wasser

oder

- *Anagallis comp.* Globuli velati (WALA) 3 x täglich 10 Glb. v. d. E.

über wenigstens zwei bis drei Monate. Die lange Zeit in Vergessenheit geratene Droge fand inzwischen durch umfangreiche analytische und klinische Studien ihre wissenschaftliche Bestätigung.

Exkurs: Mariendistel

Die Mariendistel gilt als das wirksamste natürliche Leberheilmittel und ist in ihrer entgiftenden Wirkung sogar synthetischen Mitteln überlegen. Zu medizinischen Zwecken werden von der Mariendistel heute die etwa sieben Millimeter langen, eiförmigen Mariendistelfrüchte (Samen) verwendet. Sie enthalten als Hauptwirkstoff Silymarin. Dies ist die Bezeichnung für ein Gemisch aus Silybin, Silychristin und Silydianin. Die therapeutische Wirksamkeit beruht auf zwei Wirkmechanismen: Einerseits wird verhindert, dass Lebergifte in das Zellinnere eindringen können und andererseits stimuliert Silymarin die Regenerationsfähigkeit der Leber. Der Name Mariendistel rührt von einer Sage her, wonach die Mutter Gottes ihre Milch auf der Distel verloren hat. Die weißen Flecken auf den Blättern der Composite seien dadurch entstanden. Die ursprüngliche Bezeichnung für die Pflanze war nach Linné *Carduus marianus*. Erst später wurde sie in eine neue Gattung, nämlich *Silybum*, überführt, die sich etymologisch vom griechischen silibon (Quaste) ableitet und deren einzige Spezies sie darstellt. Die heutige Verwendung der Mariendistel in der Therapie von Lebererkrankungen geht zurück auf die Empfehlungen des Arztes Johann Gottfried Rademacher (1772–1850). Indikationen sind toxische Hepatosen, Fettleber, Hepatitis und Hypercholesterinämie. Wegen ihrer galletreibenden Wirkung wird Carduus marianus auch bei intrahepatischer Cholestase und Gallensteinleiden verwendet.

Häufig liegt bei den Patienten mit Rosazea eine Hypercholesterinämie vor, die der Verordnung von Artischockenpräparaten, z. B.

- *Cynara scolymus* Ø Dilution (Apotheke an der Weleda) 2 x täglich 15 Trpf. v. d. E.

bedarf. Die Artischocke ist ebenfalls eine geschätzte Heilpflanze, deren Wirksamkeit durch zahlreiche klinische Studien belegt ist. Die ausgeprägte galletreibende Wirkung führt zu verbesserter Fettverdauung, Verminderung von Blähungen und Völlegefühl, gleichzeitig werden Cholesterin und Triglyceride im Blut gesenkt (etwa zwischen 10 und 15%). Zum Ausgleich von verfestigenden und auflösenden Tendenzen in der Leber besonders bei Steatosis hepatis verwenden wir:

- *Hepar/Stannum I* Ampullen (WALA)   2 x wöchentlich 1 Amp. s. c.

  oder

- *Hepar-Stannum* D4 Ampullen (Weleda)   2 x wöchentlich 1 Amp. s. c.

  z. B. donnerstags und montags im Bereich des rechten Oberbauchs injiziert.

Geht die Leberschwäche bei Rosazea mit Durstgefühl, Mundtrockenheit und hellen, weichen Stühlen sowie Konzentrationsschwäche einher, dann belebt

- *Taraxacum Stanno cultum Rh* D3 Dilution (Weleda)   3 x täglich 7–10 Trpf.

die Säftezirkulation der Leber und Gallenblase (Vademecum 2010: 792).
    Patienten, die mit Unverträglichkeit auf gebratene und fette Speisen reagieren, erhalten

- *Choleodoron*® Dilution (Weleda)   2 x täglich 15 Trpf. n. d. E.

zur Anregung der Cholerese und Sekretionsförderung der Galle oder

- *Chelidonium* Kapseln (WALA)   2 x täglich 1 Kps. n. d. E.

zur Anregung der Wärme- und Empfindungsorganisation im Stoffwechselsystem bei Gallenfunktionsstörungen, Obstipation und auch bei Meteorismus. Nach vierwöchiger Behandlung mit *Chelidonium-majus*-Präparaten (Schöllkraut) erfolgt eine Kontrolle des Transaminasen- und Bilirubinwerts im Serum.
    Liegt eine chronische Form von Obstipation vor, wird über einen längeren Zeitraum mit

- *Aquilinum comp.* Globuli velati (WALA)   2 x täglich 10 Glb. v. d. E.

  oder

- *Digestodoron*® Tabletten (Weleda)   3 x täglich 2 Tbl. v. d. E.

  oder

- *Digestodoron*® Dilution (Weleda)   3 x täglich 15 Trpf. v. d. E. jeweils 15 Minuten vor den Hauptmahlzeiten

therapiert, wobei die Wirkung durch ein (bis zwei) Glas Wasser, z. B. während der Zubereitungszeit der Mahlzeit getrunken, deutlich angeregt wird. Dies geschieht täglich vor den drei Hauptmahlzeiten und über mehrere Monate (Vademecum 2010: 390). Langsames, bewusstes Rückwärtsschreiten fördert die antegrade Peristaltik im Dickdarm und erleichtert die Ausscheidungsfunktion des Astralleibes im unteren Menschen.

Bei einem Verdacht auf eine HP-positive B-Gastritis (Girke 2010) bei positiven Helicobacter-pylori-Antikörpern im Serum oder im Stuhl wird der Patient interdisziplinär vom gastroenterologischen Kollegen mitbehandelt. Die Behandlung der intestinalen Dysbiose erfolgt mit

- *Mutaflor®* Kapseln (Ardeypharm) 1 x 1 Kps. für vier Tage und folgend 2 x 1 tgl.

Um die damit erzielte Symbiose zu stabilisieren, werden

- *Aquilinum comp.* Ampullen (WALA) 1 x täglich 1 Trinkamp. z. N.

für drei Wochen verordnet. Morgens kann der Patient zwei Esslöffel Kanne Brottrunk® mit lauwarmem Wasser verdünnt zur Unterstützung der Symbiose des Darms trinken.

Liegt bei einer Patientin mit Zyklusanomalien oder perimenopausalen Störungen eine Rosazea im Stadium erythematosum vor, kann mit

- *Tormentilla e radice* D30 Ampullen (WALA) 3 x wöchentlich 1 Amp. s. c.

therapiert werden. Das aus der anthroposophischen Arzneimittellehre abgeleitete Wirkprinzip ist die Stärkung strukturierender und abbauender Prozesse im Flüssigkeitsorganismus (Schempp 2008).

Bei einer zyklusabhängigen Verschlechterung der Rosazea oder Hypermenorrhoe bei Frauen im fertilen Alter ist *Tormentilla comp.* ein hilfreiches Kompositionsmittel. *Tormentilla comp.* strukturiert mithilfe des potenzierten Stibiums den Blutprozess von innen heraus, und die höheren Wesensglieder Ich-Organisation und Astralleib können das Blut dadurch besser im physischen Leib halten. Cochlearia officinalis, das Löffelkraut, richtet seine Wirkung hin auf die Kapillarwände und stabilisiert diese (Ulrich Meyer: mündliche Mitteilung).

- *Tormentilla comp.* Globuli velati (WALA) 2 x täglich 10 Glb.
- *Tormentilla comp.* Ampullen (WALA) 3 x wöchentlich 1 Amp. s. c.

Bei einer Verschlechterung der Rosazea im Präklimakterium und Klimakterium durch aufsteigende Hitzewallungen, die aufgrund hormoneller Unterfunktion mit Freiwerden der zyklischen wirkenden Kräfte, die zuvor im Unterleib gebunden waren (Ausgliederung des Astralleibes), auftreten:

- *Ovaria comp.* Globuli velati (WALA) 2–5 x täglich 5–10 Glb.,

je nach Schwere der Hitzewallungen, Stimmungslabilität und Blutungsunregelmäßigkeiten zu Beginn und anschließende Weiterbehandlung mit einer geringeren Dosis. Auch

- *Aurum/Apis regina comp.* Globuli velati (WALA) 1–3 x täglich 5–10 Glb.

können bei Stimmungsschwankungen in den Wechseljahren, die oft mit Haarausfall und bisweilen Juckreiz der Kopfhaut in Menopause vergesellschaftet sind, gegeben werden. Patientinnen bemerken jedoch allgemein eine bessere Durchwärmung, auch der zuvor oft kühlen Füße und Hände.

Nicht selten findet sich bei Rosazea eine depressive Stimmungslage des Patienten, die durch nach innen gerichtete, unterdrückte Aggressionen möglicherweise verschlimmert werden kann. Menschen, die unter beruflicher Daueranspannung stehen, verdauen und verinnerlichen ihre Wahrnehmungen in Ermangelung an Ruhephasen manchmal ungenügend. Oft äußern sich die seelisch bedingten, funktionellen Organstörungen in Kopf-, Magen- und Kreuzschmerzen. Ähnlich ist es bei dem Burn-out (Belastungsdepression), wenn die Regie des Ich durch äußere Erwartungen übermannt wird, das vegetative Nervensystem unter Daueranspannung bis zur Verausgabung steht (vegetative Dystonie) und eine Schwächung auch der Organkräfte erfolgt. Die Patienten klagen dann über nervöse Erschöpfungszustände, depressive Verstimmungen oder Konzentrations- und Gedächtnisschwäche. Eine Harmonisierung des Wesensgliedergefüges wird in den genannten Fällen im Anschluss an die Basistherapie der Rosazea mit

■ *Aurum/Apis regina comp.* Globuli velati (WALA) 1–3 x täglich 5–10 Glb.

oder

■ *Aurum/Apis regina comp.* Ampullen (WALA) 1–2 x wöchentlich 1 Amp.

wiederhergestellt.

Stehen bei den Rosazeapatienten Migräne oder die Neigung zu Kopfschmerzen, eventuell auch mit depressiver Verstimmung bzw. kompensierter Depression im Vordergrund, können

■ *Ferrum/Sulfur comp.* Ampullen (WALA) 2–3 x wöchentlich 1 Amp. s. c.

oder

■ *Ferrum/Sulfur comp.* Globuli velati (WALA) 2 x täglich 5–10 Glb.

verabreicht werden.

Die Patienten erhalten durch ihre Symptome und den Gang zu ihrem Arzt die Chance, notwendige biografische Veränderungen in ihrem Leben zu initiieren. Durch die aktive, mutige persönliche Entwicklung oder Umwälzung in den entsprechenden Jahrsiebten, begleitet von der anthroposophischen Biografiearbeit, kann der Lebensfaden in stimmiger Weise wieder aufgenommen werden. Der nach Selbsterkenntnis strebende Patient findet in der Literatur Anleitungen zu Übungen und Meditationen, die von Rudolf Steiner gegeben wurden (Steiner. GA 10, Zajonc 2010). Im Tagesablauf sollte ein Spaziergang bei Tageslicht für mindestens zehn Minuten, z. B. in der Mittagspause, erfolgen.

7.8.3 Behandlung des Wärmeorganismus und Stärkung der Ich-Organisation

• *Allgemeine, unterstützende Maßnahmen*

Der Patient wird zur eigenen Beobachtung angeregt und angehalten, die Flush-auslösenden Situationen und Imbalancen bei sich zu erkennen und diese Auslöser nach Möglichkeit zu verhindern. Die länger dauernde Denkarbeit am Schreibtisch im Büro kann durch kleine, wiederaufbauende Pausen mit heileurythmischen Übungen unterbrochen werden (z. B. heileurythmisches I-A-O gesprungen am Morgen für den Einzug der oberen Wesensglieder in die Leiblichkeit; T, D zur Stabilisierung des Zentralstoffwechsels und zur Entlastung der Haut). Falls Mobiltelefongespräche geführt werden müssen, die regelmäßig länger als fünf Minuten dauern, profitiert der Patient von entsprechenden kleinen Kopfhörern, welche die niederfrequente thermische Wärmestrahlung vom Ohr fernhalten. Auch Sender mit gepulsten Trägerwellen (z. B. GMS-Telefone) erzeugen im Gewebe eine geringere thermische Wirkung (dielektrische Erwärmung) als kontinuierliche bei gleicher Sendeleistung und Expositionsdauer. Zu Hause wird die Exposition durch Wählscheibentelefone in gesunder Weise verringert.

- *Wärmehaushalt*

In therapeutischer Hinsicht ist es wichtig, die Neigung zu kalten Füßen zu behandeln. Lokal verordnet man

- *Kupfer Salbe rot* (WALA)

  oder

- *Cuprum met. praep. 0,4 %* Salbe (Weleda) z. N.
  als Einreibung für Füße und Unterschenkel und streift darüber Socken.

Diese Form der Metalltherapie hat eine Wirkung auf die Durchblutung bzw. den Wärmeorganismus. Praktisch kann der Patient angeleitet werden, am Abend Fußbäder zu machen, die in der Temperatur ansteigen. Dabei wird mit dem in der Wanne liegenden Duschkopf innerhalb von 15 Minuten so viel heißes Wasser zugeleitet, wie der Patient gerade noch verträgt. Noch stärker durchwärmend wirksam sind Fußbäder mit Senfmehl.

Die Körperwärme im unteren Menschen kann kontinuierlich über den Tag und durch die Nacht mit Kleidung aus Bio-Schurwolle-Geweben in den Akren und am Leib gehalten werden. Hilfreich ist hierbei auch, wollene Unterwäsche oder Leggins als Unterkleidung bereits ab Außentemperaturen unter 10 °C zu tragen. Die Schafwolle ähnelt in ihrer Eigenschaft den Anhangsgebilden der menschlichen Haut, wärmt angenehm, steigert das Wohlbefinden und ist bisweilen auch an kühlen Sommerabenden angezeigt. Die Möglichkeiten der Wärmeapplikation für ausgekühlte Gliedmaßen oder die Nieren- und Bauchregion sind vielfältig; sie reichen vom Ingwer-Nierenwickel und der Wärmflasche über kleine Wärmepäckchen für unterwegs (*Heilwärmer 24 h*® [Columbus Health Products]), warme Bienenwachsplatten, Moxibustion mit Beifußkraut über den Fußsohlen bei Akupunkturpunkt Niere 1 bis zum Warmreiben der Füße mit beiden Händen. Bei einer Neigung zu allgemeiner Erschöpfung und zur Anregung der aufbauenden Lebertätigkeit eignet sich besonders die warme, feuchte Schafgarben-Leberkompresse (Fingado 2001, Huber et al. 2007).

- *Stärkung der Ich-Organisation*

Ganz im Sinne Rudolf Steiners erlebt sich der Arzt hier besonders als Berater und *Erzieher* des Patienten. Der Waldorflehrer hingegen kann viel früher mit Erziehung *heilend* auf die sich entwickelnden Kinder und Jugendlichen einwirken. Wird die in den Jahrsiebten erfolgende Geburt von Ätherleib, Astralleib und Ich-Organisation erzieherisch begleitet, fördert dies die gesunde Inkarnation der Wesensglieder und das Selbstbewusstsein eines jungen Menschen.

Beim konstitutionellen Erröten durch Unsicherheit und Schüchternheit hilft dem Patienten die Sprachgestaltung zur Stärkung seines Ichs. Auf Alkoholkonsum sollte er nach Möglichkeit ganz verzichten, um dem Fremd-Ich des Ethanols keine ihn schwächende Macht zu geben. Wöchentliche bis einmal tägliche (Rhythmus der Ich-Organisation) Öldispersionsbäder mit dem Jungebad®-Apparat (*Öldispersionsbäder* [WALA]) oder milde Saunagänge stärken die Wärmeorganisation. Patienten können ihr Selbstbewusstsein auch mit regelmäßiger körperlicher Betätigung wie Walking stabilisieren.

7.8.4 Rezidivprophylaxe

Um einen Rückfall der Rosazea zu verhindern, empfehlen wir ca. zweimal jährlich eine Kur mit

- *Hepatodoron*® Tabletten (Weleda) — 2 x täglich 3 Tabl. v. d. E.

  oder

- *Anagallis comp.* Globuli velati (WALA) — 2 x täglich 10 Glb. v. d. E.

z. B. in der Fastenzeit vor Ostern und im Herbst bzw. der Fastenzeit im Advent, wenn die Verdauungskräfte jahreszeitlich bedingt verringert sind.

Um ebenso die rhythmischen Qualitäten der Wesensglieder zu stärken, kann folgende Kombination einmal jährlich über einen Monat (Rhythmus des Ätherleibes beträgt 28 Tage) hilfreich sein:

- *Vitis comp.* Tabletten (Weleda) — 3 x täglich 2 Tabl. v. d. E.

enthält Weinblätter und Walderdbeerblätter oral verabreicht zur Anregung des Leberstoffwechsels und *Stibium* D5 zur Strukturierung der ätherischen Blutkräfte. Der Astralleib hingegen schwingt in einem Rhythmus von einer Woche (Steiner. GA 107), sodass

- *Cor/Aurum I* Ampullen (WALA) — 1 x wöchentlich 1 Amp. s. c. sonntags

  oder

- *Aurum* D10/*Cor* D4 aa Ampullen (Weleda) — 1 x wöchentlich 1 Amp. s. c. sonntags

appliziert wird.

Um den Rhythmus der Ich-Organisation von Tag und Nacht aufzunehmen, streicht der Patient die

- *Cuprum met. praep.* 0,4 % Salbe (Weleda) — 1 x abends

  oder

- *Kupfer Salbe rot* (WALA) — 1 x abends

allabendlich auf seine Füße. Die Verabreichungen wurden auch in dieser Weise gewählt, um mit der oralen Einnahme hingewendet auf das Stoffwechselsystem, mit der subkutanen Gabe auf das Rhythmische System und mit der topischen Anwendung eines Metalls auf das Nerven-Sinnes-System des Patienten hinwirken zu können. Das geschilderte anthroposophische Therapiekonzept stärkt den Organismus insgesamt und insbesondere seine gesunden rhythmischen Ausgleichskräfte. Allerdings liegt die Stärkung nicht in der Wirkung einer Substanz mit einem speziellen molekularen Aufbau, sondern sie zielt auf das Reaktionsgefüge des Gesamtorganismus und bedeutet daher eine Heilung, welche die ganze Konstitution betrifft.

7.8.5 Lokalbehandlung

Da die Rosazea eigentlich sekundäre Veränderungen an der Haut aufzeigt, ist eine ursächliche Behandlung der Erkrankung allein über die Haut mit Cremes nicht gut möglich. Im Prinzip wird hier unter Lokaltherapie die milde kosmetische Pflege, Kühlung und Gefäßtonisierung sowie kosmetische Abdeckung der Erscheinungen verstanden. Besteht bei dem Patienten beispielsweise bei beruflichem Publikumsverkehr der Wunsch nach einem rasch einsetzenden Behandlungserfolg, kann zu Beginn der Therapie die Basisbehandlung mit topischer Azelainsäure *(Skinoren)* abends und Ichthyol *(Aknichthol)* am Morgen kombiniert werden.

Kühlende Maßnahmen werden akut bei Flush und auch nach Saunagängen nötig und beinhalten das Besprühen des Gesichts mit kühlem *Gesichtstonikum* (Dr.Hauschka) oder *Thermalwasser* (Avène, La Roche-Posay).

Die Pflege der trockenen und schuppenden Gesichtshaut beim sebostatischen Typ der Rosazea gestaltet sich zu Beginn nicht ganz unkompliziert. Die Patienten haben das Gefühl, sowohl leichte Lotionen als auch Fettcremes nicht zu vertragen und klagen häufig über ein verstärktes Spannungsgefühl und Brennen der Haut nach dem Eincremen. Für die überempfindliche Haut im Gesicht ist zu Beginn der Therapie nichts recht, scheinbar erzeugen alle Cremes Missempfindungen, die sich jedoch nach dem Zurückdrängen des Blutprozesses und nach dem Ausschluss von Kontaktallergien mithilfe des Epikutantests wieder legen. Es handelt sich um einen in diesen Fällen empfehlenswerten Patch-Test am Rücken des Patienten zur Identifizierung von Typ-IV-Allergien auf Kontaktstoffe, der nur von Dermatologen durchgeführt wird.

Beim Nachweis einer Kontaktsensibilisierung unterstützen

- *Calcium Quercus Globuli velati* (WALA)　　　　　　　　　　　3–4 x täglich 10 Glb.

die Abgrenzungsfunktion der Haut (Vademecum 2010: 247, Roesler, Roemer 2009). Bei empfindlicher Haut ist zunächst eine milde Pflege mit unparfümierter Gesichtscreme angeraten:

- *Mandel Wohltuende Gesichtscreme* (Weleda),
- *PHYSIOGEL® A.I. Creme* (Stiefel),
- *Intensiv Creme Mittagsblume* (Dr.Hauschka Med),
- *Toleriane Ultra* (La Roche-Posay),
- *Creme für überempfindliche Haut* (Avène).

Für die abendliche milde Gesichtsreinigung eignen sich

- *Reinigungsmilch* (Dr.Hauschka)

  oder

- *Mandel Wohltuende Reinigungsmilch* (Weleda),

die wegen der Hypersensitivität der fazialen Blutgefäße mit kühlem bis lauwarmem Wasser abgespült werden.

Prinzipiell werden zum Haarewaschen Shampoos aus der Naturkosmetik und für die Körperreinigung Seifen, z.B.

- *Pflanzen-Seife* (Weleda),
- *Kernseife*,
- *San Floriano Tubenseife* (Jungebad) auf der Basis von Olivenöl und Kakaobutter,
- *Handseife* (Sonett)

empfohlen und den Syndets (synthetische Detergentien, welche die Oberhaut bis in die tiefen Schichten entfetten) als Duschbad oder Hand-Flüssigsyndet vorgezogen. Nachdem der Blutprozess mit der obengenannten Basisbehandlung und kühlenden Maßnahmen erfolgreich zurückgedrängt werden konnte und die Rötung zurückgegangen ist, werden Cremes später wieder breiter toleriert. Zur anschließenden Tagespflege eignen sich Naturkosmetika:

- *Gesichtsmilch* (Dr.Hauschka),
- *Rosencreme leicht* (Dr.Hauschka),
- *Wildrosen Glättende Tagespflege* (Weleda)

  oder

- *Revitalmaske* (Dr.Hauschka) mit einigen Tropfen *Gesichtsöl* (Dr.Hauschka) vermischt.

Die Pflanzenfamilie der Rosengewächse trägt den Namen *Rosazea*. Auszüge aus Rosenblüten erzielen eine gewisse Stabilisierung der rhythmischen, kontraktilen Kräfte der kleinen Hautgefäße.

Die Nachtpflege erfolgt nach Möglichkeit fettfrei mit:

- *Hautkur Sensitiv* (Dr.Hauschka)

  oder

- *Intensivkur 03* (Dr.Hauschka).

Für abdeckende Maßnahmen am Morgen stehen u.a.

- *Tönungs Pflegecreme* (Dr.Hauschka)

mit einer beruhigend-abgrenzenden Basisrezeptur oder

- *Translucent Make-up* (Dr.Hauschka) in Farbtönung 01, 02, 03

zur Verfügung. Das Make-up wird nach der Tagespflege morgens mit einem Schwämmchen auf das Gesicht aufgetragen. Es enthält einen entzündungslindernden Auszug aus Hamamelis und das Wachs der Damascener-Rose für die Normalisierung des Gefäßtonus. Anschließend wird mit der Puderquaste *Translucent Face Powder loose* (Dr.Hauschka) aufgetragen. Abdeckende (durch eine Tönung) und entzündungslindernde Wirkung haben:

- Ichthyol *Aknichthol soft N Lotion* (Stiefel)

und die schwefelhaltige Rezeptur für den Apotheker

- RP: Sulfur praecipit. 3,0 in Lotio cordes ad 100,0.

Lichtschutzfilter (z.B. *PHYSIOGEL® A.I. Sonnencreme*, [Stiefel]) werden vor dem Makeup aufgetragen.

Ein Süßholzwurzelextrakt in *Abilaine* Spezial-Creme (Taurus Pharma) kommt in der Lokaltherapie der Rosazea ebenfalls infrage. Zusätzlich können die Patienten bei Pustelbildung auftragen:

- *Akne Gesichtsmaske* (WALA)   ein- bis zweimal pro Woche.

- Azelainsäure in *Skinoren®* 20% Creme, *Skinoren®* 15% Gel (INTENDIS)

wirkt entzündungslindernd und bei Hyperpigmentierungen bleichend. Ein Haarbalgmilbenbefall der halbseitigen Rosazea wird mit dem akarizid wirksamen Permethrin 5% in hydrophiler Cremegrundlage

- RP: Permethrin 25% Rezepturkonzentrat InfectoPharm 20,0 in Ungt. emulsif. aquos. ad 100,0

reduziert. Über die vergleichbare Wirkung eines 4%igen Bitterholz-Extrakts *(Quassia amara)* wurde kürzlich berichtet (Ferrari, Diehl 2011).

Nach Abheilung eines papulopustulösen Stadiums der Rosazea können in den Wintermonaten die sichtbaren, residualen Teleangiektasien mit dem KTP-Laser (Wavelight® 16–20J/cm^2 Fluescence, Pulsdauer 10 bis 21 ms, Spotgröße 0,7–1 mm oder Argon-Laser) verödet werden.

Die Dr.Hauschka-Kosmetikerin behandelt u.a. mit einer Pinsel-Lymphstimulation die ödematösen Schwellungen des Gesichts, zusätzlich kann dem Patienten manuelle Lymphdrainage des Gesichts verordnet werden.

7.8.6 Behandlung der okulären Rosazea

Bei leichter Blepharitis im Anfangsstadium und gereizten Konjunktiven genügen:

- *Euphrasia Augentropfen* (WALA)   3 x täglich 1 Trpf.

    oder

- *Euphrasia* D3 Augentropfen (Weleda)   3 x täglich 1 Trpf. (Gorter 2004).

Zur Anregung der Tränensekretion bei trockener Bindehaut und roten brennenden Lidkanten haben sich

- *Chelidonium Rh* D4 Augentropfen (Weleda)   3 x täglich 1 Trpf.

- *Chelidonium comp. Augentropfen* (WALA)   3 x täglich 1 Trpf.

bewährt.

Bei stärker ausgeprägten Formen mit Fremdkörpergefühl und Neigung zu Hordeola verordnet man *Echinacea Quarz comp. Augentropfen* (WALA) mehrfach täglich unter Befundkontrolle durch den Augenarzt. Mithilfe eines Wattestäbchens, das mit *Chelidonium comp. Augentropfen* (WALA) feucht getränkt wurde, können die Wimperndrüsen zusätzlich ausgestrichen werden. Steht die Augenbeteiligung der Rosazea im Vordergrund, sind zusätzlich

■ *Conjunctiva comp.* Globuli velati (WALA)　　　　　　　　　1–3 x täglich 10 Glb.

hilfreich. Kühlende, feuchte Augenkompressen mit *Augenfrische* (Dr.Hauschka), mehrfach täglich aufgelegt, lindern deutlich das bestehende Hitzegefühl und Brennen im Augenbereich. Bei Rosazea mit Augenbeteiligung erweist sich die Behandlung mit Doxycyclin (*Oraycea* 40 mg Hartkapseln mit veränderter Wirkstofffreisetzung [Galderma]) über 1,5 bis 3 Monate als wirksam (cave: Photosensibilisierung, Störung der Darm-Symbiose, Candidiasis). Durch die besondere Formulierung bleiben die erreichten Blutplasmaspiegel unterhalb des antimikobiellen Schwellenwerts, und das Antibiotikum entfaltet lediglich seine antientzündliche Wirkung. In der Literatur wird als evidenzbasierte Therapie *Ciclosporin 0,05 %* Augenemulsion angegeben (van Zuuren et al. 2011).

7.8.7 Behandlung der Phyme

Phyme, am häufigsten ist das Rhinophym bei Männern, sprechen in geringem Maße auch auf die frühzeitige allgemeine Behandlung an (siehe VII.7.8.1.). Gleichzeitig liegt meist eine seborrhoische Form der Rosazea vor. Potenzierter Schwefel in Form von

■ *Sulfur* D4, D6 Trituration (Weleda)　　　　　　　　　2 x täglich 1 Msp.

oder

■ *Hepar sulfuris* D4, D6 Trituration (Weleda)　　　　　　　　　2 x täglich 1 Msp.

oder

■ *Sulfur* D6 Globuli velati (WALA)　　　　　　　　　2 x täglich 5–10 Glb.

oder

■ *Sulfur* D6 Ampullen (Weleda)　　　　　　　　　2 x wöchentlich 1 Amp. s. c.

bewirkt eine gewisse Reduzierung der Talgdrüsenaktivität im Gesicht.

Falls für die stärkere Reduzierung des Talgflusses und die Verkleinerung der Talgdrüsen der Vitamin-A-Säure-Metabolit Isotretinoin (mehrere Hersteller, bis zum Ablauf des Patents: *Roaccutan®* Kapseln [Hoffmann La Roche]) eingesetzt werden soll (Orfanos, Garbe 2002, Orfanos et al. 1997, Almond-Roesler 1993), kann die gleichzeitige Gabe von

■ *Carduus marianus Kapseln* (Weleda)　　　　　　　　　2 x täglich 1 Kps. v. d. E.

mögliche unerwünschte Wirkungen des stark wirksamen synthetischen Retinoids reduzieren. Als letzte Option bleibt eine flächige CO_2-Laser-Ablation der Talgdrüsen der Nase mit überzeugend guten Resultaten (Arnold et al. 1990).

7.8.8 Ernährungsempfehlungen

Allgemein empfiehlt sich eine lebenskräftige Nahrung in Demeter-Qualität. Die biologisch-dynamische Anbauweise fördert die Durchgestaltung und Differenzierung von Nahrungsmitteln und verhilft ihnen zu einem breiten Substanzspektrum, das die Lebensprozesse fördert. Durch die Kraft, die der Organismus bei ihrer Verdauung aufwenden muss, kann er an diesem Vorgang wieder zu einer eigenen Stärkung der Lebenskräfte im Aufbau der Körpersubstanz kommen. Der Verzehr von milchsauer vergorenem Gemüse und Demeter-Gemüsesäften unterstützt diesen Prozess zusätzlich (Roesler, Roemer 2009). Drei regelmäßige, sinnlich ansprechende Mahlzeiten erfordern eine tägliche Planung, damit sie zubereitet und in Ruhe genossen werden können. Gifte werden nach Möglichkeit reduziert und Extreme und Einseitigkeiten in der Nahrungsaufnahme vermieden. Beispielsweise kann Alkoholgenuss innerhalb weniger Minuten künstlich einen Flush erzeugen und dazu noch die Leber belasten, beides sind die Rosazea fördernde Faktoren. Maßvoller Kaffeegenuss, z.B. ein mit Rohrzucker gesüßter Espresso nach dem Mittagessen, fördert die abbauenden Verdauungskräfte. Eine Kreislaufanregung am Morgen kann auch durch grünen Tee erfolgen, insbesondere bei Patienten mit der Blutgruppe Null mit höherem Magensäuregehalt und Neigung zu Sodbrennen (eigene Beobachtung). Zu heiße oder scharfe Speisen, die interessanterweise über Wärmerezeptoren geschmeckt bzw. wahrgenommen werden, sowie alkoholische Getränke, die leicht zum Flush führen, werden ausgelassen. Der Patient wird angehalten, Flush-auslösende Einflüsse in seinem Leben aufzuspüren und zu umgehen.

7.9 Ausblick

Wie wir sehen konnten, liegt die seelische Ursache bei Rosazea biografisch weit zurück in einem jungen Alter und kann zur Störung des rhythmischen Ausgleichs, zu lokalen Kälteherden und Schwächen der Bauchorgane führen. Die entzündlichen Hautveränderungen im Gesicht sind in der Folge entstehende, sekundäre Veränderungen. In der Kindheit fördert ein ehrliches Interesse der Eltern an dem sich entwickelnden Sprössling die Entwicklung eines gesunden Selbstbewusstseins (Waldorfpädagogik).

Für die Ausbildung guter Leberfunktionen im späteren Leben spielt die Qualität der verabreichten Milch in der Säuglingszeit und Kindheit eine wesentliche Rolle. Betroffene erwachsene Personen können bei zunehmender Kopfarbeit und Belastung durch eine Pausengestaltung mit individuellen, heileurythmischen Übungen einen gesundenden Ausgleich schaffen. Das Augenmerk wird noch mehr auf eine rhythmische Lebensgestaltung gelegt. Die kreative künstlerische Betätigung kann zu einem Lebensbedürfnis werden.

■ Literatur

Almond-Roesler, B. (1993): Zur Pharmakokinetik der Retinoide Acitretin und Isotretinoin und ihrer Metabolite im Plasma: Konzentrations-Bestimmung mittels HPLC-Analyse. Freie Universität Berlin. Dissertation.

Arnold, HL., Odom, RB., James, WD. (1990). Andrews' Diseases of the Skin: Clinical Dermatology. Philadelphia, 12, 263ff.

Brinnel, H., Friedel, J., Caputa, M. et al. (1989): Rosacea: disturbed defense against brain overheating. Arch Dermatol Res 281, 66–72.

Campbell, TM., Neems, R., Moore, J. (2008): Severe exazerbation of rosacea induced by cinnamon supplements. J Drugs Dermatol 7(6), 586–587.

Crawford, GH., Pelle, MT., James, WD. (2004) Rosacea: Etiology, pathogenesis, and subtype classification. J Am Acad Dermatol 51(3), 327–341.

Ferrari, A., Diehl, D. (2011): Evaluation oft the efficacy and tolerance of a topical gel with 4% Quassia extract in the treatment of rosacea. J Clin Pharmacol 22.

Fingado, M. (2001): Therapeutische Wickel und Kompressen. Dornach, 153–155.

Geras, AJ. (1990): Dermatology. A medical artist's interpretation. Liestal, 52.

GAÄD – Gesellschaft Anthroposophischer Ärzte in Deutschland (Hrsg.) (2010): Vademecum Anthroposophischer Arzneimittel. 2. Auflage. Der Merkurstab Supplement 1, 301.

Girke, M. (2010): Innere Medizin. Grundlagen und therapeutische Konzepte der Anthroposophischen Medizin. 1. Auflage. Berlin, 15.

Goldman, D. (2001): Tacrolimus ointment for the treatment of steroid-induced rosacea: a preliminary report. J Am Acad Dermatol 44(6), 995–98.

Gompper, B., Bromundt, V., Orgül, S. et al. (2010): Phase relationship between skin temperature and sleep-wake rhythms in women with vascular dysregulation and controls under real-life conditions. Chronobiol Int 27(9–10), 1778–1796.

Gorter, RW., Butorac, M., Cobian, EP. et al. (2004): Anwendungsbeobachtung WALA Euphrasia Augentropfen. Der Merkurstab 57, 135–138.

Huber, R., Weisser, S., Luedtke, R. (2007): Effect of abdominal hot compresses on indocyanine green elimination – a randomized cross over study in healthy subjects. BMC Gastroenterol 10, 7–27.

Jachens, L. (2004): Die Behandlung von Hautkrankheiten über die Leber. Der Merkurstab 57, 248–259.

Jachens, L. (2006): Hautkrankheiten ganzheitlich heilen: Der Ratgeber aus anthroposophischer Sicht. 2. Auflage. Stuttgart, 127–129.

Jachens, L. (2009): Haut & Seele. Ein geheimnisvolles Wechselspiel. 2. Auflage. Esslingen, 12.

Kjekshus, H., Risoe, C., Scholz, T., Smiseth, OA. (1997): Regulation of hepatic vascular volume:contributions from active and passive mechanisms during catecholamine and sodium nitroprussid infusion. Circulation 96(12), 4415–4423.

Le Fur, I., Reinberg, A., Lopez, S. et al. (2001): Analysis of circadian and ultradian rhythms of skin surface properties of face and forearm of healthy women. J Invest Dermatol 117, 718–724.

Orfanos, CE., Garbe, C. (2002): Therapie der Hautkrankheiten. 2. Auflage. Berlin, 407ff.

Orfanos, CE., Zouboulis, CC., Almond-Roesler, B. et al. (1997): Current use and future potential role of retinoids in dermatology. Review. Drugs 53, 358–388.

Parodi, A., Paolino, S., Greco, A. et al. (2008): Small intestinal bacterial overgrowth in rosacea: clinical effectiveness of its eradication. Clin Gastroenterol Hepatol 6, 759–764.

Pelle MT. (2008): In: Hrsg. Wolff, K., Goldsmith LA., Katz, SI. et al: Fitzpatrick's Dermatology in General Medicine. 7. Auflage. New York, 703–709.

Roemer, F. (2001): Zur Verwendung von Taraxacum officinale, Cichorium intybus und Carduus marianus bei der Therapie von Lebererkrankungen. Der Merkurstab 54, 250–257.

Roesler, B., Roemer, F. (2009): Allergien. 2. Auflage. Bad Boll/Eckwälden, 3–4.

Rohen, JW. (2002): Morphologie des menschlichen Organismus: Entwurf einer goetheanischen Gestaltlehre des Menschen. 2. Auflage. Stuttgart, 377.

Rustemeyer, J., Radtke, J., Bremerich, A. (2007): Thermography and thermoregulation of the face. Head Face Med 15, 3–17.

Schempp, C. (2008): Die Blutwurz (Potentilla erecta L.) als Heilmittel für die Haut – eine Skizze. Manuskript für Der Merkurstab.

Schöfer, H. (2003): Rosacea: Klinik und aktuelle Therapie. 1. Auflage. Stuttgart, 7.

Steiner, R., Wegman, I. (1991): Grundlegendes für eine Erweiterung der Heilkunst nach geisteswissenschaftlichen Erkenntnissen. GA 27. 7. Auflage. Dornach.

Steiner, R. (1993): Wie erlangt man Erkenntnisse der höheren Welten. GA 10. Dornach.

Steiner, R. (2001): Das Lukas-Evangelium. GA 114. 9. Auflage. Dornach, 163–165.

Steiner, R. (2011): Geisteswissenschaftliche Menschenkunde. GA 107. 6. Auflage. Dornach, 161ff.

Temesvari, E., Ponyai, G., Nemeth, I. et al. (2009): Periocular dermatitis: a report of 401 patients. J Eur Acad Dermatol Venereol 23, 124–128.

WALA (2008). Öldispersionsbäder nach Werner Junge. Anwendung der WALA Dispersionsbadeöle mit dem Jungebad®-Apparat. 1. Auflage. Bad Boll/Eckwälden.

Zajonc, A. (2010): Aufbruch ins Unerwartete: Meditation als Erkenntnisweg. 1. Auflage. Stuttgart.

van Zuuren, EJ., Kramer, SF., Carter BR. et al. (2011): Effective and evidence-based management strategies for rosacea: summary of a Cochrane systematic review. Br J Dermatol 21, 1365–2133.

8. Malignes Melanom

Das maligne Melanom weist in den letzten 40 Jahren bei der weißen Bevölkerung weltweit einen steilen Anstieg der Inzidenz auf; es ist damit der Tumor mit der höchsten Steigerungsrate überhaupt (Fritsch 2004). Allein diese Tatsache lässt das Melanom als eine Zeitkrankheit erscheinen. Doch auch die nähere Betrachtung der Charakteristika dieser Hautkrankheit legt nahe, dass sie etwas mit unserem modernen Lebensstil, ja mit dem Zeitgeist zu tun hat. Im Folgenden werden daher die Physiologie der epidermalen Symbionten (Melanozyten und Langerhans-Zellen), Charakteristika des Melanoms und die Persönlichkeit des Melanompatienten näher betrachtet, um so zu einem Wesensbild des malignen Melanoms und zu seiner Therapie zu gelangen.

8.1 Zur Physiologie der epidermalen Symbionten

Da das Melanom der maligne Tumor der Melanozyten ist, ist es hilfreich, ihre Herkunft und Physiologie näher zu betrachten. Melanozyten sind neuroektodermaler Herkunft; ab der achten Schwangerschaftswoche wandern ihre Vorläufer (Melanoblasten) von der Neuralleiste in dorsoventraler Richtung durch das Mesenchym. Der Wanderungsweg entspricht dem Verlauf der Blaschkoschen Linien, deren eigenartige Form durch die Streckung des Embryos mitbedingt ist. In etwa der zwölften Schwangerschaftswoche haben die Melanoblasten die Dermis erreicht und kolonisieren nun das Stratum basale der Epidermis. Hier leben sie in Gemeinschaft mit den Keratinozyten, daher die Bezeichnung „epidermaler Symbiont". Die fertig ausdifferenzierten Melanozyten liegen direkt der Basalmembran auf und befinden sich damit noch unterhalb der Zellkerne der untersten Keratinozytenschicht des Stratum basale. Die einzeln stehenden Melanozyten sind in der Aufsicht ungefähr hexagonal zueinander orientiert, wobei ein Melanozyt 36 Keratinozyten mit Pigment versorgt (funktionelle epidermale Melanineinheit). Als symbiontische Dendritenzelle besitzt der Melanozyt viele lange Ausläufer (Dendriten), mit denen er „seine" Keratinozyten mit Melanin „betankt". Diese lagern es auf der lichtzugewandten Seite ihres Zellleibes ein, sodass der Zellkern wie durch einen Sonnenschirm vor UV-Strahlung geschützt ist.

Auf diese Weise liegen 1000 bis 2000 Melanozyten in einem Quadratmillimeter Haut, wobei die Gesamtheit der Melanozyten bei einem Menschen ein Gewicht von ungefähr 1,5 Gramm hat. Hierin kommt eine stark und durchgreifend wirkende Ordnungs- und Formkraft zum Ausdruck. Andererseits wird der Melanozyt mit Beginn der Melaninproduktion von Stoffkräften ergriffen, sodass man ihn als eine einzellige Drüse betrachten kann. Zusammenfassend kann man sagen, dass die Abgrenzungsfunktion, die der Gesamtorganismus des Menschen den Melanozyten in der Haut zuteilt, darin besteht, dass dem hellen Sonnenlicht von außen mit Stoff von innen (der Schwärze des Melanins) geantwortet wird. Licht dagegen ist Träger kosmischer Formkraft. Unmittelbar anschaubar wird dieser Zusammenhang beim chronischen Lichtschaden mit seinen Falten: Die Formkräfte des Sonnenlichts zeichnen Linien und Furchen in die Haut. Formkraft von außen aktiviert also den Stoff im Inneren.

Bei der Betrachtung des Melanoms ist es wichtig, neben den Melanozyten auch die Langerhans-Zellen zu beachten, weil beim Melanom immunologische Vorgänge eine wichtige Rolle spielen. Diese gehören ebenfalls zu den epidermalen Symbionten; sie gelangen ab dem vierten Embryonalmonat über das Blut durch Migration in die Epidermis und besiedeln hier als peripherster Posten des Immunsystems das Stratum spinosum. Nach Kontakt mit einem Antigen von außen verlassen sie die Epidermis, um über die afferente Lymphe zu einem Lymphknoten zu wandern und hier die spezifische

Immunantwort einzuleiten. Die Abgrenzungsfunktion des Organismus besteht bei der Langerhans-Zelle also darin, dass auf einen Stoff von außen (z.B. virale oder bakterielle Antigene, Kontaktallergene) von dieser zunächst mit einer Weiterleitung von Information (Licht) nach innen geantwortet wird. Erst in zweiter Linie und zeitlich später kommt mit der T-Zell-vermittelten Immunantwort der Stoff von innen in Bewegung (z.B. beim allergischen Kontaktekzem als einer allergischen Reaktion vom Spättyp).

Der Vergleich von Melanozyten und Langerhans-Zellen vor dem Hintergrund der Dreigliederung des Gesamtorganismus macht deutlich, dass der Melanozyt von seiner Herkunft eine Nervenzelle ist, die als „einzellige Drüse" Stoffwechselfunktion bekommt. Demgegenüber ist die Langerhans-Zelle mit ihrer Herkunft aus dem Knochenmark eine Blutzelle, die in der Haut Sinnesfunktion übernimmt. Die polaren Charakteristika von Melanozyt und Langerhans-Zelle lassen sich wie folgt zusammenfassen:

Melanozyt	Langerhans-Zelle
Wanderung im dritten Embryonalmonat von der Neuralleiste in das Stratum basale	Wanderung ab dem vierten Embryonalmonat vom Knochenmark in das Stratum spinosum
Nervenzelle wird einzellige Drüse	Blutzelle wird Zelle mit Sinnesfunktion
Licht von außen > Stoff von innen	Stoff von außen > Licht (Information) nach innen

8.2 Abgrenzung durch Kreuzung

Ontogenese und Funktion von Melanozyt und Langerhans-Zelle weisen mehrfach das Phänomen der Kreuzung auf: Die Wanderungsrichtung während der Embryonalzeit verläuft für die Melanoblasten parallel zur Oberfläche des Embryos von dorsal nach ventral und wird gekreuzt durch die Vorstufen der Langerhans-Zellen, die aus dem Knochenmark zentrifugal in das Stratum spinosum gelangen. Eine zweite Kreuzung ist durch den unterschiedlichen Wechsel von Herkunft und Funktion gegeben: Der Melanozyt war eine Nervenzelle und wird eine Zelle des aufbauenden Stoffwechsels; die Langerhans-Zelle war eine Blutzelle – das Blut ist Repräsentant des Stoffwechsels! – und bekommt Sinnesfunktion. Und schließlich kann auch die unterschiedliche Art, wie die beiden Zellen die Abgrenzungsfunktion wahrnehmen, imaginativ als Kreuz aufgefasst werden: Der Melanozyt beantwortet Licht von außen mit Stoff von innen; die Langerhans-Zelle beantwortet Stoff von außen mit Licht nach innen.

Das Phänomen der Kreuzung ist auf neuroanatomischem und neurophysiologischem Feld gut bekannt: Weil Empfindungen im Leib, in den Augen und im Innenohr im Großhirn kontralateral projiziert werden, müssen sich die dazugehörigen Nervenbahnen kreuzen. Was bedeuten diese Überkreuzungen? „Durch sie gelangen die Empfindungen in eine Sphäre, die sich von ihrem Herkunftsgebiet absondert. Es ist eine Sphäre höherer Bewusstheit ... Durch die Überkreuzung kommen die Empfindungen an den Projektionsfeldern in eine Verbindung mit dem Vorstellungs- und Gedankenleben des Menschen, das seinerseits zu diesen Projektionen in Beziehung tritt, ihnen aber selbst nicht angehört." (Kranich 2003) Damit ist die Kreuzung von Nervenbahnen im Zusammenhang mit der Möglichkeit des Menschen zu sehen, vom Bewusstsein zum Selbstbewusstsein aufzusteigen.

Eine weitere Antwort auf die Frage nach der Bedeutung der Kreuzung gibt die Betrachtung des heileurythmischen E: „Das E fixiert das Ich im Ätherleib." (Steiner. GA

315: 28) „Das E bilden wir durch Überkreuzung der Glieder, es kommt dabei zu einem Berührungspunkt. Diese Berührung führt zu einem Wahrnehmen unseres eigenen Leibes. – Im E kreuzen sich die Arme, man schließt sich ab von der Umgebung. Die Empfindung tritt auf: Die Welt hat mir etwas getan. Indem ich mit der Gebärde mich selbst berühre, kann ich mich dagegen aufrecht erhalten." (Kirchner-Bockholt 1969: 41) Vom Hingegebensein der Seele an die Außenwelt in der Sinneswahrnehmung tritt der Mensch mit dem E dieser Außenwelt selbstbewusst gegenüber. „Wir müssen, um ein Ich-Wesen zu sein, das Links und Rechts zum Schnitt bringen." (Steiner. GA 158: 117) In der Kreuzung der Glieder im heileurythmischen E stärken wir die Grundlage für das Selbsterleben. Die Kreuzung vollzieht sich an der menschlichen Gestalt als eine spezifische Bewegungsform. Im zentralen Nervensystem haben wir die „E-Geste in organischer Fixierung" (Kirchner-Bockholt 1969: 44) als neuroanatomische Tatsache in Form der erwähnten Kreuzungen von Nervenbahnen.

> Die Kreuzungsphänomene bei den epidermalen Symbionten liegen demgegenüber auf rein funktioneller Ebene, und damit tief im Unbewussten, in dem Bereich, wo Astralleib und Ätherleib zusammenwirken. Sie stehen im Zusammenhang mit der Ich-Organisation und sind letztendlich durch diese geschaffen. Das Ich bewirkt die Integrität des menschlichen Leibes; es ist Wächter über Fremd und Eigen. Beim malignen Melanom versagt diese Ich-Funktion, und die beschriebenen Kreuzungsverhältnisse dekompensieren.

8.3 Charakteristika des malignen Melanoms

Im Folgenden sollen charakteristische Phänomene des malignen Melanoms beschrieben werden, die wir als wichtige Hinweise auf das Wesen dieser Tumorerkrankung ansehen. Dabei wird nicht auf eine vollständige Darstellung Wert gelegt; diese kann in Lehrbüchern nachgelesen werden.

Zunächst soll der Mensch näher betrachtet werden, der zum Melanom neigt. Das Melanom ist vornehmlich ein Tumor des weißhäutigen Menschen; dieser wird von Rudolf Steiner in einem Arbeitervortrag geschildert als das Licht und die Wärme der Sonne von der weißen Körperoberfläche zurückwerfend, ähnlich wie bei einer Schneefläche im Winter. Statt dass sie von außen aufgenommen werden, müssen Licht und Wärme von innen eigenständig erzeugt werden (Steiner. GA 349, 3.3.23). Dadurch herrscht an der Körperoberfläche des Weißhäutigen, in seinem Hautorgan, ein dynamisches Gleichgewicht zwischen äußerem Licht der Sonne und innerem, selbst erzeugtem Licht (Abb. 1).

Disposition zum Melanom bedeutet Gefährdung dieses Gleichgewichts. Interessant ist, dass Schwarzafrikaner und Asiaten selten am Melanom erkranken; bei Afrikanern ist dagegen das hepatozelluläre Karzinom sehr häufig. Beim Schwarzafrikaner werden durch die dunkle Körperoberfläche Licht und Wärme der Sonne intensiv aufgenommen

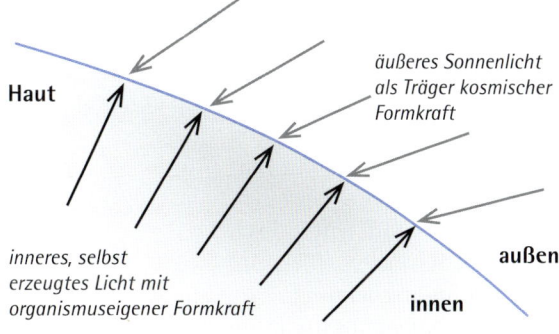

Abb. 1: Gleichgewicht innerer und äußerer Formkräfte im Hautorgan

und innerlich verarbeitet. Dadurch wirken über den gesamten Menschen hin die Kräfte des Weltenalls, wodurch der Stoffwechsel lebhaft wird, „wie wenn in seinem Innern von der Sonne selber gekocht würde" (Steiner. GA 349: 55). Auf diese Weise entsteht beim Schwarzafrikaner die Tumorgefährdung ganz im Körperinnern, in der Leber als „Enklave" der Außenwelt in der menschlichen Organisation, polar zu derjenigen des Weißhäutigen an der Körperoberfläche (Steiner. GA 316, 3.1.24, Bub-Jachens 2003).

Die Pigmentierung der menschlichen Haut hat also zwei unterschiedliche Wirkungen, was – vordergründig betrachtet – paradox erscheinen kann. Sie vermag die Haut vor der schädigenden Wirkung intensiver Sonneneinstrahlung zu schützen. Hier gilt also: Gebräunte, dunkle Haut bedeutet gering eindringende UV-Strahlung. Andererseits weist die Haut des Weißhäutigen die Qualitäten des Sonnlichts ab; die des Schwarzhäutigen nimmt sie verstärkt auf. Hiermit ist nicht die physikalische Wirkung des UV-Lichts gemeint, sondern ätherische Lichtqualität. In Bezug auf den Gesamtorganismus gilt damit: Dunkle Haut bedeutet intensive Aufnahme des Äthers des Sonnenlichts. Damit hat die Pigmentierung der Haut einen Doppelaspekt: Sie ermöglicht einerseits physischen Schutz für die Haut selbst, andererseits die Verbindung des Gesamtorganismus zur Umgebung bezüglich ätherischer Qualitäten.

8.4 Melanomentstehung und Sonnenlicht

8.4.1 Heller Hauttyp

Wichtigstes Merkmal einer Disposition zum Melanom beim Weißhäutigen ist der helle Hauttyp. Hellhäutige, blauäugige Menschen mit blonden oder gar rotblonden Haaren (keltischer Typ) sind am meisten gefährdet. Die Inzidenz hat in den letzten 40 Jahren weltweit stetig zugenommen und sich innerhalb der letzten zehn bis 15 Jahre verdoppelt. Sie unterliegt starken geografischen Schwankungen und ist in Australien und den Südstaaten der USA am höchsten. Dies ist auf den hohen Anteil gering pigmentierter Einwohner europäischer Herkunft bei hoher Sonnenexposition zurückzuführen. In Europa ist die Inzidenz in Griechenland und Portugal am niedrigsten und in Schweden, Dänemark und Irland am höchsten (Berking 2005, Hibbeler 2005).

Ebenfalls in einem Arbeitervortrag gibt Rudolf Steiner eine Beschreibung der konstitutionellen Hintergründe des hellen und dunklen Hauttyps des Europäers (Steiner. GA 348, 13.12.22): Menschen mit einer starken Stoßkraft im Blut treiben die Nahrungsstoffe bis in die Iris und bis in die Haare; sie bekommen braune Augen und schwarze Haare. Der blauäugige Mensch hat eine geringere Stoßkraft in seinen Säften.

In den meisten Fällen (nicht immer!) gehen braune Augen und dunkle Haare mit einer gut ausgebildeten Fähigkeit der Haut einher, sich auf Sonnenstrahlung hin zu bräunen. Formkräfte im Sonnenlicht regen die Melanozyten zur Pigmentbildung an; mit dieser vollzieht sich der letzte Schritt der Versorgung des Hautorgans durch das Blut als dem Träger des bewegten Stoffes: Der Stoff tritt irdisch dicht als „Schwärze" (Melanin) äußerlich in Erscheinung.

Die Abgrenzungsfunktion des Hautorgans gegenüber

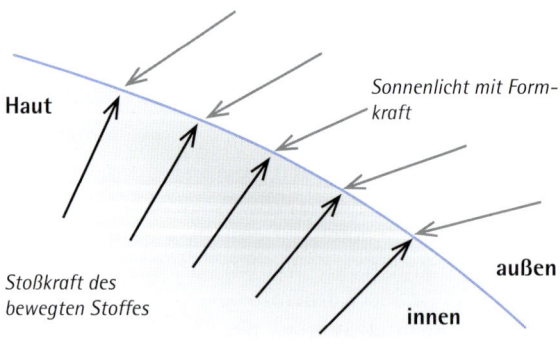

Abb. 2: Gleichgewicht zwischen Stoff und Form im Hautorgan

dem Sonnenlicht lebt also in dem Gleichgewicht zwischen Formkraft von außen und Stoffkraft von innen (Abb. 2).

Interessant ist der Hinweis Rudolf Steiners im erwähnten Arbeitervortrag, dass aufgrund der „Altersschwäche der Erde" die gesamte Menschheit „in der Stoßkraft, die Nahrungsmittel durch den Körper zu treiben, schwächer geworden" ist. Daher sterben blonde Menschen mit der geringeren Stoßkraft früher aus als dunkelhaarige (Steiner. GA 348: 102). Dies lässt sich durch demografische Daten (bisher noch) nicht belegen (F. Rösing, Anthropologe in der Abt. Humangenetik der Universität Ulm: persönliche Mitteilung am 3.8.2005).

8.4.2 Erhöhte Sonnenexposition

Die Disposition zum Melanom kann sich durch Sonnenbrände in der Kindheit und Jugend (bis zum 20. Lebensjahr) verstärken (Garbe 1995). Doch auch im Erwachsenenalter ist die plötzliche intensive Sonnenbestrahlung der nicht an die Sonne gewöhnten Haut (akut-intermittierende Bestrahlung) ungünstig. Man bringt deswegen den Anstieg der Melanominzidenz mit dem geänderten Freizeitverhalten hellhäutiger Menschen in Verbindung. Um 1900 waren Mittel- und Oberschicht der Bevölkerung Mitteleuropas um eine „vornehme Blässe" bemüht; in der Landwirtschaft trug man bei der Feldarbeit langärmlige Hemden, Strohhüte und Hauben, die dem ganzen Gesichtsbereich Schatten gaben. Heute ist „nahtlose Bräune" der Wunsch der Menschen aller Schichten; Bäuerinnen beispielsweise sind auf den Wiesen bei der Heuernte im Bikini tätig. Der tiefgreifende Wandel von Schönheitsideal und Freizeitverhalten in den letzten 100 Jahren unterstreicht die Rolle des Sonnenlichts als dem wichtigsten externen Risikofaktor für das Melanom. Diesem ist allerdings eine Fülle weiterer Belastungen unterschiedlichster Art aus der Umgebung des Menschen an die Seite zu stellen.

8.4.3 UV-Strahlung

Fragt man nach der Art des Zusammenhangs zwischen Melanomentstehung und Sonnenexposition, so ist zu sagen, dass die Förderung der Melanombildung durch die UV-Strahlung auf *indirektem* Wege am wahrscheinlichsten ist (Berking 2005). Hierfür ist einerseits eine Immunsuppression verantwortlich. Wird die Bauchhaut von Mäusen an vier aufeinanderfolgenden Tagen mit UVB bestrahlt, kann in diesem Hautareal auch mit potenten Allergenen keine Kontaktsensibilisierung mehr ausgelöst werden. Auch weiß man, dass die Anzahl der Langerhans-Zellen negativ mit der UVB-Exposition der entsprechenden Hautstelle korreliert. Selbst UVB-Strahlungen unter der minimalen Erythemdosis schädigen die Langerhans-Zellen. Die geschädigten Zellen sind nun nicht mehr in der Lage, nach Kontakt mit einem Antigen eine spezifische Immunantwort auszulösen; maligne entartete Zellen werden nicht mehr erkannt und so auch nicht abgestoßen (Kindl, Raab 1998). Auch vermögen UVB-Strahlen und wahrscheinlich ebenso UVA-Strahlen eine systemisch wirkende Immunsuppression hervorzurufen. Dies konnte im Tierexperiment gezeigt werden: Wird eine Maus an der Bauchhaut mit UVB bestrahlt und der Rücken ausgespart, so kann ein auf die Rückenhaut aufgebrachtes Allergen keine Sensibilisierung mehr hervorrufen. Zudem weiß man, dass Keratinozyten unter UVB-Bestrahlung Zytokine freisetzen, die über das Blut systemisch immunsuppressiv wirken (Kindl, Raab 1998). Diese Erkenntnisse sind besonders wichtig für die Melanomentwicklung, denn das Melanom ist ein immunogener Tumor; die Immunabwehr ist beim Melanom stärker ausgeprägt als bei den meisten malignen Tumoren.

Beispiele für immunologische Vorgänge am Melanom und am Melanozyten sind:
- partielle Regression in 20 % der Melanome
- schlechte Prognose bei Immundefizienz (z. B. bei Immunsuppression nach Organtransplantation, bei Lymphomen, Niereninsuffizienz und HIV-Infektion)
- Assoziation des Melanoms mit Vitiligo und Halonävi
- Tumor-infiltrierende entzündliche Infiltrate (Fritsch 2004).

Untersuchungen zur Rolle der Langerhans-Zellen beim malignen Melanom zeigen, dass die Langerhans-Zellen erst während des Melanomwachstums abnehmen und nicht schon vorher vermindert sind: Die Zellzahl in der Epidermis war normal über frühinvasiven Melanomen, über Nävi und über kutanen Melanommetastasen; dagegen war sie stark erniedrigt über tiefinvasiven Melanomen (Stene et al. 1988, Toriyama et al. 1993, Schreiner et al. 1995). Auch diese Erkenntnisse unterstreichen die Wichtigkeit des Immunsystems für das Melanom. Zunächst paradox mutet die Tatsache an, dass partielle Regression des primären Melanoms meistens mit einem ungünstigeren Verlauf der Erkrankung verbunden ist. Der Widerspruch löst sich auf, wenn man bedenkt, dass der lediglich teilweise Untergang (meistens die zentralen Anteile von superfiziell spreitenden Melanomen) von Melanomzellen zeigt, dass die Abwehrmechanismen von einem anderen Teil der Melanomzellen erkannt und überwunden wurden.

Eine andere indirekte Wirkung von UV-Strahlung auf die Melanomentstehung geht aus von sonnenbedingter Stimulation von Wachstumsfaktoren und mitogen assoziierten Proteinkinasen. Im Hautorgan sind diese Faktoren für das homöostatische Gleichgewicht zwischen Melanozyten, Keratinozyten und Fibroblasten verantwortlich. Deren Expression kann durch exogene Stimuli wie Trauma, Verbrennungen oder UV-Strahlung verändert werden. So kann die oberflächlich wirkende UVB-Strahlung Keratinozyten in der Epidermis und die tiefer wirkende UVA-Strahlung Fibroblasten im Corium beeinflussen, sodass die Melanozyten auf parakrinem Weg aktiviert werden. Der erste kritische Schritt in der Nävus- und Melanomentstehung ist die Melanozytenproliferation; auch am zweiten Schritt, der Melanozytentransformation, können Wachstumsfaktoren beteiligt sein (Berking 2005).

Auch Studien, die mit statistischen Methoden die Frage nach Risikofaktoren für die Entwicklung von Melanomen zu beantworten versuchen, weisen auf einen *indirekten* Zusammenhang zwischen UV-Exposition und Melanomentstehung hin (Garbe 1995). Dabei fand sich eine Assoziation höherer Zahlen gewöhnlicher melanozytärer Nävi und des Auftretens atypischer melanozytärer Nävi mit dem männlichen Geschlecht, jüngerem Lebensalter und mit der Angabe von Sonnenbränden vor dem 20. Lebensjahr. Aktinische Lentigines waren assoziiert mit höherem Alter, Sommersprossen in Kindheit und Jugend und mit Sonnenbränden nach dem 20. Lebensjahr. Schon eine kanadische Studie von 1990 hatte gezeigt, dass Schulkinder mit der höchsten Zahl an Sonnenbränden doppelt so viele Nävi aufwiesen wie Schulkinder mit geringer Sonnenbestrahlung. Diese Tendenz fand sich deutlicher bei Kindern mit hellem Hauttyp und weniger deutlich bei Kindern mit dunkler Haut (Gallagher et al. 1990, zitiert nach Garbe 1992). Eine westaustralische Studie von 1984 wies nach, dass Personen, die vor dem zehnten Lebensjahr nach Australien eingewandert oder dort geboren sind, in einem höheren Anteil Nävi aufwiesen bei höherer durchschnittlicher Zahl an Nävi, als Personen, die nach dem 10. Lebensjahr nach Australien kamen (Holman, Armstrong 1984, zitiert nach Garbe 1992).

Für einen indirekten Zusammenhang zwischen UV-Bestrahlung und Melanomentstehung sprechen diese Studienergebnisse, weil sie zeigen, dass intensive intermittierende Sonnenbestrahlung (wofür der Sonnenbrand ein Indikator ist) vor dem 20. Lebensjahr die Zahl der Nävi erhöht. Zudem erhöht sich dadurch die Zahl der atypischen (dysplastischen) Nävi. Diese Tendenz tritt akzentuiert in der Pubertätszeit auf, da die Zahl der Nävi hier ohnehin zunimmt. Zudem weiß man heute, dass etwa 30 bis 40% der Melanome in Assoziation mit einem Pigmentnävus entstehen. Übermäßige Sonnenexposition vor dem 20. Lebensjahr fördert also über die Erhöhung der Zahl der Nävi und die Chaotisierung ihrer Architektur die Melanomentstehung. Dass der Zusammenhang zwischen Melanomentstehung und Sonnenlicht ein indirekter ist, betonen wir, weil dadurch zum Ausdruck kommt, dass das Licht auf funktioneller Ebene wirkt. Es wirkt also auf den Ätherleib des Menschen. Würde es auf den physischen Leib wirken, wäre ein direkter Zusammenhang nachweisbar.

Die dargestellten Überlegungen und Beobachtungen wurden in einer neueren serbischen Studie bestätigt, in der 60 Pigmentnävi mit einem Durchmesser von 2 bis 10 mm bei elf gesunden Probanden im dritten Lebensjahrzehnt auflichtmikroskopisch untersucht wurden. Zuvor hatten sich die Teilnehmer mindestens sechs Monate nicht der Sonne oder dem Solarium ausgesetzt. Im August hatten sie sich an mindestens zehn Tagen vier Stunden lang zwischen 14 und 18 Uhr besonnt. Ein Teil der Probanden wandte Lichtschutzmittel mit einem Schutzfaktor von 20 bis 25 an. 28 Tage danach zeigte sich eine signifikante Zunahme des Durchmessers der Pigmentnävi – sowohl bei den Teilnehmern mit als auch bei denen ohne Sonnenschutz. Direkt nach der Sonnenexposition zeigten die Nävi auflichtmikroskopisch sichtbare Veränderungen:

- Erytheme (19%),
- Globuli (33%) mit verändertem Verteilungsmuster,
- Bänder (13%) und
- pigmentierte Netzstrukturen (5%).

Viele Veränderungen verschwanden wieder; jeder zehnte Pigmentnävus zeigte sich jedoch nach einem Jahr weiterhin auflichtmikroskopisch verändert. Alle beobachteten Effekte ließen sich durch Lichtschutzmittel nicht verhindern (Dobrosavljevic 2009).

Exkurs: Pigmentierung der Haut – benigne Veränderungen

Um diese Verhältnisse näher zu beleuchten, soll ein kurzer Überblick über die wichtigsten benignen Phänomene der Pigmentierung des Hautorgans gegeben werden. Die normale Bräunung erfolgt durch einen gesunden Schutzschild homogen verteilter, einzelner Melanozyten. In dieser unendlich dünnen, feinen Schicht kommt eine stark wirksame Formkraft zum Ausdruck. Auch die Einlagerung von Pigment in die Keratinozyten erfolgt normalerweise gleichförmig, sodass eine homogene Bräunung der lichtexponierten Hautareale resultiert. Epheliden (= Sommersprossen) entstehen dagegen durch diskontinuierliche fleckförmige Mehreinlagerung von Melanin, meist bei Menschen mit hellem Hauttyp und blonden oder gar roten Haaren. Bei der Lentigo simplex sind die einzeln stehenden Melanozyten fleckförmig vermehrt. Sie kann ab Geburt bestehen oder im Kleinkindalter auftreten. Aktinische Lentigines oder die Lentigo senilis stellen eine durch UV-Strahlung induzierte Vermehrung von einzeln stehenden Melanozyten über aktinischer Elastose im Corium bei älteren Menschen dar. Bei melanozytären Nävi werden die Melanozyten Nävuszellen genannt; diese stammen zwar auch aus der Neuralleiste, treten aber aggregiert in Nestern auf. Nävuszellen sind spindel- bis sternförmige Zellen und können unterschiedlich Melanin bilden. Diese Nävi sind angeboren oder nach der Geburt erworben. Liegen die Nävuszellen im Bereich des Übergangs Epidermis/Corium in der Epidermis, spricht man vom Junktionsnävus. Liegen Nävuszellnester in Epidermis und Corium, liegt ein Compoundnävus vor. Dermale Nävi sind hautfarbene Knoten, bei denen die Nävuszellnester ausschließlich im Corium liegen. Geht einem melanozytären Nävus die Formkraft verloren, bildet sich ein dysplastischer Nävus mit makroskopischen Zeichen, zu denen sich auflichtmikroskopische und histologische Zeichen der Atypie hinzugesellen. Dessen makroskospische Zeichen sind: Durchmesser mehr als 5 mm, Asymmetrie, unregelmäßige Pigmentierung und unregelmäßige Begrenzung. Die geschilderten Phänomene der Pigmentierung der Haut spannen sich also aus zwischen normaler Bräunung, von großer, ordnender Formkraft geprägt, bis zum dysplastischen Nävus, bei dem der Eigensinn des zellulären Prinzips in den Vordergrund tritt. Dieser Zusammenhang lässt sich in einem Bild anordnen (Abb. 3).

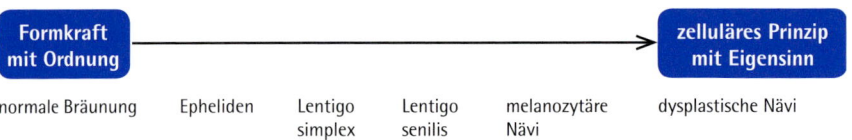

Abb. 3: Gutartige Phänomene der Pigmentierung der Haut

Schaut man die referierten Studienergebnisse mit den dargestellten Phänomenen der Pigmentierung der Haut zusammen, dann lässt sich allgemein sagen, dass ein Hautorgan mit vielen melanozytären Nävi zeigt, dass es externen Belastungen ausgesetzt ist. Die Sonnenexposition ist nur eine von vielen Belastungen; sie ist gut erfassbar und intensiv untersucht. Die Entstehung von melanozytären Nävi kann man bildhaft vergleichen mit einem Tablett, auf dem gleichförmig verteilt Kieselsteinchen ausgestreut sind. Durch eine Erschütterung werden diese aufeinandergeschoben; sie verklumpen. Aktinische Lentigenes und melanozytäre Nävi als „Makel" der Haut zeigen das Zurückweichen der ordnenden Formkraft an den Melanozyten; sie sind quasi Phänomene der Entartung im Benignen.

8.4.4 Weitere Risikofaktoren

Die erwähnte Studie, die mit statistischen Mitteln Risikofaktoren für die Melanomentstehung im deutschsprachigen Raum gezeigt hat (Garbe 1995), kommt zu weiteren interessanten Ergebnissen:
- Berufszweige oder Industriesparten verändern das Risiko nicht.
- Berufe mit Sonnenexposition zeigen ein deutlich erhöhtes Risiko.
- Arbeiter haben ein verringertes Risiko; einfache Angestellte haben ein leicht erhöhtes Risiko; qualifizierte Angestellte haben ein stark erhöhtes Risiko; das höchste Risiko fand sich in selbstständigen Berufen.

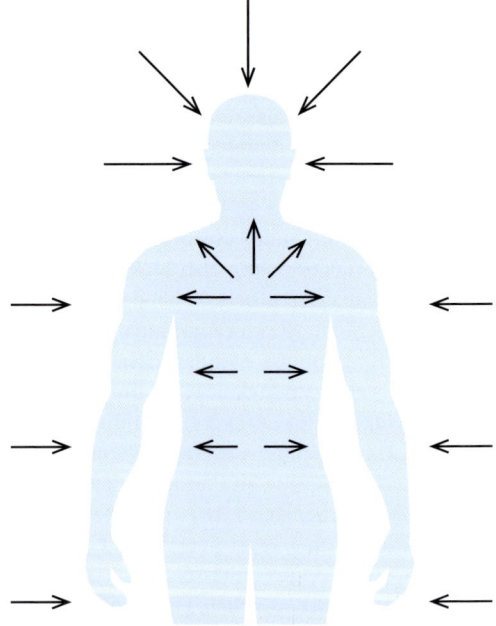

Abb. 4: Gleichgewicht zwischen organismuseigenen Formkräften von innen und fremden Formkräften von außen

Hierzu passt die Beobachtung, dass maligne Melanome bevorzugt bei Menschen im mittleren Lebensalter auftreten (Altersmeridian: 53 Jahre). Dies ist das Lebensalter, in dem der Mensch einer Fülle von Anforderungen und Pflichten aus seiner Umgebung gegenübersteht, die sich potenziell zu einer Belastung summieren können: Die Familie ist gegründet, die Kinder gehen zur Schule oder studieren; ein Haus ist gebaut und muss abbezahlt werden. In der beruflichen Tätigkeit wurde Verantwortung übernommen; der Mensch befindet sich auf der Höhe seiner beruflichen Laufbahn. Er bekommt ein (oder mehrere) Ehrenamt (-ämter). Wenn in dieser Lebenszeit das Melanom gehäuft auftritt, zeigt das, dass der Sonnenexposition andere Einflüsse an die Seite zu stellen sind, die sämtlich unter „Fremde Formkräfte von außen" zu subsumieren sind (Abb. 4).

8.4.5 Genetische Disposition und Assoziation mit anderen Tumoren

Die Disposition zum Melanom kann auch genetisch mitbedingt sein, worauf die Tatsache hinweist, dass etwa 10% aller Melanome familiär gehäuft auftreten. Rudolf Steiner und Ita Wegman führen eine erbliche Belastung generell auf die Verhinderung der normalen Eingliederung der Ich-Organisation in den Gesamtorganismus zurück (Steiner, Wegman. GA 27, Kap. 8). Ein weiteres charakteristisches Phänomen des Melanoms ist die Assoziation mit anderen Tumoren: Das Auftreten weiterer primärer Melanome ist bei Melanompatienten nicht selten. „Multiple Melanome sind bei Patienten mit dysplastischen Naevus-Zellnaevi besonders häufig" (Ernst et al. 1997). Die Inzidenz nicht melanozytärer Tumoren bei Melanompatienten entspricht deren allgemeiner Häufigkeit, wobei das Mammakarzinom als der häufigste Zweittumor anderer Organsysteme auffällt. Von 9034 Melanompatienten entwickelten 651 Frauen einen Zweittumor, der in 104 Fällen ein Mammakarzinom war. Dies ist interessant, wenn man bedenkt, dass die Brustdrüse ein Organ der Subkutis ist und damit das Mammakarzinom ein Tumor des Hautorgans im weiteren Sinne. Somit sind malignes Melanom und Mammakarzinom gleichermaßen Tumoren des Hautorgans, nur dass dieses von dessen unterster Schicht und jenes von dessen oberster Schicht seinen Ausgang nimmt. Melanom und Mammakarzinom haben weitere Gemeinsamkeiten: Die Möglichkeit der späten Metastasierung zehn oder mehr Jahre nach Exzision des Primärtumors und Ähnlichkeiten in der spezifischen Persönlichkeit der Patienten.

8.4.6 Auftreten und Metastasierung

Die Beobachtung des Patienten, dass ein Nävus gewachsen ist, konnte statistisch als Risikozeichen identifiziert werden (Garbe 1995). Auch die vage Angabe, dass ein Mal sich verändert habe oder juckt, auch dass an einem Mal „etwas nicht stimmt", sollte vom untersuchenden Arzt ernst genommen werden. Die Haut als Organ der Ich-Organisation und als Bewusstseinsorgan macht möglich, dass ein Tumorgeschehen sich aus dem Dunkel der unterbewussten organischen Abläufe in das Halbdunkel des traumähnlichen Körperempfindens hebt und, im Bild gesprochen, an die Pforte des Tagesbewusstseins klopft. Mehrfach hat es der Autor erlebt, dass er von einem Patienten auf ein nicht sonderlich auffälliges Mal hingewiesen wurde mit der Angabe, dass hier etwas nicht stimme, und sich dieses nach Exzision histologisch als frühes Melanom erwies.

Der natürliche Standort der Melanozyten bedingt die Lokalisation des Wachstumsbeginns des Melanoms: Diese ist das Stratum basale, die Lebensschicht der Epidermis.

Eine Besonderheit, die es in der Gesamtheit der Tumorerkrankungen nur beim Melanom gibt, ist das oft über Jahre fortschreitende, ausschließlich flächenhafte Wachstum des superfiziell-spreitenden Melanoms in horizontaler Richtung ausschließlich intraepidermal (dessen Anteil an den Melanomen beträgt 60 bis 75%). Hierin kommt die Formkraft zum Ausdruck, der sie zunächst noch unterliegen und die sie in der Epidermis festhält. Erst sekundär kommt es zum Wachstum in vertikaler Richtung, sodass ein Knoten entsteht (nodulärer Anteil). Bezeichnend ist, dass primäre Melanome auch in anderen Organen, die Grenzflächen bilden, auftreten können: In den Schleimhäuten, in der Aderhaut des Auges und in den Meningen.

Zuletzt sollen die Besonderheiten der Metastasierung des Melanoms beschrieben werden. Die fortschreitende Metastasierung führt von den Hautmetastasen in der unmittelbaren Umgebung des Primärtumors (Satellitenmetastasen) über Hautmetastasen (meistens subkutan) auf dem Wege vom Primärtumor zu den nächsten Lymphknoten (Transitmetastasen) zu den regionären Lymphknotenmetastasen und schließlich zur hämatogenen Metastasierung. Diese Fernmetastasierung betrifft auffallend häufig Regionen, in denen der Organismus Kontakt mit der Außenwelt hat: Haut, Lunge, Leber, Gehirn. Auch Organe mit Grenzflächen können betroffen sein: Herz, Lunge, Tonsillen, Duodenum, Dünndarm, Nieren. Interessant ist die Tatsache, dass Melanommetastasen im Nerven-Sinnes-System immer melanotisch sind, dagegen im Stoffwechsel-Gliedmaßen-System oft amelanotisch.

8.5 Persönlichkeit des Melanompatienten

Wenn ein Arzt die Tumorerkrankung eines Patienten miterlebt, stellt sich ihm immer wieder die drängende Frage: Gibt es Besonderheiten des seelischen Erscheinungsbildes, die gehäuft bei Tumorpatienten zu finden sind? Gibt es Charakteristika der Persönlichkeit und der Biografie, die für eine „Krebspsyche" sprechen? Kurz: Gibt es eine spezifische Persönlichkeit des Melanompatienten? Nach Ansicht des Autors lässt sich die Frage mit Darstellungen Rudolf Steiners in zweien seiner Vorträge eindeutig beantworten. Schon 1911 in Prag fordert er dazu auf „für ein jegliches, was in unserer Seele vorgeht, die entsprechenden materiellen Vorgänge überall in unserem Organismus" aufzufinden. Es geht darum, diese „Entsprechungen von Seelenvorgängen und physiologischen Vorgängen im Organismus wirklich herauszufinden" (Steiner. GA 128: 132). Es wird im Weiteren ausgeführt, dass das Denken in diesem Sinne mit Salzbildung, das Fühlen mit Modifikation von Quellungszuständen und das Wollen mit Wärmebildung einhergehen. Die Aufforderung Steiners, Seelisches und Physiologisches zusammenzuschauen, lässt sich verwandeln und erweitern zu der Aufgabe, einen pathologischen organischen Vorgang in seinem Korrelat auf seelischem Feld aufzusuchen und wiederzufinden.

Aus einer 1924 von Rudolf Steiner in einem Vortrag (Steiner. GA 316, 3.1.24) gegebenen Darstellung der Wechselwirkung zwischen Astralleib und Ätherleib im Menschen ergibt sich Richtungweisendes für unsere Fragestellung: Der Astralleib hat die Tendenz, den Menschen krank zu machen. Der Ätherleib entwickelt im Menschen das Leben; der Astralleib lähmt es ab. Das menschliche Fühlen basiert auf einem fortwährenden Hin- und Hergehen in einem labilen Gleichgewicht zwischen Ätherischem und Astralischem. Wirkt der Astralleib zu stark, entstehen entzündliche Zustände; wirkt der Ätherleib zu stark, entstehen Wucherungen.

Aufgrund der geschilderten Verbindung des Fühlens mit dem Wechselwirken von Astralleib und Ätherleib stellt Rudolf Steiner fest: „Das Gefühlsleben des Menschen ist einfach die seelische Spiegelung des Krankheitslebens. – Im ganz normalen Gefühlsleben findet ein fortwährend labiles Gleichgewicht statt zwischen den Wucherungen und Entzündungsprozessen." Diese Erkenntnis kann die rationelle Grundlage für die Wahrnehmung der Persönlichkeit des Melanompatienten liefern. Da der Mensch nur das wahrnimmt, worauf er sich zuvor begrifflich vorbereitet hat, bedarf es notwendigerweise dieser Erkenntnisarbeit. Ein Arzt, der davon ausgeht, dass es eine „Krebspsyche" und eine Melanompersönlichkeit nicht gibt, wird diese bei seinen Patienten auch nicht finden. So kommt Rudolf Steiner zu dem Schluss: „Das macht möglich, dass man überhaupt im Gefühlsleben des Menschen außerordentlich viel von dem sehen kann, wenn man richtig zu sehen vermag, was die Krankheitsprozesse darstellen. Man kann, wenn man solche Dinge beobachten kann, lange Zeit bevor die Krankheit physisch zu diagnostizieren ist, in dem nicht mehr recht Funktionieren des Gefühlslebens das Herankommen der Krankheit konstatieren. Die Krankheit ist nur ein abnormes Gefühlsleben des Menschen ... Und im Grunde genommen kann man gar nicht den Sinn entwickeln für Diagnostizieren, wenn man nicht einen feinen Blick für das menschliche Seelenleben hat." (Steiner. GA 316: 33–34)

> Die Grundsituation des Melanompatienten, sowohl leiblich als auch seelisch, ist charakterisiert durch die Gefährdung des Gleichgewichtes zwischen äußerem Licht und innerem Licht. Die Grenze zwischen innen und außen kann sowohl physisch als auch seelisch nicht aufrechterhalten werden, sodass schließlich der Einbruch von Fremdkräften in den Organismus erfolgt.

Es ist demzufolge nicht verwunderlich, wenn bei Patienten mit einem malignen Melanom folgende Persönlichkeitsmerkmale in auffallender Häufigkeit zu finden sind: Er ist sympathisch, freundlich, korrekt im Auftreten, angepasst bis überangepasst an seine soziale Umgebung und in seiner Krankheit vom Arzt gut führbar. In der Hautklinik ist der Melanompatient Arzt und Krankenschwestern oft lange als besonders sympathisch in Erinnerung. Nach dem Tod eines Melanompatienten ist dem Autor in der Hautklinik mehrfach die Aussage der behandelnden Schwestern zu Ohren gekommen: „Es trifft immer die Falschen." Weitere Charakteristika sind seelische Dünnhäutigkeit, Sensibilität und ein reiches seelisches Innenleben. Unser Patient benutzt sozial keine Ellenbogen; bei ihm kann man gelegentlich eine Neigung zur sprichwörtlichen „Blauäugigkeit" finden. Wir haben oben die hinter dem physischen Befund der blauen Augen stehende Kräftekonstellation der geringeren Stoßkraft des Blutes, die „Schwärze" in die Peripherie bis in die Augen zu treiben, beschrieben. Diese physisch-ätherische Situation lässt sich leicht ins Seelische „übersetzen" in der Weise, dass der sprichwörtlich Blauäugige die Neigung hat, sich weniger zu schützen, weniger durch Vorüberlegungen und entsprechende vorbereitende Maßnahmen in eine bestimmte Situation zu gehen. In diesem Sinne ist es unserem Patienten völlig fremd, „etwas im Schilde zu führen". Diese Redensart meint ja, dass ein Mensch hinter dem Schutz eines Schildes etwas vorantreibt, was womöglich für die soziale Umgebung von Nachteil ist. Die pigmentierte Haut könnte das physische Korrelat dieses sprichwörtlichen Schildes sein. Die Offenheit für die Umgebung bedingt, dass der Melanompatient nicht selten ein Ohr für die Sorgen der Mitmenschen hat und auch ein Herz für die Nöte fremder Völker. Bei ihm kann gelegentlich ein intensives soziales Engagement bis hin zur Überlastung mit zahlreichen Ehrenämtern gefunden werden.

Fallbeispiel

Am Fallbeispiel des Thomas A. Dooley (geb. 1927), der 1961 am malignen Melanom verstorben ist, sollen spezifische seelische Neigungen des Melanompatienten näher betrachtet werden. Dooley war US-Amerikaner irischer Abstammung und erhielt 1954 (mit 27 Jahren!) als Arzt der amerikanischen Marine den Auftrag, die Evakuierung der Flüchtlinge aus dem kommunistischen Nordvietnam in das freie Südvietnam zu überwachen und die Ausbreitung von Seuchen zu verhindern. Er baute ein Zeltlager für 15000 Flüchtlinge mit allen hygienischen Einrichtungen und der dazugehörigen Verwaltung auf; später waren es drei Lager für insgesamt 30000 Flüchtlinge. Er arbeitete 14 bis 15 Stunden pro Tag, hielt Sprechstunde ab und operierte. In seiner Urlaubszeit unternahm er Vortragsreisen in Nordamerika und sammelte Geld für die 1958 von ihm gegründete MEDICO. Diese wuchs zu einer der bedeutendsten humanitären Hilfsorganisationen des 20. Jahrhunderts. Dooley hat einen ausführlichen Erlebnisbericht seiner Arbeit in Indochina verfasst (Dooley 1964); daraus werden im Folgenden Schilderungen seines persönlichen Erlebens zitiert.

„Meine ständige Angst war, dass ich plötzlich abgelöst werden könnte und dass mein Nachfolger, unabhängig von seinen Fähigkeiten, nicht so mit den Flüchtlingen und ihren Nöten fühlte wie ich." (84) „Uns quälte immer ein Gefühl des Unvermögens, die Erkenntnis unserer Unfähigkeit, auch nur die Oberfläche all der Verzweiflung zu glätten. – Es gab keinen Ort, an den wir ... flüchten konnten ... Unser einziger und ständiger Begleiter war das unvorstellbare Elend. Und wenn wir einmal einen Nachmittag Pause machten, beschlich uns eine Art Schuldgefühl und verdarb uns die Freude an der kurzen Erholung. – Von Ende August 54 bis Mitte Mai 55 ... verlor ich ein Drittel meines Körpergewichts. Die tägliche Routinearbeit lief ununterbrochen weiter, obwohl ich mehrere Malariaanfälle, vier verschiedene Wurminfektionen und einen sehr unangenehmen Hautausschlag zu überstehen hatte. – Die ständige Überbeanspruchung meiner Energie und Nervenkraft störte mich nicht.– Die moralischen Konflikte waren viel schlimmer. Um Zweifel und Verzweiflung nicht aufkommen zu lassen, trieb mich mein Gewissen, mehr und immer mehr zu tun. Eine Art Schuldkomplex, nie genug zu tun, quälte mich." (107) „Wir wurden immer von einem Extrem ins andere geworfen. Hie und da fühlten wir uns für ein paar Stunden ... entspannt und wohl, bis uns plötzlich irgendein Schrecken schmerzlich gewahr werden ließ, dass wir am Rand der Hölle lebten." (255) „Peter predigte mir immer wieder, die Dinge nicht so schwer zu nehmen. Oft war ich im Zweifel, ob ich zu einem Kranken, den nur ich behandeln konnte, ins Gebirge aufbrechen oder ihn sich selbst überlassen sollte, um der vorgesehenen Arbeit im Hospital nachzukommen. In solchen Fällen ermahnte mich Peter: ‚Bleiben Sie da, wo Sie hingehören. Sie können nicht zur gleichen Zeit überall sein.' – ‚Aber ich kann den Mann doch nicht sterben lassen. Es handelt sich um eine moralische Verantwortung.'" (273–274)

Im Spätsommer 1959 stürzte Dooley mit dem Fahrrad in felsigem Gelände und zog sich eine Platzwunde an der rechten Brustwand zu. Kurze Zeit später entstand in diesem Areal ein malignes Melanom mit regionären Lymphknotenmetastasen. Im September 1959 wurde er operiert; 17 Monate später verstarb Dooley an den Folgen der Metastasierung.

In der dermatologischen Praxis begegnet man immer wieder Melanompatienten, die einer großen Empathie fähig sind; dieses wird besonders an unserem Fallbeispiel deutlich. Doch muss die Empathie vom Ich umfasst sein. Sie muss geordnet und gestaltet sein, damit sie fest umrissen ihren Platz in der Persönlichkeit und Biografie des betreffenden Menschen hat und nicht zur Selbstaufgabe führt. Für den Melanompatienten besteht die Gefahr, dass die übergroße Empathie die seelische Grenze gefährdet, sodass es zu einem Einbruch von Fremdkräften kommt.

8.6 Wesensbild des malignen Melanoms

Die gesamte Peripherie des menschlichen Organismus ist zum Sinnesorgan prädestiniert. Die Vielfalt der Sinnesorgane ergibt sich dadurch, dass jeweils ein spezielles Sinnesorgan auf die Wahrnehmung einer bestimmten Sinnesqualität hin orientiert ist. „Durch seine Haut ist eigentlich der Mensch im Ganzen ein Sinnesorgan." (Steiner. GA 348: 123) Die Haut ist jedoch nur für die Aufnahme einer bestimmten Art von Sinnesqualitäten gebildet und längst nicht für alle, z. B. nicht für das Licht. Für das Licht ist das Auge geschaffen. Rudolf Steiner beschreibt die

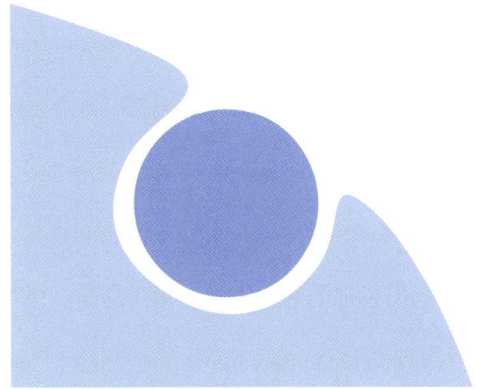

Abb. 5: Augenorganisation: Bildeprozess
(nach einer Zeichnung von Rudolf Steiner)

Bildung eines Sinnesorgans am Beispiel des Auges, der „radikalsten Sinnesorganisation": „Es ist eigentlich halb von außen gebildet; es ist dem Organismus eingegliedert. Der Organismus spart von sich aus ... die Augenhöhle aus. Dann wird das Auge eingelagert. Damit ist angedeutet, dass in der Bildung des Auges im Wesentlichen außermenschliche Prozesse wirken. Es wird nur umfasst vom Menschen. Wenn wir so ein eklatantes Sinnesorgan haben wie das Auge, können wir sagen: Es wird dem menschlichen Organismus ein Fremdkörper eingegliedert." (Steiner. GA 314: 316) Hierzu wurde von Rudolf Steiner eine Skizze an die Tafel gemalt (Abb. 5).

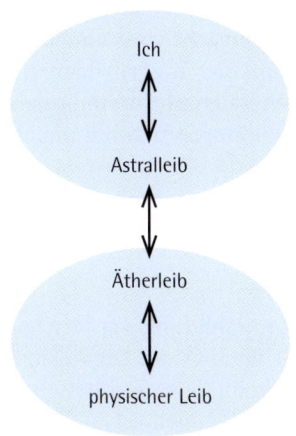

Abb. 6: Augenorganisation: Wesensgliederbeziehung

Im Weiteren geht Rudolf Steiner auf die Beziehung der Wesensglieder zueinander im Auge ein: „Das alles, was sich da einlagert, was zum Teil sogar noch beim Auge ätherische, nicht bloß physische Einlagerung ist, das wird umfasst durch den astralischen Leib und die Ich-Organisation, die eigentlich möglichst emanzipiert sind vom Physischen und Ätherischen beim Auge." Beim zentralen Menschen, z. B. bei den inneren Organen oder beim Muskel, sind die vier Wesensglieder dagegen innig zusammengefügt. „Beim Auge ist das so, dass eng aneinander gebunden sind Ich und Astralleib, ebenso sind die beiden anderen intensiv aneinander gebunden. Lose Affinität ist zwischen Ätherleib und Astralleib. Das ist nur so beim Auge der Fall." (Steiner. GA 314: 316–317) Hierzu gibt es wiederum eine Skizze von Rudolf Steiner (Abb. 6).

In einem anderen Vortrag vor Medizinern hat Rudolf Steiner beschrieben, wie Sinnesorgane „durch den Wärme- und Luftorganismus nur dadurch in der richtigen Weise zustande kommen (können), dass ihnen der flüssige Organismus und der feste Organismus entgegenwirken, und dass da eine Resultierende aus Komponenten entsteht. Das heißt, es ist notwendig, dass wir auf dieses Verhältnis hinschauen, in dem der physische Organismus, insofern er sich zum Beispiel durch den Stoffwechsel zum Ausdruck bringt, zu dem plastizierenden Organismus, insofern er sich im Nerven-Sinnessystem zum Ausdruck bringt, steht. Wir müssen gewissermaßen sehen, wie ausstrahlt aus dem Stoffwechselorganismus dasjenige, was den Stoff eben radial trägt, und wie dann der Stoff plastisch geformt wird in den Organen durch dasjenige, was eben das Nerven-Sinnessystem entgegenträgt." (Steiner. GA 314: 137) Dieses lässt sich in einem Bild zusammenfassen (Abb. 7).

Anzumerken ist in diesem Zusammenhang, dass das Sonnenlicht in Abbildung 7 als ätherisch den Luftorganismus durchwebend oben anzusiedeln ist. Die „Resultierende aus Komponenten", auf die es hierbei ankommt, bezeichnet Rudolf Steiner an anderer Stelle als „Kreuzungsverhältnis" und „Kräftewachstumsverhältnis" (Steiner. GA 324, 23.3.21). Bei der

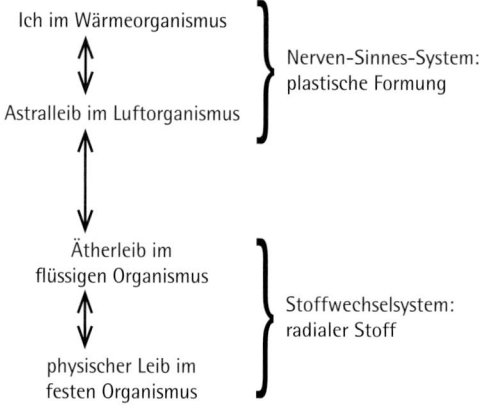

Abb. 7: Sinnesorganbildung

Melanomentstehung wird das Kräfteverhältnis der Komponenten durch das Übermaß des Sonnenlichts und andere Eindrücke aus der Umgebung des Menschen verschoben.

An zahlreichen Stellen in seinem Vortragswerk hat Rudolf Steiner darauf hingewiesen, dass der Tumor der Versuch einer Sinnesorganbildung am falschen Ort ist. Für das maligne Melanom und die Bedeutung des Sonnenlichts für seine Entstehung drängt sich die innere Verwandtschaft zum Auge auf.

> Wir können also in Anwendung der Steinerschen Idee vom Tumor als einem dislozierten Sinnesprozess sagen: Das maligne Melanom ist die krankhafte Tendenz des Organismus, im Hautorgan ein Auge zu bilden.

Der Pathologe Peter Ries aus Hameln hat darauf aufmerksam gemacht, dass eine morphologische Ähnlichkeit zwischen der Pupille des Auges mit der umgebenden Iris und dem zentral in Regression befindlichen superfiziell spreitenden Melanom besteht (Ries 1987): Die jeweils radiäre Anordnung pigmentierter zellulärer Strukturen um ein Loch!

8.6.1 Lichtstoffwechsel

Um die Vorgänge, die beim malignen Melanom zur Sinnesorganbildung am falschen Ort führen, besser zu verstehen, sollen gewisse Aspekte des Umgangs des Organismus mit dem Licht näher betrachtet werden. Rudolf Steiner beschreibt, wie der Mensch in seinem Organismus „originäres Licht" bilden kann (Steiner. GA 312: 216–217). „Dieser Lichtbildungsprozess des Inneren, der kommt wiederum entgegen der Einwirkung des äußeren Lichtes. Wir sind in Bezug auf unseren oberen Menschen so eingerichtet, dass äußeres Licht und inneres Licht einander entgegenwirken, miteinander zusammenspielen und geradezu das Wesentliche in unserer Organisation darauf beruht, dass wir da, wo diese beiden, äußeres Licht und inneres Licht, zusammen wirken sollen, imstande sind, sie nicht ineinander verfließen zu lassen, sondern sie auseinander zu halten, so dass sie nur aufeinander wirken, aber nicht sich miteinander vereinigen. Indem wir, sei es durch das Auge, sei es durch die Haut, entgegenstehen dem äußeren Lichte, ist überall aufgerichtet gewissermaßen die Scheidewand zwischen dem inneren originären Lichte im Menschen und dem äußerlich einwirkenden Lichte." (Die Abbildungen 1 und 2 in diesem Unterkapitel entsprechen dieser Schilderung.)

Wir können also zusammenfassen und ergänzen: Das Auge ist das spezifische Sinnesorgan für das Licht; hier darf das äußere Licht die Körpergrenze überwinden und als Außenwelt sich in das Innere des Organismus hinein fortsetzen (Steiner. GA 66, 15.3.17). Rudolf Steiner beschreibt die Sinnesorgane auch wie „Golfe", die von der Außenwelt in den Organismus hereinragen (Steiner. GA 180, 30.12.17, siehe Abb. 5). Das Hautorgan des Menschen reagiert auf das Licht durch Bildung von Pigment; wie wir gesehen haben, nimmt es das Licht nur im qualitativen Sinn auf, nicht dagegen im physikalischen Sinn wie das Auge. Der menschliche Organismus verfügt über einen Lichtstoffwechsel, dessen Bildung inneren Lichts durch äußeres Licht angeregt wird (Steiner. GA 312, 31.3.20). Inneres Licht ist als Lichtäther Inhalt des Ätherleibes (Steiner. GA 313, 12.4.21). Der Lichtäther lebt im Luftorganismus und über diesen inkarniert sich der Astralleib (Steiner. GA 316, 7.1.24, GA 318, 14. und 15.9.24). Über den oberen Menschen ergießt sich ein Lichtstrom in das Menscheninnere, nachdem das äußere Licht als Qualität (= Lichtäther) durch die Sinnesorgane und die Haut aufgenommen wurde. Im oberen Menschen dient das Licht der Gedankenbildung: „Der Gedanke ist aus dem Licht. Der Gedanke webt im Licht." (Steiner. GA 157: 187) Im unteren Menschen bewirkt die im Lichtäther wirkende Formkraft Grenzbildungen und gestaltet so den ganzen Menschen bis in die einzelnen Organe hinein durch (Steiner. GA 314, 28.10.22).

8.6.2 Lichtseelenprozess

Aus dem Zusammenhang des Lichts mit der physisch-leiblichen und der seelisch-geistigen Existenz des Menschen entsteht im Hinblick auf die Rolle des Sonnenlichts für die Melanomentstehung die Frage, ob es Besonderheiten des Verhältnisses des Menschen zum Licht gerade in der heutigen Zeit gibt. Eine Antwort ergibt sich eigentlich aus der Anthroposophie als Ganzem: Sie macht dem Menschen deutlich, dass es eine Notwendigkeit der heutigen Zeit ist, dass der Mensch dem Strom der Sinneseindrücke, der auf ihn zentripetal eindringt, d.h. dem Licht, durch innere Aktivität seinen Erkenntniswillen zentrifugal entgegensetzt. Rudolf Steiner führt hierzu in einem Vortrag aus: Wir müssen uns „einer viel feineren Beziehung des Menschen zur Außenwelt bewusst werden, so dass mit Bezug auf unseren Ätherleib etwas stattfindet, das immer mehr und mehr in unser Bewusstsein hereinkommen muss, ähnlich wie der Atmungsprozess. Wie wir beim Atmungsprozess frische Sauerstoffluft einatmen und unbrauchbare Kohlenstoffluft ausatmen, so ist ein ähnlicher Prozess vorhanden in allen unseren Sinneswahrnehmungen. – Wir ... müssen die Feinheiten unseres Verkehres mit der Welt ausbilden so, dass wir in unserem Aufnehmen der Welt nicht bloß sinnliche Wahrnehmungen haben, sondern Geistiges haben. – Von außen wirken die Weltgedanken in uns herein, von innen wirkt der Menschheitswille hinaus. – Wir müssen fühlen lernen, wie durch unsere Augen unser Wille wirkt und wie in der Tat die Aktivität der Sinne sich hineinmischt in die Passivität, wodurch sich Weltgedanken mit Menschheitswillen kreuzen. – Wir müssen ... wenn wir das Licht als den allgemeinen Repräsentanten der Sinneswahrnehmung hinstellen, uns dazu aufschwingen, das Licht beseelt zu denken." (Steiner. GA 194: 109–114)

Alles, was aus der Umgebung des Menschen auf den Menschen, auf seine Sinnesorgane zukommt, ist Licht. Rudolf Steiner spricht von einem „Lichtseelenprozess", der für das Michael-Zeitalter kennzeichnend ist, bei dem die Seele auf den Schwingen des Lichts durch den Weltenraum dringt.

Es liegt nahe, einen Zusammenhang zwischen der von Rudolf Steiner geforderten Kreuzung zwischen Weltgedanken und Menschheitswillen als einer Kulturaufgabe für den heutigen Menschen und den beschriebenen Kreuzungsphänomenen der epidermalen Symbionten zu vermuten. Dieser kann darin gesehen werden, dass sich in den Phänomenen der epidermalen Symbionten eine Weisheit offenbart, die tief unbewusst im menschlichen Organismus schlummert und darauf wartet, in dem angedeuteten Kulturprozess in das Licht des Selbstbewusstseins gehoben zu werden. Darauf weist hin, was Rudolf Steiner Michael als den gegenwärtigen Zeitgeist über den heutigen Menschen sprechen lässt: „Die Kraft der Geistessonne bescheinet ihre Seelen, Christus wirkt; aber sie können dessen noch nicht achten. Bewusstseinsseelenkraft waltet im Leibe; sie will noch nicht in die Seele." (Steiner. GA 26: 152)

Diese Bewusstseinsseelenkraft entfaltet sich im Lichtseelenprozess, indem der Mensch seinen Willen in die Wahrnehmung treibt, sodass er der Sinneswelt den Weltgedanken entbindet. Ein Beispiel aus der Fülle der Bemühungen in der Gegenwartskultur in dieser Richtung ist die goetheanistische Naturwissenschaft.

> Versäumt der Mensch jedoch die Verbindung seines Willens mit der Sinneswahrnehmung, bleibt also die Bewusstseinsseelenkraft ungehoben im Leib, dann wirkt sie krank machend. Wir können damit den nicht verwirklichten Lichtseelenprozess als eine mögliche Ursache für die Tumorerkrankung und insbesondere für das maligne Melanom ansehen.

Bei der Kreuzung zwischen Weltgedanken und Menschheitswillen, in dessen bewusstem Vollzug an der seelischen Grenze, spielt das Fühlen eine wichtige Rolle. Aus der Mitte des Gefühls ergibt sich das von Mensch zu Mensch unterschiedliche, individuelle Verhältnis von Gedanken von außen und Willen von innen. Aus dem Durchfühlen beider Bereiche wird es möglich, das jeweils rechte Maß zu finden. In unserem Fallbeispiel ist deutlich, dass das Gefühl für die eigenen Bedürfnisse und für die Notwendigkeit, sich selbst zu schützen, zu kurz kommt. Dagegen treten die Bedürfnisse der Umgebung, der Schutzbefohlenen, der Seele zu nah.

Die seelisch-geistigen Lebensbedingungen, die sich für den Menschen gegenwärtig ergeben, werden von Rudolf Steiner näher beschrieben, indem er darauf hinweist, dass das Gewordene, das Werk Gottes aus der Umgebung nur auf das Ich des Menschen wirken darf (Steiner. GA 26: 107–112). Freiheit im menschlichen Erleben als zu erringende Zeitnotwendigkeit ist nur gewährleistet, wenn sich der Impuls aus der Umgebung des Menschen, aus der Natur, dem göttlich-geistigen Werk, auf sein Ich erstreckt; er darf nicht auf den Ätherleib und den physischen Leib einwirken. Sonnenlicht ist eine Wirkung des Gewordenen. Wenn wir es auf unseren physischen Leib und unseren Ätherleib und nicht oder zu wenig auf unser Ich wirken lassen, entsteht die Melanomtendenz. Der Weltgedanke im Sonnenlicht darf nur auf den bewussten Menschenwillen wirken; dies ist eine Bedingung des Lichtseelenprozesses, der die Freiheit im menschlichen Erleben fordert.

In dem Vortrag, in dem Rudolf Steiner die Kreuzung des Weltgedankens mit dem Menschheitswillen im Lichtseelenprozess beschreibt (Steiner. GA 194: 109–114), gibt er ein Beispiel an für die Aktivität des Willens: Das abklingende Nachbild, nachdem das Auge etwas wahrgenommen hat. Dieses Nachbild ist eine objektive Tatsache im Weltenäther. Es ist interessant, dass den Patienten unter einer Chemotherapie die Fähigkeit verloren geht, Gegenfarben im Nachbild wahrzunehmen. Andererseits ist gelegentlich eine Zunahme der Zahl der Nervuszellnävi und der dysplastischen Nävi bei Patienten unter Chemotherapie zu beobachten. Hierin offenbart sich der Charakter der Chemotherapie.

8.6.3 Melanombildung

Aus den beschriebenen Zusammenhängen zwischen Sonnenlicht und Melanomentstehung wird deutlich, dass das Tumorgeschehen beim Melanom in zwei Phasen abläuft:

In der *ersten Phase* brechen Fremdkräfte aus der Umgebung des Menschen in den Organismus ein; dies ist ein dynamisches Geschehen ohne physisches Korrelat.

In der *zweiten Phase* kommt es zur Katastrophe der Form durch Entbändigung des zellulären Prinzips; das Tumorgeschehen wird physisch.

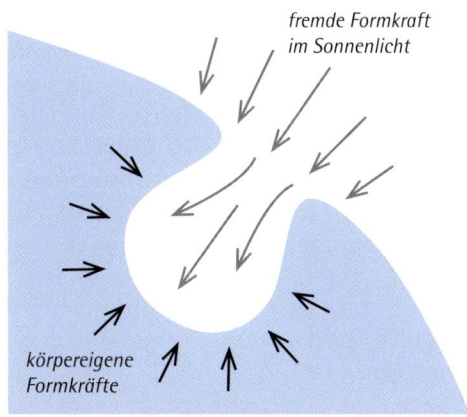

Abb. 8: Melanomentstehung, Phase 1

In der *ersten Phase* sind es Sonnenbrände, insbesondere in Kindheit und Jugend, die den gesunden Zusammenhang der Wesensglieder im Hautorgan erschüttern. Ich und Astralleib leben im Sinneslicht; dies wird übermächtig in seiner zentripetalen Wirkrichtung. Es überwindet die Körpergrenze, bricht in den Organismus ein und bildet einen Golf (Abb. 8).

Rudolf Steiner beschreibt den hier gemeinten Vorgang in einem Vortrag vor Medizinern genauer: „Übersteigerung der Ich-Organisation und der astralischen Organisation im Nerven-Sinnesorganismus treiben diese ganze Nerven-Sinnesorganisation irgendwie in die Stoffwechsel-Gliedmaßenorganisation hinein." (Steiner. GA 319: 197) Dies führt zur Sinnesorgananlage am falschen Ort und zur Karzinombildung. Angewendet auf das Melanom heißt das, dass die oberen Wesensglieder im Licht zu stark wirken und die Melanozyten als Element des Stoffwechsels („einzellige Drüse") in funktionell-überphysischer Hinsicht schädigen. Damit ist das Geschehen unmittelbar während der Entstehung eines Sonnenbrandes beschrieben; als spätere Folge resultiert die Lockerung der oberen von den unteren Wesensgliedern, wie es oben für das Auge als physiologisch beschrieben ist. Dieses pathologisch gelockerte Wesensgliedergefüge ist die Ursache für das erhöhte Melanomrisiko. Es persistiert symptomlos über Jahrzehnte.

Erst unter der Wirkung biografischer Krisen, beruflicher Überlastung und Schicksalsschlägen, die die geschilderte seelische und konstitutionelle Zartheit überfordern, kommt es zur *zweiten Phase* und das Tumorgeschehen wird manifest. Die Lockerung der Verbindung zwischen den oberen und unteren Wesensgliedern führt jetzt zur Auftrennung der Verbindung von körpereigener Formkraft und Stoffkraft im Melanozyten. Das zelluläre Prinzip, in dem der physische Leib wirkt, ist der Formkraft entledigt, in der sich die Impulse der oberen Wesensglieder finden.

Der Golf (siehe Abb. 8) als dynamische Tatsache wird ausgefüllt durch die Melanomzellen und ist jetzt als vertikaler Tumordurchmesser (Breslow-Index) physisch auszumessen. (Allerdings wird der ätherische Golf immer eine deutlich größere Ausdehnung haben als der Tumor selbst, vergleichbar einem Kristall mit dem ihn umgebenden Glanz.)

8.6.4 Vorgeschichte der Melanombildung

Interessant ist, dass in unserem Fallbeispiel eine Platzwunde dem Melanom vorausging. In der dermatologischen Sprechstunde kommt es immer wieder vor, dass Patienten berichten, einem Melanom sei ein mechanisches Trauma vorausgegangen. Auch von Rudolf Steiner wird „ein mechanischer Insult", „ein längerer Überhitzungs- oder ein Verbrennungsprozess" als Beispiel für die Auslösung einer „Tendenz zu einer Sinnesorganisation" an einem falschen Ort und damit zur Tumorentwicklung angegeben (Steiner. GA 314: 318). Er gibt hier konkret den „Stoß auf die Brustdrüse" als Ursprung für ein Mammakarzinom an. Dadurch tritt eine zentripetale Wirkung von außen in Richtung auf das Innere des Organismus ein, „was sehr stark an der Stelle den Astralleib erscheinen lässt, der sonst absorbiert ist vom Ätherleib. Wenn der Astralleib plötzlich an der Stelle erscheint, dann zeigt er sich ... in Glimmerlicht; er tritt auf wie wenn er brennen würde. Wird er so bemerkbar, dann hat man an der Stelle die Tendenz zur Bildung einer Sinneswirkung, da entsteht ein Karzinom."

Immer wieder finden sich in der Vorgeschichte des Melanoms hyperergische Phänomene wie Rhinitis und Conjunctivitis allergica, Urtikaria, polymorphe Lichtdermatose, Eosinophilie, Penicillinallergie und Jodallergie. Unter den Zuhörern eines Arbeitervortrages war eine Person mit Heuschnupfen, die hierzu eine Frage an Rudolf Steiner stellte. Er sagte dazu: „Keiner, der im ganzen Leib von vornherein für die Arterienverkalkung veranlagt ist, kann gut Heuschnupfen bekommen, denn der Heuschnupfen ist gerade das Gegenteil von Arterienverkalkung ... Ihr Heuschnupfen, der ist so etwas wie ein Ventil gegen die Sklerose." (Steiner. GA 354: 120) Sklerose und Tumor sind kalte Erkrankungen; die Hyperergie als warmes, entzündliches Geschehen mit Betonung der Blutimpulse kann also als Versuch der Selbstheilung bei fortschreitender Tumorneigung angesehen werden; das war es, was Rudolf Steiner mit „Ventil" meinte.

Dem Autor ist bewusst, dass viele geschilderte Aspekte des malignen Melanoms (z. B. der Persönlichkeit, der Sinnesorganbildung am falschen Ort) für jedes Tumorgeschehen gelten. Jedoch bietet das Melanom wie kaum ein anderer Tumor die Besonderheit, dass die Phänomene im wahrsten Sinne des Wortes an der Oberfläche liegen und offensichtlich sind. Das Melanom ist eben „keine onkologische Randerscheinung, kein medizinisch noch so interessanter Sonderfall, sondern in vieler Hinsicht geradezu exemplarisch für Krebswachstum im Allgemeinen" (Macher 1987), sowohl in naturwissenschaftlichem wie in anthroposophisch-menschenkundlichem Sinne.

Bei jedem Tumor gibt es Patienten, bei denen die entsprechenden Risikofaktoren völlig fehlen. So gibt es immer wieder Melanompatienten, die aufgrund ihrer Hellhäutigkeit die Sonne lebenslang gemieden haben und bei denen sich auch keine berufliche oder private Überlastung mit Alltagspflichten findet. Durch diese Patienten kann der Arzt zu der Anschauung kommen, dass sich unter den Teilen der mitteleuropäischen Bevölkerung, die sich z. B. an den Küsten des Mittelmeers oder gar in Ländern des fernen Ostens einer intensiven UV-Bestrahlung aussetzen, gar nicht die Anzahl an Melanompatienten auftritt, die man unter Einwirkung dieser Noxe vermuten würde. Stattdessen finden sich Melanomfälle, sozusagen kompensatorisch ausgelagert aus der Risikogruppe, in unverhältnismäßig hoher Anzahl (in der Hinsicht z. B. auf fehlende UV-Belastung) in Bevölkerungsanteilen, die sehr bewusst mit sich und der Umwelt umgehen. Rudolf Steiner hat beschrieben, „dass gewisse Krankheitsspannungen ganze breite Territorien umfassen" (Steiner. GA 312: 77). Er hat ein Krankheitswesen für möglich gehalten, das sich in einer großen Menschenzahl, wenn nicht hier, dann dort, manifestiert, wenn die inneren Bedingungen der Zeit es fordern. So stellt sich die Frage, ob es nicht Melanompatienten gibt, die aufgrund ihrer Feinsinnigkeit und

Sensibilität die Tumortendenz einer Zeit sozusagen stellvertretend übernehmen. Angesichts der Aufforderung Rudolf Steiners, das Karzinom als ein Sinnesorgan an unrechter Stelle zu begreifen, hat Christa-Johanna Bub-Jachens die Frage gestellt: Wofür ist das Karzinom ein Sinnesorgan? Ihre Antwort darauf: „Könnte es nicht sein, dass das Karzinom die materialistische Außenwelt, den materialistischen Notstand der heutigen Zeit wahrnimmt? Wie das Auge vom Licht für das Licht gebildet ist, so könnte das Karzinom als Katastrophe der Form vom Materialismus als einer spirituellen Katastrophe gebildet sein. Dann wäre das Karzinom eine Art Abbild für die geistige Not der Menschheit, das die Aufgabe hat, diese Not wahrzunehmen." (Bub-Jachens 2003) Das damit Angedeutete gilt sicher ganz besonders für das maligne Melanom.

8.7 Prophylaxe

8.7.1 Äußerer Lichtschutz

Vorbeugend wirkt bei bestehender Neigung zum Melanom das Meiden von zu viel Sonnenlicht (Jachens 1999). Aber auch alle anderen Wirkungen und Anforderungen von außen, die Alltag und Biografie an den Menschen stellen, bedürfen des wachsamen Blicks, damit das rechte Maß nicht überschritten wird. Die Prävention von epithelialen Tumoren der Haut durch Sonnenschutzmittel gilt als gesichert. Trotzdem stellen in den letzten Jahren mehrere epidemiologische Studien die Melanomprophylaxe mit Sonnenschutzmitteln in Frage. Nach diesen Studien ist es offenbar ungünstig, dass die Epidermis unter Sonnenschutzmitteln keine natürlichen photoprotektiven Leistungen mehr erbringen kann (Berking 2005). Zudem geht aus der bereits zitierten serbischen Studie hervor, dass sich auflichtmikroskopisch fassbare Veränderungen an Pigmentnävi unter Sonnenbelastung sowohl ohne als auch mit Lichtschutzmittel finden (Dobrosavljevic 2009). Die Patientenempfehlungen sollten daher den textilen Lichtschutz und einen Appell an die Vernunft bei der Bräunung der Haut mit Beachtung des rechten Maßes und der notwendigen Dauer beinhalten.

8.7.2 Berücksichtigung des Vitamin-D-Stoffwechsels

Die Notwendigkeit, sich maßvoll dem Sonnenlicht auszusetzen, geht aus dem neu gewonnenen Wissen über die Bedeutung des Vitamin-D-Stoffwechsels der Epidermis des Menschen hervor (Trémezaygues, Reichrath 2010). Das in der Haut gebildete oder mit der Nahrung aufgenommene Vitamin D wird in der Leber ein erstes Mal (in C-25-Position) und in der Niere ein zweites Mal (in C-1-Position) hydroxyliert; jetzt ist es biologisch aktiv. Demgegenüber besitzen Keratinozyten (und andere Zellen des Organismus) eigene enzymatische Voraussetzungen für eine vollständige Synthese von biologisch aktivem Vitamin D. Dieses Vitamin D wird nicht ins Blut abgegeben, ist also nicht an der Regulation des Knochen- und Calciumstoffwechsels beteiligt, und übt auf die Keratinozyten einen antiproliferativen und differenzierungsinduzierenden Effekt aus. Zudem kann es die Keratinozyten zumindest teilweise vor einer UVB-induzierten Zellschädigung schützen. Auch gibt es Beobachtungen eines ungünstigen klinischen Verlaufs einer Melanomerkrankung bei Vorliegen niedriger Vitamin-D-Serumspiegel. So muss man heute davon ausgehen, dass bei maßvoller Sonnenexposition die protektiven gegenüber den mutagenen Effekten des Sonnenlichts überwiegen. In den meisten Regionen genügen kurzzeitige und begrenzte Sonnenexpositionen, um einen ausreichenden Vitamin-D-Spiegel zu erzielen. Die Besonnung des Körpers in Badekleidung mit einer minimalen Erythemdosis (MED) Sonnenlicht entspricht der Einnahme von 10000 IU Vitamin D. Dem Patienten kann folgende Empfehlung gegeben werden:

- Besonnung von 18% der Körperoberfläche (z.B. Hände, Arme und Gesicht) zwei- bis dreimal pro Woche mit einer Dosis von bis zu 1/3 bis 1/2 der MED im Frühjahr, Sommer und Herbst (= fünf Minuten für Personen mit Hauttyp II in Rom im Juli zur Mittagszeit).
- Bei längerer Besonnung sollte ein ausreichender Lichtschutz durchgeführt werden. Hierfür empfehlen wir den mineralischen Lichtschutz der Firma Lavera. Nur in besonderen Situationen (Arbeiten in der Sonne, Aufenthalt im Hochgebirge oder am/auf dem Meer) halten wir hochwirksame, chemische Lichtschutzpräparate für erforderlich.

Eine konsequente, hochwirksame UV-Protektion kann zu einem Vitamin-D-Mangel führen. Deshalb sollte bei allen Patienten, die eine konsequente UV-Protektion betreiben müssen (z.B. Xeroderma pigmentosum, Immunsuppression nach Organtransplantation), der Vitamin-D-Serumspiegel beobachtet werden. Im Fall eines Vitamin-D-Mangels muss eine orale Substitution erfolgen.

8.7.3 Innerer Lichtschutz

Als endogener Lichtschutz kann die Bemühung des Menschen gelten, dem Licht, den Sinneseindrücken und allen Anforderungen, die das Leben an ihn stellt, gerecht zu werden. Wenn es mit Ralph Waldo Emerson heißt: „Der Himmel ist das täglich Brot der Augen", dann ist dem das Wort von Angelus Silesius hinzuzufügen: „Das Brot allein ernährt uns nicht, was uns im Brote speist, ist Gottes ewiges Wort, ist Leben und ist Geist." Dieser Leben vermittelnde Geist ist das „Weltendenken", der Weltgedanke, der dem Sinneseindruck durch die willentliche Bemühung des Menschen entbunden werden muss. Dieser „Menschheitswille" (Steiner. GA 194: 109–114), der am Sinneseindruck tätig werden muss, macht den Menschen resistenter gegenüber dem beschriebenen Einbruch von Fremdkräften. Auf die Frage des Patienten, wie er sich auf seiner Griechenlandreise vor dem Sonnenlicht zu schützen habe, können wir also antworten, er möge z.B. ein gutes Buch über den griechischen Tempel und sein Tagebuch mitnehmen. Den Baugedanken des griechischen Tempels im gleißenden Sonnenlicht zu erkennen und am Abend das Gesehene durch Tagebuchschreiben zu verarbeiten, ist in diesem Sinne Melanomprophylaxe.

8.8 Therapie

8.8.1 Operation

Die erste Maßnahme nach makroskopischer und auflichtmikroskopischer Verdachtsdiagnose des primären malignen Melanoms ist die Operation. Nach großen Studien zu Anfang der 1990er-Jahre, die nachwiesen, dass großer Sicherheitsabstand bei der Exzision und Vollnarkose keine Vorteile bringen, sind die heute empfohlenen Sicherheitsabstände so klein, dass oft ambulant in Lokalanästhesie operiert werden kann. Beim metastasierenden malignen Melanom sind die aggressiven onkologischen Therapien nach wie vor unbefriedigend, da sie zu keinerlei Lebensverlängerung führen, die Lebensqualität jedoch stark beeinträchtigen. Lediglich die Behandlung mit Interferon hat gewisse Erfolge vorzuweisen, wobei die Nebenwirkungen oft drastisch sind (Kähler et al. 2010).

8.8.2 Heilmittel

- *Mistel*

Der dem Krankheitsprozess des malignen Melanoms entsprechende Naturprozess findet sich in der Mistel *(Viscum album)*; dieser ist das Heilmittel. Durch ihr parasitäres Wachstum auf Bäumen sondert sich die Mistel von den Kräften der Erde ab und rückt den Imponderabilien von Licht und Wärme näher, die vom Kosmos der Erde zuströmen (Steiner. GA 312, 25.3.1920). Dadurch bekommt die Mistel eine phosphorische, zur Blüten- und Samenbildung hinneigende Wirkung, die gerade auf den beschriebenen „Golf" abzielt. So ist sie in der Lage, die beschriebene ungenügende Wirksamkeit der oberen Wesensglieder im Wärme-Licht-Luftorganismus in Richtung auf den flüssigen und festen Organismus zu kompensieren. Auch die zahlreichen Eigenarten der Mistel, durch die sie sich von den normalen Gesetzmäßigkeiten einer Pflanze emanzipiert, machen sie zu einer Heilpflanze. So ist ihr jahreszeitlicher Lebensrhythmus gegenüber der übrigen Pflanzenwelt invers: Sie blüht und fruchtet im Winter, wenn sie (zumindest auf Laubbäumen) nach dem Fall der Blätter des Wirtsbaums im Herbst der Wintersonne ausgesetzt ist. Vor der Sommersonne ist die Laubbaummistel dagegen durch die Blätter geschützt (Steiner. GA 312, 2.4.1920). Wegen des inneren Bezugs der Kiefer zu den Qualitäten Licht und Wärme ist die Mistel von diesem Wirtsbaum *(Viscum pini)* für die Behandlung des Melanoms geeignet. Auch wurden die günstigen Erfahrungen mit der Misteltherapie des Melanoms mit der Kiefermistel gemacht.

Bei Melanomneigung (zahlreiche Nävi, dysplastische Nävi, starke Belastungen im privaten und/oder beruflichen Bereich, familiäre Belastung) empfiehlt sich die prophylaktische Gabe von *Iscador*® P als Kur im Frühling und im Herbst: Man lässt jeweils zweimal Serie 0 spritzen, jeden zweitenTag morgens eine Ampulle unter die Bauchhaut, wobei nach der ersten Serie 14 Tage Pause einzulegen sind. Steht die Operation bevor oder wurde ein primäres Melanom operiert, ist jeden zweiten Tag (oder auch dreimal pro Woche) eine Ampulle *Iscador*® P zu spritzen, wobei nach der Serie 0 auf die Serie I zu steigern ist, die fortlaufend wiederholt wird. Ist eine Metastasierung eingetreten, lässt sich die Misteltherapie intensivieren durch i.v.-Gabe per Infusion: Man gibt *Iscador*® P 1 mg bis 20 mg in behutsamer Steigerung in 250 ml NaCl-Lösung einmal pro Woche über ca. zwei Stunden. Bei dieser langsamen i.v.-Gabe kommt es nur sehr selten zu Unverträglichkeitsreaktionen.

Die Misteltherapie hat eine günstige Wirkung auf den Verlauf der Tumorerkrankung wie auch auf das Allgemeinbefinden. Ihre umfassende Wirksamkeit, die sich auch auf das seelische Befinden erstreckt, sei illustriert durch die Aussage einer Melanompatientin, die sieben Jahre nach der Operation an drei primären Melanomen an einem metastasierenden Mammakarzinom erkrankte. Auf die Frage, was ihr die Misteltherapie bedeute, antwortete sie: „Die Mistel erhält mir das positive Lebensgefühl, sie verhindert das Versinken im Jammer. Sie erhält mich als Mensch, sodass ich Chemotherapie und Bestrahlung gut überstanden habe. Ich konnte ein normales Leben mit Arbeit und Versorgung der Familie weiterführen und die ganze Krise der Tumorerkrankung überwinden."

Die bisherigen zahlreichen günstigen Verläufe in anthroposophischen Kliniken und Praxen wurden jüngst durch eine Studie bestätigt, die von der Universitäts-Hautklinik Freiburg als multizentrische, komparative, epidemiologische Kohortenstudie durchgeführt und veröffentlicht wurde (Augustin et al. 2005). Darin wurden 738 Patienten mit malignem Melanom mit hohem Risiko (Breslow-Index größer als 1,5 mm und/oder regionäre Lymphknotenmetastasen) mindestens drei Jahre nachbeobachtet. 381 Patienten wurden mit *Iscador*® P behandelt und mit 357 Patienten verglichen, die keine Misteltherapie bekamen. Laut dem Ergebnis dieser Studie verringert die prophylaktische Langzeittherapie des Melanoms mit der Mistel nach der Operation das Risiko, am Melanom zu sterben, und die Chancen für ein tumorfreies Überleben werden verbessert.

Eine ähnliche Aussage hatte eine Studie mit 686 Patienten mit einem malignen Melanom mit hohem Risiko, die operiert wurden und von denen 329 Patienten eine Langzeittherapie mit *Iscador*® P erhielten (Friedel et al. 2009a und b). Die Gruppe der mit *Iscador*® P behandelten Patienten zeigte gegenüber der Patientengruppe ohne Misteltherapie eine signifikant niedrigere Metastasierung und hatte einen deutlichen Überlebensvorteil.

- *Metalltherapie*

Neben der Misteltherapie kann eine Metalltherapie hilfreich sein. Aurum empfiehlt sich zur Vermittlung der Gegensätze zwischen innen und außen, oben und unten:

■ *Aurum met. praep.* D10 Trituration (Weleda) 2 x 1 Msp. v. d. E.

Antimon regt die Grenzbildung an und macht den Organismus „kompakter":

■ *Stibium met. praep.* D6 Trituration (Weleda) 3 x 1 Msp. v. d. E.

oder/und

■ *Stibium met. praep.* D6 Ampullen à 10 ml (Weleda) 1 Amp. i. v. 1 x pro Woche.

Ferrum stärkt die Kräfte, die der Mensch den Eindrücken von außen entgegensetzen muss:

■ *Ferrum met. praep.* D6 Trituration (Weleda) 3 x 1 Msp. v. d. E.

- *Quarz*

Andere Heilmittel können die Melanomtherapie ergänzen: Quarz hat einerseits eine begrenzende, gestaltende Wirkung, andererseits klärt es die Peripherie des Organismus für Sinnesreize.

■ *Quarz* D12–D20 Trituration (Weleda) 2 x 1 Msp. v. d. E. (D12) oder 1 x 1 Msp. v. d. E. (D20).

Möchte man die gestaltende Wirkung des Quarzes betonten, so empfiehlt sich:

■ *Quarz* D60 Ampullen (Weleda) 1 Amp. s. c. alle 6–8 Wochen.

- *Formica*

Die Waldameise *(Formica rufa)* vermittelt die Kraft, alles was aus dem Leben des Ganzen herauszufallen droht, wieder in dieses zurückzuführen.

- *Formica* D3–D6 Dilution (Weleda)   3 x 10 Trpf. v. d. E.

oder

- *Formica* D3/*Formica* D15 aa Ampullen (Weleda)   jeden 2. Tag
                                                                     oder 2 x pro Woche 1 Amp. s. c.

- *Unterstützung der Leberfunktion*

Da die Leber im Inneren des Organismus von Kräften erfüllt ist, die ganz der fremden außermenschlichen Welt entstammen, ist sie, überspitzt formuliert, ein Tumor im Physiologischen (Bub-Jachens 2003). Daher bedarf die Leber eines jeden Melanompatienten einer ihre Funktionen allgemein stärkenden Behandlung:

- *Hepatodoron*® Tabletten (Weleda)

oder

- *Vitis comp.* Tabletten (Weleda)   3 x 1 Tabl. v. d. E und 2 Tabl. zur Nacht.

Hepatodoron® Tabletten enthalten als anthroposophisches Typenmittel die Blätter von Wein und Walderdbeere. Diesem Heilmittel ist Kapitel VIII 2 gewidmet. *Vitis comp.* Tabletten enthalten neben diesen beiden Heilpflanzen *Stibium metallicum praeparatum* D5 und *Calcarea formicica* D2.

- *Äußere Anwendungen*

Als äußere Anwendungen fördern Einreibungen mit *Solum Öl* von WALA und Öldispersionsbäder das Eingreifen der Ich-Organisation in die Peripherie des Organismus.

8.8.3 Heileurythmie

Wenn es darum geht, die geschilderten, meist sehr bewusstseinsnahen Besonderheiten und Einseitigkeiten des Seelenlebens des Melanompatienten sowie seine besonderen konstitutionellen Gegebenheiten schrittweise zu verwandeln, ist die Heileurythmie eine große Hilfe. Wie wir oben gesehen haben, ist der wichtigste Vokal das E. Konsonantisch stehen das B, das hilft, Grenze und Innenraum zu bilden, und das G zur Übung der Abwehr im Vordergrund.

Die Übung „Liebe – E" stärkt die Mitte zwischen dem seelischen Ausströmen und dem Kraftfinden in sich selber. Durch die Übung „Hoffnung – U" wird die Vermittlung zwischen den Rhythmen von Makrokosmos und Mikrokosmos des menschlichen Organismus gefördert. Und die Übung „A – Verehrung" stärkt die Abwehr.

An das Ende dieser Ausführungen über das maligne Melanom sei ein Spruch Rudolf Steiners gestellt, der sowohl dem am Melanom erkrankten Patienten als auch den ihn behandelnden Therapeuten und Pflegenden wegleitend sein kann:

Es leuchtet die Sonne
Dem Dunkel des Stoffes;
So leuchtet des Geistes
Allheilendes Wesen
Dem Seelendunkel
In meinem Menschensein.

So oft ich mich besinne
Auf ihre starke Kraft
In rechter Herzenswärme
Durchglänzt sie mich
Mit ihrer Geistesmittagskraft.

Rudolf Steiner

■ Literatur

Dieses Kapitel entwickelt die in dem Aufsatz von L. Jachens (2005): Das maligne Melanom aus anthroposophisch-menschenkundlicher Sicht. Der Merkurstab 58, 375–389 dargelegten Inhalte weiter.

Augustin, M. et al. (2005): Sicherheit und Wirksamkeit der komplementären Langzeitbehandlung von primären malignen Langzeitmelanomen mit mittlerem bis hohem Risiko mittels standardisiertem fermentiertem Mistelextrakt. Arzneimittel Forschung. Drug Res 55, 38–49.

Berking, C. (2005): Bedeutung von ultravioletter Strahlung beim malignen Melanom. Hautarzt 56, 685–697.

Braun-Falco, O. et al. (2005): Dermatologie und Venerologie. 5. Auflage. Berlin, Heidelberg.

Bub-Jachens, CJ. (2003): Leber und Karzinom. Der Merkurstab 56, 196–201.

Dobrosavljevic, D. et al. (2009): Changes in common melanozytic naevi after intense sun exposure: digital dermoscopic study with a 1-year follow-up. Clin Exp Dermatol 34, 672–678.

Dooley, TA. (1964): Arzt am Bambusvorhang Indochinas. Freiburg.

Ernst, K., Grote, G., Hundeiker, M. (1997): Tumorassoziationen beim malignen Melanom. Z Hautkr 72, 753–759.

Friedel, WE. et al. (2009a): Clinically relevant survival benefit from supportive treatment with fermental european pine tree mistletoe extract in primary malignant melanoma patients. Poster-ID: P 37, 7th World Congress on Melanoma, Wien, 12.05.–16.05.2009.

Friedel, WE. et al. (2009b): Lower incidence of metastasis by supportive treatment with fermented European mistletoe (Viscum Album L.) extract from pinetree in primary malignant melanoma patients. Poster-ID: P 677, 18th Congress of the European Academy of Dermatology and Venereology, Berlin, 07.10.–11.10.2009.

Fritsch, P. (2004): Dermatologie. Venerologie. Heidelberg.

Gallagher, RP. et al. (1990): Suntan, sunburn, and pigmentation factors and the frequency of acquired melanocytic nevi in children. Similarities to melanoma: the Vancouver Mole Study. Arch Dermatol 126, 770–776.

Garbe, C. (1995): Risikofaktoren für die Entstehung maligner Melanome und Identifikation von Risikogruppen im deutschsprachigen Raum. Hautarzt 46, 309–314.

Garbe, C. (1992): Sonne und malignes Melanom. Hautarzt 42, 251–257.

Hibbeler, B. (2005): Risikofaktor Sonne: Die Haut vergisst nichts. Dtsch Arztebl 102, A1861–1863.

Holmann, CD., Armstrong, BK. (1984): Cutaneous malignant melanoma and indicators of total accumulated exposure to the sun: an analysis separating histogenetic types. J Natl Cancer Inst 73, 75–82.

Jachens, L. (1999): Vom Umgang mit dem Sonnenlicht. Beiträge für eine bewusste Lebensführung in Gesundheit und Krankheit. Nr. 163. Bad Liebenzell-Unterlegenhardt.

Kähler, KC. et al. (2010): Aktuelle Aspekte der adjuvanten Therapie des malignen Melanoms. Hautarzt 61, 523–533.

Kindl, G., Raab, W. (1998): Licht und Haut. 4. Auflage. Eschborn.

Kirchner-Bockholt, M. (1969): Grundelemente der Heileurythmie. Dornach.

Kranich, EM. (2003): Der innere Mensch und sein Leib – Eine Anthropologie. Stuttgart.

Macher, E. (1987): Das maligne Melanom als Krebsmodell. Hautarzt 38, 489–494.

Ries, P. (1987): Gestaltungskräfte des Epithels und Mesenchyms in der Patho-Histologie des Karzinoms. Vortrag vom 16.6.1987, gehalten auf dem Medizinischen Seminar Bad Boll.

Schreiner, TU. et al. (1995): Langerhans' cells in skin tumors. Arch Dermatol 131, 187–190.

Steiner, R. (1980): Mysterienwahrheiten und Weihnachtsimpulse. Alte Mythen und ihre Bedeutung. GA 180. 2. Auflage. Dornach.

Steiner, R. (1980): Vom Leben des Menschen und der Erde – Über das Wesen des Christus. GA 349. 2. Auflage. Dornach.

Steiner, R. (1981): Menschenschicksale und Völkerschicksale. GA 157. 3. Auflage. Dornach.

Steiner, R. (1988): Geist und Stoff, Leben und Tod. GA 66. 2. Auflage. Dornach.
Steiner, R. (1989): Physiologisch-Therapeutisches auf Grundlage der Geisteswissenschaft. Zur Therapie und Hygiene. GA 314. 3. Auflage. Dornach.
Steiner, R. (1991): Naturbeobachtung, Experiment, Mathematik und die Erkenntnislehre der Geisterforschung. GA 324. 3. Auflage. Dornach.
Steiner R. (1991): Eine okkulte Physiologie. GA 128. 5. erw. Auflage. Dornach.
Steiner, R. (1993): Der Zusammenhang des Menschen mit der elementarischen Welt. GA 158. 4. erg. Auflage. Dornach.
Steiner, R. (1994): Die Sendung Michaels. GA 194. 4. Auflage. Dornach.
Steiner, R. (1994): Das Zusammenwirken von Ärzten und Seelsorgern. Pastoralmedizinischer Kurs. GA 318. 4. Auflage. Dornach.
Steiner, R. (1994): Anthroposophische Menschenerkenntnis und Medizin. GA 319. 3. Auflage. Dornach.
Steiner, R. (1997): Über Gesundheit und Krankheit – Grundlagen einer geisteswissenschaftlichen Sinneslehre. GA 348. 4. Auflage. Dornach.
Steiner, R. (1998): Anthroposophische Leitsätze. GA 26. 10. Auflage. Dornach.
Steiner, R. (1999): Geisteswissenschaft und Medizin. GA 312. 7. Auflage. Dornach.
Steiner, R. (2000): Die Schöpfung der Welt und des Menschen. GA 354. 3. Auflage. Dornach.
Steiner, R. (2001): Geisteswissenschaftliche Gesichtspunkte zur Therapie. GA 313. 5. erg. Auflage. Dornach.
Steiner, R. (2003): Heileurythmie. GA 315. 5. Auflage. Dornach.
Steiner, R. (2003): Meditative Betrachtungen und Anleitungen zur Vertiefung der Heilkunst. GA 316. 4. überarb. Auflage. Dornach.
Steiner, R., Wegman, I. (1991): Grundlegendes für eine Erweiterung der Heilkunst nach geisteswissenschaftlichen Erkenntnissen. GA 27. 7. Auflage. Dornach.
Stene, MA. et al. (1988): Quantitative alterations in cutaneous Langerhans cells during the evolution of malignant melanoma of the skin. J Invest Dermatol 91, 125–128.
Toriyama, K. et al. (1993): Variations in the distribution, frequency and phenotype of Langerhans cells during the evolution of malignant melanoma of the skin. J Invest Dermatol 100, 269–273.
Trémezaygues, L., Reichrath, J. (2010): Zur Bedeutung des Vitamin-D-Stoffwechsels in der humanen Haut. Hautarzt 61, 478–486.

■ 9. Weitere Dermatosen mit überschießender Nerven-Sinnes-Funktion

9.1 Lichen ruber planus (Knötchenflechte)

9.1.1 Erscheinungsbild

Der Lichen ruber planus ist eine relativ häufige entzündliche papulöse Dermatose mit einer Prävalenz um 0,5 %. An den Handgelenksbeugen, sakral, im Bereich der Fußknöchel und prätibial treten flache, polygonale Papeln auf, die violett-rötlich gefärbt sind, konfluieren können und dann eine weißliche Streifung zeigen. Sie jucken meistens und können auf isomorphe Reize entstehen (Köbner-Phänomen). Die Papeln können zosteriform dermatomgebunden auftreten, linear im Verlauf der Blaschko-Linien oder auch exanthematisch. Zusätzlich oder isoliert kann die Schleimhaut betroffen sein mit netzförmiger Streifung, z. B. an der Wangenschleimhaut. Der Lichen ruber kann annulär auftreten (besonders bei Afrikanern oder Afro-Amerikanern), follikulär (mit Alopezie), atroph, hypertroph-verrukös (meist an den Unterschenkeln) und erosiv. Der Häufigkeitsgipfel liegt zwischen dem 30. und 60. Lebensjahr. Frauen sind häufiger befallen als Männer.

Feingeweblich zeigt sich eine dermo-epidermale Entzündung mit einem bandartigen lymphohistiozytären Infiltrat unter der Basalmembran. Von hier aus erfolgt eine zelluläre Autoimmunreaktion gegen basale Keratinozyten, deren Zerstörung mittels Apoptose erfolgt. Die fehlenden Basalzellen werden aus der Nachbarschaft ersetzt. Oberhalb des Geschehens kommt es zur reaktiven Hyperkeratose.

9.1.2 Menschenkundliche Diagnose

In dermatologischen Lehrbüchern wird betont, dass die primäre Ursache des autoimmunologischen Geschehens beim Lichen ruber planus ungeklärt ist. Die Patienten schildern nicht selten eine starke nervliche Belastung vor dem Auftreten der Hautveränderungen. Die menschenkundliche Diagnose schafft den Zusammenhang zwischen Stress und Lichen ruber, indem sie im apoptotischen Geschehen im Stratum basale einen zu starken, zentripetal bis in das Stratum basale vorgeschobenen Nerven-Sinnes-Prozess zu erkennen vermag. Die frühestens im oberen Stratum granulosum beginnenden Absterbeprozesse schieben sich bis in die basale Epidermis vor.

Gelegentlich ist der Lichen ruber planus mit einer chronischen Virushepatitis (vor allem Hepatitis B und C) assoziiert. Bei diesen Formen der Hepatitis ist die pathogenetische Ursache in einem zu starken Eingreifen des Nerven-Sinnes-Systems in das Leberorgan zu sehen. Eine akute Entzündung vermag diesen Einbruch des oberen in den unteren Menschen nicht zurückzuschlagen. Der Lichen ruber planus bedeutet in diesen Fällen den gleichsinnigen Übergriff dieses Geschehens auf die Haut.

9.1.3 Therapie

Die Therapie des Lichen ruber planus erfolgt in erster Linie von innen mit *Stibium arsenicosum*. Die Verbindung von Antimon und Arsen führt in Bezug auf die zu starke abbauende Wirksamkeit der oberen Wesensglieder nach Art des Nerven-Sinnes-Systems zu einer „Ableitung" des krankmachenden Geschehens in den Stoffwechsel. Ich und Astralleib werden vom Hautorgan fort in den unteren Menschen geleitet. Man verordnet:

- *Stibium arsenicosum* D6 Trituration (Weleda)   3–5 x 1 Msp. v. d. E.

  und parallel dazu

- *Stibium arsenicosum* D8 Ampullen (Weleda)   täglich bis jeden 2. Tag
  1 Amp. unter die Bauchhaut.

Nicht selten tritt eine Besserung erst nach vier Wochen ein, und eine Abheilung ist oft erst nach Monaten der Therapie zu beobachten.

Bei starkem Juckreiz am Abend empfiehlt sich:

- *Arsenicum album* D20 Ampullen (Weleda/WALA)   1 Amp. s. c.

  oder

- *Arsenicum album* D30 Globuli velati (WALA)   5 Glb. vor dem Abendbrot und mehrfach während des Abends.

Gute Erfahrungen bis hin zur kompletten Abheilung bestehen mit der äußeren Anwendung der Roten Waldameise *(Formica rufa)* (Vademecum 2010: 448).

- *Formica* Ø (= D1) Dilution (Weleda)   20 Trpf. pro Vollbad 2–3 x wöchentlich.

Formica gliedert die in der Peripherie gelockerte Ich-Organisation wieder ein und löst die derben Papeln, die wie eingelagerte Fremdkörper anzusehen sind, auf.

Äußerlich wirken lindernd:

- *Stibium met. praep.* 0,4 % Salbe (Weleda)

  alternativ   1 x täglich dünn auf die betroffenen Hautareale

- Antimonit 0,4 % Creme (Weleda)

Beim Lichen ruber verrucosus sind angezeigt:

- *Hepatodoron*® Tabletten (Weleda)   3 x 1 Tabl. v. d. E. und 2 Tabl. zur Nacht

  und

- *Carduus marianus* Kapseln (Weleda)   3 x 1 Kps. v. d. E.

  und

- *Antimonit* D6 Trituration (Weleda)   3 x 1 Msp. v. d. E.

sowie äußerlich

- *Teer Linola Fett* Creme (Wolff)   1x täglich dünn auf die verrukösen Knoten.

9.2 Lichen sclerosus et atrophicus

9.2.1 Erscheinungsbild

Der Lichen sclerosus et atrophicus ist keine seltene Dermatose; er ist weltweit verbreitet und tritt bei Weißen häufiger, bei Schwarzen nur ausnahmsweise auf. Er findet sich bei präpubertären Kindern, bei Männern im Alter von 30 bis 50 Jahren sowie bei postmenopausalen Frauen in der fünften Lebensdekade. Interessant ist bei Mädchen die häufig zu beobachtende Besserung oder Abheilung mit Beginn der Pubertät. Bei Jungen vor der Pubertät ist der Lichen sclerosus die Hauptursache der erworbenen Phimose. Das weibliche Geschlecht ist deutlich häufiger betroffen (6–10:1). Es kommt zur Hautatrophie im Anogenitalbereich: weißlich-atrophe Maculae am äußeren Genitale gehen mit Juckreiz und Depigmentierung einher. Durch Kratzen kann es zur Einblutung kommen. Bei Frauen kommt es in 15 bis 20% zum extragenitalen Befall mit einer Aussaat von atrophen hypopigmentierten Maculae am Stamm (oberer Rücken, Schultern, Schlüsselbeinregion, submammär), lateralen Hals, in den Unterarmbeugen und auf den Oberschenkelinnenseiten. Juckreiz tritt beim Mann nicht auf. Bei Mädchen ist der Lichen sclerosus nicht selten mit Bauchschmerzen und Obstipation vergesellschaftet.

Histologisch zeigt sich eine atrophe Epidermis; das obere Corium ist verquollen, zellarm, hyalinisiert, die elastischen Fasern zerstört. Es besteht eine Neigung zu junktionaler Spaltbildung. Der Verlauf zeigt eine langsame, schubartige Progredienz mit jahrelangen Ruhephasen. Komplette Rückbildungen kommen vor. Im Endzustand sind bei der Frau die inneren Labien verstrichen und der Introitus vaginae verengt. Beim Mann sind das innere Blatt des Präputiums, die Glans penis und das Ostium urethrae betroffen; es kann zur Phimose kommen. Eine maligne Entartung ist sehr selten.

Ein Licht auf die zugrunde liegende Konstitution werfen folgende mögliche Assoziationen:

Lichen ruber planus	Schilddrüsenerkrankungen
Morphea	Perniziöse Anämie
Alopecia areata	Diabetes mellitus
Vitiligo	Hepatitis C
Lupus erythematodes	Colitis ulcerosa
Psoriasis vulgaris	

9.2.2 Menschenkundliche Diagnose

Die möglichen assoziierten Krankheitsbilder gehen (fast) alle auf den Einbruch von Kräften des Nerven-Sinnes-Systems in den Stoffwechsel zurück. Diese pathogenetische Dynamik liegt auch dem Lichen sclerosus et atrophicus zugrunde: Der chronische, zu Verhärtung und Vernarbung führende Entzündungsprozess geht ursächlich darauf zurück, dass die Spannung des wachen Pols des Organismus einschlägt. Er findet sich (in den meisten Fällen) im Genitalbereich, am Ort der Reproduktion als der höchsten funktionellen Leistung des Stoffwechsels. Es findet, im Bild gesprochen, ein „Kurzschluss" statt mit einer „Brandnarbe" im Genitalbereich. Die oberen Wesensglieder greifen hier direkt, ohne Vermittlung durch den Ätherleib, in die Physis ein mit abbauender und abtötender Wirkung. Dasselbe gilt für den extragenitalen Lichen sclerosus, wobei die cranialen Partien und sensible Hautareale bevorzugt betroffen sind.

9.2.3 Therapie

Beim genitalen Lichen sclerosus empfiehlt sich folgende Behandlung:

- *Oenothera Argento culta* D3 Dilution (Weleda)   3 x 10 Trpf. v. d. E.,

  eventuell zusammen mit

- *Argentum met. praep.* D6 Trituration (Weleda)   3 x 1 Msp. v. d. E.

Äußerlich empfehlen sich:

- *Bismutum/Stibium* Creme (Weleda)

  oder

- *Bismutum/Graphites/Stibium Salbe* (Apotheke an der Weleda)

  im Wechsel mit

- *Imlan Creme pur* (Birken AG).

Die Phimose des präpubertären Jungen ist zu behandeln mit der Salbe des Salomonssiegels:

- *Polygonatum officinale* 5% Salbe (Weleda)   1 x täglich abends.

Die Salbe sollte auf die Glans und die vorsichtig so weit wie möglich zurückgezogene Vorhaut aufgetragen werden. Diese Behandlung erstreckt sich über Monate; nach dem Baden in der Badewanne sollte hin und wieder die Vorhaut behutsam zurückgezogen werden, bis sich die Verklebungen nach und nach lösen (Vademecum 2010: 680).

Bei ausgedehntem extragenitalem Befall wirkt die Mistel bezüglich des Einbruchs des Oberen ins Untere abwehrend. Die sulfurische Seite der Mistel aktiviert zentrifugale Kräfte, die dem zentripetalen „Eindruck" des Oberen „ausdrückend" entgegenwirken. Hierzu verordnet man:

- *Iscador® M. Serie 0* Ampullen (Weleda)   jeden 2. Tag 1 Amp. s. c. nah an die betroffenen Areale,

  im Wechsel mit

- *Formica* D10–D15 Ampullen (Weleda)   1 Amp. s. c.,

  oder

- *Formica ex animale* D12, D15 Ampullen (WALA)   auch direkt an die Herde.

Bei begleitenden krampfartigen Bauchschmerzen im Kindesalter:

- *Oxalis, Folium* 10% Salbe (Weleda)

  oder   zur Nacht dünn auf den Bauch.

- *Oxalis e planta tota W* 10%, *Oleum* (WALA)

Oxalis acetosella, der Sauerklee, ergänzt ätherische Defizite im Bauchbereich. Die Oxalsäure „ist außerordentlich stark wirksam in der Energisierung des ätherischen Systems im Verdauungstrakt" (Steiner. GA 314: 197). „Man erhält durch Kleesäure eine Verstärkung des ätherischen Leibes, weil die Kraft der Ich-Organisation durch diese Säure in eine Kraft des astralischen Leibes verwandelt wird, der dann verstärkt auf den Ätherleib wirkt." (Steiner, Wegman. GA 27: 92)

9.3 Zirkumskripte Sklerodermie, Morphaea

9.3.1 Erscheinungsbild

Die Morphaea ist selten und tritt weltweit auf; bei Farbigen wird sie sehr selten beobachtet. Frauen sind häufiger betroffen (Verhältnis Frauen:Männer: 3:1). Der Erkrankungsgipfel liegt zwischen dem 20. und 40. Lebensjahr. Die 6 bis 20 cm großen, meist einzeln stehenden Herde zeigen eine charakteristische Entwicklung:
1. Stadium erythematosum: Anfangs sind die Herde unscharf begrenzt, hellrot und nicht ödematös geschwollen, ohne subjektive Beschwerden. Sie breiten sich langsam zentrifugal aus.
2. Stadium indurativum: Das Zentrum verfärbt sich elfenbeinfarben und wird derb. Das flächige Erythem wandelt sich zu einem violett-rötlichen Randsaum. Es kommt zu überschießender Kollagensynthese, zur Atrophie von Haarfollikeln und Talgdrüsen und zur De- oder Hyperpigmentierung der Herde.
3. Stadium atrophicans: Mit weichender entzündlicher Aktivität schwindet der Randsaum. Der Herd wird weicher und sinkt narbig ein; die Epidermis ist dünn.

Der Verlauf zieht sich über Monate bis Jahre hin; Spontanheilungen kommen im entzündlichen Stadium vor. Die Morphaea ist nicht mit dem Raynaud-Phänomen oder einer Beteiligung innerer Organe assoziiert. Eine Überlappung mit dem Lichen sclerosus et atrophicus kommt vor.

Beim seltenen linearen Typ der zirkumskripten Sklerodermie ergreift das verhärtende Krankheitsgeschehen die tiefen Faszien bis hin zur Muskulatur und zum Knochen. Es kommt zur Schrumpfung von Bindegewebe, Muskeln und Knochen. Weichteilverkalkungen können auftreten. Diese Herde finden sich ausschließlich an den Extremitäten, am Capillitium und auf der Stirn.

9.3.2 Menschenkundliche Diagnose

Der Charakter der Morphaea wird bestimmt durch das nicht mehr rückbildungsfähige, atrophische Endergebnis der Entzündung. Der Schwund von Bindegewebe, Talgdrüsen und Haarfollikeln zeigt den pathologischen Einschlag des in Abbau und Absterben tätigen Nerven-Sinnes-Systems an. Das Stadium erythematosum ist der organismuseigene Versuch einer Selbstheilung, der meist scheitert. Das krank machende Zuviel an Formkraft, das herdförmig zentripetal angreift, behält letztendlich die Oberhand.

9.3.3 Therapie

Hier muss die Therapie ansetzen, die bei der Morphaea die Aufgabe hat, dem Organismus zu einer Abwehr der überstarken Impulse des Nerven-Sinnes-Systems am Hautorgan zu verhelfen. Hierzu ist die Mistel hilfreich, zu verordnen als:

- *Iscador® P* Ampullen (Weleda)   jeden 2. Tag 1 Amp. s. c., dicht neben die Herde.

Hinzukommen können *Formica* und/oder *Galenit*, die Schwefelverbindung des Bleis.

- *Formica* D3–D15 Ampullen (Weleda)

  oder   1 Amp. s. c., im täglichen Wechsel mit Iscador.

- *Formica ex animale Gl* D5–D15 Ampullen (WALA)

- *Galenit* D10 Ampullen (Weleda)   jeden 2. Tag 1 Amp. s. c. nahe an den Herd, z. B. im wöchentlichen Wechsel mit Iscador.

Die Rote Waldameise (Formica rufa) hilft Verhärtungen und Ablagerungen aufzulösen. Galenit in mittlerer Verdünnung soll dem Organismus dazu verhelfen, den krank machenden Einschlag des Nerven-Sinnes-Systems abzuwehren.

Äußerlich sind hyperämisierende Maßnahmen angezeigt, beispielsweise mit Senfmehlwickeln auf den oder in der Umgebung der Herde. Mit dem Blut gelangen vitalisierende Kräfte in die Haut, die dem Organismus dazu verhelfen, den Krankheitsprozess zu kompensieren. Eine weitere therapeutische Maßnahme von außen sind Bäder mit Zugabe von ätherischem Öl von Rosmarin oder Lavendel. Hierzu stehen zur Verfügung:

- *Rosmarin-Aktivierungsbad* (Weleda) oder

                                              für die 1. Tageshälfte,

- *Dr. Hauschka Rosmarin Bad*

- *Lavendel-Entspannungsbad* (Weleda) oder

                                              für die 2. Tageshälfte.

- *Dr. Hauschka Lavendel Bad*

Noch tief greifender auf den Wärmeorganismus wirksam sind Öldispersionsbäder mit dem Öldispersionsbadegerät nach Junge (Jungebad®). Dieses verteilt medizinische Öle sehr fein im gesamten Badewasser. Das Öl (Olivenöl mit Kräuterzusätzen) gelangt in dieser Form in tiefere Hautschichten und bis in das Blut. Durch seine Wärmeverwandtschaft werden die Selbstheilungskräfte des Ich angeregt, dessen Lebenselement die Wärme ist. Hierfür empfehlen sich:

- *Rosmarinus, Oleum aethereum 10%* (WALA)

  oder

- *Lavandula, Oleum aethereum 10%* (WALA).

M. Girke hat jüngst eine Darstellung der progressiven systemischen Sklerose in Polarität zum systemischen Lupus erythematodes gegeben (Girke 2010: 819–825). Überwiegt bei der systemischen Sklerose in der Tendenz zur Verhärtung und dem Weichen des Lebens das Nerven-Sinnes-System, so ist der Lupus erythematodes mit seiner entzündlichen Symptomatik von den auflösenden Kräften des Stoffwechsel-Gliedmaßen-Systems geprägt.

9.4 Alopecia areata (Kreisrunder Haarausfall)

9.4.1 Erscheinungsbild

Die Alopecia areata ist relativ häufig (Prävalenz ca. 0,1 %) und kann in jedem Lebensalter auftreten, meistens jedoch im frühen Erwachsenenalter. Die münzgroßen, kreisrunden, haarfreien Areale treten plötzlich auf und zeigen keine Entzündungszeichen. Die Herde können zu größeren Arealen konfluieren. Augenbrauen, Wimpern und Bart können betroffen sein. In bis zu 60 % der Fälle tritt eine Spontanremission innerhalb von zwei Jahren ein. Man geht von einer autoimmunologischen Entzündung aus, bei der sich zytotoxische T-Lymphozyten gegen den Haarfollikel wenden. Auslösend können Streptokokkeninfekte, schwere Operationen und massive seelische Traumen wirken. Nicht selten berichten Patienten vom Verlust eines nahen Angehörigen durch den Tod oder auch vom drohenden Verlust des Arbeitsplatzes. In 20 bis 25 % der Fälle findet sich eine familiäre Häufung. Die Alopecia areata kann von Nagelveränderungen (Tüpfelnägel, Sandpapiernägel), Störungen der Schweißsekretion und Keratitis begleitet sein. Weitere assoziierte Erkrankungen sind:

Vitiligo	Autoimmunthyreoiditis
Atopische Hautdiathese	Diabetes mellitus
Neurodermitis und Heuschnupfen bei 40 % der Kinder	Morbus Addison Chronische aktive Hepatitis
Perniziöse Anämie	

Prognostisch negative Faktoren sind:
- Erstmanifestation vor der Pubertät,
- positive Familienanamnese,
- positive Eigen- oder Familienanamnese für Atopie,
- Assoziation mit anderen Autoimmunerkrankungen,
- Ophiasis = Alopezie okzipital und parietal,
- Nagelbeteiligung,
- Bestandsdauer > 2 Jahre.

9.4.2 Menschenkundliche Diagnose

Das Gleichgewicht zwischen Aufbau und Abbau in der Haut, zwischen Leben und Tod, verschiebt sich bei der Alopecia areata auf die Abbau- und Todesseite bis hin zum Absterben des Haars. Todesprozesse, die in den oberen Schichten der Epidermis physiologisch sind, sind in das untere Corium disloziert und ergreifen den Haarfollikel. Dies findet gerade am Capillitium statt, das durch seine intensive Durchblutung (wie ein gut gedüngter Acker) für das Wachstum des Haupthaars prädestiniert ist. Hierzu neigt der Mensch mit der atopischen Hautdiathese, dessen Nerven-Sinnes-System im Hautorgan überrepräsentiert ist. Damit ist die Alopecia areata zurückzuführen auf ein zu starkes direktes Eingreifen der oberen Wesensglieder in die Haut nach Art des Nerven-Sinnes-Systems, ohne Vermittlung durch den Ätherleib.

9.4.3 Therapie

Aufgabe der Behandlung ist es, gegenüber den abbauenden Nervenprozessen und dem autoaggressiven Entzündungsgeschehen am körpereigenen Haarfollikel den aufbauenden Blutstrom in die Haut zu rufen. Weil das Blut der Träger vitalisierender und regenerierender Kräfte ist, ist die lokale Behandlung der Herde mit Diphenylcyclopropenon, einem obligaten Kontaktsensibilisator, die wirksamste dermatologische Therapie. Das erzeugte Kontaktekzem verdrängt den destruktiven Entzündungsprozess am Haarfollikel.

Einfache Methoden, die Durchblutung anzuregen, sind die Anwendung eines Haarwassers mit ätherischem Rosmarinöl und Arnika am Morgen und einer hyperämisierenden Salbe am Abend. Die Rezeptur des Haarwassers ist:

■ *Oleum aethereum Rosmarini*	10,0
Arnika-Essenz (Weleda/WALA)	50,0
Spiritus dilutus	ad 100,0
M. f. s. Haarwasser.	

Am Abend empfiehlt sich:

■ *Finalgon Creme* (Boehringer Ingelheim)	dünn auf alle Herde.

Dieses Externum, dessen hyperämisierender Effekt für die Behandlung rheumatischer Beschwerden gedacht ist, muss dünn und zunächst in kleinen Arealen angewendet werden, um die Verträglichkeit zu prüfen. Von Kindern wird das Wärmegefühl und Brennen am Kopf meistens nicht toleriert.

Bei schockartigen Erlebnissen, die dem Haarausfall vorausgingen, empfehlen sich:

■ *Argentum met. praep.* D6 Trituration (Weleda)	3 x 1 Msp. v. d. E.
	oder nur 1 Msp. zur Nacht
sowie	
■ *Oxalis, Folium* 10% Salbe (Weleda)	zur Nacht dünn auf den Bauch.

Besonders bei atopischer Hautdiathese ist zur Vitalisierung des Hautorgans angezeigt:

■ *Oenothera Argento culta* D3 Dilution (Weleda)	3 x 10 Trpf. v. d. E.

Die Ernährung des Haarfollikels durch das Blut wird angeregt durch:

■ *Kalium aceticum comp.* D10 Dilution (Apotheke an der Weleda)	3 x 10 Trpf. v. d. E.

9.5 Vitiligo

Die Weißfleckenkrankheit (Vitiligo) tritt in der Bevölkerung aller Kontinente gleich häufig auf. In Europa findet man sie bei einer von 200 Personen. Männer und Frauen sind gleich häufig betroffen. Die Vitiligo kann in jedem Lebensalter auftreten, wird jedoch meistens zwischen dem zehnten und 30. Lebensjahr manifest.

9.5.1 Erscheinungsbild

Patienten mit Vitiligo geben in 30 % eine Auslösung durch Stress an. Starke Sonnenbestrahlung kann eine Vitiligo auslösen oder schubartig verschlechtern. Dies ist interessant vor dem Hintergrund der inneren Verwandtschaft von Bewusstsein und Licht.

Prädilektionsstellen der Vitiligo sind die stärker pigmentierten Hautregionen: Gesicht und Genitale mit ihrer höchsten Melanozytendichte in Relation zum gesamten Hautorgan und die chronisch sonnenexponierte Haut, die unter UV-Strahlung eine Steigerung der Zellteilungsrate der Melanozyten erfährt. Erste Veränderungen treten oft perioral auf; auch ist die Perianalregion stets und sehr früh betroffen. Weitere Prädilektionsstellen sind das übrige Gesicht und der Kopf, Nacken, Hals, Achselfalten, Handrücken, Brustwarzen, Nabel und Genitalregion. Meistens besteht eine symmetrische Verteilung.

Die Depigmentierung der Herde geht auf einen Untergang der Melanozyten zurück, der sich offensichtlich bei der Vitiligo am ehesten dort findet, wo die Haut am stärksten gebräunt ist. Die Vitiligoherde sind oft von einem dunkleren, manchmal entzündlich geröteten Rand umgeben. Progrediente Herde sind nach außen konvex, regrediente konkav. In den Herden befindliche Haare bleiben oft lange Zeit pigmentiert. Eine Repigmentierung der Herde kann aus der Melanozytenpopulation der Haarfollikel heraus erfolgen, was zur fleckförmigen Aussaat neuer Bräunung in den Herden führt. Interessant ist, dass eine Rückbildung der Vitiligoherde oft in den Sommermonaten auftritt. Hier ist offenbar die vitalisierende Kraft des Sonnenlichts fördernd.

Bei Vitiligopatienten ist die Familienanamnese in 30 bis 45 % der Fälle positiv. Nicht selten ist eine atopische Hautdiathese der ererbte Boden, auf dem die Vitiligo „gedeiht". Hierzu passt, dass der Verlauf bei atopischer Hautdiathese oft ungünstiger ist und zur Persistenz neigt. Der Besuch gechlorter Schwimmbäder und die Anwendung von Selbstbräunern können sie verschlechtern. In 40 % der Fälle findet sich ein Köbner-Phänomen.

Histologische, immunologische und biochemische Untersuchungen der Epidermis in Vitiligoherden zeigen, dass Melanozyten, Keratinozyten und Langerhans-Zellen gemeinsam an dem pathologischen Geschehen beteiligt sind. In Haut und Blut der Patienten finden sich Zeichen des oxidativen Stresses, der eventuelle autoimmunologische Vorgänge an den Melanozyten auslöst; die epidermale Apoptose ist dabei nicht erhöht. Bei 40 % der Patienten findet sich jedoch ein gestörter Phenylalanin-Metabolismus der Epidermis.

Es gibt eine Reihe von Erkrankungen, bei denen sich die Vitiligo mit erhöhter Inzidenz findet, wovon wiederum ein Licht auf das Wesen der Vitiligo fällt:

Thyreopathien bei 30 % der Vitiligopatienten und doppelt so häufig wie in der Normalbevölkerung	
atrophische Gastritis mit perniziöser Anämie	Morbus Addison
Diabetes mellitus	Alopecia areata
Myasthenia gravis	zirkumskripte und systemische Sklerodermie
Uveitis bei 5 %, meist klinisch stumm,	Halo-Nävi
malignes Melanom	

Die mögliche Koinzidenz von Vitiligo und Melanom wird aus der beiden Dermatosen gemeinsamen Beteiligung immunologischer Vorgänge verständlich. Die Häufigkeit epithelialer Krebse ist bei Vitiligopatienten jedoch nicht erhöht, was angesichts der Sonnenbelastung der depigmentierten Herde erstaunlich ist. Oft zeigt sich der Verlauf der Vitiligo aggressiver bei Patienten, bei denen zusätzlich eine der oben genannten Autoimmunkrankheiten besteht.

9.5.2 Menschenkundliche Diagnose

Die Depigmentierung innerhalb der Vitiligoherde geht auf ein Absterben der Melanozyten zurück. Todesprozesse haben ihren Ursprung letztlich im Nerven-Sinnes-System des oberen Menschen. So geht das Verschwinden der Melanozyten, die als einzellige Drüsen der Basalmembran aufsitzen und im Stratum germinativum der Epidermis Träger des aufbauenden Stoffwechsels sind, auf ein Überhandnehmen der Impulse zurück, die von den freien Nervenendigungen ausgehen. Der im Nerv tätige Astralleib reduziert die Vitalität des organischen Lebens; bei der Vitiligo bedeutet dies das Aufzehren der Ätherkräfte, mit denen die Melanozyten leben. Man kann auch sagen, dass der Astralleib innerhalb der Vitiligoherde direkt die Physis ergreift, ohne eine Vermittlung durch den Ätherleib. Dieser unvermittelte Zugriff des Astralleibs auf die Körperlichkeit wirkt toxisch, abbauend und todbringend. Alle Bedingungen aus erblicher Veranlagung, alltäglichen Umwelteinflüssen und dem individuellen Erleben der Biografie, die abbauend wirken, verstärken die Vitiligo oder lösen sie aus.

9.5.3 Therapie

Allgemein empfiehlt sich zur Erhöhung der Vitalität im Bereich der Epidermis, dem „Biotop" der Melanozyten:

- *Oenothera Argento culta* D3 Dilution (Weleda)   3 x 10 Trpf. v. d. E.

Bei Patienten, bei denen ein schockartiges Erleben als seelischer Auslöser vorliegt, ist hilfreich:

- *Argentum met. praep.* D6 Trituration (Weleda)   1 Msp. zur Nacht,

  zusammen mit

- *Oxalis, Folium* 10% Salbe (Weleda)   dünn auf den Bauch, über Nacht.

Die damit gegebene Verbindung zwischen Silberwirkung und der Wirkung von Sauerklee *(Oxalis acetosella)* sorgt dafür, dass gegenüber dem zu starken seelischen Eindruck, der zu einer „ätherischen Delle" führt, eine ätherisch ergänzende, aufbauende Wirkung sich vollzieht, die die Delle auffüllt.

Zur Anregung des aufbauenden Stoffwechsels in den Melanozyten kommt zur Anwendung:

- *Cuprum met. praep.* 0,4% Salbe (Weleda)

  oder

- *Kupfer Salbe rot* (WALA)   dünn auf alle Vitiligoherde zur Nacht.

Kupfer hat einen Bezug zum Wärmeorganismus, in dem die Ich-Organisation lebt. Durch die Strahlung des extern angewandten Kupfers wird die Ich-Organisation angeregt, durch Astralleib und Ätherleib vermittelt, in den aufbauenden Stoffwechsel einzugreifen.

Für die Pigmentierung der Haut, der Augen und der Haare bedarf es der Stoßkraft des Blutes, um die Schwärze, die dunklen Nahrungsstoffe in die Peripherie des Organismus zu treiben (Steiner. GA 318, 13.12.1922). In dieser Stoßkraft wirkt das Eisen mit. Bei Vitiligo und Zeichen von Eisenmangel und Anämie ist daher angezeigt:

■ *Ferrum ustum comp.* Trituration (Weleda) 3 x 1 Msp. v. d. E.

Dieses Heilmittel enthält Anissamen, die Blätter der Großen Brennessel zu 25 %, und Ferrum ustum (= Eisenhammerschlag) und Nontronit (= Eisensilikat), jeweils in D3. Als Eisenhammerschlag bezeichnet man die Eisenplättchen, die seitlich weggesprengt werden, wenn der Schmied das glühende Eisen schmiedet. Dieses Eisen stammt somit aus einem Vorgang, der ihm einen starken Bezug zum Stoffwechsel-Gliedmaßen-System und damit zum stofflichen Aufbau gibt.

Tritt die Vitiligo bei einem Patienten mit Leberschwäche auf, bedarf es der Lebertherapie mit:

■ *Hepatodoron*® Tabletten (Weleda) 3 x 1 Tabl. v. d. E. und 2 Tabl. zur Nacht,

eventuell ergänzt durch

■ *Carduus marianus* Kapseln (Weleda) 3 x 1 Kps. v. d. E.

Die Mariendistel regt besonders den Ätherleib der Leber an, sodass sich die ätherischen Voraussetzungen für den Pigmentaufbau in den Melanozyten bessern. Erinnert sei an den Eisenbezug der Walderdbeere *(Fragaria vesca)*, deren Blätter im *Hepatodoron*® enthalten sind.

Als letztes Heilmittel für die Vitiligo sei der Tintenfisch *(Sepia officinalis)* genannt. Verwendung findet der Inhalt seines Tintenbeutels, der reichlich Melanin enthält. Hierin ist auch wieder das Eisen enthalten. Man verordnet:

■ *Sepia gruneris* D12 Dilution (Apotheke an der Weleda) 2 x 10 Trpf. v. d. E.

Mit der Pigmentierung der Haut antwortet der Mensch auf das Sonnenlicht von außen durch Aufbau von dunklerem Stoff von innen. Licht als Element des Nerven-Sinnes-Systems und Licht als Synthese von Stoff sind kurzschlussartig miteinander verbunden. Dieses Verhältnis wird von der Biologie des Tintenfisches abgebildet; der zu den Mollusken, den Weichtieren, gehört. Damit ist er mit den Schnecken und den Muscheln verwandt. Einerseits besteht der Tintenfisch aus festerem Schleim und relativ ungeformtem Eiweiß, andererseits besitzt er eine relativ große, gehirnartige Nervenansammlung, einen festen, außerordentlich kräftigen Schnabel und ein Paar ganz besonders große Augen. Auch bei diesem Tier treffen also Nerven-Sinnes-System und Stoffwechsel unvermittelt aufeinander.

9.6 Raynaud-Phänomen

9.6.1 Erscheinungsbild

Als Raynaud-Phänomen bezeichnet man anfallsweise auftretende Gefäßspasmen der Fingerarterien (und Zehenarterien), provoziert durch Kälte oder Stress. Die weiße Verfärbung des Fingers geht auf die Ischämie durch arterielle Vasokonstriktion zurück. Die folgende blaue Verfärbung zeigt die länger bestehende venöse Gefäßkontraktion an. Dann folgt die rote Verfärbung als Ergebnis der Vasodilatation.

Frauen sind bevorzugt betroffen (> 80 %). In 10 bis 15 % der Fälle ist das Raynaud-Phänomen mit einer Autoimmunerkrankung verbunden.

9.6.2 Menschenkundliche Diagnose

Das Weichen des Blutes aus Fingern und Zehen, provoziert durch Kälte und Stress, zeigt das Überwiegen der Impulse des Nerven-Sinnes-Systems an. Die übermäßig starken Nervenkräfte, durch die der Astralleib direkt, ohne Vermittlung durch den Ätherleib, auf den physischen Leib einwirkt, erzeugt Blässe und Kälte. Der Finger erscheint wie abgestorben.

9.6.3 Therapie

Hier ist Kupfer angezeigt mit seinem Bezug zur Wärme. Bewährt hat sich:

- *Cuprum aceticum comp.* Ampullen (WALA)   tägl. 1 Amp. bis 2 x 1 Amp./Woche s.c. in den Unterarm.

Des Weiteren kommt in Betracht:

- *Secale/Bleiglanz comp.* Ampullen (WALA)   tägl. 1 Amp. bis 2 x 1 Amp./Woche s.c.

Zur Nacht sind Einreibungen von Händen und Füßen mit kupferhaltigen Salben hilfreich, deren Einwirkung über Nacht durch Baumwollhandschuhe (z.B. Zwirnhandschuhe Lohmann) und Socken intensiviert werden kann. Alternativ stehen zur Verfügung:

- *Cuprum met. praep.* 0,4 % Salbe (Weleda),
- *Kupfer Salbe rot* (WALA),
- *Cuprum/Tabacum* Salbe (Weleda),
- *Cuprum/Nicotiana, Unguentum* (WALA).

Ätherische Öle sprechen in ihrer inneren Wärmeverwandtschaft die Selbstheilungskräfte des Ich an. Empfehlenswert sind Öldispersionsbäder mit Rosmarin oder Lavendel oder alternativ möglichst heiße Vollbäder mit:

■ *Rosmarin-Aktivierungsbad* (Weleda)	morgens
■ *Dr. Hauschka Rosmarin Bad*	oder
■ *Lavendel-Entspannungsbad* (Weleda)	abends.
■ *Dr. Hauschka Lavendel Bad*	

9.7 Necrobiosis lipoidica

9.7.1 Erscheinungsbild

Die Necrobiosis lipoidica ist eine nicht seltene, chronisch atrophisierende Dermatose, die meistens an den Streckseiten der Unterschenkel lokalisiert ist. Sie tritt in 70 bis 80 % bei Frauen im mittleren Alter auf. Gehäuft sind Stoffwechselerkrankungen assoziiert. Bei 60 bis 70 % der Patienten mit Necrobiosis lipoidica findet sich ein manifester Diabetes mellitus Typ 1 oder 2, jedoch nur bei unter 1 % aller Diabetiker eine Necrobiosis. Die Ausprägung ist unabhängig von der diabetischen Stoffwechsellage. Die Herde sind am Beginn dunkelrot, dann scharf begrenzt, zentral braungelblich, glänzend, mit Teleangiektasien und subjektiv symptomlos. Eine Blasenbildung mit anschließender Ulzeration ist möglich. Feingeweblich findet sich eine Vaskulopathie im gesamten Corium mit Kollagenuntergang. Nekrotische Kollagenherde zeigen eine unterschiedlich starke granulomatöse Entzündungsreaktion und Fetteinlagerung, was die charakteristische Färbung der Herde erklärt. Haarfollikel und Talgdrüsen gehen unter.

9.7.2 Menschenkundliche Diagnose

Der Charakter der Necrobiosis lipoidica wird bestimmt durch die chronische Entzündung, die zu Atrophie, Fettablagerung und Sklerose führt. Es besteht eine gewisse innere Verwandtschaft mit arteriosklerotischen Plaques arterieller Gefäßwände. Der granulomatöse Charakter der Entzündung stellt ein unwesentliches Epiphänomen dar. Für das Wesen dieser Dermatose ist der häufig assoziierte Diabetes mellitus entscheidend. Dabei ist das Ich nicht genügend mit dem Zuckerstoffwechsel verbunden. Bei der Necrobiosis lipoidica hingegen ist das Ich herdförmig aus der Peripherie der Unterschenkel gelockert. Die Unterschenkel als „Adnexe des Stoffwechsel-Gliedmaßen-Systems" sind ein Prädilektionsort für Dermatosen bei Stoffwechselstörungen bzw. Funktionsstörungen des Stoffwechsels ohne manifeste (d. h. messbare) Entgleisungen.

Die diabetische Stoffwechsellage zeigt, wie das Ich zu wenig mit dem Stoff verbunden ist; die Necrobiosis lipoidica zeigt, wie das Ich parallel seinen Zusammenhang mit der Form verliert. („Denn was innen, das ist außen ...", Goethe).

9.7.3 Therapie

Um die Verbindung des Ich mit Stoffwechsel und Unterschenkeln zu verbessern, sind indiziert:

■ *Kalium aceticum comp.* D3 Trituration (Weleda)	3 x 1 Msp. v. d. E.

> und parallel
>
> ■ *Kalium aceticum comp.* D6 Ampullen (Weleda)   jeden 2. Tag 1 Amp. s. c.

Dieselbe Aufgabe hat der Einsatz von Phosphor:

> ■ *Phosphorus* D6–D12 Dilution   mo. 10 Trpf. v. d. E. (D6)
> (Weleda)   bis 2 x 10 Trpf. v. d. E. (D12).

Zur Auflösung von Ablagerungen dient die Rote Waldameise (Formica rufa).

> ■ *Formica* D3–D6 Dilution (Weleda)   3 x 10 Trpf. v. d. E.
>
> oder
>
> ■ *Formica* D6 Ampullen (Weleda)   jeden 2. Tag 1 Amp. s. c.

Alternativen für die externe Behandlung der Herde sind:

> ■ *Echinacea/Viscum comp.*, Gelatum (WALA),
>
> ■ *Rosmarin-Salbe* (Weleda),
>
> ■ *Cuprum met. praep.* 0,4 % Salbe (Weleda)
>
> oder
>
> ■ *Kupfer Salbe rot* (WALA).

Hilfreich ist das Tragen von Kompressionsstrümpfen.

9.8 Granuloma anulare

9.8.1 Erscheinungsbild

Das Granuloma anulare ist eine häufige, weltweit vorkommende Dermatose, die bevorzugt im Kindesalter und bei jungen Erwachsenen auftritt. Auf den Streckseiten der Akren und über Gelenken (Knöchel von Hand- und Fußgelenken, Ellenbogen) bilden sich derbe, perlenartige Knötchen, die zentrifugal zu randbetonten Plaques wachsen. Das weibliche Geschlecht ist doppelt so häufig befallen wie das männliche; oft sind Atopiker betroffen. Der Verlauf erstreckt sich über Wochen bis Monate mit einer Tendenz zur Spontanheilung; bei ca. 70 % der Patienten sind die Herde nach einem Jahr abgeheilt. Histologisch handelt es sich um eine granulomatöse histiozytäre Entzündungsreaktion um Muzinablagerungen im oberen Corium. Die Abheilung erfolgt ohne Residuen.

Seltene Sonderformen sind das disseminierte Granuloma anulare, das nur im Erwachsenenalter auftritt und einen chronisch-persistierenden Verlauf zeigt, und eine perforierende Form, bei der sich einzelne Knoten zentral erweichen mit Entleerung von gelblichem Material, Krustenbildung und narbiger Abheilung. Das perforierende Granuloma anulare ist das Beispiel einer transepidermalen Elimination, bei der fremdgewordenes, nekrotisches Material ausgeschieden wird (Fritsch 2004: 395).

9.8.2 Menschenkundliche Diagnose

Beim Granuloma anulare bestimmt das Phänomen des Granuloms als einer zentripetalen Verdichtung den Charakter der Dermatose. Das Granulom erscheint wie eine Kopfbildung am falschen Ort. Bezeichnend ist die Nähe zu Gelenken, in denen sich Gelenkköpfe finden. Im Zentrum des Granuloms liegt degeneriertes Muzin. Dem Granuloma anulare liegt also ein (gutartiges) Einbrechen von Kräften des Nerven-Sinnes-Systems in die Dermis zugrunde.

9.8.3 Therapie

Es ist interessant, dass die Herde des Granuloma anulare nach einer Probeexzision oder nach Skarifikation mitunter abheilen. Offenbar wirkt heilend, was die Kräfte des Blutes in die Herde lockt. Auch ein Heftpflasterverband, also eine zusätzliche Haut, kann im Einzelfall zur Abheilung führen.

Folgende Heilmittel kommen für die interne Behandlung in Betracht:

- *Argentum met. praep.* D6 Trituration (Weleda)   3 x 1 Msp. v. d. E.

Eine Alternative bieten:

- *Fluorit* D10 Trituration (Weleda)   1 Msp. morgens v. d. E.,

  kombiniert mit

- *Kieserit* D20 Dilution (Apotheke an der Weleda)   5 Trpf. abends v. d. E.

Äußerlich ist bei allen Fällen indiziert:

- *Antimonit* 0,4% Creme (Weleda)   2x täglich dünn auf die Herde.

9.9 Ichthyosis vulgaris

9.9.1 Erscheinungsbild

Die Ichthyosis vulgaris ist die häufigste und mildeste Ichthyosisform; sie hat keine entzündliche Komponente. Die Prävalenz liegt bei 1:250. In 25% der Fälle ist sie mit einer Neurodermitis assoziiert. Die Vererbung ist autosomal-dominant; Männer und Frauen sind gleich häufig betroffen. Das gesamte Integument ist trocken, rau und grau schuppend. Die Extremitäten sind stärker befallen als der Rumpf mit geringer Trockenheit der Beugen und starker Schuppung der Streckseiten mit Keratosen an Knien und Ellenbogen. Im Sommer tritt eine Besserung ein. Die Fähigkeit zu schwitzen ist vermindert. Die Symptome beginnen im dritten bis zwölften Lebensmonat und sind bis zur Pubertät progredient, um sich im Erwachsenenalter allmählich zurückzubilden. Die erblich bedingte fehlende oder reduzierte Synthese von Profilaggrin und Filaggrin führt zu einer gestörten Bildung von Keratohyalingranula und zum verzögerten Abbau der Desmosomen mit einer Retentionshyperkeratose. Filaggrin ist ein wichtiger Bestandteil der Proteinschutzhülle der Korneozyten. Diese wird im Stratum granulosum auf der Innenseite der Zellmembran aufgebaut. Die Proteinhülle („cornified envelope") dient zusammen mit den interzellulären Lipidlamellen der Barrierefunktion der Epidermis. Daher bedingt der Filaggrinmangel eine defekte Hornschichtbarriere mit einem vermehrten transepidermalen Wasserverlust.

9.9.2 Menschenkundliche Diagnose

Bei der Ichthyosis sind die aufbauenden Kräfte in der Epidermis vermindert; die Epidermis ist ätherisch schwach. Diese Situation ist zwar stark erblich bedingt, ist aber beweglich, wie die Besserung im Sommer zeigt. Die organisch vermindert tätigen Ätherkräfte stehen dem Nerven-Sinnes-System umso stärker zur Verfügung. Dies bedingt eine gesteigerte Wachheit, Sensibilität und Nerven-Sinnes-betonte Konstitution.

9.9.3 Therapie

Zur Vitalisierung der Epidermis dient:

- *Oenothera Argento culta* D3 Dilution (Weleda)   3 x 10 Trpf. v. d. E.

Liegen Zeichen der Leberschwäche vor (siehe Kap. VII.5: Leberdermatosen), wirkt eine Leberbehandlung belebend bis in die Haut:

- *Hepatodoron®* Tabletten (Weleda)   3 x 1 Tabl. v. d. E. und 2 Tabl. zur Nacht.

Zudem empfiehlt sich fettende Pflege mit:

- *Salbengrundlage SK* (Apotheke an der Weleda)

  oder

- *Rosatum Heilsalbe* (WALA).

Verhornungen und Schuppen lösen sich unter einer Balneotherapie. Kochsalz oder Salz vom Toten Meer als Zusatz (1 bis 8% im Bad) wirken hydratisierend und keratolytisch. Die Keratolyse wird auch gefördert durch Natriumhydrogencarbonat, zu rezeptieren als:

- *Natrium bicarbonicum pulvis*   3-4 Handvoll pro Badewanne.

Nach dem Bad sollte die Rückfettung der Haut erfolgen, um die Hydratisierung der Epidermis durch das Bad zu erhalten. Als Zusatz empfiehlt sich Harnstoff (bis 10%). Harnstoff reduziert die Epidermisproliferation, wirkt barriereregenerierend, antimikrobiell und entschuppend, glättet die Haut und fördert die Penetration der Haut. Zudem verbessert es ihre Wasserbindungskapazität. Glycerin ist ein weiterer sinnvoller Zusatz (5 bis 10%). Es fördert die Korneozytenabschilferung und verbessert den Desmosomenabbau. Kochsalz und Milchsäure als Zusätze in Salben halten die Feuchtigkeit in der Epidermis. Salizylsäure ist bei der Ichthyosis aufgrund starker Resorption abzulehnen.

9.10 Hyperhidrose

Der Mensch verfügt über zwei unterschiedliche Arten von Schweißdrüsen, die im Folgenden gegenübergestellt werden:

Ekkrine Schweißdrüsen	Apokrine Schweißdrüsen
Am gesamten Integument, höchste Dichte palmoplantar: bis 600/cm², gefolgt von Axilla und Stirn, gluteal nur ca. 60/cm²	Axillär, genitoanal, perimamillär, periumbilikal, am Capillitium
Thermoregulatorische Zentren im Hypothalamus → Sympathicus → sudomotorische Fasern bis an die Schweißdrüse → Azetylcholin	Nicht innerviert, Stimulation durch zirkulierendes Adrenalin
Zunehmende Funktion im ersten Lebensjahr	Aktiv ab der Pubertät
Drüsenknäuel im unteren Corium, langgestreckter Ausführungsgang mit korkenzieherartig gewundenem Endstück in der Epidermis	Ausführungsgang mündet in den Haarbalg, Sekret mischt sich mit dem Talg des Haarfollikels
Schweiß ist klar, hypoton, pH 5–6	Sekret trübe, milchig, enthält Androgene und Pheromone

Zudem gibt es Mischformen (apoekkrine Schweißdrüsen) mit überlappenden Eigenschaften in den Axillae. Die ekkrinen Schweißdrüsen dienen dem Temperaturorganismus des Menschen. „Dieser verfügt wie kein zweites Lebewesen über ein flächendeckendes Befeuchtungs- und Kühlsystem." (Braun-Falco et al. 2005: 910)

9.10.1 Erscheinungsbild

Als Hyperhidrose bezeichnet man die unangemessene Steigerung der ekkrinen Schweißsekretion. Man unterscheidet eine generalisierte und eine lokalisierte Hyperhidrose. Die generalisiert gesteigerte Schweißsekretion tritt bei Anstrengung, emotionaler Erregung und fieberhaften Erkrankungen auf. Die Hyperhidrose als primäres Symptom tritt meistens lokalisiert axillär oder palmoplantar auf.

Die Hyperhidrosis axillaris tritt bei Männern und Frauen gleichermaßen auf. Es gibt keine Prädisposition bezüglich einer bestimmten Hautfarbe. Ihr erstes Auftreten liegt meistens in der Pubertät, und mit dem zunehmenden Lebensalter nimmt die Intensität ab.

Während die generalisierte Hyperhidrose gerade auch nachts auftreten kann, tritt die palmoplantare Hyperhidrose als lokalisierte Form nicht im Schlaf auf. Dies hängt damit zusammen, dass die ekkrinen Schweißdrüsen von Palmae und Plantae von sympathischen Nervenfasern versorgt werden, die durch ein eigenes Zentrum im Zentralnervensystem gesteuert werden.

9.10.2 Menschenkundliche Diagnose

Beispielhaft soll die Neigung zur palmoplantaren Hyperhidrose während der Pubertätszeit näher betrachtet werden. In dieser Zeit befindet sich das Rhythmische System des Heranwachsenden in der Ausreifung und neigt naturgemäß zur Labilität. An Handinnenflächen und Fußsohlen, wo feinstes Tastvermögen auf die intensive Tätigkeit des Astralleibs im Nervensystem hinweist und ein dichter Besatz mit Schweißdrüsen und ein dickes Stratum corneum für starke aufbauende Wirkungen des Ätherleibes stehen, befinden sich beide Wesensglieder durch ihre intensive Tätigkeit auf engem Raum sozusagen in einem „gespannten Verhältnis". Ein noch instabiles Vegetativum lässt daher Emotionen und seelische Anspannung bis zu den Schweißdrüsen „durchschlagen".

In den Drüsen, auch in den Schweißdrüsen, ist der Ätherleib im Sekretaufbau und der Astralleib in der Ausscheidung, der Sekretion, tätig. Vom Ätherleib geht „sprießendes, sprossendes Leben" aus; vom Astralleib wird dieses abgelähmt. Nun beruht das Fühlen des Menschen darauf, dass „ein fortwährendes Hin- und Hergehen in einem labilen Gleichgewicht stattfindet zwischen Ätherischem und Astralischem" (Steiner. GA 316: 31–33). Dadurch ist das Fühlen „verknüpft ... mit der Drüsentätigkeit". Betrachtet man vor dem Hintergrund der Tätigkeit der „mittleren" Wesensglieder im Drüsensystem die Hyperhidrosis, wird die Wirkung seelischer Anspannung auf die Schweißdrüsen verständlich.

Für die Hyperhidrose kommt in Betracht, was R. Steiner über den Nachtschweiß bei Tuberkulose und Tuberkuloseneigung ausführte. „Denn die Nachtschweiße sind nichts anderes als eine während des Schlafes vollzogene Tätigkeit des Organismus, die eigentlich im Wachen unter der vollen geistig-seelischen Tätigkeit vor sich gehen sollte. – Und das Auftreten von Nachtschweißen ist eben ein Ausscheidungsprozeß, der eigentlich im normalen Leben parallel gehen müßte einer geistig-seelischen Tätigkeit. Weil aber das Obere mit dem Unteren nicht in dem richtigen Wechselverhältnis steht, so spart sich so etwas dann für die Nacht auf, wo der Organismus entlastet ist von der geistig-seelischen Tätigkeit." (Steiner. GA 312: 47–48) Mit anderen Worten: Ein Mangel an Präsenz von Astralleib und Ich im unteren Menschen am Tage bedingt eine inkomplette Lösung des Astralleibes aus der belebten Physis während der Nacht. Er bleibt peripher anwesend und bewirkt die Sekretion der Schweißdrüsen.

9.10.3 Therapie

Zur Behandlung der Hyperhidrose ist in der Phytotherapie der Salbei als alte Heilpflanze angezeigt. Dieser Lippenblütler bildet einerseits ätherisches Öl, andererseits Gerbstoff. Ätherische Öle haben durch ihre Wärmeverwandtschaft eine anregende Wirkung auf die Ich-Organisation. Durch Gerbstoffe wird der Astralleib „angeregt, seine Tätigkeit auf den Ätherleib auszudehnen" (Steiner. GA 314: 206). Damit ist der Salbei, in hoher Dosierung gegeben, in der Lage, Astralleib und Ich-Organisation in gesundender Weise in die belebte Physis einzugliedern. Die übermäßige Tätigkeit des Astralleibs am Hautorgan wird sozusagen „abgeleitet" in den Stoffwechsel.

- *Salvysat* Bürger Flüssigkeit 3 x 40–60 Trpf. v. d. E.

  oder

- *Salvysat plus* Bürger Filmtabletten 3 x 1 Tabl. v. d. E.

Zusätzlich empfehlen sich Abwaschungen mit Salbeitee.

Es bestehen gute Erfahrungen bei der Behandlung der Hyperhidrosis palmoplantaris mit

■ *Sympathicus GI* D30 Ampullen (W„ALA)　　2–3 x wöchentlich 1 Amp. s. c. in den Oberarm (Vademecum 2010: 787).

Zur Besserung der der Hyperhidrose während der Pubertät zugrunde liegenden vegetativen Labilität empfehlen sich:

■ *Cardiodoron*® *Rh* Tabletten (Weleda)　　3 x 1 Tabl. v. d. E.

und

■ *Bryophyllum Argento cultum* D2, D3 Dilution (Weleda)　　3–4 x 10 Trpf. v. d. E.

■ Literatur

Becker, K. (2011): Lichen sclerosus bei Jungen. Dtsch Arztebl 108, 53–58.
Braun-Falco, O. et al. (2005): Dermatologie und Venerologie. 5. Auflage. Heidelberg.
Bröcker, EB., Kerstan, A. (2008): Problem Lichen sclerosus et atrophicans. In: T. Ruzicka et al.: Fortschritte der praktischen Dermatologie und Venerologie. Heidelberg, 281–286.
Fritsch, P. (2004): Dermatologie, Venerologie. Heidelberg.
GAÄD – Gesellschaft anthroposophischer Ärzte in Deutschland (Hrsg.) (2010): Vademecum anthroposophische Arzneimittel. 2. Auflage. Der Merkurstab Supplement 1.
Girke, M. (2010): Innere Medizin. Grundlagen und Konzepte der Anthroposophischen Medizin. Berlin.
Schallreuter, KU., Salem, MMAEL. (2010): Vitiligo – Was ist neu? Hautarzt 61, 578–585.
Steiner, R. (1984): Das Zusammenwirken von Ärzten und Seelsorgern, Pastoralmedizinischer Kurs. GA 318. 3. Auflage. Dornach.
Steiner, R. (1980): Meditative Betrachtungen und Anleitungen zur Vertiefung der Heilkunst. GA 316. 2. Auflage. Dornach.
Steiner, R. (1976): Geisteswissenschaft und Medizin. GA 312. 5. Auflage. Dornach.
Steiner, R. (1975): Physiologisch-Therapeutisches auf der Grundlage der Geisteswissenschaft. GA 314. 2. Auflage. Dornach.
Steiner, R., Wegman, I. (1972): Grundlegendes für eine Erweiterung der Heilkunst nach geisteswissenschaftlichen Erkenntnissen. GA 27. 4. Auflage. Dornach.

10. Weitere Dermatosen mit überschießender Blut-Stoffwechsel-Funktion

10.1 Nummuläres Ekzem

10.1.1 Erscheinungsbild

Das nummuläre Ekzem, das auch als mikrobielles Ekzem bezeichnet wird, tritt relativ häufig auf, wobei Männer bevorzugt betroffen sind. Es neigt zum chronisch-rezidivierenden Verlauf. Es hat seinen Namen von den typischerweise münzgroßen, bis 5 cm messenden Herden, die disseminiert auftreten mit Betonung der Extremitäten und häufigem Beginn an den Unterschenkeln. Auch der obere Rücken und die Handrücken können betroffen sein. Selten findet sich das nummuläre Ekzem im Gesicht, und wenn es doch hier auftritt, dann im Kinnbereich und über dem Unterkiefer. Die Herde bilden sich durch Konfluenz von Seropapeln, sind gerötet, plaqueartig infiltriert, jucken und haben oft gelbliche Krusten. Sie finden sich nicht selten symmetrisch. Die feingewebliche Untersuchung zeigt ein typisches akutes Ekzembild mit exsudativ-entzündlicher Exoserose, Spongiose (= schwammartige Auftreibung durch Austritt von Serum aus den Kapillaren) und spongiotischen Bläschen in der Epidermis sowie Ödeme und perivaskuläres entzündliches Infiltrat (= Einwanderung von Lymphozyten und Granulozyten aus den Kapillaren) in der oberen Dermis. Die dermatologischen Lehrbücher weisen auf assoziierte Infektherde (Foci, z.B. Tonsillitis, Zahnwurzelgranulom) und eine atopische Hautdiathese als Hintergrund hin. Auch ist die Ähnlichkeit mit einem streuenden allergischen Kontaktekzem bezeichnend.

10.1.2 Menschenkundliche Diagnose

Es ist interessant, dass das nummuläre Ekzem nach nervlicher Überforderung (Stress) auftritt. Der Autor hat mehrfach Patienten mit dieser Dermatose erlebt, die beruflich als Manager tätig waren, und bei denen die nervliche Anspannung an einem feinschlägigen Tremor zu erkennen war. Diese nervliche Überbeanspruchung wirkt sich auf indirektem Weg in folgender Weise auf das Hautorgan aus: Es kommt zu einer tendenziellen Lockerung der oberen Wesensglieder aus dem Stoffwechsel mit der Folge, dass die bewegenden Stoffkräfte des Blutes ungenügend geformt sind und

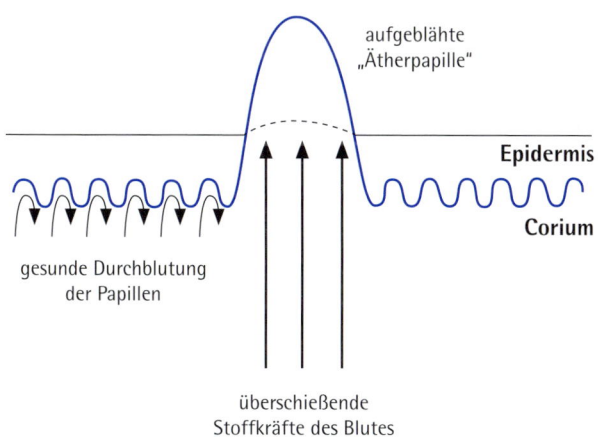

Abb. 1: Entstehung des Rundherdes

entbändigt zentrifugal in die Haut drängen. Der charakteristische Rundherd ist ein Zeichen dafür und zwar aus folgendem Grund: Die Papillen des oberen Coriums mit dem rhythmischen Auf und Ab der Basalmembran sind ein Werk des pulsierenden, zentrifugal in die Körperperipherie strömenden Blutes. Werden diese Blutkräfte zu stark, werden die Papillen ätherisch aufgetrieben und dehnen sich über die Körperoberfläche hinaus aus. Der Rundherd ist dann der Querschnitt auf Hautniveau durch diese pathologisch aufgetriebene Papille, deren ätherische Spitze einige Zentimeter über der Hautoberfläche liegt. Infiltration und Sekretion sind mikroskopische und makroskopische Phänomene dafür, dass die Kräfte des bewegten Stoffes innerhalb der Rundherde überhandnehmen.

Wird der nummuläre (= münzgroße) Herd so betrachtet und verstanden, so wird das „nummuläre Ekzem" zu einer echten Diagnose (im Sinne einer Dia-gnosis), aus der unmittelbar die Therapie mit *Dermatodoron*® hervorgeht. Dabei offenbart gerade die Wirksamkeit dieses Heilmittels beim nummulären Ekzem die vornehmliche Wirkung von *Dermatodoron*® auf der Blutseite im Wechselspiel zwischen Blut und Nerv im Hautorgan.

Das nummuläre Ekzem kann bei Patienten mit Alkoholabusus beobachtet werden. Hier ist es der Alkohol, der den formenden Einfluss der oberen Wesensglieder im Stoffwechsel schwächt, sodass die Kräfte des bewegten Stoffs in zentrifugaler Richtung überwiegen. Tritt das nummuläre Ekzem beim alternden oder alten Menschen auf, zeigt sich darin eine altersbedingte exkarnierende Tendenz der oberen Wesensglieder im unteren Menschen.

Die oft feuchten, exsudativen Herde mit Krusten zeigen die in den Elementen Wasser und Erde lebenden Kräfte des bewegten Stoffs, die über die Körpergrenze hinausschieben. Diese Situation bildet den passenden Boden, das Terrain, auf dem sich das mikrobielle Leben überschießend entfaltet.

10.1.3 Therapie

Beim nummulären Ekzem ist *Dermatodoron*® das Heilmittel der Wahl. Besonders bei akuten, feuchten, verkrusteten, stark infiltrierten, saftig imbibierten Formen mit starker Neigung zur bakteriellen Besiedelung kann immer wieder unter hochdosierten Gaben von *Dermatodoron*® eine drastische Besserung innerhalb kurzer Zeit (eine bis zwei Wochen) erzielt werden, die die Wirkung extern angewandter und mit Antibiotika kombinierter Steroide an Nachhaltigkeit bei Weitem übersteigt. Das nummuläre Ekzem, das zur Chronizität neigt und dessen Prognose daher nach den Lehrbüchern vorsichtig zu stellen ist, heilt oft unter längerer Behandlung mit *Dermatodoron*® gänzlich ab.

■ *Dermatodoron*® Dilution (Weleda) 3 x 5–10 Trpf. v. d. E. beim Kind und bis zu 4 x 30 Trpf. v. d. E. beim Erwachsenen.

In derselben Richtung wirkt das Antimon, das die überschießenden Blutkräfte mit Formkraft versorgt.

■ *Antimonit* D6 Trituration (Weleda) 3 x 1 Msp. v. d. E.

Kalk und Eichenrinde sind weitere wichtige Heilmittel beim exsudativen Geschehen des nummulären Ekzems.

■ *Aufbaukalk 2* (Weleda) 3 x 1/2 Teelöffel v. d. E. im akuten Fall oder

- *Calcium Quercus Globuli velati* (WALA) 3 x 10 Glb. v. d. E. bei milderen Formen.

Bei starker Entzündung und generalisiert auftretenden Hautveränderungen sind gut wirksam:

- *Stibium met. praep.* D6 Ampullen 10 ml (Weleda)

  zusammen mit

- *Calcium Quercus Inject 10* Ampullen (WALA) je 1 Amp. à 10 ml i.v.

Besonders bei hellhäutigen, blonden, blauäugigen Patienten mit Entzündungsneigung beruhigt sich die exsudative Diathese unter:

- *Gencydo®* 0,1 %–3 % Ampullen (Weleda) täglich bis jeden 2. Tag 1 Amp. s.c.

Äußerlich sind zu empfehlen:

- *Calendula-Babycreme* (Weleda) dünn auf die Herde über Nacht.

Dieses Körperpflegemittel ist für den Windelbereich von Säugling und Kleinkind geschaffen und enthält 12 % Zinkoxid. Starke Entzündlichkeit wird gelindert; die Exsudation trocknet ab. Allerdings wirkt Zinkoxid austrocknend, sodass morgens kompensatorisch eine fettende Pflege angezeigt ist mit:

- *Imlan Creme pur* (Birken AG) dünn auf alle Herde.

Das darin enthaltene Betulin aus der Birkenrinde wirkt antibakteriell.

Bei stärkerer bakterieller Besiedelung und gelblichen Krusten (Impetiginisierung) kann auf die externe Anwendung von Farbstoffen zurückgegriffen werden, die in der Dermatologie eine lange Geschichte hat. Neben Eosin ist Gentianaviolett zu verwenden, z. B. als:

- *Gentianaviolett* 0,5–1 %ige wässrige Lösung täglich 1 x an 3 aufeinanderfolgenden Tagen auf die Herde pinseln.

10.2 Arzneimittelexanthem

10.2.1 Erscheinungsbild

Makulöse und makulopapulöse Arzneiexantheme sind die häufigsten Arzneimittelreaktionen an der Haut. Sie können morphologisch einem Virusexanthem ähnlich sein und ein morbilliformes (am häufigsten), skarlatiniformes oder rubeoliformes Bild bieten. Prädilektionsstellen sind Rumpf und Extremitäten. Prinzipiell kann jedes Medikament Arzneireaktionen an der Haut auslösen; am häufigsten tritt es auf bei den folgenden Medikamenten, die in der Reihenfolge der abnehmenden Häufigkeit genannt sind:

- Ampicillin und andere Penicillinderivate,
- Pyrazolonderivate,
- Sulfonamide,
- Antikonvulsiva,
- Cephalosporine,
- nicht steroidale Antiphlogistica.

Besteht zusätzlich eine Infektion, werden Arzneimittelexantheme häufiger. Wird die infektiöse Mononukleose mit Ampicillin behandelt, tritt in fast allen Fällen ein Arzneimittelexanthem auf. Zwischen der Medikamenteneinnahme und ersten Hautveränderungen liegen meist fünf bis 14 Tage; die Rückbildung erfolgt innerhalb einer Woche.

10.2.2 Menschenkundliche Diagnose

Reagiert der Organismus auf ein eingenommenes allopathisches Arzneimittel, das in der Retorte hergestellt wurde und nicht dem Leben der Natur entstammt, wirkt es bei vorhandener Disposition wie ein Splitter, der herausgeeitert wird. Der zentrifugale Ausscheidungsvorgang über das Hautorgan ist wesensverwandt mit der Eiterbildung (Steiner. GA 221, 11.2.1923). Das Blut ist der Träger der ausscheidenden zentrifugalen Kräfte beim Arzneimittelexanthem.

10.2.3 Therapie

Zur Linderung von Entzündlichkeit und Juckreiz und zur Beschleunigung der Abheilung sind indiziert:

- *Dermatodoron® Dilution (Weleda)* — 3 x 20–30 Trpf. v. d. E.,
- *Antimonit* D6 Trituration (Weleda) — 3 x 1 Msp. v. d. E.,
- *Aufbaukalk 2* Trituration (Weleda) — 3 x 1/2 Teelöffel v. d. E.

Bei einer Neigung zur Generalisation empfehlen sich:

- *Stibium met. praep.* D6 Ampullen 10 ml (Weleda)

  zusammen mit

- *Calcium Quercus Inject 10* Ampullen (WALA) — je 1 Amp. à 10 ml i. v.

Bei starkem Juckreiz und Rötung lindert:

- *Combudoron®* Gel (Weleda) — mehrfach täglich großflächig einreiben.

10.3 Pityriasis rosea (Röschenflechte)

10.3.1 Erscheinungsbild

Die Pityriasis rosea ist eine akut entzündliche, exanthematische, selbstlimitierte Dermatose. Sie ist relativ häufig, tritt global auf und ist häufiger in den Herbst- und Wintermonaten. Patienten in jedem Lebensalter können davon betroffen sein mit einer Betonung der Lebensmitte. Es wurde wiederholt ein epidemisches Auftreten beobachtet, sodass ein Virus als Auslöser wahrscheinlich ist. Als Erstes tritt das Primärmedaillon auf, gut münzgroß, gewöhnlich am oberen Rumpf lokalisiert, anfangs lachsrot, scharf begrenzt und mit einer dem Zentrum zugewandten Schuppenkrause. Eine bis zwei Wochen später bildet sich ein Exanthem mit ovalen, geröteten, fein schuppenden Herden, das in Richtung der Hautspaltlinien an Stamm und proximalen Extremitäten lokalisiert ist. Es heilt nach zwei Wochen bis drei Monaten ab; oft braucht es sechs Wochen. Gelegentlich kommt es zu Rezidiven.

Die Pityriasis rosea ist irritabel, z. B. durch Schwitzen, heiße Bäder und externe Therapie. Das Exanthem breitet sich dann auf distale Extremitäten und Gesicht aus und zeigt ein polymorphes Bild mit flächiger Rötung, Urtikae, nässenden Plaques und heftigem Juckreiz.

10.3.2 Menschenkundliche Diagnose

Die Pityriasis rosea ist ein typisches Beispiel für einen Ausschlag, bei dem ein Fremdstoff, z. B. ein Virus, in einen Entzündungsprozess über das Hautorgan ausgeschieden wird. Das krankmachende Fremde wird von zentrifugalen Kräften ergriffen und von innen nach außen befördert, wie es der von Konstantin Hering aufgestellten Regel entspricht. Der in den Organismus gelangte Fremdstoff bewirkt, dass „ringsherum die Nerventätigkeit anfängt stärker zu werden und über die Bluttätigkeit überwiegt. Dann erregt die Nerventätigkeit ... die durch den ganzen Leib geht, die Bluttätigkeit" (Steiner. GA 221: 85). Dies führt zur Aussonderung des Fremden nach außen. Diese Dynamik erklärt die Irritabilität der Pityriasis rosea durch eine externe Therapie.

10.3.3 Therapie

Das wichtigste Arzneimittel für die Pityriasis rosea ist *Dermatodoron*® Dilution. Unter seiner Wirkung verkürzt sich der Verlauf oft auf eine bis zwei Wochen.

- *Dermatodoron*® Dilution (Weleda)   3 x 20 – 4 x 30 Trpf. v. d. E.

Falls der Patient nach einer äußeren Behandlung verlangt, empfehlen wir eine leicht fettende, blande Pflege, z. B. mit:

- *Malven-Pflegemilch* (Weleda)

  oder

- *Imlan plus Lotion* (Birken AG).

10.4 Pityriasis lichenoides chronica

10.4.1 Erscheinungsbild

Die Pityriasis lichenoides ist eine seltene, harmlose, selbstlimitierende Dermatose. Für die akute Form liegt der Häufigkeitsgipfel im Kindesalter (fünftes bis zehntes Lebensjahr), für die chronische Form im jungen Erwachsenenalter. Bei der Pityriasis lichenoides chronica entsteht an Stamm und proximalen Extremitäten ein polymorphes Exanthem aus flachen bräunlichen Papeln, die mit einer festen, oblatenartigen Schuppe bedeckt sind, die als Ganzes abgehoben werden kann. Der Verlauf geht über Monate bis Jahre, die Abheilung erfolgt ohne Residuen. Als äußere Ursache wird eine Infektion bei unbekanntem Erreger vermutet. Bemerkenswert in diesem Zusammenhang ist die Beobachtung, dass die akute Form der Pityriasis lichenoides zusammen mit der Pityriasis rosea in Südafrika saisonal gehäuft auftritt (Gawkrodger 1998).

10.4.2 Menschenkundliche Diagnose

Der Pityriasis lichenoides chronica liegt, wie auch den bisher im Kapitel VII 10. besprochenen Dermatosen, ein zentrifugal ausscheidendes Geschehen durch das Blutsystem zugrunde. Wie bei der Pityriasis rosea ist auch hier ein infektiöses Agens wahrscheinlich. Dieses fungiert als Fremdstoff, an dem der Organismus seine entzündliche Aktivität entfaltet.

10.4.3 Therapie

Falls der Pityriasis lichenoides chronica ein Infekt vorausgeht, etwa eine Tonsillitis, die chronisch rezidiviert, muss zunächst dieser Fokus zur Abheilung gebracht werden. Für eine eitrige Tonsillitis sind dafür geeignet:

- *Pyrit/Zinnober* Tabletten (Weleda) — 6 x 1 Tabl. v. d. E.

und

- *Erysidoron®* 1 Dilution (Weleda) — 6 x 10 Trpf. v. d. E.

Sodann kann die Dermatose behandelt werden mit:

- *Dermatodoron®* Dilution (Weleda) — 3 x 20 – 4 x 30 Trpf. v. d. E., je nach Aktivität der Hautveränderungen,

und

- *Antimonit* D6 Trituration (Weleda) — 3 x 1 Msp. v. d. E.

Literatur

Gawkrodger, DJ. (1998): Racial influences on skin disease. In: Champion, RH. et al.: Textbook of Dermatology. London, 3239–3258.
Steiner, R. (1981): Erdenwissen und Himmelserkenntnis. GA 221. 2. Auflage. Dornach.

11. Dermatosen mit autoimmunologischem Hintergrund

11.1 Pemphigus vulgaris

11.1.1 Erscheinungsbild

Der Pemphigus vulgaris ist eine schwere, potenziell letal verlaufende Dermatose, bei der es zur intraepidermalen Blasenbildung an Haut und Schleimhäuten kommt. Die äußere Ursache ist ein autoaggressives Entzündungsgeschehen: Es werden Autoantikörper gegen Desmoglein gebildet, das ein desmosomales Strukturprotein darstellt und am Zusammenhalt der Keratinozyten der Epidermis beteiligt ist. Desmogleine gehören zu den calciumabhängigen Adhäsionsmolekülen (Cadherine). Die Antikörpertiter im Serum korrelieren mit der Schwere des Krankheitsbildes. Der Pemphigus vulgaris tritt in Europa und Nordamerika mit einer Häufigkeit von 0,1 bis 0,5 Erkrankungen pro 100000 Einwohner pro Jahr auf und ist in der mediterranen und jüdischen Bevölkerung häufiger. Es gibt keine Geschlechterbevorzugung. Der Erkrankungsgipfel liegt in der vierten bis sechsten Lebensdekade; es können aber auch Kinder und Menschen in höherem Alter erkranken. Prädilektionsstellen sind die Mundschleimhaut (in 70% der Fälle beginnt die Erkrankung dort), die Konjunktiven, die genitalen und analen Schleimhäute, das Capillitium, das Gesicht, die Intertrigines sowie mechanisch belastete Hautareale wie Schultern, Rücken, Gesäß und Ellenbogen. Die Dermatose beginnt langsam, undramatisch, erst umschrieben, schwelend über Monate bis zu einem Jahr, um dann zu generalisieren. Es bilden sich dünne Blasen, die schnell platzen. Die Epidermis ist verletzlich und abreibbar. So entstehen nässende, hellrote Erosionen, die nicht bluten und brennend schmerzen.

Der Pemphigus vulgaris kann assoziiert auftreten mit systemischem Lupus erythematodes, Myasthenia gravis und bullösem Pemphigoid.

11.1.2 Menschenkundliche Diagnose

Die Blasenbildung beim Pemphigus vulgaris geht zurück auf eine Lockerung der Ich-Organisation aus der Wesensgliederhierarchie in der Peripherie des Organismus. Ursache kann beispielsweise eine schwere Erkrankung oder der Tod eines nahen Angehörigen mit extremer nervlicher Belastung sein, z.B. durch eine parallel bestehende, kräftezehrende berufliche Verpflichtung. Jedoch auch vom Physischen her kann der Pemphigus mitbedingt sein durch eine Medikamenteninduktion. Seltener tritt er im Rahmen einer Paraneoplasie bei Lymphomen und Thymomen auf.

Die Lockerung der Ich-Organisation führt zum Freiwerden des Astralleibs aus seinen regulären Aufgaben und Bindungen. Das Bild eines grünlich leuchtenden Netzes, das sich bei der direkten Immunfluoreszenz bietet und die markierten interzellulären IgG-Ablagerungen in der Epidermis zeigt, ist gleichzeitig ein Bild für die fehlgeleitete, Entzündung entfachende Aktivität des Astralleibs. Denn der Astralleib hat einen inneren Bezug zum Licht und zum Leuchten.

Die Lockerung der Ich-Organisation bedingt jedoch auch einen Mangel an Formkraft im Wasserorganismus; dadurch entstehen die Blasen.

Bleibt der Pemphigus vulgaris unbehandelt, drohen Infektion und Sepsis; auch dies ist auf die Lockerung des Ich aus dem Wesensgliedergefüge zurückzuführen.

11.1.3 Therapie

In den meisten Fällen bedarf es zunächst der immunsupprimierenden allopathischen Therapie, um die blasenbildende Entzündung zu unterbrechen. Die Heilmittel der Anthroposophischen Medizin können währenddessen ihre Wirksamkeit entfalten und später die Immunsuppression ersetzen. Zur Intensivierung des Zusammenhalts der Wesensglieder empfiehlt sich die parallele Gabe von:

- *Stibium met. praep.* D6 Ampullen (Weleda) — jeden 2. Tag 1 Amp. s.c. unter die Bauchhaut

und

- *Stibium met. praep.* D6 Trituration (Weleda) — 3 x 1 Msp. v. d. E.

Zum Ausheilen von Schockfolgen sind anzuwenden:

- *Argentum met. praep.* D6 Trituration (Weleda) — 1 Msp. zur Nacht

sowie

- *Oxalis, Folium 10% Salbe* (Weleda) — zur Nacht dünn auf den Bauch.

Hierfür ist auch zu denken an:

- *Amnion Gl* D12 Ampullen (WALA) — 2 x 1 Amp. pro Woche s.c.

Die Beteiligung von Calcium am Zusammenhalt der Keratinozyten in der Epidermis zeigt, dass das Calcium auch in der Haut der Formkraft dient. Das Wirken der Formkräfte im Hautorgan ist daher zu harmonisieren mit:

- *Conchae* D10 Trituration (Weleda) — 2 x 1 Msp. v. d. E.

Bei Läsionen an der Mundschleimhaut empfiehlt sich die Anwendung von:

- *Echinacea Mund- und Rachenspray* (WALA).

Bei Läsionen am übrigen Integument wird die Epithelisierung gefördert durch:

- *Imlan Creme pur* (Birken AG).

Zudem wird durch den milden antimikrobiellen Effekt des Betulins eine Superinfektion verhindert.

11.2 Pyoderma gangraenosum, Dermatitis ulcerosa

11.2.1 Erscheinungsbild

Das Pyoderma gangraenosum ist eine entzündliche Dermatose, die mit Abszedierung, Nekrose und flächigen Ulzera einhergeht, die einzeln stehen oder multipel auftreten und über Wochen bis Monate chronisch rezidivieren. Es tritt weltweit mit einer Häufigkeit von 0,3 bis 1,0 pro 100000 Einwohner pro Jahr mit geringer Präferenz des weiblichen Geschlechts auf. Meistens sind Patienten im Erwachsenenalter betroffen. Häufig nach Bagatellverletzungen (z. B. Insektenstich) entsteht eine Pustel, die sich in ein zentrifugal wachsendes Ulkus wandelt mit eitrig belegtem Grund und dunkelrot-lividem, unterminiertem, sehr schmerzhaftem Rand. Die Entzündung kann zur Tiefe bis in die Subkutis fortschreiten. Prädilektionsstellen sind die unteren Extremitäten; seltener stehen die Ulzera an Stamm und Kopf oder im Nacken. Es gibt ulzeröse, pustulöse, bullöse und vegetierende Formen.

An der destruierenden Entzündung sind maßgeblich neutrophile Granulozyten beteiligt, die eine erniedrigte Schwelle zur Aktivierung aufweisen. Das Pyoderma gangraenosum ist in 50 bis 70 % der Fälle mit Systemerkrankungen assoziiert, die häufigsten sind:

Colitis ulcerosa und Morbus Crohn	rheumatoide Arthritis
Paraproteinämien, Leukämien, Lymphome	systemischer Lupus erythematodes
primär biliäre Zirrhose und chronisch-aktive Hepatitis	

11.2.2 Menschenkundliche Diagnose

Zerfall des Gewebes und Ulkusbildung zeigen beim Pyoderma gangraenosum, dass die Ich-Organisation aus dem Stoffwechselsystem gelockert ist. Die assoziierten Systemerkrankungen sprechen dieselbe Sprache. Die unteren Extremitäten als Prädilektionsort weisen auf den unteren Menschen.

Durch die Herauslösung des Ich aus dem Wesensgliedergefüge ist der Astralleib sich selbst überlassen. Seine Aktivität ist fehlgerichtet: Er bewirkt die starke, destruierende Entzündung und den Schmerz.

Verstärkend auf die Tendenz der Lockerung des Ich aus dem Wesensgliedergefüge wirken Verletzungen, die über Bagatellen hinausgehen. Beispiele hierfür sind Operationen und Verstauchungen des Fußgelenks. Die Ulzera treten jeweils im Bereich der Lockerung auf.

11.2.3 Therapie

Ziel der Behandlung muss die Wiederherstellung eines festen Zusammenhangs der Wesensglieder sein. Hierzu dient:

- *Stibium met. praep.* D6 Ampullen (Weleda) — jeden 2. Tag 1 Amp. s. c., alternativ
- *Kalium aceticum comp.* D6 Ampullen (Weleda) — in derselben Dosierung.

Ätherische Öle mit ihrer Wärmeverwandtschaft verhelfen dem Ich, sich wieder in seine Tätigkeiten im Hautorgan einzugliedern. Anzuwenden ist:

- *Rosmarin-Salbe* 10 % (Weleda) — Einreibung des gesamten betroffenen Körperteils (z. B. des gesamten Beins bei Lokalisation an einem Unterschenkel) am Morgen, alternativ
- *Echinacea/Viscum comp., Gelatum* (WALA) — in derselben Weise.

Steht ein Ulkus nach Beruhigung der Entzündungsaktivität und guter Granulation vom Wundgrund kurz vor der Epithelisierung, ist

- *Imlan Creme pur* (Birken AG)　　zur Förderung der Epithelisierung direkt auf dem Ulkus

indiziert. Die antibakterielle Wirkung von Imlan ist dabei nicht maßgeblich, da die bakterielle Besiedelung des Pyoderma gangraenosum sekundärer Natur und am pathogenetischen Geschehen unbeteiligt ist.

Die eingliedernde Wirkung, die das Antimon auf das Ich hat, lässt sich auch durch eine Außenanwendung entfalten mit:

- *Antimonit* 0,4 % Creme (Weleda)

  oder

- *Stibium met. praep.* 0,4 % Salbe (Weleda).

Die Salben werden dünn in einem handtellergroßen Areal um die Ulzeration herum aufgetragen. Man kann auch den Versuch machen, die messerrückendick auf eine Mullkompresse aufgetragene Salbe direkt auf den Ulkus zu legen.

11.3   Vaskulitis: Purpura Schönlein-Henoch

Die Vaskulitiden umfassen ein Spektrum von Krankheiten mit unterschiedlicher Ätiologie, Pathogenese, Morphologie und Prognose aus den Gebieten der Inneren Medizin und Dermatologie. Es gibt kutane Vaskulitiden, Vaskulitiden mit Systembeteiligung und Systemvaskulitiden. Während die entzündlichen Vorgänge an den großen Gefäßen von Impulsen des Nerven-Sinnes-Systems geprägt sind und in die Sklerose führen, trägt die periphere Entzündung an den kleinen Gefäßen den Charakter des Stoffwechsel-Gliedmaßen-Systems mit auflösender Tendenz (Girke 2010: 816).

11.3.1   Erscheinungsbild

Als Beispiel für eine kutane Vaskulitis soll die nicht seltene Purpura Schönlein-Henoch näher betrachtet werden. Sie tritt gewöhnlich bei Kindern und Jugendlichen im Schulalter auf und begleitet Streptokokkeninfektionen des Respirationstrakts. Die Entzündung der kleinen Gefäße wird durch IgA-Immunkomplexe ausgelöst. Die Purpura ist meist disseminiert-fleckförmig an den Beinen lokalisiert. Eine Beteiligung des Gastrointestinaltrakts, der Nieren und der Gelenke ist möglich; erstes Symptom kann auch ein akutes Abdomen sein. Meistens kommt es nach vier bis sechs Wochen zur Spontanheilung, eventuell aber auch zu einem monatelangen Verlauf mit Rezidiven nach körperlicher Anstrengung.

11.3.2   Menschenkundliche Diagnose

Bei der Purpura Schönlein-Henoch handelt es sich um den Versuch des Organismus, einen Infekt der oberen Luftwege zu überwinden. Nach der Heringschen Regel vollzieht sich die Abheilung von innen nach außen. Im Fall der Purpura stockt dieser Prozess im Hautorgan. Dem Lebensalter entsprechend ist die Ich-Organisation noch nicht genügend im unteren Menschen tätig. Dieses bedingt die vom Astralleib ausgehende, fehlgeleitete Aktivität in der Entzündung der kleinen Gefäße, deren Wände sich auflösen, sodass das Blut nicht die Form halten kann.

11.3.3 Therapie

Zunächst muss dafür gesorgt werden, dass der Patient den Infekt der oberen Luftwege überwindet. *Pyrit/Zinnober* Tabletten (Weleda), *Gelomyrtol forte* Kapseln (Pohl-Boskamp), Durchwärmung der unteren Extremitäten und körperliche Ruhe, gegebenenfalls Bettruhe sind zu erwägen.

Bei akutem Beginn sind indiziert:

- *Calcium Quercus Inject/Inject 10, Globuli velati* (WALA)   10 ml i.v., 1 ml s.c. oder 6 x 10 Glb.v.d.E.,

  zusammen mit

- *Stibium met. praep.* D6 Ampullen, Trituration (Weleda)   10 ml i.v., 1 ml.s.c. oder 3 x 1 Msp.v.d.E.

G. Soldner empfiehlt

- *Phosphorus* LM6 (Arcana)   5 Trpf. morgens

  und

- *Apis mellifica* D20 Dilution (Weleda)   2 x 5 Trpf. täglich

im Hinblick auf die formenden und strukturierenden Wirkungen von Licht und Wärme, deren Einfluss auf den Ätherleib durch diese beiden Heilmittel verstärkt wird (Soldner, Stellmann 2007: 736-737).

Godhart Husemann berichtet eine zuverlässige Wirkung der äußerlichen Anwendung der Roten Waldameise *(Formica rufa)* als:

- *Formica* D1 Dilution (Weleda)   20 Trpf./Vollbad für 20 Minuten 3 x pro Woche, vormittags (Vademecum 2010: 448).

Gute Erfahrungen bei der Behandlung von Vaskulitiden ganz allgemein liegen vor mit

- *Carbo Tabaci* D20 Ampullen (Weleda)   3 x 1 Amp. pro Woche s.c.

und mit

- *Vespa Crabro ex animale Gl* D30–D15 Ampullen (WALA)   2-3 x 1 Amp. pro Woche s.c. in den Nacken oder Oberarm.

Carbo Tabaci dient der Anregung und Förderung der inneren Nierentätigkeit sowie der inneren Atmung über die Kapillaren (Vademecum 2010: 271). *Vespa crabro* ist indiziert bei zugrunde liegenden Autoimmunerkrankungen zur antientzündlichen Basistherapie und bei der Neigung zur Sklerose (Vademecum 2010: 821).

■ Literatur

GAÄD – Gesellschaft anthroposophischer Ärzte in Deutschland (Hrsg.) (2010): Vademecum anthroposophische Arzneimittel. 2. Auflage. Der Merkurstab Supplement 1.
Girke, M. (2010): Innere Medizin. Grundlagen und Konzepte der Anthroposophischen Medizin. Berlin.
Soldner, G., Stellmann, HM. (2007): Individuelle Pädiatrie. 3. auflage. Stuttgart.
Trémezaygues, L. et al. (2010): Management des Pyoderma gangraenosum. Hautarzt 61, 345–355.

■ 12. Eitrige Dermatosen

12.1 Furunkel, Abszess

12.1.1 Erscheinungsbild

Der Furunkel ist ein follikulär gebundener Abszess, bei dem Staphylokokken in das Hautanhangsgebilde eindringen. Es kommt zur begleitenden regionären Lymphadenitis und zur narbigen Abheilung. Chronisch-rezidivierende Furunkel werden als Furunkulose bezeichnet.

12.1.2 Menschenkundliche Diagnose

Die Entstehung eines Abszesses als Reaktion auf einen Fremdkörper erfolgt so: „Es kann sein, daß nun, wenn wir uns den Splitter eingestochen haben, ringsherum die Nerventätigkeit anfängt stärker zu werden und über die Bluttätigkeit überwiegt. Dann erregt die Nerventätigkeit, wo das Ich oder wohl auch das durch den astralischen Leib verstärkte Ich drinnen wirkt, dann erregt diese Nerven-Sinnestätigkeit, die durch den ganzen Leib geht, die Bluttätigkeit, läßt es nicht zum Gerinnen eines Exsudates kommen, sondern regt dasjenige, was sich aussondert, auf, und es führt das dann zur Eiterbildung. Und weil die Nerven nach außen stoßen, so wird der Eiter durch den Stoß, der in der abbauenden Tätigkeit durch die Nervenbahnen geht, durch den Stoß auch nach der Peripherie, nach außen des Körpers getrieben, und der Splitter eitert aus, kommt heraus, und das Ganze vernarbt dann." (Steiner. GA 221: 85)

Die Tendenz zum Abszess ist dem menschlichen Organismus auch im gesunden Zustand innewohnend. Dies ist bedingt durch das Ich, das am physischen Leib des Menschen arbeitet und ein „Gerüst" eingliedert (Steiner. GA 312, 3.4.1920). Dieses Gerüst hat den Charakter eines Fremdkörpers. „Der menschliche Organismus hat auch fortwährend die Tendenz, gegen dieses Gerüste sich zu wehren. Und er bestrebt sich namentlich jede Nacht beim Schlafen, dieses Gerüste zu ruinieren. Nun, wenn wir auch im gewöhnlichen Leben wenig von diesem Gerüste wahrnehmen, so darf doch nicht vergessen werden, daß dieses Gerüste fortwährend die Tendenz hat, im Organismus gewissermaßen zu zerfallen, sich zu zersplittern und daß es dadurch fortlaufend die geheimnisvolle Ursache von Entzündungen im Organismus wird." (Steiner. GA 212: 265)

Entzündungszustände wie die Furunkulose können auftreten, wenn der Mensch zur Fettleibigkeit neigt. Fett bedeutet die Möglichkeit für den menschlichen Organismus, Wärme zu erzeugen. Der Organismus ist gesund, „wenn die menschlich bildsamen Kräfte die im Körper vorhandenen Fettvorräte in der Wärmeentwicklung aufzehren" (Steiner, Wegman. GA 27: 59). Bei Adipositas gibt es ein Zuviel an Fett mit einem Überschuss an Wärmeerzeugung. „Es ist das Wärme, die beirrend für die anderen Lebensvorgänge da und dort im Organismus eingreift, und die von der Ich-Organisation nicht umfaßt wird. Es entstehen da gewissermaßen parasitäre Wärmeherde. Diese tragen die Neigung zu entzündlichen Zuständen in sich." (Steiner, Wegman. GA 27: 59-60) Furunkel und Abszesse sind ein typisches Beispiel für diese Entzündungsneigung und „parasitäre Wärmeherde".

Eine weitere charakteristische Situation ist die Neigung zu Furunkeln beim Diabetes mellitus. „Furunkelbildungen entstehen durch ein Übermaß in der Region der ätherischen Tätigkeit. Die Ich-Organisation versagt da, wo sie wirken sollte. Die astralische Tätigkeit kann sich nicht entfalten, weil sie gerade an einem solchen Orte nur im Einklänge mit der Ich-Organisation Kraft hat. Die Folge ist das Übermaß der ätherischen Wirksamkeit, die sich in der Furunkelbildung zeigt." (Steiner, Wegman. GA 27: 53)

12.1.3 Therapie

In der Phase der Entstehung eines Furunkels oder eines Abszesses ist zur Dämpfung der Entzündung die hochdosierte Gabe von Biene *(Apis mellifica)* und Tollkirsche *(Atropa belladonna)* angezeigt als:

■ *Erysidoron® 1* Dilution (Weleda)	6 x 10 Trpf. v. d. E.

Äußerlich wird die Tendenz zur Einschmelzung und Entleerung gefördert durch einen Salbenverband mit

■ *Weleda Heilsalbe*	
oder	1-2 cm Salbenstrang auf Mullkompresse, mit Pflaster fixiert,
■ *Mercurialis Salbe* (WALA)	

der zumindest über Nacht aufgelegt werden sollte.
Die Reifung eines Abszesses wird gefördert durch das „Messer der Homöopathen", bestehend aus:

■ *Apis mellifica* D3 Ampullen (Weleda)	
■ *Myristica sebifera* D4 Ampullen (Weleda)	je 1 Amp., zusammen aufgezogen, s.c. an 3-4 Stellen um (nicht an!) den Abszess.
■ *Lachesis* D6 Ampullen (Weleda)	

Eine weitere Möglichkeit, die Reifung eines Abszesses zu fördern, ist gegeben mit (Vademecum 2010: 486):

■ *Hepar sulfuris* D4-D6 Trituration (Weleda)	stündlich 1 Msp. im akuten Zustand, später 4 x 1 Msp. v. d. E.

Bei Furunkulose sind indiziert:

■ *Quarz* D20/D30 Trituration (Weleda)	1 Msp.
oder	
■ *Quarz* D20/D30 Globuli velati (WALA)	5 Glb. 1 x täglich v. d. E.
und	
■ *Ipecacuanha* D4 Dilution (Apotheke an der Weleda)	2-stündlich 15-30 Trpf. v. d. E.
und zusätzlich	
■ *Ipecacuanha* D4 Ampullen, 10 x 1 ml (DHU)	täglich bis jeden 2. Tag 1 Amp. s. c.

Die Ipecacuanha-Wurzel aus dem tropischen Regenwald verfügt über starke Ätherkräfte, die durch den Giftgehalt wie kompensiert werden (Magerstädt, Gräflin 1978).

Die Behandlung mit Quarz lässt sich intensivieren durch:

▪ *Quarz* D30–D60 Ampullen (Weleda)   1 Amp. s. c. D30 1 x pro Woche, D60 1 x pro Monat.

Bei Furunkulose und Adipositas sind Vollbäder mit *Formica* indiziert:

▪ *Formica* Ø (= D1) Dilution (Weleda)   20 Trpf./Vollbad für 20 Minuten, 2 x pro Woche.

Zur äußeren Reduktion der Keimbesiedelung dienen Vollbäder in Kaliumpermanganat. Man gibt einige Kristalle in das Badewasser, sodass sich eine intensive Violettfärbung ergibt, der Wannengrund aber noch sichtbar ist. Es ist darauf zu achten, dass sich vor Besteigen der Badewanne *sämtliche* Kristalle aufgelöst haben, da schlecht heilende Nekrosen entstehen, wenn man sich beispielsweise auf Kristalle setzt oder sie in die Zehenzwischenräume geraten.

12.2 Paronychie

12.2.1 Erscheinungsbild

Die Paronychie ist eine Entzündung des Nagelfalzes, die zum chronischen Verlauf neigt. Sie tritt in zwei verschiedenen Lebensaltern auf:
1. Bei Adoleszenten, bevorzugt männlichen Geschlechts, tritt die Paronychie an einem Großzeh (oder beiden) auf. Nach längerem Bestand bildet sich oft ein Granuloma pyogenicum (= „wildes Fleisch").
2. Zwischen dem 30. und 60. Lebensjahr sind es meistens Frauen, bei denen eine Paronychie bevorzugt an Daumen und Zeigefinger auftritt. Sie wird gefördert durch Arbeit im kalten Wasser und meist hervorgerufen durch Candida albicans.

12.2.2 Menschenkundliche Diagnose

Die Disposition zur Paronychie ist je nach Lebensalter unterschiedlich. Vor allem bei männlichen Adoleszenten, die – im Bild ausgedrückt – „voll im Saft stehen", hat die Formkraft der Ich-Organisation noch nicht die Gesamtheit des in Anreifung befindlichen Stoffwechsel-Gliedmaßen-Systems ergriffen. Äußere Faktoren wie Fußschweiß, das Abschneiden der seitlichen Ecken am vorderen Nagelende und zu enges Schuhwerk mit Feuchtigkeitsstau und seitlichem Druck auf die Zehen wirken bei dieser Disposition entzündungsfördernd. Bei der Paronychie entzündet sich der Organismus letztendlich an der eigenen Nagelplatte, die als Fremdkörper angesehen wird, als „Splitter im Fleisch".

Im Erwachsenenalter sind es Diabetes mellitus, Adipositas und eine funktionelle Hepatopathie, die die Neigung zur Paronychie ausmachen. Beim Diabetes werden periphere Entzündungen durch ein Zuviel an Ätherkraft gefördert, bedingt durch eine Schwäche der Ich-Organisation. Die Adipositas lässt „parasitäre Wärmeherde" entstehen. Eine geschwächte Leberfunktion erschwert den gesamten Inkarnationsprozess der oberen Wesensglieder im Stoffwechsel, was wiederum eine Entzündungsneigung fördert.

12.2.3 Therapie

Bei akuter Entzündung sind indiziert:

- *Erysidoron® 1* Dilution (Weleda) — 6 x 10 Trpf. v. d. E.

  oder/und

- *Lachesis comp.* Ampullen (WALA) — täglich oder jeden 2. Tag 1 Amp. s. c.

Äußerlich sind anzuwenden:

- *Kamillosan* Lösung — täglich Hand-/Fußbäder

und bei stärkerer bakterieller Besiedlung:

- *Kaliumpermanganat* — einige Kristalle in warmem Wasser lösen für tägliche Hand-/Fußbäder.

Zudem empfehlen sich Salbenverbände mit:

- *Weleda Heilsalbe*

  oder — 1 cm Salbenstrang unter Verband.

- *Mercurialis Salbe* (WALA)

Ein Granuloma pyogenicum ist durch Touchieren mit dem *Argentum nitricum-Stift* zurückzudrängen; ohne diese Maßnahme ist eine Abheilung der Paronychie kaum möglich.

Überschießende Stoffwechselimpulse in der Adoleszenz sind zu behandeln mit:

- *Ferrum met. praep.* D6 Trituration (Weleda) — 3 x 1 Msp v. d. E.

  oder

- *Ferrum phosphoricum* D6 Tabletten (Weleda) — 3 x 1 Tabl. v. d. E.

Eine Leberschwäche ist zu behandeln mit:

- *Hepatodoron®* Tabletten — 3 x 1 Tabl. v. d. E. und 2 Tabl. zur Nacht.

Der Nagel muss gerade geschnitten werden, sodass die Ecken 1 bis 2 mm aus dem lateralen Nagelwall herausschauen. Spielt die Arbeit mit den Händen in kaltem Wasser eine disponierende Rolle, ist das Tragen von Baumwollhandschuhen unter festen Gummihandschuhen zu empfehlen.

12.3 Pyodermia fistulans sinifica, Acne inversa

12.3.1 Erscheinungsbild

Die Pyodermia fistulans sinifica ist eine seltene Dermatose, bei der sich entzündliche subkutane Knoten, Platten und mit Epithel ausgekleidete Fisteln mit eitriger Sekretion bilden, die axillar, inguinal, genital, am Damm, in der Rima ani, bei Frauen submammär, seltener im Nacken und periumbilikal lokalisiert sind. Die Entzündung geht von den Talgdrüsen und Terminalhaarfollikeln in diesen Regionen aus. Die Besiedelung mit saprophytären Keimen hat bezüglich der Ätiologie eine sekundäre Bedeutung. Es sind deutlich häufiger Männer betroffen, und die Dermatose tritt von der Pubertät bis ins hohe Alter auf. Eine erhöhte Blutsenkung und Leukozytose sind nicht selten begleitend. Diabetes mellitus und Leberparenchymschäden sind überdurchschnittlich häufig assoziiert (Hilker 1986). Nikotinabusus und Adipositas sind statistisch gesicherte Risikofaktoren.

Der Begriff der Acne inversa für das beschriebene Krankheitsbild, den auch die aktuelle Leitlinie für korrekt hält, wurde 1989 von G. Plewig und M. Steger geprägt. Die Entzündung geht zwar von den Talgdrüsen und Terminalhaarfollikeln aus, was die Nähe zur Akne ausmacht, die stets auftretende Fistelbildung ist jedoch ein ganz eigenes Charakteristikum. Deswegen bevorzugen wir die 1962 von C. Krauspe und F. Stelzner geschaffene Bezeichnung Pyodermia fistulans sinifica (Hilker 1986).

12.3.2 Menschenkundliche Diagnose

Die Pyodermia fistulans sinifica weist die Merkmale der eitrigen Entzündung auf. Es ist daher anzunehmen, dass die zugrundeliegenden Verhältnisse der Wesensglieder denjenigen gleichen, die im Abschnitt Furunkel und Abszess (VII.12.1) beschrieben wurden. Hinzu kommen zwei Charakteristika, welche die Pyodermia fistulans sinifica von jeder anderen Dermatose unterscheiden: das ausschließliche Auftreten in den Intertrigines und die Bildung von Fisteln und Sinus in der Subkutis. Im Bereich der Intertrigines taucht die Körperoberfläche in die Tiefe und begibt sich damit in Richtung auf das Zentrum des Organismus. Im Inneren findet sich der Mikrokosmos der inneren Organe und der Darm mit der nach innen genommenen Außenwelt. Die Bildung von sezernierenden Gängen in der Subkutis erscheint wie eine Darmbildung am falschen Ort. So kann die Pyodermia fistulans sinifica als durch eine dislozierte Verdauungstätigkeit hervorgerufen angesehen werden.

12.3.3 Therapie

Bei starker Entzündungsaktivität und Eiterbildung sind indiziert:

- *Erysidoron® 1* Dilution (Weleda) — 6 × 10 Trpf. v. d. E.

und

- *Apis Belladonna Inject* (WALA) — täglich oder jeden 2. Tag 1 Amp. s. c.

oder

- *Apis/Belladonna cum Mercurio* Ampullen (WALA) — in derselben Dosierung.

Vonseiten einer Metalltherapie sind indiziert:

- *Antimonit* D6 Trituration (Weleda) — 3 × 1 Msp. v. d. E.

als Gegenspieler der albuminisierenden Kräfte,

- *Mercurius vivus naturalis* D6 Tabletten (Weleda)   3 x 1 Tabl. v. d. E.

zur Begrenzung der überschießenden Tätigkeit des Ätherleibes,

- *Ferrum met. praep.* D6 Trituration (Weleda)   3 x 1 Msp. v. d. E.

zur Verstärkung der formenden Impulse des Nerven-Sinnes-Systems und besonders bei chronischer, zehrender Entzündung, die durch Eisenmangel bedingt ist.
Wie bei der Furunkulose ist auch bei der Pyodermia fistulans indiziert:

- *Ipecacuanha* D4 Dilution   2-stündlich 15–30 Trpf. v. d. E.
  (Apotheke an der Weleda)

  und zusätzlich

- *Ipecacuanha* D4 Ampullen, 10 x 1 ml (DHU)   täglich bis jeden 2. Tag 1 Amp. s. c.

Bei Hinweisen auf eine Hepatopathie sind anzuwenden:

- *Hepatodoron*® Tabletten (Weleda)   3 x 1 Tabl. v. d. E. und 2 Tabl. zur Nacht,

  verbunden mit

- *Quarz* D30 Ampullen (WALA/Weleda)   1–2 x pro Woche 1 Amp. s. c.

  oder

- *Quarz* D60 Ampullen (Weleda)   alle 2–4 Wochen 1 Amp. s. c.

Bei Adipositas empfehlen sich Vollbäder mit:

- *Formica* Ø (= D1) Dilution (Weleda)   20 Trpf./Vollbad für 20 Minuten, 2 x pro Woche.

■ Literatur

GAÄD – Gesellschaft anthroposophischer Ärzte in Deutschland (Hrsg.) (2010): Vademecum anthroposophische Arzneimittel. 2. Auflage. Der Merkurstab Supplement 1.
Hilker, O. (1986): Die Pyodermia fistulans sinifica und ihre Beziehungen zu anderen Entzündungskrankheiten. Akt Dermatol 12, 188–193.
Magerstädt, K., Gräflin, G. (1978): Die Haut und ihre Erkrankungen. In: Husemann, F., Wolff, O.: Das Bild des Menschen als Grundlage der Heilkunst. Bd. 2, 2. Halbband. Stuttgart.
Steiner, R. (1976): Geisteswissenschaft und Medizin. GA 312. 5. Auflage. Dornach.
Steiner, R. (1981): Erdenwissen und Himmelserkenntnis. GA 221. 2. Auflage. Dornach.
Steiner, R., Wegman, I. (1972): Grundlegendes für eine Erweiterung der Heilkunst nach geisteswissenschaftlichen Erkenntnissen. GA 27. 4. Auflage. Dornach.

13. Dermatosen mit bestimmten Erregern

13.1 Herpes simplex

13.1.1 Erscheinungsbild

Nach Abklingen der Primärinfektion persistiert das Herpes-simplex-Virus in sensiblen Ganglien der Rückenmarkshinterwurzel. Die Reaktivierung erfolgt durch diverse Stimuli:
- bei einem fieberhaften Infekt der oberen Luftwege („Fieberbläschen"),
- nach einer den Ekel erregenden Situation („Ekelbläschen"),
- nach intensiver Sonneneinwirkung, z. B. bei Aufenthalt auf einem Gletscher („Gletscherbrand"),
- bei der Frau während der Menstruation,
- bei Stress,
- bei einer Magenverstimmung, bei nervösem Magen,
- nach mechanischer Belastung, z. B. einer zahnärztlichen Behandlung.

Das Herpes-simplex-Rezidiv tritt auf in Form von gruppiert stehenden, intraepidermalen Bläschen auf entzündlich gerötetem Grund mit juckend-brennender Missempfindung. Die Bläschen haben zunächst einen wasserklaren Inhalt, der sich später eintrübt. Ein Rezidiv kündigt sich durch ein charakteristisches kitzelnd-juckendes Brennen an.

13.1.2 Menschenkundliche Diagnose

Der Herpes simplex zeigt ein akutes Emporschießen von Stoffwechselkräften in die Haut; zentrifugale Kräfte durchbrechen die Hautgrenze. Beim Beispiel des Ekels erzeugt eine Sinneswahrnehmung einen starken Eindruck, der durch Gegenkräfte des Stoffwechsels beantwortet wird.

13.1.3 Therapie

Bei der hochakuten Primärinfektion sind einzusetzen:

- *Apis/Belladonna cum Mercurio* Globuli velati (WALA)   2-stündlich 10 Glb. v. d. E.

oder

- *Mercurius cyanatus* D6 Dilution (Weleda)   3 x 10 Trpf. v. d. E.

Bei Läsionen an der Mundschleimhaut empfiehlt sich der Einsatz von:

- *Echinacea* Mund- und Rachenspray (WALA)   mehrmals täglich.

Im Falle eines Herpes-Rezidivs hat sich bewährt:

- *Cantharis* D10 Dilution (Apotheke an der Weleda)   alle 1/2 Stunde 5 Trpf.

Und prophylaktisch im Intervall:

- *Cantharis* D30 Dilution (Apotheke an der Weleda) morgens 5 Trpf. v. d. E. über Monate.

Bei rezidivierendem Herpes genitalis, auch Herpes glutäalis, bestehen gute Erfahrungen (Vademecum 2010: 112) mit:

- *Mezereum* D6 Dilution (Apotheke an der Weleda)   3 x 10 Trpf. v. d. E.

Zudem hat sich bei Herpes-Rezidiven, sowohl an den Lippen als auch glutäal, als Mischung bewährt:

- *Baptisia/Lachesis comp.* Dilution (Apotheke an der Weleda)   akut 6 x 7 Trpf., zur Prophylaxe 1 x 7 Tabl. v. d. E.

Diese Mischung enthält Apis D4, Baptisia Radix D3, Crotalus terrificus D10, Echinacea Ø, Lachesis D10, Quarz D6 und Thuja Ø (Vademecum 2010: 189).

Äußerlich wird die antivirale Wirkung ätherischer Öle genutzt durch:

- *Dr. Hauschka Med Akut Lippenpflege Labimint*,

  alternativ

- *Lomaherpan Creme* (Lohmann),   mehrmals täglich auftragen

- *Salvysat Tropfen* (Bürger).

Bei Magen-Darmstörungen und Ekel ist indiziert:

- *Carbo Betulae* D1–D2 Trituration (Weleda)   3 x 1 bis 2 x 1 Msp. v. d. E.

13.2   Herpes Zoster (Gürtelrose)

13.2.1   Erscheinungsbild

Der Herpes Zoster ist eine segmentale neurokutane Erkrankung, die auf eine Reaktivierung des Varizella-Zoster-Virus zurückgeht. Nach der Erstinfektion unter dem Krankheitsbild der Varizellen persistiert das Virus in den sensiblen Ganglien von Rückenmark und Hirnnerven. Mehr als die Hälfte aller Menschen, die das 85. Lebensjahr erreichen, erkranken irgendwann im Leben an einem Zoster. Der Erkrankungsgipfel bezüglich der Häufigkeit liegt jenseits des 50. Lebensjahrs. Die Erstinfektion mit dem Varizella-Zoster-Virus führt immer zum Krankheitsbild der Varizellen; der Zoster geht immer auf eine Reaktivierung des Virus zurück. Allerdings vermag ein Patient mit Zoster bei einem Mitmenschen durch Übertragung eine Erstinfektion auszulösen. Der Zoster verläuft in etwa in drei Phasen:
- Prodromi (7 Tage): brennende oder lanzierende Schmerzen, wie ein Messerstich, in dem betreffenden Dermatom, Müdigkeit, Abgeschlagenheit, leichte Temperaturerhöhung, Magen-Darmstörungen;
- Hautveränderungen (7 Tage): gruppiert stehende Bläschen oder Pusteln auf gerötetem Grund, herdförmig oder flächig;
- Abheilung (7 Tage): Eintrocknen und Verkrusten der Herde.

Bestehen die Schmerzen in dem betroffenen Dermatom länger als sechs Wochen nach Abheilung der Hautveränderungen, spricht man von einer *postzosterischen Neuralgie*. Diese kann jahre- oder gar lebenslang anhalten. Bei Patienten der Altersgruppe von 70 bis 80 Jahren kommt es in 50 bis 70% der Fälle zur postzosterischen Neuralgie. Bedingungen eines hohen Risikos für die postzosterische Neuralgie sind:

- Alter > 50 Jahre,
- Schmerzen bereits in der Prodromalphase,
- Frauen,
- > 50 Effloreszenzen, teilweise hämorrhagisch,
- kraniale und sakrale Dermatome.

Herpes simplex und Herpes Zoster stehen sich polar gegenüber:

	Herpes labialis	Herpes Zoster
Lebensalter	Rezidivrisiko im Alter sinkend	Häufigkeit im Alter steigend
Zahl der Rezidive	Bis 300 Reaktivierungen im Laufe eines Lebens	Zoster 1 x im Leben, bei Immundefizienz 2 x, sehr selten mehrmals
Lokalisation	Labial, genital, glutäal	Thorakal (50%), Kopf (20%)
Konstitutioneller Hintergrund	Stoffwechselbetont	Nerven-Sinnes-System-betont

13.2.2 Menschenkundliche Diagnose

Der Erkrankungsgipfel im Alter, die Prädilektion der Dermatome am oberen Pol der menschlichen Gestalt (Kopf, Brust) und die mit dem Alter zunehmende Neigung zur Entwicklung einer postzosterischen Neuralgie zeigen, dass das Krankheitsbild von Kräften des Nerven-Sinnes-Systems und Abbau geprägt ist. (Beim Herpes labialis hingegen sind zwar auch Nervenkräfte beteiligt; es überwiegt jedoch der Gegenschlag des Stoffwechsels.)

13.2.3 Therapie

Die wichtigste Heilpflanze für die interne Behandlung des Herpes Zoster ist der Gemeine Seidelbast *(Daphne mezereum)*. Er blüht im zeitigen Frühjahr, wenn noch Frost herrscht, lange vor dem Treiben der Blätter, hat kleine rosa bis violette Blüten mit starkem, weitreichendem Duft, später leuchtend rote Früchte und ist sehr giftig. Damit zeigt diese Heilpflanze das starke Eingreifen kosmischer Astralität. Mit diesem Charakteristikum korrespondiert sie mit dem Herpes Zoster, der durch das Nerven-Sinnes-System geprägt wird.

- *Mezereum* D6 Dilution (Apotheke an der Weleda)   3 x 10 Trpf. v. d. E.

Zum Austrocknen der Bläschen ist hilfreich:

- *Lotio alba aquosa* mit 20% *Calendula-Essenz* (Weleda/WALA).

Zum Ablösen der Krusten und zur Förderung der Abheilung empfehlen sich:

- *Wecesin® Salbe* (Weleda)

  oder

- *Imlan Creme pur* (Birken AG).

Bei Schmerzen von Haut und Nerv ist wirksam:

- *Aconit Schmerzöl* (WALA)   im Bereich des gesamten Dermatoms und 5–10 cm darüber hinaus, unter ölhaltigem Baumwolllappen.

Bei Schmerzen, auch bei der postzosterischen Neuralgie, kommt in erster Linie in Betracht:

- *Aconitum comp.* Ampullen (WALA)   täglich oder an jedem 2. Tag 1 Amp. s. c. nah an das Dermatom oder auf die Gegenseite.

Des Weiteren sind bei der postzosterischen Neuralgie indiziert:

- *Quarz* D20/D30 Ampullen (Weleda/WALA)
- *Arnica Rh* D20/D30 Ampullen (Weleda)
- *Arnica e planta tota* D20/D30 Ampullen (WALA)
- *Formica* D20/D30 Ampullen (Weleda)

  oder

- *Formica ex animale Gl* D30 Ampullen (WALA)
- *Argentum met. praep.* D30 Ampullen (Weleda)

  oder

- *Argentum nitricum* D20 Ampullen (Weleda)
- *Apis mellifica* D30 Ampullen (Weleda)

  oder

- *Apis ex animale Gl* D30 Ampullen (WALA).

Diese Heilmittel sind einzeln oder in individueller Kombination gemischt subkutan anzuwenden. Sie sind zur Ausrichtung ihrer Wirkung auf das jeweilige Dermatom zu kombinieren mit:

- *Nervi intercostales Gl* D15 Ampullen (WALA)

  oder

- *Nervus trigeminus Gl* D15 Ampullen (WALA).

13.3 Verruca vulgaris (Gewöhnliche Warze)

13.3.1 Erscheinungsbild

Typische Merkmale der Verruca vulgaris sind punktförmige Einblutungen und die Unterbrechung der Papillarleisten. Die Lokalisation zeigt eine deutliche akrale Betonung. Plantar werden die Verrucae durch das Körpergewicht nach innen gedrückt (Dornwarzen). Am Kopf neigen sie zur filiformen Gestalt. Verrucae vulgares sind gehäuft bei Menschen mit atopischer Hautdiathese zu finden. Sie sind durch Viren verursacht, die von Mensch zu Mensch übertragen werden; Autoinokulation ist typisch. Die Viren befinden sich intrazellulär in den tieferen Schichten der massiv verbreiterten Epidermis und sind daher schwer zugänglich.

13.3.2 Menschenkundliche Diagnose

Die Verruca vulgaris als hyperkeratotische Neubildung ist kalt; daher findet sie sich auch vermehrt an kalten Akren. Die Neigung des Menschen mit atopischer Hautdiathese zu Warzen beruht darauf, dass seine Wachheit und Kopfbetontheit Kräfte verbraucht, die dem Aufbau von interzellulären Lipiden in der Epidermis und der zellulären Immunität nicht mehr zur Verfügung stehen.

13.3.3 Therapie

Es ist interessant, dass die Verruca vulgaris mit dem Ziel der Abheilung „besprochen" werden kann und dass dieses Vorgehen, zumindest bei Kindern, oft erfolgreich ist. Auch zur Nachtzeit bei Vollmond eine Nacktschnecke über die Warze kriechen zu lassen, führt oft zur Abheilung. Diese Prozeduren führen – besonders bei umweltoffenen, beeinflussbaren Kindern – zu einer dezenten Veränderung im Wesensgliedergefüge: Mit der auf die Warze gelenkten Aufmerksamkeit wird das Seelisch-Geistige des betreffenden Menschen (des Kindes) verstärkt an das Leiblich-Physische an dem betreffenden Ort herangeführt. Damit wird auch das warme Blut vermehrt dorthin gelenkt und die Warze heilt ab.

Die externe Behandlung der Verruca vulgaris mit starker Verhornung sollte beginnen mit:

- *Duofilm Lösung* (Stiefel) — aufpinseln, trocknen lassen.

Sodann wird als zweites keratolytisches Mittel angewandt zur Intensivierung der hornhautablösenden Wirkung:

- *Guttaplast* 6 x 9 cm (Beiersdorf) — ein Stück, zurechtgeschnitten in passender Größe, aufkleben und mit Heftpflaster fixieren.

Diesen „Verband" lässt man einen bis zwei Tage einwirken, entfernt ihn und kratzt die aufgelöste Hyperkeratose mit einem stumpfen Messer oder einem Messerrücken ab. Nunmehr ist die Verruca für die Einwirkung sanfterer wirksamer Heilmittel von außen vorbereitet. Für die weitere Behandlung empfehlen sich:

- *Polygonatum officinale* 5% Salbe (Weleda) — jeden Abend dünn auf die Verrucae.

Mit dieser Salbe hat der Autor in einer großen Zahl von Fällen gute Erfahrungen gemacht. Alternativen sind:

- *Antimonit* 0,4% Creme (Weleda)   (Vademecum 2010: 81),

- *Bismutum/Stibium* Creme (Weleda)   bei Schmerz und starker Wucherung (Vademecum 2010: 223),

- *Bismutum/Graphites/Stibium* Salbe   bei starker Verhornung
(Apotheke an der Weleda)   (Vademecum 2010: 221).

In hartnäckigen Fällen und bei großer Warzenzahl sollte zusätzlich innerlich behandelt werden mit:

- *Berberis, Fructus* D3 Dilution (Weleda)   3 x 10 Trpf. v. d. E.

und

- *Thuja occidentalis* D3 Dilution (Weleda)   3 x 10 Trpf. v. d. E.

oder

- *Thuja occidentalis Argento culta* D3 Dilution (Weleda)   3 x 10 Trpf. v. d. E.

Verrucae vulgares können im Erwachsenenalter in großer Zahl auftreten. Dies gilt insbesondere bei Immundefizienz oder nach Schicksalsschlägen mit schockartiger Wirkung mit Lockerung des Seelisch-Geistigen aus der leiblichen Grundlage. In diesen Fällen ist wirksam:

- *Iscador® P Serie 0* (Weleda)   an jedem 2. Tag morgens 1 Amp. s. c., evtl. steigern auf Serie I nach einer Pause von 2 Wochen.

13.4 Molluscum contagiosum (Dellwarzen)

13.4.1 Erscheinungsbild

Das Molluscum contagiosum ist viral bedingt und tritt hauptsächlich in der Kindheit auf. Risikofaktoren sind Atopie und regelmäßiger Schwimmbadbesuch. Jungen sind häufiger als Mädchen betroffen. Die Prädilektionsstellen im Kindesalter sind Gesicht, Hals, Achseln und Genitalbereich, im Erwachsenenalter nur der Genitalbereich. Zur Aussaat kommt es bei Neurodermitis, typischerweise bei eher leichteren Formen, und bei HIV-Infektion.

13.4.2 Menschenkundliche Diagnose

Die menschenkundliche Diagnose entspricht derjenigen der Verrucae vulgares.

13.4.3 Therapie

Die einfachste Behandlung einzelner Molluscen ist das Anritzen und Exprimieren des keratotischen Inhalts. Dies wird jedoch von kleineren Kindern nicht toleriert. Hier empfiehlt sich:

- *Thuja occidentalis* 20% Tinktur zum äußerlichen Gebrauch (Weleda)

  oder

- *Thuja-Essenz* (WALA)

  auf die Warzen auftupfen, trocknen lassen, dann

- *Antimonit* 0,4% Creme (Weleda) — großflächig dünn darüber aufbringen.

Alternativen für die externe Therapie sind:

- *Colchicum comp., Unguentum* (WALA) — täglich dünn auf die betroffenen Areale,

- *Bismutum/Graphites/Stibium* Salbe (Apotheke an der Weleda) — 2 x täglich auftragen, wenn möglich unter Okklusivverband (Vademecum 2010: 221)

  oder

- *Bismutum/Stibium* Creme (Weleda) — 2 x täglich einreiben (Vademecum 2010: 223).

Parallel kann innerlich gegeben werden:

- *Berberis, Fructus* D3 Dilution (Weleda) — 3 x 10 Trpf. v. d. E.

  und

- *Thuja occidentalis* D3 Dilution (Weleda) — 3 x 10 Trpf. v. d. E.

  und/oder

- *Fluorit* D12 Trituration (Weleda) — 2 x 1 Msp. v. d. E.

Die Abheilung der Molluscen beginnt typischerweise mit einer entzündlichen Reaktion, anschließend trocknen sie ein.

13.5 Condylomata acuminata (Feigwarzen)

13.5.1 Erscheinungsbild

Condylomata acuminata sind die häufigste sexuell übertragene Virusinfektion der genito-analen Übergangsschleimhaut. Der Häufigkeitsgipfel liegt zwischen dem 20. und 40. Lebensjahr. In bis zu 30% der Fälle kommt es zur Spontanremission.

13.5.2 Menschenkundliche Diagnose

Die Virusinfektion im genito-analen Bereich, in den meisten Fällen erworben durch Geschlechtsverkehr, zeigt an, dass Fremdkräfte in den Organismus einzubrechen drohen. Es gilt, die Abwehrkraft des Stoffwechsel-Gliedmaßen-Systems zu stärken.

13.5.3 Therapie

Mit folgender externer Behandlung bestehen gute Erfahrungen in Einzelfällen:

- *Thuja occidentalis* 20% T.z.ä.G. (Weleda)

    oder   3 EL auf 1 Sitzbad 3 x/Woche,

- *Thuja-Essenz* (WALA)

    anschließend

- *Polygonatum officinale* 5% Salbe (Weleda)   täglich 1 x dünn auftragen.

Parallel empfiehlt sich die innere Gabe von:

- *Thuja occidentalis Argento culta* D3 Dilution (Weleda)   3 x 10 Trpf. v. d. E.

Weitere Möglichkeiten der externen Behandlung sind:

- *Veregen*® 10% Salbe (Abbott)

mit einem hohen Gehalt an Polyphenon E aus den Blättern vom Grünen Tee.
   Dieser Extrakt hat einen immunmodulatorischen Effekt an infizierten Zellen, die zerstört werden. Eine weitere Alternative bietet:

- *Aldara* 5% Creme Sachets (MEDA Pharma).

13.6 Impetigo contagiosa (Schälblasen, Eiterflechte)

13.6.1 Erscheinungsbild

Die Impetigo contagiosa ist eine bakterielle Infektion der oberen Epidermisschichten. Die kleinblasige Form ist durch Streptokokken bedingt, die großblasige Form durch Staphylokokken. Nach baldigem Platzen der Blasendecke bilden sich als charakteristische Zeichen honiggelbe Krusten auf gerötetem Grund. Prädilektionsstellen sind Gesicht und Handrücken. Meistens sind Kleinkinder betroffen mit einem Infektionsgipfel im Spätsommer und Herbst. Ein Risikofaktor ist die atopische Hautdiathese mit (subklinischem) Ekzem. Zwischen der Impetigo contagiosa und dem superinfizierten neurodermitischen Ekzem befindet sich ein fließender Übergang. Nicht selten nimmt die Impetigo ihren Ausgang von einem Infekt der oberen Luftwege.

13.6.2 Menschenkundliche Diagnose

Die atopische Hautdiathese als oft anzutreffende konstitutionelle Basis der Impetigo contagiosa ist mit einer Abwehrschwäche der Haut verbunden. Herdförmige Morphe mit honiggelben Krusten zeigt das zentrifugale Wirken albuminisierender Kräfte, die der Formkraft entbehren.

13.6.3 Therapie

Zur effektiven Behandlung empfiehlt sich die parallele Gabe von:

- *Erysidoron® 1* Dilution (Weleda) — 3 x 5–10 Trpf. v. d. E.,
- *Antimonit* D6 Trituration (Weleda) — 3 x 1 Msp. v. d. E.

und

- *Calendula* D3 Dilution (DHU) — 3 x 10 Trpf. v. d. E.

Die externe Therapie erfolgt mit:

- *Mercurialis perennis* 10% Salbe (Weleda) — mehrfach täglich.

Bei ausgedehntem Befall und Übergang der Infektion auf die soziale Umgebung ist die externe Anwendung eines Antibiotikums indiziert:

- *Fucidine* Salbe/Creme (Leo).

13.7 Erysipel (Wundrose)

13.7.1 Erscheinungsbild

Das Erysipel ist eine akute Infektion des oberen Coriums unter Beteiligung der Lymphspalten und -gefäße mit Streptokokken. Es bildet sich ein hellrotes, scharf begrenztes Erythem mit zungenförmigen Ausläufern und Schwellung, das sich heiß anfühlt. Es geht mit hohem Fieber, Schüttelfrost und allgemeinem Krankheitsgefühl einher; diese Allgemeinsymptome fehlen oft beim rezidivierenden Erysipel. Die regionären Lymphknoten sind geschwollen und druckschmerzhaft. Prädisponierende Faktoren sind:
- arterielle oder venöse Zirkulationsstörungen,
- Diabetes mellitus,
- Adipositas permagna,
- Alkoholismus,
- Störungen der Hautbarriere (Mykose, Perlèche, Austrocknungsekzem),
- chronische Lymphödeme,
- Herzinsuffizienz,
- Zustand nach einem größeren Trauma (Operation, Fraktur).

13.7.2 Menschenkundliche Diagnose

Das Erysipel ist der „Prototyp" einer akuten Entzündung mit Temperaturanstieg, Rötung, Schwellung. Die oberen Wesensglieder greifen heftig in die belebte Physis ein, um die Infektion zu überwinden. Am Beispiel des Erysipels bei lang bestehendem Ulcus cruris lässt sich beobachten, dass Ich und Astralleib sich mit dem entzündlichen Geschehen auf Dauer wieder intensiver mit der ganzen Extremität verbinden. Daher schreitet die Heilung am Ulkus nach abgeheiltem Erysipel wieder besser voran.

So hat auch eine Wundinfektion nach Exzision eines Karzinoms immer die positive Seite der antitumorösen Wirkung der Entzündung.

13.7.3 Therapie

Das Erysipel hat prinzipiell einen selbstlimitierenden Verlauf. Unbehandelt neigt es jedoch aufgrund der Persistenz von Erregern im Corium zu Rezidiven.

Die wichtigsten Heilmittel beim akuten Entzündungsgeschehen des Erysipels sind die Biene *(Apis mellifica)* und die Tollkirsche *(Atropa belladonna)*.

- *Erysidoron® 1* Dilution (Weleda)

  oder   alle 2 Stunden 10 Trpf. bzw. 10 Glb.,

- *Apis/Belladonna Globuli velati* (WALA)

  und evtl. zusätzlich

- *Apis/Belladonna Inject* (WALA)

  oder

- *Apis/Belladonna cum Mercurio* Ampullen (WALA)   täglich 1 Amp. s. c.

Die externe Behandlung erfolgt mit Umschlägen mit:

- *Calendula-Essenz* (Weleda/WALA)   1:10 verdünnt mit Wasser.

Bettruhe unterstützt den Heilungsvorgang. Im akuten Entzündungsgeschehen wirken abführende Maßnahmen entlastend. Weitere Heilmittel sind:

- *Erysidoron® 2* Tabletten (Weleda)

  im stündlichen Wechsel mit

- *Erysidoron 1* Dilution   1 Tabl., 10 Trpf.

- *Argentum* D30/*Echinacea* D6 aa Ampullen (Weleda) täglich bis 2 x/Woche 1 Amp. s. c.,

- *Lachesis comp.* Ampullen (WALA)   ebenso.

Bei deutlicher Lymphknotenschwellung ist indiziert (Vademecum 2010: 590):

- *Mercurius vivus naturalis* D6 Tabletten (Weleda)   3 x 1 Tabl. v. d. E.

Beim rezidivierenden Erysipel müssen die Formkräfte des hochpotenzierten Quarzes den oberen Wesensgliedern zu einem besseren Eingreifen in die Körperlichkeit verhelfen:

- *Quarz* D20, D30, D60 Dilution, Globuli velati (Weleda/WALA)   1 × 10 Trpf./Glb. v. d. E.

13.8 Mykosen

13.8.1 Erscheinungsbild

- *Dermatophytosen, Tinea*

Dermatophytosen werden hervorgerufen durch das Wachstum von Fadenpilzen in der Epidermis und den Hautanhangsgebilden (Haare und Nägel).

- *Tinea pedis (Fußpilz)*

Die Tinea pedis findet sich mit hoher Inzidenz bei Angehörigen von Berufen, die täglich in großen Gemeinschaftsduschen duschen müssen. So findet sich bei drei von vier Bergleuten ein Fußpilz (Götz, Hantschke 1965). Auch bei Sportlern, die schwitzen und luftundurchlässige Sportschuhe („Pilzcontainer") tragen, ist häufig Fußpilz vorhanden. Er kommt bei barfuß laufenden Naturvölkern nicht vor. Meistens beginnt er im 3. und 4. Zwischenzehenraum; das einseitige Auftreten ist anfangs typisch. Folgende Risikofaktoren mit der Gewichtung in absteigender Reihenfolge wurden ermittelt (Seebacher et al. 2010):
- familiäre Disposition,
- Fußfehlstellungen,
- Benutzung öffentlicher Badeeinrichtungen,
- männliches Geschlecht,
- Traumen,
- periphere Neuropathie,
- Diabetes mellitus,
- Durchblutungsstörungen.

Nach Ausbreitung auf weitere Teile des Fußes (Plantae, Fußseitenflächen) kommt es zu unterschiedlichen Erscheinungsbildern: einer hyperkeratotischen, verhärtenden, trockenen Form mit Rhagadenbildung und einer dyshidrosiformen, entzündlichen Form.

- *Tinea manuum*

Die Tinea manuum entsteht meistens durch eine Übertragung von den Füßen und findet sich überwiegend einseitig. Die hyperkeratotische Form ist häufiger als die dyshidrosiforme.

- *Tinea inguinalis*

Die Tinea inguinalis ist bei Männern häufiger als bei Frauen; oft sind der Genitalbereich und das Gesäß mitbetroffen.

- *Tinea corporis et faciei*

Ein typisches Beispiel für eine Tinea corporis mit einem zoophilen Dermatophyten ist die Infektion des Landwirts durch seine mykotischen Rinder. Die Herde sind mäßig gerötet, schuppen, sind münzgroß, kreisrund und randbetont (d. h. am Rand nehmen Rötung und Infiltrat zu).

Die Tinea corporis des Landwirts ist ein Beispiel für eine Dermatophytie, für die keine besondere Disposition anzunehmen ist. Für ihr Auftreten ist die Infektiosität des Fadenpilzes allein die Ursache; es handelt sich also um eine echte Infektion. Bis zu einem gewissen Grad erkrankt jeder Mensch daran, der regelmäßig einen Stall mit mykotischen Rindern betritt. Die Tinea pedis des Bergarbeiters oder des Sportlers hingegen beruht auf dem Pilzkontakt in Duschen und dem Schuhwerk, das die Hautbarriere der Epidermis der Fußhaut gefährdet oder zerstört.

13.8.2 Menschenkundliche Diagnose

Bei der großflächigen und lang währenden Tinea pedis, bei der Tinea manuum und auch bei der Tinea inguinalis, die Patienten ohne weitere erkennbare Risikofaktoren betrifft, muss nach einer zugrunde liegenden Disposition gefragt werden. Diese kann in einer funktionellen Leberschwäche liegen, wie sie in Kapitel VII.5. beschrieben wurde. In der Leber wird tote Substanz aus dem Blut der Pfortader, die im Darm ihres Eigenlebens entledigt wurde, in lebendige Substanz verwandelt. Dieses geschieht durch den Ätherleib, der durch Astralleib und Ich impulsiert wird. Wirkt das Ich zu schwach ein, hat dies Auswirkungen bis auf die Ebene der belebten Substanz. Diese sinkt in der Epidermis auf die Ebene der toten Substanz zurück und trägt nicht genügend Impulse des Ich. Dadurch entsteht ein Vakuum, das durch den Dermatophyten ausgefüllt wird.

13.8.3 Therapie

Muss eine innere Disposition zur Mykose aufgrund einer Leberschwäche angenommen werden, sind indiziert:

■ *Hepatodoron®* Tabletten (Weleda)   3 x 1 Tabl. v. d. E. und 2 Tabl. zur Nacht, zudem

■ *Phosphorus* D6 Dilution (Weleda)   10 Trpf. morgens v. d. E.

Daneben ist die übliche antimykotische Behandlung erforderlich, um den Pilz abzutöten. Bei einer leichten Interdigitalmykose der Füße bestehen gute Erfahrungen mit:

■ *Rosmarin-Salbe* 10% (Weleda)   2 x täglich (Vademecum 2010: 724).

Ätherisches Rosmarinöl hat fungistatische und fungizide Wirkungen auf Candida albicans und eine ganze Reihe von Dermatophyten (Meyer 2009). Deswegen ist mit

■ Dr. Hauschka Rosmarin Fußbalsam

eine gute Möglichkeit zur Prophylaxe gegeben. Dessen antimykotische Wirkung wird durch die darin zusätzlich enthaltene Echte Goldrute *(Solidago virganrea)* verstärkt (Lerch et al. 2007). Die antimykotische Wirkung von Kupfer, besonders bei der Neigung zu kalten Füßen, kann genutzt werden durch:

■ *Kupfer Salbe rot* (WALA)   täglich zur Nacht den gesamten Fuß dünn einreiben, unter Socken (Lerch et al. 2007).

Gute Erfahrungen bestehen mit der äußeren Anwendung eines weiteren Metalls bei Mykosen (Vademecum 2010: 120f.):

- *Argentum met. praep.* 0,4% Salbe (Weleda)   mehrmals täglich einreiben.

13.9 Candidosen

Hefen der Gattung Candida (meistens Candida albicans) sind in begrenzter Zahl Bestandteil der gesunden Flora von Mundhöhle, Magen-Darmtrakt und Vagina. Candida-Spezies finden sich nicht auf der Haut und im Respirationstrakt. Zur Candidose prädisponierende Faktoren sind:
- Diabetes mellitus,
- HIV-Infektion,
- Langzeittherapie mit Antibiotika,
- Kortisonbehandlung,
- hämatologische Erkrankungen,
- Adipositas,
- Säuglings- und Greisenalter.

Im Folgenden sollen drei Formen der Candidose näher betrachtet werden, die hauptsächlich gesunde Patienten betrifft.

13.9.1 Enterale Candidose

In den letzten 40 Jahren war ein starker Anstieg der Stuhluntersuchungen mit positivem Hefenachweis sowie eine Zunahme der Keimzahl pro Ausstrich zu beobachten. Hefen im Darm finden sich heute bei zwei Dritteln der europäischen Bevölkerung in wechselndem Ausmaß. Vor der Einführung der Antibiotika fanden sich Hefen nur bei 15% der Bevölkerung. Bei Völkern mit niedrigem Zivilisationsniveau (keine Antibiotika, keine Überernährung) hat auch heute nur ein kleiner Bruchteil der Menschen Hefen im Stuhl.

- *Patiententyp mit enteraler Candidose*

70% und mehr der Patienten mit den heutigen Dermatosen Neurodermitis, Psoriasis vulgaris, chronisch-rezidivierende Urtikaria und seborrhoischem Ekzem haben eine Hefebesiedlung des Darms. Man findet sie bei Patienten mit
  - neurasthenischer Konstitution mit atopischer Hautdiathese, großer, schlanker Gestalt, starker beruflicher Belastung oder Doppelbelastung (z.B. Beruf und Familie),
  - hysterischer Konstitution, z.B. Frauen in der Schwangerschaft, überernährten Säuglingen, Adipösen mit geringem Antrieb.

- *Typische Beschwerden bei einer Hefebesiedlung des Darms*

Bei der nun folgenden Beschreibung von Beschwerdebildern ist oft keine Aussage über eine ursächliche Verknüpfung zwischen einem Symptom und der Hefebesiedlung des Darms möglich. Es ist fruchtbarer, ein Symptom nicht ursächlich auf eine enterale Hefebesiedlung zurückzuführen, sondern die Hefebesiedlung als Indikator für konstitutionelle Gegebenheiten anzusehen, auf die das Symptom ebenfalls hinweist.

Bezüglich des *Stoffwechsel-Gliedmaßen-Systems* lässt sich folgender Beschwerdekomplex beschreiben: Verstopfung und Durchfall im Wechsel, Magen-Darmkrämpfe, Blähungen, Roemheld-Syndrom, migräneartige Kopfschmerzen als Hochschlagen von Stoffwechselprozessen, Alkoholunverträglichkeit, Heißhunger auf Süßes als Zeichen von Willensschwäche mit fehlgeleiteten Instinkten, klinisch nicht erklärbare Hypoglykämien.

Das *Nerven-Sinnes-System* betreffend seien folgende Symptome genannt: chronische Müdigkeit, Konzentrationsstörungen, Gedächtnisstörungen, Missmut, Depressionen, Schlafstörungen, Akrozyanose, Eisen- und Zinkmangel als „Schwächung des Oberen im Unteren".

Störungen, die sowohl aus dem Überwiegen des Stoffwechsel-Gliedmaßen-Systems als auch des Nerven-Sinnes-Systems resultieren können, finden sich in Nahrungsmittelallergien (Milch, Ei, Weizen) und rezidivierenden Infekten.

- *Assoziierte Erkrankungen*

Eine Gruppe von assoziierten Erkrankungen findet sich häufig in Verbindung mit einer Hefebesiedlung des Darms: chronisch-rezidivierende Vaginalmykosen bzw. Balanoposthitiden, Analekzeme, Windeldermatitiden, Perlèche, Dysmenorrhoe, Zyklusstörungen, Blasenentzündungen mit oder ohne Beteiligung von Hefen. Bei diesen Krankheitsbildern sind Hefen in die dem Darm benachbarten Organe eingewandert, oder die dem Darm benachbarten Organsysteme zeigen ebenfalls eine Funktionsschwäche im Rahmen einer globalen Stoffwechselschwäche.

- *Menschenkundliche Diagnose*

Die gesunde Darmflora des Menschen weist etwa 400 verschiedene Bakterienarten auf, die auf 200 m² Darmoberfläche mit 4 Mio. Darmzotten wachsen. Der Vergleich mit einer Bergwiese liegt nahe, auf der Licht und Wärme Ordnung und Formkraft bedeuten. Überdüngung mit Stickstoff verändert die Flora und führt zur Einengung der Artenvielfalt. Die Bakterienflora bildet sich beim Kleinkind zu einer Zeit, zu der auch die Unverwechselbarkeit der Blutzellen (Rh-Faktoren usw.) auftritt. Die fein differenzierte Flora und die Ausprägung von Oberflächenmerkmalen von Blutzellen können gleichermaßen als Ergebnis der organgerichteten Tätigkeit der Ich-Organisation angesehen werden. Die Besiedlung des Darms mit Hefen kann ab der frühen Kindheit erfolgen. Die Hefen treten im unteren Duodenum und im gesamten Dünndarm auf. Candida albicans ist säurestabil und geht somit unversehrt durch den Magen. Sie ist angepasst an erhöhte Temperaturen mit einem Optimum zwischen 30 und 40 °C.

Die Ich-Organisation wird durch übermäßigen Zuckerkonsum geschwächt.

Exkurs: Zuckerkonsum

Zur Illustration einige Zahlen zum steigenden Zuckerkonsum in Deutschland:

1825 waren es 2 kg Zucker pro Person und Jahr,
1914 wurden 18 kg,
1970 34 kg und
1988 36 kg pro Person und Jahr verzehrt.

In Irland waren es 1988 63 kg, in China demgegenüber 3,6 kg pro Person und Jahr.

Im steigenden Zuckerkonsum liegt mit Sicherheit eine Ursache dafür vor, dass in den westlichen Industrieländern die Verdauungskräfte des Menschen von heute geschwächt sind.

Der hohe Zuckerkonsum in der westlichen Welt steht im Zusammenhang mit einer zunehmenden Betonung der Kopfkräfte und des Intellekts. Innerhalb des menschlichen Organismus lebt die Ich-Organisation im Zucker. Genuss von Zucker hebt das Ich-Gefühl und erleichtert das Denken, denn das Gehirn ernährt sich von Zucker. Ein Zuviel an Zucker führt zur Schwächung der Ich-Organisation im Stoffwechsel, zur Willensschwächung und zur Sucht, das heißt zum Erliegen des Willens. Heißhunger auf Süßes als Symptom deutet auf eine Chaotisierung des Instinktlebens hin. Die Ich-Organisation ist nicht genügend im Stoffwechsel präsent. Müdigkeit und Konzentrationsschwäche als Ausdruck verminderter Willensentfaltung verstärken noch das Verlangen nach Zucker. Der hohe Zuckerkonsum schwächt also die Ich-Organisation im Stoffwechsel, sodass die Tendenz einer Okkupierung des Zuckerstoffwechsels durch die fremde Ätherkraft der Hefe entsteht.

Eine enterale Candidose kann Ausdruck einer funktionellen Leberschwäche sein. Die Leber ist das Zentralorgan des Zuckerstoffwechsels und zugleich das zentrale Organ der Einführung von Impulsen der Ich-Organisation in den Stoffwechsel. Durch die Leber nimmt das Geistige Einfluss auf das stoffliche Geschehen der belebten Physis. Dadurch strahlen von der Leber auf das gesamte Verdauungsgeschehen Wirkungen aus, die bis in die Darmflora Ordnung und Formkraft bedeuten. Bei einer Leberschwäche fehlen diese Ordnungskräfte. Es entsteht ein Vakuum unter anderem im Darm, das durch das Fremdleben der Hefen ausgefüllt wird.

> Bei den Patienten mit einer der genannten vier häufigen Dermatosen und auch bei der atopischen Hautdiathese findet sich eine Verschiebung der Tätigkeit der oberen Wesensglieder von innen nach außen. Dieses schwächt die Verdauungskräfte, sodass die Nahrung ihrer Fremdqualität ungenügend entledigt wird. Der Abbau der aufgenommenen Substanzen kann nicht ganz zu Ende geführt werden, sodass ihnen noch Fremdätherisches und Fremdastralisches aus dem Organismus, der sie hervorgebracht hat, anhaftet. So bietet das Halbverdaute den Boden, auf dem die Hefe siedelt.

- *Therapie*

Die wichtigste Heilpflanze mit Bitterstoffen bei der enteralen Candidose ist der Gelbe Enzian *(Gentiana lutea)*:

■ *Gentiana lutea* D1 Dilution (Weleda)   3 x 10–20 Trpf. v. d. E.

Für Kleinkinder sind geeigneter:

■ *Gentiana Magen Globuli velati* (WALA)   3 x 1–10 Glb. v. d. E. in behutsamer Steigerung, um die Verträglichkeit zu ermitteln.

Die Wurzel von Gentiana lutea, die bis unterarmdick werden kann, hat im Frühling ein Maximum an Bitterstoffgehalt und ein Minimum an Zucker. Jetzt ist die richtige Zeit für die Ernte zur Nutzung als Heilpflanze. Im Herbst dagegen ist der Bitterstoff minimal bei maximalem Zuckergehalt. Jetzt kann die Wurzel zur Vergärung und zur Erzeugung des Enzianschnapses als Genussmittel geerntet werden. Diese rhythmische Durchdringung einer intensiven Zuckerbildung als Reservestoff mit einer ebenso intensiven Bildung von Bitterstoffen als Ausdruck der zum Sprossen und Blühen drängenden Wurzel im Frühjahr macht den Gelben Enzian zur Heilpflanze bei enteraler Candidose. Bitterstoff und Zucker regen Astralleib und Ich in der Verdauung an. Die

Wurzel „träumt" im Frühling von der Blüte, und die Blüte hat einen „wurzelhaften" Zug (z. B. grüne, dicke Fruchtknoten), „was vom Kopfe aus als atmungfördernd wirkt" in der Verdauung (Steiner. GA 313: 116). Die Durchatmung des Stoffwechsels durch die oberen Wesensglieder wird angeregt.

Eine weitere wichtige Heilpflanze ist die Wegwarte *(Cichorium intybus)*.

- *Cichorium, ethanol. Decoctum Ø* = D1 Dilution (Weleda)
- oder D2, D3 Dilution (Apotheke an der Weleda),
- *Cichorium Planta tota Rh* D3 Dilution (Weleda) 3 x 10 Trpf.
  3 x 10 Glb. v. d. E.
- oder
- *Cichorium e planta tota 5%*, D3 Globuli velati (WALA).

Cichorium regt die Tätigkeit der Ich-Organisation in Galle, Pankreas und Milz und damit den Abbau der Nahrung an (Vademecum 2010: 313). Dadurch wird der Hefe der Boden entzogen.

Weitere Heilpflanzen mit Bitterstoffen, die bei der enteralen Candidose alternativ eingesetzt werden können, sind Löwenzahn *(Taraxacum officinale)* und Wermuth *(Artemisia absinthium)*.

In vielen Fällen wird eine Unterstützung der Leberfunktion nötig sein mit:

- *Hepatodoron®* Tabletten (Weleda) 3 x 1 Tabl. v. d. E. und 2 Tabl. zur Nacht
- und
- *Carduus marianus* Kapseln (Weleda) 3 x 1 Kps. v. d. E.
- sowie
- Schafgarbenwickel, heiß-feucht, nach dem Mittagessen auf die Lebergegend.

Als Arzneimittel zur Förderung der rhythmischen Tätigkeit des Darms, sowohl bei Obstipation als auch bei Diarrhoe, dient:

- *Digestodoron®* Dilution, Tabletten (Weleda) 3 x 10–20 Trpf.
  oder 3 x 2 Tabl. v. d. E.
- oder
- *Aquilinum comp.* Globuli velati, 3 x 10 Glb. v. d. E.
  Ampullen (WALA) oder jeden 2. Tag 1 Amp. s. c.

Die Schwefelverbindung des Antimons führt mit den oberen Wesensgliedern formbildende Kräfte an den Darm heran. Dadurch wird die Verdauungskraft und die Grenzbildung im Darm gefördert.

- *Antimonit* D6 Trituration (Weleda) 3 x 1 Msp. v. d. E.

Bei der enteralen Candidose findet man nicht selten konstitutionelle Gegebenheiten, die eine Behandlung mit Eisen fordern. Eisen verstärkt die allgemeine Inkarnationsbewegung des Menschen. Es „beschwert" den oberen Menschen, sodass er besser im unteren tätig werden kann.

| ■ *Ferrum met. praep.* D6 Trituration (Weleda) | 3 x 1 Msp. v. d. E. |

Ist die enterale Candidose durch ausgeprägten Meteorismus begleitet, ist indiziert:

| ■ *Carbo Betulae cum Methano* Trituration (Weleda) bei Diarrhoe in D2–D3, bei Obstipation in D4–D6 | 3 x 1 Msp. v. d. E. |

Dieses Heilmittel regt mit der inneren Nierentätigkeit die innere Atmung an (Vademecum 2010: 266).

Diätetisch ist eine Vollwertkost mit biologisch-dynamisch produzierten Nahrungsmitteln sowie die Reduktion von Industriezucker und Weißmehl zu empfehlen. Sauermilchprodukte und Brottrunk (ein Getränk aus milchsauer vergorenem Brot in Wasser) sind zu empfehlen. Eine Säuerung des Darminhalts kann dazu führen, dass die Adhärenz von Hefen an die Darmwand aufgehoben wird und die Hefen vermehrt ausgeschieden werden.

Zuletzt sei auf die Möglichkeiten der *Heileurythmie* hingewiesen. Bei der enteralen Candidose können die zu den Konsonanten R, L und S gehörigen Übungen angewandt werden.

R	Hat eine Wirkung auf die Darmbewegung und den Entleerungsrhythmus
L	Ausgeführt mit X-Beinen und Sprung, hat eine Wirkung auf die Darmperistaltik
S	Ausgeführt mit O-Beinen und Sprung, wirkt auf die Verdauungstätigkeit und den gesamten Stoffwechsel und seine Rückwirkung auf den Organismus, auch wird die Gasentwicklung im Darm reguliert (Steiner. GA 315: 52f.)

Alle drei Konsonanten verstärken die Tätigkeit des Oberen im Unteren.

13.9.2 Vaginale Candidose

Die genitale Hefebesiedlung tritt bei der Frau gehäuft unter oraler Antikonzeption auf. Typisch ist die prämenstruelle Exazerbation der Beschwerden. Während der Schwangerschaft steigt der Glykogengehalt im Vaginalepithel an, was ebenfalls eine Hefebesiedlung fördert. Oft geht der vaginalen Candidose eine Hefebesiedlung des Darms voraus.

Die orale Antikonzeption fördert die vaginale Candidose, weil die zugeführten Hormone die Tätigkeit der oberen Wesensglieder im Genitalbereich schwächen. Im Falle der Schwangerschaft reicht die Ätherfülle, die dem embryonalen Wachstum dient, sozusagen noch für das Fremdleben der Hefen.

- *Therapie*

Gegebenenfalls muss bei rezidivierender vaginaler Candidose das orale Antikonzeptivum abgesetzt werden. Eine koexistente enterale Candidose muss behandelt werden wie oben beschrieben. Bei der äußeren Behandlung bestehen gute Erfahrungen mit:

| ■ *Majorana Vaginalgel* (WALA) | zunächst 1/3 Applikatorfüllung 1x täglich abends, dann 2–3 x/Woche. |

Diese Behandlung wirkt im Anfangsstadium; bei fortgeschrittener Besiedelung muss zunächst antimykotisch behandelt werden (Vademecum 2010: 566).

13.9.3 Windeldermatitis mit Candidose

Beim Erwachsenen induziert die normale Standortflora auf der Haut eine hohe Reaktionsbereitschaft der immunologischen Abwehr. Zudem regt sie die Bildung eines Grundspiegels von antimikrobiellen Peptiden an. Beides bewirkt, dass pathogene Keime keine eigene Population aufbauen können. Aus diesen Erkenntnissen ist eine strenge Indikation für extern angewandte Desinfizienzien und Antibiotika abzuleiten (Volz, Biedermann 2009).

In den ersten Lebensmonaten des Säuglings entwickelt sich die Immunabwehr; daher ist Candida in dieser Phase obligat pathogen. Bei einer enteralen Besiedlung gelangt Candida auf die Haut des Windelbereichs. Unter den Bedingungen der feuchten Kammer der Einmalwindel kommt es zur Vermehrung der Hefen innerhalb weniger Stunden, auch ohne eine Vorschädigung der Haut. Im Zeitalter der Einmalwindeln mit gegenüber Stoffwindeln verbesserter Saugfähigkeit ist die Häufigkeit der Hefebesiedlung des Windelbereichs deutlich zurückgegangen (Korting et al. 2009: 313).

Perianal und perigenital ist die Haut intensiv gerötet, oft lackartig glänzend. An den Rändern stehen oft bis zu münzgroße Satellitenherde.

- *Therapie*

Als erste Maßnahme sollten bei der Windeldermatitis mit oder ohne Candida-Besiedelung die äußeren Bedingungen im Windelbereich des Säuglings verändert werden. Falls Einmalwindeln verwandt werden, sollte (gegebenenfalls passager) auf Stoffwindeln übergegangen werden; falls bisher Stoffwindeln angelegt wurden, sind Einmalwindeln zu empfehlen. Stoffwindeln dämmen die Wärme nicht, sind jedoch nicht so saugfähig. Einmalwindeln sind sehr saugfähig, stauen aber die Wärme.

Für die Behandlung von außen bestehen gute Erfahrungen mit:

■ *Rosmarin-Salbe* 10% (Weleda)   2–3 x täglich auftragen (Vademecum 2010: 724).

Eine stärker antimykotisch wirksame Alternative ist:

■ *Gentianaviolett* 0,5%ige wässrige Lösung   täglich 1 x auf die betroffenen Herde auftupfen, trocken föhnen, an 3 Tagen hintereinander, dann nur noch

■ Calendula-Babycreme (Weleda).

Zur Reduktion der meist assoziierten enteralen Candidose sind indiziert:

■ *Gentiana Magen Globuli velati* (WALA)

oder   3 x 1–5 Glb. v. d. E.

■ *Cichorium/Pancreas comp.* Globuli velati (WALA).

13.10 Pityriasis versicolor (Kleieflechte)

13.10.1 Erscheinungsbild

Die Pityriasis versicolor entsteht durch Vermehrung körpereigener Keime auf der Haut, einer Hefe, dem Pityrosporon ovale. Sie ist daher keine Infektion. Die Kleieflechte ist insbesondere in subtropischen und tropischen Klimazonen häufig und findet sich vermehrt bei jungen Männern. Wärme mit starkem Schwitzen bei Seborrhoe lässt die saprophytäre Form der Hefe in Haarfollikeln aktiv werden, sodass sie auf die Hautoberfläche wandert und dort als parasitäre Form einen Pilzrasen bildet. Prädilektionsstellen sind die talgdrüsenreiche Brust, die Rückenmitte und benachbarte Regionen sowie seltener Hals, Oberarme und Gesicht. Kinder sind sehr selten betroffen und wenn doch, dann ist häufig das Gesicht befallen. Wichtigstes Erregerreservoir sind das Capillitium und der äußere Gehörgang. Die Maculae konfluieren, sie sind ohne Sonne rotbraun hyperpigmentiert und mit Sonnenbestrahlung hypopigmentiert.

13.10.2 Menschenkundliche Diagnose

Die Erfahrung in der Sprechstunde zeigt, dass die Pityriasis versicolor auf einer Leberschwäche beruht. Die Rezidivfreudigkeit lässt sich durch eine Leberbehandlung dämpfen. Der Einfluss der Ich-Organisation nimmt von der Leber seinen Ausgang und erstreckt sich bis in die Epidermis. Ist dieser Einfluss nicht stark genug, entsteht am Ort des Absterbens ein Vakuum, das von Pityrosporon ovale belebt bzw. besetzt wird. Die Pityriasis versicolor hat kaum Krankheitswert, dafür ist ihr Hinweischarakter auf eine Leberschwäche umso wertvoller!

13.10.3 Therapie

Als erste Maßnahme ist die Dezimierung des Pilzrasens erforderlich. Hierzu dient Selendisulfid als

- *Selsun* 2,5% Suspension (Chattem),

die nach Packungsbeilage unter Einbezug des Capillitiums unter der Dusche anzuwenden ist wie ein Shampoo. Zur Rezidivprophylaxe empfehlen sich:

- *Hepatodoron®* Tabletten (Weleda)   3 x 1 Tabl. v. d. E. und 2 Tabl. zur Nacht

sowie

- *Phosphorus* D6–D20 Dilution (Weleda)   je nach Konstitution 10 Trpf. 1 x täglich.

Äußerlich ist das ätherische Öl von Rosmarin oder Lavendel anzuwenden; eine Anwendung pro Tag ist ausreichend.

- *Rosmarin-Aktivierungsbad* (Weleda)
- *Dr. Hauschka Rosmarin Bad*   morgens

oder

- *Lavendel-Entspannungsbad* (Weleda)
- *Dr. Hauschka Lavendel Bad*   abends.

Man nimmt nach dem Duschen oder Baden einige Spritzer dieser Bademilchsorten in die hohle Hand, massiert sie in den betroffenen Arealen ein und lässt sie gut einziehen. Fette Öle und Salben, die diese ätherischen Öle enthalten, sind ungünstig, da sie zu einem Feuchtigkeitsstau auf der Epidermis führen können, der die Pityriasis versicolor begünstigt.

■ Literatur

GAÄD – Gesellschaft anthroposophischer Ärzte in Deutschland (Hrsg.) (2010): Vademecum anthroposophische Arzneimittel. 2. Auflage. Der Merkurstab Supplement 1.

Götz, H., Hantschke, D. (1965): Einblicke in die Epidemiologie der Dermatomykosen im Kohlenbergbau. Hautarzt 16, 543–548.

Korting HC. et al. (2009): Dermatologische Qualitätssicherung – Leitlinien und Empfehlungen. 6. Auflage. Berlin.

Iorizzo, M., Piraccini, BM., Tosti A. (2010): Aktuelle Behandlungsoptionen der Onychomykose. JDDG 8, 875–880.

Lerch, A., Wahl, H., Meyer, U. (2007): Tinea pedis – Substanzen zur Prophylaxe und Therapie. Der Merkurstab 60, 343–344.

Meyer, U. (2009): „Tau des Meeres" – Rosmarinus officinalis als Heilpflanze. Der Merkurstab 62, 455–469.

Molin, S. et al. (2008): Pityriasis versicolor bei Säuglingen. In: Ruzicka, T. et al.: Fortschritte der praktischen Dermatologie und Venerologie. Heidelberg, 684–685.

Seebacher, C. et al. (2010): Tinea der freien Haut. JDDG 8, 549–554.

Steiner, R. (1981): Heileurythmie. GA 315. 4. Auflage. Dornach.

Steiner, R. (1963): Geisteswissenschaftliche Gesichtspunkte zur Therapie. GA 313. 3. Auflage. Dornach.

Volz, T., Biedermann, T. (2009): Outside – in. Probiotische Externa. Hautarzt 60, 795–801.

14. Weitere entzündliche Dermatosen

14.1 Periorale Dermatitis

14.1.1 Erscheinungsbild und Ursachen

Die periorale Dermatitis ist eine häufige entzündliche Hauterkrankung der periorale und manchmal auch der periorbitalen Gesichtshaut. Sie tritt vorwiegend bei Frauen jüngeren und mittleren Alters auf (20 bis 40 Jahre). Bevorzugt lateral von Mund und Augen treten multiple kleine, follikulär gebundene, gerötete Papeln auf, die konfluieren, schuppen und sich zu Pusteln verwandeln können. Sie verursachen ein trockenes, brennendes Gefühl; der Verlauf ist schubartig. Prämenstruelle Exazerbationen sind typisch.

14.1.2 Menschenkundliche Diagnose

Die periorale Dermatitis erfuhr in westlichen Ländern vor ca. 45 Jahren eine Ausbreitung, die sich parallel zur Zunahme des Wohlstands und des Gebrauchs von Körperpflegemitteln in großen Teilen der Bevölkerung vollzog. Meistens sind Patienten mit einer milden atopischen Disposition betroffen, die regelmäßig Feuchtigkeitscremes im Gesicht anwenden. Dies führt zu einer Intoleranzreaktion der Haut mit folgendem Ablauf:

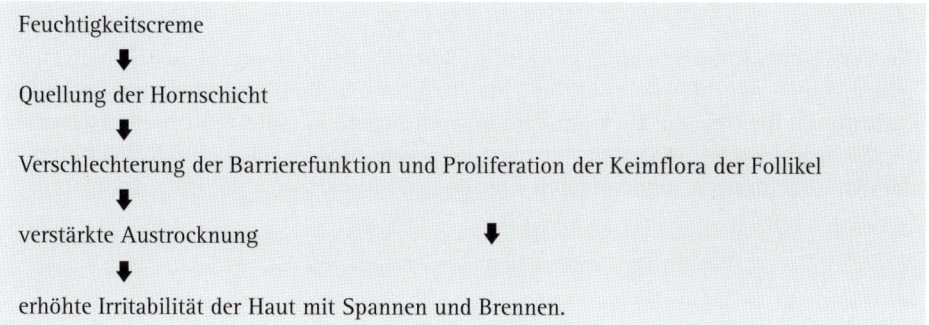

Feuchtigkeitscreme
⬇
Quellung der Hornschicht
⬇
Verschlechterung der Barrierefunktion und Proliferation der Keimflora der Follikel
⬇
verstärkte Austrocknung
⬇
erhöhte Irritabilität der Haut mit Spannen und Brennen.

Dieser Zustand und seine Ursachenkaskade wird verstärkt durch Cortisoncremes.

14.1.3 Therapie

Da die Ursache der perioralen Dermatitis ganz im Äußeren liegt, ist die Behandlung auch auf äußere Maßnahmen beschränkt. Nach unserer Erfahrung misslingt jeder Versuch, eine Besserung über eine konstitutionelle Behandlung von innen zu erreichen.

Sämtliche bisher angewandten Pflegecremes müssen abgesetzt werden. Sodann ist die Anwendung einer austrocknenden Schüttelmixtur über Nacht und einer antientzündlichen Creme tagsüber indiziert:

- Sulf. praec.   15,0
  Lotio alba aquosa   ad 100,0
  M. f. mixtura agitanda.

Falls diese schwefelhaltige Zinkschüttelmixtur zu stark austrocknet und daher reizt, sollte sie nur jede zweite oder dritte Nacht angewandt werden. Man bestreicht die befallenen Areale mit der Tinktur; morgens entfernt man den „Anstrich" mit lauwarmem Wasser oder schminkt ihn mit Olivenöl auf einem Wattebausch ab.

■ Metronidazol	0,2
Ungt. emulsificans aquosum	ad 20,0
M. f. ungt.	

Diese Creme hat eine gute kosmetische Akzeptanz; sie ist bei Bedarf mehrfach täglich anwendbar.

14.2 Intertrigo

14.2.1 Erscheinungsbild

Die Intertrigo ist eine Dermatitis in Regionen, in denen Haut auf Haut liegt: Leisten, Gesäßfalte, Bauchnabel, Bauchfalten, Achseln und bei Frauen submammär. Durch Reibung und Mazeration kommt es zur flächigen Rötung bis hin zum Nässen, zum Juckreiz und Brennen. Adipositas und Diabetes mellitus fördern die Intertrigo. Eine Superinfektion mit Candida albicans kompliziert das Bild.

14.2.2 Menschenkundliche Diagnose

Die Ursache der Intertrigo kann ganz im Äußeren liegen, z. B. im starken Schwitzen bei heißem Klima oder der Reibung bei einer Bergtour. Jedoch kann bei entsprechender Konstitution die Ursache auch ganz im Inneren liegen, in einer Stoffwechselschwäche durch vermindertes Eingreifen der oberen Wesensglieder mit dadurch bedingten zu starken, ungeformten, zentrifugalen Kräften des Blutes, die in die Haut drängen.

14.2.3 Therapie

Zunächst sind äußere Maßnahmen wichtig:

■ *Imlan Creme pur* (Birken AG)	mehrmals täglich.

Das darin enthaltene Betulin hat einen regenerierenden Effekt auf die Epidermis und wirkt antibakteriell und antimykotisch.

■ *Calendula-Babycreme* (Weleda)	1–2 x täglich,
eventuell im Wechsel mit	
■ *Imlan Creme pur*	(Birken AG).

Das darin enthaltene Zinkoxid (12%) deckt ab und schützt die Haut vor der Reibung mit der Haut; zudem haben die Pflanzenöle pflegende und die Ringelblume *(Calendula officinalis)* heilende Wirkung.

■ *Weleda Fußbalsam*	1–2 x täglich.

Durch seinen Gehalt an Tonerde hat er eine deutlich austrocknende Wirkung; zudem wirkt die darin enthaltene Myrrhe gerbend.

■ *Dr. Hauschka Seidenpuder*	1–2 x täglich.

Dieser hat durch seinen Gehalt an Reisstärke und Seidenpulver eine feuchtigkeitsbindende Wirkung; Eiche, Salbei und Kieselerde darin beruhigen die Entzündung.
Diese äußeren Maßnahmen können durch das Einlegen einer Mullkompresse ergänzt werden, die wie ein Docht die Feuchtigkeit aus dem intertriginösen Bereich zieht.
Sind Hinweise für eine Entzündungsneigung von innen vorhanden, sind neben der externen Therapie indiziert:

■ *Dermatodoron*® Dilution (Weleda)	3 x 20–30 Trpf. v. d. E.,
■ *Antimonit* D6 Trituration (Weleda)	3 x 1 Msp. v. d. E.
und	
■ *Aufbaukalk 2* (Weleda)	3 x 1/2 TL v. d. E.

14.3 Perniones (Frostbeulen)

14.3.1 Erscheinungsbild

Perniones sind rotblaue, unscharf begrenzte, schmerzhafte Indurationen der Haut, die langsam entstehen und oft über Jahre rezidivieren. Sie finden sich akral betont, an den Streckseiten von Fingern und Zehen, Unterschenkeln, im Gesicht und an den Ohrmuscheln. Meistens sind Frauen betroffen. Die Ursachen liegen in einer vegetativ gestörten Gefäßfunktion in Verbindung mit niedrigen Temperaturen, besonders bei hoher Luftfeuchte. Auch eine latente Herzinsuffizienz beim älteren Menschen und Hypotonie können fördernde Begleitumstände sein.

14.3.2 Menschenkundliche Diagnose

Kälteeinwirkung und schlechte Durchblutung führen zur tendenziellen Lockerung der oberen Wesensglieder aus einem akralen Bereich. Kompensatorisch greifen sie nach erneuter Erwärmung in einer Entzündung verstärkt ein.

14.3.3 Therapie

Zur Prophylaxe von Perniones sind zwei Heilmittel indiziert, die beide die arterielle Durchblutung zu bessern vermögen, aber polar ansetzen (Kupfer – Blei). Diese sind:

■ *Olivenit* D6 Ampullen (Weleda)	3 x 1 Amp./Woche s. c.
und	
■ *Secale/Bleiglanz comp.* Ampullen (WALA)	3 x 1 Amp./Woche s. c.

Beide Heilmittel können im ein- oder zweimonatlichen Wechsel eingesetzt werden. Ist die periphere Durchblutung durch eine latente Herzinsuffizienz verschlechtert, sind indiziert:

- *Cardiodoron® Dilution* (Weleda)
- *Weleda Crataegus Tropfen*

je 3 x 20 Trpf. v. d. E.

Bei bestehenden Pernionen wird die Rückbildung gefördert durch:

- *Aurum met. praep.* D4 Salbe (Weleda)   3 x täglich dünn auftragen (Vademecum 2010: 181).

Vorbeugend wirkt die äußere Anwendung folgender Salben in den gefährdeten Hautarealen:

- *Cuprum met. praep.* 0,4% Salbe (Weleda)

  oder

- *Kupfer Salbe rot* (WALA)

  oder

- *Rosmarin-Salbe* 10% (Weleda).

14.4 Aphthen

14.4.1 Erscheinungsbild

Aphthen sind schmerzhafte, chronisch-rezidivierende orale Ulzerationen. Sie sind häufig und treten bevorzugt im jüngeren Erwachsenenalter auf; die Häufigkeit der Rezidive lässt nach der Lebensmitte nach. Frauen sind häufiger betroffen. Die einzelne Aphthe ist klein, rund, grau belegt und steht auf gerötetem Grund. Die Auslösung erfolgt oft durch Stress und/oder Trauma; autoimmunologische und vaskulitische Prozesse sind beteiligt. Man findet Aphthen seltener bei Rauchern und häufiger bei HIV-Infizierten. Nicht selten treten sie in Verbindung mit psychovegetativer Labilität und Magen-Darmstörungen auf wie:
- Hyperazidität,
- chronische Gastritis,
- Ulcus ventriculi,
- Morbus Crohn,
- Giardia-lamblia-Infektion und
- Colitis ulcerosa.

14.4.2 Menschenkundliche Diagnose

Aus den letztgenannten assoziierten Erkrankungen ergibt sich für die Aphthen, dass dort ein Einbruch der Kräfte des Nerven-Sinnes-Systems in das Stoffwechsel-Gliedmaßen-System zugrunde liegt. Dieser „Einbruch des Oberen ins Untere" führt zu einem direkten Eingreifen von Ich und Astralleib in die Schleimhäute des Magen-Darmtrakts, was destruktiv wirkt und Ulzera erzeugt. Die Aphthen an der Mundschleimhaut sind ein Beispiel für diese konstitutionellen Verhältnisse am Tor zum Verdauungstrakt.

14.4.3 Therapie

Bei der internen Behandlung der Aphthen bestehen gute Erfahrungen mit:

- *Baptisia/Lachesis comp.* Dilution (Apotheke an der Weleda) — akut bis stündlich auf die Läsionen tropfen, später 6 x 7 Trpf. zur Prophylaxe, Reduktion über Wochen bis Monate (Vademecum 2010: 189).

Alternativ sind wirksam Quecksilber *(Mercurius)* und Löffelkraut *(Cochlearia officinalis)* und werden parallel angewandt:

- *Mercurius cyanatus* D6 Dilution (Weleda) — 3–6 x 5 Trpf. v. d. E. (Vademecum 2010: 587),

  zusammen mit

- *Cochlearia officinalis* D3 Dilution (Apotheke an der Weleda) — 3 x 10 Trpf. v. d. E.

  oder

- *Cochlearia ex herba* D3 Globuli (WALA) — 3 x 10 Glb. v. d. E. (Vademecum 2010: 338).

Im Anfangsstadium ist wirksam:

- *Apis/Belladonna cum Mercurio* Globuli velati (WALA) — 5–10 Glb. 4 x täglich bis 2-stündlich (Vademecum 2010: 87).

Parallel zu dieser internen Medikation empfiehlt sich die äußere Anwendung von:

- *Mundbalsam flüssig* (WALA) — 5 x täglich 1/2 Pipette mit Wasser verdünnt im Mund verteilen (Vademecum 2010: 601)

  oder

- *Ratanhia comp.* Lösung (Weleda) — 3 x täglich Mundspülung mit 10–15 Trpf. auf 1 Schluck Wasser, dann pur mit Watteträger auftupfen (Vademecum 2010: 712).

Bestehen begleitende Magen-Darmstörungen bzw. entzündliche Erkrankungen des Magen-Darmtrakts, müssen diese mitbehandelt werden. So ist bei Hyperazidität des Magens beispielsweise indiziert:

- *Pulvis stomachicus cum Belladonna* Trituration (Weleda) — 3 x 1 Msp. v. d. E.

14.5 Parapsoriasis en plaque, kleinherdige Form

14.5.1 Erscheinungsbild

Die Parapsoriasis en plaque ist eine seltene, chronische, schubweise verlaufende Dermatose, die sich über Jahre bis Jahrzehnte erstrecken kann. Sie findet sich meistens bei älteren Patienten (ab dem 50. Lebensjahr), wobei Männer bevorzugt sind (Männer:Frauen = 5:1). Die Prädilektionsstellen liegen am lateralen Stamm und auf der Oberarm- und den Oberschenkelinnenseiten. Es entstehen ovale, unscharf begrenzte Herde von zart hellrot-gelblich-bräunlicher Farbe, mit pityriasiformer Schuppung. Diese sind am Stamm nach den Hautspaltlinien ausgerichtet. Histologisch zeigt die Epidermis ein ekzematoides Bild; im oberen Corium findet sich ein perivaskuläres lymphohistiozytäres Infiltrat.

Da die Parapsoriasis en plaque in einigen Fällen in eine Mycosis fungoides übergehen kann, erfolgt eine Einteilung nach dem klinischen Bild in eine kleinherdige und eine großherdige Form. Nur die großherdige Form muss als Praemycosid eingestuft werden.

14.5.2 Menschenkundliche Diagnose

Die Parapsoriasis en plaque kann an biografischen Knotenpunkten, die mit einer psycho-physischen Erschöpfung einhergehen, auftreten. Diese Beobachtung spricht für eine beginnende Lösung der oberen Wesensglieder, deren Kraft im Nerven-Sinnes-System einseitig gebunden ist. Bei dieser Dermatose erfolgt diese Lösung aus dem weißen Blutbild, sodass bei den Lymphozyten und Histiozyten eine Formlosigkeit auftritt. Hieraus wird auch die Möglichkeit der malignen Entartung zur Mycosis fungoides verständlich.

14.5.3 Therapie

Es bestehen in einigen Fällen (ausschließlich männliche Patienten) gute Erfahrungen mit folgender Behandlung:

- *AbnobaViscum Fraxini* D10 Ampullen (Abnoba)
- *Antimonit* D10 Ampullen (Weleda)

2–3 x pro Woche zusammen s.c.

Die Injektion ist hier die passende Applikationsart, da das Rhythmische System angesprochen werden soll, die Durchatmung des Blutes in der Peripherie von Seiten der oberen Wesensglieder. Eine Alternative bietet:

- *Plumbum silicicum* D20 Ampullen (Weleda)

  oder

- *Stannum met. praep.* D10 Ampullen (Weleda)

- *Amnion Gl* D15 Ampullen (WALA).

2–3 x pro Woche 1 Amp. s.c., zusammen mit

Für die externe Behandlung sind folgende Alternativen sinnvoll:

- *Viscum Pini* 5% Salbe (Apotheke an der Weleda),
- *Antimonit* 0,4% Creme (Weleda),
- *Colchicum-Creme*, zu rezeptieren wie folgt:
  Colchysat Lösung (Bürger) 30,0 (100,0)
  Ungt. emulsificans ad 60,0 (200,0).
  M. f. ungt.

Für die Behandlung per os kommen zudem folgende Heilmittel in Betracht:

- *Dermatodoron*® Dilution (Weleda) 3 x 20 Trpf. v. d. E.,
- *Antimonit* D6 Trituration (Weleda) 3 x 1 Msp. v. d. E.,
- *Colchicum Tuber ethanol. Digestio* D4 Dilution (Weleda) 3 x 10 Trpf. v. d. E.

14.6 Erythema nodosum (Knotenrose)

14.6.1 Erscheinungsbild

Das Erythema nodosum ist eine Dermatose mit plötzlich auftretenden, hochroten, subkutanen Knoten an den Unterschenkelstreckseiten, die mit Arthralgien, Krankheitsgefühl und leichtem Fieber einhergehen. Die Knoten sind unscharf begrenzt, haben eine glänzende, gestraffte Epidermis und finden sich bilateral symmetrisch. Begleitend wird oft eine hohe Blutsenkung und eine Leukozytose beobachtet. Meistens kommt es zur spontanen Rückbildung innerhalb von drei bis sechs Wochen. Das Erythema nodosum tritt saisonal gehäuft im Frühjahr und im Herbst auf. Frauen sind drei- bis fünfmal häufiger betroffen als Männer. Meistens tritt die Erkrankung zwischen dem 15. und 30. Lebensjahr auf.

Histologisch findet sich eine septale Pannikulitis. Der häufigste auslösende Faktor ist ein Streptokokkeninfekt der oberen Luftwege. Weitere Auslöser sind Infektionen mit Viren, Yersinien, Salmonellen und Pilzen, Morbus Hodgkin und andere Lymphome, Leukämien, Morbus Behçet, Colitis ulcerosa, Morbus Crohn, Sarkoidose, Tuberkulose, Morbus Reiter, Schwangerschaft sowie Medikamenteneinnahme: orale Antikonzeptiva, Penicillin und andere Antibiotika, Salizylate und andere Arzneimittel.

14.6.2 Menschenkundliche Diagnose

Beim Erythema nodosum handelt es sich um eine akute Entzündung im Bereich des subkutanen Fettgewebes der unteren Extremität, die in vielen Fällen als Gegenreaktion auf eine Krankheitstendenz im Bauchraum, im Brustraum oder im Kopf-Hals-Bereich auftritt. Bei der Sarkoidose beispielsweise kommt es zur granulomatösen Entzündung in mediastinalen Lymphknoten als „Kopfbildung am unphysiologischen Ort" (Girke 2010: 166). Die Sklerosetendenz oben wird in diesem Fall durch eine auflösende Entzündung unten begleitet. Das Erythema nodosum entsteht vor dem Hintergrund eines ungenügenden Eingreifens der oberen Wesensglieder in den Stoffwechsel.

14.6.3 Therapie

Zur Förderung des Eingreifens der oberen Wesensglieder in den Stoffwechsel sind einzusetzen:

■ *Kalium aceticum comp.* D6 Ampullen (Weleda)	täglich bis jeden 2. Tag 1 Amp. s. c.
und	
■ *Phosphorus* D12 Dilution (Weleda)	2 x 10 Trpf. v. d. E.

Für Phosphorus ist eine mittlere Potenz angezeigt, um die mehr atmende Verbindung der oberen Wesensglieder zum Stoffwechsel-Gliedmaßen-System anzusprechen. Lindernd wirkt die lokale Anwendung von:

■ Quarkwickeln	1–2 x täglich
oder	
■ *Calendula-Quarkwickeln*	(Girke 2010).

■ Literatur

GAÄD – Gesellschaft anthroposophischer Ärzte in Deutschland (Hrsg.) (2010): Vademecum anthroposophische Arzneimittel. 2. Auflage. Der Merkurstab Supplement 1.

Girke, M. (2010): Innere Medizin. Grundlagen und Konzepte der Anthroposophischen Medizin. Berlin.

15. Schwangerschaftsdermatosen

Die positiven Erfahrungen, die bei der Behandlung einiger Patientinnen mit Schwangerschaftsdermatosen mit Heilmitteln der Anthroposophischen Medizin gemacht werden konnten, ermutigen den Autor, diese hier mitzuteilen.

15.1 Herpes gestationis

Beim Herpes gestationis kommt es zu polymorphen Hautveränderungen und stark juckender Blasenbildung, die dem bullösen Pemphigoid ähnelt. Er tritt im zweiten und dritten Trimenon der Schwangerschaft und postpartal auf und heilt innerhalb von drei Monaten nach der Geburt spontan ab. Histologisch zeigt sich eine subepidermale Blasenbildung mit Nekrose der epidermalen Basalzellen. Die Mutter ist nicht gefährdet; es können jedoch Schwangerschaftskomplikationen auftreten. In den nachfolgenden Graviditäten mit demselben Vater zeigen sich fast immer Rezidive. – Eine Möglichkeit, den Herpes gestationis ganzheitlich zu verstehen, bietet die Vorstellung, dass das im Leib der Mutter heranwachsende fremde Leben den mütterlichen Organismus zu einem Ausscheidungsvorgang über die Haut anregt.

15.1.1 Therapie

Gute Erfahrungen wurden mit folgenden Heilmitteln, parallel angewandt, gemacht:

- *Stibium met. praep.* D6 Ampullen (Weleda) — täglich je 1 Amp. zusammen s. c.
- *Bryophyllum* D5/*Conchae* D7 aa Ampullen (Weleda) — täglich je 1 Amp. zusammen s. c.
- *Aufbaukalk 2* (Weleda) — 3 x 1/2 TL v. d. E.

15.2 Pruritische urtikarielle Papeln und Plaques

Diese Dermatose geht mit urtikariellen Plaques und rötlichen Papeln mit extremem Juckreiz einher und findet sich am Abdomen, an Oberarmen und Oberschenkeln. Sie betrifft meist Erstgebärende, ist ohne Risiken für Mutter und Kind, weist keine Assoziation mit anderen Erkrankungen auf und führt nicht zu Komplikationen der Schwangerschaft.

15.2.1 Therapie

Eine gute Wirksamkeit entfalten:

- *Dermatodoron*® Dilution (Weleda)[1]   3 x 20–30 Trpf. v. d. E.

  und

- *Antimonit* D6 Trituration (Weleda)   3 x 1 Msp. v. d. E.

  sowie

- *Aufbaukalk 2* (Weleda)   3 x 1/2 TL v. d. E.

15.3 Prurigo gestationis

Bei der Prurigo gestationis tritt im letzten Trimenon der Schwangerschaft ein generalisierter Juckreiz mit Prurigoherden auf. Er findet sich bei ca. 1 % der Schwangeren. Auch die Schwangerschaftscholestase liegt meist am Ende der Schwangerschaft. Sie geht mit deutlichen Cholestasezeichen (Bilirubin, alkalische Phosphatase und γ-GT erhöht) einher.

15.3.1 Therapie

Unter der Vorstellung, dass die Prurigo gestationis auf einer Verlagerung der Aktivität des Astralleibes von der Galle in die Haut beruht und eine funktionelle Vorstufe der physisch manifesten Cholestase darstellt, wurden gute Erfahrungen gemacht mit:

- *Choleodoron*® Tropfen (Weleda)[2]   3 x 10–20 Trpf. v. d. E.

  und

- *Hepatodoron*® Tabletten (Weleda)   3 x 1 Tabl. v. d. E. und 2 Tabl. zur Nacht

  sowie

- *Arsenicum album* D30 Globuli (WALA)   5 Glb. bei Bedarf gegen den Juckreiz.

---

1 In der Packungsbeilage steht die Empfehlung: „Während Schwangerschaft und Stillzeit nicht anwenden." *Dermatodoron*® Dil. wirkt jedoch nach Erfahrung des Autors und vieler Ärzte seit 80 Jahren besonders zuverlässig bei Dermatosen in Schwangerschaft und Stillzeit, ohne dass jeweils Nebenwirkungen beobachtet worden wären. Die Weleda AG musste aber diese Empfehlung in den Beipackzettel aufnehmen, weil sie gegenüber der zuständigen deutschen Bundesbehörde keine größeren wissenschaftlichen Studien vorweisen kann, die belegen, dass die in Solanum dulcamara enhaltenen Alkaloide während der Schwangerschaft und Stillzeit unbedenklich sind.

2 In der Packungsbeilage steht die Empfehlung: „Während Schwangerschaft und Stillzeit nicht anwenden." Die Weleda AG musste diese Empfehlung in den Beipackzettel aufnehmen, weil sie gegenüber der zuständigen deutschen Bundesbehörde keine größeren wissenschaftlichen Studien vorweisen kann, die belegen, dass die in *Chelidonium majus* enthaltenen Gesamt-Alkaloide nicht zu einer Leberenzymerhöhung führen. Nach Erfahrung des Autors und vieler Ärzte wurden über 80 Jahre derartige Nebenwirkungen, auch außerhalb von Schwangerschaft und Stillzeit, nie beobachtet.

16. Altersdermatosen

16.1 Exsikkationsekzem

Die Hauttrockenheit des alten Menschen ist unter anderem bedingt durch ein vermindertes Wasserspeicherungsvermögen der Hornschicht (Kap. II.10). Unterschenkel und Unterarme sind hiervon am stärksten betroffen. Bei einer fortschreitenden Austrocknung kommt es zu Juckreiz und einem entzündlichen Zustand, dem Exsikkationsekzem.

16.1.1 Therapie

Duschen und Baden sollte auf ein Mal wöchentlich reduziert werden („Das Bad am Samstagabend" des Wilhelm Busch). Danach erfolgt die Rückfettung z. B. mit:

- *Malven-Pflegemilch* (Weleda).

Bei stärkerer Austrocknung empfiehlt sich

- *Rosatum Heilsalbe* (WALA)

als eine sehr fette Zubereitung, die etwas Vaseline enthält und damit gut geeignet ist, der stark trockenen Haut einen Abschluss zu geben. Die Aufbaukräfte der Epidermis sind anzuregen mit:

- *Oenothera Argento culta* D3 Dilution (Weleda)   3 x 10 Trpf. v. d. E.

  und

- *Argentum met. praep.* D6 Trituration (Weleda)

  oder   3 x 1 Msp. v. d. E.

- *Argentit* D6 Trituration (Weleda)

16.2 Pruritus senilis

Der altersbedingte Verlust an Vitalität rückt die Epidermis insgesamt in ihrer Funktionalität vom Stoffwechselgeschehen ab und näher hin zum Nerven-Sinnes-System. Die Epidermis wird während des Alterns sozusagen nervenverwandt: Astralleib und Ich werden zunehmend aus ihrer Bindung in den organischen Aufbau entlassen und stehen den Funktionen auf der Ebene des Tagesbewusstseins zur Verfügung. Auch ätherische Kräfte werden frei und wandeln sich in Bewusstseinskräfte. Dies macht den alten Menschen wacher und kann Schlafstörungen hervorrufen. In der Haut kann das Mehr an Bewusstsein als Juckreiz in Erscheinung treten. Dieser tritt gerne generalisiert auf.

    Es ist bezeichnend, dass der Pruritus senilis eher bei Patienten auftritt, die sich ihren hohen Grad an seelisch-geistiger Regsamkeit bis ins Alter erhalten haben. Man findet den Pruritus senilis mehr bei Persönlichkeiten, die ihr Leben lang beruflich hochaktiv waren (Architekten, Unternehmer, Künstler). Er tritt seltener bei in sich ruhenden, phlegmatischen Patienten mit einer Neigung zur Demenz im Alter auf.

16.2.1 Therapie

Silber vermag die Aufbauprozesse in der Epidermis anzuregen als:

- *Argentit* D6 Trituration (Weleda) — 3 x 1 Msp. v. d. E.

und

- *Bryophyllum Argento cultum* D3 Dilution (Weleda) — 3 x 10 Trpf. v. d. E.

Ist eine Arteriosklerose beteiligt, ist Silber alle sechs Wochen abzulösen mit:

- *Scleron®* Tabletten (Weleda)

oder — 3 x 1 Tabl. v. d. E.

- *Plumbum aceticum/Mel comp.* Tabletten (Apotheke an der Weleda)

Zur Belebung des Stoffwechsels dient Schwefel als:

- *Sulfur* D30 Trituration, Globuli velati (Weleda, WALA) — 1 Msp. bzw. 10 Glb. morgens v. d. E.

oder

- *Kalium sulfuratum* 10% wässrige Lösung — 1–3 EL pro Vollbad 1–2 x pro Woche für 20 Minuten.

Die Birke *(Betula alba)* ist einsetzbar: die Blätter innerlich als Tee zur Anregung der ausscheidenden Nierentätigkeit und die Rinde subkutan zur Anregung der Entsalzung über die Haut:

- *Betula, Cortex, Decoctum* D2 Ampullen (Weleda) — jeden 2. Tag 1 Amp. s. c.

und

- *Birkenblättertee* — morgens und abends 1–2 Tassen.

Zudem ist gegen Juckreiz wirksam:

- *Formica* D30 Ampullen (Weleda)

oder

- *Formica ex animale Gl* D30 Ampullen (WALA) — alle 2–4 Wochen 1 Amp. s. c.

sowie

- *Conchae* D30 Trituration (Weleda) — 1 x täglich 1 Msp. (Husemann 2009).

16.3 Altersekzem

Die altersbedingte Lösung von Ich und Astralleib betrifft natürlich nicht nur die Peripherie des menschlichen Organismus, sondern auch den Mikrokosmos der inneren Organe, insbesondere die vier eiweißbildenden Organe Lunge, Leber, Niere und Herz. Dadurch werden sie in ihrer Funktion partiell träge, insbesondere die Ausscheidung kann erlahmen. Der Organismus neigt in dieser Situation dazu, die Ausscheidung über das Universalorgan Haut stattfinden zu lassen, was zum Altersekzem führt.

Die Betonung der auf dem Nerven-Sinnes-System basierenden Bewusstseinsprozesse kann im Alter zu folgender Situation führen: „Auf der anderen Seite sehen wir, wie dann, wenn die Abbauprozesse so verlaufen, daß der Organismus sie gewissermaßen nicht aufhalten kann, daß sie nach unten sich verbreitern, das rhythmische System sie nicht in der richtigen Weise zurückschlägt, daß sie dann in die Peripherie des Körpers auslaufen, daß sie gewissermaßen nach der Haut herausdrängen. Wir bekommen entzündliche Zustände in dem Äußeren des Menschen, wir bekommen Hautausschläge und dergleichen." (Steiner. GA 314: 49–50)

Der diesem Krankheitsprozess komplementäre Naturprozess ist in der Rinde der Weißbirke zu finden. Die Birke trennt zwei Prozesse, die in der krautigen Pflanze innig miteinander verbunden sind: den sulfurverwandten Eiweißbildungsprozess der jungen Birkenblätter des Frühsommers und den salverwandten Mineralisierungsprozess der Rinde. Dieser verleiht der Birkenrinde Dauer; die Gletscherleiche im Ötztal beispielsweise hatte ein Birkenrindengefäß bei sich. Andererseits ist die Birkenrinde im feuchten Zustand entflammbar, was ihre sulfurische Seite offenbart. So vermag die Birkenrinde als Heilmittel „namentlich dann zu wirken, wenn der Mensch angeleitet werden soll zu Entsalzungen, zum Beispiel bei Hautausschlägen." (Steiner. GA 312: 291)

16.3.1 Therapie

- *Betula, Cortex, Decoctum* D2 Ampullen (Weleda)   jeden 2. Tag 1 Amp. s. c.

ist als Arzneimittel einsetzbar. Zu beachten ist, dass die Birkenrinde wie oben angedeutet zwar primär einen Salcharakter hat, der sich in ihrem hohen Betulingehalt offenbart, dass sie jedoch auch sulfurisch zu wirken vermag. Daher ist bei blonden (oder ehemals blonden, jetzt ergrauten) Patienten wegen der Möglichkeit, die Entzündlichkeit zu verstärken, Vorsicht geboten. Aus diesem Grund kann auch die Injektion von *Betula, Cortex, Decoctum* in D2 zu einer Lokalreaktion mit kinderhandtellergroßer Rötung und Schwellung führen.

Zur Intensivierung des Eingreifens der oberen Wesensglieder in den Stoffwechsel kann dienen:

- *Kalium aceticum comp.* D4–D6 Trituration,   3 x 1 Msp. v. d. E. und/oder
  Ampullen (Weleda)   jeden 2. Tag 1 Amp. s. c.

Eine Behandlung des Altersekzems mit Metallen kann erfolgen wie unter VII.16.1 und 2 beschrieben. Eine Aktivierung der inneren Organe kann erfolgen mit:

- *Hepatodoron®* Tabletten (Weleda)   3 x 1 Tabl. v. d. E. und 2 Tabl. zur Nacht,

- *Equisetum cum Sulfure tostum* D3–D6 Trituration (Weleda)   3 x 1 Msp. v. d. E.

■ Literatur

Husemann, F. (2009): Anthroposophische Medizin – Ein Weg zu den heilenden Kräften. Dornach.
Steiner, R. (1975): Physiologisch-Therapeutisches auf Grundlage der Geisteswissenschaft. GA 314. 2. Auflage. Dornach.
Steiner, R. (1976): Geisteswissensachft und Medizin. GA 312. 5. Auflage. Dornach.

17. Epitheliale Tumoren

17.1 Aktinische Keratosen

Aktinische Keratosen entstehen unter den energiereichen Ultraviolettstrahlen der Sonne durch Veränderungen am Erbgut der Keratinozyten. Diese bewirken eine modifizierte Verhornung der Epidermis mit fleckförmiger Keratose. Das Blut reagiert auf diese tendenzielle Entartung mit intensiverer Durchblutung: Es entsteht die fleckförmige Rötung der aktinischen Keratose.

Aktinische Keratosen treten meistens multipel ab dem 50. Lebensjahr in lichtexponierten Hautarealen auf, abhängig vom Hauttyp und der UV-Belastung. Sie sind beim Mann häufiger. Arbeitsplätze mit einer erhöhten schädigenden Exposition gegenüber natürlicher ultravioletter Strahlung sind z.B. in der Seefahrt, auf Baustellen, in Gärtnereien, der Forst- und Landwirtschaft sowie in der Betreuung und Ausbildung von Kindern und Jugendlichen im Freien (Sportlehrer/-innen, Kindergärtner/-innen) zu finden.

17.1.1 Therapie

Das Betulin der Birkenrinde führt die lichtgeschädigten Keratinozyten in die Apoptose. Zu empfehlen ist:

- *Imlan Creme plus* (Birken AG)   täglich auf alle lichtexponierten Areale.

Dieses Präparat enthält neben dem Betulin Harnstoff zur Verbesserung der Penetration. Bei ungenügendem Ansprechen ist *Imlan Creme plus* gut zu kombinieren mit der Flachexzision mit dem (24er-)Skalpell oder der Kryotherapie mit flüssigem Stickstoff.

17.2 Basaliom und Plattenepithelkarzinom

Basaliom und Plattenepithelkarzinom können rein äußerlich durch Sonnenlicht verursacht sein. Deswegen ist es auch möglich, dass ein in Verbindung mit der UV-Belastung am Arbeitsplatz aufgetretener epithelialer Hautkrebs als Berufskrankheit anerkannt werden kann (Emmert et al. 2011). Sie können jedoch auch Ausdruck einer Disposition zum Tumor sein. Epitheliale Tumoren sind vermutlich mit einer den gesamten Organismus betreffenden Tumorneigung verbunden. Diese Hypothese wird durch eine große amerikanische Studie an 94000 postmenopausalen Frauen im Alter von 50 bis 79 Jahren gestützt (Rosenberg et al. 2004). Von diesen Frauen hatten 7554 nicht pigmentierte Hauttumoren. In Relation zu einer vergleichbaren Gruppe von Frauen ohne epitheliale Hauttumoren wiesen diese Frauen zudem ein um das 2,3-Fache erhöhtes Risiko auf, an einem Zweitmalignom zu erkranken.

17.2.1 Therapie

Neben der Exzision des Hauttumors sollte daher die anthroposophisch erweiterte Behandlung auch eine Misteltherapie umfassen, beispielsweise mit:

■ *Iscador*® P Ampullen (Weleda)   je eine Kur im Frühjahr und im Herbst.

Die Kur beginnt mit der Serie 0, eine Ampulle an jedem zweiten Tag morgens s.c. Es folgen nach einer 14-tägigen Pause sieben weitere Injektionen im selben Rhythmus in einer individuellen Dosierung, die sich nach Lokalreaktion und Allgemeinbefinden unter der Serie 0 richtet.

■ Literatur

Emmert, B. et al. (2011): Xeroderma pigmentosum – Genetische Modellerkrankung bringt Licht ins Dunkel von UV-induziertem Hautkrebs. Hautarzt 62, 91–97.

Rosenberg, CA. et al. (2004): Association of Nonmelanoma Skin Cancer with Second Malignancy – The Women's Health Initiative Observational Study. Cancer 100, 130–138.

VIII
HEILMITTEL DER ANTHROPOSOPHISCHEN MEDIZIN

Schon im ersten Ärztekurs von 1920 gibt R. Steiner mit der Beschreibung eines Heilwassers den Schlüssel zum Verständnis vieler der von ihm angeregten Heilmittel (Steiner. GA 312, 1.4.1920). Dort sagt er über das Wasser von Levico/Roncegno: „... da ist etwas in der Außenwelt geradezu präpariert für gewisse Zustände des Menschen." Er weist seine Zuhörer darauf hin, „wie in diesem Wasser in einer ganz wunderbaren Weise die beiden Kräfte des Kupfers und des Eisens gegeneinander abkompensiert sind" und „wie dann, um dieses Abkompensieren ... auf eine breitere Basis zu stellen, das Arsen darinnen ist". Die damit angedeutete Polarität von Eisen und Kupfer findet sich im weiteren Gang der Darstellung wieder in der Gegenüberstellung der Niere mit ihrer Beziehung zum Sauerstoff und der Leber mit ihrer Beziehung zum Stickstoff. Durch die Niere werden die Impulse des Astralleibes, hinter dem die Ich-Organisation steht, in den Substanzaufbau des Organismus eingegliedert. Durch die Leber erfahren die Kräfte des Ätherleibes Eingang in den Stoffwechsel des physischen Leibes. Sodann wird die Eisenstrahlung, die eine innere Verwandtschaft zur von der Niere ausgehenden Strahlung hat, der Kraft des Eiweißes gegenübergestellt. Somit ist letztendlich die Polarität des oberen Menschen mit seinem Nerven-Sinnes-System, auf das sich das für den Menschen typische Denken und Vorstellen stützt, und des unteren Menschen mit dem Stoffwechsel-Gliedmaßen-System, von dem Impulse des Wollens und der inneren und äußeren Bewegung ausgehen, beschrieben. Diese lässt sich wie folgt zusammenfassen:

Eisen	Kupfer
Niere – Sauerstoff	Leber – Stickstoff
Astralleib (und Ich-Organisation)	Ätherleib (und physischer Leib)
Eisenstrahlung	Kraft des Eiweißes

Hiermit ist innerhalb des Levico-Wassers eine Polarität beschrieben, die sich als oberer und unterer Mensch im menschlichen Organismus wiederfindet. Das Levico-Wasser spricht mit seinem kräftigen Eisen(II)-Gehalt diejenigen Prozesse an, die vom oberen Menschen her aktivieren, impulsieren, tonisieren und formen und als Eisenprozess im Menschen angesprochen werden können. Gleichzeitig regen die feinen Kupferspuren im Levico-Wasser im unteren Menschen diejenigen Lebensprozesse an, die die Leibessubstanz aufbauen und durch den Organismus bewegen. Bis in die Biochemie lässt sich die Zentralstellung des Kupfers in diesem Aufbauprozess nachverfolgen, die wir als Kupferprozess im Menschen ansprechen können. So wird die Stoßkraft des Eisens vom Kupfer aufgefangen. Das Arsen unterstützt diese Vorgänge, indem es dem Astralleib zu einem besseren Eingreifen in die belebte Physis verhilft.

Diesen polaren Aufbau finden wir wieder bei *Dermatodoron*® Dilution (Weleda), *Hepatodoron*® Tabletten (Weleda) und *Lac Taraxaci* D10/*Parmelia* D10 aa Dilution, Ampullen (Weleda). Daher können wir vermuten, dass R. Steiner das Levico-Wasser als Vorbild aus der Natur für die Konzeption seiner Heilmittel gedient hat. Mit dem polaren Aufbau ist ein Spezifikum des anthroposophischen Heilmittels gegeben, das den Organismus in seiner oberen und unteren Organisation anspricht, sodass er selber die eigene, individuelle, gesunde Mitte finden kann (van Dam 2000, Gasperi 2008).

■ Literatur

Gasperi, S. (2008): Das Geheimnis der Quelle von Levico-Vetriolo. Der Merkurstab 61, 228–233.

van Dam, J. (2000): Ein Heilmittelpaar: Cardiodoron und Plantago/Primula cum Hyoscyamo. Der Merkurstab 53, 169–173.

Steiner, R. (1976): Geisteswissenschaft und Medizin. GA 312. 5. Auflage. Dornach.

1. Dermatodoron®

Dermatodoron® Dilution (Weleda) enthält die Blüten vom Bittersüßen Nachtschatten *(Solanum dulcamara)* und das blühende Kraut vom Pfennigkraut *(Lysimachia nummularia)*, jeweils als ethanolisches Decoct. Obwohl die Dulcamara-Alkaloide nur schwach giftig sind, gehört diese Heilpflanze doch zur Familie der Nachtschattengewächse. Für *Atropa belladonna*, ihre bekannteste und hochgiftige Vertreterin, beschreibt R. Steiner, wie sie dadurch zur Giftpflanze wird, dass die kosmische Astralität ohne Vermittlung durch das Ätherische der Pflanze in den physischen Pflanzenleib eingreift (Steiner. GA 221, 11.2.1923). Als Heilmittel gegeben, vermag sie die Abbauprozesse im Menschen zu verstärken und kann so als Gegenmittel gegen überschießende Vitalität und zu starkes Wachstum eingesetzt werden. Als Beispiel sei die eitrige Tonsillitis genannt, bei der die Entzündung als ein in den Halsbereich hochgeschlagener Stoffwechselprozess angesehen werden kann. Hier ist Belladonna in stofflicher Dosierung, d.h. in den Potenzen D2 oder D3 wirksam, indem es den überbordenden Stoffwechsel am Ort des oberen Menschen in Richtung auf den unteren Menschen zurückdrängt.

R. Steiner stellt den Giftpflanzen die Nahrungspflanzen gegenüber, bei denen die kosmische Astralität dem Pflanzenleib durch ätherische Kräfte vermittelt wird; dadurch können sie dem Stoffaufbau, der Ernährung und der Regeneration dienen. So lässt sich innerhalb dieser Polarität Dulcamara den Giftpflanzen zuordnen, während Lysimachia eine gewisse innere Verwandtschaft zu den Nahrungspflanzen hat. Zwar macht unter anderem der Saponingehalt das Pfennigkraut für die Verwendung als Nahrung ungeeignet, als Heilpflanze wirkt es jedoch aufbauend, genauso wie die Nahrungspflanzen. In einer Patientenbesprechung beschreibt R. Steiner, dass die Wirkung der Pflanzen mit „saftig gelben Blüten" (wozu Lysimachia gehört) im Bereich der „Entstehung des ins Blut übergehenden Speisesaftes" liegt. Auch wirken die gelben Blüten „auf den Übergang des Verdauungssaftes in die Organe" (Degenaar 2009, Fall 112). So kann Lysimachia vom Zentrum des Organismus her in der Peripherie die ernährende Wirkung des Blutes auf die Haut verstärken. Dadurch wird verständlich, dass das Pfennigkraut seit Jahrtausenden als Wundheilmittel Verwendung findet. Seinen Namen hat es von Lysimachos, einem Feldherrn von Alexander dem Großen; seit dem Mittelalter findet es vielfältige Anwendung als Heilpflanze, unter anderem als Wundkraut (Madaus 1938).

1.1 Pfennigkraut

1.1.1 Charakterisierung

Pfennigkraut und Bittersüßer Nachtschatten stehen sich mit gegensätzlichen Qualitäten gegenüber: Als kriechende, ausdauernde Pflanze findet man das Pfennigkraut auf feuchten, nährstoffreichen Böden, gerne in der Nähe von Teichen. In seiner vegetativen Dominanz ist es *primär krautartig*, ohne jedoch viel Biomasse zu bilden. In ständiger Wiederholung folgen kurze Sprossabschnitte, die jeweils mit einem Paar runder („pfennigartiger") bis elliptischer Blätter versehen sind und sich an jedem Knoten bewurzeln können. *Sekundär „baumartig"* zeigt sich das Pfennigkraut hingegen in seiner fehlenden Laubblattmetamorphose, die sonst für Bäume am Langtrieb typisch ist – seinem Blattwerk ein außerordentliches Gleichmaß verleihend.

Räumliche Trennungen und Regelmäßigkeit charakterisieren das Pfennigkraut: In die kriechende Pflanze mit ihrer außerordentlich geregelten Folge frisch grüner, paariger Laubblätter greift um Johanni, um die Sommersonnenwende, ein „plötzlicher"

Blühimpuls ein, und es leuchten einem zahlreiche, strahlend gelbe, fünfzählige Blütensternchen entgegen, an jedem Knoten des Sprosses ein Paar, in ebenso strenger Folge wie beim Blattwerk. Doch schon nach drei bis vier Wochen endet die Blühperiode wieder. Für kurze Zeit tut sich also ein deutlicher Blühprozess (Generatives der Pflanze bzw. Astralisches) kund. Das generative Blühen senkt sich unvermittelt in das Vegetative, es wird nicht durch die Laubblattmetamorphose vorbereitet. Daher wird auch nur der jeweils mittlere Bereich der Ranken vom Blühprozess ergriffen, während der übrige Bereich davon unbeeinflusst bleibt. Im Generativen beschränkt sich das Pfennigkraut meist auf die Blütenbildung. Zu Frucht und Same kommt es praktisch nicht, die Pflanze breitet sich daher vorwiegend vegetativ über Bewurzelung der Knoten und Abtrennung von der Mutterpflanze aus. Dieser rein vegetativ-krautige Wachstumsduktus kann wochenlang andauern. In der *Gleichzeitigkeit* der Ausbildung von Spross/Blättern und Blüten liegt allerdings ein Merkmal, das im Pflanzenreich typischerweise in den Früchten auftritt: Aus verschiedenen Elementen (hier: spross- und blattabkünftig) bilden sie nämlich gleichzeitig eine Einheit.

1.1.2 Inhaltsstoffe und Wirkung

Die beim Pfennigkraut dominierenden Inhaltsstoffe (Saponine, Gerbstoffe) finden sich in getrennten Zellen: Saponine vor allem zentral in Wurzel und Stängel. Als grenzflächenauflösende (hämolytische und schleimlösende) Substanzen beeinflussen Saponine im menschlichen Organismus hauptsächlich die Lebensprozesse (Ätherleib). Gerbstoffe (insbesondere Tannine) sind in Wurzel, Stängel und Blättern in eigenen Zellen vor allem peripher abgelagert. Gerbend, Eiweiß fällend, blutgerinnend wirken diese Substanzen, den physischen Leib verfestigend. Arm an anderen hervortretenden Inhaltsstoffen, wurde das Pfennigkraut mit seinem Saponinreichtum in die Familie der Primulaceen gestellt, die als eine typische Saponinfamilie zu *Spezialisierung, Festlegung und Vereinseitigung* neigt.

An seiner morphologisch-physiologischen Starrheit lässt sich beim Pfennigkraut eine gewisse Lebensschwäche ablesen: Ergebnis eines zu starken Vordringens des Physischen ins Vegetative. Eine ähnliche Wesensglieder-Konfiguration spricht das Pfennigkraut als Heilpflanze auch im erkrankten Menschen an: *Primär* wirkt es *im Bereich von physischem Leib und Ätherleib*, es schließt den physischen Leib an den Ätherleib an: bei Erkältungen/Katarrhen der oberen Luftwege, Rheuma und Gicht, schlecht heilenden Wunden, Ekzemen, inneren Blutungen und Durchfall. Es zeigt ferner antibakterielle, antivirale und antimykotische Wirkung. *Sekundär* beeinflusst das Pfennigkraut schließlich auch noch die Ausscheidungsfunktionen des Organismus als *Antwort des Astralleibes,* wodurch der Ätherleib den physischen Leib mitnimmt, und fördert Diurese, Gallenfluss und Schleimauswurf.

1.2 Bittersüßer Nachtschatten

1.2.1 Charakterisierung

Was Krautartigkeit und Baumartigkeit betrifft, steht der Bittersüße Nachtschatten polar zum Pfennigkraut: Als ein meist 1 bis 2 m hoher, unten verholzender Halbstrauch zeigt er sich auf feuchten bis mäßig trockenen, gerne stickstoffreichen, häufig busch- und waldbewachsenen Böden *primär baumartig*. Charakteristisch ist aber, dass Dulcamara selbst nicht die Kraft hat, die eigene Aufrechte zu stabilisieren. Halb lianenartig arbeitet sich der Bittersüße Nachtschatten an anderen Sträuchern oder Bäumen in die Höhe. Ohne solchen Halt bleibt er durchaus niederliegend. *Sekundär* ist Dulcamara jedoch *krautartig*: Mit starker vegetativer Potenz treibt es aus der Achsel eines jeden Blattes Seitenachsen hervor. So ist der Stängel oben immer krautig, und seine Leitbündel sind nach innen und außen „krautartig" mit Assimilatleitgewebe ausgestattet (intraxyläres Phloem). Selbst gegen das Generative der Blüten-, Frucht- und Samenbildung setzt sich das Vegetative durch, indem es jeden Blütenstand durch den weiterwachsenden Spross seitlich abdrängt und ihn überwächst. Diese enorme vegetative Kraft entgiftet auch die Früchte im Laufe ihrer Reifung: Grüne Sommerbeeren sind die giftigsten Teile der Pflanze (= Ausdruck eines übermäßigen Eingreifens des Blühimpulses ins Vegetative), rote Herbstbeeren haben ihre Giftigkeit praktisch vollständig verloren, schmecken aber gleichwohl nicht gut, sondern bitter-kratzend (vgl. die Tomate, ebenfalls eine Solanacee, die in der Anthroposophischen Medizin bei chronischen Leberentzündungen eingesetzt wird). Den Geschmack, den der Artname andeutet, erhält man durch das Auskochen der Stängel: Er ist „zunächst deutlich bitter und dann lang anhaltend lakritzartig süß" (Meyer 2006: 349).

1.2.2 Inhaltsstoffe und Wirkung

Im Gegensatz zum Pfennigkraut lebt der Bittersüße Nachtschatten in der *Vereinigung verschiedener Qualitäten*: nicht nur morphologisch im gleichzeitigen Wachsen, Blühen und Fruchten derselben Pflanze, (ja sogar innerhalb desselben Blütenstandes), sondern auch physiologisch in den Inhaltsstoffen. Seine Steroidalkaloide verbinden Steroidsaponine (Letztere übrigens maximal in den Blüten angereichert) mit Ammoniumstickstoff und werden dadurch zu Stoffwechselgiften im menschlichen Organismus. Ähnlich wie bei vielen „Geschwistern" dieses Nachtschattengewächses sind diese Steroidalkaloide (= Alkamine) nur von flüchtiger Giftigkeit und nicht vergleichbar mit den stark giftigen Alkaloiden von Tollkirsche *(Belladonna)*, Bilsenkraut *(Hyoscyamus)* und Stechapfel *(Datura)*. Anders als das Pfennigkraut imponiert der Bittersüße Nachtschatten auch durch seine erhebliche morphologische und physiologische *Variationsfreudigkeit*: Unregelmäßigkeiten der Blattform in Gestalt, Stellung, Abständen und Winkeln fallen auf. Die Farbe der fünf Kronblätter in der Blüte variiert von (meistens) kräftig violett bis (manchmal) rosa oder auch weiß. Kugelrunde bis ovale Beeren mit verschiedenen Reifegraden finden sich nicht nur an derselben Pflanze, sondern auch im gleichen Fruchtstand, sogar zusammen mit Blüten. Wir sehen hier deutlich, wie der im zeitlichen „Nacheinander" tätige Ätherleib durch die „Gleichzeitigkeit" des Astralleibes permanent gestört, geradezu „chaotisiert" wird. Überhaupt zeigt die Pflanze eine deutlich stärkere chemische Differenzierung als andere Solanumarten (z. B. Schwarzer Nachtschatten), dazu gehört auch die Ausbildung dreier chemisch unterscheidbarer Unterarten mit bestimmten Verbreitungsgebieten. Diese Neigung zum Variieren, Differenzieren und Spezialisieren lässt sich als eine Wirkung des Seelisch-Astralischen fassen. Und Variabilität als Folge wenig festgelegter chemischer Aufbauleistung deutet auf evolutive Ursprünglichkeit dieser Pflanzenart.

Auch als Heilpflanze spricht der Bittersüße Nachtschatten den Wirkensbereich von Ätherleib und Astralleib an: bei Erkältung, Gastritis/Enteritis, Blasenleiden, Rheuma und ferner bei chronischen Hautleiden. Seine Steroidalkaloide wirken zum Teil sogar polar: einerseits beruhigend und andererseits stimulierend und sonst typischerweise schweißtreibend, expektorierend, diuretisch und außerdem analgetisch. Dies bedeutet, dass der Astralleib durch Dulcamara im Stoffwechselbereich deutlich aktiviert wird.

1.3 Dermatodoron®: Die Verbindung der beiden Heilpflanzen

1.3.1 Charakterisierung

Im *Dermatodoron®* sind also zwei Heilpflanzen miteinander verbunden, die sich von Natur aus polar gegenüberstehen:

- Beim Pfennigkraut greift das Astralische zu wenig ins Physische, aber zu stark in die Lebensprozesse seines Ätherleibes ein (= plötzliches Auftreten des Blühimpulses „ohne Vorbereitung").
- Beim Bittersüßen Nachtschatten durchdringt das Astralische dessen Lebensprozesse zu stark und unregelmäßig (= Blühen, Reifen und Wachsen, Verfestigung und Auflösung fast gleichzeitig, nicht im Nacheinander einer sich entwickelnden Metamorphose).

Mithilfe von Pfennigkraut und Bittersüßem Nachtschatten werden die Ätherleibskräfte bei Hauterkrankungen einerseits vom Physischen und andererseits vom Astralischen aus reguliert.

Die im *Dermatodoron®* Dilution (Weleda) waltende Polarität lässt sich wie folgt zusammenfassen:

Solanum dulcamara	Lysimachia nummularia
Typus der Giftpflanze: abbauend	Verwandtschaft mit dem Typus der Nahrungspflanze: aufbauend
Wirkung mit dem zentripetalen Nervenprozess	Wirkung mit dem zentrifugalen Blutstrom
Astralleib wirkt auf Ätherleib	Ätherleib wirkt auf physischen Leib

- *Eisenstrahlung und Eiweißprozess*

Um den Gegensatz dieser beiden Heilpflanzen besser zu verstehen, können wir auf die von R. Steiner beschriebene Polarität der Eisenstrahlung und der Kraft des Eiweißes zurückgreifen. Der Arzt hat sich in Verbindung mit dem Eisen eine Kraft vorzustellen, „wie wenn das Eisen positiv ausstrahlte nach der Peripherie hin". Diese Strahlung ist „nicht dazu veranlagt ... über den menschlichen Organismus hinaus zu wirken; was da ausstrahlt, das lokalisiert sich im menschlichen Organismus, das bleibt darinnen" (Steiner. GA 312: 238). In dieser Strahlung wirken Formkräfte, die R. Steiner neun Jahre zuvor in Prag folgendermaßen beschrieben hat: „Wir haben ... in der Hautbildung im weitesten Umfange dasjenige im Raum angegeben, was das Sich-Abschließen der formenden Kräfte im Menschen bedeutet." So gilt für die formgebenden Kräfte, „dass wir uns diese formenden Kräfte wirksam zu denken haben

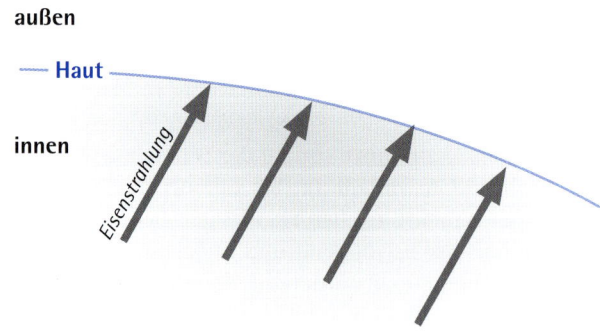

Abb. 1: Eisenstrahlung bis in die Haut

bis zur Haut hin und außerhalb der Haut nichts mehr von formgebenden Kräften haben" (Steiner. GA 128: 104–105). Kurz gesagt: Das Hautorgan ist für Formkräfte absolut undurchlässig. R. Steiner hat das mit einer Skizze veranschaulicht (Abb. 1).

Der Eisenstrahlung steht die Kraft des Eiweißes entgegen; sie ist „etwas überall Entgegenwirkendes, das zur Stauung dieser eisenstrahlenden Kräfte Veranlassung gibt". Dem Eisen wird „negativ entgegengestrahlt" von etwas, „das sich ihm wie in Kugelwellen entgegenwirft". Das Eiweiß sorgt dafür, „dass man wiederum gehemmt ist, dass man mit den Strahlungen des Eisens anstößt; man kann nicht durch und kann vor allen Dingen nicht über die Körperoberfläche hinaus". Die Kraft des Eiweißes ist „das Gegenstrahlende", das „von den vier Organsystemen ausgeht. – Sie stemmen sich entgegen" (Steiner. GA 312: 238–239). Das Gegenüber von Eisenstrahlung und der Kraft des Eiweißes beschreibt R. Steiner als in einem Kampf befindlich: „Dieser Kampf ist im Organismus fortwährend vorhanden." Im Eiweiß leben die Kräfte des bewegten Stoffes, die R. Steiner in Prag Bewegungskräfte nannte. Er beschreibt diese Kräfte so, dass wir uns vorstellen müssen, „dass bei denjenigen Kräften, die mit dem Nahrungs- oder Luftstrom nach unserem Inneren gehen, nicht ein vollständiges Abschließen dessen vorhanden ist, was als Strömungen von außen eindringt, sondern es tritt da eine Umgestaltung ein. – Hier haben wir es also mit einer Umänderung zu tun, und das betrifft vor allem diejenigen Organe, welche wir als ein inneres Weltsystem des Menschen bezeichnet haben" (Steiner. GA 128: 105, 106). Wir können also zusammenfassen, dass die Körperoberfläche und damit das Hautorgan bezüglich der Kräfte des bewegten Stoffes (im Gegensatz zu den Formkräften) sowohl von außen nach innen als auch von innen nach außen partiell durchlässig ist. So verlassen Schuppen und Talg die Haut nach außen, und z. B. Salbeninhaltsstoffe werden von außen aufgenommen. R. Steiner gibt hierzu eine Skizze (Abb. 2), die in Abbildung 3 ergänzt und modifiziert wird.

Das beschriebene Kräfteverhältnis findet sich im *Dermatodoron*® Dilution (Weleda) wieder:

Solanum dulcamara	Lysimachia nummularia
Verwandtschaft mit der Eisenstrahlung	Verwandtschaft mit der Kraft des Eiweißprozesses
Astralisierend	Albuminisierend
Formkräfte Gestaltende Wirkung	Kräfte des bewegten Stoffs Stoffaufbauende Wirkung

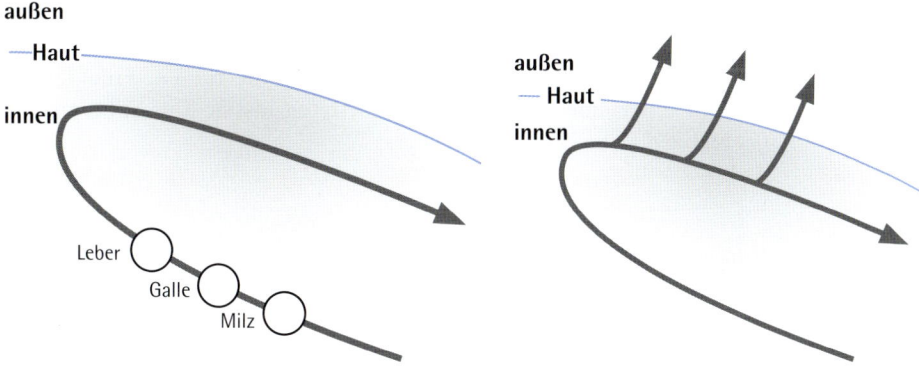

Abb. 2: Die Kräfte des bewegten Stoffes   *Abb. 3: Partielle Durchlässigkeit der Haut für den bewegten Stoff*

- *Lysimachia nummularia und Anagallis arvensis*

Bei der Frage nach der Aufgabe von Lysimachia nummularia innerhalb der Heilpflanzenpolarität des *Dermatodoron*® Dilution (Weleda) führt die Verwandtschaft von Lysimachia und *Anagallis arvensis* weiter, die beide zur selben Familie gehören. Rudolf Steiner und Ita Wegman erwähnen Anagallis in ihrem gemeinsamen Buch: Dort wird beschrieben, wie die Nervenfunktion an den Zerfall von Eiweißsubstanz gebunden ist, die „sich auf den Weg der leblosen, mineralischen Tätigkeit begibt. – Dem Wesen nach angesehen sind diese Vorgänge fortdauernd den Organismus durchsetzende Krankheitsprozesse." Diese müssen permanent durch Wachstumsvorgänge und Stoffwechselprozesse des Blutes geheilt werden. Die Nervenvorgänge sind bewirkt durch den Astralleib; die Blutvorgänge unterstehen dagegen der Ich-Organisation. Anagallis vermag nun eine verstärkte Astralwirkung am Nerv auszugleichen. Bei „Stockungen im Unterleibe" sind es Kalium und Natrium in dieser Heilpflanze, „welche gerade von demjenigen Teil der Ich-Organisation ergriffen werden können, der in der Darmorganisation tätig ist. – So nimmt man dem astralischen Leib seine zu große Nervenwirkung ab und bewirkt den Übergang dessen, was der astralische Leib zuviel tut, auf die von der Ich-Organisation ergriffene Wirkung der genannten Substanzen aus dem Blute heraus." (Steiner, Wegman. GA 27: 45–48).

Anagallis arvensis enthält Triterpensaponine, Gerbstoffe, Bitterstoffe und etwas Duftstoffe; die Inhaltsstoffe von Lysimachia nummularia sind ähnlich. Sicher haben weder Anagallis noch Lysimachia vermehrt Kalium und Natrium in der Asche, sind also keine typischen Beispiele für Pflanzen mit alkalischen Salzen.

Bei der Beschäftigung mit der Birkenrinde ist A. Scheffler bereits auf die Frage nach dem von Rudolf Steiner erwähnten Kalium gekommen (Steiner. GA 312, 4.4.1920, GA 314, 9.10.1920); gerade Kalium ist in der Birkenrinde in äußerst geringer Konzentration enthalten. A. Scheffler hat in seinen Studien gezeigt, dass Steiner mit dem Hinweis auf den „Kalisalzbildungsprozess" in der Birkenrinde auf eine Dynamik, ein Substanzbildungsgeschehen blickt, das sich im Konkreten der Pflanze als Betulin zeigt. Dies ist ein Triterpen, das sich salzartig in hoher Konzentration (fast als Reinsubstanz) im Birkenkork ablagert. Andererseits ist Betulin fettverwandt, sodass es sich kaum lösen lässt (Scheffler et al. 2004).

Anders gehen Anagallis und Lysimachia mit diesem Alkaliprozess um. Sie bilden ebenfalls Triterpene, die jedoch in der Form des Saponins wasserlöslich sind. So stehen sie bevorzugt dem Ätherleib zur Verfügung.

Wir kommen zur Vorstellung eines benachbarten Wirkortes der „Geschwister" Lysimachia und Anagallis im Blut (Abb. 4).

Die in *Dermatodoron*® Dilution (Weleda) wirksamen polaren Planetenprozesse sind hauptsächlich durch das Blei und das Silber vertreten. Der Bleiprozess wirkt im Solanum dulcamara, das sich gegen die überschießende Vitalität eines zu starken Blutprozesses wendet. Er ist an der Pflanze zu beobachten, und zwar an den oben beschriebenen chaotisierenden Wirkungen des Blütenpols, die Blüten, Früchte und Wachstumsimpulse in unterschiedlichen Stadien auftreten lassen. Der Silberprozess

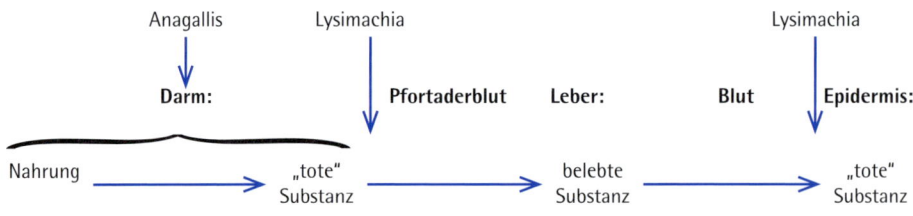

Abb. 4: Wirkorte von Lysimachia und Anagallis

ist wirksam im Lysimachia nummularia, dem alten Wundheilmittel. Dieser ist an der Pflanze durch ihre vegetative Kraft und die ganzrandigen, runden Blätter erkennbar.

1.3.2 Indikation

> Aus dem Dargestellten ergibt sich die Indikation von Dermatodoron® Dilution (Weleda): Stoffwechselbetonte Ausschläge, die durch pathologisch vermehrte Schubkräfte des bewegten Stoffes im Blut bedingt sind.

Die nicht genügend von den Formkräften durchdrungene Dynamik der Stoffkräfte achtet die Hautgrenze nicht und schiebt den Stoff über diese hinaus. Solanum dulcamara wirkt diesen ungezügelten Stoffkräften direkt entgegen. Spielen Stress und nervliche Belastung beim Zustandekommen des Ausschlags eine Rolle, können wir davon ausgehen, dass dieser über den Nerv das Blut irritiert. „Dann erregt die Nerventätigkeit ... die Bluttätigkeit ... und es führt das dann zur Eiterbildung" (Steiner. GA 221: 85). In diesem Fall wirkt Lysimachia nummularia mit ihrer vitalisierenden Kraft dem überstarken Nervenprozess entgegen. Was R. Steiner Eiterbildung nennt, entspricht dermatologisch dem feuchten, saftig imbibierten Ausschlag. Besonders bei (auch neurodermitischen) Ekzemen weisen Symptome der Verdauungsschwäche (Nahrungsmittelunverträglichkeiten bis hin zu -allergien, Blähungen, Durchfallneigung, Völlegefühl usw.) auf den Heilbedarf durch *Dermatodoron*® Dilution (Weleda) hin. Wie wir oben gesehen haben, bekommt *Dermatodoron*® Dilution (Weleda) seine Heilkraft hierfür durch den Bezug von Lysimachia nummularia zum Magen-Darmtrakt. Dabei sind es auch die Kräfte, die sich in der wohlgeordneten rhythmischen Abfolge von Blattpaar, Blüte und Wurzel an den Ausläufern äußern, die durch Rhythmisierung im Darm heilend wirken. So ergeben sich folgende spezifische dermatologische Indikationen:

- Neurodermitis:
  feuchte, superinfizierte Formen,
  bei nummulären (= münzgroßen) Herden,
  bei follikulär gebundener Rötung,
  in der Kindheit,
  in der Schwangerschaft,
  bei hysterischer Konstitution,
  bei Verdauungsschwäche,
  bei Befall der unteren Extremität,
  bei feuchten Formen am Capillitium (z.B. retroaurikulär),
  bei Verschlechterung zur Sommerzeit,
- Psoriasis vulgaris:
  exsudative, hochakute Formen,
  exanthematische Formen (z.B. streptogene Psoriasis guttata),
  Psoriasis inversa mit Befall der Intertrigines,
  in der Kindheit,
- nummuläres Ekzem (mikrobiell – dysregulativ),
- Arzneimittelexanthem,
- hochakutes allergisches Kontaktekzem,
- Dermatosen in der Schwangerschaft:
  z.B. Herpes gestationis,
  PUPPP (= Pruritic urticarial papules and plaques of pregnancy),

- Pityriasis rosea,
- Kälteurtikaria,
- unspezifische Irritabilität der Haut,
  z. B. Gesichtsrötung durch Wind,
  Exanthem nach einem Bad in einem Waldsee.

Eine morphologische Besonderheit zieht sich oft wiederkehrend durch die Reihe der aufgezählten Indikationen des *Dermatodoron*® Dilution (Weleda): Die herdförmige, plaqueartige Effloreszenz, der Rundherd. Nach unserer Auffassung bildet er ab, was Rudolf Steiner mit den „Kugelwellen" des Eiweißes gemeint hat, die Rundherde verursachen (Steiner. GA 312: 238). In Kapitel VII.10.1.1.1, S. 291, wurde die Imagination zur Entstehung des Rundherdes abgebildet.

Interessanterweise ist *Dermatodoron*® Dilution (Weleda) bei Krankheitsprozessen, die vom unteren Corium ausgehen (Acne vulgaris, Rosazea, Follikulitiden und Furunkel, Hidradenitis suppurativa) unwirksam und verschlechtert eine echte Neurodermitis mit sehr trockenem, stark juckendem Hautzustand dosisabhängig.

■ Literatur

Dieses Kapitel entwickelt die in dem Aufsatz von L. Jachens (2010): Wichtige anthroposophische Arzneimittel zur Behandlung von Hautkrankheiten unter besonderer Berücksichtigung von Lac Taraxaci D10/Parmelia D10. Der Merkurstab 63, 4–21 dargelegten Inhalte weiter.

Degenaar, AG. (2009): Krankheitsfälle, besprochen mit R. Steiner, Fall Nr. 112. Dornach.
Madaus, G. (1938): Lehrbuch der biologischen Heilmittel. Leipzig.
Meyer, U. (2006): Solanaceen bei Atemwegserkrankungen – Pharmazeutische Gesichtspunkte zu Nicotiana, Dulcamara und Hyoscyamus. Der Merkurstab 59, 342–351.
Scheffler, A., Edlund, U., Ernst, R. (2004): Zur Heilprozessidee von Birkenrinde und Hautkrankheiten. Der Merkurstab 57, 453–466.
Steiner, R., Wegman, I. (1972): Grundlegendes für eine Erweiterung der Heilkunst nach geisteswissenschaftlichen Erkenntnissen. GA 27. 2. Auflage. Dornach, Kap. VII: Das Wesen der Heilwirkungen.
Steiner, R. (1978): Eine okkulte Physiologie. GA 128. 4. Auflage.Dornach.
Steiner, R. (1976): Geisteswissenschaft und Medizin. GA 312. 5. Auflage.Dornach.
Steiner, R. (1975): Physiologisch-Therapeutisches auf Grundlage der Geisteswissenschaft. GA 314. 2. Auflage.Dornach.
Steiner, R. (1981): Erdenwissen und Himmelserkenntnis. Der unsichtbare Mensch in uns. Das der Therapie zugrunde liegende Pathologische. GA 221. 2. Auflage. Dornach.

2. Hepatodoron®

Hepatodoron® Tabletten (Weleda) enthalten die Blätter von der Walderdbeere *(Fragaria vesca)* und dem Wein *(Vitis vinifera)*. Nach Angaben R. Steiners werden die Blätter beider Pflanzen einem besonderen pharmazeutischen Verfahren unterzogen: Sie werden getrennt gedörrt und zu einem feinen Pulver zerrieben. Anschließend wird das eine Pulver in das andere Pulver „hineingestoßen, hineingeschoben" (R. Steiner), wozu bei Weleda eine Kugelmühle verwendet wird: Die Pulver haften den Porzellankugeln an, wodurch das eine Pulver in annähernd rechtem Winkel durch das andere gestoßen wird. Dann erfolgt die Tablettierung (Schürholz, Zwiauer 2007).

Ein erster, wichtiger Aspekt der beiden Heilpflanzen von *Hepatodoron®* Tabletten (Weleda) ist die Tatsache, dass einerseits die wilde heimische, nicht kultivierte Walderdbeere, andererseits der kultivierte Wein Verwendung finden.

2.1 Charakterisierung

Fragaria vesca hat kleine, hocharomatische, leuchtend rote Früchte. (Botanisch handelt es sich bei der Erdbeere um eine Scheinfrucht, die durch Schwellung des Fruchtbodens entsteht.) Die heutige kultivierte Gartenerdbeere geht auf die Kreuzung von zwei amerikanischen Erdbeersorten zurück. Dadurch entsteht die typische dicke (Schein-)Frucht mit dem Auseinanderrücken der echten Früchtchen (= „Nüsschen") auf der Fruchtoberfläche und dem Rückgang der Behaarung der Pflanze. (Dies liegt – nebenbei bemerkt – an der spezifischen Wirkung des Untergrundes auf dem nordamerikanischen Kontinent, der in die belebte Natur starke lebensätherische Kräfte einströmen lässt. Unter diesen dort überall in Fülle vorhandenen, die Physis ins Leben hebenden Wirkungen des Lebensäthers wird aus dem Auerochsen ein Bison, aus dem Braunbär ein Grizzly und aus dem Baum ein Mammutbaum.) Durch die Kultivierung verschiebt sich also für die Erdbeere das Kräftegefüge innerhalb der Polarität von Stoff und Form zugunsten des Stoffes, was für ihre Verwendung in *Hepatodoron®* Tabletten (Weleda) ungünstig wäre. Härchen und Nüsschen sind Ausdruck von Kieselkräften, die durch die Kultivierung abgeschwächt werden. Anzumerken ist, dass der hohe Bedarf der Firma Weleda an Erdbeerblättern für *Hepatodoron®* Tabletten (Weleda) den feldmäßigen Anbau erforderlich macht. Dafür werden zwar die Nüsschen von Fragaria vesca ausgesät; durch den Anbau entstand dann über mehrere Generationen jedoch *Fragaria vesca var. hortensis semperflorens*, die Monatserdbeere. Diese bildet keine Ausläufer, was für die maschinelle Bodenbearbeitung günstig ist. Auch blüht und fruchtet sie sehr lange, was zwei bis drei Schnitte möglich macht. Zudem verkahlen ihre Blätter. Hieran wird deutlich, dass der feldmäßige Anbau auf Kosten der Kieselkräfte in den Erdbeerpflanzen geht. Dies sollte im biologisch-dynamischen Anbau durch Hornkieselspritzungen ausgeglichen werden.

Vitis vinifera dagegen muss Jahr für Jahr intensiv gepflegt werden, damit der Traubenansatz ertragreich bleibt. Lässt die Pflege nach, verwildert der Wein innerhalb weniger Vegetationsperioden. Es gibt weniger Trauben, sie werden klein und saurer; die Blätter sind stärker durchgeformt und werden kleiner. Beim Verwildern verschiebt sich für den Wein das Verhältnis von Stoff und Form zugunsten der Form, was für seine Verwendung in *Hepatodoron®* Tabletten (Weleda) ebenfalls ungünstig ist. Für *Hepatodoron®* Tabletten (Weleda) sind also die charaktervolle, formkräftige, wilde Walderdbeere und der üppige, kultivierte Wein mit vollen, saftigen Trauben das Richtige.

Die Walderdbeere gedeiht da, wo eisenhaltige Gesteine sind. In ihr ist der Eisenprozess wirksam; und so regt sie auch den Eisenprozess im Menschen an. Farbe und

Aroma der Früchte werden hervorgerufen durch den Eisenprozess (Steiner. GA 354, 9.9.1924). Der Wein hingegen hat eine Beziehung zum Kupfer, die sich allein schon darin zeigt, dass er ungeheure Mengen Kupfer gut verträgt. So werden z.B. in der Toskana bis 20 kg reines Kupfer pro Hektar gegen den unechten Mehltau auf Weinkulturen ausgebracht. Von Weintrauben kann sich der Mensch über längere Zeit ernähren, ohne dass er Mangelerscheinungen bekommt. Damit zeigt der Wein seinen Bezug zum aufbauenden Stoffwechsel des Menschen und den darin wirksamen Kräften des Kupfers (Selawry 1991). Im Folgenden sind die beiden Heilpflanzen von *Hepatodoron*® Tabletten (Weleda) zusammenfassend gegenübergestellt:

Fragaria vesca	Vitis vinifera
Formkräfte	Stoffkräfte
Wildform	Kulturpflanze
Verwandtschaft zum oberen Menschen	Verwandtschaft zum unteren Menschen
Eisen in Verbindung mit dem obersonnigen Planeten Mars	Kupfer in Verbindung mit dem untersonnigen Planeten Venus

2.2 Verwendung und Wirkung

Ein wichtiges Kennzeichen von *Hepatodoron*® Tabletten (Weleda) ist die Verwendung der Blätter seiner beiden Heilpflanzen, nicht etwa der Früchte, die sie, in jeweils anderer Art, so besonders attraktiv für den genießenden Menschen machen. Mit dem Blatt wird ein Organ aus der Mitte der Pflanze genommen, Repräsentant der vegetativen Kraft der Pflanze, Ort des aufbauenden Stoffwechsels, insbesondere des Aufbaus von Zucker in der Photosynthese aus Kohlendioxid der Umgebung und Wasser aus dem Boden. Im Blatt kommen die Salprozesse der Wurzel und die Sulfurprozesse der Blüte zum merkuriellen Ausgleich.

Der in dem Blattbereich gebildete Zucker lagert sich beim Wein in üppiger Menge in der Frucht ein. In einem zentripetal gerichteten Konzentrationsvorgang reichert sich der Zucker hochprozentig in der Weintraube an, sodass sie vergoren werden kann. Im menschlichen Organismus dient der Zucker dem Ich: „Wo Zucker ist, da ist Ich-Organisation" (Steiner, Wegman. GA 27: 51). Das Zentrum des Kohlenhydratstoffwechsels im Menschen ist nun die Leber; hier finden statt:
- Glykogenaufbau: hauptsächlich aus Glukose aus der Gluconeogenese,
- Glykogenabbau: Nur die Leber kann dies; Freisetzung von Zucker nicht für den Eigenbedarf, nur für andere Organe; Glukose für das Gehirn stammt hauptsächlich aus der Leber,
- Gluconeogenese: Bildung von Glukose und anderen Kohlenhydraten aus anderen Stoffen,
- Glykolyse mit im Vergleich zu anderen Organen geringer Aktivität (Frisch 1995).

Die Leber hat also ihren Schwerpunkt auf der aufbauenden Seite des Zuckerstoffwechsels; der Zuckerabbau erfolgt in den Muskeln, im Gehirn und in anderen Organen. Wir können somit zusammenfassend sagen, dass der intensive Umgang der Weinpflanze mit dem Zucker sich in der Leber des Menschen wiederfindet.

Zuckerstoffwechsel und Fruchtbildung sind bei der Walderdbeere ganz anders beschaffen: Zwar bildet sie in ihrem Blatt auch Zucker, aber in deutlich geringerem

Maße als in der (Schein-)Frucht. Stattdessen hat die Erdbeere das besondere, wohlschmeckende, sehr flüchtige Aroma. Dieses und nicht ihre Süße macht sie so beliebt. (In der Regel wird bei der Zubereitung von Erdbeerspeisen Zucker dazugegeben.) Die Erdbeere bildet also aus ihrem Zucker sekundäre Pflanzenstoffe; sie verwandelt den Zucker bei der Fruchtbildung zu Aroma. In der Fruchtbildung der Erdbeere durch „Aufblasen" des oberen Stängelendes, des Blütenbodens (sodass die Nüsschen ganz außen auf der Frucht zu stehen kommen) und in dem stark flüchtigen Aroma kommt ein zentrifugales Kräftegeschehen zum Ausdruck. Der Wein dagegen lagert Zucker in seinen Beeren in einem zentripetalen Prozess ein.

In der Walderdbeere ist die Kieselsäure wirksam (Steiner. GA 312, 30.3.1920). Diese haben wir schon in den harten Nüsschen und in der Behaarung der ganzen Pflanze gefunden. Die Walderdbeere gehört zur Familie der Rosengewächse; sie nimmt das Irdische jedoch nicht auf wie die Obstbäume, die einen Baumstamm als „aufgestülpte Erde" bilden. Stattdessen wendet sie sich der oberen kosmischen bzw. der an das Irdische grenzenden kosmischen Umwelt zu: Sie bildet Ausläufer, die in alle Richtungen horizontal über den Boden kriechen, und kann sich damit vegetativ vermehren. Doch auch hinter den oben beschriebenen zentrifugalen Kräften steht die Kieselsäurewirkung. Die Wirksamkeit der Kieselsäure im Menschen liegt in der Peripherie, im Nerven-Sinnes-System, wo das Lebendige ins Leblose übergeht (Epidermis, Haare, Nägel) (Steiner, Wegman. GA 27, Kap. 14). Sie ist tätig in der Grenzbildung und Wahrnehmung nach außen, wirkt jedoch auch nach innen begrenzend. Sie dämpft den aufbauenden Stoffwechsel und formt ihn nach innen bis in die Knochen. Zudem dient sie der Wahrnehmung der inneren Organe untereinander. R. Steiner beschreibt, wie Kieselsäure und Eisenprozess in der Walderdbeere als Heilmittel im Menschen zusammenwirken: Die Kieselsäure entwickelt eine „Kraftentfaltung" in der Peripherie des Organismus, während das Eisen das Blut „fruchtbar" macht, sodass es die Peripherie „mit Nährstoff ... versorgen" kann (Steiner. GA 312: 193–194). Dadurch werden *Hepatodoron®* Tabletten (Weleda) unversehens zu einem Heilmittel auch für die Haut.

2.3   Indikationen

Die Indikationen für *Hepatodoron®* Tabletten (Weleda) sind in der Allgemeinmedizin entsprechend der Funktion der Leber sehr breit gestreut; wir können es „ganz allgemein als Basismittel der Anthroposophischen Medizin zur Anregung, Stärkung und Regulierung des Aufbaustoffwechsels" ansehen (Meyer 2007). Die anthroposophische Menschenkunde sieht die Leberfunktion über den gesamten Organismus ausgebreitet und keinesfalls auf die Lage des physischen Organs unter dem rechten Rippenbogen begrenzt (Bub-Jachens 2003). „Bis in die äußerste Peripherie und in deren einzelne Zelle als Wirkungsort des Organismus hinein ist Lebertätigkeit zu finden", schreibt V. Fintelmann und verweist damit auf die Haut (Fintelmann 1990: 411).

> In der Dermatologie finden Hepatodoron® Tabletten (Weleda) überall da Anwendung, wo es an Aufbaukräften in der Haut mangelt.

Das ist der Fall bei atrophischer, unbelebter, vorgealtert wirkender Haut, bei diffuser Alopezie und trophisch bedingter Verschlechterung der Nagelqualität mit brüchigen, langsam wachsenden Nägeln. Die Leber hat die Aufgabe, die „tote Substanz" (durch die Verdauungssäfte im Darm abgebaute Nahrung, die durch die Pfortader zur Leber gelangt) in lebendige Substanz zu verwandeln. Dies ist eine Tätigkeit des Ätherleibes, gelenkt und durchwirkt von Impulsen der oberen Wesensglieder. Geschieht diese Verlebendigung der Substanz mangelhaft, hat das überall dort Auswirkungen, wo lebendige Substanz auf die Ebene des Toten zurücksinkt, also in erster Linie in der Oberhaut. Hier entsteht durch die gestörte Lebertätigkeit ein Vakuum, das durch den Dermatophyten (⇒ Mykose) oder die Hefe (⇒ Candidose) besetzt wird oder eine pathologische Vermehrung eines Keims der physiologischen Flora der Haut, dem *Pityrosporon ovale* (⇒ Pityriasis versicolor), zulässt. So wirken *Hepatodoron*® Tabletten (Weleda) bei der rezidivfreudigen Pityriasis versicolor als Rezidivprophylaxe.

Mit der Verlebendigung des Stoffes steht die Leber in der Polarität zwischen Imponderablem und Ponderablem, zwischen „Leuchtekraft" und „Schweremacht" im Allgemeinen und im Speziellen zwischen Leichte und Schwere. Denn eine funktionell träge, ermüdete Leber „beschwert" das Blut, das sie in differenzierten Flüssigkeitsströmen durchfließt. Blut, das im Übermaß den Gesetzen der Schwere unterliegt, verursacht Varikosis und Hämorrhoiden. *Hepatodoron*® Tabletten (Weleda) beheben die Trägheit der Leber, welche die Eigendynamik des Blutes lähmt. Von der Leber gehen Impulse auf den Gesamtorganismus aus, die das rechte Verhältnis zwischen fest und flüssig an allen Organgrenzen herstellen; hierin ist der Planetenprozess des Jupiter, vertreten durch das Zinn, tätig (Selawry 1991). Insofern kann von einer gedämpften Lebertätigkeit auch eine Neigung zur Rhinitis und Conjunctivitis allergica mit Fließschnupfen und Augentränen als Symptome für die Entbändigung des Flüssigkeitsorganismus ausgehen. Auch hier wirken *Hepatodoron*® Tabletten (Weleda) heilend.

Zuletzt seien Dermatosen genannt, die dadurch entstehen, dass Stoffwechselprozesse, die sich eigentlich in der Leber vollziehen sollten, in die Haut disloziert sind. Diese Situation liegt, wie wir oben bereits gesehen haben, bei der Acne vulgaris, der Rosazea, dem seborrhoischen Ekzem und disseminierten Follikulitiden vor. Das Blut ist das Vehikel, das diese Stoffwechselvorgänge in die Haut (meist die Talgdrüsen im unteren Corium) trägt. Die Haut ist der falsche Ort für diese Stoffwechselfülle und bildet deswegen Krankheitssymptome aus. Dem Blut muss daher in der Leber „das Bett bereitet" werden, sodass es seine Tätigkeiten wieder am physiologisch richtigen Ort entfalten kann. Hier helfen *Hepatodoron*® Tabletten (Weleda): Das Mittel unterstützt die rechte Aufnahme des Blutes in die Leber und dessen rege Bearbeitung in diesem Organ.

> Die dermatologischen Indikationen von *Hepatodoron*® Tabletten (Weleda) lassen sich wie folgt zusammenfassen:
> - Mangel an aufbauendem Stoffwechsel,
> - atrophe Haut, diffuse Alopezie, brüchige Nägel,
> - Dermatomykose, Besiedlung mit Hefen,
> - Pityriasis versicolor,
> - Varikosis, Hämorrhoiden,
> - Rhinitis und Conjunctivitis allergica,
> - Acne vulgaris,
> - Rosazea,
> - seborrhoisches Ekzem,
> - disseminierte Follikulitiden.

Warum sind *Hepatodoron*® Tabletten (Weleda) ein Basismittel, das oft neben spezifischen Therapieansätzen Anwendung findet, auf dessen Wirkung andere Heilmittel ihre Wirksamkeit aufbauen oder gar ihre Wirkung erst entfalten? Als Beispiel sei die Behandlung mit Quarz genannt, das bei chronischen Dermatosen die in der Entzündung der Haut gebundene Tätigkeit der oberen Wesensglieder entlastet und für ihr Engagement z. B. in der Leber wieder freigibt (Steiner, Wegman. GA 27, Kap. 15).

Hepatodoron® Tabletten (Weleda) weisen den oberen Wesensgliedern den Weg und machen eine Behandlung mit Quarz erst erfolgreich (Titze 1986). Ähnlich ist es bei der Behandlung z. B. der Rosazea mit *Lac Taraxaci* D10/*Parmelia* D10 aa Dilution/Ampullen (Weleda) und *Antimonit* D6 Trituration (Weleda). Beide Medikamente dämpfen den dislozierten Blutandrang mit Entzündungsneigung im Gesicht (bei Akne, Rosazea und seborrhoischem Ekzem) und führen die Aktivität des Blutes wieder zurück in den Stoffwechsel. *Hepatodoron*® Tabletten (Weleda) erleichtern und ermöglichen auch hier als Basismittel die erneute, heilende Verankerung des Blutes in der Leber.

■ Literatur

Bub-Jachens, CJ. (2003): Wesensbild der Leber – Beziehungen zum Hautorgan. Der Merkurstab 56, 6–15.

Fintelmann, V. (1990): Hepatodoron. Der Merkurstab 43, 410–412.

Frisch, K. (1995): Bemerkenswertes zum Kohlenhydrat-Stoffwechsel der menschlichen Leber. Tycho de Brahe-Jahrbuch für Goetheanismus. Niefern-Öschelbronn, 194–216.

Meyer, F. (2007): Hepatodoron – ein vielseitiges Typenmittel der Anthroposophischen Medizin. Der Merkurstab 60, 244–248.

Schürholz, J., Zwiauer, J. (2007): Zum Typenmittel Hepatodoron. Der Merkurstab 60, 339–342.

Selawry, A. (1991): Metall-Funktionsstörungen in Psychologie und Medizin. 2. Auflage. Heidelberg.

Steiner, R., Wegman, I. (1972): Grundlegendes für eine Erweiterung der Heilkunst nach geisteswissenschaftlichen Erkenntnissen. GA 27. 2. Auflage. Dornach.

Steiner, R. (1977): Die Schöpfung der Welt und des Menschen. Erdenleben und Sternenwirken. GA 354. 2. Auflage. Dornach.

Steiner, R. (1976): Geisteswissenschaft und Medizin. GA 312. 5. Auflage. Dornach.

Titze, O. (1986): Kalk und Kiesel in der Behandlung allergischer Haut- und Schleimhauterkrankungen. Beiträge zu einer Erweiterung der Heilkunst 39, 94–99.

3. Lac Taraxaci D10/Parmelia D10 aa

R. Steiner hat bei einer etwa 40-jährigen Patientin „mit einem seit langem bestehenden lästigen Pickel-Ausschlag" Injektionen mit *Lac Taraxaci* D10/*Parmelia* D10 aa empfohlen (Krüger 1969-1979).

Zur Gewinnung des Löwenzahn-Milchsafts wird *Taraxacum officinale* im April geerntet. Pflanzen, deren Blüten noch nicht voll aufgeblüht sind, ergeben die beste Ausbeute an Milchsaft. Am Übergang zwischen Wurzel und Kraut wird die Pflanze durchschnitten und der austretende Milchsaft gesammelt. Aus 2,5 kg Pflanzenmaterial kann auf diese Weise nur 1 g Milchsaft gewonnen werden. Anschließend erfolgt die Potenzierung auf D9; *Parmelia* wird ebenfalls auf D9 potenziert. Der letzte Potenzierungsschritt von *Lac Taraxaci* und *Parmelia* erfolgt zusammen; erhältlich ist das Heilmittel als Dilution und als Ampulle. Für die Baumflechte wurde der alte Name *Parmelia* beibehalten, Verwendung für das Präparat finden heute verschiedene Arten der Gattungen Parmelia und Hypogymnia, einschließlich der Arten *Hypogymnia physodes*, *Hypogymnia tubulosa* und *Parmelia sulcata* (benannt nach neuer Nomenklatur).

3.1 Taraxacum officinale

3.1.1 Charakterisierung

Taraxacum officinale (Fam. *Asteraceae*) tritt durch das massenhafte Vorkommen auf stark gedüngten Fettwiesen einer Milchvieh haltenden Landwirtschaft (z.B. im Allgäu) in dreierlei Art in Erscheinung: Mitte April bis Mitte Mai leuchten ganze Landstriche gelb auf durch die gelben Blüten des Löwenzahns, die wie ein Abbild der Sonne sind. Anfang bis Mitte Mai bekommen die Wiesen einen silbrig-grauen Schimmer durch die Fruchtstände des Löwenzahns mit den Samen auf dem Fruchtboden und dem Pappus in der Peripherie. Die Fruchtstände („Pusteblume", im Allgäu: „Lichtle") bilden eine Kugel, ein Abbild des Sternenhimmels. So bringen Blüte und Fruchtstand die starken Einflüsse des Kosmos auf Taraxacum in ein Bild. Nach dem ersten Wiesenschnitt stehen die Blätter in salatähnlicher Fülle im Vordergrund; die Wiesen sind grün. Hier zeigt sich die starke vegetative Kraft von Taraxacum: Die Blätter sprießen umso mehr, je mehr die Pflanze gemäht wird; eine abgestochene Blattrosette im Garten lässt die Wurzel kandelaberartig bis fünf neue Blattrosetten bilden. Die Blüte steht an einem Stängel, der bei den ersten Blüten kurz, später zunehmend lang ist, keine Blätter hat und hohl ist. Auch die Hauptrippen der Blätter sind hohl, womit die Pflanze ihre Beziehung zum Element Luft (und dem Lichtäther) zeigt. Der Stängel verschafft der Blüte eine Distanz zum vegetativen Blattpol; er hebt sie gehörig aus dem Grün heraus. Die Blüte öffnet sich tags bei gutem Wetter und schließt sich nachts. Bereits im Juni können sich neue Pflanzen aus den ersten Samen des Frühsommers entwickeln. Um Michaeli (29. September) entstehen bei warmer Witterung aus ca. 1% der neuen Knospenanlagen neue Blüten (der „Herbstlenz"). Taraxacum officinale kann 20 Jahre alt werden.

Ende Mai, Anfang Juni, zur Zeit der Grasblüte, werden die Wiesen erstmalig gemäht. Wenn dieses nicht geschähe, würden Gräser und höhere Kräuter (z.B. Hahnenfuß, Wiesenbärenklau) den Löwenzahn überragen und beschatten. Dann würde er verfaulen, da Taraxacum ursprünglich in alpinen Regionen zu Hause ist, wo die anderen Kräuter der Pflanzengemeinschaft niedrig sind, sodass die Pflanze viel Licht erhält. Durch die Methoden der modernen Landwirtschaft und nicht zuletzt den intensiven Stickstoffeintrag durch Gülle konnte sich der Löwenzahn sehr stark verbreiten.

3.1.2 Aufbau und Gestalt

Im Folgenden soll die Gestalt des Löwenzahns beschrieben werden: In seiner Blattgestalt ist der Löwenzahn außerordentlich variabel. Dieses hängt ab
- vom Erbgut: Es gibt allein in Europa 1200 Taraxacumarten und über 2000 Arten/Unterarten weltweit
- vom Standort: Im Gebirge auf steinigem Boden sind die Blätter scharf und tief eingeschnitten, die „Zähne" somit spitz; auf fetten Wiesen in den Niederungen finden sich rundlichere Blätter; das Spreiten überwiegt
- vom Alter: Im ersten Jahr werden rundlichere Blätter, ab dem zweiten Jahr zackigere gebildet
- von der Jahreszeit: Im Hochsommer wachsen eher rundliche, im Herbst gezahntere Blätter.

In Sekem, nahe Kairo in Ägypten, wird Taraxacum officinale als Präparatepflanze für die Kompostbereitung der dortigen biologisch-dynamischen Landwirtschaft angebaut. Die Blätter sind unter der nordafrikanischen Lichtfülle tief gekerbt; die Kräfte in Licht und Wärme greifen zentripetal an, schaffen Form und drängen die durch Schatten und Feuchte geförderte zentrifugale Blattspreite zurück.

Der lange blütentragende Stängel ist biegsam, weich, ohne Verholzung und rollt sich nach außen auf, wenn er abgeschnitten wird. Die Wurzel ist zunächst eine Pfahlwurzel, von der verzweigte Wurzeln ausgehen, die bis in 2,40 m Tiefe reichen. In der einheitlichen Gestaltung einer Pfahlwurzel kommen kosmische Einflüsse auf die Pflanze zum Ausdruck (Steiner. GA 327, 10.6.1924). Eine Pflanze kann pro Sommer bis zu 60 Blütenstände hervorbringen. Die Kompositenblüte mit 100 bis 200 Einzelblüten auf gemeinsamem Blütenboden enthält ausschließlich Zungenblüten. Sie bestäubt sich selbst, zieht aber trotzdem durch reiche Nektar- und Pollengaben (in selbstloser Weise) sehr viele Insekten an. Die Frucht hängt als einsamiges Nüsschen an einem Pappus. Nüsschen und Pappus sind gleichermaßen entstanden unter der Wirksamkeit der mit Luft, Licht und Wärme an den oberen Pol der Pflanze gelangenden kosmischen Formkraft: Im Samen verschwindet die Form zugunsten der stofflichen Bildung; im Schirmchen verschwindet fast der Stoff zugunsten der wunderbaren Form des Pappus mit seiner extremen Leichte. Die „Pusteblume" mit den dicht an dicht auf dem ehemals konkaven, nun konvexen Blütenboden ist außerordentlich fein gegliedert. Die Nüsschen trocknen aus, werden sehr leicht und von dem Pappus bis in 10 km Höhe gehoben. Somit zeigt die Raumgestalt von Taraxacum officinale mit der tiefen Wurzel und dem hohen Samenflug eine weit ausgreifende vertikale Richtung, der die horizontale Blattrosette gegenübersteht.

So ergibt sich ein erstes Bild für die Kräfte, die in der Löwenzahnmilch wirksam sind: Taraxacum officinale ist offen für die Wirkungen von Luft, Licht und Wärme; damit verbindet sie sich mit dem Kosmischen. Ihre Vitalität und Dauerhaftigkeit zeigt den Einfluss des Irdischen. So ist sie eine Pflanze, die sich intensiv mit Kosmos und Erde verbindet und die das kosmische Leben in die Vitalität ihrer Säfte einzuprägen vermag.

3.1.3 Der Milchsaft

Damit richtet sich unser Blick auf den Milchsaft von Taraxacum. Der weiße – selten gefärbte – Milchsaft, der in vielen Pflanzen vorkommt, ist ein aufregendes Phänomen. Fast jedes Kind weiß, dass der Löwenzahn einen weißen Saft enthält, der auf der Haut trocknet und braun wird. Er findet sich in den Milchröhren der Wurzel, mehr in deren Randbereich. Diese bilden sich in der wachsenden Wurzel durch Auflösung von Zellwänden und Verschmelzung von lang gestreckten Parenchymzellen. So entsteht ein vielkerniges Gefäßsystem, in dessen Zellen die Zellkerne und Mitochondrien an die Zellwand gedrängt sind und das gesamte Zytoplasma durch Milchsaft ersetzt ist, der die restlichen Organellen enthält. Der Milchsaft ist also keine tote Flüssigkeit, sondern lebendes Zytoplasma. Er steht in den Milchröhren unter Druck – sie haben daher keine strömende Leitungsfunktion –, weswegen er bei ihrer Verletzung austritt. In leer gelaufenen Milchröhren bleiben immer lebende Zellkerne, Organellen und Enzyme zurück, sodass der Milchsaft neu gebildet werden kann. Dadurch entsteht ein *Bild des quellenden Lebens, das bei Taraxacum seinen Ort in der Wurzel hat*, die ja auch Träger des starken vegetativen Lebens der Blattrosette ist.

Die Wurzel ist im Frühjahr bitter durch Sesqui- und Triterpene und im Herbst süß durch Inulin. Der Bitterstoff ist hauptsächlich vorhanden in einer Zeit, in der sich der Löwenzahn nach innen wendet, zentriert und das Blühen vorbereitet. Taraxacum wird weniger bitter, wenn er „salatartige", nach dem ersten Wiesenschnitt üppige Blätter bildet und seine Stofflichkeit zum Gefressenwerden abgibt. Zum Herbst hin steigt der Gehalt an Inulin auf bis zu 40% des Gewichts der getrockneten Wurzel; mit diesem Reservestoff werden die frühen Entwicklungsphasen der nächsten Vegetationsperiode ermöglicht.

Beim Milchsaft handelt es sich stofflich um eine in der Pflanze stabile, wässrige Emulsion oder Suspension, die lipophile und hydrophile Stoffe miteinander verbindet. Er zersetzt sich an der Luft, ist aber auch im geschlossenen Gefäß nicht haltbar, sondern nur in der lebendigen Pflanze stabil. Durch Trocknung erhält man ein Gummiharz. Wie der Name schon besagt, kann man daraus Gummi und Harz isolieren, aber die Substanz Gummiharz ist noch eine Einheit, die mit Wasser eine Emulsion bilden kann. Im Milchsaft hat die Pflanze verbunden, was der Pharmazeut nur mit Mühe schafft – hydrophile Stoffe, nämlich Wasser, und lipophile Substanzen, nämlich Harz.

Einige Gummiharze sind im Handel erhältlich, und nur diese sind chemisch gut untersucht: Asa foetida, Myrrha, Opium, Euphorbium und Kautschuk. Abbildung 1 zeigt die Zusammensetzung des Gummiharzes.

Zum Kautschuk ist anzumerken, dass der Milchsaft des Löwenzahns in Mitteleuropa wohl keinen enthält. Dagegen enthält Milchsaft des in Sibirien wachsenden *Taraxacum koksaghyz* größere Mengen Kautschuk, sodass daraus früher sogar industriell Kautschuk gewonnen wurde.

Das Gummi besteht aus Schleim bildenden Kohlenhydratabkömmlingen, die eine Beziehung zum Wässrigen haben, aber im Milchsaft die Funktion eines Vermittlers zwischen der Wärme in der Form der lipophilen Stoffe des ätherischen Öls sowie des Harzes (als geronnener Wärme) und dem Wasser haben. Der Milchsaft ist eine in der Pflanze gebildete Einheit, wie eine kleine Welt für sich, und kann deshalb ein Vorbild

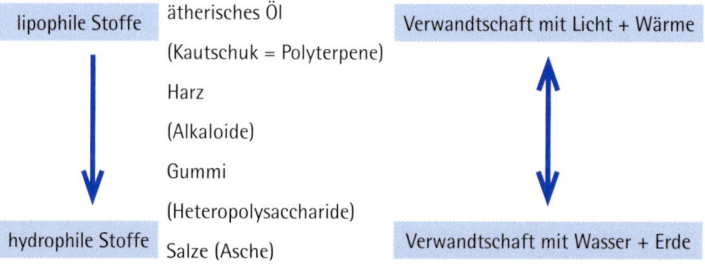

Abb. 1: Chemische Zusammensetzung der Gummiharze aus Milchsäften

sein für die Vermittlung zwischen Oben und Unten, zwischen dem Geistig-Seelischen und dem Physisch-Ätherischen und wirkt aufbauend und nicht – wie N-haltige Stoffe und alkaloidhaltige Milchsäfte – abbauend.

Mit den Inhaltsstoffen des Milchsafts kommt somit nochmals stofflich zur Abbildung, was sich schon morphologisch gezeigt hatte: Taraxacum vermag die kosmischen Kräfte (Licht- und Wärmeäther) dem Irdischen einzuprägen, d. h. mit chemischem und Lebensäther zu verbinden, die in Wasser und Erde leben. Dies tritt in der Fähigkeit der Pflanze in Erscheinung, im Milchsaft lipophile und hydrophile Stoffe miteinander zu verbinden. In der Kautschukbildung – Kautschuk ist ein Polymer aus 5000 bis 10000 Isopreneinheiten – kommt darüber hinaus die starke stoffaufbauende Kraft von Taraxacum zum Ausdruck. Prinzipiell ist die Stofflichkeit des Löwenzahns kompliziert und vielfältig: Es finden sich nebeneinander Stoffgruppen, die ihr typisches Vorkommen in vielen anderen Pflanzenfamilien haben. So wie die artenreiche Pflanzenfamilie der Asteraceen (ca. 25000 Arten) die Vielgestaltigkeit aus anderen Pflanzenfamilien zusammenfasst, so findet sich auch im Stofflichen eine Mannigfaltigkeit verschiedenster Inhaltsstoffe.

Die Kräfte von oben und von unten, zwischen denen sich das Leben jeder Pflanze entfaltet, werden also durch Taraxacum officinale besonders intensiv miteinander verbunden. Der Milchsaft ist offensichtlich ein zentraler Schauplatz dieses Kräftewirkens: Er quillt aus der Wurzel von unten nach oben. Diese Tatsache und die ernährende Wirkung seiner eiweißreichen Blätter auf die Kühe haben dem Löwenzahn in Dänemark den Namen „Mælkebøtte" (= Milcheimer) gegeben. Dieser Milcheimer befindet sich also in der Wurzel! In entgegengesetzter Richtung strömt kosmisches Leben von oben nach unten, das sich dem Milchsaft tief einprägt. So entsteht das folgende Bild von Kräften, unter deren Wirkung die Löwenzahnmilch sich bildet (Abb. 2).

Das Einprägen der Gesetzmäßigkeiten des kosmischen Lebens in den Milchsaft des Löwenzahns wird vermittelt durch Jupiter, den sonnenähnlichsten Planeten, der selbst weitgehend eine flüssig-gasförmige Konsistenz bewahrt hat. Seine kosmisch-planetarische Gestaltungskraft findet irdisch ihren Ausdruck in den Zinnprozessen. Sie sind in Natur und Mensch dort wirksam, wo in einem Organismus das rechte Verhältnis von fest und flüssig herausgebildet wird. In dem Finden dieses Verhältnisses verwirklicht sich kosmische Gestaltungskraft. Die innere Verwandtschaft des Löwenzahns mit den Zinnprozessen hat zu dem Präparat *Taraxacum Stanno cultum* D2 und D3 geführt, für das die Firma Weleda Löwenzahnpflanzen während dreier Vegetationsperioden mit verdünntem Zinn bzw. mit dem Kompost von zinnbehandeltem Löwenzahn düngt (Selawry 1991).

Was sich auf stofflicher Ebene zeigt, das lässt sich, wie wir oben gesehen haben, auch morphologisch finden: An der Ausgestaltung der Blattformen wirken Licht- und Wärmeäther zentripetal und lassen viele, spitze Zähne entstehen. Chemischer und Lebensäther wirken ihnen entgegen und bilden die Blattspreite. „An dem Löwenzahnblatt kann man direkt ablesen, wie stark oder schwach der Lichtäther in einer Gegend wirksam ist und sich gegenüber dem chemischen Äther durchsetzt" (Pelikan 1975: 280). Am typischsten für Taraxacum ist der spitze „Löwenzahn", der unter der Einwirkung der Kräfte von oben, aus dem Kosmischen entsteht.

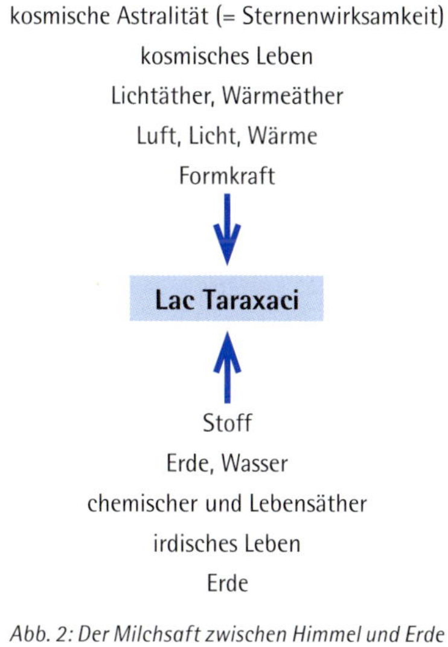

kosmische Astralität (= Sternenwirksamkeit)
kosmisches Leben
Lichtäther, Wärmeäther
Luft, Licht, Wärme
Formkraft
⬇
Lac Taraxaci
⬆
Stoff
Erde, Wasser
chemischer und Lebensäther
irdisches Leben
Erde

Abb. 2: Der Milchsaft zwischen Himmel und Erde

Die prinzipiellen Gesetzmäßigkeiten von Stoff und Form (in Europa seit Aristoteles im Bewusstsein der Menschheit) zeigen somit dasselbe. Ihre Aspekte ergänzen sich; die Betrachtung von Morphologie und Stofflichkeit stehen gleichwertig nebeneinander. Diese Erkenntnisart wurde vom Rosenkreuzertum gepflegt und ist Grundlage moderner goetheanistischer Naturbetrachtung (Steiner. GA 233a, 12.11.1934).

3.2 Die Flechten

3.2.1 Charakterisierung

Wenn wir im Folgenden die Flechten betrachten, betreten wir eine in vielen Details gegenüber derjenigen des Löwenzahns konträre Welt. Jedoch: „Kontraste gehören zum Lehrreichsten, dessen sich der nach Erkenntnis Strebende bedienen kann" (Grohmann 1968: 205). Flechten finden sich auf Unbelebtem: auf Gestein, Felsen, auf Baumrinden. Es gibt weltweit rund 20000 Arten, davon etwa 2000 in Mitteleuropa. Nördlich des Polarkreises, auf den Bergen der alpinen Region und Bäumen trotzen sie widrigsten klimatischen Bedingungen. Selbst in der lebensfeindlichen Umgebung der Wüste findet man sie, wo die Morgenfeuchte ihnen das Leben ermöglicht. Flechten überstehen Austrocknung und auch Gefriertrocknung; ihr Leben vermag innezuhalten, ohne ganz zu erlöschen; zum Weiterwachsen brauchen sie nur Feuchtigkeit. So können Flechtendrogen immer wieder mit Wasser zur „Frischpflanze" werden, um dann neu zur Droge getrocknet zu werden. Sie werden Jahrhunderte alt; die älteste lebensfähige Flechte schätzt man auf 4000 Jahre. Damit geraten sie als Zeitwesen fast außerhalb der Zeit in die Dauer und werden Steinen und Felsen verwandt. Der erste Eindruck von Flechten ist auch, es mit urtümlichen, urweltlichen, uralten Pflanzen zu tun zu haben. Flechten wachsen sehr langsam (ca. 0,5 bis 2 mm pro Jahr). Sie überwachsen die toten Flächen ihres Standorts (Stein, Rinde) flächig und überziehen sie wie mit einer Haut. Der Zuwachs liegt außen; somit wachsen sie meist konzentrisch, mit scharfer Begrenzung nach außen.

3.2.2 Aufbau und Gestalt

Im mikroskopischen Bild zeigt die Flechte einen Aufbau, der einem Blattquerschnitt einer höheren Pflanze ähnelt. In ein graues Grundgewebe sind grüne Kügelchen eingelagert. Das Grundgewebe besteht aus fädigen Pilzhyphen, die einen flächigen Träger für die kugeligen Algen bilden. Die Flechte besteht also aus einer vollkommenen Form der Symbiose zwischen Pilz und Alge, bei der die Letztere die Photosynthese übernimmt und den Pilz mit Assimilaten versorgt. Durch die Pilzhyphen sind die Flechten ihrer Unterlage sehr fest angeheftet. Mittels Säureausscheidung löst der Pilz Mineralisches auf; Flechten vermögen im Extrem Granit abzubauen. Damit entsprechen die Pilzfäden der Funktion von Pflanzenwurzeln, während die Algen Blattfunktion haben. Der Pilz versorgt die Alge auf diese Weise mit Salzen und Mineralstoffen; er trägt diese an den Kohlenhydratprozess heran, wodurch sie lebendig werden.

Der Pilzanteil der Flechte vermag also Stoffe aus dem Untergrund aufzunehmen. Auch aus der Luft kann der Pilz Stoffe aufnehmen, indem feine Härchen die Luft filtern und Staub einfangen. Flechten sind empfindlich gegen Stickoxide und Schwermetalle; Luftverschmutzung tötet diese Organismen also. Flechten halten Hitze bis 80 °C und hohe Radioaktivität aus; sie nehmen radioaktive Stoffe in großer Menge auf. Somit sind Flechten wahrnehmungsaktiv für die chemische und mineralische

Seite der Welt und äußerst widerstandsfähig gegenüber Licht und Wärme. Sie sind fast unlebendig, fast abgestorben, praktisch ohne Rhythmus und Entwicklung.

Auf die sexuelle Fortpflanzung wird meist verzichtet. Die vegetative Vermehrung erfolgt durch zufällig entstandene Bruchstücke, durch abgeschnürte Auswüchse (Isidien) oder durch aktiv aus dem Inneren hervorquellende Algen, die von Pilzhypen umschlungen werden (Soredien).

3.2.3 Inhaltsstoffe

Die Inhaltsstoffe von Flechten sind pharmakologisch hochinteressant: Manche Arten bilden Bitterstoffe und antibiotische Substanzen (Usninsäure, Vulpinsäure). Es gibt Flechten, aus denen Farbstoffe zum Färben von Wolle und Seide gewonnen werden; auch der Lackmusfarbstoff stammt aus einer Flechte. Die Eichenflechte (Irish Moos) duftet. Pulverisierte Flechten werden zur Wundbehandlung eingesetzt. Die sekundären Inhaltsstoffe, auf welche die Wirkung der jeweiligen Flechte zurückzuführen ist, werden vom Pilzanteil gebildet. Flechten werden in der Regel nicht gefressen; Ausnahmen stellen die Rentierflechte in der Tundra und die Mannaflechte, die in Kleinasien vorkommt, dar (Schad 1989).

In der Symbiose zwischen Pilz und Alge offenbart sich die verbindende Qualität des Merkuriellen. Merkur, dessen Wirksamkeit im Irdischen durch die Quecksilberprozesse vertreten ist, lebt im Reich der Flechten auch in der Überwindung der Distanz zwischen (fast) Totem und regsamstem Stoffwechsel mit Aufbau von antibiotisch (und anders) wirksamen Säuren, Farbstoffen und Duftstoffen. Indem die Flechte Mineralisches (z.B. Granit) auflöst, führt sie „zeitlose" Substanz über in den verwandelnden Zeitenstrom; hierbei ist Merkur (Quecksilber) wirksam (Selawry 1991).

3.3 Zusammenfassung: Charakteristika Lac Taraxaci und Parmelia

Die Charakteristika der beiden Komponenten des Heilmittels *Lac Taraxaci* D10/*Parmelia* D10 aa Dilution/Ampullen (Weleda) lassen sich zusammenfassend gegenüberstellen:

Taraxacum	Parmelia
Wächst gern auf gedüngten Wiesen	Wächst auf Stein, Baumrinde
Umweltveränderungen (konventionelle Landwirtschaft) wirken günstig	Umweltveränderungen (Luftverschmutzung) wirken ungünstig
Ausdauernd, aber mit extrem kurzem Zyklus: neue Pflänzchen aus Samen von derselben Vegetationsperiode	Extrem langsames Wachstum
Alter bis zu 15 bis 20 Jahre	Alter bis 4000 Jahre, fast „unsterblich"
Wirkt jung, wüchsig, stark vegetativ	Wirkt uralt, urweltlich
Stoffaufbau (Inulin, Kautschuk)	Stoffabbau (Säuren, antibiotisch wirkende Stoffe), Chemismus
Offen für Luft, Licht, Wärme	Offen für Mineralisches und Wasser, erträgt Kälte, Hitze, Trockenheit, Radioaktivität

	Taraxacum	Parmelia
Räumliche Eingliederung	vornehmlich vertikal	horizontal
	Verströmendes Blütenwesen	Wahrnehmendes „Wurzelwesen"
	Dem Kosmos zugewandt	Der Erde zugewandt
	Jupiter-Zinn-Wirkungen	Merkur-Quecksilber-Wirkungen

Die hiermit deutlich sichtbar werdende Polarität lässt sich durch Äußerungen R. Steiners noch vertiefen. Während der alten Sonnenzeit der Erdentwicklung waren alle damaligen „Pflanzen" von Milchsäften durchdrungen, und der Mensch ernährte sich von ihnen. „Da ist die Ernährung tatsächlich so bewirkt worden, dass der Mensch aus den Pflanzen die Milchsäfte sog wie heute das Kind aus der Mutter. Die Pflanzen, die heute noch Milchsäfte enthalten, sind letzte Nachzügler aus jener Zeit, wo alle Pflanzen reichlich diese Säfte lieferten." (Steiner. GA 99, 4.6.1907) Milchbildung steht bei Mensch und Tier einerseits im Zusammenhang mit den Sexualdrüsen, andererseits mit der Sinneswahrnehmung. So fördert beim Menschen der Blick der Mutter auf den trinkenden Säugling während des Stillens die Abgabe der Milch. Für das Tierreich ist die Förderung der Milchsekretion durch Radiomusik während des Melkens der Kühe ein Beispiel für den Einfluss der Sinneswahrnehmung auf die Milchbildung. Damit steht sie im Wirkensgebiet zwischen dem Ätherleib, der im strömenden Flüssigen lebt, und dem Astralleib, der in Licht und Luft lebt. In der Milchsaftbildung der Pflanze arbeitet die kosmische Astralität ins Ätherische hinein. Milchbildung ist eine Art „Pflanzentier-Prozess". Bei Flechten arbeitet die kosmische Astralität hingegen ins Physische; es bilden sich z.B. Farbstoffe und antibiotisch wirksame Substanzen, die das Wachstum von Mikroorganismen zu hemmen oder diese abzutöten vermögen (z.B. Usninsäure). Milchsäfte, Harze und Pflanzenwachse tragen noch Reste des Ätherleibes der Pflanze in sich. Als Beispiel für Pflanzen mit harzartigen, milchartigen Säften nennt R. Steiner den Löwenzahn und die Wolfsmilch. „Bei all diesen Stoffen gibt es schon eine starke Wirkung auf das Rhythmische System des Menschen ... Alles dasjenige, was den Ätherleib noch in sich enthält, wirkt sehr stark auf die innere Beweglichkeit des Astralleibes, regt damit vom Astralleib aus die ganze Tätigkeit des Organismus an ... Es beruht das darauf, daß der Astralleib stark beeinflußt wird von diesen Stoffen und daß er, weil er auf den Ätherleib wirkt, dann im Ätherleib auch wieder einen Ausgleich hervorruft." (Steiner. GA 314: 285) Astralleib und Ätherleib wirken in der Mitte des Menschen, im Rhythmischen System, zusammen.

3.4 Kräftedynamik von Löwenzahnmilch und Baumflechte im Menschen

Wo findet sich die Kräftedynamik von Löwenzahnmilch und Baumflechte im Menschen wieder? Die Leber ist dasjenige Organ im Menschen, welches sein höchstes Wesensglied, das Ich, mit dem untersten Wesensglied, dem physischen Leib, verbindet. Durch die Lebertätigkeit prägt der Mensch seinem Stoff den Geist ein. In dieser Tätigkeit wird die Leber angesprochen durch die Löwenzahnmilch. Andererseits ist die Leber der Ort der Verlebendigung des Stoffes, der durch die Verdauung abgetötet und in seine elementaren Bausteine aufgelöst ist. In der Auseinandersetzung mit dem toten Stoff wird der Organismus durch die Baumflechte angesprochen (Abb. 3). Doch auch an seiner Oberfläche hat der Organismus mit dem Toten zu tun: Die Epidermis grenzt an die Außenwelt und gibt sich durch das Absterben der Keratinozyten einen Abschluss.

Insofern findet sich der Gegensatz von Geist und belebtem Stoff einerseits *(Lac Taraxaci)* und belebtem und unbelebtem Stoff andererseits *(Parmelia)* sowohl in der Leber als auch in der Wechselbeziehung von Leber und Haut.

Es grenzt also der menschliche Organismus in zweierlei Art an die Außenwelt: durch die Haut nach außen und in der Leber nach innen. In der Leber hat der menschliche Organismus eine „Enklave" der Außenwelt im Inneren. „In der Leber spielen sich Prozesse ab, die von allen Prozessen, die im menschlichen Organismus vorkommen, am meisten ähnlich sind den Prozessen in der Außenwelt, so daß tatsächlich in der Leber der Mensch am meisten nicht Mensch ist." (Steiner. GA 316: 36) Durch

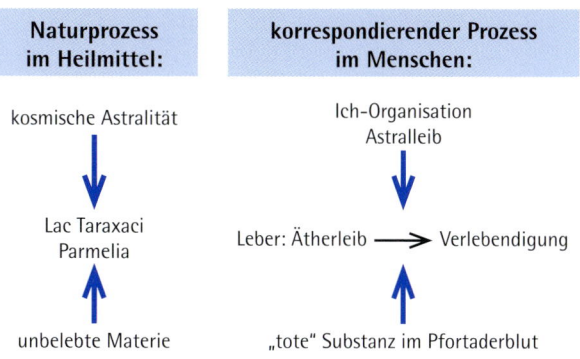

Abb. 3: Korrespondenz zwischen Natur und Mensch

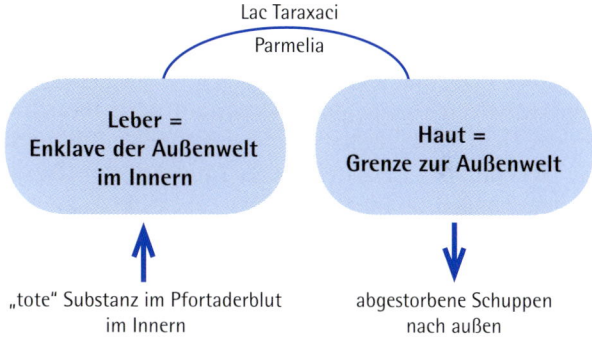

Abb. 4: Korrespondenz zwischen Leber und Haut

den Verdauungstrakt und das Pfortaderblut gelangen Stoffe der Außenwelt als verdaute, abgetötete Nahrung in die Leber, die sie als belebte Stoffe wieder verlassen. Diese belebende Wirkung der Leber auf die sie durchströmenden Stoffe steht unter der Führung der Ich-Organisation. Somit ist die Leber (paradoxerweise) einerseits ein Stück Außenwelt im Inneren, andererseits vom höchsten Wesensglied des Menschen durchkraftet (Abb. 4).

3.4.1 Indikationen und Wirkung

R. Steiner hat für das Heilmittel bei beiden Komponenten eine Potenzierung in D10 angegeben. Dieses entspricht einer mittleren Potenz, deren Wirkung sich auf das Rhythmische System richtet. Damit ist *Lac Taraxaci* D10/*Parmelia* D10 aa Dilution/ Ampullen (Weleda) in der Lage, auf die Wechselwirkung zwischen innen und außen, zwischen Leber und Haut einzuwirken. Es wirkt sozusagen auf den Atem zwischen Stoffwechselzentrum und Peripherie. Interessant ist in diesem Zusammenhang die Erfahrung, dass die subkutane Applikation deutlich besser wirksam ist als die perorale Gabe. Die subkutane Applikation eines Medikaments zielt nämlich ebenfalls auf das Rhythmische System.

Der Bereich im menschlichen Organismus, in dem *Lac Taraxaci* D10/*Parmelia* D10 aa Dilution/Ampullen (Weleda) wirkt, ist somit durch eine doppelte Polarität beschrieben: Es wirkt zwischen oben und unten und zwischen innen und außen. Seine Wirkrichtungen bilden ein Kreuz mit einer Mitte (Abb. 5).

In dieser Skizze zeigen die gepunkteten Linien den Krankheitsprozess an, der in einer Dislokation des Blutes von unten innen (Leber) nach oben außen (Gesichtshaut) besteht. Diese zeigt Krankheitsbilder wie Akne, Rosazea und seborrhoisches Ekzem. *Lac Taraxaci* D10/*Parmelia* D10 aa Dilution/Ampullen (Weleda) ruft das gesunde Schwingen zwischen oben und unten, zwischen innen und außen auf. Es spricht das Rhythmische System an, das harmonisiert, Gegensätze ausgleicht und Gleichgewichte neu herstellt; es wirkt heilend aus der Mitte des Menschen.

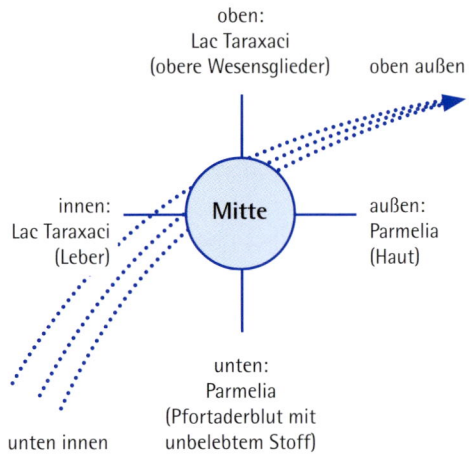

Abb. 5: Wirkensfeld von Lac Taraxaci D10/Parmelia D10

Leber und Haut (Epidermis) grenzen also gleichermaßen an die unbelebte Außenwelt. Es stellt sich die Frage, ob sich in der Peripherie auch hinsichtlich des Aufbaus ein Gegenstück zum Stoffwechselzentrum Leber findet. Oder lapidarer gefragt: Wo in der Haut ist die Leber aufbauend wirksam? Die anthroposophische Menschenkunde sieht in aller ausscheidenden Tätigkeit von Drüsen die Tätigkeit des Astralleibes, gleichermaßen im Inneren bei der Leber, die Galle absondert, und außen an der Haut, die schwitzt und talgt. Andererseits lebt das Ich in der Wärme, deren Erzeugung sich maßgeblich auf die Verbrennung von Fett stützt. Somit ist auch das Ich mit dem Fett verbunden, abbauend durch die Gallenflüssigkeit, die sich auf die Fettverdauung richtet, und aufbauend in der Talgdrüse, die Fett als Talg auf die Hautoberfläche absondert. Auf diese Weise schaffen die oberen Wesensglieder einen zweifachen Bogen, eine doppelte Verbindung zwischen der Leber innen und den Talgdrüsen der unteren Lederhaut außen. Die Leber ist also innerhalb der Haut in den Talgdrüsen wirksam; in der Talgproduktion findet sich Lebertätigkeit. Seborrhoe als Talgdrüsenüberfunktion und die damit einhergehenden Dermatosen (Acne vulgaris, Rosazea, seborrhoisches Ekzem) zeigen, dass ein ausgewogenes Maß der Tätigkeit der oberen Wesensglieder zwischen innen und außen mangelt und zugunsten einer Übertätigkeit in der Peripherie verschoben ist. Genau hier entfaltet *Lac Taraxaci* D10/*Parmelia* D10 aa Dilution/Ampullen (Weleda) seine Wirksamkeit, was empirisch gut abgesichert ist.

R. Steiner beschreibt, wie bei zu schwacher Lebertätigkeit das Blut von der Leber in die Haut drängt, sodass dort „zu viel geatmet wird", „zu viel Tätigkeit entwickelt wird", und „dadurch entzündet sich alles" (Steiner. GA 348: 286). Es entstehen die Pocken, die nach unserem Verständnis in diesem Zusammenhang den Krankheitsbildern der Acne vulgaris, der Rosazea, dem seborrhoischen Ekzem und disseminierten Follikulitiden entsprechen. Diese sind die Indikationen für den Einsatz von *Lac Taraxaci* D10/*Parmelia* D10 aa Dilution/Ampullen (Weleda). Bei Dermatosen anderer Genese, etwa der Psoriasis oder gar der Neurodermitis, ist dieses Heilmittel schlichtweg unwirksam.

Literatur

Grohmann, G. (1968): Die Pflanze, Band 2. Stuttgart, 205.
Jachens, L. (2004): Die Behandlung von Hautkrankheiten über die Leber. Der Merkurstab 57, 248–259.
Krüger, H. (1969–1979): Heilmittelangaben R. Steiners. Für Ärzte herausgegeben von der Medizinischen Sektion der Freien Hochschule für Geisteswissenschaft am Goetheanum. Dornach, Blatt Taraxacum.
Pelikan, W. (1975): Heilpflanzenkunde Band I. Dornach, 280.
Schad, W. (1989): Flechten und Moose. Chemismus und Physikalismus in der niederen Pflanzenwelt. Elemente der Naturwissenschaft 50, 6–25.
Selawri, A. (1991): Metall-Funktionsstörungen in Psychologie und Medizin. 2. Auflage. Heidelberg.
Steiner, R. (1985): Die Theosophie des Rosenkreuzers. GA 99. 7. Auflage. Dornach.
Steiner, R. (1983): Über Gesundheit und Krankheit – Grundlagen einer geisteswissenschaftlichen Sinneslehre. GA 348. 3. Auflage. Dornach.
Steiner, R. (1975): Geisteswissenschaftliche Grundlagen zum Gedeihen der Landwirtschaft. GA 327. 5. Auflage. Dornach.
Steiner, R. (1980): Meditative Betrachtungen und Anleitungen zur Vertiefung der Heilkunst. GA 316. 2. Auflage. Dornach.
Steiner, R. (1991): Mysterienstätten des Mittelalters. Rosenkreuzertum und modernes Einweihungsprinzip. Das Osterfest als ein Stück Mysteriengeschichte der Menschheit. GA 233a. 5. Auflage. Dornach.
Steiner, R. (1975): Physiologisch-Therapeutisches auf Grundlage der Geisteswissenschaft. GA 314. 2. Auflage. Dornach.

4. Dermatodoron®, Hepatodoron® und Lac Taraxaci D10/Parmelia D10 aa im Vergleich

Zuletzt soll eine Überschau über die drei betrachteten Heilmittel in ihrem Einsatz bei der Behandlung von Hautkrankheiten gegeben werden. Bei allen drei Heilmitteln bilden ihre jeweiligen beiden Komponenten jeweils eine Polarität. In jedem dieser heilpflanzlichen Gegensatzpaare findet sich ein imaginäres räumliches Kreuz: *Lysimachia nummularia, Fragaria vesca* und *Parmelia* wachsen kriechend horizontal, während *Solanum dulcamara* und *Vitis vinifera* sich rankend aufrichten und *Taraxacum officinale* in seiner Bildegeste ebenso die vertikale Ausrichtung zeigt. Dieses in den drei Heilmitteln verborgene Kreuz findet sich wieder in der kranken Haut, die an der Körperoberfläche eine Ebene bildet, in die im rechten Winkel der krankmachende Impuls des Stoffwechsels von innen nach außen „hineinschlägt" (⇒ „Ausschlag"). Dabei wirken die drei Heilmittel unterschiedlich:

- *Dermatodoron*® Dilution (Weleda) = Heilmittel zur Anregung der Formkräfte bei überschießendem Blutimpuls in der oberen Dermis mit Entzündung der Epidermis,
- *Hepatodoron*® Tabletten (Weleda) = Heilmittel zur Anregung der Stoffkräfte bei Unterernährung der Epidermis und ihrer Anhangsgebilde,
- *Lac Taraxaci* D10/*Parmelia* D10 aa Dilution/Ampullen (Weleda) = Heilmittel bei Stoffwechselüberlastung im unteren Corium (Talgdrüsen) mit Förderung der atmenden Wechselwirkung zwischen Leber und Haut sowie für Stoffwechselrückverlagerung in die Leber.

Dermatodoron® Dilution (Weleda) wirkt zwischen innen (Darm) und außen (Haut); seine Wirkung wendet sich am stärksten nach außen. Deswegen ist es ein Heilmittel zur Anwendung ausschließlich bei Hautkrankheiten; Wirkungen im Bereich der Funktionen z. B. des Verdauungstraktes sind nicht zu beobachten (Abb. 1).

Hepatodoron® Tabletten (Weleda) wirken im Wesensgliedergefüge zwischen oben (Ich-Organisation und Astralleib) und unten (Ätherleib und physischer Leib); ihre Wirkung wendet sich am stärksten nach innen. Sie sind ein Stoffwechselmittel, das durch Mobilisation von aufbauender Stoffwechselkraft heilende Wirkung an der Haut zu entfalten vermag (Abb. 2).

Lac Taraxaci D10/*Parmelia* D10 aa Dilution/Ampullen (Weleda) wendet sich an den rhythmischen Ausgleich zwischen innen und außen, oben und unten. Es lässt sich mit einem Wirkungskreuz skizzieren, das es im Menschen aufruft (Abb. 3).

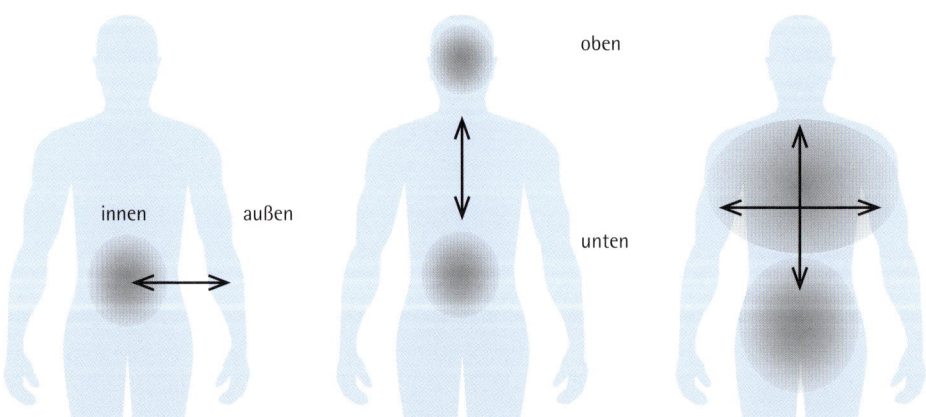

Abb. 1–3: Dermatodoron®, Hepatodoron® und Lac Taraxaci D10/Parmelia D10 im Vergleich.

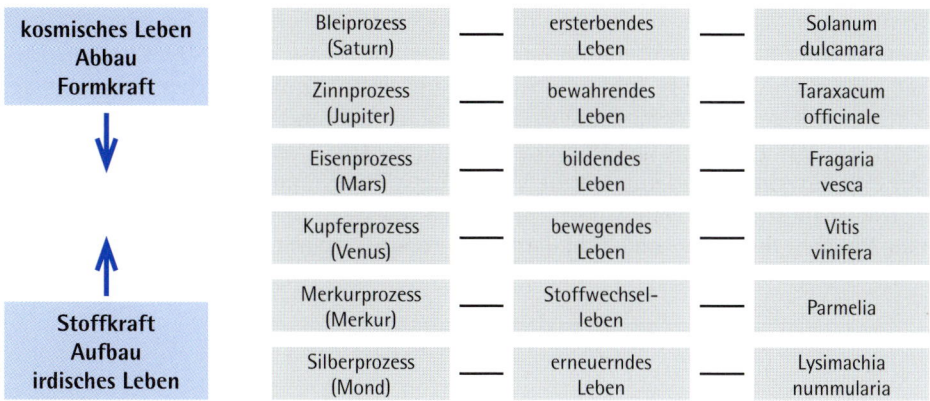

Abb. 4: Metallprozess, Lebensstufen und Heilpflanzen

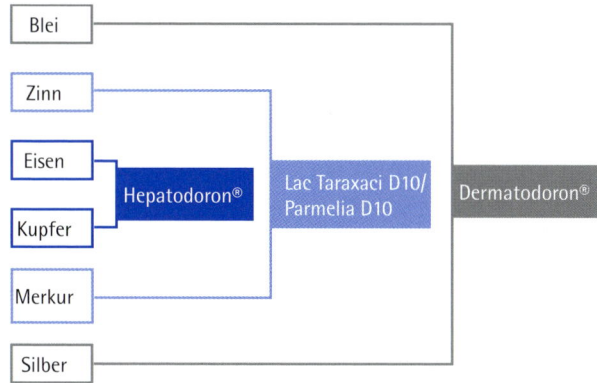

Abb. 5: Die Heilmittel und die darin wirksamen Metallprozesse

Die drei Heilmittel vereinigen in ihren Komponenten die Planetenwirksamkeit je eines obersonnigen und eines untersonnigen Planeten in sich. Die Aufstellung in Abbildung 4 basiert auf der von Rudolf Steiner gegebenen Charakterisierung der sieben Lebensstufen (Steiner. GA 208, 29.10.1921).

Somit beinhaltet jedes der drei betrachteten Heilmittel die Polarität zweier Planetenprozesse bzw. Metallprozesse (Abb. 5).

4.1 Der pharmazeutische Prozess

Im Folgenden wird der Frage nach dem verwendeten Pflanzenteil und dem pharmazeutischen Prozess bei den drei Heilmitteln für die Haut nachgegangen.

4.1.1 Dermatodoron® Dilution (Weleda)

Für *Dermatodoron®* Dilution (Weleda) finden das blühende Kraut von Lysimachia nummularia und die Blüten von Solanum dulcamara Verwendung. Bei Solanum haben die grünen Triebe und Früchte am meisten Alkaloide, die Blüten dagegen lediglich geringe Mengen. Mit der Verwendung der Blüten, dem relativ ungiftigen Pflanzenteil, wird sichergestellt, dass das Stoffliche (die Alkaloide) die verdauende, also die fremde

Stofflichkeit überwindende Tätigkeit des unteren Menschen, nicht belastet. Die Verwendung der Blüte stimmt die Wirkung des Heilmittels auf den Stoffwechsel ab. Dieses wird noch gesteigert durch die Anwendung des pharmazeutischen Prozesses der Kochung. Blüte und Kochung zielen auf die abtötende und verdauende Funktion des Stoffwechsels in Magen und Dünndarm. Damit erhält *Dermatodoron*® Dilution (Weleda) eine anregende Wirkung auf die Verdauungstätigkeit, auf den Abbau der fremden Substanz im Inneren, womit überschießenden Impulsen der aufbauenden, ernährenden Tätigkeit des Blutes außen in der Haut entgegengewirkt wird.

4.1.2 Hepatodoron® Tabletten (Weleda)

Für die Verwendung in *Hepatodoron*® Tabletten (Weleda) werden die Blätter von Vitis vinifera und Fragaria vesca bei 40 °C gedörrt. Zwar werden die Blätter anschließend in der Kugelmühle zu feinstem Pulver zermahlen und intensiv vermischt; sie verbleiben jedoch in ihrem festen Zustand. Lösen und extrahieren muss sie der menschliche Organismus nach der Einnahme selbst. Die Empfehlung an den Patienten, die Tablette zu kauen und zu schmecken, führt zur bewussten Begegnung mit den Heilpflanzen in der Sinneswahrnehmung. Hieran ist das Ich beteiligt. Wird die gekaute Tablette heruntergeschluckt, begegnet das unterbewusste, in die Verdauungstätigkeit eingetauchte Ich den festen Pflanzenstoffen, die sich nach und nach in Lösung begeben. Hierin liegt nun gerade die Lebertätigkeit, bei der das Ich sich am Festen, Stofflichen der Physis betätigt. Der pharmazeutische Prozess des Dörrens als Wärmeanwendung richtet *Hepatodoron*® Tabletten (Weleda) nochmals auf das Ich aus, das in der Wärme lebt.

4.1.3 Lac Taraxaci D10/Parmelia D10 aa Dilution/Ampullen (Weleda)

Für *Lac Taraxaci* D10/*Parmelia* D10 aa Dilution/Ampullen (Weleda) wird der unbehandelte Milchsaft des Löwenzahns verwandt; die Flechte wird gekocht. Diese Kochung hat in der Hauptsache die Aufgabe, die Flechte aufzuschließen; eine Ausrichtung der Wirkung auf einen bestimmten Organbezirk wird damit nicht bezweckt. Der wesentliche pharmazeutische Prozess dieses Heilmittels ist die Potenzierung auf D10, womit die Wirkung auf den mittleren Menschen zielt. Wie wir oben gesehen haben, entfaltet *Lac Taraxaci* D10/*Parmelia* D10 aa Dilution/Ampullen (Weleda) seine Wirkung in dem Atem, dem rhythmischen Schwingen des Blutes zwischen Leber und Haut, zwischen unten (Leber) und oben (Haut als Sinnesorgan) sowie innen und außen.

	Dermatodoron® Dilution (Weleda)	*Hepatodoron*® Tabletten (Weleda)	Lac Taraxaci D10/ *Parmelia* D10 aa Dilution/Ampullen (Weleda)
Pflanzenteil	Blüten/ blühendes Kraut	Blätter	Milchsaft und ganze Flechte
Pharmazeutischer Prozess	Abkochung (Decoct)	Dörren, „durchstoßen"	Potenzierung
Darreichungsform	Dilution, flüssig	Tablette, fest	Dilution und Ampulle, flüssig

Bezüglich der verwandten pharmazeutischen Prozesse sind die drei Heilmittel verschieden, was wie folgt zusammenzufassen ist:

- *Dermatodoron®* Dilution (Weleda): Die Auskochung der Blüten und des blühenden Krauts schaffen als Wärmeanwendung einen Stoffwechselbezug mit Wirkung auf den Übergang des ernährenden Substanzstroms vom Darm in das Blut und vom Blut in die Haut.
- *Hepatodoron®* Tabletten (Weleda): Das Dörren und das „Durchtreiben" der zerriebenen Blätter richten die Wirkung auf die Leber mit ihrem umfassenden Stoffwechsel und den sich gegenseitig durchdringenden Flüssigkeitsströmen.
- *Lac Taraxaci* D10/*Parmelia* D10 aa Dilution/Ampullen (Weleda): Die extreme Polarität der Komponenten korrespondiert mit dem Gegensatz von Leber und Haut; mit der Potenzierung auf die D10 ist die Wirkung auf die Atmung zwischen innen und außen gerichtet.

4.2 Typische Heilmittel und typische Krankheitsformen

R. Steiner und I. Wegman erwähnen in ihrem gemeinsamen Buch „typische Heilmittel" für „typische Krankheitsformen" (Steiner, Wegman. GA 27, Kap. 20). Als Beispiel für eine typische Krankheitsform soll die Acne vulgaris betrachtet werden, die während in der Pubertät auftritt. So wie die Pubertät als Zeit der Ausreifung des Organismus für den Menschen typisch ist, während der aus einem Kind oder Jugendlichen ein Erwachsener wird, so ist die Akne für die Pubertät typisch. Zwar erfordert die Behandlung der Akne im (seltenen) Einzelfall eine individuelle Therapie mit speziellen Einzelmitteln, aber eine Behandlung mit typischen Heilmitteln ist in den allermeisten Fällen hinreichend, sinnvoll und auch fruchtbar. So können wir sagen, dass eine individuelle Behandlung der Acne vulgaris, auch vor dem Hintergrund des noch gar nicht geborenen Ichs des jungen Patienten, geradezu untypisch ist. Diese Heilmittel sind im Beispiel der Acne vulgaris *Hepatodoron®* Tabletten (Weleda) und *Lac Taraxaci* D10/ *Parmelia* D10 aa Dilution/Ampullen (Weleda).

Der polare Aufbau der typischen Heilmittel lässt einen Zusammenhang mit der grundsätzlichen, Mensch und Natur durchdringenden Polarität von Luzifer und Ahriman vermuten. Dieser Aspekt der typischen Heilmittel ist auch in früheren Arbeiten schon berücksichtigt worden (van Dam 2000, Göbel 1992, Woernle 1992). Zur Charakterisierung der Widersachermächte des Menschen sind die Angaben Rudolf Steiners aus fünf Vorträgen zusammengefasst:

	Luziferische Kräfte	**Ahrimanische Kräfte**
Als physiologischer Vorgang im Menschen	Belebung aus dem Stoffwechsel	Absterbeprozesse in Nerv und Sinnesorganen im Haupt
Als krankmachende Wirkung im Menschen	Lebenskräfte aus dem übrigen Organismus werden heraufgesandt, wollen das Haupt durchdringen, „Hineinpressen von Vitalitätskräften in die absterbenden Kräfte des Hauptes" (Steiner. GA 194, 23.11.1919)	Todeskräfte aus dem Haupt werden in die Vitalitätskräfte des übrigen Organismus hineingesandt (Steiner. GA 194, 23.11.1919)
Sitz in der Umgebung des Menschen	Luft, Licht, Wärme oben	Flüssiges und Festes der Erde unten

	Luziferische Kräfte	Ahrimanische Kräfte
Von dort Wirkung auf den Menschen	In den Sinnesorganen (Steiner. GA 218, 16.11.1922): – Erweichung – Verjüngung – Einschlafen (Steiner. GA 349, 7.5.1923) – Gehirnerweichung (Steiner. GA 313, 12.4.1921) – Hysterie (Steiner. GA 312, 22.3.1920)	Im Stoffwechsel (Steiner. GA 218, 16.11.1922): – Verhärtung – Alterung – Aufwachen (Steiner. GA 349, 7.5.1923) – Unterernährung (Steiner. GA 313, 12.4.1921) – Neurasthenie (Steiner. GA 312, 22.3.1920)

Alle drei hier betrachteten Heilmittel haben einen luziferischen und einen ahrimanischen Pol. Jeweils ein Pol wirkt im gegensätzlichen Sinn auf die Kraft, welche die Krankheit verursacht; das ist das Gegenmittel. Der jeweils andere Pol des Heilmittels wirkt gleichsinnig; er spiegelt dem Organismus das Bild der Krankheit. Während also der eine Pol des Heilmittels dem Krankheitsprozess etwas Gegenläufiges wie beim Austarieren einer Waage (Steiner. GA 349, 7.5.1923) entgegensetzt, fordert der andere Pol den Organismus zur eigenen, selbst erzeugten Gegenbewegung auf. Wir finden also in allen drei Heilmitteln jeweils zwei unterschiedliche Wirkprinzipien, durch die der erkrankte Organismus seine individuelle Mitte, seinen Ausgleich finden kann. „Christlich sein heißt eben, den Ausgleich zwischen dem Ahrimanischen und dem Luziferischen suchen" und „darin besteht das Christliche, daß man den Ausgleich sucht" (Steiner. GA 349: 229–232).

4.2.1 Indikationen

Wendet man die oben behandelten Gesichtspunkte auf die hier betrachteten drei Heilmittel an, ergibt sich damit Folgendes:

- *Dermatodoron® Dilution (Weleda)*

Dermatodoron® Dilution (Weleda) ist indiziert bei Hauterkrankungen, bei denen die überschießenden Blutkräfte zu viel Vitalität in die Haut tragen und die Haut zu jung machen. Es wirkt besonders gut in der Kindheit. Es entsteht das Bild einer organischen Hysterie, von R. Steiner als Terminus für das zu große Selbstständigwerden der Stoffwechselprozesse verwandt (Steiner. GA 312, 22.3.1920). Damit tragen die Krankheitsbilder, bei denen *Dermatodoron®* Dilution (Weleda) indiziert ist, einen luziferischen Charakter. In *Dermatodoron®* Dilution (Weleda) ist Solanum dulcamara das Gegenmittel mit ahrimanischer Wirkung und Lysimachia nummularia das gleichsinnige Mittel (Bild der Krankheit) mit luziferischer Wirkung.

- *Hepatodoron® Tabletten (Weleda)*

Hepatodoron® Tabletten (Weleda) dagegen sind indiziert bei Hauterkrankungen, bei denen sich die Vitalität aus dem Hautorgan zurückzieht und die abbauenden Nervenprozesse überwiegen. Sie sind ein Heilmittel in erster Linie bei Hauterkrankungen mit neurasthenischem Einschlag und ahrimanischem Charakter, die beim alten Menschen häufig sind. In *Hepatodoron®* Tabletten (Weleda) ist Vitis vinifera das heilende Gegenmittel mit luziferischer Wirkung und Fragaria vesca das gleichsinnige Mittel (Bild der Krankheit) mit ahrimanischer Wirkung.

- *Lac Taraxaci D10/Parmelia D10 aa Dilution/Ampullen (Weleda)*

Lac Taraxaci D10/*Parmelia* D10 aa Dilution/Ampullen (Weleda) ist indiziert bei Hauterkrankungen, bei denen Blutprozesse vom Inneren in das Hautorgan disloziert sind; diese treten vornehmlich im Erwachsenenalter bzw. während der Pubertät auf. Wieder kommen Hautbilder mit organischer Hysterie und luziferischem Charakter in Betracht. Das heilende Gegenmittel darin ist Parmelia mit ahrimanischer Wirkung; das gleichsinnige Mittel (Bild der Krankheit) ist Lac Taraxaci.

	Dermatodoron®	Lac Taraxaci/ Parmelia	Hepatodoron®
Indikationen	Blut ↑ Hysterie luziferische Tendenz Kindheit	Blut ↑ Hysterie luziferische Tendenz Adoleszenz, Erwachsener	Nerv ↑ Neurasthenie ahrimanische Tendenz alter Mensch
Komponenten – Gegenmittel (Heilmittel) – Spiegel (Bild der Krankheit)	Solanum dulcamara Lysimachia nummularia	Parmelia Lac Taraxaci	Vitis vinifera Fragaria vesca

Exkurs: Die Besonderheit des *Dermatodoron*® Dilution (Weleda)

Beim Vergleich der Heilpflanzenpaare dieser drei Heilmittel fällt auf, dass die beiden Heilpflanzen des *Dermatodoron*® Dilution (Weleda) einen besonders ausgewogenen, gemäßigten Charakter haben und keine Extreme zeigen. Daher ist es nicht leicht, in ihnen das Überwiegen einer luziferischen Tendenz oder einer ahrimanischen Tendenz zu erkennen. Für Solanum dulcamara war für uns die Wirkung der Nachtschattengewächse, allen voran der Belladonna, wegleitend, um zusammen mit den Kräften des oberen Menschen den überschießenden Stoffwechsel zurückzudrängen; hierin können ahrimanische Kräfte erlebt werden. Andererseits weist Dulcamara starke Vitalitätskräfte auf, die in den Seitensprossen unterhalb der Blüten und Früchte zum Ausdruck kommen. Diese überwinden die vom Blühprozess ausgehende, lediglich temporäre Bremsung der Vitalität und wachsen ungehemmt rankend in die Höhe. Die hierin lebenden luziferischen Kräfte stehen jedoch im *Dermatodoron*® Dilution (Weleda) nicht im Vordergrund. Für Lysimachia nummularia ist die Neigung, offene Bodenstellen zu begrünen und Wunden zu verschließen, wegleitend. In den darin zum Ausdruck kommenden Vitalitätskräften leben luziferische Tendenzen. Andererseits ist die Vitalität von Lysimachia mit seinem strengen Rhythmus und den münzgroßen Blättchen stark geformt. Die Gebundenheit dieser Pflanze an Erde und Feuchte weist auf ahrimanische Kräfte hin, die jedoch für seine Verwendung in *Dermatodoron*® Dilution (Weleda) nicht die Wesentlichen sind.

Es ist gerade diese Ausgewogenheit von Dulcamara und Lysimachia, die sie für die Verwendung in einem typischen Heilmittel für die Haut geeignet machen. Denn das Hautorgan des Menschen ist ebenfalls ein gemäßigtes Organ ohne Extreme: Es ist einerseits ein Nerven-Sinnes-Organ und andererseits ein Stoffwechselorgan und enthält damit die Kräfte des ganzen Menschen. Alle drei Systeme des dreigliedrigen menschlichen Organismus schaffen sich in der Haut einen jeweils eigenen Abschluss und sind in ihr vertreten. Deswegen sagt Rudolf Steiner: „Die Haut ist etwas außerordentlich Braves" (Steiner. GA 243: 231). „Böse", d.h. einseitig von luziferischen oder ahrimanischen Kräften ergriffen und krank, wird das Hautorgan nur unter dem Einfluss einzelner innerer

Organe. Diese Ausgewogenheit, die der gesunden Haut eigen ist, fordert die ausgewogenen Heilpflanzen des *Dermatodoron*® Dilution (Weleda).

■ Literatur

Göbel, T. (1992): Rätsel, die sich wechselseitig lösen. Von Pflanzen, Tieren und Menschen in den Gegensätzen von Australien und Südamerika. Tycho de Brahe-Jahrbuch für Goetheanismus. Niefern-Öschelbronn, 50–93.
Steiner, R., Wegman, I. (1972): Grundlegendes für eine Erweiterung der Heilkunst nach geisteswissenschaftlichen Erkenntnissen. GA 27. 4. Auflage. Dornach.
Steiner, R. (1983): Die Sendung Michaels. GA 194. 3. Auflage. Dornach.
Steiner, R. (1976): Geisteswissenschaft und Medizin. GA 312. 5. Auflage. Dornach.
Steiner, R. (1992): Anthroposophie als Kosmosophie, zweiter Teil. GA 208. 3. Auflage. Dornach.
Steiner, R. (1984): Geisteswissenschaftliche Gesichtspunkte zur Therapie. GA 313. 4. Auflage. Dornach.
Steiner, R. (1992): Geistige Zusammenhänge in der Gestaltung des menschlichen Organismus. GA 218. 3. Auflage. Dornach.
Steiner, R. (1980): Vom Leben des Menschen und der Erde. Über das Wesen des Christentums. GA 349. 2. Auflage. Dornach.
Steiner, R. (1993): Das Initiaten-Bewußtsein. GA 243. 5. Auflage. Dornach.
van Dam, J. (2000): Ein Heilmittelpaar: Cardiodoron und Plantago/Primula cum Hyoscyamo. Der Merkurstab 53, 169–173.
Woernle, M. (1992): Zwei polare Lungenheilpflanzen: Eukalyptus und Ipecacuanha. Tycho de Brahe-Jahrbuch für Goetheanismus. Niefern-Öschelbronn, 138–144.

5. Antimon

Schon in den Hochkulturen des Altertums hat das Antimon als Heilmittel eine bedeutende Rolle gespielt (Schmidt 1995). Durch die geisteswissenschaftliche Forschung Rudolf Steiners erfuhr die heilende Wirkung des Antimons eine umfassende Neubegründung (Steiner. GA 312, 8.4.1920). Deswegen und wegen seiner Wichtigkeit bei der anthroposophisch-medizinischen Behandlung von Hautkrankheiten ist ihm ein eigenes Kapitel gewidmet.

5.1 Charakterisierung

Antimon ist ein eigenes Element und hat metallischen Charakter. Es steht in der Stickstoffgruppe des periodischen Systems zwischen Arsen und Wismut und ist mit diesen beiden Elementen in seiner Wirkung auf den Menschen verwandt. Die Bildung des Antimons in der Erdgeschichte erfolgte hydrothermal in relativ junger Zeit. Antimon wird durch Vulkanismus gehoben. Es hat eine innere Verwandtschaft zum Schwefel; daher ist die Schwefelverbindung des Antimons, das Antimonit (= Grauspießglanz) das häufigste und wichtigste Antimonerz. Die größten Lagerstätten der Welt finden sich in China. Die schönsten und größten Kristalle der Welt kamen aus der Mine von Ichinokawa auf Shikoku, Japan. Von ihnen sind Exemplare in den mineralischen Sammlungen der großen Naturkundemuseen um den ganzen Erdball zu finden. „Sie erreichten eine Länge von 60 cm und eine Breite von 5 cm und wurden als Blumenstäbe sowie zu Miniaturzäunen um Gärten benutzt" (Duda et al. 1997: 74). Die Mine von Ichinokawa ist jetzt stillgelegt.

Die ältesten Abbaustellen liegen im Burgenland in Österreich. Die Lagerstätten befinden sich jeweils im Bereich von Plattenbrüchen und nie in der Mitte einer Kontinentalplatte, sondern dort, wo alte Urgebirge durch neue Gebirgsbildungen aufgebrochen und Zerrungszonen an den Bruchrändern entstanden sind. Sie sind zu finden im Bereich von jungen, tertiären Bildungen, wo Erstarrungszonen der Erde von Erdbildungskräften neu ergriffen wurden und eine Verjüngung des Erdgeschehens stattfand. In diesen tangentialen Zerrungszonen der Erdrinde wirken die peripheren Kräfte des Kosmos ein. Es sind Leichtekräfte, die mit den Schwerekräften der Erde zusammenwirken und die Erde umgestalten. So ist der Antimonleib der Erde geformt von den Umkreiskräften der Erde (Cloos 1995). Interessant ist, dass die Konzentration von Antimon in den Gesteinsmassen der Erde einer D6 entspricht.

Im Labor und in der Technik ist Antimon leicht schmelzbar, leicht zu verdampfen und leicht verbrennlich. Erkaltet es nach einer Schmelze, wird es feinfaserig. Antimonoxidrauch schlägt sich reif- oder eisblumenartig auf kühlen Flächen nieder (= „Antimonblumen"). Antimon wehrt Elektrizität und Magnetismus („unterirdische Kräfte", Steiner. GA 312: 353) ab und hat nur 4 % der Stromleitfähigkeit von Kupfer. Antimonit neigt zu büschelförmigen Kristallen, auf die R. Steiner wiederholt hingewiesen hat. Es strebt „in die Linie ... weg von der Erde". Es ordnet also den Stoff in Linien, die aus der Peripherie, aus dem Erdumkreis, auf einen Punkt zustreben. Damit fügt das Antimonit, die Schwefelverbindung des Antimons, den Stoff ein „in die Kristallisationskräfte, die vom Außerirdischen in das Irdische hereinkommen (Steiner. GA 312: 353). Mit der alten aristotelischen Polarität von Stoff und Form ausgedrückt, vereinigt das Antimon die Stoffkräfte mit den Formkräften in besonderer Weise. So vermag es „leicht gewissen Kräftestrahlungen in der Erdumgebung" zu folgen (Steiner, Wegman. GA 27: 130).

Zwei besondere Eigenschaften des Antimons werden bei seiner Verwendung in Industrie und Technik genutzt. Sie haben den Charakter des Urphänomens, beleuchten den Wert des Antimonits als Heilmittel in eindrücklicher Weise und sollen daher näher geschildert werden. Mit Wasser, Gallium und Wismut hat Antimon die Eigenschaft gemeinsam, sich beim Erstarren aus dem flüssigen in den festen Zustand auszudehnen. Damit treibt es Legierungen in die kompliziertesten Formen und schafft einen Präzisionsausguss. Dies wurde technisch bei der Herstellung des Letternmetalls genutzt, einer Blei-Zinn-Antimon-Legierung mit einem Gehalt von 28 bis 29% Antimon, 5 bis 6% Zinn und zwei Dritteln Blei. Das Letternmetall fand Verwendung in der Linotype-Maschine, der ersten brauchbaren Zeilenguss-Setzmaschine, die vorwiegend im Zeitungssatz eingesetzt wurde und erstmals 1886 bei der „New York Tribune" für den Zeitungsdruck diente. Die Linotype-Drucktechnik war bis Mitte der 70er-Jahre des letzten Jahrhunderts gebräuchlich. Ausgedientes Letternmetall wurde früher zu Geschossen für Handfeuerwaffen (Pistolen, Revolver) gegossen. Hier kommt die Eigenschaft des Antimons zum Tragen, Legierungen Härte und Sprödigkeit zu verleihen. Für die hohen Scherkräfte, die nach der Zündung der Patrone beim Durchtritt des Geschosses durch den Lauf auf dieses einwirken, ist reines Blei zu weich. Die Führung, die das Geschoss durch spiralige Rillen im gezogenen Lauf erhält, würde einen Bleiabrieb erzeugen; der Geschosskern würde im Lauf „eiern", und jede verlässliche Flugbahn wäre gefährdet. Da es heute kein Letternmetall mehr gibt, findet ein amerikanisches Blei mit 6% Antimon als Geschossblei für Handfeuerwaffen Verwendung. Im Geschossblei wie im Letternmetall sorgt also der Antimonanteil für die Wahrung der Form, dient also als Vermittler der Formkraft.

5.2   Antimon und menschlicher Organismus

Im menschlichen Organismus sind die stoffliche Anwesenheit von Antimon und seine physiologische Funktion nicht bekannt. Wenn die anthroposophische Menschenkunde von den Aufgaben des Antimons im menschlichen Organismus spricht, meint sie damit ein bestimmtes prozessuales Geschehen, in dem die Bildekräfte des Antimons leben. R. Steiner beschreibt, wie organische Bildungen aus gegensätzlichen Wirkungen entstehen: „Gerade durch das Hin- und Herpendeln von Wirkung und Gegenwirkung entstehen immer die gestalteten Körper." (Steiner. GA 312: 355) Für das Blut beschreibt er diese gegensätzlichen Kräfte wirksam in einer antimonisierenden Kraft, die bei einer Blutung die sofortige Blutgerinnung und den Erhalt der Gefäßform bewirkt. Die antimonisierende Kraft bringt also Formkräfte zur Geltung und erhält die Struktur. Ihr steht eine albuminisierende Kraft gegenüber, aus der sich das Eiweiß aufbaut, die also einen Bezug zum Stoff hat. Damit ist eine Tendenz zur Auflösung der Form verbunden; diese erhält das Blut flüssig. Folgende Gegenüberstellung fasst die polaren Kräfte zusammen, die sich auch in den drei beispielhaften Naturphänomenen von Auster, Vogelei und Zelle wiederfinden:

	Antimonisierende Kraft	Albuminisierende Kraft
Blut	Blutgerinnung formbildende Kräfte innere Struktur	Eiweißbildung formauflösende Kräfte Funktion, Blutfluss
Auster	Äußere Schale	Inneres, gallertig
Ei	Schale aus Kalk	Eiweiß, Eigelb
Zelle in Teilung	Zentrosom	Rundung der Eizelle

Die Beziehung des Antimons zu den Formkräften verhilft ihm dazu, im menschlichen Organismus zu wirken wie die Ich-Organisation. Antimonpräparate „entkleiden die Eiweißsubstanz ihrer Eigenkräfte und machen sie geneigt, den Gestaltungskräften der Ich-Organisation sich einzufügen" (Steiner, Wegman. GA 27: 89). Diese Wirkung des Antimons findet sich auf seelisch-geistiger Ebene wieder, indem es dem Menschen dazu verhilft, sich gegenüber den Sinneseindrücken und Erlebnissen des Alltags als geschlossene Persönlichkeit zu erhalten (Bovelet, Bräuer 2010).

Wichtig bei der Anwendung von Antimon ist nach der Erfahrung von Godhard Husemann, auf die Persönlichkeit des Kindes oder des Erwachsenen zu achten. Antimon ist demnach indiziert bei willensstarken Menschen, die ein fest umrissenes Ziel verfolgen, ohne sich von Fehlschlägen entmutigen zu lassen. Sie entwickeln Initiative und sind tatkräftig, bzw. verhalten sich duldsam und ruhig, wenn die Vernunft (z.B. in einer Ehe) es erfordert. Diese seelischen Merkmale zeigen, dass die Wesensglieder im gesunden Zustand fest gefügt sind und gut ineinandergreifen. Im Zustand der Lockerung der Wesensglieder unter den unten beschriebenen dermatologischen Krankheitsbildern sind diese Patienten den Heilimpulsen des Antimons gegenüber umso aufgeschlossener. Nach einem Hinweis R. Steiners ist Antimon äußerlich anzuwenden bei willensschwachen Menschen und innerlich bei willensstarken Menschen (Steiner. GA 312, 8.4.1920). Demnach empfiehlt sich bei Patienten mit den beschriebenen Persönlichkeitszügen die innerliche Anwendung von Antimon.

5.3 Indikationen

Aus dem spezifischen Bezug des Antimons zum menschlichen Organismus ergeben sich folgende allgemeinmedizinische Indikationen:
- entzündliche Magen-Darmerkrankungen, Typhus, Ulcera ventriculi et duodeni, Colitis ulcerosa, M. Crohn,
- Hepatitis,
- Blutungen, Gerinnungsstörungen des Blutes,
- Ekzeme,
- Tumorerkrankungen,
- Psychosen.

Es liegt nahe, dass die menschliche Haut als Organ der Ich-Organisation und als Eintrittstor zentripetal angreifender Formkräfte mit ihren Erkrankungen im Antimon ein besonders vielfältig einsetzbares Heilmittel hat. Es schafft einen Ausgleich krankhafter Wirkungen und Gegenwirkungen im oberen und unteren Menschen und dem so entstehenden „Zusammenwirken zweier Unregelmäßigkeiten" dadurch, dass es die Wirkungen ins Innere des Menschen verlegt (Steiner. GA 313, 12.4.1921).

Im Folgenden sind die dermatologischen Indikationen des Antimon nach dem ihnen jeweils zugrunde liegenden menschenkundlichen Geschehen in Gruppen zusammengefasst.

5.3.1 Innere Anwendung

- *Einbruch des Unteren in das Obere*

Wenn Stoffwechselprozesse sich nicht auf den unteren Menschen beschränken und sich bis in das Nerven-Sinnes-System erstrecken, kommt es zur Migräne (Steiner. GA 319, 28.8.1923). Dieses Geschehen liegt auch Dermatosen zugrunde, die durch den

Einbruch des Unteren ins Obere entstehen. Hierzu gehört die *Rosazea* (die „Migräne der Haut"), bei der die Ursache unten innen (z.B. in der Leber) und die Wirkung, durch das Blut vermittelt, oben außen (in den zentrofazialen Gesichtsanteilen) zutage tritt. Die Schwäche eines Stoffwechselorgans führt zur Verlagerung eines Stoffwechselprozesses als überschießende Bluttätigkeit in die stoffwechselbetonten Hautareale am oberen Pol der menschlichen Gestalt mit ihren großen Talgdrüsen. Hier ist die Schwefelverbindung des Antimon angezeigt. Der Schwefel weist die Wirksamkeit des Antimons in den unteren Menschen, in Richtung auf die vier eiweißbildenden inneren Organe.

■ *Antimonit* D6 Trituration (Weleda) 3 x 1 Msp. v. d. E.

und

■ *Antimonit* D6–D10 Ampullen (Weleda) jeden 2. Tag 1 Amp. s. c. im Bauchbereich.

Die Sorge, dass Antimonit aufgrund seines Schwefelgehalts die für Schwefel charakteristische Verschlechterung bei blonden Menschen erzeugt, ist unbegründet. Im Antimonit ist der Schwefel durch das Antimon gebändigt! Antimon und auch Antimonit sind sogar beim hellhäutigen Menschen besonders wirksam.

Es ist in diesem Zusammenhang interessant, dass R. Steiner und I. Wegman darauf hinweisen, dass das Antimon im unteren Stoffwechselbereich der Frau einen „Vertreter" hat, die *Tormentilla erecta* (Aufrechtes Fingerkraut). Demnach wirkt Antimon auf den „allgemeinen, unter der Regulierung der Ich-Organisation stehenden Stoffwechsel" (Steiner, Wegman. GA 27: 125). Die Regulierung der Fortpflanzungsorgane obliegt einem „relativ selbständigen Teil der Ich-Organisation". Hier wirkt Tormentilla, das als Heilmittel für migräneartige Zustände im Klimakterium angegeben wird. In dem oben ausgeführten Sinne ist die nicht selten im Klimakterium auftretende Rosazea verwandt und stellt somit ebenso eine Indikation dar für

■ *Tormentilla e radice* D6 Ampullen (WALA) 2 x 1 Amp. s. c. pro Woche.

Dieses Heilmittel mindert bei der Rosazea insbesondere das Gesichtserythem.

Eine weitere typische Dermatose, die durch den Einbruch des Unteren in das Obere entsteht, ist das *seborrhoische Ekzem*. Ein Mangel an Formkraft der oberen Wesensglieder durch mangelhaftes Inkarniertsein im unteren Menschen führt zu einer Dyskrasie der Sekrete von Talg- und Schweißdrüsen am oberen Pol der menschlichen Gestalt. Hier ist wiederum Antimonit angezeigt:

■ *Antimonit* D6 Trituration (Weleda) 3 x 1 Msp. v. d. E.

- *Einbruch des Oberen in das Untere*

Hierbei handelt es sich um eine weitere Gruppe von Dermatosen. Bei ihnen bricht durch nervliche Überbeanspruchung bei beruflichem und/oder privatem Stress der Nerven-Sinnes-Prozess in den Stoffwechsel ein, d. h. die oberen Wesensglieder lösen sich aus ihrem organischen Tätigkeitsfeld im unteren Menschen, wie es für die Nervenfunktion physiologisch ist. Durch die derart sich entwickelnde „Kopftätigkeit im Unterleibe" (Steiner. GA 319: 15) entsteht der Typhus abdominalis. Die oberen Wesensglieder lösen sich aus der Darmtätigkeit, sodass der Darminhalt flüssig bleibt und zu flüssigen Durchfällen führt. Hiermit innerlich verwandt ist das *nummulä-*

re Ekzem, das in diesem Zusammenhang als „Typhus der Haut" bezeichnet werden kann und in den meisten Fällen stressbedingt ist. Der Stress zieht die oberen Wesensglieder von unten nach oben, sodass dem Blut die Formkraft mangelt. Es achtet die Körpergrenze nicht und schlägt über diese ätherisch hinaus. Zudem wird es irritiert durch ein überspanntes, vibrierendes Nervensystem. Einen ähnlichen menschenkundlichen Hintergrund haben der *feuchte, stressbedingte Neurodermitisschub*, das *feuchte Unterschenkelekzem* und das *hochakute Altersekzem*. Das Antimonit bewirkt in diesen Fällen, dass der Astralleib seine Kräfte wieder in den Ätherleib hineinschiebt. Die antimonisierende Kraft bringt dadurch den richtigen Rhythmus im Zusammenwirken von Ätherleib und Astralleib (Steiner. GA 319, 28.8.1923). Hier sind angezeigt

■ *Antimonit* D6 Trituration (Weleda)   3 x 1 Msp. v. d. E.

zur Beruhigung der überschießenden Stoffwechselprozesse in der Haut (des typischen „Aus-schlags") als sekundäres Phänomen und zusätzlich

■ *Stibium met. praep.* D6 Ampullen à 10 ml (Weleda)   täglich 1 Amp. i. v.,

zusammen mit

■ *Calcium Quercus Inject 10* (WALA)   täglich 1 Amp. i. v.

Antimonit wirkt also auf den Stoffwechsel und bändigt diesen, wenn er übermäßig nach oben und außen schlägt. Stibium met. praep. dagegen wirkt auf das menschliche Haupt und führt bei überschießender Nerventätigkeit die Kopfkräfte auf das rechte Maß zurück (Steiner. GA 314, 21.4.1924).

Das *Unterschenkelekzem* sei kurz etwas näher betrachtet. Es tritt vornehmlich beim älteren Menschen auf. Hier liegt physiologischer gesehen die Situation vor, dass Funktionen der inneren Organe altersbedingt ermüden, weil eine allmählich zunehmende Tendenz der oberen Wesensglieder auftritt, sich aus der Körperlichkeit zurückzuziehen. Diese Neigung von Ich-Organisation und Astralleib zur Exkarnation bedingt ein Kopfartigwerden des Stoffwechsels. Diese Situation liegt oft dem Unterschenkelekzem zugrunde, auftretend an den Beinen, die „am Unterleib hängen" und deren Oberfläche daher dem Stoffwechsel zugeordnet ist. Das Unterschenkelekzem tritt oft in Verbindung mit einer chronisch-venösen Insuffizienz auf. Hier ist Antimon indiziert als:

■ *Kalium aceticum comp.* D3–D6 Trituration (Weleda)   3 x 1 Msp. v. d. E.

Dem *Vulvaekzem* und dem *Pruritus vulvae* liegt ebenfalls ein Einbruch des Oberen ins Untere in dem oben charakterisierten Sinne zugrunde. Nur kommt es hier nicht zum feuchten Gegenschlag des Blutes, dem sekundären Sich-Aufbäumen des Stoffwechsels gegen den Nervenprozess am falschen Ort. Hier ist angezeigt:

■ *Stibium met. praep.* D6 Ampullen (Weleda)   jeden 2. Tag 1 Amp. s. c.

Der *Lichen ruber planus* gehört zur selben Gruppe der Dermatosen. Er wird meistens durch Stress ausgelöst, und das am stärksten beeinträchtigende Symptom ist der Juckreiz. Hier ist die Verbindung des Antimon mit dem Arsen angezeigt. Antimon und Arsen verstärken sich im Stibium arsenicosum gegenseitig in ihrer Wirkung, den oberen Wesensgliedern zu einem stärkeren Eingreifen im Stoffwechsel bzw. in jedes organische Geschen zu verhelfen. Dadurch wird der „Kopftätigkeit im Unterleibe" als pathogenetisch richtungweisendem Geschehen entgegengewirkt. Man verordnet:

■ *Stibium arsenicosum* D6 Trituration (Weleda)   3 x 1 Msp. v. d. E.

und

■ *Stibium arsenicosum* D8 Ampullen (Weleda)   jeden 2. Tag 1 Amp. s. c.

Angesichts des Hinweises von R. Steiner, dass arsenisieren astralisieren bedeutet, kann die Frage entstehen, ob sich unter Gaben von *Stibium arsenicosum* in D6 und D8 nicht der Juckreiz verstärkt. Das Gegenteil ist jedoch der Fall, und die Therapieerfolge zeigen, dass das Arsen durch das Antimon in dieser Verbindung gebändigt wird. *Stibium arsenicosum* führt den Astralleib von seiner übermäßigen Bewusstsein erzeugenden pathologischen Tätigkeit im Nerv der Haut zu einem Eintauchen in das Stoffgeschehen.

- *Einbruch albuminisierender Kräfte in die Haut*

Bei dieser Gruppe von Dermatosen entspricht das Geschehen ebenso einem typischen „Aus-schlag", der durch das Blut vermittelt wird und von innen nach außen in die Haut schlägt. Zu dieser Gruppe gehören:
- Erythrodermie (Neurodermitis, Psoriasis, seborrhoisches Ekzem),
- generalisierte Urtikaria,
- hochakutes allergisches Kontaktekzem mit generalisierter Streureaktion,
- Arzneimittelexanthem,
- feuchte intertriginöse Psoriasis,
- exanthematische Psoriasis,
- Dermatosen in Schwangerschaft und Stillzeit, z. B. der Herpes gestationis.

Hier ist

■ *Antimonit* D6 Trituration (Weleda)   3 x 1 Msp. v. d. E.

und – je nach dem Grad der Aktivität zusätzlich –

■ *Stibium met. praep.* D6 Ampullen à 10 ml   i. v.

indiziert in der wie oben angegebenen Dosierung.

Bei der *Impetigo contagiosa* treten die albuminisierenden Kräfte in Form der flachen Blasen mit dünner, fragiler Decke und den honiggelben Krusten sichtbar zutage; auch hier ist *Antimonit* D6 Trituration (Weleda) in der oben angegebenen Dosierung indiziert.

- *Einbruch zentripetaler Fremdkräfte in den Organismus*

Ein Einbruch zentripetaler Fremdkräfte in den menschlichen Organismus liegt dem *malignen Melanom* zugrunde. Dieses ist zunächst ein Geschehen auf ätherischer Ebene, bei dem fremde Ätherkräfte die Hautgrenze überwinden, sich golfartig in den Organismus stülpen und ein Sinnesorgan an falscher Stelle bilden. Sekundär kommt es zur Entartung der Melanozyten, und das Melanom entsteht als Katastrophe der Form auf Zellebene. Hier ist indiziert

■ *Stibium met. praep.* D6 Trituration (Weleda)   3 x 1 Msp. v. d. E.

- *Stibium met. praep.* D6 Ampullen (Weleda)   an jedem 2. Tag oder 2 x/Woche 1 Amp. s. c.

  oder

- *Stibium met. praep.* D6 Ampullen à 10 ml (Weleda)   1 Amp. i. v. 1 x/Monat.

Eine weitere Indikation des Antimon ist die Entartung der Leukozyten mit Infiltration der Haut unter den Krankheitsbildern von *Mycosis fungoides, Lymphomen* und dem *Sézary-Syndrom*. Diese Krankheitsbilder tragen den Charakter einer „malignen Entzündung", bei der sich Merkmale des Tumorgeschehens und der Entzündung, die eigentlich polar sind, mischen. Auch bei der *Parapsoriasis en plaque* in jeglicher Form ist Antimon angezeigt. Es ist zu verordnen als

- *Stibium met. praep.* D6 Trituration (Weleda)   3 x 1 Msp. v. d. E.

  oder

- *Stibium met. praep.* D6 Ampullen (Weleda)   jeden 2. Tag bis 2 x 1 Amp./Woche s. c.

  oder

- *Stibium met. praep.* D6 Ampullen à 10 ml (Weleda)   1 Amp./Woche oder Monat i. v.

- *Autoimmunologische Dermatosen*

Auch bei Dermatosen, denen ein autoimmunologisches Geschehen zugrunde liegt, ist Antimon angezeigt, wie z. B. beim *Lupus erythematodes* und bei *blasenbildenden Dermatosen*. Es empfiehlt sich die Gabe von

- *Stibium met. praep.* D6 Trituration (Weleda)   3 x 1 Msp. v. d. E. bei Nerven-Sinnes-Betonung

  oder

- *Antimonit* D6 Trituration (Weleda)   3 x 1 Msp. v. d. E. bei Stoffwechselbetonung.

Bei ausgeprägter Symptomatik können die Heilmittel auch zusätzlich subkutan gegeben werden, an jedem zweiten Tag eine Ampulle.

Interessant ist die Verwendung von Antimon bei der *Leishmaniose* in allopathischer Form als pentavalente Antimonderivate (Natriumstiboglukonat, Megluminantimonat), die oral angewandt werden. Die Leishmaniose kommt auf dem afrikanischen Kontinent am häufigsten vor; allgemein kann man sagen, dass die Konstitution des Schwarzafrikaners mit der Stoffwechselbetonung seiner Haut und der Infektionsneigung gegenüber Bakterien, Pilzen, Einzellern und Nematoden zum Einsatz von Antimon prädestiniert ist, hauptsächlich in Form des *Antimonit*.

5.3.2 Äußere Anwendung

Zuletzt soll auf die äußerliche Anwendung von Antimon bei Hautkrankheiten eingegangen werden. Wir bevorzugen *Antimonit* 0,4 % Creme (Weleda), die indiziert ist bei folgenden Dermatosen:

- hyperkeratotisch-rhagadiformes Palmoplantarekzem (in Verbindung mit *Antimonit* D6 Trituration [Weleda], *Hepatodoron*® Tabletten [Weleda] und *Carduus marianus Kapseln* [Weleda]),
- Lidekzem,
- Neurodermitis circumscripta,
- lichenifiziertes Ekzem,
- Lichen ruber planus,
- chronisch-stationäre Psoriasisherde,
- Pyoderma gangraenosum,
- Necrobiosis lipoidica,
- Granuloma anulare.

Beim hochchronischen, lichenifizierten Ekzem kann es zunächst zu einer Verschlechterung mit einer Exazerbation nach ca. einer Woche kommen mit anschließender nachhaltiger Besserung. Bei Verrucae vulgares hat sich die *Bismutum/Stibium* Creme (Weleda) bewährt. Es gibt eine kleine Studie zur äußerlichen Anwendung von Antimon beim Ulcus cruris, die M. Evans in der Klinik Öschelbronn durchgeführt hat (Evans 1978): War der Ulkusgrund eitrig belegt, wurde mit Wundspülungen mit physiologischer Kochsalzlösung oder 20%iger Traubenzuckerlösung und Umschlägen mit *Borago-* oder *Calendula-Essenz* (WALA) vorbehandelt. Wenn der Ulkusgrund sich gereinigt hatte, kam nachts *Antimonit* 0,4% Creme (Weleda) messerrückendick direkt auf dem Ulkus unter einem Okklusivverband zur Anwendung; tagsüber wurde das Ulkus ohne Verband offen gelassen. Bei beginnender Epithelisierung kam kein Okklusivverband mehr zur Anwendung. Die besten Erfolge wurden bei Ulzera aufgrund von chronisch-venöser Insuffizienz beobachtet; Ulzera aufgrund arterieller Durchblutungsstörungen sprachen kaum auf die Behandlung an. Behandlungserfolge wurden auch bei Ekzemen und Psoriasis gesehen.

Die Heilwirkung des Antimon beim Ulcus cruris lässt sich menschenkundlich folgendermaßen verstehen: In der antimonisierenden Kraft wirken Merkur, Venus und Mond zusammen (Steiner. GA 312, 8.4.1920). Diese Kräfte entfalten im menschlichen Organismus eine aufbauende und gestaltende Wirkung. Indem das Antimon, wie oben ausgeführt, bei einem Mangel an Blutgerinnung als Heilmittel wirkt, dient es gestaltenden Formkräften; darin wirkt die Ich-Organisation. „Die Gestaltung des Organismus ist im Wesentlichen eine solche Verwandlung der Eiweißsubstanz, durch die diese zum Zusammenwirken mit mineralisierenden Kräften kommt. ... Die bloße Eiweißwirkung muss in eine solche umgewandelt werden, in der mitwirkt, was im Kalkartigen durch die Ich-Organisation an gestaltenden Kräften hervorgerufen werden kann" (Steiner, Wegman. GA 27: 87–89). Antimon verhilft nun dem Eiweiß zur Aufnahme von Kalk und zu den „Einflüssen des Kalkartigen", in denen die gestaltende Kraft der Ich-Organisation wirkt. Antimon entkleidet „die Eiweißsubstanz ihrer Eigenkräfte und macht sie geneigt, sich den Gestaltungskräften der Ich-Organisation einzufügen." Dadurch ist das Antimon geeignet, heilend auf Organe zu wirken, die sich in Auflösung und Zerfall befinden. „Es ermöglicht der Ich-Organisation, an dieser Stelle (am Ulcus cruris) den Aufbau der Organform anzuregen" (Evans 1978).

Am Ende der Darstellung des Antimons als Heilmittel bei Hautkrankheiten sei eine Zusammenfassung seiner Indikationen anhand einer Skizze gegeben:

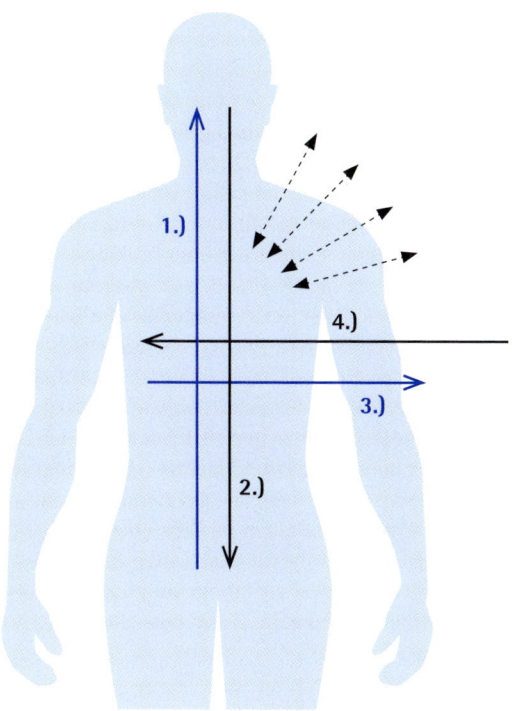

1. Einbruch des Unteren ins Obere: z.B. Rosazea, seborrhoisches Ekzem („Migräne der Haut")
2. Einbruch des Oberen ins Untere: z.B. nummuläres Ekzem, Vulvaekzem, Pruritus vulvae
3. Einbruch von albuminisierenden Kräften: z.B. Erythrodermie, generalisierte Urtikaria, Arzneimittelexantheme, Schwangerschaftsdermatosen
4. Einbruch zentripetaler Fremdkräfte: z.B. malignes Melanom

Zwischen den in der Abbildung skizzierten senkrechten und waagerechten Wirkungsrichtungen von pathogenetisch relevanten Kräfteverschiebungen treten alle möglichen Kombinationen auf, die durch das Pfeilbüschel rechts oben angedeutet sein soll.

■ Literatur

Bovelet, M., Bräuer, M. (2010): Phänomenologie des Antimon. Der Merkurstab 63, 143–149.
Cloos, W. (1995): Das Antimon in der Natur und im Laboratorium. In: Heilmittel für typische Krankheiten nach Angaben von Rudolf Steiner, Medizinische Sektion der Freien Hochschule für Geisteswissenschaft am Goetheanum (Hrsg.). Dornach, 175–191.
Duda, R. et al. (1997): Mineralien-Handbuch und Führer für den Sammler. Augsburg.
Evans, MR. (1978): Klinische Erfahrungen mit Antimonit-Salbe. Beiträge zu einer Erweiterung der Heilkunst 31, 162–170.
Schmidt, G. (1995): Zur Charakteristik des Antimon. In: Heilmittel für typische Krankheiten nach Angaben von Rudolf Steiner. Medizinische Sektion der Freien Hochschule für Geisteswissenschaft am Goetheanum (Hrsg.). Dornach, 125–137.
Steiner, R. (1976): Geisteswissenschaft und Medizin. GA 312. 5. Auflage. Dornach.
Steiner, R. (1963): Geisteswissenschaftliche Gesichtspunkte der Therapie. GA 313. 3. Auflage. Dornach.
Steiner, R. (1982): Anthroposophische Menschenkenntnis und Medizin. GA 319. 2. Auflage. Dornach.
Steiner, R. (1975): Physiologisch-Therapeutisches und Grundlage der Geisteswissenschaft zur Therapie und Hygiene. GA 314. 2. Auflage. Dornach.
Steiner, R., Wegman, I. (1972): Grundlegendes für die Erweiterung der Heilkunst nach geisteswissenschaftlichen Erkenntnissen. GA. 27. 4. Auflage. Dornach.

6. Oenothera Argento culta

Oenothera Argento culta ist ein Heilmittel aus der mit Silber gedüngten Nachtkerze.

Exkurs: Vegetabilisierung von Metallen

Mit der Vegetabilisierung von Metallen durch Arzneipflanzen ist ein neuer Weg der Heilmittelbereitung gegeben, der auf Angaben Rudolf Steiners zurückgeht (Busse 1994). Der Anbau der verwendeten Heilpflanzen zieht sich über drei Jahre hin. Die Herstellung der benötigten Metalle erfolgt nach Angaben R. Steiners im Labor: Die Mineralien und Erze werden durch komplizierte Glüh-, Abrauch- und Fällungsprozesse in poröse Massen ohne Schwere und Glanz verwandelt. Dadurch werden die Erze im Zeitraffer verwitterten Böden angeglichen. Die damit gewonnene Metall-Ursubstanz wird auf D6 potenziert und flüssig auf die eingesäte Saat gegeben. Diese erste Düngung kann beim Auspflanzen und ein weiteres Mal beim späteren Einwurzeln wiederholt werden. Die oberirdischen Teile der voll entwickelten, blühenden Pflanze werden kleingeschnitten, mit reifer Gartenerde vermischt und ein Jahr der Rotte ausgesetzt. Im zweiten Jahr erfolgt eine neue Aussaat, die mit dem gewonnenen Dünger versehen wird. Die herangewachsene Heilpflanze wird wiederum blühend geerntet und vererdet. „Im Winter dominieren die Kräfte der Erde und des Wassers und formen die Saatkomposte, im Sommer vermitteln die Umkreiskräfte Licht und Wärme, vor allem im Blütenbereich die Heilkräfte, die zuletzt das Heilmittel bilden sollen" (Busse 1994: 66). Im dritten Jahr wird nochmals neue Saat ausgesät und mit dem Dünger vom zweiten Jahr gedüngt. Die jetzt heranwachsende Pflanze bietet im voll aufgeblühten Stadium das Ausgangsmaterial für die Urtinktur, die auf D2 oder D3 verdünnt wird.

6.1 Charakterisierung

In den 80er-Jahren hat eine niederländische Arbeitsgruppe mit anthroposophischen Ärzten und Pharmazeuten Ideen zur Herstellung neuer vegetabilisierter Metallpräparate entwickelt. Aus dieser Arbeit ist *Oenothera Argento culta*, die mit Silber gedüngte Nachtkerze, als neues Heilmittel hervorgegangen (van Dam 2006). Bei den vegetabilisierten Metallen lässt die Pflanze eine spezielle therapeutische Fähigkeit aus dem breiten Wirkungsspektrum des Metalls zur Entfaltung kommen. Bei *Oenothera Argento culta* wird von den therapeutischen Möglichkeiten des Silbers durch die Verbindung mit der Nachtkerze „die aufbauende Stoffwechselwirkung in Zusammenhang mit den Fortpflanzungsorganen betont" (van Dam 2006: 439). Daraus ergibt sich die gynäkologische Indikation des prämenstruellen Syndroms.

Ebenfalls in den 80er-Jahren wurde der epidermale Lipidstoffwechsel näher untersucht, u. a. in einer Habilitationsschrift (Melnik 1990). Man fand, dass der Neurodermitiker auch in den erscheinungsfreien Hautarealen eine Erniedrigung der epidermalen Gesamtlipide aufweist, im Speziellen der Sphingolipide (= Ceramide). Dadurch ist die epidermale Barriere gefährdet, was mit einem erhöhten transepidermalen Wasserverlust und einer erhöhten Entzündungsbereitschaft der Haut verbunden ist. Durch die damaligen Arbeiten wurde der Blick auch auf die Gewöhnliche Nachtkerze *(Oenothera biennis)* gelenkt, deren Samenöl einen hohen Gehalt an γ-Linolensäure aufweist. Nachtkerzensamenöl findet seitdem innerlich und äußerlich Anwendung bei der Neurodermitis. Seine therapeutische Wirkung basiert auf einer durch die Substitution bedingten günstigen Wirkung auf den Aufbau der interzellulären Lipidlamellen der Epidermis und auf einem immunmodulierenden Effekt auf den Prostaglandinstoffwechsel mit einer Dämpfung der Entzündungsbereitschaft des Neurodermitikers. In der Praxis erweist sich die Anwendung des Nachtkerzensamenöls jedoch meistens als nicht genügend wirksam oder ganz ohne Effekt. In dieser Situation erschien das neue Heilmittel der Weleda der Niederlande auch für die Behandlung der Neurodermitis vielversprechend. *Oenothera Argento culta* hat sich inzwischen bei vielen Hundert Patienten mit atopischer Hautdiathese als hochwirksam erwiesen.

6.1.1 Oenothera biennis: Botanik

Die Nachtkerzen stammen aus Nord- und Südamerika, wo sie in den verschiedensten Landschaften leben und rosa, weiß oder gelb blühen. Oenothera biennis besiedelt die USA und Kanada und bevorzugt die östlichen Gebiete. Einige gelb blühende Arten gelangten ab dem 17. Jahrhundert nach Europa, vor allem durch Erdaushub, der als Ballast in Segelschiffen Verwendung fand, von Übersee mitgebracht und rings um die Hafenanlagen abgekippt wurde. Von den verschiedenen nun in Mitteleuropa eingebürgerten Nachtkerzenarten wird nur Oenothera biennis, die „Gemüsenachtkerze", therapeutisch verwendet. Sie hat viel kleinere Blüten als die prächtige *Oenothera glazioviana*, die unsere Gärten schmückt. Oenothera biennis ist, wie ihr Name auch sagt, in der Regel zweijährig; der Name wurde ihr bereits von Linné Anfang des 18. Jahrhunderts gegeben. Der bevorzugte Standort der Nachtkerze sind Plätze mit trockenem, nährstoffreichem, lockerem, steinig-kiesigem, sandigem Boden. Man findet sie an Böschungen, Straßen, Bahndämmen und auf Kiesflächen.

Aus dem Samen wächst im ersten Jahr eine blattreiche, an den Erdboden geschmiegte Rosette mit einer kräftigen Pfahlwurzel. Der Stängelansatz am oberen Pol der Wurzel ist dick und fleischig. Die Wurzel ist essbar und nahrhaft. Im zweiten Jahr wächst die Pflanze bis zu einen Meter (am geschützten Standort bis zu zwei Metern) mit kräftigem, geradem, aufrechtem Stängel empor. Aus den unteren Blattachseln wachsen oft kürzere Zweige. Zahlreiche breite, lanzettliche Blätter stehen wechselständig am Stängel, sind angedeutet gezähnt, nahezu ganzrandig und geben der ganzen Pflanze einen üppig grünen, krautigen Charakter. Die Blätter weisen von der Stängelbasis bis zum oberen Ende eine „gedämpfte" Blattmetamorphose auf: Nach dem Rosettenstadium des ersten Jahres vollziehen die Laubblätter im zweiten Jahr von unten nach oben eine extrem gedehnte Zusammenziehung der Spreite, die sich über die gesamte Stängellänge hinzieht. Die Zusammenziehung zur kleinen, schmalen Lanzettform erscheint verlangsamt durch die Hereinnahme der Blüten in den Blattbereich. Bei anderen Pflanzenarten ziehen sich die Laubblätter von unten nach oben rasch zusammen; danach folgt nach oben hin der Blütenstand. Die Nachtkerze hingegen bildet sehr viele Blätter, die nur allmählich kleiner werden und neben sich in der Blattachsel jeweils eine Blüte tragen.

Am oberen Stängel erfahren die jungen Blätter und die Knospen eine Stauung. Die geöffneten Blüten erscheinen am oberen „Ende" des Stängels dadurch, dass die ganze „zukünftige Pracht" der Blütenknospen zusammengeschoben und in eine Ebene gestaucht ist. So überragen lediglich die Knospenspitzen die geöffneten Blüten wie ein dichter Schopf. Auf diese Stauung folgt eine Entspannung, ein Lösen, über Monate in folgender Weise: Die zahlreichen Blüten der oberen Stängelhälfte blühen ab Ende Juni nach und nach bis zu den ersten Frösten im Herbst auf, zusammen mit einem nachträglichen Streckungswachstum des Stängels. So stehen immer wieder neue Blütenknospen am oberen „Ende" des Stängels und sind bereit für die Blüte, während der kleiner werdende Schopf nach oben geschoben wird.

Die Blüten öffnen sich am Abend innerhalb von ca. 15 Minuten zu einer ganz bestimmten Zeit. Die Blüte reagiert dabei auf ein bestimmtes Maß des abklingenden

Abendlichts, sodass sie während der gesamten zweiten Sommerhälfte durch die früher eintretende Dunkelheit jeden Abend ein klein wenig eher aufblüht. Das abendliche Aufblühen hängt also vom Zeitpunkt des Sonnenuntergangs ab. Aber auch das Wetter wirkt sich aus: Bei Wärme blühen zwei Blüten pro Nacht und pro Spross oder Trieb auf, während bei Regen und Kälte ein Blühstopp eintritt. Der Mond dagegen bestimmt den Zeitpunkt des Aufblühens nicht. Die Blüte hat vier leuchtend schwefelgelbe Blütenblätter, die dem Menschen in der Dunkelheit den Weg zu weisen vermögen, wenn Nachtkerzen am Wegesrand stehen.

Das Aufblühen der Nachtkerze ist ein spannender Vorgang. Schon während des vorhergehenden Tages leuchtet das Gelb der Blütenblätter durch die rötlich überlaufenen, grünen Kelchblätter. Die Blütenknospen bekommen etwas Gespanntes, prall Elastisches. Als Erstes springen die vier Kelchblätter auf und schlagen nach unten. Relativ schnell entfalten sich die vier umgekehrt herzförmigen Blütenblätter in einer spiralförmigen Bewegung. Sie waren zuvor in der Knospe wunderbar eingerollt wie ein Regenschirm. Die voll aufgeblühte Blüte trägt ihre vier Blütenblätter stramm aufgespannt in einer vertikalen Ebene. Die Blüten haben einen starken, süßen Duft und reichlich gelben Pollen aus acht Staubgefäßen, sodass sie nach der Dämmerung von vielen langrüssligen Nachtschmetterlingen besucht werden. Die Blüte bleibt die Nacht hindurch bestehen, wird tags darauf welk und fällt in den folgenden Tagen ab. Bei gutem Wetter blühen Nacht für Nacht neue Blüten auf.

Bei der Nachtkerze durchdringen sich Blattbereich und Blütenbereich. Die Blüten reichen vom oberen Pol der Pflanze weit in den Blattbereich herunter. Die Blätter stehen bis nach oben im Blütenbereich und sind in ihrer Form von den Blütenkräften bis auf die beschriebene gedehnte Zusammenziehung relativ unberührt, wie wenn die Blüten endständig und ganz oben wären. Man spricht von einer Durchdringungsmetamorphose (Göbel: mündliche Mitteilung, Brettschneider 1980).

Die Frucht ist eine circa 3 cm lange, aufrechte Kapsel, die nach Reife und Trockenwerden von der Spitze her aufspringt und um die 200 kleine, dunkelbraune, kantige Samen ausschüttet. Die Nachtkerze verfügt mit etwa 30000 Samen pro Pflanze über eine gewaltige Reproduktionskraft. Die harten Samen sind sehr dauerhaft und können jahrzehntelang im Boden ruhen, ohne ihre Keimfähigkeit zu verlieren (Bolli 2005). Das Samenöl der Nachtkerze enthält viele ungesättigte Fettsäuren und bis zu 10% γ-Linolensäure. Von anderen Pflanzen weiß man, dass sich gesättigte Fettsäuren eher im Süden finden (z. B. Palmöl) und ungesättigte Fettsäuren eher im Norden (z. B. Leinöl). Die Nachtkerze mit ihrem Samenöl ist somit den Pflanzen des Nordens bzw. der gemäßigten Breiten zuzurechnen.

Heute werden rund 90% des Weltmarktvolumens an Nachtkerzensamen in China produziert. Bereits 1990 wurden dort davon weit über 10000 Tonnen gewonnen. Der kommerzielle Anbau in China weist Hektarerträge um 1000 bis 1500 kg auf, die in Einzelfällen bis auf 3000 kg/ha steigen können (Bolli 2005).

Eine Besonderheit der Nachtkerze sind die grünen, saftigen Laubblätter, die den ganzen Sommer und Herbst hindurch vital bleiben, während gleichzeitig die reifenden Fruchtkapseln von ihrer Spitze her vertrocknen. Dies ist ein Zeichen für die starke vegetative Kraft der Nachtkerze, die sich im Blattbereich offenbart und auslebt. Sie wird nicht durch die Berührung mit kosmischer Astralität im Blüten- und Fruchtbereich geschwächt.

Die meisten Nachtkerzenarten und -kleinarten sind untereinander nah verwandt und einander ähnlich und daher oft nicht leicht zu unterscheiden. Gelegentlich entstehen durch Hybridisierung neue Arten. Immer wieder werden in Europa und in Asien neue Nachtkerzenarten aus der „Biennisverwandtschaft" beschrieben. „Dieser Teil der Gattung steckt mitten im Evolutionsprozess." (Bolli 2005:7) So ist Oenothera biennis eine Hybride, die aber keimfähige Samen hervorbringt; dieses ist bei einer echten Hybride eigentlich ausgeschlossen. Hierin sehen wir wiederum ein Phänomen, das auf eine große Vitalität schließen lässt, denn die beschränkende Wirkung des astralischen Einschlags im generativen Prozess wird überwunden.

Während des auf die zweite Vegetationsperiode folgenden Winters steht der stabile, hohe Stängel der abgestorbenen Nachtkerze mit den aufgesprungenen Samenkapseln dauerhaft aufrecht. Die Samen bleiben, z. B. im Kompost, viele Jahre keimfähig.

6.1.2   Oenothera biennis: Bildekräfte und Prozessualität

Die Nachtkerze hat starke aufbauende Kräfte in ihrem vegetativen Bereich. Das wird deutlich an ihrer kräftigen Verankerung durch die Wurzel im Untergrund, am dichten, üppigen Blattbereich und daran, dass sie sich wieder aufrichtet oder Seitensprosse treibt, wenn ihr aufrechter Stängel geknickt wurde. Genauso stark ist jedoch auch der generative Bereich von Blüte, Frucht und Samen, mit seiner das Vegetative formenden, verwandelnden und abbauenden Kraft. Die zahlreichen, leuchtend gelben Blüten, die sonnenlichtabhängig aufblühen und „durch die Nacht geschickt" werden, zeigen die gewaltige Blühkraft. Die Samenbildung mit den sehr zahlreichen Samen, dem besonderen Öl und der Plastizität des Erbguts sprechen dieselbe Sprache. Generativer und vegetativer Pol der Nachtkerzen werden in einer Durchdringungsmetamorphose ineinandergeschoben und innig miteinander verbunden.

Die Nachtkerze ist gegenüber den vom Irdischen in der Pflanze aufsteigenden unteren Ätherarten besonders offen. Lebensäther und chemischer Äther ergreifen kraftvoll den Stoff, beleben ihn und bauen einen kräftigen Pflanzenleib mit üppigem Blattwuchs daraus auf. Dem Einwirken der oberen Ätherarten im Blüten- und Fruchtbereich öffnet sich die Nachtkerze ebenso. Wenn sie ihre Blüten gerade zur Nachtzeit öffnet, tut sie dieses nicht, um kosmischen Licht- und Wärmeäther abzuweisen und sich dem „Kuss der Sonne" zu verschließen. Normalerweise blühen Pflanzen am Tag, der Sonne entgegen. Viele Pflanzen haben jedoch auch nachts ihre Blüten geöffnet, z. B. die Königskerze und der Fingerhut. Bei der Nachtkerze öffnet sich die Blüte jedoch erst abends, um für eine Nacht geöffnet zu sein. Sie gibt sich damit den Wirkungen der Sonne hin zu einer Zeit, zu der der Mond wirkt. So offenbart die Nachtkerze eine besondere Beziehung zur Sonne: Sie nimmt „die Sonne um Mitternacht" in sich auf. Sie offenbart damit eine generative Kraft, die so stark ist, dass sie durch das Blühen im Dunkeln nicht gebremst wird, sondern eine Steigerung erfährt. Damit erfolgt in der Nachtkerze eine besonders innige Verbindung und Durchdringung der unteren mit den oberen Ätherarten.

Betrachtet man die Wirksamkeit der Planeten auf die Pflanze, wirkt die Sonne zusammen mit dem gesamten Sternenkosmos auf den oberen Pol der Pflanze mit Blüte und Frucht. Die Kräfte des Mondes dagegen wirken in der Pflanze von unten nach oben; sie helfen der Pflanze, den Stoff aus dem Untergrund zu ergreifen und den Pflanzenleib aufzubauen (Steiner. GA 318, 15.9.1924). Weil die Nachtkerze das Blühen durch die Nacht führt, verbinden und durchdringen sich für sie die Wirkungen von Sonne und Mond in besonders intensiver Weise. Kosmische Formkräfte und irdische Stoffkräfte ermöglichen die Bildung des besonderen Samenöls mit dem charakteristischen Spektrum an ungesättigten Fettsäuren.

6.2 Die Brücke zwischen Naturprozess und Krankheitsprozess

Die oberste Schicht der Haut, die Epidermis, ist geprägt durch einen nachhaltigen Aufbauprozess im Stratum basale und einen fortwährenden Todesprozess in ihren obersten Schichten. Von der Zellteilung im Stratum basale bis zum Abschuppen der abgestorbenen Keratinozyten von der Oberfläche des Stratum corneum dauert es 28 Tage. Damit ist der Lunarrhythmus in der Epidermis abgebildet. Alle aufbauenden Vorgänge unterstehen den Kräften des Mondes und damit auch des Silbers. Das Silber ist der Repräsentant der Mondkräfte auf der Erde.

Patienten mit atopischer Hautdiathese und erst recht Neurodermitiker mit ihrer neurasthenischen Konstitution und ihrer nervösen Haut zeigen einen Mangel an Aufbaukraft, besonders in der Epidermis. Dies bedingt die Trockenheit der Haut und die Neigung zum Avitalen. Die Nachtkerze, mit Silber gedüngt, ist ein Heilmittel für diese Situation. Sie vermittelt Aufbaukräfte, wo sie fehlen. Sie dient der Vitalisierung der Epidermis und kompensiert damit die Aufbaukräfte verzehrende Überfunktion des Nerven-Sinnes-Systems im Hautorgan des Neurodermitikers.

Ein weiteres Leitsymptom für die Anwendung von *Oenothera Argento culta* ist die Störung des Schlafrhythmus beim Neurodermitiker. Der Astralleib ist am Abend krampfähnlich mit dem Nerven-Sinnes-System verbunden, sodass die „Ausatmung" des Seelisch-Geistigen aus der belebten Physis und der Schlaf nicht möglich sind. Das Heilmittel ermöglicht die Lösung dieses spezifisch neurodermitischen Krampfes, indem es der Epidermis zu mehr Vitalität verhilft.

6.3 Indikationen und praktische Anwendung

Oenothera Argento culta ist ein Heilmittel für die trockene, juckende Haut des Neurodermitikers bzw. des Menschen mit der atopischen Hautdiathese mit ihrem Mangel an Aufbaukräften in der Epidermis.

- *Oenothera Argento culta* D3 Dilution (Weleda)   3 x 5 Trpf. v. d. E. beim Kind, 3 x 10 Trpf. v. d. E. beim Erwachsenen.

Trockenheit und Juckreiz gehen innerhalb von zwei bis vier Wochen merklich zurück, nicht nur beim Kind, sondern auch beim Erwachsenen. Dieser Effekt zeigt sich besonders deutlich und (durch Entzündung) ungetrübt beim hautgesunden Atopiker, der lediglich über die trockene Haut mit Minimalvarianten des Ekzems zur Winterzeit klagt.

Das Heilmittel ist im Kindesalter zu kombinieren mit:

- *Nachtkerzensamenöl*   1 Teelöffel pro Tag.

Damit wird dem dynamischen Heilmittel, das über den Astralleib und Ätherleib wirkt, die Substitution über den physischen Leib hinzugefügt.

Bei nächtlichem Juckreiz und dadurch bedingten Schlafstörungen empfiehlt sich in der Kindheit und auch im Erwachsenenalter die Kombination mit:

- *Bryophyllum Argento cultum* D3 Dilution (Weleda)   5–10 Trpf. zur Nacht.

Im Erwachsenenalter kann man kombinieren mit:

- *Argentum met. praep.* D6 Trituration (Weleda)

  oder

- *Argentit* D6 Trituration (Weleda)

  3 x 1 Msp. v. d. E.
  oder 1 Msp. zur Nacht,

wenn der Aufbau gerade zur Nacht angeregt werden soll. Bei der schwefelarmen Konstitution bei Patienten mit schwarzen Haaren ist *Argentit* zu bevorzugen.
Weitere Indikationen für den Einsatz von *Oenothera Argento culta* sind:
- Lichen sclerosus et atrophicus (siehe VII.9.2),
- Vitiligo (siehe VII.9.5),
- Ichthyosis vulgaris (siehe VII.9.9).

■ Literatur

Bolli, R. (2005): Oenothera biennis – die Nachtkerze und ihr Samenöl. Phytotherapie 2, 6–11.
Busse, B. (1994): Der Anbau metallgedüngter Pflanzen. Weleda Korrespondenzblätter 138, 62–68.
Brettschneider, H. (1980): Die Metamorphose der Enziangewächse. Ein goetheanistischer Beitrag zur rationellen Therapie mit Natursubstanzen. In: Der Heilmittelbegriff bei Rudolf Steiner. Stuttgart, 17–62.
Melnik, BC. (1990): Biochemie und Pathobiochemie des epidermalen Lipidstoffwechsels. Stuttgart.
Steiner, R. (1984): Das Zusammenwirken von Ärzten und Seelsorgern. GA 318. 3. Auflage. Dornach.
van Dam, J. (2006): Oenothera Argento culta – Ein neues vegetabilisiertes Metallpräparat. Der Merkurstab 59, 438–440.

7. Sanddornöl

Trockene Haut und neurodermitische Ekzeme im Kindesalter, insbesondere zur Winterzeit auftretend, nehmen den ersten Platz unter den häufigen Dermatosen ein, die den Patienten bzw. die Eltern mit dem betroffenen Kind zum Hautarzt führen. Dabei ist der Bedarf an „blander" Pflege (bland = lat. mild, reizlos) naturgemäß groß, d. h. einer externen Dermatotherapie mit fettenden Salben, die das, was die Epidermis in nur ungenügendem Maße aufzubauen im Stande ist, substituiert. Das Angebot an Präparaten hierfür ist in Apotheken und „Roter Liste" groß, nur stellt sich die Frage, ob diese denn auch wirklich geeignet sind. So enthält ein Präparat, das zu den am häufigsten verordneten externen Dermatika für die trockene Haut gehört, Linolsäure, von der sich auch sein Name ableitet. Fragt man beim Hersteller nach, woher diese stammt, ist zu erfahren, dass sie großtechnisch synthetisiert wird.

Es ist eine Tatsache, dass von vielen Substanzen, die auf die Haut gelangen, Spuren bis hin zu größeren Mengen die epikutane Barriere des Hautorgans zu überwinden vermögen und über Blutkreislauf und Lymphe in das Innere des Organismus gelangen. Dies gilt insbesondere dann, wenn diese Substanzen in fette Grundlagen inkorporiert sind. Daher muss mit der Möglichkeit der Belastung durch diese Stoffe gerechnet werden. Jeder synthetisch hergestellte Inhaltsstoff eines externen Dermatikums muss im Inneren des Organismus durch den Mikrokosmos der inneren Organe als unbelebter, toter Fremdstoff, der sich seiner Qualität nach außerhalb der gemeinsamen Schöpfung von Mensch und Natur befindet, erst auf die Ebene der belebten Substanz gehoben werden, um durch die organismuseigenen Kräfte handhabbar zu sein und ausgeschieden werden zu können (Steiner, Wegman. GA 27, Kap. 5). Aufgenommene synthetische Stoffe können Stoffwechselkraft kosten; woraus sich eine Belastung ergeben kann. Es ist also grundsätzlich zu fordern, dass alle Inhaltsstoffe externer Dermatika aus der Natur (Mineralreich, Pflanzenreich, Tierreich) stammen.

Ein weiterer Grund für diese Forderung liegt in der menschenkundlichen Tatsache, dass sich der Mensch physisch aus feinen Qualitäten aufbaut, die er durch Sinnesorgane, Haut und Atmung aus seiner Umgebung aufnimmt (Steiner. GA 327, 12.6.1924). Es ist leicht einzusehen, dass diese Aufnahme von Qualitäten über den oberen Menschen, diese „Ernährung über die Sinnesorgane", anders verläuft, je nachdem ob synthetische oder natürliche Substanzen auf die Haut gelangen.

Auf der Suche nach den geeigneten Salbeninhaltsstoffen kann die „Erkenntnis der Beziehung des Menschen zur übrigen Welt", wie Rudolf Steiner es 1920 am Beginn des ersten Ärztekurses ausdrückt, wegweisend sein (Steiner. GA 312: 13). Wenn der Arzt „durch der Natur Examen geht", gelangt er innerlich von einer Wesenserkenntnis des Naturprozesses zu derjenigen des Krankheitsprozesses: Auf diese Weise findet er das Heilmittel (Steiner. GA 312: 55). Nach dieser Methode soll im Folgenden ein Bild des Sanddorns und insbesondere des Sanddornkernöls entworfen werden. Sodann wird die Situation des Menschen mit der atopischen Hautdiathese und der Neurodermitis unter dem Aspekt der Wirksamkeit der verschiedenen Ätherarten beschrieben. Hieraus wird sich der Heilmittelcharakter des Sanddornkernöls für den Atopiker ergeben.

7.1 Charakterisierung

Sanddorn (*Hippophae rhamnoides*) (Abb. 1) gedeiht am besten auf Kies- oder Kalkschotter mit wenig oder ganz ohne Humus; in Mitteleuropa ist er strandnah und im Dünenbereich an der Nordseeküste zu finden, sowie auf den Geröll- und Kiesfeldern der Alpenflüsse. Der Autor hat einen Standort in einem sonnigen Tal auf der Alpensüdseite studiert, der für die Qualität der Beeren besonders günstige Bedingungen bietet. Daher soll dieser hier exemplarisch näher beschrieben werden.

Im Tessin im Tal der Moesa finden sich unterhalb des San-Bernadino-Passes um die Orte Mesocco (790 Meter über dem Meer) und Lostallo (etwas unterhalb davon) ausgedehnte Sanddornbestände. Sonnenreiche Standorte auf der Südseite der Moesa und der einmündenden Bäche und sonnenzugewandte Böschungen sind bevorzugt. Die Sträucher stehen nicht direkt am Wasser, sondern meist im Bereich des oberen Hochwassers, also an fast ganzjährig trockenen Orten mit geringer Wasserkapazität. Von botanischer Seite ist das Biotop des Sanddorns hier durch folgende Begleiter gekennzeichnet:

- Sauerdorn *(Berberis vulgaris)*,
- Eingriffeliger Weißdorn *(Crataegus monogyna)*,
- diverse Rosenarten,
- Bruchweide *(Salix fragilis)*,
- Hängebirke *(Betula pendula)*,
- Zitterpappel *(Populus tremula)*,
- Besenginster *(Sarothamnus scoparius)*.

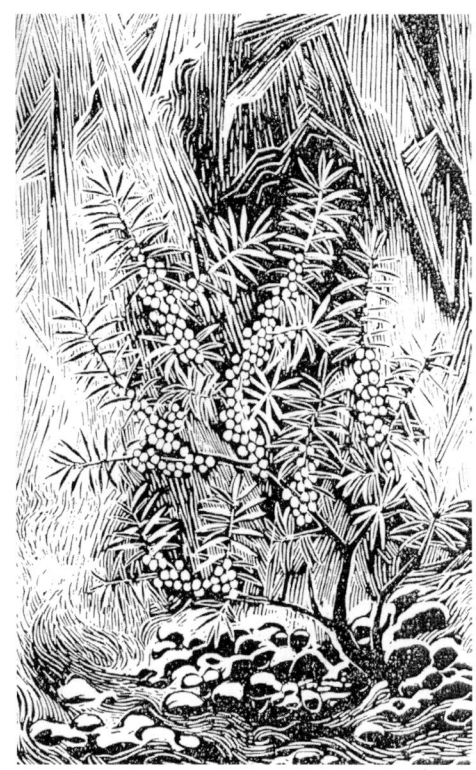

Abb. 1: Sanddorn. Holzschnitt von W. Roggenkamp
(Pelikan 1977: 124)

Alle diese Bäume und Sträucher sind Heilpflanzen. Mit den Rosen hat der Sanddorn den hohen Vitamin-C- und Omega-3-Fettsäuregehalt in der Frucht gemein. Rose, Sauerdorn und Weißdorn sind ihm durch die Dornen verwandt. Pflanzensoziologisch gehören diese vier Sträucher zur Gesellschaft des Sanddorn-Berberitzen-Gebüschs; alle sind wärmebedürftig und ertragen Trockenheit (Mertz 2000). Mit der Birke und Bruchweide verbinden ihn die bevorzugt nährstoffarmen, skelettreichen (d.h. steinigen) Böden; alle drei sind Pionierpflanzen. Der Besenginster kommt vorwiegend im Silikat-Bergland vor. Hat der Sanddorn genügend Humus gebildet, verlässt er diesen Standort, an dem nun nicht mehr der nackte Kiesel überwiegt, und überlässt ihn der schnell wachsenden Bruchweide, der Zitterpappel oder der Hängebirke. Wenn andere Gewächse ihm die nötige Lichtfülle nehmen, geht er ein. Zu seinen Füßen finden sich folgende krautige Pflanzen; wieder überwiegen die Heilpflanzen:

- Gewöhnliche Wegwarte *(Cichorium intybus)*,
- Gewöhnliche Schafgarbe *(Achillea millefolium)*,
- Gewöhnlicher Beifuß *(Artemisia vulgaris)*,
- Wilde Möhre *(Daucus carota)*,
- Gemeiner Natternkopf *(Echium vulgare)*,
- Weißer Steinklee *(Melilotus alba)*,
- Echter Steinklee *(Melilotus officinalis)*,
- Wilder Dost *(Origanum vulgare)*,
- Gewöhnliche Nachtkerze *(Oenothera biennis)*,
- Wilder Thymian *(Thymus serpyllum)*,

- Gemeines Seifenkraut *(Saponaria officinalis)*,
- Kleiner Klappertopf *(Rhinanthus minor)*,
- Rosmarin-Weidenröschen *(Epilobium dodonaei)*,
- Karthäusernelke *(Dianthus carthusianorum)*,
- Dach-Hauswurz *(Sempervivum tectorum)*,
- Dorniger Hauhechel *(Ononis spinosa)*,
- Hasen-Klee *(Trifolium arvense)*,
- Ähriger Ehrenpreis *(Veronica spicata)*,
- Hunds-Braunwurz *(Scrophularia canina)*.

Diese Pflanzengesellschaft (Wegwarten-Wegrand-Gestrüpp, Natterkopf-Steinklee-Gestrüpp, Trockenrasenarten) (Mertz 2000) markiert den an Lehm, Sand und Schotter reichen, mageren Untergrund mit schlechter Stickstoffversorgung; sie braucht unbedingt die volle Besonnung. Die Fähigkeit des Sanddorns, einen derartigen Boden intensiv und weit ausgreifend zu durchwurzeln, macht ihn geeignet zur Bepflanzung von sterilen (d.h. humusfreien) Aufschlüssen, die durch neuangelegte Autobahnen und Straßen entstanden sind. Diese Verhältnisse sind auch für die Nachtkerze ideal, die man oft auf den seitlichen Schotterstreifen am Rand von Autobahnen findet.

Die den Sanddorn begleitenden Pflanzen sind als reine Auflistung selbstverständlich zunächst wenig aussagekräftig. Wer jedoch die einzelnen Pflanzen etwas kennt, dem wird ein Bild dessen entstehen, was im beschriebenen Biotop zwischen den einzelnen Pflanzen lebt. Dieses Leben kann als das Elementarische (Erde, Wasser, Luft, Feuer) mit den Elementarwesen Gnomen, Undinen, Sylphen, Salamandern oder als das Ätherische mit Lebensäther, chemischem Äther, Lichtäther und Wärmeäther erkannt werden.

Aus der Betrachtung dieses Sanddornstandorts ergibt sich eine Polarität zwischen Kiesel und Humus mit einer jeweils anders gearteten Wirkung auf die Pflanze:

Kiesel	Humus
Licht	Dunkelheit
Formkräfte	Stoffkräfte
Eckige und zugespitzte Formen	Runde Formen
Trockenheit	Sukkulenz, Mastigkeit
Fein gegliederte Formen	Einförmigkeit
Kohlenstoff	Stickstoff

Der Sanddorn findet sich innerhalb dieser Polarität auf der dem Licht zugewandten Kieselseite. Der Bergkristall, der das Licht klar durchlässt, ist im Mineralischen ein schönes Bild hierfür. An seiner edlen Gestalt wird auch die Verwandtschaft des Kiesels mit den Formkräften deutlich. Begegnen die Lichtkräfte auf biochemischer Ebene dem Kohlenstoff, bilden sich, wie wir weiter unten sehen werden, Fettsäuren und das Vitamin C.

7.1.1 Blätter, Wurzeln und Dornen

Auch in der äußeren Gestalt des Sanddorns sind die formenden Wirkungen des Lichts zu finden: Die Blätter sind schmal lanzettlich und silbrig glänzend. Der ganze Strauch hat ein grau-grünes, wie mit Salz bestäubtes Aussehen. Werden die Beeren reif, hat die Färbung des gesamten Buschs einen braun-orangefarbenen Einschlag. Er wird zwei bis sechs Meter hoch und hat sperrig abstehende Äste, die wie bei einem Kristallbüschel in unterschiedliche Richtungen weisen. Überall hat der Strauch zwei bis vier Zentimeter lange, starre, harte, sehr spitze Dornen.

Die starke Wirksamkeit von Licht und Wärme wird in dem beschriebenen Biotop auf der Südseite der Alpen von der Insektenwelt mit einem reichen Vorkommen an Schmetterlingen beantwortet: Auf Skabiosen finden sich zahlreiche Widderchen, viele rostbraune Ochsenaugen, Kohlweißlinge, Tagpfauenaugen, Distelfalter, Bläulinge sowie Großer und Kleiner Waldportier und Postillion umfliegen Kräuter und Sträucher in der sonnendurchstrahlten, flimmernden Luft. Die Thymian-Polster werden von zahlreichen Bienen besucht.

Unterirdisch entwickelt jeder ausgewachsene Sanddornbusch ein reges, weit reichendes Wurzelleben. Von den Wurzeln schießen junge Pflanzen empor, sodass ein älterer Sanddornbusch immer von einer regen Vegetation kniehoher Schösslinge umgeben ist. Das hierbei zum Ausdruck kommende üppige, vegetative Leben wird in der Dornbildung zurückgestaut. Die unterirdische Vitalität, die sich im Bereich von Erde und Wasser im äußeren Wachstum auslebt, wird im oberirdischen Bereich durch Luft, Licht und Wärme verinnerlicht (Pelikan 1977).

Der lange, harte Dorn des Sanddorns ist also das äußere Bild für den kräftigen Stempeldruck von Licht- und Wärmeäther, die zentripetal auf die Pflanze im Sonnenlicht einstrahlen. Sie treffen auf den von unten in den Pflanzen heraufsteigenden chemischen und Lebensäther. Die Schrift des Stempels können wir auf biochemischer Ebene lesen, am besten in der Sanddornbeere, da hier der Stoffwechsel zur höchsten Entfaltung kommt.

7.1.2   Beeren

Die Beeren sind fleischig, orangerot, eiförmig, bis sieben Millimeter lang. Ein Viertel des Volumens nimmt der Kern ein. Die Beeren schmecken fruchtig und stark sauer. Als Ergebnis des Zusammenwirkens der oberen mit den unteren Ätherarten entstehen unter der formenden und impulsierenden Führung von Licht- und Wärmeäther das Beta-Carotin (Provitamin A), das Vitamin C und ein besonderes Fettsäurenmuster (Suchantke 1927/28 und 1928/29, Hauschka 1928/29). Die Sanddornbeeren übertreffen bei Weitem den Vitamin-C-Gehalt der Hagebutte. Wegen der Besonderheit der Sanddornbeeren sind Sanddornöl und Sanddornsaft seit Jahrhunderten fester Bestandteil der Volksmedizin in Russland, der Mongolei und in China, hier besonders in Tibet (Luetjohann 1999). Hier und in Skandinavien liegt auch das Hauptverbreitungsgebiet des Sanddorns. Im Bereich der früheren Sowjetunion und in China ist Sanddornöl in das Arzneibuch aufgenommen. In Mitteleuropa wurde man erst 1940 durch die Entdeckung des Vitaminreichtums seiner Beeren auf den Sanddorn aufmerksam. 1942 wies man in Holland in einem Merkblatt auf den Nutzen des Sanddorns für die Ernährung hin. „Die Weleda kam schon im nächsten Jahr in der Schweiz mit ihrem Sanddorn-Produkt Hippophan heraus und leistete damit einen erheblichen Beitrag zu einer gesunden Diätetik", die besonders in den Jahren nach dem Zweiten Weltkrieg wichtig war (Daems 1986: 18).

In der Zeit danach wurden die Bedingungen des Vitamin-C-Gehalts der Sanddornbeeren besonders intensiv erforscht. So weiß man, dass die Farbe der Beeren, die von Gelb bis Korallenrot variiert, etwas über ihren Vitamingehalt aussagt. Sanddornvarietäten mit rot gefärbten Beeren übertreffen in ihrem Vitamingehalt diejenigen mit gelben Beeren beträchtlich (Buser 1986). Sonnenlicht und Sonnenwärme sind zum

Gedeihen des Sanddorns besonders wichtig. So weisen die Beeren in sonnenreichen Jahren einen höheren Vitamin-C-Gehalt sowie höhere Werte an Spurenelementen auf als in sonnenarmen. Auch der Untergrund hat Einfluss: Sanddorn, der auf Kalkboden gewachsen ist, erreicht nicht den hohen Wert an Vitamin C wie die auf Schiefer oder Gneis gewachsenen Sträucher. Auch weiß man, dass der Gehalt der Beeren an Vitamin C mit der Höhe über dem Meer ansteigt: Auf 800 Meter und darüber finden sich 600 bis 900 mg pro 100 g, auf 1800 Meter über dem Meer bis 1400 mg Vitamin C pro 100 g. Ähnlich verhält es sich mit dem Vitamin-C-Gehalt in der Hagebutte von *Rosa canina* (Pedersen, unveröffentlichtes Manuskript). Demgegenüber ist die Wärmeeinwirkung an den Nordseeküsten deutlich geringer. Beispielsweise sind Sanddornbüsche am Nordzipfel Jütlands (Skagen) kleiner, und ein aus Sanddornbeeren von Jütland hergestellter Saft hatte ein apfelähnliches Aroma und einen niedrigen Vitamin-C-Gehalt (Pedersen, persönliche Mitteilung).

7.2 Das Sanddornöl

Seit etwa 1990 finden die Anwendungsmöglichkeiten des Sanddornöls in Dermatologie und Kosmetik auch in Mitteleuropa zunehmend Aufmerksamkeit (Quirin, Gerard 1993). Ganz allgemein kann man sagen, dass der hohe Brennwert eines Pflanzenöls auf die hohe Menge an verinnerlichter Wärme hinweist. Die Fettsäuren von Fruchtfleisch oder Samenölen werden in der grünen Pflanzenzelle unter der energiereichen Wirkung des Sonnenlichts gebildet. In einem zentripetal gerichteten Vorgang der Verinnerlichung werden sie in die runde Frucht eingelagert. Das Öl regt als das vom vorigen Sommer konservierte Sonnenlicht die Bildekräfte an, die bei der Keimung des Samens im Frühjahr wirksam werden (Wolff 1998). Die Öle der Sanddornbeere zeigen die kräftige Schrift von Licht- und Wärmeäther der Sonne, die sich dem chemischen und dem Lebensäther einprägt, in zweierlei Weise, nach Fruchtfleischöl und Keimöl differenziert:

Fruchtfleischöl	Palmitinsäure	(C 16:0)	ca. 30%
	Palmitoleinsäure	(C 16:1)	ca. 35%
	Oleinsäure	(C 18:1)	ca. 25%
Kernöl	Oleinsäure	(C 18:1)	ca. 20%
	Linolsäure	(C 18:2)	ca. 35%
	γ-Linolensäure	(C 18:3)	ca. 30%

Der Hauptunterschied zwischen Fruchtfleisch- und Kernöl liegt im Sättigungsgrad der Fettsäuren: Im Kernöl überwiegen die hoch ungesättigten Fettsäuren. Stellt man die ungesättigten den gesättigten Fettsäuren gegenüber, sind folgende Unterschiede charakteristisch (Söffker-Ziolkowski 2000, Wolff 1994, Schmidt 1979):

Ungesättigte Fettsäuren	Gesättigte Fettsäuren
Gemäßigte Zonen: z. B. Leinöl	Äquatorregion: z. B. Palmöl, Kokosöl
Samen: z. B. Lein	Fruchtfleisch: z. B. Oliven
Flüssiger	Fester

Ungesättigte Fettsäuren	Gesättigte Fettsäuren
Reaktionsfreudig, oxidierbar, biologisch aktiv,	Inert, stabil, biologisch eher inaktiv,
lebensnäher	lebensneutral
Wärme und Licht verinnerlicht	Wärme verinnerlicht
„Lichtöl"	„Wärmeöl"
Anregung des Stoffwechsels	umhüllende Wärmewirkung

Betrachtet man das „Sanddornbiotop" nochmals vor dem Hintergrund dieser Polarität, fällt auf, dass der Sanddorn einerseits einen Bezug zur Wärme hat (südliche Alpentäler), dass diese aber auch zugunsten des Lichts etwas zurücktreten kann (Nordseeküsten und Höhenlagen der Alpen). Der Sanddorn liebt den Mittelmeereinfluss der südlichen Alpentäler; er findet sich jedoch nicht im Bereich des ausgesprochenen Mittelmeerklimas, für das die Olive eine Zeigerpflanze ist. Die Sanddornbeere verdankt die gesättigten Fettsäuren des Fruchtfleischs mehr der Wärme und die ungesättigten Fettsäuren des Samens dem Licht der Sonne, wobei beide Qualitäten natürlich nicht voneinander zu trennen sind. Dass die Tendenz zur Bildung ungesättigter Fettsäuren in den Pflanzen zum Norden bzw. zu den Polen hin stärker wird, ist deutlich am Olivenbaum zu beobachten, in dessen Oliven die ungesättigten Fette zunehmen, je weiter nördlich er wächst. Für die Pflanzenwelt im Mittelmeerraum verschiebt sich zur Sommerzeit das Verhältnis von Wärme und Licht zugunsten der Wärme in Richtung zum Äquator und zugunsten des Lichts in Richtung zur gemäßigten Zone bzw. zum Nordpol.

Gegenüber der Äquatorialregion, in der der Ätherleib der Erde maximal in den Erdumkreis ausgeatmet ist und sich die unteren mit den oberen Ätherarten intensiv vermischen, ist die Situation der Pole in den gemäßigten Klimazonen tendenziell gegeben: Die im Sonnenlicht lebenden oberen Ätherarten werden nicht von der Erde aufgenommen, sondern reflektiert und wirken so als reiner Licht- und Wärmeäther auf die Pflanzenwelt. Man kann daher von „der sternenreinen, kosmischen Klarheit der Polarländer" sprechen und folgende Polarität aufstellen (Grohmann 1975: 84):

Polarländer	Tropen
Kältepol	Wärmepol
Erde tot	Erde lebendig
Pflanzen zusammengezogen	Pflanzen ausgedehnt
Formkräfte	Schwellkräfte

„Die Metamorphose der Vegetation vom Hochgebirge zum Tiefland ist derjenigen vom Pol zum Äquator durchaus vergleichbar." (Grohmann 1975: 85) Umgekehrt bedeutet dies, dass die ätherischen Verhältnisse am Nord- und Südpol umso eher anzutreffen sind, je höher wir in den Alpen steigen. Der Sanddorn hat innerhalb der gemäßigten Zonen eine Tendenz fort von der Wärme und hin zu der Kälte, wenn die Polarität Wärme-Kälte betrachtet wird. Je höher er in den Alpen steigt, desto höher ist der Vitamin-C-Gehalt der Beeren als Indikator für die Wirksamkeit des Lichtäthers, der von der Pflanze verinnerlicht ist. Mir sind keine Untersuchungen des Gehalts an ungesättigten Fettsäuren mit steigender Höhe über dem Meeresspiegel bekannt, aber man darf annehmen, dass diese sich im gleichen Sinne wie das Vitamin C verhalten.

Nach den vorigen Überlegungen sollte der Vitamin-C-Gehalt der Sanddornbeeren gegen Norden hin zunehmen, was aber, wie oben angeführt, nicht so ist. Um verstehen zu können, warum diese spezifische Aufbauleistung des Sanddorns im Meeresküstenbiotop des Nordens vermindert auftritt, sollen im Folgenden kurz die Wirkungen von Hochgebirge und Meer auf Mensch und Pflanze angeschaut werden.

Hochgebirge	Meer
Z. B. Alpen	Z. B. Nordsee
Obere Ätherarten stärker	Untere Ätherarten stärker
Kosmischer Einfluss stärker	Irdischer Einfluss stärker
Starke Formkräfte	Starke Stoffkräfte

Die verstärkte Wirkung von Licht- und Wärmeäther auf den Nerven-Sinnes-Menschen im Hochgebirge bedingt eine allgemeine Tonisierung und Anregung. Über Abbauimpulse können Aufbauvorgänge angeregt werden; so nimmt z. B. die Erythrozytenzahl mit steigender Höhe zu. Treten diese Abbaukräfte jedoch rein zutage, kommt es zu Nervosität und Schlafstörungen. Demgegenüber sind am Meer der chemische und der Lebensäther betont wirksam. Dieses ist zu erleben – besonders gleich nach einem Ortswechsel vom Inland an die Küste – an einer Verstärkung des Appetits und einem erhöhten Schlafbedürfnis. Ähnliche Wirkungen kann man auf den Britischen Inseln studieren, wo ja an jedem Punkt des Landes das Meer nicht allzu weit entfernt ist. Die Bedürfnisse des Stoffwechsels verlangen hier nach einem proteinreichen Frühstück („ham and eggs"). In den Hotels ist die Möglichkeit der Zubereitung von schwarzem Tee auf den Zimmern Standard, was bedeutet, dass es für den Inselbewohner unumgänglich ist, sich jederzeit bei Bedarf durch Tee wacher machen zu können.

Auf die Pflanzenwelt wirkt das Hochgebirge durch Betonung der Impulse des Blütenpols: stärkere Blütenfarben, Anregung der Blattmetamorphose, stärkere Formung der Blätter (z. B. beim Löwenzahn), Reduzierung der Wuchshöhe. Das Meer betont demgegenüber die Kräfte des Vegetativen: Zunahme der Wuchshöhe und der Blattmasse, Blätter weniger geformt.

Blickt man nun auf die Auswirkungen der ätherischen Verhältnisse im Hochgebirge bzw. am Meer auf den Sanddorn, zeigt der niedrige Vitamin-C-Gehalt der Beeren und der insgesamt reduzierte Wuchs der Büsche, dass am Meer die Wärmewirkung nicht ausreicht. Zwar sind die Lichtverhältnisse an den Küsten Mitteleuropas gut; aber der Sanddorn bedarf zusätzlich der Wärme, wie sie optimal in den Tälern der Alpensüdseite vorkommt. Die Wärme vermag alle anderen Elemente (Luft, Wasser, Erde) zu durchdringen und ihre Wirksamkeit zu verstärken. Das für den Sanddorn günstigste Verhältnis der Wärme zum Licht und zu den anderen Elementen findet sich also auf der Alpensüdseite. Das für eine bestimmte Pflanze jeweils charakteristische Verhältnis der Einflüsse von Wärme, Licht, Luft, Wasser und Erde ist außerordentlich fein, originell und spezifisch. Am besten kann dieses Verhältnis mit den Mitteln des Künstlers dargestellt werden, wie man auf dem Holzschnitt von Walther Roggenkamp sieht.

Als ein wichtiger Inhaltsstoff des Fruchtfleischs der Sanddornbeere sei das fettlösliche Carotin, das Provitamin A, abschließend kurz erwähnt. G. Suchantke und R. Hauschka brachten das Vitamin A schon vor mehr als 70 Jahren in Verbindung mit dem Wirken des Wärmeäthers (Suchantke 1928/29, Hauschka 1928/29). Das Carotin färbt das Sanddornöl leuchtend orangerot.

7.3 Wirkungen des Lichts am und im menschlichen Organismus

Die Betrachtung des Sanddorns hat gezeigt, dass er in hohem Grade offen ist gegenüber der Wirksamkeit des Wärme- und insbesondere des Lichtäthers. Um den Schritt von der außermenschlichen Welt, hier der Pflanze, zum Menschen und zum kranken Menschen mit seinem Heilbedarf vollziehen zu können, soll im Folgenden ein Bild von den Wirkungen des Lichts am und im menschlichen Organismus gezeichnet werden.

Während des gesamten Lebens nimmt der Mensch makrokosmische Ätherkräfte durch die Sinnesorgane und durch die Lunge auf. „Das Sinneswahrnehmen ist nichts anderes als ein verfeinerter, das heißt ins Ätherische hinein getriebener Atmungsprozess." (Steiner. GA 313: 101) In diesem „verfeinerten Atmungsprozess" atmet der Mensch makrokosmische Wärme ein, die Licht, Chemismus und Leben aus dem Kosmos mit sich trägt (Steiner. GA 318, 14.9.1924). Zum Nerven-Sinnes-Menschen gehört auch das gesamte Hautorgan dazu: „... durch seine Haut ist eigentlich der Mensch im Ganzen Sinnesorgan." (Steiner. GA 348: 123) Lichtkräfte werden am intensivsten durch die Augen aufgenommen; jedoch nehmen ebenso alle anderen Sinnesorgane Licht auf. (Deswegen kann man von einem „hellen Klang" sprechen, den das Ohr wahrnimmt, und auch die recht sichere Wahrnehmung einer Raumfarbe bei komplett verbundenen Augen bestätigt dies.) Wir können „das Licht als den allgemeinen Repräsentanten der Sinneswahrnehmung hinstellen" (Steiner. GA 194: 114). Aber auch durch die Lunge, durch die eigentliche Atmung, wird Ätherisches aus dem Makrokosmos, das in der lichtdurchfluteten Luft lebt, aufgenommen.

> Es gibt also drei Tore, durch die der Lichtäther in das Innere des menschlichen Organismus gelangt: die Sinnesorgane, das gesamte Hautorgan und die Lunge.

Der Wärmeäther, der die anderen Ätherarten in das Innere des Organismus hineingetragen hat, gibt den Lichtäther an das Nervensystem ab. Hier wirkt dieser organbildend: „Das ganze Nervensystem ist ja Ergebnis des Lichtes." (Steiner. GA 211: 98) Der Lichtäther füllt den oberen Menschen aus und bildet die Grundlage der Denktätigkeit (Steiner. GA 318, 14.9.1924). Anderseits wirkt er organgerichtet, formend und gestaltgebend. Am oberen Pol der menschlichen Gestalt, dem hauptsächlichen Sitz des Nerven-Sinnes-Systems, greifen am intensivsten die Formkräfte an; deswegen ist der Mensch am Gesicht wiederzuerkennen, hier sind seine äußeren Formen am meisten individualisiert und gestaltet. Der am oberen Pol der menschlichen Gestalt wirkende Lichtäther wirkt also zentripetal und konkav plastizierend. Er „will den Menschen gewissermaßen in feiner Weise zur Bildsäule machen", so „dass sich Salzsubstanzen, die sonst aufgelöst sind, gewissermaßen zusammenbacken, dass sie also festes Salz werden wollen" (Steiner. GA 218: 56). Diesem steht polar eine Bildetendenz des Lichtäthers gegenüber, die vom Nierensystem ausgeht, von hier zentrifugal ausstrahlt, den Stoff ergreift und mit ihm aufquellende, konvexe Organformen schafft. Dadurch wird die Tendenz zur Bildsäule wieder aufgelöst. Durch das Zusammenwirken dieser beiden polaren Lichtätherwirkungen entstehen Organformen, denen man ansehen kann, welche Wirkung des Lichtäthers jeweils überwiegt.

> Es gibt im menschlichen Organismus nur ein Organ, das
> 1. der direkten, unmittelbaren Wirkung des Lichtäthers ausgesetzt ist,
> 2. über frei werdenden Lichtäther des Nerven-Sinnes-Systems verfügt, der in seelische Vorgänge metamorphosiert wird und
> 3. in dem der Lichtäther seine wichtige organgerichtete Bildetätigkeit entfaltet.

> Dieses Organ ist die Haut des Menschen. In ihr treffen inneres Licht und äußeres Licht aufeinander. Beide wirken zusammen, müssen aber vom Organismus auseinandergehalten werden (Steiner. GA 312, 31.3.1920).

Das Hautorgan verfügt über eine intensive Versorgung mit freien Nervenendigungen in der Epidermis und Sinneszellen im oberen Corium (Papillarkörper) und vereinzelt auch im unteren Corium. Die freien Nervenendigungen reichen bis in das Stratum granulosum der Epidermis, also bis in die Schicht, in der das Keratin in den Keratinozyten schollig ausfällt (daher „granulosum") und der Zellkern verschwindet, also das Leben weicht und die Zellen absterben. Hieran ist zu erkennen, „dass der Nerv nicht beteiligt sein kann an irgendetwas Hervorbringendem, sondern dass der Nerv das Leben innerlich aufhält, dass also da, wo der Nerv sich verästelt, das Leben erstirbt" (Steiner. GA 73: 175). Durch diesen Todesprozess wird Lichtäther frei, der jetzt dem Astralleib zur Verfügung steht und in Gedankenkräfte metamorphosiert wird. Die intensive Nervenversorgung unserer Haut (das „Nervenkostüm" in der Umgangssprache) und der immense Todesprozess in der Epidermis (beim Erwachsenen 10 g Schuppen pro Tag) bedingen die genaue Vorstellung von unseren Leibesgrenzen und die sensible Wachheit der Haut. Vorstellung und Wachbewusstsein setzen Nerv und Tod voraus.

Andererseits finden sich in der Epidermis, parallel zum Absterben der Keratinozyten, zweierlei Aufbauvorgänge: Synthese und Differenzierung von intrazellulärem Keratin und den zuletzt interzellulär eingelagerten Lipiden. Von der regulären Ausbildung beider Stoffklassen mit ihrem jeweils hochkomplexen, molekularen Aufbau hängt die Barrierefunktion der Haut ab. Ist die Hautbarriere intakt, halten sich der transepidermale Wasserverlust von innen nach außen, also die Austrocknung der Epidermis, und die Möglichkeit des Eindringens fremder Stoffe von außen nach innen in gesunden Grenzen.

7.3.1   Epidermale Lipide

Die Zusammensetzung der epidermalen Lipide wurde erstmalig 1959 untersucht. Heute sind viele hochinteressante Details bekannt (Schürer 1999, Melnik 1990), von denen im Folgenden einige dargestellt werden, um sie in den Gesamtzusammenhang anthroposophischer Menschen- und Naturerkenntnis einzufügen. Im Stratum basale hat der Aufbau der Lipide seinen Beginn: Sie werden in den Keratinozyten synthetisiert und in Lamellenkörperchen interzellulär gespeichert, um dann in die interzellulären Spalten des Stratum corneum geschleust zu werden. Im Rahmen der Desquamatio insensibilis (= unmerkliches Abschuppen) gehen sie verloren. Auf diesem Weg der epidermalen Lipide durch die geschichtete Epidermis bis zu deren Oberfläche vollzieht sich eine fein gegliederte Veränderung der Lipidzusammensetzung. So sind die Phospholipide zu mehr als 45% der Gesamtlipide im Stratum basale zu finden, im Stratum corneum nur noch mit < 5%. Die freien Fettsäuren steigen von 7% im Stratum basale auf knapp 20% im Stratum corneum, die Sphingolipide von 7% auf 42%. Die freien Fettsäuren der Epidermis sind mehr gesättigt als ungesättigt; sie bestehen zu 36% aus Palmitinsäure. Im Stratum basale wird originär Cholesterin gebildet; es ist hier zu 12% der Gesamtlipide vorhanden. „Die Desulfatierung des Cholesterinsulfats zu Cholesterin an der Grenze zwischen Stratum granulosum und Stratum corneum erklärt die relativ hohe Konzentration des Cholesterins im Stratum corneum: 20 bis 25%." (Schürer 1999: 46).

Die Synthese der epidermalen Lipide ist weitgehend unabhängig vom aufbauenden Stoffwechsel des Gesamtorganismus. Nur die basalen Keratinozyten nehmen etwas Cholesterin aus den Kapillaren des Papillarkörpers auf. Außerdem werden einige Pflanzensterole, essenzielle Fettsäuren und die Arachidonsäure aus dem Blut in die basalen Epidermisschichten aufgenommen. Zusammenfassend ergibt sich folgende Polarität innerhalb der Epidermis:

Stratum basale	Stratum corneum
Aufbau	Differenzierung
Leben	Tod
Stoffwechselaktivität	Stoffwechselruhe
Phospholipide	Sphingolipide
Cholesterinsulfat	Cholesterin

- *Cholesterinsulfat und Cholesterin*

Phospholipide und Cholesterinsulfat enthalten Phosphor (= „Lichtträger") bzw. Sulfur (= „Sonnenträger"). Beide Elemente ermöglichen es den Imponderabilien des Sonnenlichts, dem Lichtäther, in die biochemischen Vorgänge des Organismus einzugreifen. Zentralorgan der in den Stoffwechsel eingetauchten Wirkung des Lichtäthers ist die Niere; im aufbauenden Stoffwechsel der basalen Epidermisschichten können wir das Wirken der Nierenstrahlen in der äußersten Peripherie des Organismus erkennen. Schon 1927 hat G. Suchantke die Lipoide, zu denen er das Cholesterin zählte, dem Wirken des Lichtäthers zugeordnet. (Dies war ihm möglich, weil der Göttinger Chemiker Adolf Windaus wenige Jahre zuvor den Aufbau des Cholesterins aus Gallensäuren und Sterinen entdeckt hatte. Für seine Forschungen bekam Windaus 1928 den Nobelpreis.) In außerordentlich feiner Weise illustriert nun die Verwandlung des Cholesterins beim Durchgang durch die Epidermis die Angabe Rudolf Steiners, „.... dass also da, wo der Nerv sich verästelt, das Leben erstirbt": Am Ort der freien Nervenendigungen, im Stratum granulosum, wird dem Cholesterinsulfat der Schwefel genommen; damit gerinnt das Cholesterin in die Form. Es wird in Zellmembranen und in feine intrazelluläre Gerüststrukturen eingebaut. Die Tendenz zum „Zusammenbacken" und zur „Bildsäule" wird hierin anschaubar. Der zuvor in den Stoffwechsel der epidermalen Lipidsynthese eingebundene Lichtäther wird hierdurch frei und kann jetzt dem bewussten Seelenleben dienen. „Es braucht für die Entfaltung des Bewusstseins diesen Prozess, wo organisches Leben in Form erstarrt und Leuchtekraft frei wird." (Suchantke 1927/28: 286) Der frei werdende Lichtäther steht als inneres Licht dem äußeren Licht an der Hautoberfläche gegenüber; sie müssen sich im Gleichgewicht befinden. Auf organischer Ebene leitet sich hieraus auch die Barrierefunktion der Haut ab, denn das Cholesterinsulfat hat eine große funktionelle Bedeutung für den Aufbau der interzellulären Lipidlamellen. Die Tätigkeit des Lichtäthers erstreckt sich selbstverständlich auch auf alle anderen epidermalen Lipide. Die Sphingolipide haben die Besonderheit, dass sie sonst nur im zentralen Nervensystem des Menschen vorkommen; dies ist ein bedeutender Hinweis auf die Repräsentanz der Kopfkräfte in der Epidermis.

Die nähere Betrachtung des Cholesterins unterstützt die gefundenen menschenkundlichen Zusammenhänge: Die Substanz Cholesterin ist nicht verseifbar, ihr Schmelzpunkt liegt bei exakt 149 °C und sie ist mit einer Dichte von 1,046 g/ml schwerer als Wasser. An diesen Eigenschaften wird deutlich, wie das Cholesterin die Tendenz hat, aus dem Leben herauszufallen (Errenst 1998). Im menschlichen Organismus findet es sich im Zentralnervensystem in der größten Konzentration. Im Gehirn ist es wichtiger Bestandteil der Myelinscheiden, die die Nervenfasern als dauerhafte, abschließende Schicht umgeben. Die Denktätigkeit geht auf physiologischer Ebene mit Salzbildung einher (Steiner. GA 128, 27.3.1911). Die Einlagerung von Cholesterin in die Myelinscheiden im Gehirn und in die interzellulären Lipidlamellen des Stratum corneum der Haut ist ein Vorgang, der dem Ausfallen von Salz aus einer Lösung entspricht.

7.4 Wirkungen des Lichts bei der Neurodermitis

Versucht man die Neurodermitis auf der ätherischen Ebene zu verstehen, kann die grundlegende Einsicht richtungweisend sein, dass Krankheit durch die Fortsetzung normaler Prozesse über ihr gesundes Maß hinaus entsteht. „Jeder Äther, der von außen wirksam ist und nicht an der richtigen Stelle Halt macht, sondern den Menschen stärker durchdringt, als er ihn durchdringen sollte, ist für den menschlichen Organismus Gift, hat eine vergiftende Wirkung." (Steiner. GA 313: 35–36) Bei der Neurodermitis werden die oberen Ätherarten, die aus der Umgebung auf den oberen Pol der menschlichen Gestalt und im Menschen von oben nach unten wirken, nach ihrer Aufnahme nicht genügend in den unteren Menschen überführt. Sie stauen sich in der Peripherie des oberen Menschen und überformen hier die Haut, ja sie „verbrennen" sie. Daher liegen die Prädilektionsstellen hier.

> Das Hautorgan des Neurodermitikers ist also in den Zonen verstärkter Wirksamkeit des Nerven-Sinnes-Systems licht- und wärmeätherisch vergiftet. Andererseits fehlen Licht- und Wärmeäther im Stoffwechsel; hier haben sie die Aufgabe, Astralleib und Ich-Organisation in der Verdauung zu inkarnieren, sodass beispielsweise Aufbau und Sekretion von Verdauungssäften impulsiert werden. Gerade diese Funktion des Stoffwechsels ist beim Neurodermitiker oft mangelhaft, was einen schwachen Aufbau und allgemeine Unterernährung bedingt. Wir erleben einen „Mangel an hinaufströmendem Lebensäther und chemischem Äther beim unterernährten Menschen ... Dadurch drückt auf ihn der Lichtäther und der Wärmeäther von oben" (Steiner. GA 313: 34). Licht- und Wärmeäther füllen den oberen Menschen so sehr aus, dass der ganze Organismus kopfähnlich wird.

Einige Erfahrungen, die der Neurodermitiker mit seiner Krankheit machen kann, seien zur Illustration der oben skizzierten ätherischen Verhältnisse angeführt: Die Neurodermitis bessert sich im Sommer; die Haut des Atopikers ist jetzt weniger trocken als im Winter. Es sind der im Sommerlicht wirksame Lebensäther und der chemische Äther, im Sommer von der Erde in ihren Umkreis ausgeatmet, die dem Atopiker zu dieser Jahreszeit guttun, ihn kosmisch umfassend ernähren. Rudolf Steiner weist darauf hin, dass der Mensch sich mit einem sommerlichen Lichtbad mehr dem chemischen Äther und dem Lebensäther aussetzt: „Lichtbäder sind nicht eigentlich immer Lichtbäder." (Steiner. GA 312: 226) Zur Winterzeit dagegen wird der Hautzustand schlechter. Die unteren Ätherarten ziehen sich nun unter die Erdoberfläche zurück, und die oberen Ätherarten wirken jetzt „nackt": Die neurodermitische Vergiftung mit Licht- und Wärmeäther wird akzentuiert. Jedem Menschen innerlich erlebbar ist das starke Wirken von Licht- und Wärmeäther an einem sonnigen, klaren, kalten Wintertag: Die Denkkräfte entfalten sich unter dieser Art des Lichts auf das Lebhafteste. Wir sind seelisch ganz Herr unserer selbst; andererseits kann es vorkommen, dass zu einem solchen Tag mit Frost und Hochdruckwetterlage der vom Lichtäther durchstrahlte Luftraum aus einem dünnen Hochnebel wunderbar ausgestaltete Schneekristalle niederschweben lässt. Der feine durchgeformte Schneekristall und der Gedanke in der Seele des

Menschen gehen gleichermaßen auf das Wirken des Lichtäthers zurück. Die Haut des Atopikers jedoch ist gerade bei dieser Wetterlage trocken; Juckreiz und Nervosität nehmen zu.

Eine andere Beobachtung kann man an neurodermitischen Kindern mit Stoffwechselbetonung und Verdauungsschwäche (mangelhafter Abbau der Nahrung, Neigung zu Dysbiose, ungeformter Stuhl, Blähungen) machen. Eine Wanderung auf 1600 Metern über dem Meer im Sommer kräftigt die Verdauung (weniger Blähungen, geformter Stuhl) und bessert den Hautzustand. Die Lichtwirksamkeit dieser Höhenlage mit verstärkter Ernährung über die Sinnesorgane fördert die Inkarnation der oberen Wesensglieder in der Verdauung. Die Überlastung des Blutes mit Fremdstoffen aus dem Darm nimmt ab, und das Ekzem als Ergebnis zentrifugaler Ausscheidungsprozesse bessert sich.

Das humorale Abwehrsystem des Atopikers ist häufig gekennzeichnet durch eine Erhöhung des Serumspiegels des Immunglobulins E. Damit gerät ein eiweißaufbauender Vorgang aus der begrenzenden Form; er wird nicht genügend von differenzierenden, ablähmenden Prozessen durchstrahlt. Diese können in dem zentripetal auf den oberen Menschen einstrahlenden und im Menschen von oben nach unten wirkenden Licht- und Wärmeäther wirksam erkannt werden. Chemischer und Lebensäther sind damit ungebremst und ziellos wirksam und treiben die Eiweißbildung auf dem eine hohe biochemische Differenzierung erfordernden Feld der humoralen Abwehr in die Masse.

7.4.1 Biochemie der Haut des Atopikers

Die trockene Haut des Atopikers erscheint makroskopisch stumpf, fahl, grau oder blass. Die oberste Schicht des Stratum corneum mit ihren oberflächlich gelegenen, feinsten Schüppchen wird nicht durch einen gesund ausgebildeten Hydrolipidfilm (bestehend aus Talg, Schweiß und epidermalen Lipiden) transparent. Dieses würde das Blut in den Kapillaren des Papillarkörpers durchscheinen und die Haut rosiger erscheinen lassen. Stattdessen wird das einfallende Licht durch die raue Oberfläche vermehrt gebrochen; dadurch kann die Haut zeitweilig aussehen, als sei sie mit fein gemahlenem Salz bestäubt.

Hochinteressant sind nun in diesem Zusammenhang die pathologischen Abweichungen in der Biochemie der Epidermis des Atopikers: Er zeigt auch in den erscheinungsfreien Hautarealen eine Erniedrigung der epidermalen Gesamtlipide, im Speziellen der Sphingolipide (= Ceramide). Damit ist also der Lipidaufbau insgesamt vermindert und im Besonderen der Aufbau gerade der hochdifferenzierten ausgereiften Verbindungen, welche die Verwandtschaft der Epidermis mit dem zentralen Nervensystem zeigt. Hiermit ist ein weiteres Beispiel für das ungenügende Ineinandergreifen von unten und oben, von Stoff und Form, von Lebens- und chemischem Äther einerseits und Licht- und Wärmeäther andererseits gegeben.

Der quantitativ und qualitativ mangelhafte Lipidgehalt der Epidermis des Atopikers bedingt, wie oben beschrieben, die Störung der epidermalen Barriere. In den letzten Jahren wurde der Lipidstoffwechsel des Stratum corneum auch diesbezüglich genauer untersucht: Durch experimentelles Herauslösen von Lipiden (z. B. mit Aceton) kann man eine akute Barrierestörung der Haut wie beim Austrocknungsekzem bzw. kumulativ-subtoxischen Handekzem hervorrufen. Die Epidermis reagiert in ihren Reparaturvorgängen mit einer vermehrten Synthese von Cholesterin, freien Fettsäuren und Sphingolipiden. Je nach Ausmaß der Barrierestörung brauchen diese Reparaturvorgänge beim Menschen wenige Tage bis Wochen, um eine vollständig funktionierende Barriere wiederherzustellen. Es liegt nahe, dass die trockene Haut des Atopikers eine Imbalance zwischen Barrierebelastung bzw. -störung und Barrierereparatur zuungunsten Letzterer aufweist. Ist die Barrierereparatur bei atopischer Haut minimal angestoßen, ist über eine gleichzeitig induzierte Ausschüttung bestimmter Zytokine aus Keratinozyten eine entzündliche Mitreaktion des oberen Coriums möglich (Schürer 1999). Die trockene Haut ist dabei die konstitutionelle Vorbedingung; die Neigung der neurodermitischen Entzündung wird neben der äußeren Austrocknung noch durch endogene Faktoren, beispielsweise nervlichen Stress, erhöht. Diese biochemischen Befunde illustrieren klar erkennbar die oben skizzierten ätherischen Verhältnisse.

7.5   Indikation und externe Behandlung des Atopikers mit Sanddornkernöl

Die äußere Anwendung von Fetten auf der Haut des Menschen hat eine viele Tausend Jahre alte Tradition. Rudolf Steiner beschreibt die Anwendung des Olivenöls während der griechischen Kulturperiode und geht auf Wirkungen ein, die sich bis auf die seelisch-geistige Ebene erstrecken (Steiner. GA 351, 24.10.1923). Die Salbenanwendung beim Atopiker zielt mit ihrer Wirkung in erster Linie auf die Epidermis ab. Diese weist, wie oben beschrieben, Kräfteextreme auf: Im Stratum basale gipfeln Proliferation und aufbauender Stoffwechsel; das Stratum corneum ist das Ergebnis einer zu Ende gekommenen Differenzierung und biochemischen Ausgestaltung. Alles Leben ist gewichen. Aus der oben gegebenen Beschreibung vom Wesen der gesättigten Fettsäuren ergibt sich ihre Beziehung zum Stratum corneum. Sie vermögen zu schützen und abzudecken und vermindern damit den transepidermalen Wasserverlust; sie umhüllen und durchwärmen. Diese Eigenschaften finden sich betont im Sanddornfruchtfleischöl. Die ungesättigten Fettsäuren mit ihrer Reaktionsfreudigkeit und vitaminähnlichen Wirkung haben eine Beziehung zum biochemischen Aufbau der unteren Epidermisschichten. Hier vermögen sie Zwischenstufen im Aufbau epidermaler Lipide zu substituieren. Im Sanddornkernöl überwiegen die ungesättigten Fettsäuren.

Konstitutionell ist der Atopiker mit der trockenen Haut durch eine ungenügende Aufnahme von Licht- und Wärmeäther in den unteren Menschen, in den Stoffwechsel gekennzeichnet. Nur durch ihr impulsierendes, formendes und biochemisch differenzierendes Zusammenwirken mit chemischem und Lebensäther ergeben sich gesunde Stoffwechselleistungen. Die Unterernährung des Neurodermitikers mit Auswirkungen bis in die äußerste Peripherie, das Stratum corneum der Epidermis, ist durch das Öl einer Pflanze zu kompensieren, die in sich auf das Intensivste die oberen mit den unteren Ätherarten zusammenwirken lässt.

Seit 1995 gibt es die *Salbengrundlage SK* (Apotheke an der Weleda), die 10% Sanddornkernöl und 60% Mandelöl enthält. Es wurde eine deutlich fette Grundlage gewählt, da die ungesättigten Fettsäuren besser unter einem „fetten Deckel" in die Tiefe penetrieren können und so der biochemisch aktivierende Effekt auf den epidermalen Lipidstoffwechsel in die tieferen Schichten der Epidermis eintreten kann. Die Salbe ist bei allen trockenen Hautzuständen des Atopikers, ob mit oder ohne entzündliche Begleitreaktion, indiziert. Naturgemäß hat man den größten Erfolg bei der noch dynamisch reagierenden Kinderhaut.

■ Literatur

Dieses Kapitel entwickelt die in dem Aufsatz von L. Jachens (2001): Wirkungen des Lichtäthers in Natur und Mensch am Beispiel von Sanddorn und Neurodermitis. Der Merkurstab 54, 364-373 dargelegten Inhalte weiter.

Buser, H. (1986): Von der Pflege des Sanddorns. In: Der Sanddorn. Weleda-Schriftenreihe Heft 9, 28-33.
Daems, W.F. (1986): Geschichtliches über den Sanddorn. In: Der Sanddorn. Weleda-Schriftenreihe Heft 9, 9-18.
Errenst, M. (1998): Cholesterin in seiner Polarität zu den Triglyzeridfetten. Der Merkurstab 51, 149-158.
Grohmann, D. (1975): Die Pflanze. Band 1. Stuttgart.
Hauschka, R. (1928/29): Die Ernährung als kosmisch-irdisches Kräftespiel. Natura 3. Jg., 340-364.
Luetjohann, S. (1999): Sanddorn. Aitrang.
Melnik, B. (1990): Biochemie und Pathobiochemie des epidermalen Lipidstoffwechsels. Stuttgart.
Mertz, P. (2000): Pflanzengesellschaften Mitteleuropas und der Alpen. Landsberg.
Pedersen, PA.: Phytochemie und Pharmakologie des Sanddorns, Hippophae rhamnoides. Eine Übersicht der Literatur bis 1973. Unveröffentlichtes Manuskript.
Pelikan, W. (1977): Heilpflanzenkunde. Band 2. 2. Auflage. Dornach.
Quirin, KW., Gerard, D. (1993): Sanddornlipide – interessante Wirkstoffe für die Kosmetik. Parfümerie und Kosmetik 10/93, 618-625.
Schmidt, G. (1979): Dynamische Ernährungslehre. Band II. 3. Kapitel: Die Fettsubstanzen – Anreger der Wärmeprozesse und Durchseelung des Organismus. St. Gallen.
Schürer, N. (1999): Epidermale Barriere. In: Plewig, G., Wolff, H. (Hrsg.): Fortschritte der praktischen Dermatologie und Venerologie 1998. Berlin, Heidelberg, 96-98.
Söffker-Ziolkowski, U. (2000): Über das Wesen der Öle. Weleda Nachrichten Heft 220, 10 + 11.
Steiner, R. (1978): Eine okkulte Physiologie. GA 128. 4. Auflage. Dornach.
Steiner, R. (1987): Die Ergänzung heutiger Wissenschaften durch Anthroposophie. GA 73. 2. Auflage. Dornach.
Steiner, R. (1983): Die Sendung Michaels. GA 194. 3. Auflage. Dornach.
Steiner, R. (1976): Geisteswissenschaft und Medizin. GA 312. 5. Auflage. Dornach.
Steiner, R. (1963): Geisteswissenschaftliche Gesichtspunkte zur Therapie. GA 313. 3. Auflage. Dornach.
Steiner, R. (1986): Das Sonnenmysterium und das Mysterium von Tod und Auferstehung. GA 211. 2. Auflage. Dornach.
Steiner, R. (1992): Geistige Zusammenhänge in der Gestaltung des menschlichen Organismus. GA 218. 3. Auflage. Dornach.
Steiner, R. (1983): Über Gesundheit und Krankheit. Grundlagen einer geisteswissenschaftlichen Sinneslehre. GA 348. 3. Auflage. Dornach.
Steiner, R. (1984): Das Zusammenwirken von Ärzten und Seelsorgern. GA 318. 3. Auflage. Dornach.
Steiner, R. (1975): Geisteswissenschaftliche Grundlagen zum Gedeihen der Landwirtschaft. GA 327. 5. Auflage. Dornach.
Steiner, R. (1978): Mensch und Welt – Das Wirken des Geistes in der Natur – Über das Wesen der Bienen. GA 351. 3. Auflage. Dornach.
Steiner, R., Wegman, I. (1972): Grundlegendes für eine Erweiterung der Heilkunst nach geisteswissenschaftlichen Erkenntnissen. GA 27. 4. Auflage. Dornach.
Suchantke, G. (1927/28): Vom „Lichtstoffwechsel" des Menschen. Natura 2. Jg., 281-299.
Suchantke, G. (1928/29): Die Aufgabe der Vitamine bei der Ernährung des Menschen. Natura 3. Jg., 328-340.
Wolff, O. (1994): Zur therapeutischen Anwendung der ungesättigten Fette, insbesondere γ-Linolensäuren und v-3-Fettsäuren. Der Merkurstab 47, 165-170.
Wolff, O. (1998): Grundlagen einer geisteswissenschaftlich erweiterten Biochemie. Kapitel: Fette. Stuttgart.

8. Cornu caprae ibecis

Der Alpensteinbock *(Capra ibex)* als Arzneitier und seine Hörner *(Cornu caprae ibecis)* als Arzneimittel gehören keinesfalls zum „Standard"-Arzneischatz der Anthroposophischen Medizin. Die goetheanistische Betrachtung dieses Tiers und die Brückenbildung zum Krankheitsprozess des Menschen werden in dieses Buch als ein Beispiel für die Heilmittelfindung in der Anthroposophischen Medizin aufgenommen.

Der erste Eindruck, den wir vom Alpensteinbock haben können, wenn wir ihm beispielsweise auf 2400 m über dem Meer nahe Saas Fee im Wallis begegnen, ist der eines Paradoxons: Ein kräftiges, wohlgenährtes Tier mit gedrungenem, schwerem Körper lebt von der spärlichen Vegetation des Hochgebirges, die sich dort höchstens 30 cm über den Erdboden erhebt. An einem anderen Ort steigt ein kleines Bocksrudel zur Mittagszeit in kahle Schutthalden unterhalb der Grauen Hörner am Safiental in Graubünden bis auf 2700 m auf. Fressen können die Tiere dort nichts; sie ziehen langsam weiter und sehen immer wieder lange Zeit in die weite Bergwelt. Im Betrachter entsteht das Bild eines Tieres, das sich neben der Ernährung über den Verdauungstrakt stark über seine Sinnesorgane ernährt, was zu einer intensiven Aufnahme von Wärme- und Lichtäther des Hochgebirges über die vordere Körperhälfte führt. Von dort ergießt sich ein starker Strom von „oberen" Ätherarten in die mittleren und hinteren Teile des Tieres, in den Stoffwechsel und auch in die Verdauungsorgane. Durch diesen starken Strom inkarniert der Steinbock seinen Astralleib im Verdauungsbereich besonders fest, sodass er eine intensive Verdauungstätigkeit zu entfalten vermag. Zudem bewegt er sich im Hochgebirge außerordentlich geschickt. Damit bildet der Steinbock eine Polarität zum Neurodermitiker: Bei diesem bleiben Wärme- und Lichtäther, die sich zentripetal auf den oberen Menschen zubewegen, in der Peripherie des Organismus, in der Haut, stecken und dringen nicht in den unteren Menschen. Hieraus resultieren zweierlei krankhafte Verhältnisse: Am oberen Pol der Gestalt „verbrennen" die oberen Ätherarten die Haut; hier entsteht das Ekzem. Andererseits wird im unteren Menschen die Verdauungstätigkeit geschwächt; die Nahrung kann nicht richtig abgebaut werden. In der Folge ist auch der Aufbau mangelhaft; es entsteht die Situation der neurasthenischen Unterernährung. Hieraus ergibt sich die Idee des Alpensteinbocks als Heilmittel für den Menschen, eines Heilmittels ganz allgemein zur Belebung des Lichtstoffwechsels.

8.1 Charakterisierung: Zoologische Beschreibung

Im Folgenden sollen diejenigen zoologischen Tatsachen dargestellt werden, anhand derer es möglich ist, das Tier zu charakterisieren und ein Wesensbild zu zeichnen, sodass es als Heilmittel für bestimmte Krankheitszustände des Menschen begreifbar wird.

Der Alpensteinbock (Capra ibex) hat eine gedrungene, kräftige Gestalt mit folgenden Maßen:

	Bock	Geiß
Kopf-Rumpf-Länge	140 bis 170 cm	75 bis 115 cm
Standhöhe	85 bis 94 cm	70 bis 78 cm
Gewicht	70 bis 120 kg	40 bis 50 kg

„Der Steinbock gehört zu den wenig farbenfrohen Säugetieren" (Lüps 1995: 14). Das Fell ist fahlbraun bis ockerfarben, relativ uniform. Die Beine sind dunkler, Bauch und

Spiegel weißlich gefärbt. Der Kinnbart des Bockes ist 6 bis 7 cm lang. Der Schwanz ist länger als die Ohren, unterseits nackt und beim Bock mit stark duftenden Drüsen besetzt. Diesen entströmt der typische „Bocksgeruch".

Der Kopf ist kurz, mit gewölbter Stirn und kurzen, zugespitzten Ohren. Schädeldach und Hornzapfen sind mäßig pneumatisiert. Bei beiden Geschlechtern sitzen hinter den Hörnern Duftdrüsen. Der Bock hat einen ausgeprägten Nackenwulst.

8.1.1   Hornwachstum

Die Hörner bestimmen die gesamte Gestalt des Steinbocks und seinen Charakter. Sie sind beim Bock bis 100 cm lang und säbelförmig nach rückwärts gekrümmt mit ausgeprägten Knoten auf der breiten, nicht gekielten Vorderseite. Es bilden sich ein bis drei Knoten pro Jahr, die stets zwischen den Jahresringen liegen. An dem Knoten wird anschaulich, wie sich das Gleichgewicht zwischen Form- und Stoffkräften beim Aufbau der Hornsubstanz zugunsten der Stoffkräfte verschiebt. In rhythmischer Folge gewinnt das Horn an Masse. Eine Hornscheide eines alten Bockes kann 3 kg wiegen.

Neugeborene Steinböcke sind hornlos. Mit einem Monat sind die Hornspitzen tastbar; mit drei Monaten sind die Hörnchen etwa 3 cm lang. Die Hornscheide ist epidermalen (ektodermalen) Ursprungs. Dies ist daran zu erkennen, dass schon beim Fötus an der Stelle, an der sich später die Hörner bilden, eine Verstärkung der Haut entsteht. „Beim neugeborenen Kalb ist die Haut an der Stelle der späteren Hornzapfen noch deutlich verschiebbar über der knöchernen Unterlage. Im Lauf der ersten Monate nach der Geburt beginnt das Horn sich zu bilden und in die Länge zu wachsen. In diese Hornscheide wächst dann der Hornzapfen hinein und bildet so die knöcherne Unterlage für das Horn. Aber der knöcherne Hornzapfen verwächst erst allmählich mit seiner Unterlage, dem Stirnbein." (Remer-Bielitz, Seelbach 2001: 176) Der zentrale knöcherne Anteil des Horns ist subkutanen (mesodermalen) Ursprungs; ein frei in der Unterhaut gebildeter Hornknochen (Os cornu) verschmilzt mit einem knöchernen Auswuchs des Stirnbeins. „Das Hornwachstum wird vom Epithel der Hornknospe im Stirnbereich induziert. Entfernt man während der ersten Lebenswochen die Hornknospe, dann bildet sich kein Horn. Auch der Hornfortsatz des Stirnbeins wird nicht gebildet." (Loeffler 1970: 333) „Also nicht der knöcherne Hornzapfen ist das Primäre in der Entwicklung, sondern die Hornscheide. Es gibt daher auch die Hornscheide dem Horn die Form und nicht der Hornzapfen." (Remer-Bielitz, Seelbach 2001: 176) Hieran wird deutlich, dass das Horn in seiner Entstehung ein Werk der zentripetal auf den vorderen Körperteil der Familie der Hornträger einwirkenden Formkräfte ist. Geschaffen wird das Horn von außen; die Funktion des Horns ist, wie später dargestellt wird, im Wesentlichen in das Innere des Wiederkäuerorganismus gerichtet. Die Entstehung des Horns aus einem zentripetalen Prozess ist gleich der Genese des Cornu cutaneum beim älteren Menschen. Es bildet sich auf dem Boden einer aktinischen Keratose oder eines Plattenepithelkarzinoms, beides Ergebnisse der zuvor lebenslang erfolgten Einwirkung der kosmischen Formkräfte des Sonnenlichts. Dies führt zur Veränderung des Erbguts in den basalen Keratinozyten der Epidermis und ist ein Ausdruck des Zurückdrängens der köpereigenen Formkräfte.

Unter der Hornscheide liegt als ernährende Grundlage ein stark durchblutetes Bindegewebe, das jedoch gleichzeitig die Aufgabe des Periosts für den knöchernen Hornzapfen erfüllt. Somit entspricht das Horn in seinem Aufbau den dermatohistologischen Grundvorstellungen:

Epidermis	→	Hornscheide
Corium	→	Stark vaskularisiertes Bindegewebe
Subkutis	→	Knöcherner Hornzapfen

Das Längenwachstum der Hörner ist im zweiten Sommer des Steinbocklebens am stärksten; die Zunahme der Hornoberfläche ist im sechsten Sommer beim fünfjährigen Tier am stärksten. „Das Hornwachstum hält zwar zeitlebens an, verringert sich aber nach den ersten vier bis fünf Lebensjahren." (Niethammer, Krapp 1986: 391) Im höheren Alter werden die Knoten kleiner und sind ab dem siebten bis neunten Altersjahr nur noch schwach ausgeprägt, sodass an ihre Stelle nur Runzeln treten. „Neue Hornsubstanz wird am unteren, d. h. körpernahen Ende angefügt." (Lüps 1995: 16) Dabei ist die Bildung der Schmuckknoten unter der Stirnhaut durch eine starke Wölbung vor der Hornbasis zu erkennen. Wenn der Knoten hervorgewachsen ist, geht die Stirnschwellung vorüber, bis der nächste Knoten sich hochschiebt (Schad 1971).

Die Jahresringe sind zirkulär verlaufende, schmale Einkerbungen am Horn, an denen man das Alter des Tieres ablesen kann. „Sie gehen auf unterschiedlichen Zuwachs infolge von Veränderungen im Stoffwechsel und/oder Futter zurück, wie sie in Gebieten mit gut ausgeprägten Jahreszeiten gegeben sind." (Grzimek 1988: 290–291) Kurz gesagt, zeichnen die Härten des Bergwinters den Jahresring in das Horn. Die Größe des Zuwachsrings, zwischen zwei Jahresringen gelegen und das Wachstum eines Jahres umfassend, ist abhängig von

- der individuellen Veranlagung,
- dem Alter des Tieres,
- der Steinbockkolonie,
- der Witterung,
- dem Futter.

Aus zoologischer Sicht sind die Hörner Organe für die Auseinandersetzung unter Artgleichen. Sie dienen dem Steinbock während der Ritualkämpfe mit dem Rivalen bei der Festlegung der Rangordnung. Auf die verborgeneren Aufgaben der Hörner für die Verdauungstätigkeit des Wiederkäuerorganismus soll später eingegangen werden.

Das Horn der Steingeiß wird bis 35 cm lang und trägt keine Knoten. Damit ist es der Steinbock mit seinen gewaltigen Hörnern, der das Bild dieser Tierart prägt. In der Familie der Hornträger ist der Steinbock weltweit diejenige Art mit dem größten Horngewicht im Verhältnis zum Gesamtkörpergewicht. Lediglich das Marco-Polo-Schaf (Riesenwildschaf, Argali) mit seinen riesigen, schneckenartig gewundenen Hörnern (bis 190 cm lang) bei deutlich größerem Körper (Gewicht der Böcke 110 bis 180 kg) erreicht das relative Horngewicht des Alpensteinbocks (Priv. Doz. Dr. B. Nievergelt, Zoologe, Zürich: mündliche Mitteilung). Interessant ist, dass dieses Tier in Zentralasien in Höhenlagen zwischen 1300 und 6100 m lebt, also in einer noch extremeren Umgebung als der Steinbock.

8.1.2 Ernährung

Die Futterwahl des Steinbocks ist sehr genau erforscht. Die Nahrung setzt sich im Mittel aus 60 % Gräsern, 38 % Kräutern und 2 % Holzgewächsen zusammen. Im Winter werden trockene, abgestorbene Gräser und Kräuter gefressen; der Anteil an Zweigspitzen von Bäumen und Sträuchern nimmt zu. Bei einer speziellen Steinbockkolonie am Hochlantschstock (1722 m) bei Graz, der bis oben bewaldet ist, liegt der Nadelholzanteil während der Schneezeit bei über 50 %. Es werden wenig Leguminosen (Schmetterlingsblütler) gefressen, die andererseits gerade bei der Rinderhaltung wegen ihres Proteingehalts als Futter Verwendung finden. Das Verhältnis von Gräsern zu Kräutern in der Nahrung europäischer Huftierarten ist sehr unterschiedlich: Beim Steinbock ist es 2,44, bei der Gämse 1,12, beim Rothirsch 1,17, beim Reh 0,91 und beim Hausrind 0,83, wobei pro Tierart bis über 900 Bisse ausgezählt wurden. Der Steinbock frisst also gegenüber dem Hausrind deutlich mehr Gräser, also schwerer verdauliche Pflanzen. „Die Nahrung des Steinbocks scheint hiernach etwas rauher als jene der verglichenen Huftierarten zu sein. Dies würde zur phylogenetischen Eigenart der Ziegen und Schafe als Gletscherfolger passen, ebenso zu der Vermutung, dass Steinböcke den Zelluloseanteil in ihrer Pflanzennahrung besser verdauen als Gämse, Hirsch und Reh." (Niethammer, Krapp 1986: 399)

Betrachtet man den Unterschied zwischen Gräsern und krautartigen Pflanzen, fällt bei den Gräsern in erster Linie die Zusammenziehung der Blattspreite auf, durch die das Gräserblatt die typische lineare Form bekommt. Hierin offenbart sich die Wirksamkeit des Lichtäthers. Dies wird durch ihre Scharfkantigkeit (Gräser können in die Haut schneiden!), silbrige Behaarung und ihren Kieselgehalt unterstrichen. Der Steinbock bevorzugt also gerade diejenigen Pflanzen, die sich der Lichtätherwirksamkeit am intensivsten öffnen. Andererseits meidet er Leguminosen, für die Wurzelknöllchen charakteristisch sind, die durch Einlagerung von symbiotischen Bakterien in die Pflanze entstehen. Mithilfe dieser Bakterien vermag die Pflanze Stickstoff aus der Luft zu binden und in ihren Leib einzubauen. Diese Fähigkeit prädestiniert die Leguminosen zum Einsatz in der Landwirtschaft, z. B. als proteinhaltige Sojabohne für Kraftfutter in der Kuhhaltung. Der Reichtum an Protein fördert die Milchleistung. Gerade diese Qualität in den Pflanzen, bei der sich die Astralität des Stickstoffs mit den unteren Ätherarten verbindet, meidet der Steinbock. Es ist eine Qualität, die der Wirksamkeit des Lichtäthers polar gegenübersteht.

Vom Standpunkt heutigen, materialistisch gefärbten Alltagsdenkens sollte man zunächst meinen, dass der Steinbock in seiner lebensfeindlichen Umgebung gerade diejenigen Pflanzen frisst, die durch ihre Nahrhaftigkeit seinem Stoffwechsel entgegenkommen. Es ist jedoch genau umgekehrt: Er bevorzugt gerade diejenigen Pflanzen, die an seine Verdauungskräfte die größten Anforderungen stellen. So wie es ihn auf die höchsten Gipfel seines Reviers treibt, um sich dort zur Mittagszeit niederzulassen, so wählt er die größten pflanzlichen Hindernisse für seine außerordentlich wirksame Verdauung.

8.1.3 Verdauung

Damit der Wiederkäuer in der Lage ist, den Zelluloseanteil der Pflanzennahrung aufzuschließen, bedarf es der Intensivierung seiner Verdauungstätigkeit. Der Magen ist daher zu Pansen, Netzmagen, Blättermagen (den drei Vormägen) und Labmagen gegenüber dem Menschen vervierfacht. „Die Funktion der Vormägen bei der Verdauung ist in der mechanischen Zerkleinerung, der Durchmischung der Nahrung und der Vergärung der Nahrung durch Bakterien und Protozoen zu sehen. Vor allem die Zellulose wird im Pansen durch die Pansenflora abgebaut." (Loeffler 1970: 230) Im weiteren Verlauf des Verdauungstrakts ist der Dickdarm interessant: „Beim Wiederkäuer bildet das Colon ascendens eine Spirale, an der man zentripetale und zentrifugale Schlingen unterscheiden kann, die in der Zentralschleife, Ansa centralis, ineinander übergehen." (Loeffler 1970: 244) Beim Rind ist diese Spirale „mit 1 bis 2 zentripetalen Windungen gegenüber 3 bis 4 Windungen z. B. beim Schaf und bei der Ziege nur relativ schwach ausgebildet. So wird das Wasser nur wenig resorbiert; die Auflösungsprozesse der Verdauung werden nicht stark eingedämmt. Der Kot fließt gleichsam aus dem Tier heraus." (Kranich 1995: 26)

Beim Steinbock hingegen bewirken die vom vorderen Pol der Tiergestalt nach hinten strahlenden Formkräfte die Zunahme der zentripetalen Drehungen des Dickdarms und der Resorption von Flüssigkeit aus dem Darmlumen, sodass ein trockener, fester Kot gebildet wird. Anatomie und Physiologie von Steinbock und Ziege sind durchaus vergleichbar, denn der Alpensteinbock ist der Hausziege so nahe verwandt, dass eine vom Steinbock besprungene Hausgeiß gesunde, vitale Mischlingskitze bekommt.

8.1.4   Lebensdauer

Die Lebensdauer des Steinbocks beträgt zehn bis 14 Jahre. Interessant ist, dass Steinböcke in größeren Kolonien älter werden (und längere Hörner haben) als in kleineren Kolonien. Hornträger sind keine Einzelgänger (wie z.B. Bär oder Luchs), sondern Glieder einer Herde. So kann man am Rind beobachten: „Was die einzelne Kuh gerade tut – fressen, ruhen oder wiederkäuen –, vollzieht sie zumeist gemeinsam mit den anderen Tieren der Herde. Es sind gruppenhafte Prozesse. Und nur, wenn eine Kuh im Ganzen einer Herde lebt, erreichen ihre Lebensprozesse die volle Intensität. Eine einzelne Kuh frisst weniger, trinkt weniger und gibt weniger Milch." (Kranich 1995: 28) Ähnlich ist es beim Steinbock und seiner Vitalität.

8.1.5   Lebensweise

Steinböcke bewegen sich leichtfüßig und sicher in schwierigstem Gelände; sie sind beispiellos sprungkräftig und trittsicher beim Klettern. Da der Verfasser die Kletterfähigkeiten des Steinbocks nicht selber beobachtet hat, seien zwei Schilderungen aus der Literatur angeführt. Brehm schreibt: „Kein anderer Wiederkäuer scheint in so hohem Grade befähigt zu sein, die schroffsten Gebirge zu besteigen, wie die Wildziegen insgemein und der Steinbock insbesondere." Im Weiteren zitiert er Graf Wilczek: „Die Sprungkraft des Steinbocks ist fabelhaft. Ich sah eine Gemse und einen Steinbock denselben Wechsel annehmen. Die Gemse musste im Zickzack springen, wie ein Vogel, der hin und her flattert, der Steinbock kam in gerader Linie herab wie ein Stein, der fällt, alle Hindernisse spielend überwindend. An fast senkrechten Felsenwänden muss die Gemse flüchtig durchspringen; der Steinbock dagegen hat so gelenkige Hufe, dass er, langsam weiterziehend, viele Klafter weit an solchen Stellen hinschreiten kann; ich sah ihn beim Haften an Felswänden seine Schalen so weit spreizen, dass der Fuß eine um das Dreifache verbreiterte Fläche bildete." (Brehm 1928: 339)

Die Füße des Steinbocks sind in besonderer Weise gebildet, sodass sie ihn auf die höchsten und steilsten Berggipfel zu tragen vermögen. „Die Innenfläche ihrer Hufe ist weich und schmiegt sich so der Trittfläche an. Der scharfkantige Hufrand hingegen ist hart und findet an den kleinsten Unebenheiten Halt. So vermögen Steinböcke selbst für andere Tiere unpassierbare glattrandige, senkrechte Felsspalten zu durchsteigen. Sie springen dabei, jeweils sich kraftvoll abstoßend, in schneller Folge von einer Seite zur anderen." (Grzimek 1988: 516) Folgende Passage in der Zeitschrift Kosmos gibt die bewundernswürdige Beweglichkeit des Steinbocks im Gebirge sehr schön wieder: „Der Steinbock geistert wie ein Schatten über die Steilwand, lässt sich mit weichen Gelenken auf ein knapp handbreites Gesimse fallen, überquert mit jähem Sprung den tiefen Riss, der durch die Wand zickzackt, schichtet mit selbstverständlicher Sicherheit eine tollkühne Sprungfolge an den Pfeiler, wo wir nichts als blankpolierte Platten sehen, nimmt mit einem Satz die doppelt mannshohe Fluh und ist plötzlich unsichtbar. Sobald er still steht, verschwimmt sein dunkler Leib mit dem Felsengrau zu untrennbarer Einheit." (Zeller 1936: 6)

8.1.6 Skelett

Diese erstaunliche, für den Steinbock charakteristische Kletterfähigkeit setzt eine besondere Belastbarkeit seines Skeletts voraus. Für einen dichten, festen Knochen braucht das Tier eine große Menge an Calcium. Einem regen Calciumstoffwechsel und der Einlagerung des Calciums in die Knochen dient wiederum das Vitamin D, das in der Haut unter Lichteinfluss aus seiner Vorstufe in die physiologisch aktive Form verwandelt wird. So arbeitet letztendlich das Sonnenlicht am Skelett des Steinbocks; es ist das eigentliche „Vita-min", das dem Tier zu einem Skelett verhilft, mit dem es den Belastungen im Hochgebirge gewachsen ist.

> Exkurs: Vitamin D und Knochenbau
>
> Im Einzelnen vollzieht sich die anregende Wirkung des Sonnenlichts auf den Knochenbau wie folgt: Die Epidermis enthält viel Cholesterin, das sich durch Dehydrierung in das Provitamin D umwandelt. Dadurch wird diese Substanz lichtempfindlich und vermag sich in der belichteten Haut in Vitamin D umzusetzen. (Deswegen ist das Vitamin D eher ein Hormon, das sich zwar unter der Einwirkung des von außen kommenden Sonnenlichtes bildet, ansonsten aber vom Organismus selbst aufgebaut wird.) „Hierbei ist es die blaue Seite des Lichtes, besonders das UV, über das die speziell abbauenden und damit formenden Impulse verlaufen, während die rote, wärmende Seite des Lichtes mehr die aufbauenden Wirkungen beinhaltet. – In Wirklichkeit ist es also nicht die Substanz Vitamin D, die wirksam ist, sondern „das ins Reagenzglas gebannte Sonnenlicht", wie von Pfaundler dies genannt hat (Wolff 1998: 174).

Durch das Licht erhält also der tierische Organismus die Möglichkeit, den Kalk in den Knochen einzulagern. Da die Menge an Calcium in der Pflanzennahrung des Steinbocks sicher begrenzt ist, ist dessen optimale Utilisierung entscheidend. Sie wird im Hochgebirge durch die starke Wirksamkeit des UV-Lichts auf den Stoffwechsel des Steinbocks sichergestellt.

8.1.7 Sozialverhalten

Von ausgeprägter Eigenart ist das Sozialverhalten der Steinböcke. Während der Brunft, die von Dezember bis Anfang Januar dauert, gibt es gemischte Verbände aus Böcken und Geißen. Im Sommer trennen sich die Tiere in Gruppen aus Böcken ab zwei bis vier Jahren und Gruppen aus Geißen mit Jungtieren. Innerhalb der Bocksrudel gibt es eine Rangordnung, die im Wesentlichen altersabhängig ist. Denn mit zunehmendem Alter werden die Hörner länger, und bis in das achte Lebensjahr nimmt auch das Körpergewicht zu. Die jüngeren Böcke sind deshalb den älteren körperlich unterlegen. Die Rangordnung ergibt sich aus Körpergröße und Hornlänge als von Weitem erkennbaren Rangabzeichen. Bei Böcken ähnlichen Alters dagegen wird die Rangordnung durch spielerische Ritualkämpfe festgelegt. „Bei solchen Kämpfen erheben sich die Böcke auf ihre Hinterbeine und schlagen dann beim Niedergehen ihre Hörner mit großer Wucht ineinander. Der Schlag der aufeinanderprallenden Hörner ist oft weithin hörbar." (Grzimek 1988: 517) Dieser Kampf dient ausschließlich der Erstellung der genauen Rangordnung und wird abgebrochen, sobald einer der Rivalen die geringste Unsicherheit zeigt. Der unterlegene Bock soll zum Nachgeben oder zur Flucht gebracht werden; er soll nicht verletzt oder gar getötet werden. Dabei versucht jeder Steinbock, über den Gegner zu kommen, auch dadurch, dass er sich bemüht, an einem Hang den anderen nach oben zu umlaufen. Der Verfasser hat eine Gruppe von ca. zehn Böcken in einem Bocksrudel von 60 Tieren beobachtet, die hangabwärts in eine Senke zogen. Dabei stellte sich plötzlich ein ca. siebenjähriger Bock auf seine Hinterbeine, weil direkt vor ihm ein gleichaltriger Bock lief und der Instinkt eine Imponiergeste gegenüber dem ebenfalls hangabwärts laufenden und deshalb unter ihm befindlichen Artgenossen verlangte. Gleichzeitig zogen aber die anderen Böcke weiter in die Bodensenke, sodass der aufgerichtete Bock, dem Herdentrieb folgend, die Richtung hangabwärts beibehielt und sich auf seinen Hinterbeinen zweimal um seine eigene Achse drehte. Da wir wissen, dass der Humor dem Menschen vorbehalten ist, müssen wir diesem Steinbock zumindest ein hohes Maß an Vitalität und Lebensfreude zusprechen.

Ebenso einzigartig, versehen mit eigenwilligen Formelementen, ist die Brunft der Steinböcke. „Die Brunft kann in zwei unterschiedliche Phasen unterteilt werden. In der Gemeinschaftsbrunft umwerben die Böcke ungeachtet ihrer Rangstellung abwechselnd die gleichen Geißen. Sie nehmen dabei eine charakteristische Körperstellung ein und zeigen eine immer wiederkehrende Abfolge von Verhaltenselementen: Bei durchgestrecktem Körper, zurückgelegtem Kopf und nach oben geklapptem Schwanz sowie hochgezogener Oberlippe wird die herausragende Zunge rasch auf und ab bewegt (Zungenflippern), dann der Kopf in der Körperlängsachse gedreht und eines der Vorderbeine ruckartig nach vorne geschwungen (Laufschlag). Dabei lässt der Bock oft ein wimmerndes Meckern vernehmen. Während dieser Gemeinschaftswerbung sind die Böcke untereinander durchaus verträglich. Tritt eine Geiß in die paarungsbereite Phase, beginnt die Einzelbrunft. Jetzt umwirbt nur noch der ranghöchste, beherrschende Bock die Geiß. Andere Böcke, die dem Paar zu nahe kommen, werden durch Drohen auf Abstand gehalten. Die in den Sommermonaten festgelegte und nunmehr anerkannte Rangordnung verhindert jetzt kämpferische Auseinandersetzungen um paarungsbereite Geißen. Der ranghöchste Bock kann so kampflos die meisten Geißen begatten." (Grzimek 1988: 520)

8.1.8   Lebensraum

Der Lebensraum der Steinböcke liegt oberhalb der Waldgrenze auf 1600 bis 3200 m über dem Meer in steilem, felsigem, topografisch reich gegliedertem Gelände. Schon im ersten Lebensjahr unternehmen junge Steinböcke waghalsige Kletterpartien im steilen Fels, während ältere Böcke den höchsten Gebirgsspitzen einer Region die Spitzen ihrer Hörner hinzufügen, indem sie sich dort oben zur Mittagszeit niederlassen. „Die kopfstärksten Vorkommen liegen in niederschlagsarmen Regionen der Alpen." (Niethammer, Krapp 1986: 398) Man weiß, dass der Gehörnzuwachs in niederschlagsreichen Jahren geringer ausfällt. Hieraus wird deutlich, dass der Steinbock dem Element Wasser fern steht. Durch die Überwindung der Erde strebt er nach Licht und Luft.

Die Steinböcke wandern in Abhängigkeit von den Jahreszeiten. Im Winter sind sie an den steilsten und ausgeprägt südexponierten Hängen zu finden, an denen sich der Schnee kaum festsetzt, sondern abrutscht oder schmilzt. In diesen steilen Hanglagen können die Futterplätze leichter freigescharrt werden. Im April/Mai steigen die Tiere in die niedrigsten Lagen ab, da es jetzt von der Talsohle her zu grünen beginnt. Von

Juni bis August ziehen sie aufwärts. Während der Setzzeit in der ersten Junihälfte suchen die trächtigen und führenden Geißen die unzugänglichsten und am meisten zerklüfteten Regionen auf. Vom Spätsommer an bis zum Einzug des Winters findet man die Steinböcke in den am höchsten gelegenen Quartieren.

Daneben gibt es eine Wanderung in Abhängigkeit von der Tageszeit. Im Frühjahr und Sommer stehen die Steinböcke in den frühmorgendlichen und nachmittäglichen Äsungsphasen in tieferen Lagen als während der mittäglichen Ruhezeit. Der Grund liegt aus zoologischer Sicht in dem jahreszeitlich wechselnden Futterangebot und in der Neigung, der Hitze auszuweichen. Wir fügen dem die Frage hinzu, ob nicht auch die Ernährung über die Sinnesorgane, insbesondere über das Auge, die Tiere zur Mittagszeit an höhere Punkte steigen lässt, von wo aus die Landschaft freier zu überblicken ist.

Die Steinböcke haben ein besonderes Fluchtverhalten, das nur ihnen eigen ist: Sie „fliehen bei unmittelbarer Gefahr nicht über größere Entfernungen, sondern ziehen sich mit ein paar kräftigen Sprüngen in möglichst steile Felspartien zurück, von wo aus sie die Situation zu überblicken vermögen" (Grzimek 1988: 521). Dieses Verhalten gibt dem Tier einen gewissen Adel, zeugt von Gelassenheit.

Die Umgebung des Steinbocks mit dem intensiven Wirken von Licht- und Wärmeäther der Bergwelt hellt die Bewusstseinskräfte im Sinnesbereich gegenüber beispielsweise dem Hausrind wesentlich auf. Der Steinbock sieht besser als die Gams, jedoch nicht so gut wie das Rotwild, das andererseits aufgrund seiner Organisation als Geweihträger über die am höchsten entwickelten Sinnesfähigkeiten unter den Wiederkäuern verfügt. Das Riechen ist beim Steinbock sehr gut ausgebildet, das Hören nicht schlecht (Armin Plattner, Obmann des Steinwildausschusses Vorarlberg, Röthis bei Feldkirch/Vorarlberg: mündliche Mitteilung).

8.1.9 Bestand

Das Steinwild kam bis ins 15. Jahrhundert im gesamten Alpenraum vor. Danach nahm der Bestand durch intensive Bejagung rasch ab. Im 19. Jahrhundert gab es nur noch ca. 50 Exemplare im Gran-Paradiso-Gebiet in Norditalien. Unter den Schutzmaßnahmen, die durch König Vittorio Emanuele II. veranlasst wurden (z.B. In-Dienst-Stellen von 150 Wildhütern), erholte sich der Restbestand ab der Zeit um 1900. Ausgehend von dieser Kolonie entstanden im gesamten Alpenraum durch die Umsiedelung von Tieren neue Vorkommen. So steigt die Steinbockpopulation im Alpenraum kontinuierlich von 8000 Tieren 1968 auf 30000 Tiere 1994. Heute gibt es in der Schweiz, in Österreich und Deutschland die behördlich beaufsichtigte Bejagung, um die Kolonien behutsam zu begrenzen.

Dass der Steinbock dem Schicksal des Aussterbens nur knapp entgangen ist, liegt in der Wirkung begründet, die ihm die Volksmedizin vergangener Zeiten beimaß. Den unterschiedlichen Teilen der Tiere wurden die verschiedensten Wirkungen auf den kranken Menschen zugeschrieben, sodass der Steinbock als „wandelnde Apotheke" galt. Ein Katalog der verwandten Teile und seiner Indikationen ist lediglich von untergeordnetem medizinhistorischem Wert, weil ihm jegliche Ratio fehlt. Da es keineswegs sinnvoll ist, bei einer goetheanistischen Betrachtung des Steinbocks und der Suche nach einer Verwendung als Arzneitier für den Menschen an alte volksmedizinische Vorstellungen anzuknüpfen, wird hier nicht weiter darauf eingegangen.

8.2 Charakterisierung: Wesensbild

Schon aus der vorangehenden zoologischen Schilderung des Alpensteinbocks geht hervor, dass er ein Wiederkäuer ist, der in das Biotop des Steinadlers aufgestiegen ist. Das Lebenselement des Adlers ist der lichtdurchflutete Luftraum; er lebt in der Höhe. In der gesamten Vogelwelt und besonders in der Familie der Greifvögel ist das Nerven-Sinnes-System besonders betont. Bei den Raubtieren und speziell bei den Löwen ist das Rhythmische System betont ausgebildet. Ihr Lebensraum liegt in der horizontalen Mitte, etwa der Weite einer Savanne. Die eigentlich heimatliche Umgebung des Rindes als Hauptrepräsentant der Wiederkäuer ist die Niederung auf Meereshöhe mit dem saftigen Grün der Weiden. Ursprünglich stammen alle Wiederkäuer aus dem Wald. Wasser und Erde stehen ihnen nahe, und sie haben das Stoffwechsel-Gliedmaßen-System stark ausgebildet. So steht diese dreigliedrige Tierwelt zwischen den Einflüssen von Licht und Schwere, von Kosmos und Erde (Julius 1970).

		Licht – Kosmos		
Kopf	–	Nerven-Sinnes-System	–	Adler
Brust	–	Rhythmisches System	–	Löwe
Unterleib	–	Stoffwechsel-Gliedmaßen-System	–	Stier
		Schwere – Erde		

Die grundlegende Idee der dreigegliederten Tierwelt mit der vorrangigen Ausbildung je eines Systems, das mit der im Menschen befindlichen dreigliedrigen Organisation in harmonischem Gleichgewicht steht, unterstreicht das Besondere des Steinbocks: Er verlässt bis zu einem gewissen Grad die Elemente Wasser und Erde in seiner Umgebung und steigt in die starke Wirkung von Licht und Luft auf. „Seine ganze Umgebung wirkt auf ihn wie eine Herausforderung, sich mit aller Kraft und Gewandtheit, über die er verfügt, über sie hinwegzusetzen." (Julius 1978: 59) Der Steinbock sucht nach der freien Höhe, dem freien Raum; er überwindet die Bindungen an die Erde, an die Schwere. Hiermit ist ein wichtiger Gesichtspunkt gegeben, unter dem Körperbau, Physiologie und Lebensäußerungen des Steinbocks betrachtet werden müssen und verständlich werden.

8.2.1 Einfluss von Licht- und Wärmeäther

Licht- und Wärmeäther aus der Umgebung wirken auf den oberen Pol der menschlichen Gestalt und entfalten im Menschen ihre Wirkung von oben nach unten. Demgegenüber wirken chemischer und Lebensäther auf den unteren Menschen und im Menschen von unten nach oben. Aus dem Zusammenwirken der oberen mit den unteren Ätherarten entstehen Wirbel. Die menschliche Gestalt entsteht aus dem Zusammenwirken der Ätherarten, aus einer Umgestaltung des Wirbels (Steiner. GA 313, 12.4.1921). Diese ätherischen Bildekräfte wirken auch auf das Tier und sind in ihm lebendig wirksam. Der Steinbock nimmt Licht- und Wärmeäther durch die Sinnesorgane auf, entsprechend den ätherischen Verhältnissen im Gebirge in forcierter Form gegenüber dem Flachland. Licht- und Wärmeäther wirken im Gebirge auch verstärkt auf die Pflanzenwelt; sie „drücken" mit der ihnen eigenen Formkraft von oben nach unten auf die Vegetation. Diese ist dadurch weniger hoch, die Blütenfarben sind leuchtender und der Blattbereich ist stärker durchgeformt. Von diesen Pflanzen ernährt sich der Steinbock und nimmt dadurch nochmals starke wärme- und lichtätherische Wirkungen in sich auf. Handgreifliche Beispiele der Wirbelbildung aus dem Zusammenwirken der oberen mit den unteren Ätherarten finden sich beim Steinbock in der Spirale des Dickdarms, der gegenüber dem Rind zweimal mehr gedreht ist, und letztlich auch in der Krümmung seines Horns.

Im landwirtschaftlichen Kurs, der geistigen Keimzelle der biologisch-dynamischen Landwirtschaft, beschreibt R. Steiner, wie alles Lebendige eine Innenseite hat, umschlossen von einer Haut, und eine Außenseite. Im Inneren verlaufen zentrifugale Kraftströme, die nach außen gehen, und solche, die von der Körperoberfläche zurückgedrängt werden und von der Haut nach innen gehen. Beim Rind sind Horn und Klaue Orte, an denen in besonders starker Weise Kraftströme zurück nach innen gesendet werden. Klauen und speziell die Hörner sind Orte, an denen das Äußere ganz besonders stark abgeschlossen wird, an denen die Kommunikation durch die durchlässige Haut oder das Haar verschlossen ist und an denen auch die Tore für das nach außen Strömende verschlossen sind. Horn- und Klauenbildung hängen zusammen mit der gesamten Gestalt des Tieres. „Die Kuh hat Hörner, um in sich hineinzusenden dasjenige, was astralisch-ätherisch gestalten soll, was da vordringen soll beim Hineinstreben bis in den Verdauungsorganismus ... – Etwas Lebenstrahlendes und sogar Astralisch-Strahlendes haben Sie im Horn." (Steiner. GA 327: 97–98)

Das bisher Dargestellte zusammenfassend, können wir den Weg des Lichtäthers als den hauptsächlichen Träger der Formkräfte folgendermaßen nachzeichnen:

Zentripetales Herandringen der Lichtkräfte aus dem Kosmos an das Tier
⬇
Eintritt durch die Sinnesorgane in das Innere des Organismus
⬇
Innerer Lichtstrom in den Stoffwechsel
⬇
Hier Durchdringung und Verbindung mit den unteren Ätherarten, die aus dem Irdischen stammen
⬇
Zentrifugale Ausbreitung der organismuseigenen Ätherkräfte bis in die Haut
⬇
Konzentrierte zentripetale Rückführung der Ätherkräfte durch das Horn
⬇
Wirkungen im Stoffwechsel-Gliedmaßen-System, z. B. als Intensivierung der Verdauung und Erhöhung der Geschicklichkeit der Gliedmaßen.

Wir haben also an der Hornscheide der Hornträger eine Situation, die auch an den übrigen Körpergrenzen vorliegt, jedoch am Horn wesentlich krasser und stärker ausgeprägt ist: Den kosmischen Formkräften des Sonnenlichts außen stehen die organismuseigenen, mit Stoffkräften durchdrungenen Formkräfte des Inneren gegenüber. Letztere werden vermittelt durch das stark durchblutete Bindegewebe unter der Hornscheide und die Lufträume des knöchernen Hornzapfens (pneumatisierter Knochen). Es liegt nahe, „dass derartige feine Kräfteströmungen, wie sie durch die Horngebilde in den Körper sozusagen reflektiert werden, um dann für die intensive Verdauung des Wiederkäuers Verwendung zu finden, leichter geleitet werden können durch lufthaltige Hohlräume als durch die stark ins Mineralische gehenden massiven Knochen ..." (Remer-Bielitz, Seelbach 2001: 172). Wirkungen des Blutes im Kuhhorn kann man spüren, wenn man das Horn einer wiederkäuenden Kuh mit der Hand umfasst: Es ist durchwärmt, deutlich wärmer als in der Zeit, in der die Kuh frisst.

„Die Hornbildung des Wiederkäuers ist aufzufassen als ein Ausgleich, den die Natur schafft, um die möglichst gründliche Verdauung bei diesen Tieren sicherzustellen. Zugleich wird das Horn für den, der diese Zusammenhänge durchschaut, ein Indikator dafür, was für Bildekräfte in einer Gegend wirksam sind." (Remer-Bielitz, Seelbach 2001: 180) Als Beispiel hierfür stellte der Tierarzt Joseph Werr in einem 1930 geschriebenen Aufsatz zwei Rinderrassen aus Ländern mit ganz unterschiedlichem Klima einander gegenüber.

Ungarische Steppenkuh	Schwarzbunte Ostfriesische Kuh
Große, lange Hörner straffe, derbe Haut	Kleine, kurze Hörner dünnere Haut
Trockenes, prominentes Muskel- und Sehnensystem	Muskel- und Sehnensystem treten nicht so hervor
Mehr ins Eckige gehende Form	Rundliche Form, feinere Gliederung
Stark entwickelte Extremitäten	Verkürzte Extremitäten
In trockenem, heißem Klima: Pflanzenwachstum unter Zurücktreten des wässrigen Elements	In Seeklima mit stark wasserhaltiger Luft: Pflanzen mit üppigem Wachstum im Wässrigen; auf schwarzem, fruchtbarem Boden
Irdische Kräfte stark wirksam	Kosmische Kräfte stark wirksam

In den ungarischen Steppen und mehr noch im Hochgebirge sind die irdischen Kräfte sparsam vorhanden. „So ist es nötig, möglichst wenig von diesen Kräften nach außen versprühen zu lassen, im Gegenteil, diese Kräfte möglichst aufzufangen und in das Innere des Tieres zurückzustrahlen. Wir haben dann die Ausbildung von starken und langen Hörnern." (Remer-Bielitz, Seelbach 2001: 179) Dies ist auch kennzeichnend für die Situation des Steinbocks.

Anfang der 1980er-Jahre wurden 40 Stück Allgäuer Braunvieh zum Aufbau einer Herde nach Sekem bei Kairo/Ägypten exportiert. Unter der Wirkung des dortigen trockenen, heißen Wüstenklimas beobachtete man in den folgenden Jahren ein starkes Längenwachstum der Hörner. Die Hörner wurden spitzer, schlanker und waren zuletzt am Ende mehr nach oben gerichtet (Dr. Roland Schaette, Bad Waldsee: mündliche Mitteilung).

Eine ähnliche Umsiedlung macht der Steinbock stammesgeschichtlich durch: Wir haben ihn oben betrachtet als einen Hornträger, der aus den Niederungen in das Hochgebirge, in das Biotop des Steinadlers aufgestiegen ist. Dadurch verändert sich seine Umgebung grundlegend: Die Repräsentanz des Wasserelements geht stark zurück, das Erdelement tritt in den Vordergrund. Felsen, Mineralisches, unfruchtbarer Boden aus verwittertem Gestein ohne Humus umgeben den Steinbock überall. Starke Temperaturschwankungen, Licht und Luft stoßen unvermittelt auf den harten Felsen. Hieraus ergeben sich die Widersprüchlichkeiten und der paradoxe Charakter des Steinbocks, der am Beginn unserer Betrachtung beschrieben wurde: Das Tier verbindet einen schweren, massigen, erdenhaften, ja manchmal felsklotzartig anmutenden Körper mit einer Beweglichkeit, Geschicklichkeit und Leichte sondergleichen.

R. Steiner empfahl zur Herstellung des Horn-Kiesel-Präparates und des Horn-Mist-Präparates zur Erhöhung der Bodenfruchtbarkeit das Horn von der Kuh, also vom weiblichen Tier, zu verwenden. Dies ist verständlich, weil die Kuh die Milch bildet und nicht der Stier. Die Milchbildung setzt eine Intensivierung der Verdauungstätigkeit voraus; äußere Folge an der Gestalt der Kuh ist das gegenüber dem Stier wesentlich längere Horn. (Zumindest ist es beim Allgäuer Braunvieh so, auf das sich auch R. Steiner im landwirtschaftlichen Kurs bezog.) Das weiche, dicke, runde Euter am hinteren Ende der Kuh fordert als polare Bildung geradezu das harte, schlanke, spitze Horn an ihrem vorderem Ende.

Aus ähnlichen Überlegungen heraus haben wir für die Heilmittelherstellung das Horn des Steinbocks verwandt und nicht dasjenige der Steingeiß: Das Bockshorn ist wesentlich größer und bestimmt die gesamte Gestalt des Steinbocks. Zudem bildet der Bock zwar keine Milch und wird auch nicht trächtig; er hat jedoch das eigenartige Brunftverhalten und vollführt die spektakulären Rangkämpfe. Kurz gesagt: Er sorgt dafür, dass auf der Bühne der sonst, zumindest äußerlich, meistens so ruhigen Bergwelt etwas geschieht.

Es gibt eine zweite Stelle im landwirtschaftlichen Kurs, die für die Betrachtung unseres Arzneitiers wichtig ist: „Der tierische Organismus lebt ja im ganzen Zusammenhang des Naturhaushalts drinnen. So dass er mit Bezug auf seine Form- und Farbengestalt, auch mit Bezug auf die Struktur und Konsistenz seiner Substanz von vorne nach hinten zu, also von der Schnauze gegen das Herz zu, die Saturn-, Jupiter-, Marswirkungen hat, in dem Herz die Sonnenwirkung und hinter dem Herzen, gegen den Schwanz zu, die Venus-, Merkur-, Mondenwirkungen" (Steiner. GA 327: 60).

Dies lässt sich in einem Schema zusammenfassen:

Saturn						Mond
	Wärmeäther	Wärme		Wasser	Chemischer Äther	
Jupiter		Licht	Form – Stoff			Merkur
	Lichtäther	Luft		Erde	Lebensäther	
Mars						Venus
		Kosmische Kräfte – Irdische Kräfte				
		Seele – Körper				

Wenden wir diese Erkenntnis auf den Steinbock an, können wir feststellen: Im Lebensraum des Steinbocks gibt es eine Fülle von Formkräften, die in Wärme, Licht und Luft leben. Dadurch wirken Bildekräfte auf das Tier, die die Impulse von Saturn, Jupiter und Mars enthalten. Durch seine Sinne und die Pflanzennahrung nimmt der Steinbock diese Kräfte in sich auf. Sein Wiederkäuerorganismus, der ohnehin in der Stoffwechseltätigkeit seinen Schwerpunkt hat, erfährt dadurch eine zusätzliche Präsenz des Seelischen im Stoffwechsel. Anders ausgedrückt: Der Steinbock ist seelisch im Stoffwechsel besonders gut inkarniert. In seinem Stoffwechsel vollzieht sich ein z. B. gegenüber Gämse, Reh, Hirsch und Rind intensiviertes Zusammenwirken der oberen mit den unteren Ätherarten. Um in der rauen Umgebung des Hochgebirges mit der kargen Pflanzendecke leben zu können, verstärkt der Steinbock seine Hornbildung. Die Stoff- und Formkräfte enthaltenden zentrifugalen Kraftströme werden in den großen Hörnern besonders intensiv abgebremst und schwungvoll zurück nach innen gesendet, um dort der Verdauung zu dienen. Ohne die verdichtende Wirkung seines Horns würde der Steinbock unter der Kräftewirksamkeit seines Biotops „zerbröckeln".

Fasst man die besonderen Merkmale, die der Steinbock im Zusammenhang mit seiner Umgebung ausbildet, zusammen, lassen sich zwei Merkmalsgruppen bilden: Phänomene, die mehr auf die Formkräfte zurückgehen, die am und im Tierkörper von vorn nach hinten wirken, und Phänomene, die mehr auf die Stoffkräfte zurückgehen, die im Tier von hinten nach vorn wirken.

Wirkungen der Kräfte von vorn nach hinten:
- wache Sinnesorgane,
- starke Verdauung (Abbau),
- ausgeprägtes Sozialverhalten, bei den Rangkämpfen, während der Brunft,
- ungewöhnliche Geschicklichkeit und Beherrschung der Gliedmaßen.

Wirkungen der Kräfte von hinten nach vorn:
- großes, massiges Horn, dessen Knoten das An- und Abschwellen der Stoffkräfte zeigen,
- Stoßen bei den Rangkämpfen,
- Drang in die Höhe,
- schwerer, kräftiger Leib (Aufbau).

Das Wesen des Steinbocks drückt sich in schöner Weise in der Tatsache aus, dass er seinen Artgenossen und auch anderen Tierarten, also den beseelten Lebewesen, niemals den Tod bringt. Wie oben beschrieben, geht es bei den Rangkämpfen nicht darum, den Gegner zu verletzen oder zu töten. Dies geschieht praktisch nie, auch wenn der Kampfplatz einen halben Meter von einem 100 Meter tiefen Abgrund entfernt ist. Ganz anders ist es beim Adler, der Schneehühner, Hasen usw. und selten auch einmal ein Steinkitz als Beute schlägt. Hierin werden die Todeskräfte des beim Adler stark ausgebildeten Nerven-Sinnes-Systems offenbar.

Beim Steinbock sind diese Kräfte nach innen gerichtet und treten als Verdauungskraft auf, die im Darm die pflanzliche Nahrung ihrer Eigenqualität entledigt und sie gänzlich abbaut. Hier treten die Todeskräfte als Impulsgeber für den Aufbau auf; Tod und Leben halten sich die Waage.

Die meisten Arten der Familie der Hornträger „überkreuzen und verhaken die Hörner ineinander, so dass die Gegner gleichsam ineinander verankert sind und nun in schwerem Stoßen, Schieben und Drängen gegeneinander ihre Körperkräfte voll einsetzen und aneinander messen können" (Grzimek 1988: 295). Eine urkräftige Stoßkraft wird dabei offenbar; es ist dieselbe Kraft, von der R. Steiner als der „Stoßkraft des Blutes" spricht, die beim Menschen im Verborgenen wirkt und mit der sich der ernährende Stoffstrom, die irdische Schwärze, bis in Haut, Haare und Augen ergießt, sodass der betreffende Mensch dunkelhäutig, schwarzhaarig und braunäugig wird (Steiner. GA 348, 13.12.1922). Der Steinbock ist ebenfalls braun, allerdings „wenig farbenfroh". Die Intensität seelischer Wirkungen zeigt sich nicht in der Färbung seines Haarkleides nach außen, sondern auf den oben angeführten Gebieten nach innen.

Beim Steinbock ist die Wirkung der obersonnigen gegenüber den untersonnigen Planeten verstärkt. Die Wirksamkeiten von Saturn, Jupiter und Mars lassen sich im Verhalten und auch in der Physiologie des Tieres wiederfinden. Der Saturn zeigt sich in der Beharrlichkeit und Zähigkeit des Tieres gegen Widerstand, physiologisch in der verstärkten Hornbildung und der starken Produktion von Eigenwärme im Winter. Den Jupiter finden wir im Fluchtverhalten des Steinbocks mit dem Streben nach Überblick von einem erhöhten Punkt aus, auf physiologischer Ebene in der Leistungsfähigkeit seiner Gelenke und Hufe. Marskräfte sind wirksam in den Rangkämpfen und im Drang nach freier Höhe, physiologisch in der Fähigkeit, schwer verdauliche Pflanzennahrung abzubauen und die Lichtfülle des Hochgebirges durch sein braunes Fell abzuschirmen.

8.3 Der Steinbock im Tierkreis

Das Sternbild des Steinbocks hat seine Wirksamkeit in der Zeit vom 23. Dezember bis zum 23. Januar, also im ersten Monat nach der Wintersonnenwende. Nach einer sechs Monate währenden Abnahme des Lichts und Zunahme der irdischen Dunkelheit nimmt die Kraft des Lichts jetzt wieder zu. Zu Weihnachten wird das Weltenwort im Inneren des Menschen geboren. Diese Geburt verwandelt den Menschen und führt zur vom Geist gelenkten, zur begeisterten Tat. Diese ist das Motiv des Steinbocks; es kommt auch in dem Spruch aus dem Seelenkalender für die Zeit vom 12. bis zum 18. Januar zum Ausdruck:

Der Seele Schaffensmacht,
Sie strebet aus dem Herzensgrunde,
Im Menschenleben Götterkräfte
Zu rechtem Wirken zu entflammen,
Sich selber zu gestalten
In Menschenliebe und im Menschenwerke.

(Steiner. GA 40: 43)

8.3.1 Kosmische Wirkung

Die äußeren Lichtkräfte des Sommers haben sich durch die Jahreshälfte mit der absteigenden Sonnenkraft hindurch verwandelt und sind zu inneren Lichtkräften geworden. Diese ergießen sich nun als gestaltete Tat, als vom Willen geführte, schöpferische Tat in das „Menschenwerk". Das Weihnachtsereignis im Inneren der Menschenseele ermöglicht eine zuvor nicht dagewesene innere Freiheit, aus der individuelle, mutvolle Taten möglich sind. Der Mensch ist dann nicht mehr nur an die Kräfte von Gesellschaft und Tradition gebunden. Im Tierkreiszeichen des Steinbocks sind die Lichtkräfte enthalten, die sich im Inneren des Menschen vom Herzen in die Gliedmaßen ergießen, und den Menschen in seinem Handeln von einem Zuviel an Erdenschwere befreien. Die durchlichtete Tat, der von Erkenntnis durchdrungene Wille werden möglich (Aschenbrenner 1972).

Die gegenwärtige Tat des Menschen muss in den Taten der Vergangenheit die Grundlage haben, auf der das Tun in der Zukunft ruht. Hierfür bedarf es der wachen Beobachtung der Umgebung, eines Realitätssinns und des Muts zur Tat, die auch gegen stärkste Widerstände nach außen durchgesetzt werden muss. Diese Charakteristika menschlichen Handelns kündigen sich in der Tierwelt im Verhalten des Steinbocks an. Geht man auf die gesetzmäßigen Zusammenhänge einer geistigen Welt ein, lassen sich ihre Offenbarungen sowohl im Menschen als auch in der Natur und im Kosmos finden. Aus dem Geistigen gehen Menschengesetze und Naturgesetze hervor. Aus diesen umfassenden Zusammenhängen wurde von R. Steiner die Stimmung der kosmischen Wirkungen aus der Richtung des Tierkreiszeichens des Steinbocks in sieben Zeilen gefasst:

Das Künftige ruhe auf Vergangenem.
Vergangenes erfühle Künftiges
Zu kräftigem Gegenwartsein.
Im inneren Lebenswiderstand
Erstarke die Weltenwesenwacht,
Erblühe die Lebenswirkensmacht.
Vergangenes ertrage Künftiges.

(Steiner. GA 40: 59)

> In diesem Spruch ist die Aufforderung an den Menschen enthalten, in „steinbocktypischer" Weise an seiner Seele kultivierend tätig zu werden, sodass sie ein wahrhaft menschliches Verhältnis zur Welt erlangt. Die den Naturgesetzen innewohnende Weisheit hat dem Verhalten des Steinbocks eingeprägt, was für den Menschen in seinem Handeln in der Welt Ideal sein kann. Ist ein Mensch in seinem Streben nach diesem „Steinbockideal" im Alltag in geringen Nuancen gebremst oder gar in krankhafter Weise behindert, kann ein Heilmittel vom Alpensteinbock eine Hilfe vom Physischen her sein, dieses Hemmnis zu überwinden.

8.3.2 Eurythmische Zuordnung

Dem Steinbock ist das eurythmische L zugeordnet. „Das L ist das in allen Dingen und Wesen Schöpferische, Gestaltende, die die Materie überwindende Formkraft." (Steiner. GA 279: 69) Das gesamte Leben des Alpensteinbocks ist geprägt von dieser „die Materie überwindenden Formkraft". Sie macht ihn so beweglich und gelenkig; sie trägt ihn auf die höchsten Gipfel. Im Inneren des Tieres ist diese Formkraft beteiligt am Abbau des mageren pflanzlichen Futters, der so vollständig geschieht, dass davon üppige aufbauende Stoffwechselvorgänge ihren Ausgang nehmen können.

Der Mensch wird seiner Form nach, seiner Gestalt nach aus den Kräften des Tierkreises aufgebaut (Steiner. GA 208, 28.10.1921). Dabei vollzieht sich die Bildung des Kniegelenks aus der Richtung des Steinbocks. „Anatomisch ist das Knie von großem Interesse. Es zeigt in seiner Bildung eine starke Dramatik. Die sich überkreuzenden Bänder und die in keinem Knochenverband mehr befindliche Kniescheibe geben eine große Freiheit der Beweglichkeit. Im Knie muss der Bewegungsausgleich gefunden werden zwischen den durch Füße und Unterschenkel aufsteigenden Schwerekräften und den aus dem Innern kommenden Bildekräften des Oberschenkels. So erscheint uns das Knie wie aus einem Strömungswirbel entstanden. Um das Knie ist – wie bis zu einem gewissen Grade bei allen Gelenken – besonders viel freier Äther. Das war den Menschen vergangener Jahrhunderte wohl bewusst; manche Bilder und Plastiken alter Meister zeigen in den Gewandströmungen lebhafte Wirbelbildung um die Knie." (Kirchner-Bockholt 1969: 170)

Von hier aus ist auch das Zeichen, das dem Steinbock traditionell gegeben wird, verständlich: Der obere Teil des Zeichens steht für den Oberkörper des aufgerichteten Bocks mit seinen Hörnern. Der untere Teil stellt einen Fischschwanz dar. Dieser steht als „künstliches Symbolum" für die Gelenkigkeit des Steinbocks. Er bewegt sich im Gebirge „wie ein Fisch im Wasser" (für diesen Hinweis bin ich Herrn Dr. med. Volker Bergengrün, Unterlengenhardt, dankbar). Damit veranschaulicht das Steinbockzeichen die für diese Tierart so typische Polarität von Horn, an der Gesamtgestalt vorne oben, und Gelenkigkeit der Beine, hinten und unten gelegen. Dieselbe Polarität liegt der Anwendung der Waldorfpädagogik zugrunde, wenn Mädchen und Jungen in den ersten Klassen Handarbeitsunterricht bekommen: Die Übung der Beweglichkeit und Geschicklichkeit der Finger soll das Denkvermögen fördern. Auch ist wissenschaftlich erwiesen, dass sich bei alten Menschen, die noch feinmotorisch aktiv sind, die geistige Regsamkeit besser erhält als bei äußerlich inaktiven Altersgenossen.

Abschließend sei die eurythmische Tierkreisgeste des Steinbocks erwähnt. In ihr haben sich die Steinbock-Sternenkräfte ihr Spiegelbild geschaffen; sie „stellt die Vereinigung von Gedanke und Wille dar, indem die linke Hand auf die Stirne gelegt wird und der rechte Arm willenshaft nach vorn weist" (Aschenbrenner 1972: 65).

Exkurs: Die Kuh in der konventionellen Landwirtschaft

Kinder mit atopischer Hautdiathese (mit oder ohne neurodermitische Hauterscheinungen) vertragen oft keine Kuhmilch. Diese Kinder mit einer konstitutionell bedingten Verdauungsschwäche bekommen nach dem Genuss von Kuhmilch Verdauungsstörungen und/oder ein Aufblühen von Hauterscheinungen. Die Kuhmilchallergie ist ein seltener Sonderfall; meistens sind bei der Kuhmilchunverträglichkeit immunologische Mechanismen nicht involviert. In vielen Fällen kann mit großem Erfolg auf Ziegenmilch ausgewichen werden. Die enge Verwandtschaft der Ziege mit dem Steinbock haben wir oben erwähnt; Otto Wolff nannte die Ziege einmal die „Taschenausgabe des Steinbocks" (Stübler, Wolff 1983: 84). Die Verträglichkeit der Ziegenmilch ergibt sich also aus dem Wesen des Steinbocks. Ursächlich beteiligt am Zustandekommen der Kuhmilchunverträglichkeit ist sicher zu mindestens 50% die heutige konventionelle landwirtschaftliche Produktion, in der eine Milchqualität erzeugt wird, die schwerer durch die Verdauungskräfte des Menschen abbaubar ist. Ursache ist ein Mangel an Lichtkräften durch eine im Kapitel VII.1, Neurodermitis beschriebene landwirtschaftliche Methode, die nur ein Ziel hat: die Erhöhung der abzumelkenden Milchmenge. Dadurch verliert die Kuhmilch zunehmend den Charakter des Lebensmittels und wird zum Gift. „Denn behält zum Beispiel ein Nahrungsmittel, nachdem es aufgenommen wird, zu lange seine äußere Beschaffenheit, dann geht es eben an den Abbauprozess heran, und das bewirkt äußere, im Menschen zerstörende todbringende Abbauprozesse." (Steiner. GA 221: 84) Dieses gilt besonders für Menschen mit schwachen Verdauungskräften, wie z.B. Atopiker.

Aufschlussreich in diesem Zusammenhang ist die Wirkung der Milch einer Kuh ohne Hörner, wie sie in den nordisch-germanischen Mythen, in der Edda, besungen wurde (Lindholm 1965. Diesen Hinweis verdankt der Autor Nicolai Semionek.). Dort wird geschildert, wie am Ursprung der Weltentwicklung ein Riese namens Ymir heranwuchs. Zur selben Zeit entstand die Kuh Audhumbla. „Aus ihren Eutern flossen vier Milchbäche, davon Ymir trank." (Lindholm 1965: 15) Der Name der Kuh ist vielsagend: „Humbla" bezeichnet eine Kuh ohne Hörner, „Audhumbla" ein Wesen, in dem nichts verhärtet ist: „Die reichspendende Ungehörnte." (Lindholm 1965: 15) Unter der Wirkung von Audhumblas Milch vollzieht sich nun Folgendes: „Dieweil Ymir schlief und im Schlafe schwitzte, entsprossen seinem Leibe Riesenwesen. Unterhalb seines linken Armes kamen ein Mann und ein Weib heraus. Auch zeugten seine Füße miteinander ein Geschlecht, groß und wüst: *Riesen über Riesen immerfort.*" (Lindholm 1965: 15) Findet sich die Tendenz zum Riesen wieder in der paradoxen Neigung zum Übergewicht trotz zugrundeliegender neurasthenischer Konstitution, wie sie unter dem westlichen Lebensstil zunächst auf dem nordamerikanischen Kontinent aufgetreten ist und jetzt auch in Mitteleuropa epidemieartig zunimmt? In jedem Fall wirft die Schilderung vom Riesen und der Kuh ohne Hörner aus der Edda ein bezeichnendes Licht auf die Beschaffenheit und Wirkung der Milch von enthornten Kühen, wie wir sie in der heutigen konventionellen Landwirtschaft fast nur noch finden. Die Richtung, in der *Cornu caprae ibecis* D6 Trituration wirkt, steht der tendenziell krank machenden Wirkung der Milch von enthornten Kühen in Hochleistungsbetrieben diametral entgegen.

8.4 Heilmittelherstellung

Weil in Deutschland die Rinder zunehmend enthornt werden und in Kenntnis der Ausführungen Rudolf Steiners über die Funktion des Kuhhorns im landwirtschaftlichen Kurs von 1924, wurde der Blick des Therapeuten auf das Horn des Steinbocks zur Herstellung eines Arzneimittels gelenkt. Wir wählten das Horn eines drei bis vier Jahre alten Bocks aus den Bergen bei Sedrun/Graubünden, der durch einen Lawinenabgang umgekommen ist. Der junge Bock verfügt über mehr Vitalität, was wir für das Arzneimittel für günstig halten. (Für diese Überlegungen ist der Autor Olaf Titze dankbar; ihm verdankt er richtungsweisende Anregungen zur Heilmittelidee, die ihm überhaupt erst den Mut gaben, diese in die Praxis umzusetzen). Auf der Vorderseite der Hornscheide wurde ein schmaler Streifen in Längsrichtung über zwei Knoten sowie den dazwischenliegenden schlanken Hornabschnitt herausgetrennt, mit einer Feile geraspelt, mit Milchzucker verrieben und so eine Trituration in D6 angefertigt. Diese steht als *Cornu Caprae ibecis* D6 Trituration (Apotheke an der Weleda) in Packungsgrößen von 50 g seit Dezember 1999 zur Verfügung.

8.5 Indikationen

Unter anderem in drei Bereichen fand das neue Heilmittel hauptsächlich bisher Anwendung:
1. bei Neurodermitis mit neurasthenischer Konstitution,
2. bei enteraler Candidose mit hysterischer Konstitution (s. Kap. VIII.8.5.2),
3. bei paraneoplastischen Syndromen (s. Kap. VIII.8.5.3).

8.5.1 Neurodermitis mit neurasthenischer Konstitution

Dies ist der erste Bereich, in dem *Cornu caprae ibecis* D6 Trituration erfolgreich zur Anwendung kam. Auf ätherischer Ebene liegt hier eine spezifische Störung des Ineinandergreifens der oberen mit den unteren Ätherarten zugrunde: Licht- und Wärmeäther werden nicht genügend durch den Nerven-Sinnes-Menschen eingeatmet und hinunter in den Stoffwechsel geführt. Dies bewirkt, „dass ... die obere Organisation zu stark in Anspruch" genommen wird; der obere Prozess „hört gleichsam auf, bevor er sich durch das Herz vermittelt mit der unteren Organisation. Er ist also zu stark geistig, zu stark ... organisch intellektuell." (Steiner. GA 312: 41–42) Die Folgen sind eine herabgeminderte Verdauungsleistung und ungenügende Aufbaukräfte bis in das Hautorgan hinein. Die oberen Ätherarten als Impulsgeber für Stoffwechselvorgänge bedürfen der Stärkung; durch ihr kraftvolleres Eingreifen in den Stoffwechsel bekommt auch die Wirksamkeit der unteren Ätherarten eine auf ein gesundes Maß gesteigerte Intensität. Dies vermag *Cornu caprae ibecis* D6 Trituration anzuregen. Die „Unterernährung" (Steiner. GA 313, 12.4.1921), die sich auf den gesamten Organismus oder nur auf die Haut bezieht und hier als atopische Hautdiathese sichtbar wird, wird behoben. Dislozierte Verdauungsprozesse werden zurück in das Stoffwechselsystem, an ihren ursprünglichen Ort, geleitet.

In einigen Fällen wurde deutlich beobachtet, dass das Heilmittel *Cornu caprae ibecis* D6 Trituration eine „klärende Grundlage" bietet, auf der andere Medikamente ihre Wirkung entfalten können. Ohne dieses kann die Begleitmedikation nicht richtig wirken. So ließ die Wirkung der anderen Medikamente nach dem Absetzen von *Cornu caprae ibecis* D6 Trituration nach und setzte erst wieder ein, als es erneut gegeben wurde. Dies erinnert an die Wirkung von Quarz. „Der ganze menschliche Organismus" ist „von sich gegenseitig beeinflussenden Wahrnehmungen durchzogen", was „auf der richtigen Verteilung der Kieselsäurewirkungen" beruht (Steiner, Wegman. GA 27: 77). So vermag Quarz, z.B. als D12 Trituration gegeben, zwischen innen und außen, zwischen einem Organ des Mikrokosmos und der Haut zu vermitteln. Seine Anwendung bei „Entzündungserscheinungen der Haut" entlastet „die auf die Haut entfallenden Tätigkeiten des astralischen und des Ich-Organismus" (Steiner, Wegman. GA 27: 83).

Dadurch wird die neben den Quarzgaben erfolgende aktivierende Mitbehandlung von Stoffwechselorganen erst am Hautorgan wirksam (Titze 1986).

8.5.2 Enterale Candidose mit hysterischer Konstitution

Hierbei handelt es sich um einen weiteren Bereich der Anwendung von *Cornu caprae ibecis* D6 Trituration Die hysterische Konstitution ist nun nicht geprägt durch eine Betonung des Nerven-Sinnes-Systems, wie in den bisher geschilderten Fällen, sondern hier überwiegen Stoffwechselprozesse und sind nicht genügend geformt. Die fremden Ätherkräfte der Nahrung werden durch die Tätigkeit der oberen Wesensglieder, die durch die oberen Ätherarten im Stoffwechsel wirken, nicht genügend abgetötet. Das Obere ist nicht stark genug, „um das Untere wirklich ganz zu durchfassen, um es gewissermaßen ganz zu durchkochen ... zu durchätherisieren" (Steiner. GA 312: 41). Dadurch breitet sich Fremdätherisches über den gesamten Organismus aus bis dahin, dass die seelische Struktur beeinflusst wird: Trägheit, Initiativlosigkeit, Sucht nach Süßigkeiten treten auf. Weil unser Heilmittel den Strom von Wärme- und Lichtäther vom Nerven-Sinnes-Menschen in den Stoffwechsel belebt und intensiviert, können die oberen Wesensglieder hier besser tätig werden. Den fremden Ätherkräften, vornehmlich von der unteren Art (chemischer und Lebensäther) und damit dem Nährboden für die Besiedelung des Darms mit Hefen, wird der Raum genommen. – Diesen Anwendungsbereich von *Cornu caprae ibecis* D6 Trituration verdankt der Autor Reinhard Ernst. Er hat beobachtet, dass das Verlangen nach Süßem und die Mutlosigkeit unter Anwendung dieses Heilmittels weichen. Dies kann bis hin zur Gewichtsabnahme bei Adipositas reichen.

Die Seele des Menschen lebt im Licht (Steiner. GA 316, 9.1.1924). Der Sprachgenius bezieht sich hierauf, wenn man bei Geburt und Tod sagt „Man erblickt das Licht der Welt" bzw. „Man schließt die Augen für immer". Ein Heilmittel, das die Wirksamkeit des Lichtäthers im menschlichen Organismus von oben nach unten bzw. von peripher nach zentral fördert, verstärkt daher auch den Inkarnationsvorgang des Seelischen im Stoffwechsel. Der Astralleib und, darin wirksam, die Ich-Organisation vermögen mittels des rechten Maßes und der rechten „Schärfe" der Verdauungssäfte die aufgenommene Nahrung abzubauen. Ein verstärkter Abbau auf der einen Seite bedingt verstärkte Aufbauvorgänge auf der anderen Seite. In 8.5.1 – Patienten mit Neurodermitis und neurasthenischer Konstitution – wurde gezeigt, wie die Harmonisierung der Verdauungsleistung eine Gewichtsregulierung und eine Förderung des Aufbaus bis in die Peripherie, bis in die trockene, „übernervte" Haut des Atopikers, unter der Gabe von *Cornu caprae ibecis* D6 Trituration im Verein mit anderen Heilmitteln bewirkt. Diese Wirkungen gehen auf die Anregung des Lichtäthers im unteren Menschen zurück.

Der Lichtäther als Träger des Seelischen bestärkt also den Astralleib in seiner Tätigkeit im Leiblich-Physischen. Davon geht eine formende, gestaltende und differenzierende Wirkung auf alle Organe aus. R. Steiner beschreibt in einem „Arbeitervortrag", wie „.... vom Kopf nach dem ganzen Körper ..." über den Quarz, die Kieselsäure, die sich fein verteilt im gesamten Körper befindet, eine Kraft ausbreitet, die Sechsecke bildet. „.... Der Mensch braucht diese Kraft, diese Kieselsäurekraft, die die Kraft ist, sechseckige Gestaltungen hervorzubringen ..." (Steiner. GA 351: 169) Die Wirksamkeit des Lichtäthers lebt in den Kräften des Kiesels; an der klaren Form (sechseckig) und der Durchsichtigkeit eines Bergkristalls ist dies unmittelbar zu erleben. Die annähernd hexagonale Form der Keratinozyten der mittleren Epidermisschichten weist darauf hin, dass die Haut das Eintrittstor der Lichtwirksamkeit in den menschlichen

Organismus ist. Andererseits weist auch der Querschnitt eines Leberläppchens eine Sechseckigkeit auf; in der Leber wird der Lichtäther gespeichert, dessen im Sommer aufgenommene Menge für die Wintermonate reichen muss, ansonsten drohen Stoffwechselträgheit und Depression. So vermögen die Lichtkräfte bei der hysterischen Konstitution den oberen Wesensgliedern zu einer besseren „Durchfassung", „Durchkochung" und „Durchätherisierung" des Stoffwechsels zu verhelfen. Dieses zeigen die Fälle von Patienten mit enteraler Candidose und hysterischer Konstitution. Beim untergewichtigen Neurastheniker vermag *Cornu caprae ibecis* D6 Trituration das Gewicht anzuheben; beim übergewichtigen Hysteriker dagegen wird das Gewicht gesenkt. Besonders deutlich wird hier die seelische Wirkung unseres neuen Heilmittels: Die Patienten bekommen wieder Mut, der Blick in die Zukunft ist wieder möglich. Auch hier geht die Wirkung von *Cornu caprae ibecis* D6 Trituration auf die Anregung des Lichtäthers im Menschen zurück.

8.5.3 Paraneoplastische Syndrome

Dieselbe seelische Wirkung zeigt sich bei Patientenfällen aus der Onkologie, deren Erarbeitung der Autor Richard Wagner verdankt. Bei den paraneoplastischen Syndromen, die sich ja meistens an der Haut abspielen, ist das Zusammenspiel des Inneren mit dem Äußeren unharmonisch (Holtzapfel 1987). Oben und Unten, Innen und Außen sind in ihrer Empfindlichkeit füreinander, in ihrem Zusammenspiel gestört. Diesem Geschehen liegt eine Verschiebung der oberen Wesensglieder zugrunde (Steiner, Wegman. GA 27, Kap. 14).

Wir haben oben erwähnt, dass Quarz in dieser Situation ein Heilmittel ist, und dass *Cornu caprae ibecis* D6 Trituration eine verwandte Wirkung hat. Letzteres fördert das durch Lichtkräfte vermittelte Zusammenwirken der Teile des menschlichen Organismus untereinander: So sprechen die Erfahrungen in allen drei Indikationsbereichen dafür, dass das neue Heilmittel der Belebung des Lichtstoffwechsels dient.

■ Literatur

Dieses Kapitel entwickelt die in dem Aufsatz von L. Jachens (2002): Der Alpensteinbock als Heilmittel, Teil I. Der Merkurstab 55, 369–379 dargelegten Inhalte sowie Teile des Aufsatzes von L. Jachens, R. Ernst, R. Wagner (2003): Der Alpensteinbock als Heilmittel, Teil II. Der Merkurstab 56, 77–86 weiter.

Aschenbrenner (1972): Tierkreis und Menschenwesen. Dornach.
Brehm, AE. (1928): Brehms Tierleben, Die Säugetiere. Band 1. Leipzig.
Grzimek, B. (1988): Grzimeks Enzyklopädie Säugetiere. Band 5: Walther, FR.: Einleitung zum Kapitel Hornträger, 290–324. Nievergelt, B.: Einleitung zum Kapitel Böcke und Ziegenartige, 510–516. Zingg, R.: Alpensteinbock, 516–523.
Holtzapfel, W. (1987): Paraneoplasien und ihre Bedeutung. Beiträge zu einer Erweiterung der Heilkunst 40 (4), 182–190.
Julius, FH. (1970): Das Tier zwischen Mensch und Kosmos. Stuttgart.
Julius, FH. (1978): Die Bildersprache des Tierkreises. 3. Auflage. Stuttgart..
Kirchner-Bockholt, M. (1969): Grundelemente der Heileurythmie. Dornach.
Kranich, EM. (1995): Wesensbilder der Tiere. Stuttgart.
Lindholm, D. (1965): Götterschicksal – Menschenwerden. Stuttgart.
Loeffler K. (1970): Anatomie und Physiologie der Haustiere. Stuttgart.
Lüps R. (1995): Der Steinbock. Chur.
Niethammer, J., Krapp, F. (1986): Handbuch der Säugetiere Europas. Band 2/II: Paarhufer: Nievergelt, B., Zingg, R.: Capra ibex – Steinbock, 384–404. Gattung Capra – Ziegen, 362–366.
Remer-Bielitz, U., Seelbach, V. (Hrsg.) (2001): Neue Wege in der Tierheilkunde. Dornach: Werr, J.: Die Stirnbeinaufsätze der Wiederkäuer, 174–184. Werr, J.: Die Entwicklung der Wiederkäuer, 147–173.
Schad, W. (1971): Säugetiere und Mensch. Stuttgart.
Steiner, R. (1992): Anthroposophie als Kosmosophie. Zweiter Teil. GA 208. 3. Auflage. Dornach.
Steiner, R. (1983): Über Gesundheit und Krankheit – Grundlagen einer geisteswissenschaftlichen Sinneslehre. GA 348. 3. Auflage. Dornach.
Steiner, R. (1981): Erdenwissen und Himmelserkenntnis. GA 221. 2. Auflage. Dornach.
Steiner, R. (1979): Eurythmie als sichtbare Sprache. GA 279. 4. Auflage. Dornach.
Steiner, R. (1975): Geisteswissenschaftliche Grundlagen zum Gedeihen der Landwirtschaft. GA 327. 5. Auflage. Dornach.
Steiner, R. (1984): Geisteswissenschaftliche Gesichtspunkte zur Therapie. GA 313. 4. Auflage. Dornach.
Steiner, R. (1980): Meditative Betrachtungen und Anleitungen zur Vertiefung der Heilkunst. GA 316. 2. Auflage. Dornach.
Steiner, R. (1976): Geisteswissenschaft und Medizin. GA 312. 5. Auflage. Dornach.
Steiner, R. (1978): Mensch und Welt – Das Wirken des Geistes in der Natur – Über das Wesen der Bienen. GA 351. 3. Auflage. Dornach.
Steiner, R. (1998): Wahrspruchworte. GA 40. 8. Auflage. Dornach.
Steiner, R., Wegman, I. (1972): Grundlegendes für eine Erweiterung der Heilkunst nach geisteswissenschaftlichen Erkenntnissen. GA 27. 4. Auflage. Dornach.
Stübler, M., Wolff, O. (1983): Tierische Gifte in der Therapie. In: Quadrivium Verein zur Förderung ganzheitlicher Heilkunde e.V. (Hrsg.): Vorträge im Krankenhaus Lahnhöhe 1./2.10.1983. Lahnstein.
Titze, O. (1986): Kalk und Kiesel in der Behandlung allergischer Haut- und Schleimhauterkrankungen. Beiträge zu einer Erweiterung der Heilkunst 39 (3), 94–99.
Wolff, O. (1998): Grundlagen einer geisteswissenschaftlich erweiterten Biochemie. Stuttgart, 174.
Zeller, W. (1936): Der Herr der Berge: Der Alpensteinbock. Kosmos 1, 6–8.

9. Betulin als Heilmittel für die Haut

ARMIN SCHEFFLER, UTE EDLUND, CHRISTOPH SCHEMPP

9.1 Einführung: Betuline – wie man ihr therapeutisches Potenzial erkennt und die Erfindung einer Zubereitung

Unter Betulin im chemischen Sinne versteht man ein pentazyklisches Triterpen der Lupangruppe, das dem Stamm der Sand- und Moorbirken die weiße Farbe gibt. Da Betulin

- das erste bereits 1788 beschriebene Triterpen ist,
- in der Birkenrinde mit bis zu 34% die höchste natürliche Konzentration erreicht und
- daher von jedem Menschen gesehen und mit den Fingern als weißes Pulver erfahren werden kann,

mag es berechtigt erscheinen, den Wirkstoff Betulin als Namensgeber für die gesamte Gruppe der pentazyklischen Triterpene, zu denen Substanzen wie Betulinsäure, Lupeol, Oleanolsäure, Erythrodiol, Uvaol, α- und β-Amyrin und Ursolsäure gehören, heranzuziehen und diese als Betuline zu bezeichnen.

Recherchiert man in medizinischen Datenbanken wie www.pubmed.com nach den Wirkungen der Betuline, finden sich unter den genannten Stoffen mehrere Tausend Publikationen, die folgende Wirkungen auflisten:

- differenzierungsfördernd für Keratinozyten,
- antiproliferativ und Apoptose-induzierend,
- antientzündlich und antioxidativ,
- wirksam gegen Viren, Bakterien und Pilze,
- juckreizlindernd und wundheilungsfördernd.

Allein die Synopse dieser Wirkungen legt nahe, Betuline zur Therapie von Hautkrankheiten genauer zu untersuchen, und es verwundert, dass Betuline nicht schon lange ihre Bedeutung in der dermatologischen Therapie haben. Innerlich gegeben, schützen sie gegen Lebergifte und zeigen eine lipidregulierende und blutzuckernormalisierende Wirkung, sodass antisklerotische und antidiabetische Wirkungen diskutiert werden.

Dies korreliert überraschend mit einem anderen Ansatz, Arzneiwirkungen zu erkennen, der 1920 von Rudolf Steiner gegeben wurde. Er bezeichnet die Birkenrinde als einen Ort, in dem salzartige Substanz abgelagert wird, die zum Arzneimittel verarbeitet für exsudative Hautkrankheiten geeignet sein soll (Steiner 1961a: 290, Steiner 1961b: 47). Dieser Erkenntnisweg beruht auf der sensiblen Wahrnehmung von Handlungsimpulsen, die bei Krankheitssymptomen auftreten und als Heilinstinkt die Suche nach dem passenden Mittel impulsieren. Als innerlich zu beobachtender Weg steht er uns heute kaum noch zur Verfügung, denn er erfordert eine differenzierte Schulung der Willenswahrnehmungen und damit eine Ausbildung übersinnlicher Wahrnehmungen.

Es kann nicht Aufgabe dieses Beitrags sein, den Steinerschen Weg darzustellen. Allerdings gibt Rudolf Steiner Sinnbilder, Metaphern, denen man sich auf sinnlichem Weg auch nähern kann.

> Der Ausdruck „Kalisalzbildungsprozess" ist eine solche Metapher, die dazu führen kann, die Gleichwertigkeit der Betulinbildung in der Birkenrinde mit der Keratinbildung in der Oberhaut zu erkennen.

Diese Äquivalenz kann herangezogen werden, um eine Heilprozessidee zu erfassen. Dabei soll das Wort „Idee" so verstanden werden, dass es für den tatsächlich gegebenen Zusammenhang steht, der unabhängig davon ist, ob ein Mensch ihn bereits gedacht hat oder nicht. Er ist dem denkenden Erkennen grundsätzlich zugänglich und ist keine Theorie. Die eingangs genannte Synopse der Betulinwirkungen und ihre Verifikation in der Therapie von Hautkrankheiten ist somit nichts anderes als das Erarbeiten des tatsächlich gegebenen Zusammenhangs und damit der Heilprozessidee von Birkenrinde und Hautkrankheiten. Die Äquivalenz der Bildeprozesse von Betulin in der Birkenrinde und Keratin in der Oberhaut fördert die Synopse der reinen Beschreibung der Betulinwirkungen an der Haut und damit die Evidenz der Heilprozessidee. Dieser letztgenannte Weg wurde systematisch von Goethe in seinem naturwissenschaftlichen Erkenntnisstreben angewendet.

Etwas anderes, als einen therapeutischen Zusammenhang zu erkennen, ist es, eine Zubereitung zu entwickeln. Weil zunächst nicht klar war, wie Betuline zu Arzneimitteln verarbeitet werden können, hat sich ihr therapeutischer Wert offenbar lange Zeit einer gebührenden Schätzung entzogen. Mit anderen Worten: Neben der Erkenntnis ist die erfinderische Handlung erforderlich, die zu einem anwendbaren Präparat führt. Auch auf diesem Feld scheint das Betulin wie für die Haut geschaffen. Denn allein mit Öl und Wasser kann es eine stabile Betulinemulsion bilden, ohne dass Hilfsstoffe zur Stabilisierung und Konservierung der Emulsion erforderlich sind.

Zunächst wird in diesem Beitrag die Bildung des Betulins und Keratins und ihre Äquivalenz als „Kalisalzbildungsprozess" beschrieben. Danach werden die Eigenschaften der innovativen Betulinemulsion dargestellt. Zuletzt wird auf nachgewiesene Wirkungen der Betuline eingegangen.

9.2 Birkenrinde und Haut – die Bildung von Betulin in der Birkenrinde und von Keratin in der Oberhaut

9.2.1 Betulinbildung

An der Birkenrinde kann man zwei Schichten klar unterscheiden: die äußere weiße Schicht, den Kork und die innere eigentliche Rinde. Abbildung 1 zeigt den Querschnitt durch ein Rindensegment eines elfjährigen Birkenasts. Darin sind die innere Rinde und die äußere weiße Korkschicht gut zu erkennen. Die innere Rinde geht zusammen mit dem Holz aus dem Kambium hervor, wie bei jedem Baum. Die äußere weiße Schicht wird durch ein eigenes Korkkambium gebildet, das nach außen den weißen Kork, nach innen eine grüne Korkhaut hervorbringt. Dieses Korkkambium kann dem Dickenwachstum des Stamms durch eine eigene Wachstumstätigkeit folgen, ohne aufzureißen, was bei uns nur sehr wenige Bäume können. Meistens reißt die Rinde, und es bilden sich neue korkbildende Gewebe in den Rindenschichten unter dem Riss, was bei der Birke im unteren borkigen Stammbereich ebenfalls zu beobachten ist.

Jedem Kind leicht einprägsam ist die weiße Farbe der Birkenrinde. Der Stoff, der die Birke weiß färbt, wird nach ihrem lateinischen Namen Betulin genannt. Nach Römpps Lexikon der Chemie (Falbe, Regitz 1997: Betulin) bestehen durchschnittlich 22 % der Trockenmasse des weißen Birkenkorks aus Betulin. Die innere Rinde dagegen ist betulinfrei.

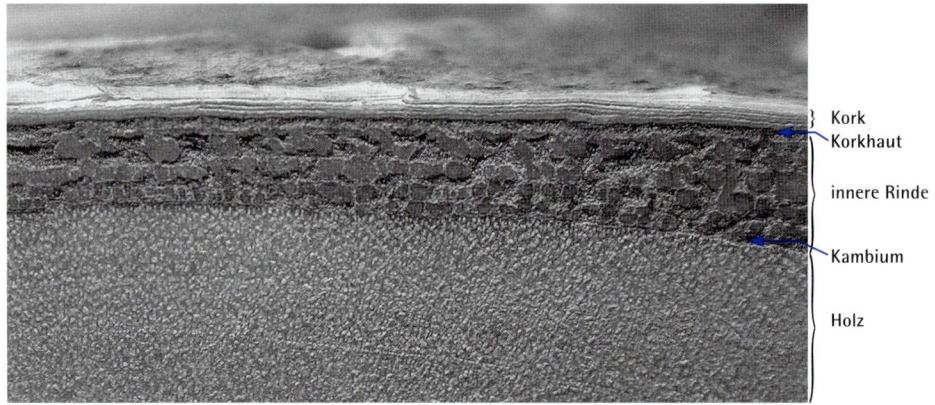

Abb. 1: Querschnitt durch ein Rindensegment eines elfjährigen Birkenasts (Foto: A. Scheffler)

Betulin ist „ein modifiziertes Harz in der Gestalt eines Salzes". So formulierte es der Erstbeschreiber, der Chemiker Johann Tobias Lowitz bereits 1788, also zur Goethezeit, der reines Betulin als Sublimat aus dem Birkenkork per Zufall entdeckte (Abb. 2), sammelte und als Erster untersuchte und beschrieb (Lowitz 1788: 312).

Auch im 19. Jahrhundert wurde Betulin mehrfach untersucht und seine aseptische und wundheilende Wirkung erkannt (Jääskeläinen 1981:

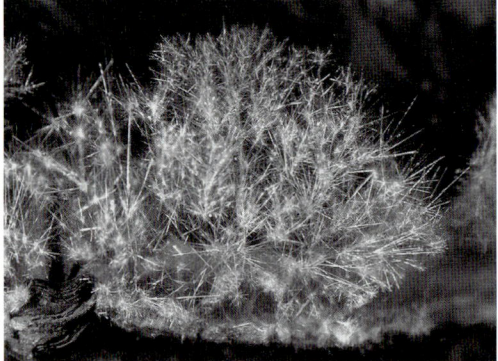

Abb. 2: Aus Birkenkork unter Hitzeeinwirkung sublimiertes Betulin (Foto: A. Scheffler)

599). Das 20. Jahrhundert leistete in den 50er-Jahren die endgültige räumliche Strukturaufklärung des Moleküls, das zur Gruppe der Triterpene gehört, die Summenformel $C_{30}H_{50}O_2$ besitzt und systematisch als Lup-20(29)-en-3β,28-diol bezeichnet wird (Hayek et al. 1989: 2229). Die in die Ebene projizierte Formel ist in der Abbildung 3 dargestellt.

Biochemisch entstehen Triterpene, so auch Betulin, aus dem Grundbaustein der ätherischen Öle, dem Isopentenylpyrophosphat, früher kurz Isopren genannt (Herder Lexikon der Biologie 1994: Triterpene). Isoprene sind phosphatidierte Kohlenwasserstoffe, die zunächst als C_5-Körper gebildet und zu C_{10}- (Monoterpene) und C_{15}-Körpern (Sesquiterpene), also den ätherischen Ölen zusammengefügt werden. Beide können symmetrisch addieren, sodass C_{20}-Körper, also Diterpene oder Harze, bzw. C_{30}-Körper, die Triterpene, entstehen. Weitere Additionen führen zu Karo-

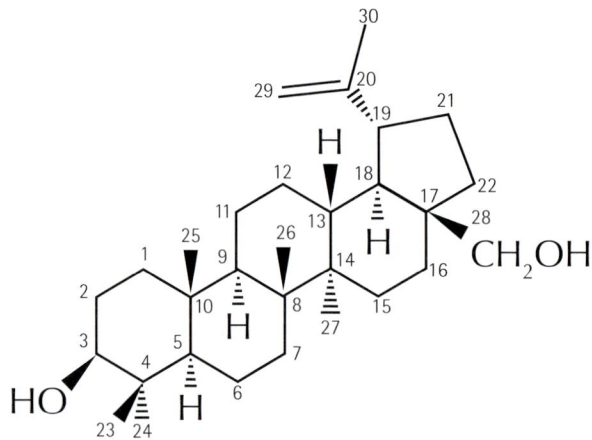

Abb. 3: Strukturformel des Betulins

tinoiden (C_{40}) und schließlich zu polymerem Kautschuk. Wir haben es also mit einem Glied der Reihe ätherisches Öl – Harz – *Triterpen* – Karotin – Kautschuk zu tun.

Der reine Kohlenwasserstoff, aus dem Betulin hervorgeht, ist das Squalen, ein Stoff, der auch von den Talgdrüsen der menschlichen Haut produziert wird. Die Triterpene variieren in der Natur durch unterschiedliche Ringbildungen und unterschiedliche sekundär eingeführte Sauerstoff- und manchmal auch Stickstofffunktionen. Neben Betulin, das die Hauptmenge der aus dem Birkenkork extrahierbaren Triterpene ausmacht (> 80 %), kommen nahe Verwandte darin vor: die Betulinsäure mit einer Säurefunktion am C28 (~ 5 %), das Lupeol mit einer CH_3-Gruppe an der Stelle C28 (~ 8 %), die Oleanolsäure mit einem 6er-Ring anstelle des 5er-Ringes (~ 3 %) und das Erythrodiol, der entsprechende Alkohol zur Oleanolsäure (~ 3 %).

Betulin und seine Verwandten sind im Pflanzenreich weitverbreitet. Allerdings kommt es in größeren Mengen, d. h. über 10 % des Gewebetrockengewichts, nur in den weißrindigen Birken vor. Neben der Hängebirke *(Betula pendula)* und der Moorbirke *(Betula pubescens)*, die bei uns häufig sind, gibt es vor allem in Asien und Nordamerika noch viele weißrindige Birken, von denen *Betula papyrifera* besonders hohe Betulingehalte haben soll. In den meisten anderen Pflanzenfamilien liegen die Betulingehalte, oft auch in den Rinden gebildet, unter 0,1 % (Hayek et al. 1989: 2229). Das Besondere bei der Birke liegt also in der enormen Betulinanreicherung. Daher ist es interessant, wie die Birke das Betulin in ihrem Kork ablagert.

9.2.2   Betulinablagerung im Kork

Birkenkork entsteht, ähnlich wie anderes Korkgewebe, aus lebenden Rindenzellen, die reembryonalisieren und sich dann auf die Korkbildung spezialisieren. Dies geschieht schon recht früh in der Gewebedifferenzierung eines Sprosses. Zunächst sind die Korkschichten aber noch von einer Epidermis und einem Teil der primären Rinde bedeckt, sodass der junge Zweig braun gefärbt und glatt ist. Man spricht vom Stadium der Spiegelrinde. Erst wenn diese die Dehnung nicht mehr mitmachen kann, platzt sie, blättert ab und gibt den weißen Kork darunter frei.

Ein weiteres Phänomen der Birke ist, dass sie aus dem Bildegewebe des Korks (Korkkambium) zwei Gewebe hervorbringt: Den durch Betulin weiß imprägnierten Kork nach außen, der sehr rasch abstirbt, und eine grüne Korkhaut nach innen, die wohl sehr lange lebendig bleibt, denn sie ist auch unter dem weißen Kork von ca. 30 cm dicken Stämmen zu finden (Abb. 4).

Lindquist hat 1948 untersucht, wie die Birke auf die Schälung reagiert (Lindquist 1948: 91). Sie hat gefunden, dass noch im selben Jahr unter der verletzten Stelle, etwa in der

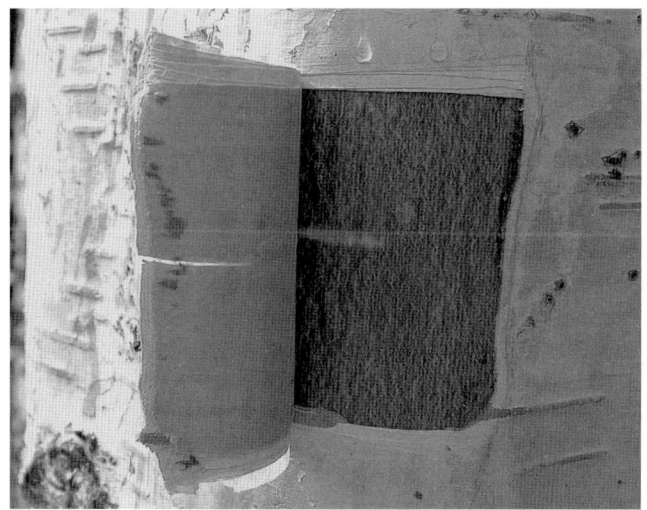

Abb. 4: Abgeschälte Korkhäutchen (weiße Schichten) geben den Blick auf die grüne Korkhaut frei. (Foto: A. Scheffler)

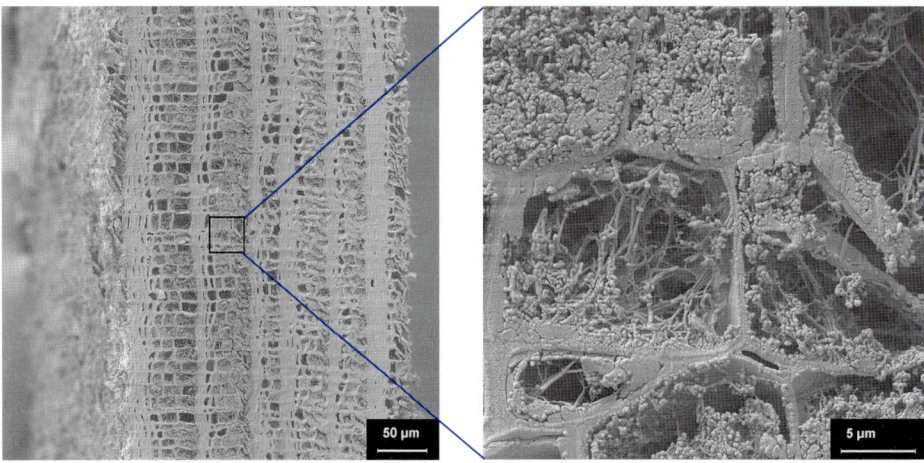

Abb. 5: Rasterelektronenmikroskopische Aufnahmen von vertikal geschnittenem Birkenkork. Die linke Übersicht (Vergrößerung x 200) zeigt sechs abtrennbare Korkhäutchen mit jeweils fünf bis acht Korkzelllagen, die teils stark verdichtet, teils offen mit mehr oder weniger Betulin gefüllt sind. Die Außenseite ist rechts. Der Ausschnitt rechts (x 3000) bildet die Feinstruktur der amorphen Betulinablagerung ab. (Aufnahmen: Arbeitsgruppe Prof. Daniels, Pharm. Technologie, Tübingen)

Mitte der inneren Rinde, drei bis sieben neue Korklagen entstehen. Die einzelnen beobachtbaren und abziehbaren Korkhäutchen (Abb. 4) sind also keineswegs Jahresbildungen, wie man früher glaubte, sondern Bildungen „auf Anforderung", wie es scheint. Den feineren Aufbau der Birkenrindenschichten zeigt eine hoch aufgelöste rasterelektronenmikroskopische Aufnahme (Abb. 5). Man erkennt Schichten mit dickwandigen Korkzellen und alternierend solche mit dünnen Wänden, die mehr oder weniger mit Betulin gefüllt sind. Zieht man die einzelnen Korkschichten vom Stamm ab, reißen sie an den dünnwandigen Zellen auf und legen das Betulin frei. Daher kann man den feinen, weißen Staub mit dem Finger abstreifen und seinen harzigen Charakter erleben. Außer dem streng schichtigen Aufbau finden sich noch horizontal gestreckte braune Lentizellen, die Atmungsöffnungen für die darunter liegenden, lebenden Gewebe. Der Birkenkork ist ein hervorragendes, elastisches Verbundmaterial aus Kork und Wasser abweisenden Triterpenen, der weder Wasser noch Luft noch Mikroorganismen durchlässt. Die kritischen Stellen für mikrobielle Angriffe sind die Lentizellen.

9.2.3 Keratinbildung

Wenden wir uns nun zum Vergleich der Keratinbildung zu. Hätten wir ein Empfinden dafür, könnten wir bemerken, wie sich unsere Epidermis ständig erneuert. Etwa 28 Tage nach ihrer Abgliederung aus der innersten Epidermisschicht erreichen die Keratinozyten, die die Epidermis im Wesentlichen aufbauen, die Hautoberfläche und fallen ab. Die Neubildung von Keratinozyten an der Basis und ihre Abschilferung an der Oberfläche stehen bei der gesunden Haut im Gleichgewicht. Die Differenzierung der Keratinozyten beginnt nach ihrer Abgliederung aus dem Stratum basale und verläuft durch distinkte Stadien, die den weiteren einzelnen Schichten der Epidermis, den Strata spinosum, granulosum und corneum (Abb. 6) entsprechen.

Die innerste Zellschicht der Epidermis, das Stratum basale, enthält Stammzellen, d. h. diese Zellen behalten eine lebenslange Teilungsfähigkeit. Aus der Teilung einer Stammzelle gehen eine neue Stammzelle und eine sogenannte Amplifikationszelle hervor, die weitere drei bis vier Mitosen durchmacht, bevor sich die daraus entstehenden Zellen zu Keratinozyten differenzieren.

Das Stratum spinosum umfasst zwei bis fünf Zellschichten, in denen sich die kubische Form der Zellen des Stratum basale bereits etwas abgeflacht hat. Den Namen „Stachelzellschicht" erhielt sie aufgrund ihres Aussehens im histologischen Präparat, in dem die Zellen durch stachelige Ausläufer verbunden erscheinen. Die im Lichtmikroskop sichtbaren Verbindungspunkte zeigen die festen Zellkontakte, die als Desmosomen bezeichnet werden.

Mit den Desmosomen sind fädige Proteine, die Keratine, verbunden, die in die Zellen einstrahlen, netzartig das Zytoplasma durchziehen und um den Zellkern herum verdichtet sind. So bilden sie zusammen mit den Aktin- und Tubulinfilamenten ein Zytoskelett aus, das sich den

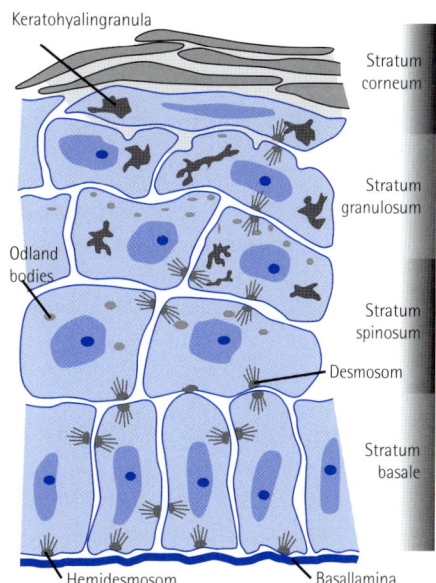

Abb. 6: Schematischer Aufbau der Epidermis (nach Fritsch 2004)

Zug- und Druckspannungen, denen die Haut ausgesetzt ist, widersetzt. Auch in den Stratum-basale-Zellen existieren solche Keratinstrukturen, die jedoch feiner sind als im Stratum spinosum.

Gehen die Keratinozyten ins Stadium des Stratum granulosum über, werden sie zunehmend flacher und im Umfang polygonal. Sie sind angefüllt mit den lichtmikroskopisch sichtbaren Keratohyalingranula und den nur im Elektronenmikroskop sichtbaren Lamellengranula (auch: Odland bodies, lamellar bodies, Keratinosomen). Bei Ersteren handelt es sich um Keratinfilamente, die assoziiert mit dem Protein Profilaggrin vorliegen. Diese Substanzansammlungen sind nicht von Membranen umschlossen, sondern liegen frei im Zytoplasma. Die membranumschlossenen Lamellengranula sind die Speicherorganellen der Hautlipide. Andere Zellorganellen und der Zellkern sind in denjenigen Stratum-granulosum-Zellen, die an die Hornschicht grenzen, nicht mehr nachweisbar.

Im „späten" Stratum granulosum erreichen die Keratinozyten einen Zustand, in dem biosynthetisch alles für die Bildung der Hornschicht bereitgestellt ist. Die vorhandenen Stoffe werden in der Folge untereinander in engste, zum Teil irreversible Verbindungen gebracht, die die Widerstandsfähigkeit der Hornschicht, des Stratum corneum, ausmachen. Diese Strukturen werden vom Organismus selbst nicht mehr aufgelöst, sondern in geordneter Weise (s. u.) abgestoßen.

> Die Ausbildung der Hornschicht, die Keratinisierung, ist immer mit einem Absterben der Keratinozyten verbunden. Sie kann als Spezialfall des kontrollierten Zelltodes, der Apoptose, bzw. als terminale Differenzierung aufgefasst werden (Haake et al. 1993: 107, Ishida-Yamamoto et al. 1999: 145, Melino et al. 1998: 175).

Dieser Befund trägt erheblich zum Verständnis der eingangs zitierten Metapher „Kalisalzbildungsprozess" von Rudolf Steiner bei. Daher soll die Keratinisierung ausführlicher betrachtet werden, zumal es bei bestimmten Hauterkrankungen zu charakteristischen Abweichungen ihres zeitlich hochgradig geordneten Ablaufs kommen kann.

Es ist bislang eine offene Frage, was das Signal zur Auslösung der Keratinisierung ist. Es wurde bereits die Synthese eines anderen Keratinmusters am Übergang vom Stratum basale zum Stratum spinosum erwähnt, die im Zusammenhang mit dem Verlust der Teilungsfähigkeit als Beginn des Keratinisierungsprozesses angesehen wird. Dennoch sind die Keratinozyten im Stratum granulosum noch lebende Zellen, deren granuliertes Zytoplasma Ausdruck ihrer intensiven Synthesetätigkeit ist. Erst in einer Übergangsschicht vom Stratum granulosum zum Stratum corneum stellen die Zellen diese Synthesetätigkeit ein. Im Gegensatz zur typischen Apoptose, bei der es zum kontrollierten Abbau der Zellen käme, handelt es sich um eine terminale Differenzierung, denn bei der Keratinisierung bleibt die Zellstruktur erhalten. Die abgestorbenen Zellen bilden zusammen mit der Interzellularsubstanz die Hornschicht.

Auffällig ist die Änderung der Zellgestalt beim Übergang zum Stratum corneum: Die Keratinozyten sind hier extrem abgeplattet, in der Aufsicht hexagonal. In dieser Form lagern sie sich in „geldrollenartigen" Stapeln von zehn bis 20 Zelllagen übereinander, wobei die einzelnen Stapel etwas verschoben und verzahnt sind. Die Formänderung beruht auf einer Umordnung des Zytoskeletts durch die Einwirkung des zu Filaggrin abgebauten Profilaggrins auf die Keratine der Zellen. Durch Vernetzung der Keratinfilamente soll das Keratin der Zelle zu Bündeln zusammengezogen werden und die Zellen zusammenklappen. Keratin und Filaggrin zusammen, die Filament-Matrix-Komplexe, machen 80 bis 90% der Proteinmasse der Epidermis aus (Melino et al. 1998: 175).

Parallel zur Synthese des Profilaggrins werden andere Proteine synthetisiert, die an der Differenzierung beteiligt sind. Durch die Einwirkung von Transglutaminasen werden diese Proteine an der Zytoplasmaseite der Plasmamembran miteinander verknüpft, sodass sie eine Zellhülle bilden (engl. cornified cell envelope). Zum Zellinneren hin ist die Zellhülle mit den Filament-Matrix-Komplexen vernetzt, nach außen mit den Hautlipiden, die die Interzellularräume ausfüllen.

Die Zellhülle muss trotz ihrer chemischen Stabilität in gewissem Ausmaß durchlässig sein, denn die Lipide werden aus den Lamellengranula durch sie hindurch in den Interzellularraum ausgeschleust; dies ist der letzte Vorgang der Keratinisierung. Nach der Freisetzung des Inhalts der Lamellengranula kommt es zunächst zu enzymatischen Umwandlungen, nach denen eine Mischung verschiedener Lipide im Interzellularraum des Stratum corneum vorliegt, die zu 40% bis 50% aus Ceramiden, 9% bis 26% freien Fettsäuren und 20% bis 27% Cholesterol neben 10% Cholesterolestern und 2% Cholesterolsulfat besteht. (Die Anteile der einzelnen Lipide variieren in den verschiedenen Körperregionen.) Diese Lipide durchziehen als Lipidlamellen zu vierfachen Schichten gefügt die Interzellularräume (Wertz 1992: 106). Ihre Komposition ist einerseits für die Festigkeit und andererseits in Verbindung mit der Schweiß- und Talgabsonderung (s. u.) für eine gewisse Elastizität und Geschmeidigkeit der Haut verantwortlich.

Die dicht gepackten Keratin-, Zellhüll- und Lipidschichten geben der Haut ihre Widerstandsfähigkeit. Keratin ist sehr resistent gegen den enzymatischen Abbau und gegen Säure, es ist in Wasser fast unlöslich. Durch starke Basen kann es gelöst werden. Die Zellhülle ist die widerstandsfähigste Schicht, die auch durch starke Basen wie Natronlauge nicht aufgelöst werden kann. Die Lipidschicht der Haut schützt den Organismus als „epidermale Barriere" vor Wasserverlust.

An der Hautoberfläche schließlich schilfern die Hornzellen ab. Hierfür wird die Hydrolyse der Desmosomen als entscheidend angesehen. Parallel dazu ist auch die Hydrolyse von Cholesterolsulfat nötig, damit der Zusammenhalt zwischen den Zellen aufgehoben wird. Es ist aber noch unklar, wie beide Vorgänge zusammenhängen.

9.2.4 Vergleich der Bildung von Betulin und der Keratinisierung

Wenden wir uns nun dem Vergleich von Birkenkork und Epidermisbildung und der Frage zu, ob Rudolf Steiners Ausdruck „Kalisalzbildungsprozess" dafür das Charakteristische in einer eigenwilligen, aber treffenden Sprache zusammenfasst.

Der Wortlaut des Hinweises lautet:

„Diese zwei Prozesse, die fließen in der anderen Pflanze, die eben nicht Birke wird, sondern krautartig bleibt, so zusammen, dass in der Wurzel sich bereits durchdringt dasjenige, was im Kalisalzbildungsprozess liegt, mit dem Eiweißbildungsprozess. Die Birke stößt das, was die Wurzel aus der Erde nimmt, nach außen in die Rinde und schickt dasjenige, was sonst die andere Pflanze durchmischt mit dem, was sie der Erde entnimmt, in das Blatt hinein, nachdem sie das der Erde Entnommene zuerst in die Rinde abgestoßen hat.

Dadurch richtet sich die Birke nach zwei Seiten hin her, auf den menschlichen Organismus in verschiedener Art zu wirken: sie richtet sich her durch ihre Rinde, die also die entsprechenden Kalisalze enthält, namentlich dann zu wirken, wenn der Mensch angeleitet werden soll zu Entsalzungen, zum Beispiel bei Hautausschlägen, so dass, ich möchte sagen, dasjenige was bei der Birke nach unten in die Rinde schießt, beim Menschen nach außen schießt und da heilend wirkt." (Steiner 1961a: 290).

In einem weiteren Vortrag wird die Wirkweise präzisiert: „Auf der anderen Seite sehen wir, wie dann, wenn die Abbauprozesse so verlaufen, dass der Organismus sie gewissermaßen nicht aufhalten kann, dass sie nach unten sich verbreitern, das rhythmische System sie nicht in der richtigen Weise zurückschlägt, dass sie dann an der Peripherie des Körpers auslaufen, dass sie gewissermaßen nach der Haut herausdrängen. Wir bekommen entzündliche Zustände in dem Äußeren des Menschen, wir bekommen Hautausschläge und dergleichen. Und wir schauen wiederum zurück auf unsere Pflanze, Betula alba, und wir finden den entgegengesetzten Prozess in der Ablagerung der Kalisalze in der Birkenrinde, bekommen dadurch die Möglichkeit, einzusehen, wie wir diesen im menschlichen Wesen zu einer Überexsudation treibenden Prozess des Hautausschlages bekämpfen, indem wir ein Heilmittel aus der Birkenrinde bereiten." (Steiner 1961b: 47)

Der Begriff Salzbildung lässt sich durch folgende alchemistische Differenzierung chemischer Prozesse mit unterschiedlichen Zeitbezügen fassen.
1. Verbrennbare Metalle und Nichtmetalle tragen eine künftig mögliche Chemie in sich. Sie sind potenziell wirksam. Derartige Stoffe kann man nach ihrem typischen Vertreter, dem Schwefel, als sulfurisch bezeichnen (Zukunft).
2. Säuren und Laugen offenbaren ihre Chemie unmittelbar. Sie sind aktuell wirksam. Hierfür hat die Alchemie nach dem flüssigen Element Quecksilber, das Lösungsmittel für andere Metalle ist, den Begriff merkurial geprägt (Gegenwart).
3. Salze erscheinen als Ergebnis chemischer Prozesse, deren Wirksamkeit abgelaufen ist. Die Alchemisten wählten dafür den Ausdruck Salzprozess (Vergangenheit).

Für pflanzliche Stoffe, die alle verbrennbar sind, ist der Zeitbezug zum hervorbringenden Organismus entscheidend. Hat die Stoffbildung noch Potenzial für den Organismus, wie Speicherfett oder Stärke, so hat die Substanz sulfurischen Charakter. Keratin und Betulin werden zwar intrazellulär abgelagert wie diese, aber vom eigenen Organismus nicht mehr physiologisch verwertet. Sie werden nicht mehr in den

Organismus zurückgenommen und können nicht Prozessgrundlage für ganz andere Vorgänge werden.

> Keratin und Betulin haben also keine chemische Zukunftsbedeutung für neue frei gestaltbare Prozesse des hervorbringenden Organismus. Keratin und Betulin können in diesem Sinne als „Salze" angesehen werden.

Selbstverständlich leben noch andere Organismen von diesen Substanzen. Der Bezugspunkt für das Urteil „Salzprozess" ist hier der hervorbringende Organismus. Keratin ist *für ihn* ein Salz, Fett dagegen hat für ihn Zukunft und ist somit sulfurisch.

Die Bildung und Gestaltung der Epidermis ähnelt der Bildung eines Pflanzenorgans, das ebenfalls ohne Blut aus der Differenzierung der lebenden Gewebe heraus entsteht und dann nicht mehr vom eigenen Organismus aufgelöst und umgebaut werden kann, wie es für viele andere menschliche Gewebe doch der Fall ist. Die Spongiosa in den Knochen, die Muskeln oder das Fettgewebe werden durch Training bzw. Ernährung auf- und in Ruhe- bzw. Hungerzeiten abgebaut. Wenn es sich um lebendes Gewebe handelt, ist beim Abbau die typische Apoptose mit der restlosen Verdauung durch die Umgebung bzw. Makrophagen von entscheidender Bedeutung. Werden z. B. Knochenstrukturen abgebaut, gibt es dafür spezialisierte Zellen, die Osteoklasten.

Einen derartigen Gewebeumbau kennt die Pflanze nicht.

> Typisch für den Birkenkork und auch die Epidermis sind die Bildung aus einem lebenslang teilungsfähigen Gewebe, dem Kambium bzw. der Basalschicht, die anschließende Differenzierung und der Zelltod als terminale Differenzierung.

Zurückgenommen wird auch in der Epidermis nichts, was einmal gebildet ist. Es kann nur noch absterben und an die Umgebung abgegeben werden, d. h. es mineralisiert wie die Äste, Rinde und Blätter eines Baums.

So gesehen könnte man interpretieren, dass Rudolf Steiner bei dem Salzprozess in der Birkenrinde den ausdifferenzierend absterbenden Mineralisierungsprozess angesprochen habe. Das wäre aber nichts Besonderes, denn alle Stütz- und Abschlussgewebe wie Holz und Rinde sind eine dem entsprechende Salzbildung.

Weiter führt uns das Attribut „Kali". Dazu soll folgender Tatbestand hinzugenommen werden: Das in der lebenden Zelle dominierende Kation ist das Kalium, während Natrium im Zellzwischenraum vorherrscht. Im Pflanzengewebe wird der Zellzwischenraum durch die Zellwand ausgefüllt, die aus Zellulose, Lignin und anderen Stoffen, wie zum Beispiel Kork besteht. Das alles sind Stoffe, die ausdifferenziert sind, und von der Pflanze nicht wieder in den Stoffwechsel zurückgenommen werden. Speicherstoffe, die die Pflanze für künftige Prozesse noch braucht, werden intrazellulär abgelagert. Typische Beispiele sind Stärkekörner, Fetttröpfchen und Speichereiweiß. Wie oben eingeführt, können solche Speicherstoffe schwefelartig genannt werden, da sie für den Organismus ein ähnliches Zukunftspotenzial beinhalten wie die universell einsetzbare Energie aus der Verbrennbarkeit des Schwefels. Umgekehrt sind die ausdifferenzierten Stoffe, die die Pflanze nur noch an die Umgebung abgeben kann, wie schon interpretiert, salzartig zu Ende gekommen.

Mit dem „Kalisalzbildungsprozess" könnte Rudolf Steiner also auf die intrazelluläre Bildung (d.h. in dem Raum, in dem Kalium funktionell vorherrscht) einer nicht mehr zurücknehmbaren Substanz (Salz) als Besonderheit der Birkenrinde oder genauer des Birkenkorks mit der oben beschriebenen Einlagerung des Betulins in die Korkzellen hingewiesen haben. Dieser Prozess ist den Vorgängen in der Epidermis verwandt, also der Keratinbildung, die ebenfalls intrazellulär im „Kaliraum" erfolgt und nicht mehr zurückgenommen wird (Salz). Somit kann der Begriff „Kalisalzbildungsprozess" als die wesentliche Charakterisierung für die Heilprozessidee von Betulinen aus Birkenkork und exsudativen Hautkrankheiten interpretiert werden.

9.2.5 Therapeutische Möglichkeiten

Aus der Ähnlichkeit kann dann die therapeutische Möglichkeit abgeleitet werden. Dazu wird der Grundgedanke angewendet, dass alles, was aus der Natur in den menschlichen Organismus aufgenommen wird und Wirkungen entfaltet, von dem Organismus vollständig überwunden werden muss. Wenn also das in der Birkenrinde in iterativen Schichten gebildete Betulin dem menschlichen Organismus verabreicht wird, müssen seine Wirkungen vom Organismus überwunden werden. Wegen der funktionellen Äquivalenz wenden sich die durch Betulin angeregten Überwindungsprozesse auch gegen eine wiederholte Hornschichtbildung, d.h. eine entsprechende Verhornungsstörung in der menschlichen Haut. Dabei kann zunächst durchaus die Bildung des Abschlussgewebes initiiert werden, um dann in raschen Differenzierungsschritten nur eine abschließende Schutzschicht zu bilden. Denn im Vergleich zu den Tieren ist die menschliche Epidermis die dünnste aller auf dem Land lebenden Tiere und ohne Schutzfunktionen wie Fell, Federkleid, Hornpanzer etc. Das Spektrum umschließt somit die Anregung der epidermalen Abschlussgewebebildung (z.B. Reepithelisierung) und Verhornungsstörungen mit einem chronisch-entzündlichen Hintergrund.

9.3   Galenik: die Betulin-Emulsion – ein nahezu ideales Hautpflegemittel

Beim erstmaligen Tasten, Riechen und Schmecken eines pulverförmigen Trockenextrakts aus dem Birkenkork tauchte der Einfall auf, einmal zu versuchen, ob der Betulin-Extrakt allein mit Öl und Wasser eine stabile Creme bilden würde. Das gelang im Juni 1999 tatsächlich, obwohl es der Theorie nach nicht möglich sein dürfte. Wäre Betulin ein echter Emulgator, müsste es im Molekül als HLB-Wert berechnet ein Verhältnis von hydrophilen zu lipophilen Bereichen von mindestens 3 haben (HLB = hydrophilic lipophilic balance). Mit nur zwei wasserfreundlichen Hydroxylgruppen im Molekül, während der gesamte Rest lipophil ist, liegt der HLB-Wert für Betulin bei 1,5, also viel zu niedrig. Dennoch, die Creme trennte sich nicht, konnte auch mit 500 x g (Erdbeschleunigung) in der Zentrifuge belastet werden und blieb mikrobiologisch stabil.

Damit war eine neue Grundlage für halbfeste Zubereitungen mittels Betulin gefunden worden. Im Gegensatz zur Entdeckung eines bereits vorhandenen, gedanklich erfassbaren Zusammenhangs handelt es sich hierbei um die Bildung eines neuen Zusammenhangs durch eine Handlung. Diese ist erfinderisch und damit auch patentierbar. Heute wissen wir, dass das Betulin mehrere Funktionen entfaltet, um diese innovative Emulsion zu stabilisieren (Abb. 7):

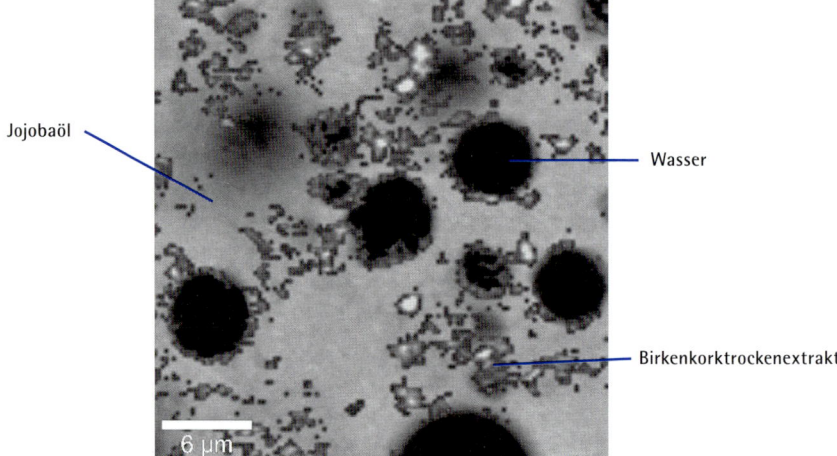

Abb. 7: In der Raman-mikroskopischen Aufnahme einer Betulsion sind die Stoffe Wasser (schwarz), Jojobaöl (hellgrau) und Betuline (dunkelgrau) in Fehlfarben dargestellt. Man sieht das Netzwerk der sich aneinanderlagernden Betulinpartikel und deren Einlagerung in die Grenzfläche Wasser-Öl.

- Es stabilisiert die Grenzfläche zwischen den im Öl dispergierten Wassertröpfchen und dem Öl als ungelöster Feststoff, weil die kleinen Betulinpartikel (kleiner 1 µm) von Öl und Wasser benetzbar sind und daher die Grenzfläche suchen. Man nennt solche feststoffstabilisierten Emulsionen nach ihrem Entdecker Pickering-Emulsionen.
- Im Öl bildet das Betulin ein Netzwerk durch Aneinanderlagern der Partikel aus, sodass das flüssige Öl in ein halbfestes Gel übergeht. Dies trägt zur Stabilisierung der Wassertröpfchen bei und gibt eine angenehme streichfähige Konsistenz.
- Des Weiteren können die in geringem Maß im Öl gelösten Betuline (ca. 0,3 %) ebenfalls zur Stabilisierung der Grenzfläche beitragen.

Einzigartig sind die *Betulin-Emulsionen* auch dadurch, dass hier der Wirkstoff zugleich der einzige Hilfsstoff zur Stabilisierung der Emulsion ist. Nimmt man noch die antimikrobiellen Eigenschaften der Betuline hinzu, die den Verzicht von Konservierungsmitteln erlauben, wird deutlich, dass *Betulin-Emulsionen* dem Ideal eines wirksamen Hautpflegemittels bzw. eines Arzneimittels für die Haut sehr nahe kommen.

Da auch das durch Betulin gelierte Öl, kurz das *Betulin-Oleogel*, eine akzeptable Anwendungsform auf der Haut und auf Wunden ist, bietet dieser Wirkstoff zugleich durch seine galenischen Möglichkeiten eine wirksame Anwendung bei geringster Irritation durch fremde Hilfsstoffe.

> Betulin ist also nicht nur ein Wirkstoff für die Haut, es ist auch das Mittel, um ideal hautverträgliche Anwendungsformen herzustellen.

9.4 Indikationen zur Anwendung auf der Haut: Stand der klinischen Forschung

Im Rahmen einer retrospektiven Studie wurde untersucht, bei welchen Hauterkrankungen die Betulin-basierte Creme besonders gut wirksam ist, und ob sich daraus Hinweise für das Verständnis des von Rudolf Steiner verwendeten Begriffs „exsudative Hauterkrankungen" ergeben. Insgesamt wurden 111 Fälle aus den Diagnosegruppen atopisches Ekzem, andere Ekzeme, Intertrigo und Erosionen und Verbrennungen ausgewertet. Die besten Resultate (sehr gutes und gutes Ansprechen) wurden in der Gruppe der Intertrigo erzielt (Abb. 8), gefolgt von der Gruppe der Erosionen und Verbrennungen. Es traten keine Unverträglichkeitsreaktionen auf (Schempp, Huyke 2005: 402, Huyke et al. 2008: 370).

> Betulin-basierte Creme ist also besonders gut wirksam bei Hauterkrankungen mit einer geschädigten Funktion oder Zerstörung der Epidermis, in deren Folge es zu einer Sekretion und Mazeration oder Krustenbildung kommt.

Damit findet sich der Hinweis Rudolf Steiners auf die Wirksamkeit des Betulins bei „exsudativen Hauterkrankungen" im wörtlichen Sinne bestätigt.

Passend zu den Daten über Verbrennungen wirken Betulin-basierte Cremes auch bei barrieregeschädigter Haut, z.B. nach Strahlentherapie, Chemotherapie oder der Kombination von beiden (Distelrath 2010: 179). Dies ist schon allein wegen der Minimalrezeptur, die die geschädigte Haut ohne jeden weiteren Zusatzstoff nur mit Öl, Wasser und Betulin pflegt, sinnvoll. In einer Pilotstudie konnte die auf das Betulin zurückzuführende therapeutische Wirkung an 14 Patienten gezeigt werden: Innerhalb von sieben Tagen besserte sich der Schweregrad der Hautschädigung gemäß Radiation Therapy Oncology Group/EORTC von Grad 2 bis 4 auf Grad 0 bis 1. Die prophylaktische Wirkung wurde an 19 Patienten gezeigt: Trotz aggressiver Kombinationstherapie blieb der Schweregrad der Hautschädigung bei 1 bis 2, meistens jedoch bei 0 bis 1.

Gezielte Untersuchungen zur Stärkung der Barrierefunktion nach experimenteller Schädigung durch Tenside im repetitiven Waschtest bei 25 freiwilligen Probanden zeigten eine beschleunigte Regeneration und eine antientzündliche Wirkung (Laszczyk 2009a: online).

Kürzlich wurden naturwissenschaftliche Erkenntnisse zur Wirkung von Betulin auf die Haut publiziert, die an Keratinozyten, Hautäquivalenten und an Biopsien von mit *Betulin-Oleogel* behandelten aktinischen Keratosen gewonnen wurden (Wölfle et

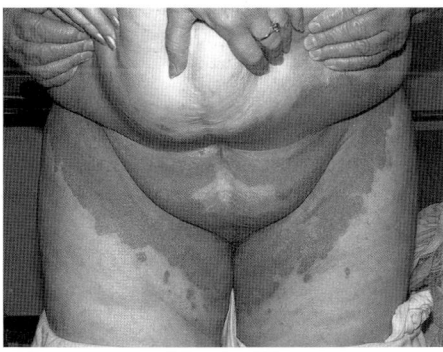 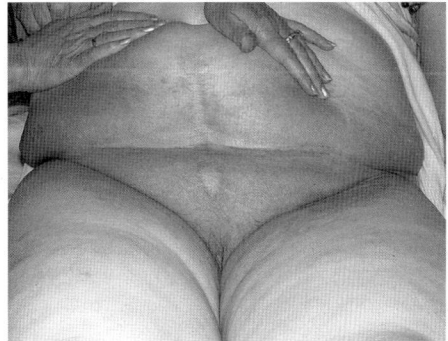

Abb. 8: Therapiebeispiel einer ausgeprägten Intertrigo. Therapiedauer: drei Wochen, Ansprechen: sehr gut (Foto: Universitäts-Hautklinik Freiburg)

al. 2010: 113). Mit diesen Untersuchungen konnte gezeigt werden, dass der *Betulin-Extrakt* bzw. das *Betulin-Oleogel* die Verfügbarkeit von Calcium in der Epidermis erhöht und so den natürlichen Differenzierungsprozess der Keratinozyten anregt. Hierbei werden von der Zelle vermehrt bestimmte Kationenkanäle gebildet, was zu einer Erhöhung der intrazellulären Calciumkonzentration führt. In der Folge werden in der Epidermis vermehrt Keratine gebildet, die als Schutzproteine entscheidend am Aufbau einer funktionierenden Hautbarriere beteiligt sind (Wölfle et al. 2010: 113). Somit konnte die Aussage Rudolf Steiners zum Betulin als Mittel für „exsudative Hauterkrankungen" bis in die Molekularbiologie der Epidermis hinein bestätigt werden.

9.4.1 Wundheilende Wirkung

Die wundheilende Wirkung der Betuline wurde mit Betulin-basierter Creme an kleinen Laserwunden im intraindividuellen Vergleich gezeigt. 50 freiwillige Probanden erhielten drei etwa 1 cm² große Laserwunden am Unterarm. Eine blieb unbehandelt, eine wurde mit einem Hydrokolloidverband (Comfeel Plus) und die dritte mit *Imlan Creme Pur* behandelt. Die Abheilung und das Ergebnis nach 28 Tagen bzw. zehn Wochen wurde anhand von Fotoausschnitten verblindet gegen gesunde Haut verglichen. In Textur und Farbe war die mit der *Betulin-Creme* behandelte Läsion mit mehr als 60 % den anderen mit etwa jeweils 20 % deutlich überlegen (Müller-Debus, Publikation in Vorbereitung).

In der Folge wurde eine prospektive, randomisierte, kontrollierte, multizentrische, blind ausgewertete Phase-II-Studie zur Verträglichkeit und Reepithelisierungsbeschleunigung von oberflächlichen Wunden durch Betulin durchgeführt, genauer durch ein Oleogel, das 10 % Triterpen-Trockenextrakt aus Birkenkork (TE) in Sonnenblumenöl enthielt. Als Wundmodell wurde die Spalthautentnahmestelle (0,3 mm) gewählt, wobei zum intraindividuellen Vergleich eine Hälfte mit einem nicht adhäsiven silikonbeschichteten Wundverband allein, die andere Hälfte unter dem Wundverband mit *TE-Oleogel* abgedeckt wurde. Die äußeren Drittel der Wunde wurden anhand von Makrofotos jedes Verbandswechsels verblindet verglichen, und es wurde entschieden, welche Fläche stärker reepithelisiert war. Der Score aller Entscheidungen pro Patient ergab, unter welcher Hälfte die Reepithelisierung besser und damit auch beschleunigt erfolgte. Zusätzlich wurde das Ausmaß der Reepithelisierung durch die Chirurgen beziffert, Berührungsschmerz und Juckreiz beurteilt sowie das kosmetische Ergebnis nach drei Monaten bewertet. Die Fallzahlschätzung der Studie erforderte für eine 95 %ige Wahrscheinlichkeit für eine richtige Überlegenheit des Oleogels und eine 80 %ige Wahrscheinlichkeit, dass auch kein falsches Ergebnis erzielt wird, 54 Patienten. Zur Justierung der Fallzahl wurde eine Zwischenauswertung nach 24 eingeschlossenen Fällen geplant. Um sicher zu sein, dass die Überlegenheit von *Oleogel* bereits nach 20 entschiedenen Fällen signifikant ist, musste ein $p < 0{,}0038$ erreicht werden.

- *Ergebnisse 1. Zielkriterium:*

Verblindet bewertete Überlegenheit der Reepithelisierung unter *Oleogel* versus Wundverband allein: 20 x schnellere Reepithelisierung unter *Oleogel*, 2 x schneller mit Wundverband alleine, 2 x unentschieden. Die schnellere Reepithelisierung unter *Oleogel* ist mit $p < 0{,}0001$ hochsignifikant. Eine höhere Fallzahl war nicht erforderlich.

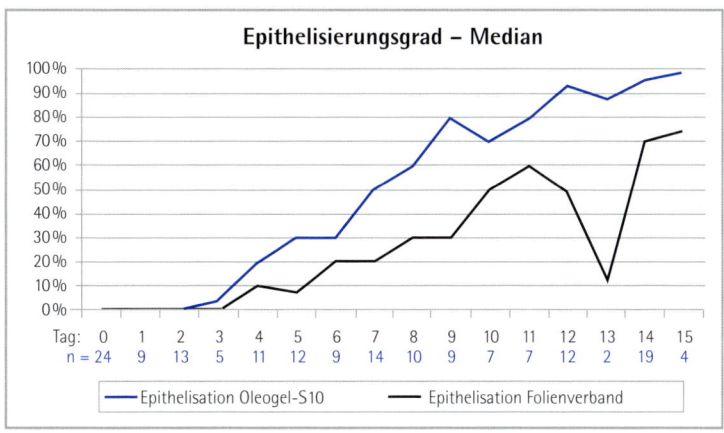

Abb. 9: Die Grafik zeigt die etwa doppelt so schnelle Reepithelisierung unter Betulin im Vergleich zu silikonisiertem feuchtem Wundverband. Bei jedem Verbandswechsel wurde durch den Arzt der Epithelisierungsgrad unter Oleogel mit dem unter Wundverband allein verglichen. n = Anzahl der pro Tag bewerteten Verbandswechsel. Angegeben ist der Medianwert aus der jeweiligen Anzahl an Beurteilungen. Die Anzahl 2 am 13. Tag erklärt den Ausreißer.

- *Ergebnisse 2. Zielkriterium:*

Das Ausmaß der Reepithelisierung wurde zeitlich verglichen. Von Anfang an zeigte sich eine fast doppelt so schnelle Reepithelisierung unter *Oleogel* gegenüber dem Wundverband allein (Abb. 9). Der Berührungsschmerz war unter *Oleogel* verringert, der Juckreiz leicht erhöht. Das kosmetische Ergebnis war bei 15 von 19 Patienten unter *Oleogel* besser, bei vier von 19 Patienten unentschieden. Ein Patient war aufgrund seiner Krebserkrankung verstorben, vier kamen nicht zur Nachbeobachtung. (Metelmann, Publikation in Vorbereitung).

9.4.2   Dermatosen, Kontaktallergien, Juckreiz

Passend zur Stärkung der Barrierefunktion der Haut hat sich in der dermatologischen Praxis auch die Behandlung von Dermatosen der Schleimhäute und Übergangsschleimhaut bewährt. Ebenfalls bewährt hat sich der Einsatz der Betulin-basierten Creme bei Patienten mit Kontaktallergien, da die Creme aus nur drei Komponenten, ohne Verwendung von Emulgatoren und Konservierungsstoffen, hergestellt wird (Daniels, Laszczyk 2008: 24).

Die juckreizlindernde Wirkung wurde an Patienten mit chronischem Juckreiz gezeigt. Besonders Patienten mit Kratzläsionen profitierten von der Behandlung mit der Betulin-basierten Creme (Phan 2010: 205, Laszczyk 2009b: Poster Information 16).

■ Literatur

Daniels, R., Laszczyk, M. (2008): Betulin für tensidfreie Emulsionen. Pharm Ztg 153 (13), 34-35.

Distelrath, A., Scheffler, B., Laszczyk, MN. (2010): Piloterfahrungen zur Therapie und Prophylaxe von Hautveränderungen unter Chemo- bzw. Radiochemotherapie mit Betulin-Emulsionen. Z Phytother 31, 179-181.

Falbe, J., Regitz, M. (Hrsg.) (1997): Stichwort Birke. In: Römpp Lexikon Chemie. 10. Auflage. Stuttgart.

Fritsch, P. (2004): Dermatologie, Venerologie. 5. Auflage. Berlin.

Haake, AR., Polakowska, RR. (1993): Cell death by apoptosis in epidermal biology. J Invest Dermatol 101, 107-112.

Hayek, EWH. et al. (1989): A bicentennial of betulin. Review Article No 46. Phytochemistry 28, 2229-2242.

Herder Lexikon der Biologie (1994): Stichwort Triterpene. Heidelberg.

Huyke, C., Reuter, J., Maunz, H. et al. (2008): Betulin-basierte Creme für die topische Behandlung exsudativer Hauterkrankungen. Der Merkurstab 61, 370-376.

Ishida-Yamamoto, A. et al. (1999): Programmed cell death in normal epidermis and loricrin keratoderma. Multiple functions of profilaggrin in keratinization. J Invest Dermatol Symposium Proceedings 4, 145-149.

Jääskeläinen, P. (1981): Betulinol and its utilisation. Paperi ja Puu-Papper och Trä 10, 599-603.

Laszczyk, MN., Reitenbach-Blindt, I., Gehring, W. (2009a): Regenerative und antientzündliche Effekte von Betulin-Emulsionen bei gestörter epidermaler Barrierefunktion. Aktuelle Dermatologie online Publikation DOI 10.1055/s-0029-1214725.

Laszczyk, MN. et al. (2009b): Topical therapy with the betulin based triterpene extract (TE) in patients with chronic pruritus. Z Phytother 31, Poster Information 16.

Lindquist, B. (1948): Die Stammrinde der Birken als taxonomisches Merkmal. Acta Horti Bergiani 14(4), 91-132.

Lowitz, JT. (1788): Über eine neue, fast benzoeartige Substanz der Birken. Chemische Annalen 2, 312-316.

Melino, G. et al. (1998): The cornified envelope: a model of cell death in the skin. Results Probl Cell Differ 24, 175-212.

Metelmann, HR. et al: Publikation in Vorbereitung.

Müller-Debus, C. (2011): Intraindividuell vergleichende Nachbehandlung oberflächlicher Hautabtragungen mit Imlan® Creme Pur und Folienverbänden in der Ästhetischen Lasermedizin. Dissertation Universität Greifswald (in Vorbereitung).

Phan, NQ. et al (2010): Antipruritische Wirkung des Triterpens Betulin bei der topischen Therapie der Urticaria facitia - eine Kasuistik. Z Phytother 31, 205-207.

Schempp, CM., Huyke, C. (2005): Behandlung von Verbrennungen 2. Grades mit Birkencreme. Der Merkurstab 58, 402.

Steiner, R. (1961/a): Geisteswissenschaft und Medizin. GA312. Vortrag vom 4.4.1920. Dornach, 290-292.

Steiner, R. (1961/b): Physiologisch-Therapeutisches auf Grundlage der Geisteswissenschaft. GA314. Vortrag vom 9.10.1920. Dornach, 47-50.

Wertz, PW. (1992): Epidermal lipids. Semin Dermatol 11, 106-113.

Wölfle, U., Laszczyk, MN., Kraus, M. et al. (2010): Triterpenes promote keratinocyte differentiation in vitro, ex vivo and in vivo. A role for the transient receptor potential canonical 6. J Invest Dermatol 130, 113-23.

BEDEUTUNG DER PHYTOTHERAPIE IN DER DERMATOLOGIE

CHRISTOPH SCHEMPP UND UTE WÖLFLE

■ 1. Einleitung

Die Phytotherapie spielte bis vor Kurzem in der klinischen Dermatologie eine vergleichsweise unbedeutende Rolle. Phytotherapeutika für die Haut beruhen zum Großteil auf der traditionellen Verwendung von Heilpflanzen, ihre Anwendung erfolgt in erster Linie äußerlich. Dementsprechend betrifft ihre Wirkung vorwiegend die äußerste Hautschicht, die Epidermis. In der Anthroposophischen Medizin werden Heilpflanzen für die Haut oft auch innerlich angewendet (z. B. *Dermatodoron*®) oder es werden pflanzliche Mittel, die primär innere Organsysteme ansprechen, als Therapeutika für die Haut von innen angewendet (z. B. *Hepatodoron*®). Andererseits wendet die Anthroposophische Medizin auch viele Heilpflanzen gemäß der traditionellen phytotherapeutischen Indikation an (z. B. Eichenrinde, *Calendula, Hamamelis*). In schulmedizinischen Therapieverfahren werden in der Regel isolierte ursprünglich in Pflanzen entdeckte Reinstoffe verwendet, die sowohl innerlich (z. B. Psoralen aus Ammi-Arten) als auch äußerlich (z. B. Salicylsäure) zum Einsatz kommen (Abb. 1).

In Deutschland erarbeitete die ehemalige Kommission E am Bundesinstitut für Arzneimittel und Medizinprodukte (BfArM) zwischen 1976 und 1993 über 300 kri-

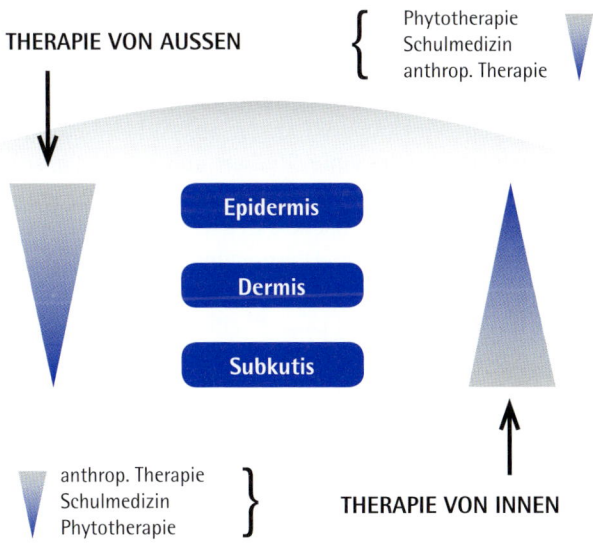

Abb. 1: *Verhältnis der Phytotherapie zur Schulmedizin und zur Anthroposophischen Medizin. Phytotherapeutische Präparate werden vorwiegend äußerlich angewendet.*

Bei Entzündungen:
Hamamelis, Quercus, Chamomilla, Viola, Dulcamara, Calendula, Echinacea, Oenothera

Beim stumpfen Trauma:
Arnica, Symphytum, Hypericum

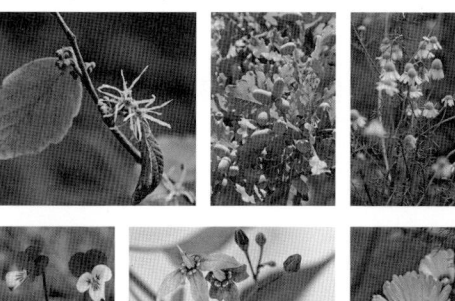
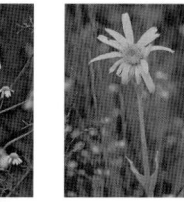
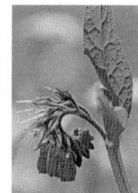
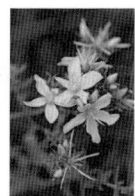
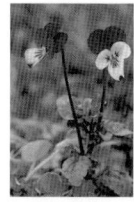
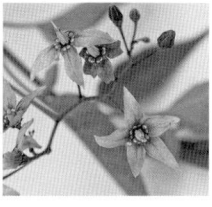
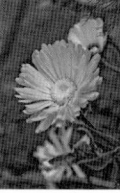

Bei Virusinfektionen:
Melissa, Podophyllum

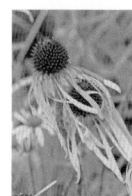
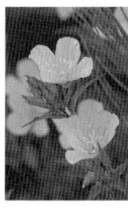
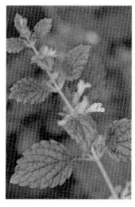
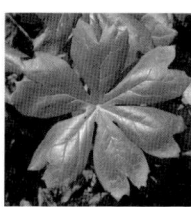

Abb. 2: Die wichtigsten traditionell in der Dermatologie verwendeten Heilpflanzen

tische Monografien zu traditionell verwendeten Arzneipflanzen. Hierbei wurden ca. 30 % der untersuchten Pflanzen negativ bewertet. Inzwischen liegt eine aktualisierte und erweiterte englische Übersetzung dieser Monografien vor (Blumenthal 1998). Von den positiven Monografien entfielen 25 auf dermatologisch relevante Pflanzen. Hierzu gehören bekannte Heilpflanzen wie Kamille, Hamamelis und Ringelblume (Abb. 2) (Tabelle 1). Die zweite wichtige Sammlung von Pflanzenmonografien sind die ESCOP- (European Scientific Cooperative on Phytotherapy)-Monografien, die im Auftrag der EMEA (European Medicines Evaluation Agency) seit 1996 erarbeitet wurden (ESCOP 2003). Die Monografien der Kommission E und der ESCOP decken aber nur einen kleinen Teil der in den letzten Jahren veröffentlichten wissenschaftlichen Untersuchungen zu dermatologisch relevanten Pflanzen ab. Auf diesem Gebiet wurden in den letzten zehn Jahren viele interessante Studien und Forschungsergebnisse publiziert, teilweise wurden neue pflanzliche Produkte in den Markt eingeführt. Vorwiegend handelt es sich dabei um medizinische Pflegeprodukte, teilweise aber auch um Medizinprodukte oder auch Arzneimittel. Diese neuen Produkte auf pflanzlicher Basis erweitern das Therapiespektrum des anthroposophisch tätigen Arztes und Apothekers. Phytotherapeutische Präparate werden in der Regel von den Patienten mit Hautproblemen dankbar angenommen.

Im vorliegenden Beitrag wird neben den traditionellen Phytotherapeutika auch eine Auswahl von neueren klinischen Studien zu Pflanzenextrakten bzw. Phytotherapeutika besprochen. Die interessierten Leserinnen und Leser können eine ausführliche Darstellung zum Thema „welche Pflanze für welche Hauterkrankung" in zwei aktuellen Übersichtsarbeiten nachlesen (Reuter et al. 2010/a, Reuter et al. 2010/b). Hier werden nur die am häufigsten verwendeten Pflanzen und die vielversprechendsten Forschungsansätze besprochen.

2. Krankheitsbilder und phytotherapeutische Behandlung

2.1 Atopische Dermatitis (Neurodermitis)

Einige Pflanzen, z.B. Hamamelis, werden traditionell schon lange für die Behandlung der atopischen Dermatitis verwendet (Tabelle 1).

- *Zaubernuss (Hamamelis virginiana)*

Die Zaubernuss ist eine der traditionell dermatologisch verwendeten Pflanzen mit positiver Kommission-E-Monografie. Eine über 14 Tage durchgeführte randomisierte, vehikelkontrollierte Doppelblindstudie mit 72 Patienten mit mittelschwerer bis schwerer atopischer Dermatitis zeigte jedoch keine Überlegenheit einer Hamamelis-Creme gegenüber der Cremegrundlage (Korting et al. 1995). In dieser Studie wurde eine Creme mit Hamamelis-Destillat untersucht, das keine Gerbstoffe enthält. Untersuchungen mit den wahrscheinlich wirksameren gerbstoffhaltigen Extrakten aus der Hamamelis fehlen bislang.

- *Kamille (Matricaria recutita)*

Eine Creme mit einem Kamillenblüten-Extrakt der Sorte Manzana wurde in einer randomisierten, teilweise doppelblinden klinischen Studie im Halbseitenvergleich gegen 0,5% *Hydrokortison-Creme* und Vehikel an 72 Patienten mit mittelschwerer atopischer Dermatitis evaluiert. Das Ergebnis zeigte eine gute Wirkung der *Kamillen-Creme*, jedoch lediglich eine geringe Überlegenheit im Vergleich zur 0,5%igen *Hydrokortison-Creme* und keine Überlegenheit im Vergleich zum Vehikel (Patzelt-Wenczler, Ponce-Poschl 2000).

- *Ringelblume (Calendula officinalis)*

Die Ringelblume besitzt milde antientzündliche und antimikrobielle Eigenschaften, die wesentlich durch Faradiolester vermittelt werden (Della Loggia et al. 1994). Calendula wird in Form von Umschlägen oder Cremes und Salben auch zur Therapie der milden atopischen Dermatitis eingesetzt. Obwohl die Calendula gerade in der Anthroposophischen Medizin eine große Rolle spielt und sich in der Kinderpflege vielfach bewährt hat, fehlen bisher klinische Studien mit der Ringelblume bei Ekzemen (Augustin, Hoch 2004). Hingegen wurde in einer randomisierten, vergleichenden, einfach verblindeten Studie bei 254 Patientinnen eine der Standardtherapie Trolamin signifikant überlegene Wirkung einer *Calendula-Creme* in der Prophylaxe der Radiodermatitis nachgewiesen (Pommier et al. 2004). Dies kann als Hinweis auf eine Wirkung der Ringelblume bei Ekzemen gewertet werden.

- *Ballonrebe (Cardiospermum halicacabum)*

Die Blätter der Ballonrebe enthalten vorwiegend Flavonoide mit einem antientzündlichen und antipruriginösen Effekt. In einer doppelblinden, plazebokontrollierten Studie erwies sich die Wirkung der *Ballonreben-Salbe* bei Patienten mit vorwiegend leicht ausgeprägten Ekzemen unterschiedlicher Genese als knapp überlegen gegenüber dem Plazebo (71% versus 60%) (Merklinger et al. 1995). Zur Absicherung einer spezifischen Wirkung der Ballonrebe müssten wegen der nur knappen Überlegenheit der *Ballonreben-Creme* und der ungewöhnlich hohen Ansprechrate auf das Vehikel weitere Studien durchgeführt werden.

Tabelle 1: Die wichtigsten dermatologisch relevanten Pflanzen mit positiver Monografie der ehemaligen Kommission E und Beispiele für ihre dermatologische Verwendung (Auswahl der Präparate ohne Anspruch auf Vollständigkeit)

Pflanzenbezeichnung	Traditionelle Verwendung	Darreichungsformen	Beispiele für Fertigpräparate (Auswahl)
Kamillenblüten (Matricariae flos)	Entzündungen der Haut und der Schleimhäute	Aufguss für Umschläge, Spülungen, Öle, Salben, Badezusätze	Kamillosan®-Creme, -Salbe, -Wund- und Heilbad, -Konzentrat (Meda Pharma), Chamomilla e floribus W 10%, Oleum (WALA)
Ringelblumenblüten (Calendulae flos)	Entzündungen im Mund- und Rachenraum, Wundheilung	Aufguss und Tinktur für Umschläge und Salben	Calcea® Wund- und Heilcreme (WALA), Calendula-Creme, -Babycreme, -Essenz, Tinktur, -Gel, -Salbe, -Augentropfen (Weleda), Wecesin® Salbe (Weleda), Echinacea Mund- und Rachenspray (WALA)
Hamamelis (Hamamelidis folium et cortex)	Entzündungen der Haut und der Schleimhäute, oberflächliche Verletzungen, Hämorrhoiden	Aufguss, Destillat, Tinktur für Umschläge, Salben, Zäpfchen, Gele	Hametum®-Salbe (Schwabe), Quercus Salbe (WALA), Hamamelis-Salbe LAW (Riemser), Hamamelis-Salbe 10% (Weleda), Hamamelis-Essenz (WALA), Hamamelis, Urtinktur (Weleda)
Eichenrinde (Quercus cortex)	Entzündliche Hauterkrankungen, Entzündungen der Schleimhäute	Abkochungen für Spülungen, Umschläge, Badezusätze	Quercus Salbe (WALA), Quercus ethanol. Decoct. 20% (Weleda), Quercus, ethanol. Decoctum 1% Suppositorien (Weleda), Quercus Hämorrhoidalzäpfchen (WALA)
Stiefmütterchen (Violae tricoloris herba)	Ekzeme, Hautentzündungen	Aufgüsse, Abkochungen und ölige Auszüge für Umschläge	Ekzevowen®-Creme (Weber & Weber), Befelka®-Hautöl (Befelka)
Salbeiblätter (Salviae folium)	Entzündungen der Mund- und Rachenschleimhaut	Aufgüsse, Tinktur für Spülungen	Salviathymol®-Lösung (Madaus), Salbei-Zahnfleischbalsam (Weleda), Echinacea Mund- und Rachenspray (WALA), Phytovir®-Creme (Parsenn Pharma)
Sonnenhutkraut (Echinaceae herba)	Oberflächliche Wunden mit schlechter Heilungstendenz	Tinktur für Umschläge, Salben	Calcea® Wund- und Heilcreme (WALA), Echinacea Mund- und Rachenspray (WALA), Echinacea purpurea, Planta tota 10% Salbe (Weleda)

Pflanzenbezeichnung	Traditionelle Verwendung	Darreichungsformen	Beispiele für Fertigpräparate (Auswahl)
Bittersüßstängel (Dulcamarae stipites)	Chronische Ekzeme	Aufguss, Tinktur für äußerliche und innerliche Anwendung	Cefabene®-Creme und Tinktur (Cefak), Dermatodoron®-Tropfen, -Creme, -Salbe (Weleda)
Arnikablüten (Arnicae flos)	Stumpfes Trauma, Blutergüsse	Tinktur, öliger Auszug für verdünnte Umschläge, Gele, Cremes	Combudoron®-Dilution, -Gel, -Salbe (Weleda), Birken-Rheuma-Öl (WALA) Arnika Essenz (WALA) Arnika Wundtuch (WALA), Arnica Flos H 10% Öl, Arnica Rh Dilution, -Verdünnung zur Injektion, Arnica Flos H 10% Öl, Arnica Dilution und Globuli, Arnika-Gelee, Arnika-Salbe 10%, Arnika-Salbe 30%, Arnika-Essenz, Arnika Rh D3 Augentropfen (Weleda), Kneipp Arnika Kühl- und Schmerzgel, Kneipp Arnika-Salbe, Kneipp Arnika-Öl
Beinwellwurzel (Symphyti rhizoma)	Stumpfes Trauma, Periostläsionen	Tinkturen für Gele, Salben, Pasten	Kytta®-Salbe, Kytta-Plasma, Kytta-Balsam (Merck), Traumaplant® Salbe (Klosterfrau), Wund- und Brandgel (WALA), Symphytum, ethanol. Decoct. D3, Salbe (Weleda)
Johanniskrautblüten (Hyperici flos)	Stumpfes Trauma, Neuralgien	Tinkturen, ölige Auszüge	Befelka®-Hautöl (Befelka), Hypericum ex herba 5%, Oleum (WALA), Hypericum, Flos, 25%, Öl (Weleda), Kneipp Johanniskrautöl, Kampfer Johanniskrautöl (WALA), Malvenöl (WALA)
Melissenblätter (Melissae folium)	Spasmolytikum, Herpes simplex	Öl, Tinktur, Extrakt für Cremes	Melissenöl (WALA), Lomaherpan® Creme (Lohmann)
Podophyllumwurzel (Podophylli peltati rhizoma)	Condylomata acuminata	Tinktur für Gele, Cremes	Wartec® Creme (Stiefel), Condylox®-Lösung (Nycomed)

- *Johanniskraut (Hypericum perforatum)*

Der lipophile Hauptwirkstoff des Johanniskrauts, das Phloroglucin-Derivat Hyperforin, besitzt ausgeprägte antibakterielle, antiinflammatorische und differenzierungsfördernde Eigenschaften (Schempp et al. 1999, Müller et al. 2008, Schempp et al. 2011/a). Dies liefert eine Rationale für die Wirkung von Hyperforin bei der atopischen Dermatitis. In einer randomisierten, plazebokontrollierten Doppelblindstudie im Halbseitenvergleich wurde die Wirkung einer Creme mit einem hyperforinreichen Johanniskraut-Extrakt an 21 Patienten mit subakuter atopischer Dermatitis untersucht. Die Effizienz der Creme war der des Vehikels überlegen. Zudem war die Hautverträglichkeit ausgezeichnet und die kosmetische Akzeptanz seitens der Anwender hoch (Schempp et al. 2003). In einer vierwöchigen Anwendungsstudie mit 15 erwachsenen Atopikern wurde nach Behandlung mit *Johanniskraut-Creme*, im Gegensatz zum unbehandelten Kontrollfeld, eine Zunahme der Hydratation und eine Abnahme des transepidermalen Wasserverlustes (TEWL) und der Schuppigkeit nachgewiesen (Heinrich, Tronnier 2003/a).

- *Süßholz (Glycyrrhiza glabra)*

Ein auf Glyzyrrhetinsäure standardisierter Süßholz-Extrakt wurde in Form eines Gels mit 1% und 2% Extrakt zur Therapie der atopischen Dermatitis in einer doppelblinden, plazebokontrollierten klinischen Phase-II-Studie mit 30 Patienten pro Gruppe untersucht. Das 2%ige Gel war nach zweiwöchiger Behandlungsdauer sowohl dem Plazebo als auch dem 1%igen Gel überlegen, da es Erythem, Ödem und Juckreiz signifikant besserte (Saeedi et al. 2003). Eine andere Creme mit Glyzyrrhetinsäure, Weinlaub-Extrakt, Telmestein und Allantoin wurde in einer multizentrischen, randomisierten, plazebokontrollierten Studie mit 281 Erwachsenen mit leichter bis mittelschwerer atopischer Dermatitis geprüft. Nach einem Behandlungszeitraum von fünf Wochen zeigte sich eine hochsignifikante Überlegenheit der Kombination (Besserung des Schweregrades um 80%) gegenüber dem Vehikel (Besserung um 10%) (Abramovits, Boguniewicz 2006). Das Prüfpräparat wird derzeit als Medizinprodukt zur cortisonfreien Behandlung der atopischen Dermatitis in Deutschland vertrieben.

- *Mahonie (Mahonia aquifolium)*

Die Berberitzenart *Mahonia aquifolium* stammt aus Nordamerika und wurde durch die Homöopathie in die Dermatologie eingeführt. In einer prospektiven, nicht randomisierten, nicht vergleichenden Studie wurden 42 erwachsene Patienten mit atopischer Dermatitis dreimal täglich über einen Zeitraum von 12 Wochen mit einer Creme mit 10% Mahonia-Extrakt therapiert. Hier zeigte sich eine deutliche Verbesserung des Hautbefundes (Donsky, Clarke 2007), die jedoch wegen der fehlenden Kontrolle nicht sicher auf den Zusatz von Mahonie zurückgeführt werden kann.

Mit der seit vielen Jahren auf dem Markt befindlichen Creme mit einer Kombination aus Mahonie *(Mahonia aquifolium)*, Stiefmütterchen *(Viola tricolor hortensis)* und Nabelkraut *(Centella asiatica)* wurde eine vehikelkontrollierte, doppelblinde, randomisierte Studie im Halbseitenvergleich mit 88 Erwachsenen mit leichter bis mittelschwerer atopischer Dermatitis durchgeführt. Nach vierwöchiger Behandlung konnte keine Überlegenheit des Kombinationspräparats gegenüber dem Vehikel festgestellt werden (Klövekorn et al. 2007).

- *Koriander (Coriandrum sativum)*

Die Anwendung eines topischen Präparats mit dem Wasserdampfdestillat aus Korianderfrüchten ist wegen seiner ausgeprägten antimikrobiellen Wirkung und der guten Hautverträglichkeit eine Option in der Behandlung superinfizierter Ekzeme (Augustin,

Hoch 2004, Schempp et al. 2011/b). Durch die Kombination antibakterieller und leicht antiinflammatorischer Eigenschaften könnte der Einsatz von Korianderöl für die Therapie des bakteriell superinfizierten atopischen Ekzems interessant sein.

- *Bittersüß (Solanum dulcamara)*

Der Extrakt aus getrockneten Bittersüßstängeln mit positiver Monografie wird traditionell in Form von Salben oder Umschlägen oder auch innerlich angewendet. Es existieren jedoch keine klinischen Studien hierzu, sondern lediglich einige Fallberichte zur Anwendung bei der atopischen Dermatitis (Augustin, Hoch 2004) (Blumenthal 1998). Das Bittersüß ist auch Bestandteil des anthroposophischen Arzneimittels *Dermatodoron*®, das in Kapitel VIII.1 beschrieben wird.

- *Gerbstoffe aus Schwarztee (Camellia sinensis) und Eichenrinde (Quercus cortex)*

Sie werden traditionell in Form kalter oder fett-feuchter Umschläge zur Linderung akut nässender Ekzeme eingesetzt. Nach dem Aufbrühen und angemessen langer Ziehdauer (mindestens zehn Minuten) befinden sich ausreichend viele Gerbstoffe (Catechine) im Aufguss. Lokal appliziert entfalten sie eine adstringierende Wirkung und können Entzündung und Juckreiz der Haut lindern (Blumenthal 1998, ESCOP 2003).

- *Nachtkerze (Oenothera biennis)*

Das fette Öl aus den Samen der Nachtkerze besitzt aufgrund des hohen Anteils an γ-Linolensäure eine günstige Wirkung auf die Haut des Atopikers. Es kann sowohl in Form von Salben als auch innerlich angewendet werden. Insgesamt ist die Anzahl guter Studien zur Anwendung von Nachtkerzensamenöl bei der atopischen Dermatitis recht gering. Eine neuere Metaanalyse kommt zu dem Schluss, dass ein zwar positiver, aber nur moderater Einfluss von Nachtkerzenöl auf Juckreiz, Schuppung und Krustenbildung besteht (Morse, Clough 2006). Im Gegensatz zur phytotherapeutischen Verwendung des Nachtkerzensamenöls wird das neu entwickelte Arzneimittel *Oenothera Argento culta* der Firma Weleda aus der ganzen Pflanze hergestellt. Es hat sich, innerlich angewendet, vor allem bei der Therapie von Minor-Kriterien der atopischen Dermatitis bewährt. Dieses anthroposophische Arzneimittel wird in Kapitel VIII.6 abgehandelt.

- *Birkenkork (Betula alba)*

Mit einem kürzlich aus der anthroposophischen Forschung heraus entwickelten Extrakt aus Birkenkork (Laszczyk et al. 2006) kann ohne Hilfe von Emulgatoren eine Creme hergestellt werden, die in Deutschland als medizinisches Pflegeprodukt für trockene Haut vertrieben wird. In einer nicht randomisierten, retrospektiven Studie zeigte sich ein vorwiegend gutes Ansprechen der atopischen Dermatitis auf eine topische Therapie mit Birkenkork-Extrakt (Huyke et al. 2008). Bei künstlich geschädigter Hautbarriere zeigte sich eine der hydrophilen Creme NRF vergleichbare oder sogar überlegene Wirkung der Creme mit Birkenkork-Extrakt im Hinblick auf die Verbesserung der Hornschichthydratation, die Reduktion des TEWL und der Hautrötung (Laszczyk et al. 2010). Das anthroposophische Hautpflegeprodukt auf Basis von Betulin wird in Kapitel VIII.9 abgehandelt.

- *Zistrosenblätter (Cistus incanus)*

In einer über einen Zeitraum von vier Wochen durchgeführten nicht kontrollierten Studie mit 95 Kindern wurde die Wirkung von *Zistrosenblättertee* bei Neurodermitis überprüft. Alle an der Studie beteiligten Kinder litten bereits fast dreiviertel ihrer Lebenszeit unter dieser Krankheit. Die betroffenen Hautareale wurden zweimal täglich mit *Zistrosenblättersud* abgewaschen. Der Sud trocknete anschließend auf der Haut. Darüber hinaus wurde täglich ein Glas *Zistrosentee* getrunken. Zur Herstellung des Tees wurde Zistrosenkraut fünf Minuten lang gekocht und dann abgeseiht. Bei 80% der Kinder war bereits nach etwa zwei Wochen eine deutliche Verbesserung des Hautzustandes erkennbar. Eine Abheilung zeigte sich bei 64% der Kinder (Wiese 1996).

- *Oolongtee (Camellia sinensis)*

Oolongtee ist eine speziell fermentierte Zubereitung aus den Blättern des Teestrauchs *(Camellia sinensis)*. In einer offenen sechsmonatigen Studie mit 121 Patienten wurde von jedem Patienten ein Liter Oolongtee auf drei Tagesportionen verteilt getrunken. Nach einem Monat waren bei 63% der Patienten die Symptome deutlich gelindert, nach sechs Monaten war dies noch bei 54% der Fall (Uehara et al. 2001).

- *Traditionelle Chinesische Medizin (TCM)*

Zahlreiche klinische Studien zeigen eine Wirksamkeit der TCM bei der Behandlung der atopischen Dermatitis. Eine randomisierte, doppelblinde, plazebokontrollierte Studie über einen Zeitraum von 12 Wochen zeigte eine signifikante Wirkung bei 85 Kindern mit atopischer Dermatitis, die zweimal täglich drei Kapseln einer Kombination spezifischer TCM-Pflanzen einnahmen (Hon et al. 2007). Auch die einmal tägliche orale Verabreichung von 200 ml einer bestimmten Pflanzenkombination in Form eines frischen Aufgusses ergab in einer doppelblinden, plazebokontrollierten Studie bei 40 Patienten mit atopischer Dermatitis eine signifikante Verbesserung von Erythem und Juckreiz (Sheehan et al. 1992).

- *Weizenkleie (Triticum aestivum)*

In der begleitenden Basispflege der atopischen Dermatitis werden traditionell Bäder mit *Weizenkleie-Extrakt* durchgeführt, für die insbesondere antipruriginöse und hautpflegende Wirkungen hervorgehoben werden. Die Kommission E erstellte aufgrund der langen Tradition und der Plausibilität der Anwendung eine positive Monografie für *Weizenkleiebäder*, es gibt jedoch keine klinischen Studien hierzu (Augustin, Hoch 2004, Blumenthal 1998).

2.2 Psoriasis

- *Silberweide (Salix alba)*

Salicylsäure wurde ursprünglich aus der Rinde der Silberweide gewonnen, wird heute allerdings synthetisch hergestellt. Salicylsäure ist die am stärksten keratolytisch wirksame therapeutisch verwendete Substanz (Waller et al. 2006). Durch ihre exfoliativen Eigenschaften auf hyperkeratotische Psoriasisplaques sind salicylsäurehaltige Salben seit langer Zeit ein unentbehrlicher Bestandteil der Basistherapie der Psoriasis (Augustin, Hoch 2004).

- *Ararobabaum (Andira araroba)*

Eine der bis heute wirksamsten topischen Psoriasistherapien ist das *Cignolin* (Anthralin), das heutzutage ebenfalls synthetisch hergestellt wird. Ursprünglich wurde es aus dem Chrysarobin gewonnen, einem Bestandteil der Rinde des Araroba- oder Goabaums, der im Regenwald des Amazonas wächst. *Cignolin* hemmt die Freisetzung von proinflammatorischen Zytokinen und das Wachstum von Keratinozyten. In einer randomisierten Multicenter-Studie mit 106 Psoriasispatienten erwies sich *Cignolin* gegenüber *Calcipotriol* als signifikant überlegen (van de Kerkhof et al. 2006).

- *Große Knorpelmöhre (Ammi majus)*
Die ursprünglich aus der Knorpelmöhre isolierten Psoralene hemmen das Keratinozytenwachstum in Kombination mit UVA-Bestrahlung (PUVA) und sind eine der wirksamsten Therapien bei Psoriasis. Zahlreiche klinische Studien wiesen die antipsoriatische Wirksamkeit von 8-MOP in Kombination mit UVA-Bestrahlungen bei innerlicher Anwendung (Markham et al. 2003), aber auch als Badezusatz (Vongthongsri et al. 2006) oder in Form von Creme (Amornpinyokeit, Asawanonda 2006) nach.

- *Mahonie (Mahonia aquifolium)*
Die Verwendung von Mahonia zur Behandlung der Psoriasis stammt ursprünglich aus der Homöopathie. Dort wird sie seit Jahrzehnten als 10%ige Tinktur in Cremeform verwendet. Erst in jüngster Zeit wurde hierzu eine große Studie durchgeführt. In einer randomisierten, vehikelkontrollierten Doppelblindstudie mit 200 Psorasispatienten war eine 10%ige *Mahonia-Creme* wirksam und gut verträglich (Bernstein et al. 2006).

- *Indigo naturalis (Baphicacanthus cusia)*
In der traditionellen chinesischen Medizin ist Indigo naturalis ein verbreitetes Heilmittel. Es handelt sich um ein blaues Pulver, das durch Zerkleinerung, Fermentation und Beimischung von Kalk aus der Pflanze *Baphicacanthus cusia* hergestellt wird. In einer randomisierten, plazebokontrollierten, klinischen Studie wurden 42 Patienten mit chronischer Plaque-Psoriasis über einen Zeitraum von 12 Wochen mit einer indigohaltigen Salbe behandelt. Unter Anwendung der *Indigo-Salbe* kam es zu einer Verbesserung der Symptomatik bei 81% der Patienten, wogegen das Plazebo lediglich eine Verbesserung bei 26% der Patienten erzielte. Als Nebenwirkung trat bei vier Patienten Juckreiz auf (Lin et al. 2008).

- *Avocadoöl (Persea gratissima)/Vitamin B12*
Die Kombination von Avocadoöl und Vitamin B_{12} wurde in einer randomisierten, prospektiven Studie bei 13 Patienten mit Plaque-Psoriasis im Vergleich zu *Calcipotriol* untersucht. Die Behandlung erfolgte über zwölf Wochen im Halbseitenvergleich. Am Ende der Behandlungszeit zeigte sich kein Unterschied zwischen dem Testpräparat und der *Calcipotriol-Creme* im Hinblick auf den PASI. Die Verträglichkeit des Testpräparats war sehr gut (Stücker et al. 2001). Wegen der geringen Patientenzahl und wegen des fehlenden Vergleichs mit dem Vehikel bedürfen die Ergebnisse einer Überprüfung in weiteren Studien.

- *Cayennepfeffer (Capsicum frutescens)*
In einer randomisierten, vehikelkontrollierten Doppelblindstudie mit 197 Psoriasispatienten wurde eine 0,025%ige *Capsaicin-Creme* viermal täglich über einen Zeitraum von sechs Wochen angewendet. Im Hinblick auf Reduktion von Schuppung, Infiltration, Erythem und Juckreiz war die *Capsaicin-Creme* dem Vehikel signifikant überlegen (Ellis et al. 1993). Capsaicin sollte nicht für die Behandlung des Gesichts eingesetzt werden. Es ist kontraindiziert bei verletzter Haut, und die Behandlungsdauer sollte beschränkt werden. Bei der Anwendung kann ein vorübergehendes Brennen am Ort der Applikation auftreten.

- *Aloe vera (Aloe barbadensis)*
Die antipsoriatische Wirkung dieser Pflanze, die wegen ihrer feuchtigkeitsspendenden, weichmachenden Wirkung als „Universalheilmittel" angepriesen wird, hat in der Literatur zu kontroversen Diskussionen geführt. In einer randomisierten, vehikelkontrollierten Studie mit 60 Psoriasispatienten konnte für eine Creme mit 0,5% *Aloe-*

vera-Extrakt, die dreimal täglich für vier Wochen aufgetragen wurde, eine signifikante Überlegenheit gegenüber dem Vehikel gezeigt werden (Syed et al. 1996). Demgegenüber konnte in einer weiteren randomisierten, vehikelkontrollierten Studie mit 40 Psoriatikern im Halbseitenvergleich für ein 90 %iges *Aloegel* nur ein schwacher Effekt nachgewiesen werden, der sogar der Wirkung des Vehikels unterlegen war (Paulsen et al. 2005).

- *Niembaum (Azadirachta indica)*

Der aktive Hauptbestandteil der Rinde und Blätter ist Nimbidin. In einer doppelblinden, plazebokontrollierten klinischen Studie wurden Psoriasispatienten, die alle eine topische Behandlung mit Teerpräparaten und Salicylsäure erhielten, zusätzlich systemisch dreimal täglich mit einer Kapsel mit einem Extrakt des Niembaums behandelt. Nach 12 Wochen zeigte sich im Vergleich zur Plazebogruppe eine deutliche Verbesserung der Symptome in der Niembaumgruppe. Nebenwirkungen wurden nicht verzeichnet (Pandey et al. 1994).

2.3 Akne

- *Teebaum (Melaleuca alternifolia)*

In einer einfach verblindeten, randomisierten Studie wurde 5 % *Teebaumöl* im Vergleich zu 5 % *Benzoylperoxid* bei 124 Aknepatienten in topischer Applikation geprüft. Nach drei Monaten Behandlung waren die Symptome mit beiden Zubereitungen deutlich gebessert, ohne dass zwischen beiden Therapien ein Unterschied nachweisbar war (Bassett et al. 1990). Eine vehikelkontrollierte, randomisierte, über 45 Tage durchgeführte Doppelblindstudie mit 60 Aknepatienten konnte die Wirksamkeit eines 5 %igen *Teebaumölgels* bestätigen (Enshaieh et al. 2007).

- *Grüntee (Camellia sinensis)*

Die Wirksamkeit einer Lotion mit 2 % *Grüntee-Extrakt* konnte aktuell in einer prospektiven, nicht randomisierten Studie mit 20 Aknepatienten gezeigt werden, die diese Präparation zweimal täglich über einen Zeitraum von sechs Wochen anwendeten (Elsaie et al. 2009).

- *Fruchtsäuren*

Die topische Anwendung der biotechnologisch durch Hefen hergestellten Fruchtsäure *Gluconolacton* erwies sich in einer doppelblinden klinischen Studie an 150 Aknepatienten in einer Konzentration von 14 % dem Plazebo überlegen und war vergleichbar mit der Wirkung von *Benzoylperoxid* 5 %, wies jedoch geringere Nebenwirkungen auf (Hunt, Barnetson 1992).

2.4 Condylomata acuminata (Feigwarzen)

- *Maiapfel (Podophyllum peltatum)*

Podophyllotoxin wird aus der Wurzel des Maiapfels extrahiert und traditionell zur Therapie von Condylomata acuminata verwendet (Augustin, Hoch 2004). Erst kürzlich wurde *Podophyllotoxin* in einer randomisierten, vergleichenden Doppelblindstudie an 97 Kondylompatienten geprüft. Hierbei erfolgte die Behandlung entweder mit einem *Podophyllotoxin-Nanopartikelgel* (Abheilungsrate 97,1 %) oder einem *Standard-Podo-*

phyllotoxingel (Abheilungsrate 90,6%). Die Nebenwirkungsrate war an dem Arm geringer, der mit dem Nanopartikelgel behandelt wurde (Xie et al. 2007).

- *Grüntee-Extrakt (Camellia sinensis)*

Der nach einem patentierten Verfahren hergestellte standardisierte Grüntee-Extrakt *Polyphenon* enthält über 80% Gerbstoffe vom Catechin-Typ, mit Epigallocatechingallat als Hauptkomponente. In einer randomisierten, plazebokontrollierten Phase-III-Studie mit 10% und 15% *Polyphenon-Creme* bei 503 Patienten mit äußerlichen genitalen und perianalen Warzen ergab sich mit beiden Konzentrationen eine signifikant höhere Abheilung (über 50%) im Vergleich zum Vehikel (37%) (Stockfleth et al. 2008). Diese Daten wurden in einer weiteren multizentrischen Studie mit 1005 Patienten bestätigt (Tatti et al. 2010). Inzwischen wurde der *Polyphenon-Extrakt* in den USA und in einigen europäischen Ländern einschließlich Deutschland als Arzneimittel zur Behandlung von Condylomata acuminata zugelassen.

2.5 Herpes simplex

- *Zitronenmelisse (Melissa officinalis)*

In einer randomisierten, doppelblinden, plazebokontrollierten klinischen Studie wurden 66 Patienten mit rezidivierendem Herpes simplex labialis mit einer *Melissen-Creme* viermal täglich über fünf Tage im betroffenen Areal behandelt. Bei Anwendung der *Melissen-Creme* zeigten sich im Vergleich zum Plazebo eine signifikant schnellere Abheilung, eine geringere Infektionsausbreitung sowie geringere Bläschenbildung und Schmerzen (Koytchev et al. 1999).

- *Salbeiblätter (Salvia officinalis) und Rhabarberwurzel (Rheum palmatum)*

In einer randomisierten und verumkontrollierten Studie wurden 149 Patienten mit Herpes simplex labialis behandelt. Die Patienten erhielten eine Creme, die entweder Aciclovir, Salbei-Extrakt oder Rhabarber- und Salbei-Extrakt enthielt. Die kombinierte *Rhabarber-Salbei-Creme* erwies sich als ebenso wirksam wie die *Aciclovir-Creme*. Die trendmäßige Überlegenheit der *Rhabarber-Salbei-Creme* gegenüber der *Salbei-Creme* lässt den Schluss zu, dass die *Rhabarber-Salbei-Creme* eine wirksame Kombination zur Behandlung des Herpes labialis darstellt (Saller et al. 2001).

2.6 Photoprotektion und aktinische Keratosen

Zahlreiche Pflanzenextrakte enthalten antioxidativ wirksame Polyphenole (Flavonoide und Catechine), die sowohl topisch als auch systemisch angewendet dazu beitragen können, die Haut vor Sonnenbrand, vorzeitiger Hautalterung und eventuell der Entstehung von hellem Hautkrebs zu schützen. Mit wenigen Ausnahmen sind die klinischen Studien zu diesem Thema jedoch preliminär, sodass es einer größeren Zahl randomisierter Studien bedarf, um die photoprotektiven Wirkungen spezifischer Pflanzenextrakte besser abzusichern.

2.6.1 Photoprotektion

- *Zaubernuss (Hamamelis virginiana)*

Für eine topische Präparation mit 10% eines *Hamamelis-Destillats* wurde in einer randomisierten, vehikelkontrollierten Doppelblindstudie bei 41 Probanden eine antiinflammatorische Wirkung im UV-Erythemtest nachgewiesen, die der des Vehikels signifikant überlegen war. Die Wirkung war jedoch schwächer als die von 1% *Hydrocortison* (Hughes-Formella et al. 2002).

- *Grüntee (Camellia sinensis, unfermentiert)*

Grüntee-Extrakt enthält große Mengen oligomerer Proanthocyanidine wie Catechin, Epicatechin und Epigallocatechingallat. Dies sind potente Antioxidanzien mit photoprotektiven Eigenschaften. Sie reduzieren UV-induzierten oxidativen Stress und hemmen verschiedene an der Entwicklung von Hautkrebs beteiligte Zytokine (Camouse 2005). Der In-vivo-Nachweis einer krebspräventiven Wirkung in klinischen Studien steht derzeit noch aus. Immerhin zeigen verschiedene klinische Studien, dass *Grüntee-Extrakt* sowohl bei topischer als auch bei oraler Anwendung UV-induzierte Entzündungen verhindern kann (Katiyar et al. 2000).

- *Salbei (Salvia officinalis)*

Der Extrakt der Salbeiblätter ist reich an antioxidativ wirksamen phenolischen Diterpenen. In einer randomisierten, plazebokontrollierten Doppelblindstudie zeigte die topische Anwendung einer Creme mit 2% *Salbei-Extrakt* bei 40 Probanden eine im Vergleich zum Vehikel signifikant stärkere Hemmung des UV-induzierten Erythems, die mit der von 1% *Hydrocortison* vergleichbar war (Reuter et al. 2007).

- *Goldtüpfelfarn (Polypodium leucotomos)*

Ein Extrakt aus diesem Farn, der in einem Nahrungsergänzungsmittel und in Sonnenschutzpräparaten eingesetzt wird, wurde in mehreren In-vitro- und kleineren In-vivo-Studien untersucht. In einer offenen Pilotstudie mit gesunden Probanden wurden durch die innerliche (n = 8) bzw. äußerliche (n = 5) Anwendung von *Goldtüpfelfarn-Extrakt* das PUVA-Erythem und die Psoralen-induzierte phototoxische Hautreaktion reduziert (Gonzalez et al. 1997). In einer weiteren nicht randomisierten Studie mit systemisch verabreichtem *Goldtüpfelfarn-Extrakt* wurde bei neun Probanden klinisch und histologisch ein Schutz vor dem UVB-induzierten Hauterythem nachgewiesen (Middelkamp-Hup et al. 2004).

- *Gilbkraut (Reseda luteola)*

In früheren Zeiten wurde Gilbkraut zum Färben von Textilien verwendet. Es besitzt einen hohen Gehalt an Luteolin. In den letzten Jahren wurden für Luteolin in vitro und in Tiermodellen ausgeprägte antioxidative, antientzündliche und antikarzinogene Eigenschaften nachgewiesen (Seelinger et al. 2008/a, Seelinger et al. 2008/b). In einer plazebokontrollierten, randomisierten Doppelblindstudie mit 40 Probanden inhibierte ein luteolinreicher Extrakt aus *Reseda luteola* das UVB-induzierte Hauterythem dosisabhängig, in vergleichbarem Umfang wie 1% *Hydrocortison* und signifikant stärker als das Vehikel (Casetti et al. 2009).

- *Kakao (Theobroma cacao)*

Aus den Samen des Kakaobaums gewonnenes Kakaopulver enthält das Catechingemisch *Flavonol* mit den Hauptmonomeren Catechin und Epicatechin. In einer randomisierten, vergleichenden Doppelblindstudie konsumierten 24 weibliche Probanden über einen Zeitraum von zwölf Wochen in Wasser gelöstes Kakaopulver, das entweder reich oder arm an Flavonol war. Es zeigte sich, dass das flavonolreiche Kakaopulver das UVB-induzierte Erythem signifikant reduzierte. In der Gruppe, die flavonolarmes Kakaopulver einnahm, konnte kein Einfluss auf das UVB-induzierte Erythem verzeichnet werden. Die Einnahme von flavonolreichem Kakaopulver führte außerdem zu einer gesteigerten Hautdurchblutung, Hautfestigkeit und Hautfeuchtigkeit (Heinrich et al. 2006).

- *Carotinoide*

Die Carotinoide β-Carotin und Lycopin können in Form von Nahrungsergänzungsmitteln bei regelmäßiger Einnahme eine mäßige Hemmung des UV-induzierten Hauterythems erzielen. In einer randomisierten, plazebokontrollierten Parallelgruppenstudie wurde 36 Probanden über einen Zeitraum von zwölf Wochen entweder β-*Carotin*, ein *Carotinoid-Mix* oder ein Plazebo oral verabreicht. Das Hauterythem wurde direkt vor Beginn und jeweils sechs und zwölf Wochen nach Beginn der Studie gemessen. Der *Carotinoid-Mix* war nach zwölf Wochen Anwendung so wirksam wie 24 mg β-*Carotin* allein (Heinrich et al. 2003/b). Eine weitere ebenfalls über einen Zeitraum von zwölf Wochen durchgeführte Studie konnte ähnliche Resultate für *Lycopin* zeigen, mit einer maximalen Erythemhemmung in der Studienwoche 12 (Aust et al. 2005).

2.6.2 Aktinische Keratosen

- *Gartenwolfsmilch (Euphorbia peplus)*

Die Gartenwolfsmilch enthält den toxischen Diterpenester Ingenol-Mebutat. Eine randomisierte, doppelblinde, vehikelkontrollierte Multicenter-Studie mit 200 Patienten evaluierte über einen Zeitraum von acht Wochen die Sicherheit, Tolerabilität und Effizienz von *Ingenol-Mebutatgel* bei aktinischen Keratosen außerhalb des Gesichts. Dabei wurde 0,025% und 0,5% *Ingenol-Mebutatgel* oder Plazebo einmal täglich für drei Tage aufgetragen. Beide Konzentrationen waren hochwirksam. Die mittlere Abheilungsrate der aktinischen Keratosen betrug 75% bzw. 100% im Vergleich zu 0% mit Plazebo. Es kam zunächst zu einer lokalisierten Nekrose an der Haut, gefolgt von einer vorübergehenden Entzündung mit anschließender Verkrustung der behandelten Hautareale. Eine Narbenbildung wurde nach der Abheilung nicht beobachtet (Anderson et al. 2009). Diese Ergebnisse wurden in einer weiteren randomisierten, doppelblinden, vehikelkontrollierten multizentrischen Phase-IIa-Studie bestätigt (Siller et al. 2009).

- *Birkenrinde (Betula alba)*

Ein aus der anthroposophischen Forschung heraus entwickelter *Triterpen-Extrakt* aus der äußeren Birkenrinde mit über 80% Betulin (Laszczyk et al. 2006) erwies sich bei der Behandlung von aktinischen Keratosen in einer nicht randomisierten (Huyke et al. 2006) und einer randomisierten Studie (Huyke et al. 2009) als vergleichbar wirksam wie die Kryotherapie. Histologische und experimentelle Untersuchungen sprechen für eine differenzierungsfördernde Wirkung des Betulins als Hauptwirkprinzip bei aktinischen Keratosen (Wölfle et al. 2010). Zurzeit wird eine größere randomisierte, plazebokontrollierte, multizentrische Studie mit histologischem Grading durchgeführt, um die Ergebnisse der Pilotstudien zu bestätigen (erwartete Bekanntgabe des Studienergebnisses: Ende 2011).

2.7 Vitiligo

Ein ausführlicher Review über Naturprodukte in der Therapie der Vitiligo kritisierte die insgesamt schlechte Qualität der klinischen Studien, die mit Pflanzenextrakten bei Vitiligo durchgeführt wurden (Szczurko, Boon 2008). Hier wird deshalb nur auf drei aussagekräftige Studien eingegangen.

- *Goldtüpfelfarn (Polypodium leucotomos)*

In einer randomisierten, doppelblinden, plazebokontrollierten Studie mit 50 Vitiligopatienten, die über einen Therapiezeitraum von 25 Wochen durchgeführt wurde, konnte gezeigt werden, dass die Kombination von 250 mg *Goldtüpfelfarn-Extrakt*, zweimal täglich oral angewendet, mit einer Schmalspektrum-UVB-Phototherapie (311 nm) zweimal wöchentlich die Repigmentierung an Hals und Händen im Vergleich zum Plazebo signifikant verbesserte (Middelkamp-Hup et al. 2007).

- *Ginkgo (Ginkgo biloba)*

In einer randomisierten, plazebokontrollierten Doppelblindstudie mit 52 Vitiligopatienten wurde dreimal täglich über einen Zeitraum von sechs Monaten 40 mg *Ginkgo-Extrakt* oral als Kapseln verabreicht. In der Verumgruppe, aber nicht mit Plazebo, wurde die Progression der Erkrankung gehemmt. Zehn mit Ginkgo behandelte Patienten zeigten eine komplette Repigmentierung im Vergleich zu zwei Patienten aus der Plazebogruppe. Als zugrunde liegende Wirkmechanismen werden antioxidative und immunmodulierende Eigenschaften von Ginkgo diskutiert (Parsad et al. 2003).

- *Xiaobai Mix*

Xiaobai Mix aus der traditionellen chinesischen Medizin besteht aus 30 g Walnuss, 10 g roter Blume, 30 g schwarzem Sesam, 30 g schwarzen Bohnen, 10 g Zhi Bei Fu Ping (Teichlinsenkraut), 10 g Lu Lu Tong (Amberbaumfrucht, *Liquidambaris fructus*) und fünf Pflaumen. In einer randomisierten, kontrollierten Studie wurden 74 Vitiligopatienten über einen Therapiezeitraum von drei Monaten mit 160 ml Aufguss des *Xiaobai Mix* einmal täglich oder mit PUVA (Psoralen plus UVA) behandelt. Der therapeutische Effekt in der *Xiaobai-Mix*-Gruppe war besser als in der PUVA-Gruppe (Liu, Xiang 2003).

2.8 Alopecia areata und androgenetische Alopezie

- *Zwiebel (Allium cepa)*

Frischer Zwiebelsaft enthält zahlreiche schwefelhaltige Verbindungen. Er wurde in einer einfachblinden, plazebokontrollierten klinischen Studie mit 62 Patienten mit umschriebener Alopecia areata geprüft. Hierzu wurde der frische Zwiebelsaft im Vergleich zu Leitungswasser für zwei Monate zweimal täglich auf die betroffenen Hautareale aufgetragen. Obwohl lediglich 23 Patienten der Zwiebelsaftgruppe und 15 Patienten der Leitungswassergruppe die Studie beendeten, zeichneten sich signifikant bessere Resultate für ein erneutes Haarwachstum bei Anwendung von *Zwiebel-Extrakt* im Vergleich zum Leitungswasser ab (Sharquie, Al-Obaidi 2002).

- *Sägepalme (Serenoa repens)*

Der Extrakt der Sägepalmenfrüchte ist reich an Phytosterolen wie β-Sitosterol oder Phytosterol-Glykosiden, die das Enzym 5-α-Reduktase (5AR) hemmen. In einer randomisierten, plazebokontrollierten Doppelblindstudie mit 26 Patienten wurde die Wirksamkeit einer oral angewendeten Kombination von 200 mg *Sägepalmfrucht-Extrakt* mit 50 mg β-*Sitosterol* zweimal täglich zur Therapie der androgenetischen Alopezie evaluiert. Nach einer Behandlungszeit von fünf Monaten wurden in der Verumgruppe 60 % der behandelten Bereiche als verbessert klassifiziert, in der Plazebogruppe lediglich 11 % (Prager et al. 2002).

- *Eclipta (Eclipta alba)*

Ein Extrakt aus dieser Pflanze wird traditionell zur Anregung des Haarwachstums verwendet. In einem Minoxidil-validierten, plazebokontrollierten Tierversuch zeigte ein *Methanol-Extrakt* aus der gesamten Pflanze eine dosisabhängige Wirkung auf das Haarwachstum, wobei die Haardicke und die Anzahl der Haarfollikel zunahmen (Datta et al. 2009). Diese Ergebnisse bedürfen der Überprüfung am Menschen.

2.9 Ästhetische Dermatologie

Auch die kosmetisch-ästhetische Dermatologie nutzt in zunehmendem Maße Pflanzenextrakte zur Behandlung von Falten, Cellulite, Hyperpigmentierungen oder zur verbesserten Narbenbildung. Allerdings ist die Anzahl qualitativ hochwertiger klinischer Studien auf diesem Gebiet bislang gering.

- *Wassernabelkraut (Centella asiatica)*

Der Hauptwirkstoff des Wassernabelkrauts ist das Asiaticosid. Eine Creme mit Centella-asiatica-Extrakt, Tocopherol und einem Kollagen-Elastin-Hydrolysat wurde in einer randomisierten, vehikelkontrollierten Doppelblindstudie von 80 schwangeren Frauen bis zur Entbindung angewendet. Es zeigte sich eine signifikante Überlegenheit des Prüfpräparats gegenüber Plazebo in Bezug auf die Anzahl und den Schweregrad der entstandenen Striae. In der Pubertät war der präventive Effekt bei den Frauen mit Striae am höchsten (Mallol et al. 1991). In einem Halbseitenvergleich behandelten 27 Frauen die Falten im Bereich der Periculärregion zweimal täglich über einen Zeitraum von 12 Wochen auf einer Seite mit einer asiaticosidhaltigen Creme und auf der anderen Seite mit dem Vehikel. Anhand von Silikonabdrücken zeigte sich eine signifikant stärkere Reduktion der „Krähenfüße" mit der asiaticosidhaltigen Creme (Lee et al. 2008).

- *Rosskastanie (Aesculus hippocastanum)*

In einer nicht randomisierten Studie mit 40 Frauen wurde ein Gel mit 3 % *Rosskastanien-Extrakt* getestet, das dreimal täglich über einen Zeitraum von neun Wochen im Bereich der Periculärregion appliziert wurde. Der kontralaterale Bereich blieb unbehandelt. Nach neun Wochen zeigte sich anhand eines Photoscores eine signifikante Abnahme der Falten im Vergleich zur unbehandelten Seite (Fujimura et al. 2007).

- *Dattelpalme (Phoenix dactylifera)*

Eine Creme mit 5 % eines Phytohormone enthaltenden Extrakts aus Dattelpalmkernen wurde in einem vehikelkontrollierten Halbseitenvergleich bei zehn Frauen zweimal täglich periokulär über einen Zeitraum von fünf Wochen untersucht. Anhand der Beurteilung durch einen Silikonabdruck und mithilfe einer fotografischen Dokumentation verminderte das Prüfpräparat die Ausdehnung und Tiefe der Falten signifikant besser als das Vehikel (Bauza et al. 2002).

- *Süßholzwurzel (Glycyrrhiza glabra)*

Das Steroidsaponin Glycyrrhetinsäure ist der Hauptwirkstoff des *Süßholzwurzel-Extrakts*. In einer randomisierten, zweiarmigen Doppelblindstudie mit 18 Probandinnen wurde die Wirksamkeit einer Creme mit 2,5% Glycyrrhetinsäure auf das subkutane Fettgewebe am Oberschenkel untersucht. Nach vierwöchiger zweimal täglicher Applikation zeigte sich eine signifikante Abnahme des Oberschenkelumfangs im Vergleich zum kontralateralen nicht behandelten Oberschenkel und zur Plazebogruppe (Armanini et al. 2005). Die Autoren folgerten, dass durch Glycyrrhetinsäure kutane Fettdepots reduziert werden. Als Wirkmechanismus wurde diskutiert, dass die Cortisolbiosynthese durch die Interaktion von Glycyrrhetinsäure mit der 11-Hydroxysteroid-Dehydrogenase lokal reduziert wird und dadurch die Adipozytenbildung und -größenreifung gehemmt wird. Das in der Süßholzwurzel enthaltene lipophile Glabridin zeigte an Melanozyten und im Tiermodell eine Hemmung der Tyrosinkinase und somit der Melanogenese. Die Applikation einer topischen Präparation mit 0,5% *Glabridin* bewirkte an Meerschweinchenhaut eine hemmende Wirkung auf die UVB-induzierte Pigmentierung (Yokota et al. 1998).

- *Sojabohne (Glycine maxima)*

Im Extrakt der Sojabohne finden sich unter anderem Serinprotease-Inhibitoren, denen ein hautaufhellendes Potenzial zugeschrieben wird. In einer doppelblinden, plazebokontrollierten Studie wendeten 65 Frauen eine Feuchtigkeitscreme, die Sojaprotease-Inhibitoren enthielt, über einen Zeitraum von 12 Wochen an. Es wurden lichtbedingte Alterungszeichen der Haut wie Pigmentierungen, Lentigines sowie ein verminderter Hauttonus als Parameter untersucht. Die *Soja-Creme* war dem Vehikel nach 12 Wochen bei allen untersuchten Parametern signifikant überlegen (Wallo et al. 2007).

- *Seekiefer (Pinus maritimus)*

Pycnogenol, ein standardisierter *Polyphenol-Extrakt* aus der Rinde der Seekiefer, ist ein potentes Antioxidanz. In einer nicht kontrollierten klinischen Studie nahmen 30 Frauen mit Melasma dreimal täglich eine Tablette mit je 25 mg *Pycnogenol* über einen Zeitraum von einem Monat ein. Bei 80% der Frauen zeigte sich eine Reduktion der Pigmentierung und der Fläche des Melasmas (Ni et al. 2002).

- *Zwiebel (Allium cepa)*

Die Beeinflussung der Narbenbildung wurde mit einem Extrakt aus der Zwiebel in einer randomisierten, plazebokontrollierten Studie mit 59 Patienten untersucht, die jeweils einer chirurgischen Prozedur unterzogen wurden. Es konnte gezeigt werden, dass nach drei Wochen Heilungszeit die anschließende Anwendung eines *Zwiebel-Extrakts* über zehn Wochen im Vergleich zum Vehikel die Rötung, Weichheit, Textur und das allgemeine Aussehen der Narbe signifikant verbesserte (Draelos 2008).

■ Danksagung

Das Kompetenzzentrum skintegral® wird gefördert durch die Software AG-Stiftung, die Christophorus-Stiftung, die Dr. Hauschka Stiftung und die WALA Heilmittel GmbH.

■ Literatur

Kompetenzzentrum skintegral®, Universitäts-Hautklinik, Universitätsklinikum Freiburg, Hauptstr. 7, D-79104 Freiburg, Tel. 0761-2706701, Fax 0761-2706829. E-Mail: skintegral@uniklinik-freiburg.de

Abramovits, W., Boguniewicz, M. (2006): A multicenter, randomized, vehicle-controlled clinical study to examine the efficacy and safety of MAS063DP (Atopiclair) in the management of mild to moderate atopic dermatitis in adults. J Drugs Dermatol 5, 236-244.

Amornpinyokeit, N., Asawanonda, P. (2006): 8-Methoxypsoralen cream plus targeted narrowband ultraviolet B for psoriasis. Photodermatol Photoimmunol Photomed 22, 285-289.

Anderson, L., Schmieder, GJ., Werschler, WP. et al. (2009): Randomized, double-blind, double-dummy, vehicle-controlled study of ingenol mebutate gel 0.025% and 0.05% for actinic keratosis. J Am Acad Dermatol 60, 934-943.

Armanini, D., Nacamulli, D., Francini-Pesenti, F. et al. (2005): Glycyrrhetinic acid, the active principle of licorice, can reduce the thickness of subcutaneous thigh fat through topical application. Steroids 70, 538-542.

Augustin, M., Hoch, Y. (2004): Phytotherapie bei Hautkrankheiten. Grundlagen - Praxis - Studien. München.

Aust, O., Stahl, W., Sies, H. et al. (2005): Supplementation with tomato-based products increases lycopene, phytofluene, and phytoene levels in human serum and protects against UV-light-induced erythema. Int J Vitam Nutr Res 75, 54-60.

Bassett, IB., Pannowitz, DL., Barnetson, RS. (1990): A comparative study of tea-tree oil versus benzoylperoxide in the treatment of acne. Med J Aust 153, 455-458.

Bauza, E., Dal Farra, C., Berghi, A. et al. (2002): Date palm kernel extract exhibits antiaging properties and significantly reduces skin wrinkles. Int J Tissue React 24, 131-136.

Bernstein, S., Donsky, H., Gulliver, W. et al. (2006): Treatment of mild to moderate psoriasis with Relieva, a Mahonia aquifolium extract - a double-blind, placebo-controlled study. Am J Ther 13, 121-126.

Blumenthal, M. (Hrsg.) (1998): The complete German Commission E Monographs. Therapeutic guide to herbal medicines. Austin, Texas.

Camouse, MM., Hanneman, KK., Conrad, EP. et al. (2005): Protective effects of tea polyphenols and caffeine. Expert Rev Anticancer Ther 5, 1061-1068.

Casetti, F., Jung, W., Wölfle, U. et al. (2009): Topical application of solubilized Reseda luteola extract reduces ultraviolet B-induced inflammation in vivo. J Photochem Photobiol (B) 96, 260-265.

Datta, K., Singh, AT., Mukherjee, A. et al. (2009): Eclipta alba extract with potential for hair growth promoting activity. J Ethnopharmacol 124, 450-456.

Della Loggia, R., Tubaro, A., Sosa, S. et al. (1994): The role of triterpenoids in the topical anti-inflammatory activity of Calendula officinalis flowers. Planta Med 60, 516-520.

Donsky, H., Clarke, D. (2007): Relieva, a Mahonia aquifolium extract for the treatment of adult patients with atopic dermatitis. Am J Ther 14, 442-446.

Draelos, ZD. (2008): The ability of onion extract gel to improve the cosmetic appearance of postsurgical scars. J Cosmet Dermatol 7, 101-104.

Ellis, CN., Berberian, B., Sulica, VI. et al. (1993): A double-blind evaluation of topical capsaicin in pruritic psoriasis. J Am Acad Dermatol 29, 438-442.

Elsaie, ML., Abdelhamid, MF., Elsaaiee, LT. et al. (2009): The efficacy of topical 2% green tea lotion in mild-to-moderate acne vulgaris. J Drugs Dermatol 8, 358-364.

Enshaieh, S., Jooya, A., Siadat, AH. et al. (2007): The efficacy of 5% topical tea tree oil gel in mild to moderate acne vulgaris: a randomized, double-blind placebo-controlled study. Indian J Dermatol Venereol Leprol 73, 22-25.

ESCOP Monographs (2003): The scientific foundation for herbal medicinal products. Stuttgart.

Fujimura, T., Tsukahara, K., Moriwaki, S. et al. (2007): A horse chestnut extract, which induces contraction forces in fibroblasts, is a potent anti-aging ingredient. Int J Cosmet Sci 29, 140.

Gonzalez, S., Pathak, MA., Cuevas, J. et al. (1997): Topical or oral administration with an extract of Polypodium leucotomos prevents acute sunburn and psoralen-induced phototoxic reactions as well as depletion of Langerhans cells in human skin. Photodermatol Photoimmunol Photomed 13, 50-60.

Heinrich, U., Tronnier, H. (2003/a): Wirksamkeit und Verträglichkeit eines Johanniskraut-Extraktes zur Pflege der atopischen Haut. Kosmetische Medizin 24, 3-4.

Heinrich, U., Gartner, C., Wiebusch, M. et al. (2003/b): Supplementation with beta-carotene or a similar amount of mixed carotenoids protects humans from UV-induced erythema. J Nutr 133, 98-101.

Heinrich, U., Neukam, K., Tronnier, H. et al. (2006): Long-term ingestion of high flavanol cocoa provides photoprotection against UV-induced erythema and improves skin condition in women. J Nutr 136, 1565–1569.

Hon, KL., Leung, TF., Ng, PC. et al. (2007): Efficacy and tolerability of a Chinese herbal medicine concoction for treatment of atopic dermatitis: a randomized, double-blind, placebo-controlled study. Br J Dermatol 157, 357–363.

Hughes-Formella, BJ., Filbry, A., Gassmueller, J. et al. (2002): Anti-inflammatory efficacy of topical preparations with 10% hamamelis distillate in a UV erythema test. Skin Pharmacol Appl Skin Physiol 15, 125–132.

Hunt, MJ., Barnetson, RS. (1992): A comparative study of gluconolactone versus benzoyl peroxide in the treatment of acne. Australas J Dermatol 33, 131–134.

Huyke, C., Laszczyk, M., Scheffler, A. et al. (2006): Treatment of actinic keratoses with birch bark extract: a pilot study. J Dtsch Dermatol Ges 4, 132–136.

Huyke, C., Reuter, J., Maunz, H. et al. (2008): Betulin-basierte Creme für die topische Behandlung exsudativer Hauterkrankungen. Der Merkurstab 61, 370–376.

Huyke, C., Reuter, J., Rödig, M. et al. (2009): Treatment of actinic keratoses with a novel betulin-based oleogel. A prospective, randomized, comparative pilot study. J Dtsch Dermatol Ges 7, 128–134.

Katiyar, SK., Ahmad, N., Mukhtar, H. (2000): Green tea and the skin. Arch Dermatol 136, 989–994.

Klövekorn, W., Tepe, A., Danesch, U. (2007): A randomized, double-blind, vehicle-controlled, half-side comparison with a herbal ointment containing Mahonia aquifolium, Viola tricolor and Centella asiatica for the treatment of mild-to-moderate atopic dermatitis. Int J Clin Pharmacol Ther 45, 583–591.

Korting, HC., Schäfer-Korting, M., Klövekorn, W. et al. (1995): Comparative efficacy of hamamelis distillate and hydrocortisone cream in atopic eczema. Eur J Clin Pharmacol 48, 461–465.

Koytchev, R., Alken, RG., Dundarov, S. (1999): Balm mint extract (Lo-701) for topical treatment of recurring herpes labialis. Phytomedicine 6, 225–230.

Laszczyk, M., Jäger, S., Simon-Haarhaus, B. et al. (2006): Physical, chemical and pharmacological characterization of a new oleogel forming triterpene extract from the outer bark of birch (Betulae cortex). Planta Med 72, 1389–1395.

Laszczyk, MN., Reitenbach-Blindt, I., Gehring, W. (2010): Regenerative und antientzündliche Effekte von Betulin-Emulsionen bei gestörter epidermaler Barrierefunktion. Akt Dermatol 36, 24–28.

Lee, J., Jung, E., Lee, H. et al. (2008): Evaluation of the effects of a preparation containing asiaticoside on the periocular wrinkles of human volunteers. Int J Cosmet Sci 30, 167–173.

Lin, YK., Chang, CJ., Chang, YC. et al. (2008): Clinical assessment of patients with recalcitrant psoriasis in a randomized, observer-blind, vehicle-controlled trial using indigo naturalis. Arch Dermatol 144, 1457–1464.

Liu, ZJ., Xiang, YP. (2003): Clinical observation on treatment of vitiligo with xiaobai mixture. Zhongguo Zhong Xi Yi Jie He Za Zhi 23, 596–598.

Mallol, J., Belda, MA., Costa, D. et al. (1991): Prophylaxis of Striae gravidarum with a topical formulation. A double blind trial. Int J Cosmet Sci 13, 51–57.

Markham, T., Rogers, S., Collins, P. (2003): Narrowband UV-B (TL-01) phototherapy vs oral 8-methoxypsoralen psoralen-UV-A for the treatment of chronic plaque psoriasis. Arch Dermatol 139, 325–328.

Merklinger, S., Messemer, RC., Niederle, S. (1995): Ekzembehandlung mit Cardiospermum halicacabum. Z Phytother 16, 263–266.

Middelkamp-Hup, MA., Bos, JD., Rius-Diaz, F. et al. (2007): Treatment of vitiligo vulgaris with narrow-band UVB and oral Polypodium leucotomos extract: a randomized double-blind placebo-controlled study. J Eur Acad Dermatol Venereol 21, 942–950.

Middelkamp-Hup, MA., Pathak, MA., Parrado, C. et al. (2004): Oral Polypodium leucotomos extract decreases ultraviolet-induced damage of human skin. J Am Acad Dermatol 51, 910–918.

Morse, NL., Clough, PM. (2006): A meta-analysis of randomized, placebo-controlled clinical trials of Efamol evening primrose oil in atopic eczema. Where do we go from here in light of more recent discoveries? Curr Pharm Biotechnol 7, 503–524.

Müller, M., Hill, K., Beschmann, K. et al. (2008): Specific TRPC6 channel activation, a novel approach to stimulate keratinocyte differentiation. J Biol Chem 283, 33942–33954.

Ni, Z., Mu, Y., Gulati, O. (2002): Treatment of melasma with Pycnogenol. Phytother Res 16, 567–571.

Pandey, SS., Jha, AK., Kaur, V. (1994): Aqueous extract of neem leaves in treatment of Psoriasis vulgaris. Indian J Dermatol Venereol Leprol 60, 63–67.

Parsad, D., Pandhi, R., Juneja, A. (2003): Effectiveness of oral Ginkgo biloba in treating limited, slowly spreading vitiligo. Clin Exp Dermatol 28, 285–287.

Patzelt-Wenczler, R., Ponce-Poschl, E. (2000): Proof of efficacy of Kamillosan® cream in atopic eczema. Eur J Med Res 5, 171–175.

Paulsen, E., Korsholm, L., Brandrup, F. (2005): A double-blind, placebo-controlled study of a commercial Aloe vera gel in the treatment of slight to moderate psoriasis vulgaris. J Eur Acad Dermatol Venereol 19, 326–331.

Pommier, P., Gomez, F., Sunyach, MP. et al (2004): Phase III randomized trial of Calendula officinalis compared with trolamine for the prevention of acute dermatitis during irradiation for breast cancer. J Clin Oncol 22, 1447–1453.

Prager, N., Bickett, K., French, N. et al. (2002): A randomized, double-blind, placebo-controlled trial to determine the effectiveness of botanically derived inhibitors of 5-alpha-reductase in the treatment of androgenetic alopecia. J Altern Complement Med 8, 143–152.

Reuter, J., Jocher, A., Hornstein, S. et al. (2007): Sage extract rich in phenolic diterpenes inhibits ultraviolet-induced erythema in vivo. Planta Med 73, 1190–1191.

Reuter, J., Wölfle, U., Weckesser, S. et al. (2010/a): Welche Pflanze für welche Hauterkrankung? Teil 1: Atopische Dermatitis, Psoriasis, Akne, Kondylome und Herpes simplex. J Dtsch Dermatol Ges (angenommen).

Reuter, J., Wölfle, U., Korting, HC. et al. (2010/b): Welche Pflanze für welche Hauterkrankung? Teil 2: Dermatophyten, chronisch-venöse Insuffizienz, Photoprotektion, aktinische Keratosen, Vitiligo, Haarausfall, kosmetische Indikationen. J Dtsch Dermatol Ges (angenommen).

Saeedi, M., Morteza-Semnani, K., Ghoreishi, MR. (2003): The treatment of atopic dermatitis with licorice gel. J Dermatolog Treat 14, 153–157.

Saller, R., Büechi, S., Meyrat, R. et al. (2001): Combined herbal preparation for topical treatment of Herpes labialis. Forsch Komplementarmed Klass Naturheilkd 8, 373–382.

Schempp, CM., Hezel, S., Simon, JC. (2003): Topical treatment of atopic dermatitis with Hypericum cream. A randomised, placebo-controlled, double-blind half-side comparison study. Hautarzt 54, 248–253.

Schempp, CM., Pelz, K., Wittmer, A. et al. (1999): Antibacterial activity of hyperforin from St John's wort, against multiresistant Staphylococcus aureus and gram-positive bacteria. Lancet (19) 353, 2129.

Schempp, CM., Wölfle, U, Meyer, U. et al. (2001/a): Johanniskraut (Hypericum perforatum L.) – heilkräftige Lichtpflanze der Sommersonnenwende. Der Merkurstab 64, 596–606.

Schempp, CM., Wölfle, U, Rispens, JA. et al. (2001/a): Koriander (Coriandrum sativum L.) – ein heilkräftiger und antimikrobiell wirksamer mediterraner Doldenblütler. Der Merkurstab 64, 339–345.

Seelinger, G., Merfort, I., Schempp, CM. (2008/a): Anti-oxidant, anti-inflammatory and anti-allergic activities of luteolin. Planta Med 74, 1667–1677.

Seelinger, G., Merfort, I., Wölfle, U. et al. (2008/b): Anti-carcinogenic effects of luteolin and other flavonoids. Molecules 13, 2628–51.

Sharquie, KE., Al-Obaidi, HK. (2002): Onion juice (Allium cepa L.), a new topical treatment for alopecia areata. J Dermatol 29, 343–346.

Sheehan, MP., Rustin, MH., Atherton, DJ. et al. (1992): Efficacy of traditional Chinese herbal therapy in adult atopic dermatitis. Lancet (4) 340, 13–17.

Siller, G., Gebauer, K., Welburn, P. et al. (2009): PEP005 (ingenol mebutate) gel, a novel agent for the treatment of actinic keratosis: results of a randomized, double-blind, vehicle-controlled, multicentre, phase IIa study. Australas J Dermatol 50, 16–22.

Stockfleth, E., Beti, H., Orasan, R. et al. (2008): Topical Polyphenon E in the treatment of external genital and perianal warts: a randomized controlled trial. Br J Dermatol 158, 1329–1338.

Stücker, M., Memmel, U., Hoffmann, M. et al. (2001): Vitamin B(12) cream containing avocado oil in the therapy of plaque psoriasis. Dermatology 203, 141–147.

Syed, TA., Ahmad, SA., Holt, AH. et al. (1996): Management of psoriasis with Aloe vera extract in a hydrophilic cream: a placebo-controlled, double-blind study. Trop Med Int Health 1, 505–509.

Szczurko, O., Boon, HS. (2008): A systematic review of natural health product treatment for vitiligo. BMC Dermatology 8, 2. Review.

Tatti, S., Stockfleth, E., Beutner, KR. et al. (2010): Polyphenon E(R): a new treatment for external anogenital warts. Br J Dermatol 162, 176–184.

Uehara, M., Sugiura, H., Sakurai, K. (2001): A trial of oolong tea in the management of recalcitrant atopic dermatitis. Arch Dermatol 137, 42–43.

van de Kerkhof, PC., van der Valk, PG., Swinkels, OQ. et al. (2006): A comparison of twice-daily calcipotriol ointment with once-daily short-contact dithranol cream therapy: a randomized controlled trial of supervised treatment of psoriasis vulgaris in a day-care setting. Br J Dermatol 155, 800–807.

Vongthongsri, R., Konschitzky, R., Seeber, A. et al. (2006): Randomized, double-blind comparison of 1 mg/L versus 5 mg/L methoxsalen bath-PUVA therapy for chronic plaque-type psoriasis. J Am Acad Dermatol 55, 627–631.

Waller, JM., Dreher, F., Behnam, S. et al. (2006): ‚Keratolytic' properties of benzoyl peroxide and retinoic acid resemble salicylic acid in man. Skin Pharmacol Physiol 19, 283–289.

Wallo W., Nebus J., Leyden JJ. (2007): Efficacy of a soy moisturizer in photoaging: a double-blind, vehicle-controlled, 12-week study. J Drugs Dermatol 6, 917–922.

Wiese, G. (1996): Neurodermitisbehandlung mit Cystus-Teekraut. Naturheilpraxis mit Naturmedizin 49, 1069–1071.

Wölfle, U., Laszczyk, MN., Kraus, M. et al. (2010): Triterpenes promote keratinocyte differentiation in vitro, ex vivo and in vivo. A role for the transient receptor potential canonical 6. J Invest Dermatol 130, 113–123.

Xie, FM., Zeng, K., Chen, ZL. et al. (2007): Treatment of recurrent condyloma acuminatum with solid lipid nanoparticle gel containing podophyllotoxin: a randomized double-blinded, controlled clinical trial. Nan Fang Yi Ke Da Xue Xue Bao 27, 657–659.

Yokota, T., Nishio, H., Kubota, Y. et al. (1998): The inhibitory effect of glabridin from licorice extracts on melanogenesis and inflammation. Pigment Cell Res 11, 355–361.

X
EXTERNE DERMATOTHERAPIE

In diesem Kapitel werden dem Therapeuten Grundlagen an die Hand gegeben, die es ihm ermöglichen, Dermatosen nach eigenen Heilmittelideen individuell zu behandeln.

■ 1. Stellung innerhalb des therapeutischen Gesamtkonzepts

Blickt man vor dem Hintergrund der anthroposophischen Menschenkunde auf Hautkrankheiten, tut sich dem Therapeuten die Möglichkeit auf, ihre tiefer liegenden Ursachen zu erkennen. Die Therapie einer Dermatose von innen mit der oralen, subkutanen oder intravenösen Gabe von Arzneimitteln zielt dann auf die Heilung ab. Die Therapie einer Dermatose von außen mit diversen Externa dient dagegen der Linderung der Beschwerden und der Pflege der Haut.

Gelegentlich begegnet man von Patientenseite der Einstellung, die Haut könne sich bei regelmäßiger Pflege an die Versorgung mit Fett gewöhnen und müsse lernen, selbst ohne Pflege zurechtzukommen. Dem muss entgegengehalten werden, dass Pflege und Linderung mit sanft wirksamen Externa ihre Berechtigung haben. Beispielsweise braucht der Mensch mit atopischer Hautdiathese zumindest zur Winterzeit fettende Pflege. Selbst der Patient ohne atopische Diathese, der als Nebenerwerbslandwirt und Bankkaufmann arbeitet, morgens und abends seine Rinder im Stall versorgt und um den Stallgeruch zu beseitigen mindestens einmal pro Tag duscht, braucht die rückfettende Pflege des gesamten Hautorgans nach dem Duschbad. In dieser Situation verhindert die regelmäßige Pflege von außen ein Exsikkationsekzematoid.

Besonders bei Patienten, die mit klassischer Homöopathie vorbehandelt sind, begegnet man nicht selten dem Vorurteil, dass man einen Ausschlag nicht extern behandeln dürfe. Die externe Therapie würde die Hautveränderungen unterdrücken und den Krankheitsprozess nach innen verlagern. Dieses Vorurteil geht auf die in der Homöopathie gelehrte Heringsche Regel zurück, nach der ein Krankheitsprozess von innen nach außen abheilt und kurz vor der Abheilung steht, wenn Hauterscheinungen aufgetreten sind. Davon nun eine Ablehnung einer lindernden Dermatotherapie abzuleiten, entspricht geradezu einer ideologischen, fundamentalistischen Auslegung der Heringschen Regel. (Diese stimmt in gewissen Grenzen durchaus mit der Wirklichkeit überein.)

Bei der äußeren Behandlung von Dermatosen ist es unumgänglich, dass der Therapeut die Notwendigkeit der subjektiven Beurteilung eines jeden Externums durch den Patienten berücksichtigt. Eine externe Therapie vorzuschreiben und wie selbstverständlich davon auszugehen, dass sie hundertprozentig Anwendung findet, ist eine Unmöglichkeit. Wohl darf man eine gute Compliance von einer entworfenen und rezeptierten inneren Therapie erwarten, eine externe Therapie kann jedoch nur ein Vorschlag sein und muss durch den einzelnen Patienten geprüft werden. Es ist geradezu bezeichnend für die externe Dermatotherapie, dass bewährte Externa im Einzelfall unwirksam sind oder sogar den Hautzustand verschlechtern, da das Hautorgan als Wirkort der Ich-Organisation ein Individualorgan ist. „Beim Menschen sind gerade die an der Peripherie liegenden Organe am allermeisten von dem Ich durchdrungen und von dem Ich gestaltet." (Steiner. GA 312: 270)

Bei starker Entzündung und intensivem Juckreiz, der den Nachtschlaf stört, kann die vorübergehende Anwendung schnell und stark wirksamer, die Symptome supprimierender Externa, die Kortikosteroide enthalten, notwendig werden. Oft besteht in dieser Situation eine Wechselwirkung zwischen Juckreiz und Schlafstörung mit gegenseitiger Verstärkung. Die Möglichkeit der therapeutischen Anwendung von Kortikosteroiden, die eine entzündungs- und juckreizberuhigende Wirkung haben, ist eine bedeutende Errungenschaft der modernen Medizin und eine echte Hilfe für den Patienten. Dabei sollte der externen Anwendung gegenüber der internen Gabe von Kortison nach Möglichkeit der Vorzug gegeben werden, weil der Wirkstoff mit dem Externum direkt an den Zielort gelangt. Bei der internen Gabe von Kortison wird dagegen der Gesamtorganismus von dem Wirkstoff überschwemmt. Unter der Wirkung des Kortikosteroids beruhigt sich der Hautzustand; der Patient ist entlastet. Die sanfter wirksamen Heilmittel haben Zeit, im heilenden Sinne ihre Wirkung zu entfalten. Man verordnet am besten moderne Kortikosteroide, die – im Gegensatz zu den alten Wirkstoffen – einen guten therapeutischen Index haben, da sie in der Haut durch Esterasen abgebaut werden und trotz guter antiinflammatorischer Wirkung kaum mehr Hautatrophie oder Teleangiektasien verursachen:

- *Dermatop Creme, Salbe, Fettsalbe, Lösung* (Sanofi-Aventis)

    oder

- *Advantan® Milch, Creme, Fettsalbe, Salbe, Lösung* (Intendis).

Das Präparat ist einmal täglich im Bereich der betroffenen Areale anzuwenden, bei stärksten Beschwerden tagsüber am Morgen, wenn die Beschwerden nachts am intensivsten sind, am Abend. Dies erfolgt an drei Tagen hintereinander, anschließend nur noch jeden zweiten Tag über insgesamt 14 Tage. Bei der in dieser Art angewandten Behandlung mit Kortison sind Nebenwirkungen am Hautorgan (z.B. Atrophie) oder die Verdrängung des Krankheitsprozesses nach innen (z.B. Asthma bronchiale bei Neurodermitis) ausgeschlossen. Wird jedoch ein Ekzem über Jahre ausschließlich extern mit Kortikosteroiden behandelt, kann ein Asthma bronchiale bei entsprechender Disposition durchaus auftreten.

Es gibt in der Anthroposophischen Medizin drei wichtige Wege, Heilmittel zu applizieren:
- oral: Wirkrichtung auf den Stoffwechsel, z.B. mit *Gentiana lutea* in niederer Potenz bei Appetitmangel,
- subkutan oder intravenös: Wirkrichtung auf das Rhythmische System, z.B. mit *Urtica comp.* Ampullen (WALA) bei Urtikaria oder *Lac Taraxaci* D10/*Parmelia* D10 aa Ampullen (Weleda) bei Rosazea,
- perkutan: Wirkrichtung auf das Nerven-Sinnes-System, z.B. mit *Aconit Schmerzöl* (WALA) bei postzosterischer Neuralgie.

Die externe Dermatotherapie ist jedoch in den allermeisten Fällen von der angedeuteten Wirkrichtung nicht betroffen und auf das Hautorgan selbst gerichtet.

2. Zur Qualität der Inhaltsstoffe

Die Inhaltsstoffe eines Externums sollten nach Möglichkeit biologischen Ursprungs sein. Wurde ein Inhaltsstoff von einer Pflanze oder einem Tier hervorgebracht, entstammt er der gemeinsamen Schöpfung von Mensch und Natur. Er ist für den Menschen nicht fremd und kann ohne kräftezehrende „Verdauungsleistung" in den Aufbau der Haut übernommen werden. Substanzen chemisch-synthetischen Ursprungs sollten daher möglichst nur im Spezialfall Verwendung für die externe Dermatotherapie finden. Als Beispiel für einen Unsinn unter den herkömmlichen Fertigpräparaten kann eine Emulsion dienen, deren Name von der Linolsäure abgeleitet ist. Diese ist in naturidentischer Form in dem Präparat auch enthalten; auf Nachfrage bei dem Produzenten ist jedoch zu erfahren, dass sie nicht dem Lein, sondern der Retorte entstammt.

Die physische Substanz des menschlichen Leibes wandelt sich über zwei Zwischenstufen von der toten Substanz zur Ich-begabten Substanz (Steiner, Wegman. GA 27, Kap. 5). Unter der Wirkung des Ätherleibs wandelt sich tote in belebte Substanz; unter der Tätigkeit des Astralleibs wandelt sich belebte in beseelte Substanz, und schließlich wird durch die Ich-Organisation aus beseelter Substanz Ich-begabte Substanz. Im Folgenden finden sich Beispiele für die unterschiedlichen Substanzstufen für Inhaltsstoffe, die in Externa Verwendung finden.

Ich-begabte Substanz ↑	Z.B. durch den Menschen hervorgebrachte epidermale Lipide und Talgdrüsensekret
Beseelte Substanz ↑	Durch das Tier hervorgebracht, z.B. Lanolin, Bienenwachs
Belebte Substanz ↑	Durch die Pflanze hervorgebracht, z.B. Olivenöl, Mandelöl
Tote Substanz	Aus Mineralöl: Vaseline, Paraffine

2.1 Tote Substanz

Substanzen synthetischen Ursprungs aus der Retorte wie Emulgatoren, Lichtschutzfaktoren, Konservierungsmittel, Antioxidanzien und ähnliche stellen „schlackenartige" Materie dar, die von außerhalb der Schöpfung von Mensch und Natur stammt. Sie hat für den Menschen in mehr als einer Hinsicht Fremdcharakter.

Vaseline und Paraffin sind Abscheidungsprodukte des Erdöls, die besondere, schätzenswerte Eigenschaften besitzen. Diese sind:
- chemische Indifferenz,
- fehlende Allergenität,
- hohe Haltbarkeit,
- Geschmeidigkeit,
- gute Mischbarkeit mit den meisten Arzneistoffen,
- nehmen kaum Wasser auf,
- Begünstigung der Stabilität inkorporierter Wirkstoffe,
- keine Resorption, Verbleib auf der Hautoberfläche.

Mit den letztgenannten Eigenschaften bieten Vaseline und Paraffine die besten Voraussetzungen für die Herstellung von Salben mit Metallzusätzen. Die Salbengrundlagen der Metallsalben der Firmen Weleda und WALA sollen sicherstellen, dass die Salben auf der Haut bleiben und nicht resorbiert werden. Von der Hautoberfläche sollen die Metalle eine Metallstrahlung in Richtung auf das Innere des Organismus entwickeln.

Ein weiteres Beispiel einer sinnvollen Verwendung von Vaseline ist die *Rosatum Heilsalbe* (WALA) für die extrem trockene Haut. Die abdeckende Wirkung von Vaseline verhindert den transepidermalen Wasserverlust der trockenen Haut.

2.2 Belebte Substanz

Der Olivenbaum hat einen besonderen Bezug zu Licht und Wärme der Sonne und ist daher auch der Anzeiger für das mediterrane Klima. Im gesamten Mittelmeerraum ist der Wärmeäther wirksam. Die Olive und das daraus gewonnene Olivenöl stellen substanzgewordene Sonnenqualität dar. Schon im alten Griechenland war die externe Anwendung von Olivenöl geläufig (Steiner. GA 351, 24.10.1923). Dies wurde bei Athenern und Spartanern unterschiedlich gehandhabt: Die Athener massierten ihre Haut mit Olivenöl, trieben Gymnastik draußen nur an der Sonne und übten die schöne, eher lange Rede. Die Spartaner dagegen versorgten ihre Haut mit Olivenöl und Sand (!), trieben Gymnastik bei jedem Wetter und übten die bedeutende, kurze und knappe Rede. Am Hautorgan als der Körpergrenze wird äußeres Licht (Sonnenlicht) in inneres Licht (Gedankenlicht) umgewandelt. Das Olivenöl fördert den Abschluss nach außen und dient dadurch in gewissem Sinne auch der Vertiefung des Seelenlebens und der Entwicklung der Denktätigkeit. Der Athener lässt sich durch das Sonnenlicht zur schönen Rede anregen. Der Spartaner trotzt jedem Wetter und verleiht seiner Rede Bedeutung; interessant ist, dass er dem Olivenöl, das beide verwenden, den Kieselprozess des Sandes hinzugefügt hat.

Als wärmeverwandte Substanz regt Olivenöl den Wärmeorganismus an. Damit wird die Tätigkeit der Ich-Organisation in der Peripherie des Organismus gefördert. Aufbau und Funktion der inneren Organe werden unterstützt, und an der Haut selbst verstärkt das Olivenöl die epidermale Barrierefunktion und die Grenzbildung.

Der Mandelbaum wächst ebenfalls am Mittelmeer. Das Mandelöl bildet sich unter einer ausgeprägten Geste der Verinnerlichung. Diese wird deutlich, wenn man die Samenbildung von Mandelbaum und Erdbeere, zwei Repräsentanten der Familie der Rosengewächse, gegenüberstellt. Der ölhaltige Mandelkern findet sich unter einer sehr harten Schale. Das Mandelöl besänftigt neurodermitische Haut und eignet sich besonders für die Pflege der schutzbedürftigen Säuglingshaut. Die Erdbeere dagegen hat ihre Nüsschen, die eigentlichen Samen (die dem Mandelkern entsprechen), ganz außen auf dem Fruchtkörper, eine Geste der Veräußerlichung und Peripherisierung. Erdbeeren sind für Neurodermitiker nicht selten unverträglich; ihr Genuss kann den Ausschlag verstärken.

Eine Anmerkung zur praktischen Anwendung von Pflegeölen: Sie sollten nach dem Baden oder Duschen in die noch feuchte Haut einmassiert werden. So können sie von der Haut aufgenommen werden. Es kann vorkommen, dass Öle austrocknend wirken, was paradox erscheint. Das Öl wird in solchen Fällen so intensiv und schnell von der Epidermis aufgenommen, dass es wirkt wie eine Flüssigkeit, die trocken macht. In solchen Fällen braucht es eine Zubereitung, die mehr Fette enthält (z.B. Lanolin, Bienenwachs), die länger auf der Hautoberfläche verbleiben.

Körpermilch zur rückfettenden Pflege gibt es nur wegen des allgegenwärtigen Zeitmangels. Wenn man sich genügend Zeit nehmen würde, um ein Pflegeöl genügend lange und intensiv einzumassieren, würde dieses völlig ausreichen.

Natürliche ätherische Öle entstammen dem elementarischen Geschehen im Blütenbereich; auch wenn sie beispielsweise im Blatt gebildet werden, sind sie innerlich blütenverwandt. Sie unterstützen die Wirkung eines fetten Öls auf den Wärmeorganismus und die Ich-Organisation des Menschen. Natürliche ätherische Öle sind allergologisch weit weniger bedenklich als anzunehmen. Die häufige Sensibilisierung gegenüber Duftstoffen richtet sich vornehmlich gegen Monosubstanzen, die von der natürlichen substanziellen Vielfalt eines ätherischen Öls isoliert Verwendung finden, und gegen synthetische Duftstoffe (Meyer 2004).

2.3   Beseelte Substanz

Wollwachs (Lanolin) vom Schaf ist geschmeidig und in der Lage, viel Wasser aufzunehmen. Heute findet ausschließlich hochgereinigtes Wollwachs Verwendung, sodass prinzipielle allergologische Vorbehalte nicht mehr berechtigt sind. Bienenwachs verleiht einer Zubereitung Festigkeit und macht aus einer Milch eine Creme oder eine Salbe.

2.4   Ich-begabte Substanz

Unter den epidermalen Lipiden sind es die Ceramide (Sphingolipide), die sich ansonsten nur im Zentralnervensystem finden und den Stempel der Individualität des Menschen tragen. Unter den Talgdrüsenlipiden sind Sapiensäure und Octadecadiensäure die wesentlichen Fettsäuren, die nur beim Menschen vorkommen. Dieses sind Beispiele für Substanzen, die die Prägung des Ich tragen.

■ 3.   Wirkprinzipien der externen Therapie

Im Folgenden werden die wichtigsten Wirkprinzipien der Therapie über die Haut, die für die Anthroposophische Medizin charakteristisch sind und zu den ihr ureigenen Therapieansätzen gehören, kurz dargestellt.

3.1   Metallsalben

Metallsalben finden bei Hautausschlägen Anwendung. „Wir regen damit peripherisch die Ich-Tätigkeit an. Diese Ich-Tätigkeit wird durch Reaktion im Innern des Menschen ebenso angeregt; es entsteht zunächst im Innern des Menschen verschärfte Nerven-Sinnestätigkeit in irgendeinem Organ, und von da aus verschärfte Atmungstätigkeit, indem das auf das Astralische übergeht. Und wir bekommen eine Wirkung derjenigen Kräfte im Innern heraus, die dem Hautausschlag entgegenwirken. Wir rufen den ganzen Körper auf, um dem Hautausschlag entgegenzuwirken." (Steiner. GA 313: 130)

Bleisalbe regt die Nerven-Sinnes-Tätigkeit des oberen Menschen an; sie ist indiziert bei „Kopfschwäche", bei der „der obere Mensch keine richtige Nerven-Sinnestätigkeit entwickelt und auch keine richtige Atmung entwickelt" (Steiner. GA 313: 131). Dabei ist zu denken an exsudative Ekzemformen im Kindesalter bei großem Kopf, pastösem Habitus und zu stark träumender Bewusstseinslage.

Silbersalbe regt die Nerven-Sinnes-Tätigkeit des unteren Menschen an; sie bewirkt eine Anregung der Atmung vom Stoffwechsel-Gliedmaßen-System aus. Sie ist indiziert bei eher asthenischer Konstitution, beispielsweise bei Mykosen (Vademecum 2010: 120–121).

Antimonsalbe beim Ekzem schwächt die zentrifugal wirkenden Kräfte des Astralleibs (Steiner, Wegman. GA 27, Kap. 20). Ihre Indikationen sind in Kapitel VIII.5 beschrieben.

Kupfersalbe regt durch die Verwandtschaft des Kupfers mit der Wärme den Wärmeorganismus an. Zudem unterstützt sie die Tätigkeit der Melanozyten bei der Vitiligo.

3.2 Öldispersionsbäder

Oben wurde bereits beschrieben, wie sich die Bildung der Pflanzenöle unter dem Einfluss kosmischer Wirkungen vollzieht und der Arbeit des Ich am Organismus innerlich verwandt ist. Am 4.4.1920 hat Steiner angeregt, „fein zerstäubtes Öl im Bade zu verarbeiten und den Menschen zu behandeln mit den Ölbädern" (Steiner. GA 312: 287). Dafür steht heute das Öldispersionsbadegerät der Firma Jungebad zur Verfügung. Das Öldispersionsbad ist bei allen Dermatosen indiziert, bei denen der Wärmeorganismus geschwächt ist (z.B. Sklerodermie, malignes Melanom) und bei denen eine Dissoziation der Ich-Organisation aus der belebten Physis zugrunde liegt (z.B. Pyoderma gangraenosum).

3.3 Rosmarinöl

Durch „sehr fein verdünnten Rosmarinsaft" in Bädern ist es möglich, bei einer Neigung zu Entzündlichkeiten die Ich-Tätigkeit im Menschen anzuregen. „Diese Anregung, die da von der Peripherie herkommt durch den Rosmarinsaft, ist so, dass gewissermaßen das Ich in dem, was da an den Menschen herankommt durch den fein zerteilten Rosmarinsaft, arbeiten kann." (Steiner. GA 312: 276–277) Rosmarin regt den Sinnesprozess in der Haut an, sodass sich das Ich besser „in sein Gerüst" in der Peripherie eingliedern kann. Im Sinnesprozess schiebt die Außenwelt einen Golf in den menschlichen Organismus hinein. Der Mensch identifiziert sich mit der Außenwelt und macht „in der hereingeschobenen Objektivität" ein Stück Außenwelt mit.

Eine weitere Indikation des Rosmarinöls ist die diffuse Alopezie (Steiner. GA 312, 4.4.1920). Es ist interessant, dass Rosmarinöl der Hauptbestandteil von Kölnisch Wasser ist; man muss annehmen, dass es seine große Verbreitung der wachmachenden Wirkung des Rosmarins verdankt.

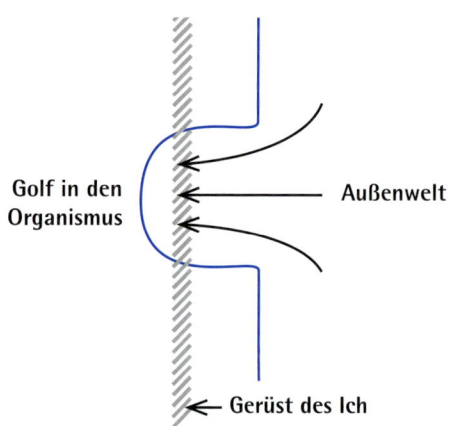

Abb. 1: Sinneswahrnehmung im Hautorgan

3.4 Arnika

Die externe Anwendung von Arnika *(Arnica montana)* bei stumpfen Traumen, Prellungen und Verstauchungen ist weit verbreitet. Durch den äußeren Insult wird das „Ineinanderwirken von Ich und menschlicher Organisationskraft" durchbrochen; es erfolgt eine „Schwächung des Ich in seiner Wirkungskraft" (Steiner. GA 312: 279). *Arnika-Salbe* unter einem Wolllappen ruft den astralischen Leib von innen: „Du, komm mal her, da hast du was zu tun, da mußt du dem [Ich] zu Hilfe kommen. – Komm einmal her, helfe da dem Ich." (Steiner. GA 312: 279) Der Wolllappen verstärkt durch seine okklusive und wärmedämmende Wirkung den Effekt der *Arnika-Salbe*. Zudem stammt die Wolle von einem durch einen Astralleib beseelten Tier, ist also beseelte Substanz und hat daher ebenfalls eine Wirkung auf den Astralleib des Patienten. (Daher ist die Wolle beim peripher überastralisierten Atopiker oft unverträglich!)

Wie *Rosmarinöl* auf das Ich wirkt, so wirkt Arnika auf den Astralleib. Arnika äußerlich ist indiziert bei chronisch-venöser Insuffizienz. Allergologische Bedenken sollten den Einsatz dieser wichtigen und wirksamen Heilpflanze nicht einschränken.

3.5   Kiesel

Eine äußerliche Kieselbehandlung mit *Equisetum-Creme* (s. u.), *Quarz-Öl* oder *Equisetumbädern* ist indiziert bei „Entzündungserscheinungen der Haut" (Steiner, Wegman. GA 27, Kap. 15). Diese führen dazu, dass Ich-Organisation und Astralleib peripher eine abnorme Tätigkeit entfalten. Dadurch entziehen sie sich den Wirkungen in Richtung auf die inneren Organe. Kiesel bewirkt, dass die Tätigkeit von Ich-Organisation und Astralleib an der Haut entlastet und ihre Tätigkeit nach innen freigegeben wird.

3.6   Schafgarbe (Achillea millefolium)

Der feucht-warme Schafgarbenwickel auf die Lebergegend, beispielsweise nach dem Mittagessen, ist indiziert bei Leber-Gallen-Störungen und Verdauungsschwäche. Die Schafgarbe bringt den Schwefel zu den anderen Pflanzensubstanzen in ein richtiges Verhältnis. „Bei keiner anderen Pflanze bringen es die Naturgeister zu einer solchen Vollendung, den Schwefel zu verwenden, wie bei der Schafgarbe." (Steiner. GA 327: 126) Schwefel macht die physischen Tätigkeiten des Organismus dem Eingreifen der ätherischen geneigter (Steiner, Wegman. GA 27, Kap. 13 und 14); hierauf beruht auch die Wirkung der Schafgarbe und ihrer äußeren Anwendung. Man könnte meinen, dass der Schafgarbenwickel über der Leber eine lediglich auf die Haut beschränkte Wirkung habe. Dem ist aber nicht so; seine Wirkung geht strahlenähnlich in den gesamten rechten Oberbauch.

3.7   Sauerklee (Oxalis acetosella)

Oxalis-Salbe zur Nacht dünn auf den Bauch ist indiziert bei Erkrankungen des Magen-Darmtrakts in Folge psychischer Einwirkung (z. B. Schock, lang anhaltender Kummer). Dadurch erfolgt eine „Energisierung des ätherischen Systems im Verdauungstrakt" (Steiner. GA 314: 197). Oxalsäure als Absonderung einer Pflanze entspricht dem Gebiet des Ätherischen. Sie ist ebenfalls indiziert bei einer trägen Tätigkeit des Unterleibs (Stoffwechselsystem). „Man erhält durch Kleesäure eine Verstärkung des ätherischen Leibes, weil die Kraft der Ich-Organisation durch diese Säure in eine Kraft des astralischen Leibes verwandelt wird, der dann verstärkt auf den Ätherleib wirkt." (Steiner, Wegman. GA 27: 92)

3.8 Formica

Die Rote Waldameise *(Formica rufa)*, äußerlich als Vollbad angewandt, ist indiziert bei Neigung zu Entzündungen. Der physischen Peripherie des menschlichen Organismus ist durch die Ich-Organisation ein Gerüst eingegliedert. „Der Mensch trägt ein ihm einfach durch seine Ich-Organisation eingeprägtes Gerüste mit sich herum, ein sehr feines Gerüste, welches allerdings aus den Kräften des Ätherleibes dem physischen Leibe einorganisiert ist." (Steiner. GA 312: 264–265) Dieses Gerüst ist bis zum gewissen Grade ein Fremdkörper und hat die Tendenz zu zerfallen und sich zu zersplittern, wodurch es „die geheimnisvolle Ursache von Entzündungen im Organismus wird" (a. a. O.). Formica äußerlich als Bad angewandt, wirkt konsolidierend auf das Gerüst, wodurch das Ich „herangebändigt" wird, „so daß dieses Gerüste von dem Ich durchdrungen ist. Dadurch kommen Sie ... den Entzündungen bei, denn zum entzündlichen Zerfall hat dieses Gerüste nur dann die Neigung, wenn es nicht von dem Ich ordentlich durchdrungen ist ... denn das Ich und dieses Gerüste gehören zusammen" (Steiner. GA 312: 268). Als Indikation in der Dermatologie kommt die Furunkulose bei Adipositas in Betracht. Gicht und rheumatische Zustände sind weitere Indikationen (Steiner, Wegman. GA 27, Kap. 17).

■ 4. Lokaltherapeutika: Inhaltsstoffe und Wirkungen

Unter den Inhaltsstoffen von Lokaltherapeutika unterscheidet man zwischen differenten Substanzen, die die Heilstoffe im eigentlichen Sinne (Wirkstoffe) darstellen, und Trägersubstanzen. Letztere dienen als Vehikel für die Wirkstoffe und haben oft auch Heilwirkung. Die Zusammensetzung und Kombination der verschiedenen Trägersubstanzen (fest, flüssig, halbfest) führt zu völlig unterschiedlichen Lokaltherapeutika mit jeweils eigenen Indikationen.

Das Feste ist Träger des Salprinzips, das Flüssige Träger des Merkuriellen und das Fett Träger des Sulfurprinzips. Öl in Wasser ergibt eine Creme oder Lotion (feucht, hydrophil), Wasser in Öl eine Fettcreme (fett, lipophil). Salben sind nach neuerer Definition wasserfreie, fette Zubereitungen.

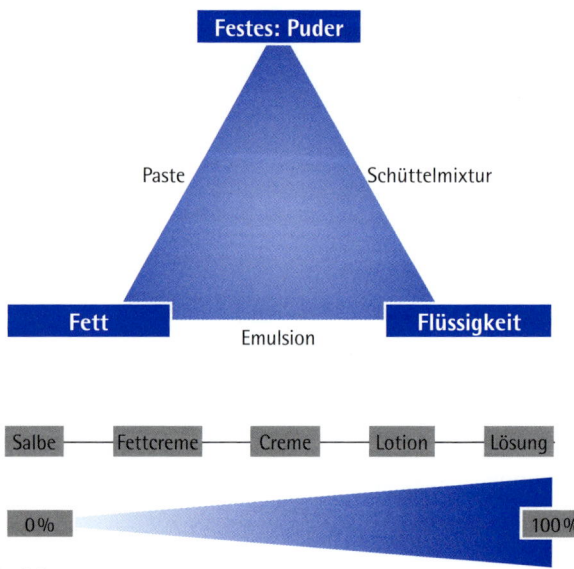

Abb. 2: Phasendreieck der Externa

4.1 Puder

Puder wirken austrocknend, kühlend, entzündungshemmend und juckreizstillend. Sie sind indiziert bei Intertrigo *(Dr. Hauschka Seidenpuder)*, bei der Nabelpflege im Säuglingsalter (*Wecesin Puder* [Weleda]) und im Windelbereich. Eine Grundlage bietet:

- Zinci oxydati
  Talci veneti   aa ad 100,0.

4.2 Flüssigkeiten

Flüssigkeiten wirken ähnlich wie Puder. Sie ermöglichen die gleichmäßige Verteilung differenter Substanzen. Alkohol in Flüssigkeiten wirkt zusätzlich austrocknend, da er hygroskopisch ist. Ein Zusatz von 3 bis 5% Glycerin schafft Abhilfe. Flüssigkeiten sind indiziert bei akuten, nässenden Entzündungen der Haut. Es gilt der Grundsatz: feucht auf feucht. Ein nässender Ausschlag erfährt Linderung durch einen feuchten Umschlag. Dieser wirkt kalt entzündungshemmend, warm entzündungsfördernd. Oft nachgefeuchtet erweicht er Krusten; selten nachgefeuchtet wirkt er austrocknend. Je mehr Abdunstung stattfindet, desto größer ist die Entzündungshemmung.

Wenn ein Hautzustand einen feuchten Umschlag erfordert, ist es möglich, die Austrocknung durch eine fett-feuchte Behandlung zu minimieren. Man trägt eine Creme auf (keine Salbe, da diese durch den hohen Fettgehalt zu wenig durchlässig wäre) und legt darüber den feuchten Umschlag. Ein Beispiel für ein superinfiziertes Ekzem:

- 1.) *Imlan Creme pur* (Birken AG).
- 2.) Feuchter Umschlag mit *Calendula-Essenz* (Weleda/WALA).

Beispiele für in Flüssigkeit anzuwendende Wirkstoffe, deren Wirkung sich direkt auf das Hautorgan richtet:
- Eichenrinde: gerbend,
- Kamille: desinfizierend,
- Ringelblume: bei Superinfektion,
- Gemeines Bingelkraut: bei infizierten Wunden,
- Arnika: bei stumpfen Traumen,
- Lebensbaum: bei Warzen,
- Salbei: bei Hyperhidrosis,
- Gentianaviolett 0,5% wässrige Lösung: bei bakterieller und/oder mykotischer Superinfektion.

4.3 Schüttelmixtur

Schüttelmixturen wirken ähnlich wie Puder. Sie ermöglichen eine gleichmäßige Verteilung fester Bestandteile. Indikationen sind Varizellen, Urtikaria, Insektenstiche, Windeldermatitis und nässende Ekzeme. Eine typische Zusammensetzung hat die *Zinkschüttelmixtur*:

> Zinci oxydati
> Talci veneti
> Glycerini
> Aqua dest.
> M. f. mixtura agitanda
> S. Lotio alba aquosa.
>
> aa ad 20,0
>
> aa ad 100,0

Darin kann statt Wasser auch *Quercus-Essenz* (WALA) oder *Quercus, ethanol.* Decoctum 20% T. z. ä. G. (Weleda) verwandt werden. Die Eichenrinde dämmt die albuminisierenden Kräfte im Hautorgan unter Führung der Ich-Organisation ein.

4.4 Salben und Fettcremes

Salben sind wasserfreie Mischungen fetter Öle und Wachse bzw. von Paraffin und Vaseline. Eine Zubereitung mit 30% Wasser bezeichnet man als Fettcreme. Salben wirken abdeckend, fördern durch einen Feuchtigkeitsstau die Quellung der Hornschicht und verstärken die Penetration von differenten Substanzen. Eine Kortisonsalbe beispielsweise wirkt daher umso intensiver, je fetter die Salbengrundlage ist. Die Indikationen für den Einsatz von Salben und Fettcremes sind chronische, trockene Dermatosen und Lichenifikationen. Salben sind auf akut entzündeter Haut kontraindiziert.

Als Prototyp einer Fettsalbe kann *Unguentum molle* gelten:

> Lanolini
> Vaselinum flavum
>
> aa ad 100,0

Die Zusammensetzung des Lanolins ist wie folgt:

> Adeps lanae anhydricum 65,0
> Aqua dest. 20,0
> Paraffinum subliquidum ad 100,0.

4.5 Cremes

Cremes enthalten bis zu 70% Wasser. Für die Gesichtspflege werden bespielsweise Feuchtigkeitscremes und Tagescreme angewandt. Cremes sind durchlässig für Feuchtigkeit und haben einen Kühleffekt. Kortikosteroide in Cremes wirken weniger tief und daher milder. Cremes sind indiziert bei akut entzündlichen Dermatosen, bei Seborrhoe und bei saftig imbibierten, urtikariellen oder leicht nässenden Ekzemen. Geläufige Grundlagen sind:

> Vaselinum album 17,5
> Paraffinum subliquidum 17,5
> Cetylstearylalkohol 15,0
> Aqua dest. ad 100,0
> S. Unguentum emulsificans
> (nimmt bis zu 70% Wasser auf)

- Alcohol. lanae   6,0
  Vaselinum flavum   10,0
  Paraffinum durum   24,0
  Paraffinum subliquidum   60,0
  S. Eucerin anhydricum
  (nimmt bis zu 50% Wasser auf).

Damit lassen sich beispielsweise folgende Cremes herstellen:

- *Decoctum aquosum* 10% (frisch in der Apotheke herzustellen)   50,0
  Ungt. emulsificans   ad 100,0
  S. Equisetum-Creme

- *Quercus-Essenz* (WALA)   50,0
  Eucerin anhydricum   ad 100,0
  S. Eichenrinden-Creme.

Beide Cremes sind im Kühlschrank aufzubewahren und nur begrenzt haltbar, da sie keine Konservierungsmittel enthalten.

4.6   Pasten

Die Wirkung von Pasten ist beruhigend, entzündungshemmend, abdeckend, schützend, sekretbindend und austrocknend. Sie sind indiziert bei subakuten Ekzemen, Intertrigo, Windeldermatitis und dyshidrotischem Ekzem. Der Prototyp einer Paste ist die *Weiche Zinkpaste*:

- Zinci oxydati   30,0
  Oleum olivarum   20,0
  Lanolini   ad 100,0
  S. Pasta zinci mollis

Soll die Paste lanolinfrei sein, ist statt *Lanolin Vaselinum album* zu verwenden. *Pasta zinci mollis* haftet auf der Haut und muss „abgeschminkt", d.h. mit Öl auf Wattebausch abgetragen werden. Sie darf nicht in die Haare gelangen.

Ein Beispiel für eine „moderate" Paste mit Pflegeeffekt ist *Calendula-Babycreme* (Weleda), die 12% Zinkoxid enthält. Pastenähnlich ist auch *Weleda Fußbalsam* durch den Gehalt an Heilerde.

4.7   Verbände

Bei stark juckenden Dermatosen (z.B. Unterschenkelekzem bei chronisch-venöser Insuffizienz), bei Tics und Artefakten in der Heilpädagogik sind Zinkleimverbände indiziert. Sie sind als Fertigprodukte verfügbar elastisch über Gelenken (z.B. *Varolast* [Hartmann]) oder unelastisch (z.B. *Varicex F* [Lohmann]).

Verbände gewöhnlicher Art sind indiziert bei Verletzungen und Ekzemen. Hier bieten sie Schutz, indem sie eine Art zusätzlicher Haut bilden, die als physischer Zusatz bei Hyperreagibilität und Überreizung der Haut die Grenze ersetzen. Interessant in diesem Zusammenhang ist die Beobachtung, dass sich oft bei neurodermitischen Kleinkindern im Windelbereich kein Ekzem findet.

■ Literatur

GAÄD – Gesellschaft Anthroposophischer Ärzte in Deutschland (Hrsg.) (2010): Vademecum Anthroposophischer Arzneimittel. 2. Auflage. Der Merkurstab Supplement 1.

Meyer, U. (2004): Verträglichkeit natürlicher ätherischer Öle bei ausgewiesenen Duftstoff-Mix-Allergikern. Der Merkurstab 57, 51–53.

Steiner, R. (1976): Geisteswissenschaft und Medizin. GA 312. 5. Auflage. Dornach.

Steiner, R. (1978): Mensch und Welt – Das Wirken des Geistes in der Natur – Über das Wesen der Bienen. GA 351. 3. Auflage. Dornach.

Steiner, R. (1963): Geisteswissenschaftliche Geschichtspunkte der Therapie. GA 313. 3. Auflage. Dornach.

Steiner, R. (1975): Geisteswissenschaftliche Grundlagen zum Gedeihen der Landwirtschaft. GA 327. 5. Auflage. Dornach.

Steiner, R. (1975): Physiologisch-Therapeutisches auf Grundlage der Geisteswissenschaft. GA 314. 2. Auflage. Dornach.

Steiner, R. (1972): Grundlegendes für eine Erweiterung der Heilkunst nach geisteswissenschaftlichen Erkenntnissen. GA 27. 4. Auflage. Dornach.

XI
ANTHROPOSOPHISCHE WUNDBEHANDLUNG

HERMANN GLASER

■ 1. Systematik der Wundheilung

Für die Heilung eines Hautdefekts sind komplexe Prozesse humoraler und zellulärer Natur notwendig. Diese werden durch die chemotaktische Kommunikation der Zellen im Wundgebiet in eine bestaunenswerte, weisheitsvolle Choreografie gelenkt (Debus et al. 2000: 14–18, Kapp, Smola 2006: 8–14).

Schulmedizinisch werden dabei klassischerweise drei Stufen unterschieden, die nach einer tiefgreifenden Verletzung zum Wundschluss durch Vernarbung führen: die Reinigungs-, die Granulations- und die Epithelisierungsphase.

1.1 Tria principia

Eine große Hilfe zum Verständnis der Zusammenhänge zwischen bestimmten Heilmitteln und den Wundheilungsphasen ist die Tria principia der Alchemisten, die Paracelsus in komprimierter Form im Bild des Feuers ausdrückt: „Was zu Asche wird auf der Welt, das ist SAL, was raucht, MERKUR, was brennt, ist SULPHUR." (Glaser 2000: 15–17, 20–24)

Die hier differenzierten Qualitäten stofflicher Verwandlung bilden die Grundlage für das, was in Kapitel II dieses Buches als Dreigliederung der Haut dargestellt wurde.

Sulfur: Das Schweflige ist durchdrungen von feinstofflichen Imponderabilien wie Wärme und Licht und findet sich in den Stoffwechselprozessen der tiefen, wenig differenzierten Hautschichten.

Sal: Die klare Struktur des Salzkristalls zeigt sich in der kühlsten, völlig ins Leblose geführten, eine dichte Grenze bildenden Hornschicht. Nahe dabei finden sich verschiedene, auf Außenreize reagierende Hautsinnesorgane.

Dazwischen spielen sich Regulationsprozesse ab, die zwischen dem Blut- und dem Nervenbereich der Haut vermitteln:

Merkur: „Quecksilbrig" schwingt das Geschehen zwischen wässrigem Auftrieb und dauerhafter Schwere und spiegelt dabei gleichzeitig seelische Reaktionen wider wie ein Erröten oder Blass-Werden.

In Tabelle 1 sind die wesentlichen Gesichtspunkte und Qualitäten zusammengefasst.

So wird eine systematische Zuordnung sich entsprechender Funktionsbereiche, Stofflichkeiten und Krankheitstendenzen möglich.

Aus dieser Systematik ergeben sich im Folgenden Hinweise darauf, welche Heilmittel den gesunden Verlauf einer Wundheilung phasengerecht unterstützen können.

SULFUR	MERKUR	SAL
Wärme, Farbe	Rhythmus	Kühle
Bewegung	= Polarisierung	Ruhe
Auflösung, Quellung	= Ausgleich/Vermittlung	Verdichtung, Verhärtung
(zentrifugal)	= Schwingen	(zentripetal)
Aufbau	z.B. zwischen Zusammen-	Abbau
vergänglich	ziehung und Ausdehnung	dauerhaft
Stoffwechsel, Gliedmaßen	Herz, Lunge	Nervensystem, Sinne
Blut → Fortpflanzung	→ Zirkulation, Atmung	Nerv → Wahrnehmung
Blüte, Frucht	Blatt, Stängel	Wurzel, Rinde
Cumarine, ätherische Öle	Schleimstoffe, Saponine, fette Öle	Gerbstoffe, Kieselsäure, Harze
Zucker (löslich)	Stärke (quellfähig)	Zellulose (unlöslich)
ENTZÜNDUNG	GESUNDHEIT	SKLEROSE
Kinderkrankheiten (Fieber)		Alterserkrankungen (Ablagerungen)
heiß	harmonisch, regelmäßig	kalt
Verflüssigung, Erweichung	Gliederung, rechtes Maß	Stauung, Verhärtung
→ Formverlust	→ Metamorphose	→ Überformung
nässend		trocken
diffus, aufgedunsen		abgegrenzt, fest
akut		chronisch

Tabelle 1

1.2 Wundheilungsphasen, therapeutische Intention und pflanzliche Heilmittel

Statt einer ausführlichen Beschreibung der jeweiligen Wundheilungsprozesse werden in Tabelle 2 nur wesentliche, die einzelnen Phasen konkretisierende Begriffe genannt, um den Blick auf das Ganze klar zu halten.

Berücksichtigen wir die qualitativen Übergänge zwischen den Hauptphasen, können wir tatsächlich sämtliche Kategorien der pflanzlichen Ausgestaltung zuordnen.

Der Einsatz entsprechender Substanzen wird anschließend beispielhaft skizziert.

SULFUR	MERKUR	SAL
Entzündungs-/Exsudations-/Reinigungsphase = Stoffwechselpol	Proliferations-/resorptive Phase ↑ Wachstumsprinzip	Granulations-/fibroblastische Kollagenphase ∞	Epithelisierungsphase ↓ Gestaltungsprinzip	Regenerations-/Remodellierungsphase = Formpol
Blut Wundödem	Aufbau neuen Gewebes	Angiogenese Extrazellulärmatrix	Migration der Epidermiszellen	Apoptose
Immunabwehr Chemotaxis Phagozytose	Wachstumsfaktoren	Umbau von Fibrin in Kollagen	Verdickung der Epitheldecke	Ausreifung/Verdichtung des Bindegewebes
Proteasen Auflösung von Nekrosen	Aufbau einer Fibrinmatrix	= Auflösung und Aufbau und Verdichtung	Kollagenvernetzung	Wundkontraktion
Reinigen	Stimulieren	Entwicklungsraum schaffen	Pflegen des neuen Epithels	Stabilisieren der Narbe
Durchlichten	Ernähren	Schützen	Strukturieren	Festigen
BLÜTE	KNOSPE	BLATT	STÄNGEL	WURZEL/RINDE
Ätherische Öle u. ä. z. B. in Ringelblumenblütentee/-Essenz, Kamillentee, Lavendel-, Johanniskrautöl; Honig	Aromatische Blätter z. B. Weißkohl; Rosmarin-, Melissen-, Thymianöl; Honig	Schleimhaltige Tees z. B. aus Huflattich, Leinsamen; Blattauflagen z. B. Weißkohl, Wegerich, Frauenmantel, Hauswurz	Kieselsäure z. B. im Ackerschachtelhalm (Tee, Dilution, Essenz, Kraut); fettes Öl z. B. Sanddornkern-, Mandel- oder Olivenöl; Johanniskrautöl; Birkenkork-Extrakt	Gerbstoffe z. B. in Eichenrindentee/-Essenz, Ratanhia-Tinktur, Hamamelis-Essenz; Birkenkork-Extrakt

Tabelle 2

1.2.1 Blütenqualität

Ätherische Blütenöle z. B. von Kamille oder Lavendel wirken antiseptisch und regen die Durchblutung und damit den Reinigungsprozess an. Interessant ist in diesem Zusammenhang der gemeinsame Wortstamm von Blut und Blüte, „bluot" im Mittel- und Althochdeutschen.

Das Johanniskrautöl besticht nun tatsächlich durch seine blutrote Farbe und zeigt damit seine sulfurische Lichtfülle (substanziell im Hypericin) und Wärmequalität (im Hyperforin). Beides äußert sich wiederum auch in der antiseptischen Wirksamkeit.

1.2.2 Knospenqualität

Der Weißkohl zeigt im scharfen Geschmack seiner Blätter den sulfurischen Einschlag, während sich bei Rosmarin, Melisse oder Thymian der Blütenprozess über die Bildung des ätherischen Öls bis in den Blattbereich hineindrängt.

1.2.3 Blattqualität

Der hohe Wasser- und Schleimgehalt des Weißkohls ermöglicht diesem – wie auch den anderen aufgeführten Blattauflagen –, als eine Art Flüssigpflaster die Wundruhe in der Granulationsphase zu bewahren.

1.2.4 Stängelqualität

Der Ackerschachtelhalm zeigt sich als Stängelgebilde – ohne Laubblätter. Der Stängel einer Pflanze gehört zwar zu deren rhythmischer Mitte, ist aber durch seine lineare Gestalt schon eher wurzelhaft – im Gegensatz zum flächig ausgebreiteten Laubblatt, das nach oben hin schließlich zum Blütenblatt metamorphosiert wird.

Fette Öle werden meist im Samen gebildet. Am Blütenpol der Pflanze werden hier Licht und Wärme in die Substanz hinein verdichtet.

1.2.5 Wurzel-/Rindenqualität

Das Johanniskraut, das sich sulfurisch in der Blütenfülle verströmt, aber auch ein rasch verholzendes aufrecht stehendes Kraut bildet, tingiert das aus ihm gewonnene Öl mit einem hohen Anteil an Gerbstoffen (40%). Damit kann es auch während der Narbenbildung pflegend-strukturierend eingesetzt werden (z. B. *Hypericum ex herba* 5%, *Oleum* [WALA], *Hypericum, Flos* 25% Öl [Weleda]).

Heilmittel wie der Salbei können – je nach Zubereitung – eher durchblutungsfördernd (die ätherischen Öle werden im kurzgezogenen Tee gelöst) oder klärend-strukturierend (Extraktion der Gerbstoffe durch Aufkochen) wirken.

2. Wundreinigung und Milieusanierung

Akute, nicht chirurgisch gesetzte Wunden sind mehr oder weniger verunreinigt.

Chronische Wunden erscheinen häufig schmierig belegt oder verhärtet und trocken.

Eine Keimbelastung kann hier v.a. deswegen auftreten, weil sich das Milieu so verändert, dass das eigene individualisierte Terrain des Organismus ungeschützt dem allgemeinen äußeren Einfluss preisgegeben und in der Infektion davon sogar überwältigt wird. Hierfür ist z.B. die Veränderung des pH-Werts zum Alkalischen hin ein wichtiges Indiz.

Geht man nun mit Antiseptika und Antibiotika gegen die potenziellen Erreger einer Wundinfektion vor, wird auch die Lebendigkeit der nutzbringenden Wundzellen eingedämmt – ganz abgesehen von einer möglichen Allergisierung oder der Förderung von Resistenzentwicklungen etc. (Glaser 2000: 40–41).

Wichtiger ist hier also neben der Beseitigung von Heilungshindernissen die Stärkung der Selbstwirksamkeit bis in die mikrobiologische Ebene hinein.

Erstes Ziel nach einem eventuell notwendigen Débridement von Nekrosen ist zunächst, das Wundgebiet zu rehydrieren, um so die Entfernung von Fremdpartikeln, Krusten, verhärtetem Wundsekret und Belägen, z.B. auch Biofilmen zu ermöglichen.

Alle Lebens- und damit Heilungsprozesse können nur im feucht-warmen Milieu stattfinden.

Auch die Anregung der Ausscheidungsorgane (der Niere, z.B. durch Trinken von Birkenblättertee oder Auflegen von Ingwerkompressen; des Darms, z.B. durch Reinigungseinläufe) sowie der Immunstationen (z.B. durch rhythmische Einreibungen der Milzregion) sollte mit in Betracht gezogen werden.

Man muss jetzt „der Sache auf den Grund gehen", den Weg frei machen für den Aufbau des neuen Gewebes.

2.1 Therapiebeispiel Ringelblume (Calendula officinalis)

Das sehr vitale, aber ungegliedert erscheinende Kraut der „Wucherblume" verwandelt sich in der streng geordneten, lichtvollen Korbblüte zum „Sonnenwirbel". Über die herb-harziges Öl sezernierenden Drüsen dringt die strukturierende Salkraft bis in den Stängel-Blatt-Bereich vor. Es erscheint uns ein Bild für das „Bezwingen" v.a. chronisch-entzündlicher Prozesse, die evtl. in einer Eiterbildung gipfeln.

2.1.1 Anwendung

Bäder mit verdünnter Calendula-Essenz (z.B. *Calendula-Essenz* [WALA/Weleda]) oder frischem Ringelblumenblütentee sind für die Wundreinigung ein probates Mittel (wenn keine Kontraindikationen vorliegen, wie z.B. eine Fußpilzinfektion mit der Gefahr einer Keimpenetration ins umliegende aufgeweichte Gewebe). Die Bäder dürfen nicht zu heiß oder kalt verabreicht werden! Beides, besonders die Kälteeinwirkung, „schockiert" die aktiv tätigen Zellen im Wundgebiet und lässt den Heilungsverlauf stagnieren. Ideal ist die Anwendung als Öldispersions(teil)bad nach Junge (mit *Calendula e floribus W 10%, Oleum* [WALA]). (Cohnen, Rupprecht 2008: 12–16)

Warm-feuchte Applikationen der Ringelblumen-Extrakte wirken fäulniswidrig (durch antibakterielle und mäßig fungizide ätherische Öle und Flavonoide) und helfen so, den Wundzustand zu klären.

Sie unterstützen die Feuchtigkeitskapazität des jungen Granulationsgewebes und dienen so dazu, weitere Verkrustungen zu vermeiden.

Angetrocknetes Sekret kann gut mit feuchten Ringelblumenumschlägen gelöst und dann abgewischt werden. Verwendet wird dafür verdünnte Essenz oder schleimstoffhaltiger Calendulablütentee.

Um eine Auskühlung der Wunde durch die entstehende Verdunstungskälte zu verhindern, wird man den Umschlag mit einem mehrfach gefalteten Hand- oder Badetuch umhüllen (keine Plastikfolie!).

Zur Entfernung von randständigem Schorf eignet sich auch das zehnprozentig verdünnte Öl aus den Blüten der Ringelblume (z.B. *Calendula, Flos H* 10% [Weleda]), v.a. dann, wenn die Haut eher feucht (eben nicht trocken, aber auch nicht mazeriert) ist. Dies kann also gut nach einem Teilbad oder feuchten Umschlag geschehen (Glaser 2002: 8–9).

Oberflächliche Wunden können mit Ringelblumen-Essenz- oder Ringelblumenteeumschlägen über einige Tage feucht und warm gehalten und so zur Ausheilung geführt werden. Dies setzt allerdings die konsequente Mitarbeit des Patienten voraus, da angetrocknete, festklebende Verbände beim Wechsel doch ein erhebliches Trauma am Wundbett verursachen können.

2.2 Therapiebeispiel Honig

Seit Jahrtausenden gilt Honig als äußerst wirksames Wundheilmittel. Ägypter und Griechen hinterließen Hunderte von medizinischen Rezepturen auf Honigbasis.

Auch in Deutschland gibt es mittlerweile medizinischen Honig auf dem Markt, weil man seine antiseptische Wirksamkeit – sogar gegen multiresistente Erreger – wiederentdeckt hat (z.B. *Medihoney*™ [MEDIHONEY]).

Dieser Honig wird γ-bestrahlt, feinfiltriert und z.T. erhitzt, um der potenziellen Kontamination mit Clostridiensporen (anaerobe Botulismuserreger) zu begegnen. Negative Auswirkungen auf feinstofflicher Ebene bleiben dabei unberücksichtigt.

Es werden Kombinationen mit Hydrogelen, Netzgeweben, Calciumalginaten u.a. angeboten (z.B. *L-Mesitran*® *Hydro/-Net* [Medsorg GmbH, Schweiz], *Algivon*® [Advancis Medical UK] oder *MelMax*® [Karl Beese]).

Das Kondensat von Sonnenlicht und -wärme in den Blüten – der Nektar – wird von den Bienen in einem bestaunenswerten sozialen Zusammenspiel zu einem stabilen Kolloid aus über 180 Einzelsubstanzen eingedickt und dabei mit zahlreichen Enzymen und organischen Säuren versetzt. Beständiges Auspressen und Einsaugen in Sekundenfolge und das fortlaufende Weiterreichen von Biene zu Biene kommt einer Potenzierung der kostbaren Nähr- und Wirkstoffe gleich (Weiler 2000: 41, 83–84).

Der fertige, nun lange Zeit haltbare, selbststerilisierende Honig ist mehr als doppelt so hyperosmolar wie Traubenzucker, was einige Wirkungen erklärt:

Er zieht hygroskopisch Blut und Lymphe in die Wunde, wodurch diese ausgespült, gleichzeitig aber auch besser mit Wärme, Sauerstoff und Nährstoffen versorgt wird.

Er entzieht ödematösen Wundrändern Wasser und schützt diese vor Mazeration.

Er unterstützt die Wundkontraktion und sorgt für eine schärfere Umgrenzung nekrotischer Bereiche.

Ein Honigverband bleibt lange feucht, lindert damit Juckreiz und ermöglicht einen atraumatischen Verbandswechsel.

Der hohe Zuckergehalt ist neben dem schwach sauren pH-Wert und einer Reihe von Inhibinen einer der antimikrobiellen Faktoren, die auch zur Minderung des Wundgeruchs beitragen.

Vor allem die kontinuierliche Bildung von H_2O_2 durch die Reaktion von Glukoseoxydase mit Glukose in Honig, der durch Wundsekret verdünnt ist, gilt als keimhemmender Vorgang. Dieser wird allerdings bei Blut in der Wunde durch die Katalasereaktion reduziert. Außerdem lockt Wasserstoffperoxid in dieser niedrigen Dosierung Leukozyten an und fördert die Fibroblastenproliferation (Postmes 1997: 43-44, 78-79).

Speziell im neuseeländischen *Leptospermum-Honig*, der überdies als pestizidfrei gilt, wurde der sogenannte UMF (unique manuka factor) nachgewiesen, der im Gegensatz zu den anderen Inhibinen hitze- und lichtbeständig ist, nicht durch Katalase gehemmt wird und bis in die Tiefe penetriert – auch durch Biofilm hindurch (www.medihoney.com).

Durch die osmotischen Vorgänge und den Zucker- und Alkoholgehalt des Honigs zieht und brennt eine Honigauflage zunächst etwas (worauf der Patient vorbereitet sein sollte), wirkt dann aber kühlend und beruhigend.

Die enterale oder intravenöse Substitution bestimmter Nährstoffe und Elektrolyte, die dem Organismus bei Vorliegen einer chronischen Wunde häufig nicht ausreichend zur Verfügung stehen, ist heute allgemein üblich (Glaser 2000: 50-51, Seiler 2007: 9-15).

Das Wundgewebe kann solche Nährstoffe aber auch von außen aufnehmen, sodass sich unter der Reichhaltigkeit des Honigs an Mineralstoffen, Aminosäuren, Vitaminen und Spurenelementen nicht nur sämtliche immunologischen Vorgänge verbessern und die Bildung des Granulations- und Epithelgewebes beschleunigt wird, sondern das entstehende Narbengewebe auch histologisch und kosmetisch überzeugt (Postmes 1997: 11-12, 70-72, 75-77, 115-118).

Dies ist auch durch den hohen Gehalt an Antioxidanzien wie z. B. Ascorbinsäure, Zink und Mangan begründet, die dem Organismus helfen, die Stagnation in der Entzündungsphase zu überwinden.

Honig stimuliert die Proliferation von B- und T-Lymphozyten, aktiviert Neutrophile und Phagozyten und regt Monozyten an zur Abgabe von Zytokinen, Tumornekrosefaktor alpha, Interleukin-1 und -6 (www.honey.bio.waikato.ac.nz).

Im Ganzen fördert Honig ein Wundmilieu, das v. a. die Reinigungs- und Gewebeneubildungsvorgänge günstig beeinflusst. Hier kommt auch der hohe Gehalt an organischen Säuren positiv zum Tragen.

2.2.1 Anwendung

Der Honig wird ca. einen Millimeter dick appliziert – in tiefere Wunden und bei starker Sekretion kann er z. B. in Kombination mit einem Alginat eintamponiert werden.

Als Sekundärverband dient eine Fettgaze, eine (Saug-)Kompresse oder ein gewalztes Kohlblatt. Dieses verhindert die Transsudation durch den Verband und ein Verkleben mit der Wunde und zeigt selbst sehr positive v. a. hydroaktive Wirkungen auf die Wundheilung (siehe XI.4.1).

Zur Verflüssigung des Honigs mit Wasser bzw. medizinischem Tee (für Sitzbäder oder Spülungen von Fisteln oder Abszesshöhlen) darf dieser maximal auf 35 °C erwärmt werden, damit die Enzyme, Vitamine etc. erhalten bleiben.

Wichtig ist, den Honig in der Wunde niemals luftdicht abzuschließen.

Der Honigverband wird anfangs alle 12 bis 24 Stunden erneuert, kann bei ruhiger Granulation jedoch auch drei Tage und länger belassen werden.

Beim Wechsel ist die Wundoberfläche nach Bedarf zu reinigen: Gelöster Schorf und Detritus werden mit den Kompressen abgenommen. Reste des Honigs brauchen nicht entfernt zu werden.

Klebt der Verband fest oder ist kein unverdünnter Honig mehr zu sehen, sollte man für das nächste Verbandsintervall mehr Honig verwenden oder die Intervalle für den Verbandswechsel verkürzen. Solange ausreichend Honig vorhanden ist, bleibt die Wirksamkeit bestehen (Glaser 2006: 11).

■ 3. Die chronische Wunde

Eine Wunde ist ein besonderer Ort. Nur hier bekommen wir in der akuten Entzündungs- und Reinigungsphase das frische lebentragende Blut als Träger der individualisierenden Ich-Kräfte zu Gesicht. Deswegen kann uns der ungewohnte Anblick einer Wunde auch überwältigen, ohnmächtig werden lassen.

Bei chronischen Wunden blickt der Patient selbst oft so auf die Wunde, als wäre sie Teil der Außenwelt – ihm fremd. Er ist hier mit seinem inneren Wesen nicht mehr ganz präsent. Dementsprechend ist das Hauptproblem auf physiologischer Ebene stets die schlechte Durchblutung.

Meist ist es dann nötig, dass ein „anteilnehmender" Pflegender/Therapeut zumindest zeitweise vorausschauend, orientierend und ordnend über den Wundverlauf wacht, um Komplikationen zu vermeiden.

Ein Mensch, der es geschafft hat, seine Wunde zu heilen, hat sich dabei verändert. Er ist einzigartiger geworden, trägt jetzt eine Narbe als „besonderes Kennzeichen".

Interessanterweise erleben wir, dass Menschen mit Narben größere Sympathie entgegengebracht wird als solchen mit offenen Wunden.

Die chronische Wunde ist ein Spätsymptom einer meist multifaktoriell bedingten Gewebeschädigung. Mehr als 90 Prozent der Patienten weisen Gefäßprobleme (durch chronisch-venöse Insuffizienz [CVI], arterielle Verschlusskrankheit [AVK], Diabetes mellitus etc.) auf. Selbstverständlich muss jede Wundbehandlung zuerst an den ursächlichen Grund- und Begleiterkrankungen ansetzen (Glaser 2000: 52–53).

> Dem Gewebedefekt liegt immer eine Insuffizienz im Bereich der Lebensprozesse zugrunde. Durch die mangelnde arterielle Blutversorgung oder die Stauung des venösen Blutes sind v. a. die Sauerstoffversorgung und Nährstoffzufuhr reduziert, gleichzeitig aber auch die Durchwärmung, der Abtransport von Schlacken, immunologische Vorgänge usw. behindert.

Der physiologische Verlauf der Wundheilung ist bei chronischen Wunden gestört. Er persistiert in der Entzündungsphase, was viele Schwierigkeiten mit sich bringt. Beispielsweise werden Wachstumsfaktoren bei andauernd erhöhter Proteasen-Ausschüttung abgebaut, es zeigt sich ein alkalischer pH-Wert (im Gegensatz zum sauren Milieu in akuten Wunden), der Kollagenaufbau stagniert, das Granulationsgewebe fibrosiert. Es bilden sich Beläge und Nekrosen, pathogene Keime nehmen überhand und produzieren Biofilme. Die übermäßige Bildung freier Radikale führt zu oxidativem Stress, dies wiederum zur Schädigung der Zellmembranen usw. (Dissemond 2006: 15–19, Schwarzkopf 2002: 214–216).

Das vorgestellte Modell der Unterstützung der physiologischen Wundheilungsphasen ist damit nicht ausreichend. Welche Prozesse sind notwendig, um Heilungshindernisse zu beseitigen und das Heilwerden zu impulsieren?

Das biochemische Gleichgewicht muss wiederhergestellt, das Milieu saniert werden.

Die chronische Wunde muss in eine aktive, d.h. akute Wundsituation umgestimmt werden.

Dies erreicht man v.a. durch die Anregung der sieben Lebensprozesse (Atmung, Wärmung, Ernährung, Absonderung, Erhaltung, Wachstum und Reproduktion) im Wundgebiet (Glaser 2000: 39–53).

Unter Umständen kann hierbei auch eine chirurgische Intervention zur Verbesserung der Blutversorgung nötig und eine große Hilfe sein.

■ 4. Anregung des Gewebeaufbaus und Schutz des Wundterrains

Der eigentliche Heilungsvorgang einer Wunde geschieht in Stille, in völliger Autonomie des Organismus.

Das Wesentliche, was wir Wundtherapeuten dazu beitragen können, ist, die Bedingungen für diese „Wundruhe" zu gewährleisten. Dazu gehört schon die treue Regelmäßigkeit der Wundwahrnehmung beim Verbandswechsel.

Rhythmus ist der Träger allen Lebens. In uns wirkt der Rhythmus im Pulsieren des Blutes und des Atems.

Deswegen sind z.B. auch Mobilisation und rhythmische Einreibung wichtige wundtherapeutische Maßnahmen. Sie ordnen die Bewegung, Raum und Zeit im Äußeren. Der Organismus reagiert in Resonanz mit und erfährt so eine Verlebendigung und Stärkung.

Die der Wundsäuberung folgende Bildung neuen Gewebes bis zum Hautschluss hat einen pflanzlich-vegetativen Charakter. Und so verwundert es nicht, dass besonders lebenskräftige Pflanzen hier zu den unterstützenden, ja stimulierenden Heilmitteln gehören.

Der Übergang von der Reinigungs- in die Granulationsphase kann impulsiert werden z.B. durch die Anwendung von Weißkohl.

4.1 Therapiebeispiel Weißkohl (Brassica oleracea)

Der Weißkohl ist ein Jahrhunderte altes Wundmittel der Volksheilkunde. Die Entwicklung der Pflanze wird züchtungsbedingt im Stängel-Blatt-Bereich „gestaut". Das Austreiben einer Blüte ist ohne Eingreifen des Menschen i.d.R. nicht möglich. Das stark Sulfurische der Kreuzblütler-Familie teilt sich so dem saftigen Blattkonglomerat des Kohlkopfs in Färbung und Geschmack mit (Glaser 2000: 60–66).

In Tabelle 3 sind einige Besonderheiten dieser Pflanze den Maßnahmen gegenübergestellt, die die Granulation vorbereiten und aufrechterhalten können.

Dabei wird gleichzeitig der Bezug der therapeutischen Intentionen zu den Lebensprozessen deutlich.

Als sulfurisches Element erscheint uns die reinigende Wirkung des Kohlblatts, unter der, bei tiefer Quellung von Nekrosen und Belägen, große Mengen „jauchiger" Flüssigkeit entstehen können. Seine Eigenart, „Giftstoffe" aus der Umgebung abzuziehen, führt meist zu einer starken Exsudation im Wundgebiet. Durch das scharfe Sekret wird das Kohlblatt selbst wie angedaut. Deswegen ist mit einer gewissen Geruchsbelastung zu rechnen.

Intentionen der Wundpflege	Entsprechende Phänomene beim Weißkohl
1) Reinigen	• starke Anziehungskraft auf Abbaustoffe (reinigt die Umgebung) • liebt Dunggüsse aus vergorener Jauche
2) Ernähren	• hoher Nährstoffgehalt (z. B. Vitamin C und Vitamin-B-Komplex, Zucker, Mineralstoffe Fe/Ca/K/Na, Spurenelement Zn) • hoher Eiweißgehalt (vgl. Kollagenbildung) • wenige, aber hochwertige ungesättigte Fettsäuren
3) Gestaute Flüssigkeit in Fluss bringen	• Kohlkopf = Bild einer wässrigen Stauung (Simile-Aspekt)
4) Feucht halten, Wachstum ermöglichen	• besteht zu mehr als 90 % aus Wasser • braucht feucht-mildes Klima – nicht zu nass, nicht zu trocken • Schleimstoffgehalt (vgl. Kohlsaft innerlich gegen Magenulzera)
5) Lebenskraft vermitteln, Abwehrkraft fördern	• üppiges Wachstum • viele Bildungsabweichungen • lange Haltbarkeit (dient als Wintergemüse) • enthält bakterizide/fungizide ätherische Öle • enthält desinfizierende Säuren (z. B. Phosphorsäure, Koffeinsäure) • besteht gegen viele Schädlinge und Krankheiten
6) Wärme und Durchblutung anregen	• hoher Schwefelgehalt (→ scharfer Geschmack; verwandt mit Senf, Meerrettich etc.)
7) Vor Reizen schützen, Grenze bilden	• feste, „hautartige" Struktur mit Blattadern • wächserne Oberfläche, beschädigte Krautköpfe faulen schnell

Tabelle 3

Der Kohl vermag entzündliche oder stauungsbedingte Verhärtungen zu erweichen, den Juckreiz zu lindern, den Substanzaufbau anzuregen. Immer bringt der Kohl stagnierende Verläufe in Bewegung und fördert ein produktives Wundklima.

Wird eine Wunde vom Patienten selbst nicht wahrgenommen, regt die Kohlauflage ein Erleben der Lebendigkeit an. Diese kann sich z. B. in einem akuten, leise ziehenden Schmerz während der Reinigungsphase äußern.

„Brennt" die Wunde dagegen schon vorher, wird eher eine Linderung eintreten.

Diese Ausgleichsfähigkeit ist eine Merkurqualität. Sie zeigt sich auch darin, dass ganz trockene Haut unter dem Kohl an Feuchtigkeit gewinnt, während stark ödematöses, flüssigkeitspralles Gewebe entlastet und strukturiert wird. So senken sich die Wundränder und wirken vitaler. Der Lymphfluss wird angeregt.

Schließlich kühlt der Kohl entzündliche Hitze und regt in der Epithelisierung eine erste Grenzbildung an – das Merkurielle wird ins Salhafte übergeleitet. Es kann sogar fast so erscheinen, als ob ein eingelegtes Stück Kohl die Hautzellen „anlockt" (Glaser 2000: 67–68, 70–72).

4.1.1 Anwendung

Bei der Anwendung des Weißkohls sind folgende Aspekte zu beachten:

Das Einverständnis von Patient und Arzt ist immer einzuholen und zu dokumentieren!

Der evidenzbasierte Einsatz solcher Natursubstanzen in der Wundbehandlung wird in Deutschland z.T. kritisch gesehen. Der die Therapie verantwortende Arzt und der entsprechend tätige Pflegende müssen den Patienten aufklären, dass dessen Wunde mit einem „Lebensmittel" und eben nicht mit einem schulmedizinisch anerkannten Arzneimittel oder Medizinprodukt versorgt wird.

Man verwendet als Wundeinlage möglichst die saftigsten Blätter und entfernt die Blattachse, weil diese drücken und damit Schmerzen verursachen könnte.

Zum Walzen des Kohlblatts sollten keine Holzgegenstände benutzt werden, weil diese den wirkstoffreichen Saft aufsaugen würden – also eher z.B. eine Glasflasche o.ä.! (Droz 1988, 16–18)

Das Kohlblatt kann vorher eventuell mit Wasser oder Alkohol gereinigt, eventuell auch erwärmt werden.

Der Kohlkopf sollte bis zum nächsten Verbandswechsel nicht im Kühlschrank aufbewahrt, sondern eher bei Raumtemperatur in ein feuchtes Tuch eingeschlagen werden.

In der Regel wird der Wundrand nicht mit der Kohlauflage überdeckt – es drohen sonst ein Sekretstau und die Mazeration! Nur zur Abgrenzung unklarer Wundverhältnisse und zur Ödemreduzierung kann man das Kohlblatt kurzfristig großflächig, den Rand überlappend auflegen. Dabei sollte man die Hautpflege (z.B. mit Olivenöl) nicht vergessen!

Um die Wundumgebung stabil zu halten, kann es angebracht sein, beim Verbandswechsel eventuell für 5 bis 15 Minuten eine „Trockenphase" zur Stabilisierung und Beruhigung der Haut zu integrieren. Währenddessen kann das Wundbett selbst mit warmen Calendulakompressen feucht gehalten und vor einer Austrocknung bewahrt werden (siehe XI.2.1).

An den Extremitäten kann eine möglicherweise nötige Kompressionsbehandlung über den Kohlverband hinweg vorgenommen werden (Glaser 2000: 69–70).

■ 5. Der Epithelisierung den Weg bereiten

Häufig vernachlässigt, aber von größter Wichtigkeit für den weiteren Heilungsvorgang ist die Beachtung des Wundrandes. Er ist sozusagen der Quellort für alle „aufräumenden" und abwehrenden „Helferzellen", die einwandern und ihre impulsgebenden Mediatorsubstanzen ausschütten müssen, um z.B. den Aufbau von Bindegewebe und Blutgefäßen zu veranlassen, aber eben auch Hautzellen vom Wundrand her oder aus verbliebenen Epithelinseln anzulocken.

Der Übergang vom merkuriell geprägten Gewebeaufbau in der Granulation zum Salprozess der Narbenreifung findet statt, indem Epithelzellen auf den feuchtwarmen Geweberasen amöboid aufwandern, sich dort teilen, bis eine geschlossene – wenn auch noch sehr fragile – Hautschicht eine neue feine Grenze nach außen bildet.

5.1 Therapiebeispiel Birkenkork (Betula alba)

Der Vorgang der Epithelisierung kann durch eine Zubereitung aus dem weißen Kork der Birke (z. B. *Imlan®*-Produkte [Birken AG]) unterstützt werden. Dieser Kork ummantelt die innere eigentliche Salschicht der Rinde glatt und relativ elastisch.

Die seit Jahrhunderten medizinisch verwendete Birkenrinde enthält als Hauptkomponente das Betulin, ein pentazyklisches Triterpen. Triterpene sind wirksam gegen Bakterien, Pilze und Viren und zeigen antientzündliche, antiproliferative, antitumorale und wundheilungsfördernde Effekte.

Die äußere weiße Korkschicht wird durch ein eigenes Kambium gebildet, das außerdem nach innen, zur Rinde hin eine grüne Korkhaut hervorbringt (Scheffler 2005: 6–9).

Die merkuriell-salhafte Qualität zeigt sich auch darin, dass die Vermischung des Betulins mit pflanzlichem Öl ohne den Zusatz von Emulgatoren oder Konservierungsstoffen ein stabiles Oleogel ergibt, das durch Hinzufügen von Wasser eine streichfähige Creme bildet (*Imlan® Creme Pur* [Birken AG]).

Bei irritativen Schädigungen der Epidermis, die zu Sekretion und Mazeration oder Krustenbildung führen, können hiermit gute Abheilungen erreicht werden (z. B. bei Intertrigo, Stauungsdermatitiden, Erosionen, Verbrennungen oder atrophen, entzündeten oder nässenden aktinischen Keratosen).

Unter den Wundpatienten weisen gerade diejenigen mit chronischen Ulzera ein erhöhtes Risiko für Kontaktallergien auf. Deshalb bietet der Einsatz eines solchen allergenarmen wundheilungsfördernden Präparates eine wertvolle Ergänzung des Therapiespektrums.

Betulin-Oleogel bindet Wundsekret und Fibrinbeläge und stellt auch deshalb eine Therapieoption für das exsudative Wundstadium dar. Da Betulinemulsionen außerdem spezifisch die Rekonstitution der epidermalen Barriere fördern, sind sie auch zur Anregung der Epithelisierung von Wunden geeignet.

Betulin-basierte Formulierungen können wegen ihrer guten Hautverträglichkeit direkt auf den Wundrand und die Wundumgebung aufgetragen werden (*Imlan® Creme Pur/Plus, Imlan® Lotion Plus* [Birken AG]). (Schempp et al. 2008: 370–375)

Ergänzend sei an dieser Stelle noch darauf hingewiesen, dass über eine Birkenblätterteekur dem Organismus nicht nur Flüssigkeit und Wärme geschenkt, sondern auch eine Anregung des Stoffwechsels, besonders der Reinigungsvorgänge und der „Sprießkraft" für das junge Granulationsgewebe gegeben werden kann.

5.2 Therapiebeispiel Olivenöl

Zur Pflege des zarten, frischen Epithels sind auch fette Öle geeignet.

Öl ist in die Substanz hineinverdichtete(s) Sonnenlicht und -wärme, konzentrierte Lebenskraft.

Fettes pflanzliches Öl entsteht im Samen, wo es für die Zukunft der Pflanze sorgt und dem Keimling Energie liefert. Selten ergreift der Ölbildungsprozess auch die Frucht, wie z. B. bei der Olive, dem Sanddorn oder der Avocado.

Öl hüllt ein wie ein leichtes Gewand, verringert damit die Wärmeabstrahlung und besänftigt überschießende Nerven- und Sinnesprozesse. Damit zeigt es eine merkurielle und doch auch schützend-begrenzende Wirkung.

Ganz allgemein stärken Öle den Organismus durch eine Konsolidierung des Wärmehaushalts, sodass dieser die biologischen Prozesse besser ergreifen kann.

Der Ölbaum liebt Sonne, Wärme und Licht. Er vermag in den härtesten und steinigsten Böden bis zu sechs Meter tief zu wurzeln und bildet ein sehr widerstandsfähiges, hartes Holz. Er trägt erst nach 15 Jahren Früchte, deren Entwicklung und Reifung vier bis sechs Monate dauert. Aus 100 Blüten entstehen dabei nur eine bis drei Oliven!

Ein Olivenbaum treibt auch noch in hohem Alter aus seinem knorrig-rissigen Stamm junge Triebe.

In dieser Lebensart offenbart sich, dass er das äußerlich imponierende Salhafte mit starken Regenerationskräften relativiert, was ihm eine besondere Dauer verleiht.

Mit seinen bis zu 2000 Jahren Lebenszeit ist er eine der ältesten Kulturpflanzen der Menschheit.

Olivenöl vermag die verhärtenden und isolierenden Erdenkräfte abzumildern. Es unterstützt insbesondere den Aufbaustoffwechsel und ist ganz dem nährenden Blutprozess verbunden.

Bisher sind ca. 1000 aktive Wirkstoffe bekannt, z.B. auch antioxidative und entzündungshemmende Polyphenole.

■ 6. Narbenpflege

Regelmäßiges Einreiben ausreifenden Narbengewebes mit gerbstoffhaltigen Salben unterstützt den möglichst harmonischen Aufbau sowie die Festigung und Ausrichtung der Kollagenfasern im bindegewebigen Wundabschluss der Remodellierungsphase.

Gerbstoffe bilden mit Eiweißen unlösliche Verbindungen und rufen so eine oberflächliche Verdichtung des Gewebes hervor. Die so behandelte Haut schrumpft und wird blasser, da alle kleinen Gefäße kontrahiert oder komprimiert werden. Mikroblutungen werden infolge der Koagulation gestillt.

Die meisten Adstringenzien wirken ferner schwach lokalanästhesierend.

Bakterien und Pilze finden in der chemisch veränderten Oberfläche keinen günstigen Boden. So können Gerbstoffe oft eine länger anhaltende antiseptische Wirkung entfalten. Adstringenzien können in konzentriertem Zustand aber auch ätzend wirken!

6.1 Therapiebeispiel Eichenrinde (Quercus robur/petrae)

Die Eichenrinde wird von Rudolf Steiner als wertvolles Mittel beschrieben. „Und insbesondere ist es die Rinde der Eiche, welche schon eine Art Zwischenprodukt darstellt zwischen dem Pflanzlichen und dem lebendigen Erdigen ..." Sie enthält sehr viel Calcium, und dieses „schafft Ordnung, wenn der Ätherleib zu stark wirkt, so dass an irgendein Organisches das Astrale nicht herankommen kann. ... wenn wir wollen, dass in einer sehr schönen Weise ein wucherndes Ätherisches sich zusammenzieht und so zusammenzieht, dass diese Zusammenziehung wirklich eine recht regelmäßige ist, nicht Schocks erzeugt im Organischen, so müssen wir das Calcium gerade in der Struktur verwenden, in der wir es finden in der Eichenrinde." (Steiner 1985: 134)

Wir haben hier also einen Vertreter jener Substanzen, die helfen können, Wucherungen des Narbengewebes (Keloide, Narbenhypertrophien) zu vermeiden.

Die Eichenrinde kann als Tee-Auskochung, Essenz (z.B. *Quercus-Essenz* [WALA]/ *Quercus, ethanol. Decoctum* 20% [Weleda]) oder Salbenzubereitung (z.B. *Quercus Salbe* [WALA]) angewandt werden.

7. Zusammenfassende Betrachtung: Das Spektrum komplementärer Lokaltherapeutika am Beispiel maligner Wunden

Seit den Achtzigerjahren werden zunehmend Parallelen in funktioneller und morphologischer Hinsicht zwischen den Prozessen in Tumoren und Wunden entdeckt. Das Tumorwachstum stellt so gesehen einen vergeblichen Heilungsversuch, entsprechend den Vorgängen in einer chronischen Wunde, dar (Debus et al. 2009: 294).

Ein schließlich exulzerierender Tumor zeigt dabei besondere Phänomene.
- Die geschwürige Geschwulst ist geprägt durch eine unkontrollierte Proliferation, wobei das Gewebe zum Teil stark verhärtet und an anderen Stellen zerfällt, Nekrosen, Zerklüftungen und Fisteln ausbildet.
- Meist ist der Lymphstrom gestört, damit auch der Abtransport von Toxinen und überschüssiger Gewebeflüssigkeit und die Zubringung von Abwehrstoffen.
- Eine Gewebehypoxie erleichtert die Ansiedlung anaerober Infektionserreger wie Pseudomonas aeruginosa oder Staphylokokkus aureus.
- Sekundärinfektionen (z.B. mit Candida) oder gar eine Sepsis können den Verlauf komplizieren.

Als belastend werden von den Betroffenen v.a. erlebt:
1. der Zersetzungsgeruch bei starkem Belag und dichter Erregerkolonisation,
2. die oft sehr starke Exsudation,
3. die Blutungsneigung – meist ausgelöst durch Verletzungen beim Verbandswechsel; u.U. besteht außerdem die Gefahr einer lebensbedrohlichen Gefäßruptur durch Infiltration,
4. Schmerzen, die oft auch eine starke seelische Komponente in sich tragen,
5. Schäden der Umgebungshaut: die Wundränder sind oft mazeriert und stark gerötet – durch eine hohe Enzymaktivität im alkalischen Milieu und oxidativen Stress im Rahmen der chronischen Entzündung; eventuell bestehen auch Kontaktallergien. Die Wundumgebung ist i.d.R. ödematös gespannt und schmerzempfindlich.

Malignes Tumorgewebe ist mit Keimgewebe vergleichbar. Dieses braucht zur Vermehrung eher eine gewisse Kühle (vgl. Verlagerung der Hoden nach außerhalb der Bauchhöhle) entsprechend den Bedingungen pflanzenhafter Zellproliferation, also eher die Außenwelttemperatur, nicht die Körperkerntemperatur.

Es entwickelt sich aber keine ordentliche Zelldifferenzierung und -integration, sondern stattdessen eine Invasion und Destruktion durch die Geschwulst.

Der Tumor zeigt keinen Sinn für die individuelle Gestalt des Leibes. Der verselbstständigte Wachstumsprozess führt letztlich durch die Exulzeration zum Grenzdurchbruch zwischen der Innen- und Außenwelt.

Tumorwunden werden symptomorientiert behandelt, immer mit Blick auf die Lebensqualität des Betroffenen. Eine Heilung ist i.d.R. nicht erreichbar. Es geht somit primär um die Pflege des Wundterrains.

Anblick, Geruch und Schmerzen sollen für den Patienten und seine Mitmenschen gelindert, erträglich werden.

Der Verband sollte praktischen und kosmetischen Gesichtspunkten gerecht werden. Um dies zu erreichen, ist Kreativität gefragt. Auch außergewöhnliche Methoden werden hier akzeptiert.

7.1 Pflege der Wundfläche

Eine exulzerierende Tumorwunde imponiert primär durch die sulfurisch-auflösende Entzündungssituation.

7.1.1 Reinigung

Zunächst geht es hier also um die Unterstützung der Reinigung und das Feuchthalten des Wundbetts. Man erreicht damit auch eine Schmerzreduzierung – die Sensibilität der Schmerzneuronen ist im feuchten Milieu geringer – und nicht zuletzt die Minimierung mechanischer Traumen beim Verbandswechsel.

Das Ausduschen der Wunde bewirkt eine deutliche Keim- und damit Geruchsreduktion. Im klinischen Bereich sollte dabei ein Sterilfilter Verwendung finden.

Um Krusten und Schorf zu lösen, können für Spülungen der Wundfläche und ein vorsichtiges mechanisches Débridement körperwarme Ringer- oder isotone Kochsalzlösung, aber auch Kamillentee (entzündungshemmend, keimhemmend), verdünnte Ringelblumen-Essenz (z.B. *Calendula-Essenz* [WALA/Weleda]) bzw. Ringelblumentee (enthält antibakterielle und fungizide ätherische Öle und Flavonoide) oder Huflattichblättertee (enthält Gerb-, Bitter- und schützende Schleimstoffe) eingesetzt werden.

Bei wenig zerklüfteten Wunden ist die Verwendung von Weißkohlblättern möglich. Diese haben eine stark reinigende Wirkung, wobei zu Beginn möglicherweise leicht ziehende Schmerzen auftreten, auf die der Patient vorbereitet sein sollte. Der Lymphfluss wird angeregt. Bei der Auf- und Ablösung von Nekrosen und Belägen entsteht eventuell sehr viel „jauchige" Flüssigkeit.

Auch (medizinischer) Honig reinigt. Er wirkt stark hygroskopisch und enthält außerdem verschiedene Enzyme. Er hält die Wunde feucht, reduziert gleichzeitig Wundrandödeme und schützt die Wundumgebung vor Mazeration.

Das darin enthaltene Zinkoxid astringiert die oberflächlichen Gefäße, reduziert so die Sekretion, wirkt schwach antiseptisch, bildet einen Schutzfilm und beruhigt die gereizte Umgebungshaut.

Honig wirkt durch die enthaltenen Antioxidanzien entzündungshemmend, der schwach saure pH-Wert und die hohe Zuckerkonzentration, durch die den Keimen Wasser entzogen wird, wirken antimikrobiell.

7.1.2 Geruchsminderung

Sehr hilfreich ist die Geruchsminderung durch den Honig. H_2O_2 entsteht in geringen Mengen im Honig, wenn dieser durch das Exsudat verdünnt wird, und hemmt die Produktion von kurzkettigen Fettsäuren, Aminen und anderen Stickstoff- und Schwefelverbindungen durch die Wundbakterien beim Abbau der Aminosäuren aus dem Detritus. Diese bilden stattdessen unter Verwendung der im Honig enthaltenen Nährstoffe Milchsäure.

7.1.3 Exsudatbindung

Zur Exsudatbindung und Geruchsminderung wird auch Heilerde angewandt (z.B. *Luvos®-Heilerde 2 hautfein* [Heilerde-Gesellschaft Luvos Just GmbH & Co. KG]).

Durch die geringe Partikelgröße entsteht eine große Gesamtoberfläche, die die Bindung von Flüssigkeit, Bakterien, Geruchs- und Giftstoffen ermöglicht, entzündungshemmend kühlt und vor einer Mazeration des Wundrandes schützt. Die Wundflora wird günstig reguliert.

Dasselbe Prinzip steht hinter Aktivkohleauflagen, die u. U. einige Tage unter regelmäßigem Wechsel der Saugkompressen belassen werden können.

Calciumalginate sind gut tamponierbar, nehmen ebenfalls Wundflüssigkeit, Detritus und Keime auf und bilden dabei ein feuchtigkeitsbewahrendes Gel. Durch die Calciumabgabe wirken sie außerdem leicht blutstillend.

Sowohl Heilerde wie auch Alginate können mit Honig kombiniert werden.

Werden Saugkompressen verwendet, können sie, um das Geruchsmanagement zu unterstützen, z. B. mit Lavendelöl (z. B. *Lavandula, Oleum aethereum 10% * [WALA]/ *Lavendelöl* 10% [Weleda]) beträufelt oder mit Honig bestrichen werden. Lavendel wirkt dabei klärend, besänftigend (italienisch „lavare" = waschen, reinigen), antibakteriell und antimykotisch.

7.1.4 Blutstillung

Die Blutstillung gehört in den Bereich der strukturierenden, stabilisierenden Maßnahmen.

Das Ablösen des Verbandes und die Kompression frisch blutender Wunden geschieht unter Verwendung von Kompressen, die getränkt sind mit z. B. Stibium-Lösung (*Stibium metallicum praeparatum* D6, 10 ml Ampullen [Weleda]) oder auch Eichenrinde-Essenz (z. B. *Quercus-Essenz* [WALA]/*Quercus, ethanol. Decoctum* 20% [Weleda]) oder Eichenrindentee. Eichenrinde ist stark gerbstoffhaltig; ihre Zubereitungen wirken daher zusammenziehend und entzündungswidrig.

Auch im Salbeitee finden sich adstringierende Gerbstoffe und antiseptisch wirksame ätherische Öle.

Die Schafgarbe, verwendet als Tee, wurde schon von Hildegard von Bingen wegen ihrer konservierenden, antiseptischen, entzündungshemmenden und v. a. gerinnungsfördernden Kraft gerade bei Tumorwunden empfohlen. Bei ihr spielt auch der hohe Kieselgehalt eine bedeutende Rolle, wodurch sie die Grenzbildung unterstützt und damit auch hautstärkend wirkt.

Die Kieselsäure bildet auch beim Ackerschachtelhalm (ebenfalls als Tee oder Essenz eingesetzt, z. B. *Equisetum-Essenz* [WALA]/*Equisetum arvense, ethanol. Decoctum* 10% [Weleda]) die Grundlage für die widerstandskraftstärkende, oberflächenstrukturierende Wirkung.

Bei stärkeren Kapillarblutungen können Eiswürfel (z. B. aus 0,9%iger Kochsalzlösung) aufgebracht und so der Sal-Prozess impulsiert werden.

7.1.5 Bedeckung

Um zwischen den Verbandswechseln eine wärmende, umhüllende Bedeckung zu erreichen, bieten sich naturheilkundlich verschiedene fette Öle an. Normalerweise vermeidet man das Einbringen dieser Öle in offene Wunden. Wie oben beschrieben, wirkt aber gerade die Oberfläche von Tumorwunden oft wie versteinert und unbelebt.

Hier kann Öl in seiner Qualität des verdichteten Sonnenlichts die Wärmeabstrahlung verringern, die verhärtenden Kräfte abmildern, die wie zerrissen erlebte Leibeshülle neu begrenzen und eine „zweite Haut" bilden.

Olivenöl enthält u.a. die Vitamine A und E, die auch als Radikalfänger und Epithelschutz in der anhaltenden Entzündungssituation positiv wirken können.

Ähnlich wirkt eine Auflage mit in Wasser aufgekochtem Leinsamen. Dieser hat einen hohen Schleimgehalt, enthält 30 bis 45 Prozent Öl und bildet so einen sehr wohltuenden Wärmespeicher sowie durch den Gehalt an ungesättigten Fettsäuren ein gutes Hautpflegemittel.

Ätherische Öle können Beläge und Nekrosen durchdringen, verstärken die Durchblutung und damit die Durchwärmung und sprechen uns auch über den Geruchssinn an.

So können sie in der Wunde antiseptisch, aber auch seelisch befreiend wirken.

Ein Kräuterduftkissen, auf den geschlossenen Verband gelegt, eine Duftlampe oder eine Schale mit Duftwasser (z.B. Zitrone) zur Verbesserung der Raumluft können eine bedrängende Fixierung auf das Wundproblem lösen – es sollte allerdings kein bedrängender Duftmix entstehen.

7.2 Pflege des Wundrands und der Wundumgebung

Um die Integrität der Umgebungshaut zu erhalten, können verschiedene Substanzen auf die gereizten Bereiche aufgebracht werden.

Die rhythmischen Einreibungen nach Wegman/Hauschka bieten hierfür eine Methode, die auch innerlich anspricht. Diese Berührungsqualität wird gerade von Menschen mit einer Tumorerkrankung als Wohltat erlebt! Sie vermittelt Ruhe, Hülle, Erleichterung und Vertrauen.

Sie vermag die Flüssigkeitsströme in Bewegung zu bringen (z.B. bei Lymphstau), verbessert die Durchblutung, damit die Sauerstoffversorgung und die Abwehrlage, sie wirkt ordnend und harmonisierend, z.B. auf das Körperbilderleben, das durch das Geschwulstgeschehen oftmals gestört wird.

7.2.1 Schmerzlinderung

Schmerzlindernd wirkt z.B. das Johanniskrautöl (z.B. *Hypericum ex herba 5%, Oleum* [WALA], *Hypericum, Flos 25% Öl* [Weleda]). Es trägt die Lichtfülle des Hochsommers als Aufbau- und Ernährungsprozesse in das Hautgewebe hinein. Seelisch wirkt es angstlösend, entspannend, durchwärmend und durchlichtend.

7.2.2 Schutz vor Mazeration, Entzündung und Ekzembildung

Schutz vor Mazeration, Entzündung und Ekzembildung bieten z.B. das kieselhaltige Ackerschachtelhalmöl (z.B. *Equisetum ex herba W 5%, Oleum* [WALA]/*Equisetum arvense H 10%* [Weleda]), Honig oder Salbenkompositionen mit geringem Zinkoxidgehalt (z.B. *Calendula-Babycreme* [Weleda]). Diese wirken bei einem eher feucht mazerierten Wundsaum hautberuhigend und bilden eine Schutzhülle.

Zur ungehinderten Beurteilung der Haut sind Reste des Zinkoxids z.B. mit Olivenöl gut zu entfernen.

7.2.3 Entstauung

Zur Entstauung bei Ödemen verschiedener Genese werden Präparate mit Kastanien- und Ackerschachtelhalm-Extrakten eingesetzt (z. B. *Solum Öl/Salbe* [WALA]). Auch der Weißkohlumschlag regt den Lymphstrom und andere stockende Flüssigkeitsbewegungen an.

Diese Anwendungen können klassische Methoden wie die manuelle Lymphdrainage, Kompressionsbandagen, Lagerungstechniken und Krankengymnastik sinnvoll ergänzen und unterstützen.

■ 8. Soziale und spirituelle Dimension

Manchmal entsteht tatsächlich der Eindruck, dass die Auswahl der Wundauflage eher sekundär ist. Wichtiger scheint dann vielmehr die Aufmerksamkeit zu sein, die der Wunde entgegengebracht wird – als geistige Wärme. Die bewusste Wahrnehmung ist das eigentlich Wirksame!

Die Wundbehandlung, verstanden als Anregung der Selbstheilungskräfte, braucht die vertrauensvolle Beziehung zwischen Patient und Therapeut, Arzt oder Pflegendem – als seelische Wärme.

Rudolf Steiner hat den Menschen, die sich der Pflege von Wunden annehmen wollen, einen Spruch mitgeteilt, der klar macht: Auch die innere Haltung wirkt als Heilmittel.

Es ist gut, „das Herz beim Heilen gegenüber dem hilfsbedürftigen Menschen zu erfüllen mit den Worten":

„Quelle Blut // Im Quellen wirke // Regsamer Muskel // Rege die Keime // Liebende Pflege // Wärmenden Herzens // Sei heilender Hauch". (Steiner 1995: 33)

In diesem Mantram kann vieles entdeckt werden, z. B. auch die Anordnung der Lebensprozesse in einer Abfolge, wie sie zum Wundschluss führt.

Gleichzeitig wird aufgezeigt, dass die Lebenskräfte-Ebene im Organismus des Patienten (1. Teil des Spruchs) auf die seelisch-geistige Haltung des Therapeuten (2. Teil des Spruchs) reagiert.

„Quelle Blut	>	**Absonderung** (Reinigung)
Im Quellen wirke	>	**Ernährung**
Regsamer Muskel	>	**Atmung**
Rege die Keime	>	**Wachstum** (Granulation)
Liebende Pflege	>	**Erhaltung**
Wärmenden Herzens	>	**Wärmung**
Sei heilender Hauch"	>	**Reproduktion** (Epithelisierung)

Das sind „Worte ..., welche ..., in der helfenden liebenden Seele erfüllt, die werktätige geistige Liebe hinübertragen können aus der verbindenden Hand, aus dem helfenden Leibe – auf geistige Art – in denjenigen, dem geholfen werden soll."

Rudolf Steiner weist darauf hin, dass gerade im Bereich der Wundbehandlung erlebbar werden kann, „dass der Geist eine wirkende Kraft ist" und dass man aus diesem Bewusstsein heraus handeln soll, weil „der Glaube an ihn dasjenige ist, was der äußeren materiellen Hilfe zugute kommen muss." (Steiner 1995: 9)

> Die Aufmerksamkeit, die der Wunde in der Wundbeobachtung entgegengebracht wird – die Achtsamkeit beim Verbandswechsel, mit der über die notwendige Aktion oder Zurückhaltung entschieden wird – die Zuwendung, in der die Sorge um die Wunde mitgetragen wird – all das wirkt erleichternd, schafft den Raum für die Entfaltung der Lebenskräfte des Patienten.
> In der griechischen Sprache ist der „therapeut" der Diener und Gefährte!

Erlebbar wird diese Geisteskraft auch in der Wirksamkeit, die sich aus der Beziehung des Behandlers zum Heilmittel ergibt. In der Auseinandersetzung mit diesem entsteht eine Bewusstseinskraft, die bis in die Wundreaktionen hinein Einfluss zeigen kann. Die Natursubstanz wird durch dieses interessevolle Engagement „vermenschlicht" und kann so mehrdimensional wirksam werden.

Das ist auch nötig, denn nicht nur die Körpergrenze ist durch eine Wunde geschädigt. Gerade bei Menschen mit chronischen Wunden ist die individuelle Integrität (= Ganzheit, Unversehrtheit; Makellosigkeit) auch auf leiblicher (gestörte Lebensprozesse), emotional-seelischer (Sorgen, Angst, Schuldgefühle), sozialer (Hilflosigkeit, Scham, Isolation, Vertrauensverlust) und sogar geistiger Ebene (Sinnfrage) verletzt und damit deren Wohlbefinden und Lebensqualität reduziert.

Das harmonische, leiblich-seelisch-geistige Zusammenspiel, die dafür nötige Selbstwahrnehmung und Selbsterkenntnis und die in der Folge notwendige Selbstpflegekompetenz können über die Lokaltherapie und über Beratungs- und Edukationsangebote hinaus auch durch Kunsttherapie, Heileurythmie oder die rhythmischen Einreibungen nach Wegman/Hauschka in aufrichtender, ordnender Art gefördert werden. Gerade die rhythmischen Einreibungen vermögen nicht nur die Lebenskräfte anzusprechen. Sie vermitteln durch die sanfte Berührung dem Patienten ein wacheres Bewusstsein für die Lebendigkeit seiner Wunde. Sie lassen ihn die selbstregulierenden Gesundheitskräfte wahrnehmen, ja bestätigen ihn als Persönlichkeit (Glaser 2000: 49–50).

Die Erfahrung zeigt, dass ignorierte, geleugnete Wunden, die nicht erlebt werden, kaum zu heilen vermögen. Hiervon abzugrenzen ist selbstverständlich ein Wundschmerz, der z.B. durch eine Ischämie, eine Infektion, ein Ödem o.a. verursacht wird und entsprechend therapiert werden sollte.

> Die Beachtung der Compliance des Patienten und die Verbesserung der Lebensqualität sind entscheidende Parameter für die Auswahl aller Interventionen und therapeutischen Angebote.

Deutlich ist, dass jeder Leidensdruck, Stress in jeder Form, jede Schwächung des Lebenswillens eine Verschlechterung der Wundsituation zur Folge hat. Schmerz- und Keimstärke nehmen dann zu.

Die innere Motivation zur Genesung, die aktive Mitgestaltung der Behandlung, ja, auch Humor stärken dagegen die Selbstheilungskräfte (Glaser 2000: 46–47).

Die Kunst des Wundtherapeuten besteht darin, das Erleben dieser Selbstwirksamkeit durch Verständnis und Wertschätzung anzufachen, Mut zu machen, wenn nötig aber auch einmal „den Finger in die Wunde zu legen", wenn es darum geht, ein Bewusstsein für kontraproduktive Gewohnheiten und Verhaltensweisen zu schaffen.

> Patient-Sein meint heute kaum mehr das passive Erdulden, sondern die Entwicklung von Selbstvertrauen und Selbstverantwortung – Experte für das eigene Schicksal zu werden. Das ist Rezidivprophylaxe auf höchster Ebene.

■ Literatur

Cohnen, C., Rupprecht, M. (2008): Öldispersionsbäder nach Werner Junge. Anwendung der WALA Dispersionsbadeöle mit dem Jungebad®-Apparat. Bad Boll/Eckwälden.

Debus, M. (2009): Das Wesen der Krebserkrankung. Der Merkurstab 62, 292–298.

Debus, E. S., Schmidt, K., Ziegler, U. E. et al. (2000): Wachstumsfaktoren in der Wundheilung. Die Kluft zwischen Experiment und klinischem Einsatz. Zeitschrift für Wundheilung 5 (12/01), 14–18.

Dissemond, J. (2006): Die Bedeutung des pH-Wertes für die Wundheilung. HARTMANN WundForum 13 (1), 15–19.

Droz, C. (1988): Von den wunderbaren Heilwirkungen des Kohlblattes. Les Geneveys-sur-Coffrane.

Glaser, H. (2000): Erfolgreiche Wundbehandlung. Aus der Praxis der anthroposophisch erweiterten Krankenpflege. Stuttgart.

Glaser, H. (2002): Die Calendula in der Wundpflege. WELEDA pflegeForum (5), 8–11.

Glaser, H. (2006): Mit Leib und Seele. Aspekte einer anthroposophischen Pflege bei der Wundbehandlung. doppel:punkt Wundversorgung 5 (4), 10–11.

Kapp, H., Smola, H. (2006): Regulation der Wundheilung durch Wachstumsfaktoren und Zytokine. HARTMANN WundForum 13 (1), 8–14.

Postmes, T. (1997): Honig und Wundheilung. Honig-Wundverbände gegen Verbrennungen. Eine Zwei-Stufen-Therapie. Bremen.

Scheffler, B., Scheffler, A. (2005): Ein Birkenhut statt einer Krone. Der Birkenkork in Kulturgeschichte und Medizin. Das Goetheanum 84 (10), 6–9.

Schempp, C. et al. (2008): Betulin-basierte Creme für die topische Behandlung exsudativer Hauterkrankungen. Der Merkurstab 61, 370–375.

Schwarzkopf, A. (2002): Die Mikrobiologie der Wunde. Zeitschrift für Wundheilung 7 (6/02), 214–216.

Seiler, W. O. (2007): Malnutrition und Wundheilung beim geriatrischen Patienten. HARTMANN WundForum 14 (4), 9–15.

Steiner, R. (1985): Geisteswissenschaftliche Grundlagen zum Gedeihen der Landwirtschaft (13.6.1924). In: Rudolf Steiner Nachlassverwaltung (Hrsg.): Landwirtschaftlicher Kursus. GA 327. Taschenbuchausgabe. Dornach, 134.

Steiner, R. (1995): Das Hereinbrechen der schicksalsschweren Ereignisse als Konsequenz des Materialismus (13.8.1914). In: Rudolf Steiner Nachlassverwaltung (Hrsg.): Beiträge zu Rudolf Steiner. GA 108. Das Geheimnis der Wunde. Aufzeichnungen zum Samariterkurs. Dornach, 8–10, 33–34.

Weiler, M. (2000): Der Mensch und die Bienen. Betrachtungen zu den Lebensäußerungen des Bien. Darmstadt.

www.honey.bio.waikato.ac.nz

www.medihoney.com

SACHWORTVERZEICHNIS

A

Abszess 303, 479
Achillea millefolium 82, 467, 488
    Schafgarbenwickel 82
Ackergauchheil siehe Anagallis arvensis
Ackerschachtelhalm siehe Equisetum arvense
ADHS 74
Adipokine 111
Adipositas 109, 124, 307, 317, 321
Adstringenzien 485
Aesculus hippocastanum 455, 490
ahrimanische Kräfte 373
Akne 17, 187, 198, 209, 450
    Acne conglobata 210
    Acne excoriée des jeunes filles 210
    Acne fulminans 210
    Acne inversa 210, 306
    Acne vulgaris 12, 198, 209, 358
Akrozyanose 60
albuminisierende Kräfte 108
Alge 364
Alkohol 116
Allergie
    Allergietyp I 72, 203
    Allergietyp IV 72, 203
    extrinsische Form 72
    intrinsische Form 72
Allium cepa 454, 456
Aloe barbadensis 449
Aloe vera siehe Aloe barbadensis
Alopezie 198, 454
    Alopecia areata 278, 454
    diffuse Alopezie 187, 466
Alpensteinbock 406
alte Haut 25
Altersdermatosen 339
Ammi majus 449
anaerobe Infektionserreger 486
Anagallis arvensis 352
Andira araroba 448
Androgene 209
antibakteriell 477, 487, 488
Antibiotika 75, 77, 477

Antikörper 31
antimikrobiell 487
Antimon 132, 377, 488
antimykotisch 488
Antioxidanzien 487
antioxidativ 485
Antipyretika 75, 77
Antiseptika 477
antiseptisch 476, 478, 485, 487, 488, 489
Aphthen 332
Apoptose 10, 34
Ararobabaum siehe Andira araroba
Arnica montana 466
Arnika siehe Arnica montana
Arsen 84
    Arsenicum album 129
arterielle Verschlusskrankheit 480
Arteriosklerose 111
arteriovenöse Anastomosen 34
Arzneimittelexanthem 14, 294, 353, 382
ästhetische Dermatologie 455
Asthma 67
ätherische Öle siehe Öl
Ätherkräfte
    Ätherarten 398, 402
    chemischer Äther 15, 67, 123, 363
    Lebensäther 15, 67, 123, 363
    Lichtäther 15, 67, 104, 123, 360, 363, 395, 399, 414
    Wärmeäther 15, 67, 88, 104, 123, 229, 363, 395, 414
Atmung 12, 18
atopische Hautdiathese 59
atopischer Winterfuß 96
Atropa belladonna 347
Auflösung 14
Aufwachen 22
Auge 259
Auster 378
Avocadoöl siehe Persea gratissima
Azadirachta indica 450

B

Bakterien 487, 488
Bakterizide 482
Balanoposthitiden 322
Baldrian *siehe Valeriana officinalis*
Ballonrebe *siehe Cardiospermum halicacabum*
Baphicacanthus cusia 135, 449
Barrierefunktion 10, 31, 64
Basaliom 342
Basalmembran 12
Baumwolle 19, 21
Belag 480, 481, 484, 486, 487, 489
Benzoylperoxid 450
Berührung 489, 491
Beta-Carotin 395
Betula alba 341, 427, 429, 447, 453, 475, 484
    Birkenrinde 352
Betulinemulsion 435
Betulin-Oleogel 436
Bindegewebe 483
Biofilm 477, 479, 480
biogene Amine 173
biologisch-dynamische Landwirtschaft 89
Birke *siehe Betula alba*
Birkenkork *siehe Betula alba*
Bittersüß *siehe Solanum dulcamara*
Blaschko-Linien 41, 247
blasenbildende Dermatosen 383
Blatt 474, 475, 476, 481, 483
Blei 352
Blepharitis 243
Blut 474, 476, 478, 479, 483, 490
Blüte 474, 475, 476, 481
Bluterguss 445
Blutgerinnung 378
blutstillend 488
Blutsystem 5
Blutung 485, 488
Blutungsneigung 486

C

Cadherine 297
Calcium 82, 485
Calciumalginate 488
Calendula officinalis 443, 475, 477, 478, 483, 487, 489
Camellia sinensis 89, 447, 448, 450, 451, 452
Candida 486
Candidose 71, 321
    enterale 109, 111, 321, 423
    vaginale 325
Capra ibex 406
Capsicum frutescens 449
Cardiospermum halicacabum 443
Carduus marianus 235
Carotinoide 453
Cayennepfeffer *siehe Capsicum frutescens*
Centella asiatica 455
Ceramide 60, 386, 403
Cheilitis sicca 96
Cholesterin 401
chronisch-venöse Insuffizienz 480
Chrysarobin 134
Cignolin 134, 135, 448
Cistus incanus 447
Colchicum autumnale 131
Conchae 83
Condylomata acuminata 315, 445
Conjunctivitis allergica 203, 358
Coriandrum sativum 446
Corium 11
Cremes 470

D

Darm 11, 13
    Darmflora 322
Dattelpalme *siehe Phoenix dactylifera*
Defensine 69, 71
Denken 9
Dermatitis ulcerosa 298
Dermatoglyphen 7, 40
Dermatophyten 358
Dermatotherapie, externe *siehe externe Dermatotherapie*
Dermis 40
Dermographismus 60, 62
Desmoglein 297
Diabetes mellitus 284, 305, 307, 317, 319, 321, 480
Differenzierung 34
Dinkel 92

Dithranol 134
Drüsen 5
    Schweißdrüsen 11, 288
    Talgdrüsen 6, 11, 209, 226
Durchblutung 476, 489
    durchblutungsfördernd 476
    schlechte Durchblutung 480
Dusche 19
Dysmenorrhoe 218, 322

E

Eclipta alba 455
Eiche *siehe Quercus robur*
Eisen 355
    Eisenstrahlung 345, 350
Eiter 477
    Eiterbildung 14
Eiweiß 351, 378
Ektoderm 39
Ekzem 437, 444, 445, 489
    Altersekzem 340, 381
    Analekzem 198, 201, 322
    atopisches Ekzem 437
    Austrocknungsekzem 72
    Beugenekzem 65
    Brustwarzenekzem 67, 68, 99
    Ekzema herpeticatum 71, 72
    Ekzema molluscatum 71, 72
    Exsikkationsekzem 339
    feuchtes Ekzem 79, 82, 84, 95, 99
    Handekzem 65, 97
        dyshidrotisches Handekzem 97
        hyperkeratotisch-rhagadiformes Handekzem 14, 98
    hyperkeratotisch-rhagadiformes Palmoplantarekzem 88, 198
    Kontaktekzem 353, 382
    Leberekzem 205
    lichenifiziertes Ekzem 384
    Lidekzem 65, 67, 68, 88, 97, 384
    nässendes Ekzem 89
    nummuläres Ekzem 291, 353, 380
    Palmoplantarekzem 187, 205, 384
    periorales Ekzem 96
    retroaurikuläres Ekzem 99
    Säuglingsekzem 95
    seborrhoisches Ekzem 187, 198, 200, 358, 380
    trockenes Ekzem 81, 84, 88
    Unterschenkelekzem 381

Vulvaekzem 67, 68, 100, 381
endogener Eruptionsdruck 104
Entzündung 444, 474, 486, 489
    Entzündungshemmung 485, 487, 488
    Entzündungsneigung 466
    entzündungswidrig 488
Enzym 478, 479, 486, 487
Epheliden 254
Epidermis 10, 18, 39, 430, 475, 484
    epidermale Barrierefunktion 60
    epidermale Lipide 400, 432
    epidermaler Lipidstoffwechsel 386
    epidermaler Symbiont 247
    epidermale Stammzellen 34
    Hornschicht siehe Stratum corneum
    Keratinisierung 430, 433
    Keratinozyten 10, 430
    Lipidlamellen 432
    Stratum basale 25, 430, 432
    Stratum corneum 10, 25, 432, 473
    Stratum granulosum 10, 25, 431, 432
    Stratum spinosum 25, 431, 432
    terminale Differenzierung 431
Epigenetik 74
Epithel 475, 483, 484
    Epithelgewebe 479
    Epithelschutz 489
Equisetum arvense 475, 476, 488, 489, 490
    Ackerschachtelhalmöl 489
    Equisetum-Creme 471
Ernährungsvorgänge 5
Erosionen 437, 484
Erröten 223
Erysipel 317
Erythema nodosum 335
Erythrodermie 382
ESCOP-Monografien 442
Eucerin anhydricum 471
Euphorbia peplus 453
Exantheme 14
Exsudation 481, 484, 486, 487
externe Dermatotherapie 461

F

Fett 213, 303
Fettcremes 470
fett-feuchte Umschläge 89, 469
Fettgewebe 35

Fettsäuren
    ungesättigte Fettsäuren 482, 489
Fettzellen 11
feuchter Umschlag 469
Fibroblasten 34, 479
fieberhafte Infekte 75
Filaggrin 60, 286
Fingerleisten 40
Fisteln 479, 486
Flechten 364
Flush 223
Flüssigkeiten 469
Follikulitiden 187, 198, 199, 358
Form 8, 11, 15, 128
Formica rufa 468
Fragaria vesca 355
Frauenmantel 475
freie Nervenendigungen 10, 35
freie Radikale 480
Fruchtsäure 450
Fühlen 9
Furunkel 303

G

Gamma-Linolensäure 60, 78, 95
Gartenwolfsmilch *siehe Euphorbia peplus*
Gefäßplexus 224
Gehörgangsekzem 67, 68, 99
Gelber Enzian *siehe Gentiana lutea*
Gentiana lutea 80, 323
Gerbstoff 83, 178, 289, 348, 474, 475, 476, 485, 487, 488
Geschwür 486
Gicht 120
Gilbkraut *siehe Reseda luteola*
Ginkgo biloba 454
Gluten 91
Glycine maxima 456
Glycyrrhiza glabra 446, 456
Goldtüpfelfarn *siehe Polypodium leucotomos*
Granulation 481, 490
    Granulationsgewebe 478, 479, 480, 484
Granuloma anulare 285, 384
Große Knorpelmöhre *siehe Ammi majus*
Gürtelrose 310

H

Haar 11, 19
    Haarwirbel 60, 61
Haarbalgmilben 226
Hamamelis virginiana 443, 452
Hämorrhoiden 187, 206, 358, 444
Hanf 19
Hausstaubmilben 76
Haustiere 76
Haut 473, 483, 485, 489
    hautstärkend 488
    trockene Haut 482
Hautanhangsorgane 28, 31, 40
    Katzen 28
    Vögel 28
    Wiederkäuer 29
Hauterkrankungen 437
    barrieregeschädigte Haut 437
    exsudative 437
Hefe 358
Heilerde 487, 488
Heileurythmie 93, 151, 269, 325
Heilprozessidee 427
    Kalisalzbildungsprozess 427, 435
heller Hauttyp 250
Herbstzeitlose *siehe Colchicum autumnale*
Herpes
    Herpes gestationis 337, 353
    Herpes simplex 309, 445, 451
    Herpes zoster 14, 310
    Neuralgie 14
Herthoge-Zeichen 60
Heuschnupfen *siehe Rhinitis allergica*
Hexagonalität 185
Hippophae rhamnoides 392
    Sanddornöl 396
Histamin 165
Honig 475, 478, 487, 488, 489
Hordeolum 244
Hörner 407
Hornschicht *siehe Epidermis: Stratum corneum*
Huflattich 475, 487
Hühnerei 92
Hybridisierung 92
hydroaktiv 479
Hypercholesterinämie 144, 148

Hyperglykämie 109, 124, 149
Hyperhidrose 288
Hypericum perforatum 446, 476, 489
    Johanniskrautöl 475, 476
hyperkinetisches Syndrom 74
Hyperlipidämie 109, 124, 148
Hyperurikämie 109, 124, 149
Hypohidrose 60, 61
Hysterie 70, 84, 106, 122, 163, 168, 211, 375

I

Ichthyol 136
Ichthyosis-Hand 60
Ichthyosis vulgaris 286, 391
Immunantwort, unspezifische *siehe unspezifische Immunantwort*
Immunfluoreszenz 297
Immunglobulin E 64, 69, 70, 168
Immunkompetenz 9
Impetiginisierung 72, 79
Impetigo contagiosa 316, 382
Impfen 75, 76
Indigo *siehe Baphicacanthus cusia*
Infektion 491
Intertrigo 330, 437, 484
intraepitheliale Lymphozyten 36
Ischämie 491

J

Johanniskraut *siehe Hypericum perforatum*
Juckreiz 60, 62, 66, 85, 439, 478, 482
junge Haut 25

K

Kakao *siehe Theobroma cacao*
Kalisalzbildungsprozess *siehe Heilprozessidee*
Kamille *siehe Matricaria recutita*
Kapselbildung 14
Kastanie *siehe Aesculus hippocastanum*
keimhemmend 479
Keloide 485
Keratin 10, 60
Keratinisierung *siehe Epidermis*
Keratinozyten *siehe Epidermis*
Keratose 484
    aktinische Keratose 73, 342, 437, 451

Keratosis pilaris 60, 61, 96
Kiesel 467
Kieselsäure 474, 475, 488
Kinderkrankheiten 75
Klimatherapie 92, 150
Köbner-Phänomen 105, 272, 280
Kohlblatt 481
Kollagen 475, 482, 485
Kommission E 441
Kontaktallergie 439, 484, 486
Kontaktdermatitis 72
Koriander *siehe Coriandrum sativum*
Koronare Herzerkrankung 111
Kortikosteroide 462
Kreuzreaktionen 162
Krusten 484, 487
Kuh 421
Kuhmilch 90
Kunsttherapie 93, 150
Kupfer 356

L

Langerhans-Zellen 10, 32, 35, 36, 70, 247
Lavandula officinalis 476, 488
    Lavendelöl 475
Lavendel *siehe Lavandula officinalis*
Lebensprozesse 480, 481, 490, 491
Lebensqualität 486, 491
Lebensstil, westlicher *siehe westlicher Lebensstil*
Leber 11, 184
    Leberparenchymschäden 307
    Lebertherapie 98
Leberdermatosen 187
Leinen 19
Leinsamen 475, 489
Leishmaniose 383
Leistenmuster der Fingerbeere 9, 40
Lentigo
    Lentigo senilis 254
    Lentigo simplex 254
Leukozyten 479
Levico-Wasser 131, 345
Lichenifikation 14
Lichen ruber planus 187, 198, 203, 272, 381
Lichen ruber verrucosus 273
Lichen sclerosus et atrophicus 274, 391

Licht 402
Lichtschutz 451
    äußerer 265
    innerer 266
Lichtseelenprozess 261
Lichtstoffwechsel 123, 260
Lichttherapie 138
Lidfalten 60
Lipide 10, 60
Lippenfeldcrung 60
Liquor carbonis detergens 138
lokalanästhesierend 485
Lokaltherapeutika 468
Löwenzahn *siehe Taraxacum officinale*
Lupus erythematodes 383
luziferische Kräfte 373
Lymphdrainage 490
Lymphe 478
    Lymphfluss 482, 487
    Lymphgewebe 32
    Lymphstau 489
    Lymphstrom 486, 490
Lymphom 297, 383
Lymphozyten 36
Lysimachia nummularia 347

M

Macula 54
Mahonia aquifolium 446, 449
Maiapfel *siehe Podophyllum peltatum*
malignes Melanom 73, 247, 280, 382
Maltherapie 93
Mammakarzinom 255
Mandelmilch 76
Mandelöl 464
Mariendistel *siehe Carduus marianus*
Mastzellen 10, 64, 165
Matricaria recutita 443, 475, 476, 487
Mazeration 478, 483, 484, 486, 487, 488, 489
Meissner-Körperchen 35
Melaleuca alternifolia 450
Melanin 38, 247
Melanominzidenz 69
Melanozyten 10, 35, 247
Melissa officinalis 451, 476
    Melissenöl 475

Melisse *siehe Melissa officinalis*
Merkel-Zellen 10, 35
Merkur 473, 474, 482, 483, 484
Mesoderm 40
metabolisches Syndrom 73, 105, 109, 111
Metalle 77
Metallsalben 465
Migräne 22, 99
Mikrokosmos 11
Milchprodukte 76
Milchsaft 361
Milchschorf 95
Möhre 92
Molluscum contagiosum 314
Mond 389
Morbus Crohn 115
Morbus Morbihan 226
Morphaea 276
multiresistente Erreger 478
Muskel 490
Mycosis fungoides 334, 383
Mykose 187, 201, 319, 358
    Vaginalmykose 322

N

Nachtfunktionen 24
Nachtkerze *siehe Oenothera biennis*
Nacktheit 27
Nägel 11
Nagelpsoriasis 115
Nahrungsmittelallergien 162
Nahrungsmittelunverträglichkeiten 69, 178
Narbe 475, 480, 483, 485
    Narbenhypertrophien 485
    Narbenpflege 485
Nävi
    dysplastische 254
    melanozytäre 254
Necrobiosis lipoidica 284, 384
Nekrosen 475, 480, 481, 486, 487, 489
Nerv 474
Nervenendigungen, freie *siehe freie Nervenendigungen*
Nervenfasern 64
Nerven-Sinnes-System 5, 9
Neuralgien 445

Neurasthenie 71, 84, 94, 163, 168, 211, 375
Neurodermitis 12, 18, 22, 59, 353, 381, 422, 443
    extrinsische Form 70
    intrinsische Form 70
    nässende, brennende Form 80
    Neurodermitis circumscripta 100, 187, 198, 384
    nummuläre Form 100
neurogene Entzündung 63
Nickelallergie 69, 70
Niembaum *siehe Azadirachta indica*
Niere 11
    Nierenfunktion 173
Nikotin 105
    Nikotinabusus 307

O

oberes Corium 17
Ödem 478, 482, 483, 486, 490, 491
Oenothera biennis 386, 447
    Nachtkerzensamenöl 95
Ohrrhagaden 96
Öl 476, 477, 478, 484
    ätherische Öle 86, 474, 475, 476, 477, 482, 487, 488, 489
    fette Öle 474, 475, 476, 484, 488
Öldispersionsbad 88, 466, 477
Olivenöl 88, 464, 475, 483, 484, 485
Omega-3-Fettsäuren 91, 104
Oolongtee *siehe Camellia sinensis*
Oxalis acetosella 467

P

Papel 53
Paracelsus 473
Paraneoplastische Syndrome 424
Parapsoriasis en plaque 334, 383
parasitäre Wärmeherde 112, 117, 213, 303, 305
Paronychie 305
Pasten 471
pattern recognition receptors 35
Pemphigus vulgaris 297
periorale Dermatitis 329
periorbitaler Halo 60, 61
Periostläsionen 445

Perlèche 96, 322
Perniones 331
Persea gratissima 449
Perubalsam 135
Pfennigkraut *siehe Lysimachia nummularia*
Pflege 461
Phimose 274, 275
Phoenix dactylifera 455
Photochemotherapie 139
Photophobie 60, 62
pH-Wert 477
    alkalischer 480
    saurer 478, 487
Pilz 364
Pinus maritimus 456
Pityriasis alba 96
Pityriasis lichenoides chronica 296
Pityriasis rosea 14, 295, 296, 354
Pityriasis versicolor 187, 201, 326, 358
Pityrosporon ovale 326, 358
Plattenepithelkarzinom 73, 342
Podophyllum peltatum 450
polymorphe Lichtdermatose 187, 197, 205
Polyphenon 451
Polypodium leucotomos 452, 454
Propionibacterium acnes 209
Prostaglandine 386
Provitamin A 395
PRR *siehe pattern recognition receptors*
Prurigo gestationis 338
Prurigo simplex subacuta 187, 197, 198, 202
Pruritische urtikarielle Papeln und Plaques 337, 353
Pruritus generalisatus 187, 198
Pruritus senilis 339
Pruritus vulvae 381
Pseudomonas aeruginosa 486
Psoriasis 384, 448
    arthropathica 144, 187
    beim alten Patienten 146
    der Nägel 144
    exanthematische 142, 382
    feuchte intertriginöse 382
    intertriginöse 145
    nach Schock 147
    palmoplantare 144

psoriatischer Schub 143
pustulosa 145
vulgaris 14, 18, 103, 187, 353
    Gelenkbeteiligung 14
Psoriasisarthritis 114
Pubertät 212
Puder 469
Pulpitis sicca 96
Purpura Schönlein-Henoch 300
Pustel 55
Pyoderma gangraenosum 298, 384
Pyodermia fistulans sinifica 210, 306

Q

Quaddel 166
Quecksilber 365
Quercus robur 83, 447, 475, 485, 488
    Eichenrinden-Creme 471
Quincke-Ödem 178

R

Ratanhia 475
Raynaud-Phänomen 283
regulatorische T-Zellen 32
Reseda luteola 452
Rezidivprophylaxe 491
Rhabarberwurzel siehe Rheum palmatum
Rheumatismus 116
Rheum palmatum 451
Rhinitis allergica 84, 154, 187, 203, 358
Rhinophym 226, 244
rhythmische Einreibung 477, 481, 489, 491
Rhythmisches System 9, 12
Rinde 474, 475, 476
Ringelblume siehe Calendula officinalis
Rosazea 12, 187, 189, 197, 198, 199, 223, 358, 380
Rosmarin 476
    Rosmarinöl 466, 475
Rosskastanie siehe Aesculus hippocastanum
Rote Waldameise siehe Formica rufa

S

Sägepalme siehe Serenoa repens
Sal 473, 474, 477, 482, 483, 488
    Salprinzip 10

Salprozess 62
Salbei siehe Salvia officinalis
Salben 470
Salix alba 448
Salvia officinalis 451, 452, 476, 488
Sanddorn siehe Hippophae rhamnoides
Saponine 348, 349
Sauerklee siehe Oxalis acetosella
Schafgarbe siehe Achillea millefolium
Schafwolle 62
Schlaf
    Einschlafen 22
    Einschlafstörung 73, 74, 85
Schlaganfall 111
Schleimstoffe 474
Schmerz 482, 483, 486, 487, 491
    Schmerzlinderung 489
Schock 78
Schorf 478, 487
Schüttelmixtur 469
Schwangerschaftscholestase 197
Schwangerschaftsdermatosen 337
Schwarztee siehe Camellia sinensis
Schwefel siehe Sulfur
Schweiß siehe Drüsen
Seborrhiasis 143, 187
Seborrhoe 209
Sebostase 60, 61
Seekiefer siehe Pinus maritimus
Seide 19, 20
Selbsterziehung 94, 151
Selbstheilungskräfte 490, 491
Serenoa repens 454
Sézary-Syndrom 383
Silber 77, 352
Silberweide siehe Salix alba
Sklerose 474
Sojabohne siehe Glycine maxima
Solanum dulcamara 347, 447
Sonne 389
Sonnenlicht 247
Spasmolytikum 445
spezifische Immunantwort 31
Squama 54
Stammzellen 31, 34
Staphylokokken 303
    Staphylococcus aureus 71, 486

Stauungsdermatitiden 484
Steinkohlenteer 100
Steroidalkaloide 349
Stibium 133, 377, 488
Stillen 76
Stoff 8, 11, 15, 128
Stoffwechsel 124
    Aufbaustoffwechsel 485
    Lichtstoffwechsel 123
Stoffwechsel-Gliedmaßen-System 9
Stratum corneum 473
Stratum papillare 12
Streptokokken 300, 316, 317, 335
    Streptokokkeninfekt 106
Stress 63, 64, 74, 84, 106, 126, 211, 231, 272, 280, 291
Subkutis 11, 17, 40
Substanz P 63
Sulfur 91, 130, 473, 474, 481
Superinfektion 101, 126
Süßholz *siehe Glycyrrhiza glabra*
synthetische Faser 19, 21

T

Tabakrauch 76
Tagesfunktionen 24
Taraxacum officinale 360
Teebaum *siehe Melaleuca alternifolia*
Teere 136
terminale Differenzierung 35
TH$_{17}$-Zellen 32
Theobroma cacao 452
Thymian 476
    Thymianöl 475
Thymom 297
Tinea 319
    Tinea corporis 319
    Tinea inguinalis 319
    Tinea manuum 319
    Tinea pedis 319
Tollkirsche *siehe Atropa belladonna*
Tormentilla erecta 380
toxische Leberschäden 144
Traditionelle Chinesische Medizin (TCM) 448
Transmitter 10
Trauma 445
Traumbewusstsein 12

Tria principia 473
Triterpene 428
    Betulin 428
    Squalen 429
Triticum aestivum 448
Tumor 489
    exulzerierender Tumor 486
T-Zell-Rezeptoren 31

U

Ultraviolettstrahlen 342
Unguentum emulsificans 470
Unguentum molle 470
unspezifische Immunantwort 31
unteres Corium 17
Urtica 53, 166
Urtikaria 12, 18, 165, 382
    Kälteurtikaria 354
UV-Strahlung 251

V

Valeriana officinalis 85
Varikosis 187, 206, 358
Varizella-Zoster-Virus 310
Varizellen 310
Vaskulitis 300
Vegetabilisierung von Metallen 386
Verbandswechsel 481, 483, 486, 487, 488, 491
    atraumatischer 478
Verbrennungen 437, 484
Verdauungsschwäche 69
Vererbungskräfte 104
Verhärtung 14, 474, 482
Verletzungen 444
verminderte Wasserbindungskapazität 60
Verruca vulgaris 71, 72, 313
Vesica 55
Vesicula 55
Virushepatitis 272
Vitamin-A-Derivate 141
Vitamin C 395
Vitamin D 38, 85, 104, 186, 265, 411
Vitamin-D-Derivate 141
Vitiligo 279, 391, 454
Vitis vinifera 355

W

Wachstumsfaktoren 475
Walderdbeere *siehe Fragaria vesca*
Waldorfpädagogik 77
Wärme 213, 303, 474, 476, 478, 484, 488, 489, 490
    Wärmeabstrahlung 484, 489
    Wärmebildung 11
    Wärmehaushalt 484
    Wärmeorganismus 88, 116
    Wärmespeicher 489
Wassernabelkraut *siehe Centella asiatica*
Wasserstoffperoxid 479
Wegerich 475
Weiche Zinkpaste 471
Wein *siehe Vitis vinifera*
Weißkohl 475, 476, 479, 481, 482, 483, 487, 490
Weizen 91
Weizenkleie *siehe Triticum aestivum*
Wesensglieder 4, 22
    Astralleib 4, 7, 17, 48, 50, 57
    Ätherleib 4, 17, 48, 49, 57, 485
    Ich 4, 7
    Ich-Organisation 17, 18, 47, 50, 57
    physischer Leib 4, 48, 49, 57
    Tag und Nacht 22
westlicher Lebensstil 74
Windeldermatitis 322, 326
Wolle 19, 20
Wollen 9
Wollunverträglichkeit 60, 62
Wucherungen 485
Wundbehandlung 473, 483, 490
    phasengerecht 473
    Reinigung 476, 477, 479, 487, 490
    Wundbeobachtung 491
Wunde 444, 477, 479, 480, 481, 482, 483, 487, 490, 491
    akute Wunde 474, 477, 480, 481
    belegte Wunde 477
    blutende Wunde 488
    chronische Wunde 474, 477, 479, 480, 481, 484, 486, 491
    Infektion 477
    maligne Wunde 486
    nässende Wunde 474
    nekrotische Wunde 478
    oberflächliche Wunde 478
    offene Wunde 488
    tiefere Wunde 479
    trockene Wunde 474, 477
    Tumorwunde 488
    verhärtete Wunde 477
    Wundkontraktion 475, 478
    Wundrand 478, 482, 483, 484, 486, 488, 489
    Wundrandödeme 487
    Wundsekret 477, 479
Wundgeruch 478
Wundheilung 444, 473
    Reepithelisierung 438
    wundheilende Wirkung 438
    Wundheilungsprozesse 474
Wundheilungsphasen 473, 474, 480
    Entzündungsphase 475, 479, 480
    Epithelisierungsphase 475, 482, 483, 484, 490
    Exsudationsphase 475
    Granulation 479, 483
    Granulationsphase 475, 476, 481
    Proliferationsphase 475
    Regenerationsphase 475
    Reinigungsphase 475, 480, 481, 482, 484
    Remodellierungsphase 475, 485
Wundödem 475
Wundpflege 482
Wurzel 474, 475, 476

X

Xerosis 60, 61, 96
Xiaobai Mix 454

Z

Zahnen 96
Zaubernuss *siehe Hamamelis virginiana*
Zeitkrankheit 59
Zinkoxid 487, 489
Zinn 363
Zistrosenblätter *siehe Cistus incanus*
Zitronenmelisse *siehe Melissa officinalis*
Zuckerkonsum 322
Zwiebel *siehe Allium cepa*

ÜBER DEN AUTOR

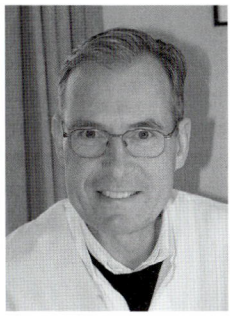

Dr. med. Lüder Jachens (geb. 1951 in Bremen) ist Arzt für Haut- und Geschlechtskrankheiten, Allergologie, Naturheilverfahren und Anthroposophische Medizin (GAÄD).

Nach Schulzeit und Abitur am Gerhard-Rohlfs-Gymnasium in Bremen-Vegesack studierte er Humanmedizin in Göttingen und Kiel. An beiden Studienorten begründete er zusammen mit anderen Studenten anthroposophisch-medizinische Arbeitskreise zur Erarbeitung des anthroposophischen Menschenbildes. Anschließend nahm er die klinische Tätigkeit an der gynäkologisch-geburtshilflichen Abteilung des Kreiskrankenhauses Plön in Preetz auf, arbeitete dann für mehr als fünf Jahre in der Wuppertaler Hautklinik und zuletzt in der Klinik Öschelbronn, einem Krankenhaus für Innere und Anthroposophische Medizin bei Pforzheim. Seit 1992 ist er als Hautarzt in Stiefenhofen im Allgäu niedergelassen.

Seit 1993 verantwortet Dr. Jachens die Organisation und Durchführung der Zusammenkünfte des anthroposophisch-dermatologischen Arbeitskreises in der Gesellschaft Anthroposophischer Ärzte in Deutschland. Dieser Arbeitskreis ist gegenwärtig ein wichtiger Ort, an dem die anthroposophische Menschenkunde in die Dermatologie eingearbeitet wird. Außerdem widmet sich der Autor der Vortrags- und Seminartätigkeit.

■ weitere Autoren:

Dr. rer. nat. Ute Edlund
- geboren 1966
- Studium der Medizin, dann Wechsel zum Studium der Biologie
- Diplomarbeit zu einem Thema der Pharmazeutischen Biologie, Biologie-Diplom 1994
- Doktorarbeit zum Thema „Wechselwirkungen von Beerenpolysacchariden und Lektinen der Weißbeerigen Mistel". Die Arbeit wurde am Carl Gustav Carus-Institut in Zusammenarbeit mit dem Institut für Phytochemie der Universität Witten/Herdecke ausgeführt.
- Promotion an der Universität Witten/Herdecke 1999
- Mitarbeit im anthroposophisch-pharmazeutischen Arbeitskreis

Dr. med. Reinhard Ernst
- geboren 1953
- Medizinstudium in Würzburg mit Approbation 1979, Promotion an der Universität Erlangen 1980
- nach einem Jahr innerer Medizin und Ableistung des Grundwehrdienstes als Sanitätsoffizier Arzt, ab 1992 Facharztausbildung an der Universitätshautklinik in Würzburg
- Anerkennung Hautarzt 1986, 1987 Arzt für Naturheilverfahren, 1990 für Allergologie und 1995 für Phlebologie

- seit 1997 Beschäftigung mit der Traditionellen Chinesischen Medizin, Vollausbildung ärztliche Akupunktur 2001
- parallel intensive Beschäftigung mit der Anthroposophischen Medizin, Anerkennung durch die Gesellschaft Anthroposophischer Ärzte in Deutschland als anthroposophischer Arzt im Mai 2006
- niedergelassen in dermatologischer Gemeinschaftspraxis in Wertheim

Hermann Glaser
- geboren 1966
- seit 1990 als Gesundheits- und Krankenpfleger in der Filderklinik bei Stuttgart tätig
- bis 1993 Mitarbeit in einem praxisintegrierten Studienprojekt zur anthroposophischen Pflege
- seit 1993 Seminarleitung innerhalb der innerbetrieblichen Fortbildung als Ausbilder für Rhythmische Einreibungen nach Wegman/Hauschka
- bis 2007 Leitung einer internistischen Pflegegruppe
- seit 2007 Praxisanleiter der Freien Krankenpflegeschule an der Filderklinik
- seit 2009 Mitarbeit im Zentrum für Integrative Onkologie der Filderklinik
- publiziert als Experte für Anthroposophische Pflege (IFAP) und hält Fachseminare und Vorträge über äußere Anwendungen, die Rhythmischen Einreibungen nach Wegman/Hauschka und die Behandlung chronischer Wunden in der anthroposophischen Pflege

Dr. med. Brigitte Roesler
- geboren 1963
- Fachärztin für Dermatologie, Venerologie und Allergologie
- achtjährige Tätigkeit in der Universitäts-Hautklinik an der Freien Universität (FU) Berlin, Promotion 1993, Spezialsprechstunden für Kosmetik, Haarerkrankungen und Akne, klinische Ausbildung zahlreicher Medizinstudenten
- Forschungstätigkeit zu den Themen Retinoide und Haarforschung, zum synthetischen Vitamin A bei Akne internationaler Posterpreis auf dem IV. Internationalen Dermatologie Symposium im Jahr 1997
- seit 1997 Weiterbildung in anthroposophischer Heilkunde an der FU Berlin
- seit 2000 Niederlassung in privatärztlicher Praxis als anthroposophische Hautärztin und Allergologin in Berlin
- daneben seit 2003 konsiliarische Tätigkeit für das Gemeinschaftskrankenhaus Havelhöhe in Berlin
- Gast-Dozentin an der Universität Witten/Herdecke im integrierten Begleitstudium Anthroposophische Medizin
- Mitglied verschiedener Forschungs- und Arbeitskreise mit dem Ziel Erweiterung der Heilkunst
- Autorin wissenschaftlicher Publikationen in Büchern und Fachzeitschriften
- Vortragstätigkeit für Fachgremien und Kongresse im In- und Ausland

Dr. rer. nat. Armin Scheffler
- geboren 1950
- Chemiker
- von 1976 bis 2010 wissenschaftlicher Mitarbeiter am Carl Gustav Carus-Institut in Öschelbronn, von 1978 bis 2010 Mitglied der Institutsleitung und verantwortlich für die chemisch-pharmazeutische Abteilung des Instituts
- von 1978 bis 2002 Herstellungsleiter für die Abnoba GmbH

- im Jahr 2000 gemeinsam mit anderen Gründung der Birken GmbH (heute Birken AG), deren Vorstand er ist
- Arbeitsschwerpunkte: Entwicklung von kolloidalen Mistelpräparaten zur Krebstherapie, Untersuchung der Wechselwirkungen von Mistelinhaltsstoffen mit Synergieeffekten, Verfahrenstechnik zur Extraktion von Betulinen aus Birkenkork, Entwicklung und Herstellung der Betulin-basierten Hautschutz- und Pflegeserie Imlan sowie pharmakologische und klinische Forschung zum Nachweis des Nutzens von Betulin-basierten Arzneimitteln bei Verhornungsstörungen und in der Wundheilung

Prof. Dr. med. Dipl. Biol. Christoph Schempp
- geboren 1961
- Studium der Biologie in Tübingen und Basel und Diplomarbeit im Fach Botanik
- anschließend Studium der Humanmedizin an der FU Berlin
- Promotion im Fach Dermatologie an der FU Berlin über ein molekularbiologisches Thema
- Facharztausbildung an der Universitäts-Hautklinik Freiburg
- Erwerb der Fachkunde in Dermatologie und Venerologie und der Zusatzbezeichnung Allergologie
- Habilitation im Fach Dermatologie mit einer kumulativen Arbeit über Hyperforin und Hypericin aus dem Johanniskraut
- Ernennung zum Oberarzt und zum apl. Professor für Dermatologie
- Erwerb der Zusatzbezeichnung „Medizinisch-Dermatologische Kosmetologie"
- seit 2007 Leitung des Kompetenzzentrums skintegral an der Universitäts-Hautklinik Freiburg
- Forschungsschwerpunkte: Naturstoff-Forschung, Dermopharmazie, Photodermatologie

Dr. rer. nat. Ute Wölfle
- geboren 1974
- 1993–1999 Studium der Biologie an der Albert-Ludwigs-Universität in Freiburg, Diplomarbeit am Max-Planck-Institut für Immunologie in Freiburg
- 1999–2003 Promotion an der Universität in Hamburg, Institut für Tumorbiologie, 2003–2006 Postdoktorandin am Institut für Tumorbiologie, 2003 Karl-Heinz-Hölzer-Promotionspreis für interdisziplinäre medizinische Forschung
- berufsbegleitende Ausbildung an der Heilpflanzenschule Verden, 2006 in Heilpflanzenkunde und Phytotherapie, 2007 in Aromatherapie
- 2006–2007 Product Scientist in der neu gegründeten Life-Science-Gruppe der Firma Sysmex
- seit 2008 Postdoktorandin am Kompetenzzentrum skintegral der Universitäts-Hautklinik Freiburg, Organisation der wissenschaftlichen Laboruntersuchungen, 2011 Posterpreis bei der Jahrestagung der Gesellschaft für Dermopharmazie
- Forschungsschwerpunkte: Dermopharmazie, Photodermatologie, Naturstoff-Forschung

PRAKTISCHES WISSEN GANZHEITLICHER MEDIZIN

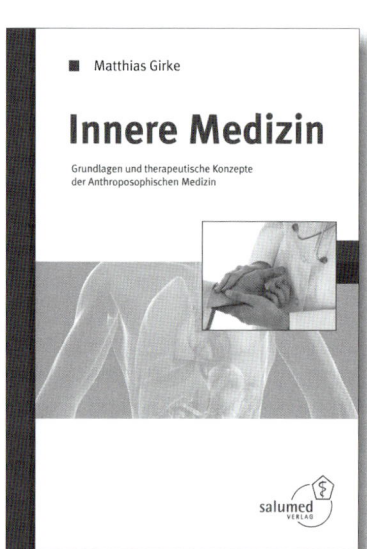

MATTHIAS GIRKE

Innere Medizin

Grundlagen und therapeutische Konzepte
der Anthroposophischen Medizin

2. Auflage!
Neu: Kapitel »Intensivmedizin«

Matthias Girke erläutert umfassend alle wichtigen Subdisziplinen der Inneren Medizin unter dem Gesichtspunkt des ganzheitlichen Menschenverständnisses der Anthroposophischen Medizin. Ob Pneumologie oder Gastroenterologie, Onkologie oder Diabetologie – jedes Themengebiet wird systematisch und praxisnah erschlossen. Das Fachbuch führt grundlegend in die anthroposophische Menschenkunde, Krankheits- und Arzneimittellehre ein. Es eignet sich daher sehr gut als Einstieg in die Anthroposophische Medizin. Auch der mit den Behandlungskonzepten bereits vertraute Arzt kann sein Wissen gezielt ergänzen. Dank des ausführlichen Therapieteils kann das Werk sowohl zum Nachschlagen als auch zum vertieften Studium genutzt werden. Dort finden sich neben den Arzneimittelindikationen mit Applikationsformen und Dosierungsangaben einige grundsätzliche Gesichtspunkte zur künstlerischen Therapie, Eurythmie- und Gesprächstherapie. Zahlreiche Kasuistiken veranschaulichen die Umsetzung in die medizinische Praxis. Etwa 250 Abbildungen stellen wesentliche Zusammenhänge grafisch dar und bieten eine komprimierte Übersicht.

Innere Medizin aus anthroposophischer Sicht – Standardwerk für Klinik, Praxis und Studium

Autor:
Dr. med. Matthias Girke, Leiter der Allgemein-Internistischen Abteilung mit den Schwerpunkten Onkologie und Diabetologie des Gemeinschaftskrankenhauses Havelhöhe Berlin

Bibliografische Angaben:
2., aktualisierte und erweiterte Auflage mit verbessertem Schriftbild
ISBN 978-3-928914-29-1

Pressestimmen zur 1. Auflage:

„Erstmals erscheint diese Medizin ungeschützt in ihrem vollen Umfang in der Öffentlichkeit. Sie zeigt sich als Zeitgenossin und Partner der Schulmedizin, die der Leser in diesem Lehrbuch der Inneren Medizin voll berücksichtigt findet – von der Tako-Tsubo-Kardiomyopathie über Veränderungen der gastrointestinalen Motilität bei Diabetes bis hin zu den aktuellen Entwicklungen der onkologischen Therapie." (Merkurstab, Heft 6, 2010, Georg Soldner, Kinderarzt)

„Wenn man das Buch zur Hand nimmt und ein wenig darin herumblättert, stellt sich sofort eine große Bewunderung ein, denn hier ist eine Vollständigkeit und Gründlichkeit erreicht, die es bisher zu diesem Thema nicht gegeben hat." (Das Goetheanum Nr. 44, 2011, Dr. med. Friedwart Husemann, Internist)

Salumed Verlag
BERLIN

Rheinstraße 46 | 12161 Berlin
Tel.: + 49 (0)30 766 999 80
Fax: + 49 (0)30 766 999 40
info@salumed-verlag.de

PRAKTISCHES WISSEN GANZHEITLICHER MEDIZIN

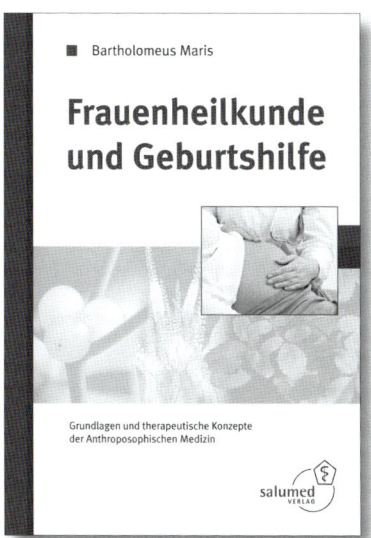

BARTHOLOMEUS MARIS

Frauenheilkunde und Geburtshilfe

Grundlagen und therapeutische Konzepte der Anthroposophischen Medizin

Dieses Fachbuch vermittelt die grundlegenden Zusammenhänge der Frauenheilkunde und Geburtshilfe und gibt mit konkreten Therapieempfehlungen Antworten auf Fragen aus der täglichen Praxis. Aufbauend auf dem anthroposophischen Menschenbild wendet es sich generellen Themen wie dem weiblichen Zyklus, dem Klimakterium sowie Sexualität und Verhütung genauso zu wie einzelnen Krankheitsbildern, etwa der Endometriose, dem polyzystischen Ovarialsyndrom oder dem Lichen sclerosus. Außerdem thematisiert das Fachbuch, das sich gleichermaßen als Lehrbuch und Nachschlagewerk nutzen lässt, die Begleitung der Schwangerschaft und Geburt von der Schwangerenvorsorge bis zu Stillzeit und Nachsorgeuntersuchungen. Auch die gynäkologische Onkologie wird ausführlich dargestellt, sowohl in Bezug auf einzelne Organe als auch in ihren übergreifenden Aspekten. Ein Einführungskapitel macht mit den Grundzügen der Anamnese, Diagnose und Therapie in der anthroposophischen Frauenheilkunde vertraut. Hinweise zur post- und perioperativen Behandlung sowie Porträts wichtiger Heilmittel runden das Werk ab.

Autor:
Dr. med. Bartholomeus Maris, niedergelassener Arzt für Frauenheilkunde und Anthroposophische Medizin (GAÄD)

Bibliografische Angaben:
264 Seiten, gebunden
Ladenverkaufspreis EUR 48,– [D]
ISBN 978-3-928914-26-0

Weitere Informationen zum Gesamtprogramm mit Fokus auf Komplementärmedizin – insbesondere Anthroposophische Medizin – finden Sie unter:

www.salumed-verlag.de

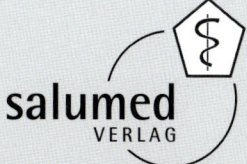